"走进西部"

医师培训系列教材

——外科学、妇产科学分册

主　编　何晓东　李玉民　王志平

副主编　张有成　张选奋　王栓科

编　委　(以姓氏笔画为序)

丁永忠　万　麟　王　琛　王文虎　王志平
王迎斌　王栓科　王家吉　尹兰宁　左陵君
石翊飒　田俊强　包军胜　吕　西　任　军
任海军　苏云峰　李　涛　李玉民　李丽萍
李惠新　杨　兰　杨永珠　何荣霞　何晓东
汪玉良　宋爱琳　张文芳　张有成　张建生
张建华　张选奋　张新定　陈　晓　岳中瑾
周旺宁　周海宇　赵　琳　钟甘平　段建敏
袁逸铭　夏亚一　徐小东　徐百成　高　峻
高云荷　高秉仁　高俊玮　高瑞萍　郭玉芬
郭钰珍　曹学文　寇治民　董　平　程志斌
焦作义　谢富强　潘亚文

人民卫生出版社

图书在版编目(CIP)数据

“走进西部”医师培训系列教材——外科学、妇产科学分册 / 何晓东等主编. —北京：人民卫生出版社，2012.6

ISBN 978-7-117-15356-0

Ⅰ. ①走… Ⅱ. ①何… Ⅲ. ①外科学－医师－职业培训－教材②妇产科学－医师－职业培训－教材 Ⅳ. ①R

中国版本图书馆CIP数据核字（2012）第011018号

门户网：www.pmph.com	出版物查询、网上书店
卫人网：www.ipmph.com	护士、医师、药师、中医师、卫生资格考试培训

“走进西部”医师培训系列教材
——外科学、妇产科学分册

主　　编：何晓东　李玉民　王志平
出版发行：人民卫生出版社（中继线 010-59780011）
地　　址：北京市朝阳区潘家园南里19号
邮　　编：100021
E - mail：pmph @ pmph.com
购书热线：010-67605754　010-65264830
　　　　　010-59787586　010-59787592
印　　刷：三河市富华印刷包装有限公司
经　　销：新华书店
开　　本：787×1092　1/16　　印张：43　　插页：2
字　　数：1072千字
版　　次：2012年6月第1版　2012年6月第1版第1次印刷
标准书号：ISBN 978-7-117-15356-0/R·15357
定　　价：75.00元
打击盗版举报电话：010-59787491　E-mail：WQ @ pmph.com
（凡属印装质量问题请与本社销售中心联系退换）

“走进西部”医师培训系列教材

编写委员会

总顾问 **王陇德**

顾　　问 **王　羽　张宗久**

名誉主编 **王寒松　周绪红　侯生华　刘维忠**

主　　编 **何晓东　李玉民　王志平**

主编助理 **张选奋　宋飞雪**

编　　委（以姓氏笔画为序）

万毅新　王　铁　王　琛　王志平　王俭勤　王栓科
尤崇革　石正洪　石翊飒　田林红　白　锋　朱保权
刘尚武　李玉民　李光迪　李晓鸣　李培武　李培杰
杨　兰　何　宁　何晓东　何继瑞　余　静　宋飞雪
张文芳　张玉堂　张有成　张连生　张岭漪　张选奋
陈　晓　岳中瑾　周俊林　段建敏　骆志成　袁逸铭
聂　芳　夏亚一　高　峻　高秉仁　郭玉芬　黄晓俊
董晨明　程志斌　童明辉　谢富强　潘亚文　魏万胜

策　　划 常继乐　何晓东　高学成　李玉民　王志平　王春玉
张选奋　曹晓源　滑　瑾　钱　坤

学术秘书 **王兴莲**

序　言

县级医院是我国农村三级医疗卫生服务网的龙头，是医疗卫生服务体系的重要组成部分，是解决群众看病就医问题的关键环节。为了帮助提高县级医院服务能力和技术水平，卫生部与拜耳医药保健有限公司进行战略合作，共同开展“走进西部”卫生人才培训项目，为县级医院内、外、妇、儿等重点科室的高年资住院医师和医技科室技术人员提供进修培训和提高的机会，帮助县级医院造就一批留得住、用得上、干得好、有发展的业务骨干。

为了完成好项目任务，合作方研究决定编撰一套教材，供培训时使用。本项目 2007 年底率先在甘肃省启动，具体由兰州大学第二医院承办，故此委托该医院负责编撰。在兰州大学领导的鼎力推动下，经过各位专家的认真工作，形成了本套教材的初稿，并在培训过程中广泛征求意见，不断修改完善。大家今天看到的，就是凝聚了大家智慧和心血的结晶。本套教材紧密结合医师考试大纲和县级医院工作实际，针对性强，适用性好，在写法上语言精炼，重点突出，得到了广大教师和学员的欢迎和喜爱。

在此，衷心感谢兰州大学、兰州大学第二医院以及各位专家学者的辛勤劳动，也诚挚感谢项目合作方为项目的顺利进行和本教材的面世提供的大力支持。希望随着培训工作的不断推进，这套教材进一步修订完善，成为更多县级医院医师的良师益友，为“保基本、强基层、建机制”，为深化医药卫生体制改革做出新的贡献！

张宗久

卫生部医疗服务监管司司长　张宗久

二〇一二年六月六日

前　言

长期以来，由于我国医疗卫生资源配置失衡和城乡差距不断加大，中西部基层医疗卫生资源总量和质量均严重不足。目前，中西部县级医院医师学历低，继续教育机会少，知识更新和技能提高缓慢，很难满足城乡居民日益增长的医疗卫生服务需求，已经成为基层卫生工作面临的瓶颈，造成了看病难、看病贵。为基层培养一支合格的、留得住的医疗卫生人才队伍是实现“人人享有基本医疗服务，不断提高人民群众健康水平”总体目标的关键。

为此，卫生部与拜耳医药保健有限公司合作开展“走进西部”万名县级医院医师培训项目，计划五年内培训中西部14省区的1万名县级医师，其目的是提高基层医师的基础理论和临床技能，明晰诊疗思路，规范诊疗行为。在培训初期，作为试点的兰州大学第二医院在现有各类教材和专业书籍中寻找，发现没有切合县级医师特点和实际需求的教材，因此，组织专家编写了针对性强的培训教材，举办了14期培训班，采取理论教学和临床实践相结合的培训模式，培训了内科、外科和医技专业医师，培训经验和培训教材已向云南、贵州、陕西和重庆等14省区推广。由于该项目的成功实施，新的五年培训计划已经签署，项目也已经走出中西部进入东部较为发达地区。

在教材使用过程中，发现存在许多缺点，结合基层临床医生诊疗工作的实际需要和兄弟院校的建议，我们组织医院各专业的学科带头人，重新修订和编写了教材。此次修订，本着下列原则：

1. 面向医学院校本专科毕业且具有一定工作经验的中西部县级卫生专业技术人员，突出实用性。

2. 结合专科医师考试大纲确定疾病种类和编写内容。简要介绍病因、发病机制、临床表现和常用的检查技术；详细阐述诊断、鉴别诊断、治疗原则和具体治疗方法。

3. 集中反映相关疾病的最新诊断和(或)治疗指南，体现新颖性。

4. 避免尚存学术争议或试验性的诊疗方法。力争成为语言精练、简明扼要，不同于参考书、工具书或本专科医学生教科书的实用教材。

希望这套教材能够成为基层医师、低年资医师、研究生和全科医师的良师益友。

该套教材在策划、编写过程中得到了卫生部、甘肃省卫生厅、兰州大学和拜耳医药保健有限公司的大力支持和帮助，在此表示诚挚的谢意！

对兰州大学第二医院各位教授在教材编写中所付出的辛勤劳动，学术秘书王兴莲对教材整理和组织方面所做的大量具体工作，一并表示衷心感谢！

由于本教材涵盖所有临床医学和部分口腔医学学科，作者较多，难免水平和文风各异，加之编写时间较为仓促，不足之处在所难免，诚请不吝赐教，以便再次修订，使这套教材更加贴近基层临床工作实际，更加完善。

"走进西部"医师培训系列教材编写委员会

2012年6月

目录

第一篇 基本外科

第二篇 普通外科

第三篇 泌尿外科

第四篇 心胸外科

第五篇 神经外科

第六篇 骨科

第七篇　整形外科

第八篇　麻醉科

第九篇　妇产科

第十篇　眼外科

第十一篇　口腔科

第十二篇 耳鼻咽喉科

第一篇　基本外科

第一章　外科病人的水、电解质及酸碱平衡

维持人体内环境稳定是外科临床诊疗过程的重要内容。机体的疾病、外伤甚至治疗过程对水和电解质的平衡会产生影响。因此，了解水、电解质的平衡、紊乱以及诊断、治疗措施是外科临床实践中最基本要求之一。

第一节　体液分布

水占全身体重的50%～70%，男性平均值为60%，青年女性为50%，二者可有15%的正常变异。脂肪含水较少，因而，肥胖者的体液可比同体重的瘦人少25%～30%。女性的总体液百分率较低，即源于皮下脂肪较多而肌肉较少。体液分为三个功能性间隙：细胞内液，细胞外液和第三间隙。

（一）细胞内液

占体重30%～40%，主要阳离子为钾及镁，主要阴离子为磷酸和蛋白。

（二）细胞外液

占体重20%，又可分为血管内液和组织间液，主要阳离子为钠，主要阴离子为氯化物与碳酸氢盐。因蛋白浓度不同，血浆和组织间液的离子成分略有差别。组织间液可以进一步分为能迅速平衡的功能部分和另一些平衡缓慢相对无功能的成分。无功能的成分包括结缔组织水和经细胞水，后者包括脑脊液和关节液。

（三）第三间隙

指游离于血液、淋巴循环之外的体液，如胸腔积液、腹腔积液、脑积液等。

第二节　体液平衡及渗透压的调节

体液及渗透压的稳定是由神经 - 内分泌系统调节的。体液正常渗透压通过下丘脑 - 垂体后叶 - 抗利尿激素系统来调节和维持，血容量的调节和维持则是通过肾素 - 醛固酮系统。血容量与渗透压相比，前者更为重要。所以当血容量锐减又兼并渗透压降低时，前者对抗利尿激素分泌的促进作用远远强于低渗透压对该激素分泌的抑制作用。目的是优先恢复

血容量。在体内丧失水分时，细胞外液的渗透压则增高，刺激下丘脑-垂体-抗利尿激素系统，使机体产生口渴感，从而主动增加饮水。抗利尿激素的分泌增加使远曲小管的集合管上皮细胞对水分的再吸收加强，于是尿量减少，水分被保留在体内，使已升高的细胞外液渗透压降至正常。抗利尿激素分泌的这种反应十分敏感，只要渗透压较正常有2%的变化，该激素就会有相应变化。此外，肾素、醛固酮也参加体液平衡的调节。当血压下降或血容量减少时，可刺激肾素分泌增加，进而刺激醛固酮的分泌。后者可促进远曲小管对钠的再吸收和钾、氢的排泄。

第三节 酸碱平衡的维持

通常人的体液保持着相对恒定的酸碱度，即体液的pH保持在相对恒定的范围内。但是在代谢过程中不断有酸性和碱性物质产生，为了使血液中氢离子浓度在很小的范围内变动，人体通过体液的缓冲系统、肺的呼吸和肾的排泄完成对酸碱的调节作用。肺的呼吸对酸碱平衡的调节主要是通过CO_2的排出；肾通过改变排出固定酸及保留碱性物质的量，来维持正常的血浆HCO_3^-浓度，从而使血浆pH不变。

第四节 体液容量变化

细胞外液容量不足或过多，需靠对病人的临床检查才能作出诊断。尿素氮和血肌酐能够间接地反映细胞外液的容量变化。血液中的有形成分浓度在细胞外液不足时升高；血清钠浓度却与细胞外液容量状况无关，重度容量不足时，钠离子水平可正常、偏低或偏高。

（一）容量不足

细胞外液容量不足是外科最常见的体液失调。丧失的体液并不是单纯的水分而是与正常细胞外液比例相似的水和电解质。最常见的原因是呕吐、腹泻、瘘管引流、感染、烧伤和肠梗阻。在急性快速失液时，中枢神经及心血管症状很早即可出现，而体征要24小时后才出现。但是皮肤充盈度在老年人或近期体重下降的病人中，难以判断。寒冷时，病人体温可稍低，对感染的发热反应和白细胞升高反应可被抑制；在补充部分容量后，体温和白细胞计数均可上升。严重的容量不足可抑制全身各系统，并妨碍临床判断。少尿继发于肾低灌注，有时不易与肾实质疾病所致的少尿相鉴别，测试项目中以肾衰指数和钠排泄分数最准确。

（二）容量过多

通常为输液过度即所谓医源性容量过多或继发于肾功能不全。在成年人可表现为以肺循环为主的循环超负荷。老年人中度容量过多可迅速发展为心力衰竭和肺水肿。

第五节 体液浓度变化

由于细胞内与细胞外间隙以半透膜相隔，只有水能自由通过，故细胞内外的渗透压近似。任一间隙溶质颗粒数的改变，将引起两间隙适当量水的转移。低钠血症和高钠血症可依据临床表现来判断，但明显的症状和体征只在有严重变化时才出现，故应在早期用适当的化验来发现浓度变化并及时纠正。若浓度变化迅速，低钠血症和高钠血症的临床症状可很早出现，且病情严重。

（一）低钠血症

低钠血症（hyponatremia）为血清钠 < 135mmol/L，低钠血症可分为：①缺钠性低钠血症；②稀释性低钠血症；③消耗性低钠血症。临床特征为颅内高压的中枢神经系统体征和细胞内水过多的组织体征。低钠血症的症状随血钠下降速度而异。如细胞容量改变而致低渗性脱水，可表现严重循环衰竭，肢凉、脉细、尿少，前囟凹陷；随低钠血症发展，体液向细胞内转移，可表现为脑细胞水肿的症状，如嗜睡、萎靡、昏迷、惊厥。在重度低钠血症时可迅速发生少尿性肾衰竭，若延误治疗则不能逆转。在脑脊液压力增高的病人，例如闭合性颅脑损伤即便是轻度的低钠血症也可以致命。

（二）高钠血症

高钠血症（hypernatremia）为血清钠 > 145mmol/L，伴血渗透压过高。本症主要是由失水引起，有时也伴失钠，但失水程度大于失钠。高钠血症主要临床表现为神经精神症状。早期主要症状为口渴、尿量减少、软弱无力、恶心呕吐和体温升高；体征有失水。晚期则出现脑细胞失水的临床表现，如烦躁、易激惹或精神淡漠、嗜睡、抽搐或癫痫样发作和昏迷；体征有肌张力增高和反射亢进等，严重者因此而死亡。由于渴感中枢的渗透压阈值上调，故而所引起的特发性高钠血症一般无明显临床表现。临床特征为中枢神经系统和组织体征，可出现黏膜干燥发黏的特征，此体征在单纯容量不足时并不出现。体温常升高，甚至与中暑病人一样，可达致死水平。特发性家族性高钠血症（Liddle 病）临床上主要表现为高血压和低血钾，与醛固酮增多症相似。

第六节 体液平衡紊乱

人体内各种体液必须具有适宜的酸碱度，这是维持正常生理活动的重要条件之一。组织细胞在代谢过程中不断产生酸性和碱性物质，体内酸性或碱性物质过多，超出机体的调节能力，或者肺和肾功能障碍使调节酸碱平衡的功能障碍，均可使血浆中 HCO_3^- 与 H_2CO_3 浓度及其比值的变化超出正常范围而导致酸碱平衡紊乱，酸碱平衡紊乱是临床常见的一种症状，各种疾患均有可能出现，原发性的酸碱平衡失调可以分为代谢性酸中毒、代谢性碱中毒、呼吸性酸中毒、呼吸性碱中毒四种。有时可出现两种或以上的原发性酸碱平衡失调，此即为混合性酸碱平衡失调。

一、代谢性酸中毒

代谢性酸中毒（metabolic acidosis）是最常见的一种酸碱平衡紊乱，是细胞外液 H^+ 增加或 HCO_3^- 丢失而引起的以原发性 HCO_3^- 降低（<21mmol/L）和 pH 降低（<7.35）为特征。其主要病因：①乳酸性酸中毒；②碱性消化液大量丧失——腹泻、肠梗阻；③酮症酸中毒，一般由糖尿病、饥饿等引起，血中乙酰乙酸、β- 羟丁酸增多；④肾衰竭、肾小管性酸中毒等；⑤磷酸、硫酸等潴留——严重肾功能衰竭滤出障碍。轻度病人可无明显的临床表现，重症病人可有疲乏、眩晕、嗜睡。最明显的表现是呼吸变得又深又快，呼吸肌收缩明显。呼气带有酮味，病人面颊潮红，心率加快，血压偏低。代谢性酸中毒可以降低心肌收缩力和周围血管对儿茶酚胺的敏感性，病人容易发生心律不齐、急性肾衰竭和休克。失代偿时，血液 pH 和[HCO_3^-]明显下降，PCO_2 正常；部分代偿时，血液 pH、[HCO_3^-]和 PCO_2 均有一定程度的降低。

代谢性酸中毒的治疗首先要积极防治引起代谢性酸中毒的原发病，纠正水、电解质紊乱，恢复有效循环血量，改善组织血液灌流状况，改善肾功能等，同时补充碱性液纠正代谢性酸中毒，一般多用 $NaHCO_3$ 以补充 HCO_3^-，去缓冲 H^+。乳酸钠也可用，不过在肝功能不全或乳酸酸中毒时不用，因为乳酸钠经肝代谢方能生成 $NaHCO_3$，过快的纠正酸中毒可以引起低钾血症和掩盖低钙血症，应注意防止。

二、代谢性碱中毒

代谢性碱中毒（metabolic alkalosis）乃非挥发性酸类减少或细胞外液中碱增加所致，其主要特征是血浆 HCO_3^- 浓度增高，$PaCO_2$ 代偿性上升。可单独存在，亦可与呼吸性酸中毒混在一起。胃肠液丧失过多是最常见的原因。其他原因还包括碱性物质摄入过多、缺钾、利尿剂的应用等。此时，氧合血红蛋白接力曲线左移，尽管病人的血氧含量和氧饱和度均正常，但组织仍然存在缺氧。由此应该认识到积极纠正碱中毒的重要性。在临床表现上一般不明显，可以有低钾和缺水症状，严重时可有精神方面症状甚至昏迷，血气分析可以确诊及判断严重程度。治疗时原发病应予以积极治疗，重症患者可输注精氨酸或稀盐酸。稀盐酸输注必须由中心静脉完成，每 4～6 小时监测血气分析及电解质，纠正不宜过于迅速，也不要求完全。

三、呼吸性酸中毒

呼吸性酸中毒（respiratory acidosis）主要是由于肺的换气功能降低，导致体内 CO_2 蓄积及 pH 下降，常见于呼吸道梗阻，肺炎，肺不张，胸腹部手术，创伤等。是肺泡通气及换气功能减弱，不能充分排出体内生成的 CO_2，以致血液 $PaCO_2$ 增高，引起高碳酸血症所致。病因有全麻过深、镇静剂过量、中枢神经系统损伤、气胸和呼吸机使用不当等。外科患者术后疼痛、痰液引流不畅、肺不张、腹胀都可以使换气量减少。病人表现为胸闷、呼吸困难、躁动不安，甚至出现血压下降、昏迷，导致脑水肿及呼吸骤停。治疗主要在于纠正原发疾病和积极改善病人的通气功能。引起慢性呼吸性酸中毒的疾病大多难以治愈，病人耐受手术的能力很差，术后容易发生呼吸衰竭。

四、呼吸性碱中毒

呼吸性碱中毒（respiratory alkalosis）是由于肺泡通气过度，体内的 CO_2 排出过多，以致血液 $PaCO_2$ 降低，最终引起低碳酸血症，血 pH 上升。常见的原因有疼痛、发热、创伤、呼吸机使用不当等。多数病人会表现为呼吸急促、眩晕、手足及口周麻木和针刺感。危重患者常提示预后不良。治疗时主要纠正原发病及增加呼吸道死腔。危重患者改用适当的呼吸机模式辅助呼吸。

五、钾代谢紊乱

钾是细胞内液的主要阳离子，细胞内钾的浓度为 150mmol/L，其浓度相当稳定，而细胞外钾离子浓度较低，经常维持在 3.5～5mmol/L（13.6～19.5mg/dl）之间，钾代谢紊乱主要是指细胞外液中钾离子浓度的异常变化，包括低钾血症和高钾血症。正常饮食每日摄入钾约 50～100mmol，若无血钾过低，大部分由尿液排出。钾离子对于维持心脏和神经肌肉的功能起关键作用。

（一）低钾血症

低钾血症（hypopotassemia）是外科病人最常见的问题，病因可为肾脏排钾过多、钾进入细胞内、长期进食不足、胃肠道丢失、静脉营养补钾不足等。缺钾的征象与骨骼肌、平滑肌和心肌的收缩力衰竭有关。缺钾可以引起肌肉软弱无力甚至软瘫、腱反射消失以及肠麻痹。心电图提示低电压、T 波平坦和 ST 段降低。然而，低钾可以被细胞外容量不足所掩饰，在补充血容量后，因为血液稀释进一步加重病情。低钾血症的处理首先在于预防。在纠正胃肠液丧失时按照上限补给钾是安全的，因为肾功能正常的病人能够毫无困难地处理过多的部分。每升液体中钾量不超过 40mmol；输注速度每小时不超过 20mmol。如无特殊适应证，对少尿和重度创伤的患者不宜补钾。

（二）高钾血症

明显的高钾血症（hyperpotassemia）征象仅限于心血管和胃肠系统，包括恶心、呕吐、间歇性肠绞痛和腹泻。初期心电图表现：T 波高尖，QRS 波群增宽，ST 下降。随着血钾进一步升高，可以出现 T 波消失、心脏阻滞和舒张期心搏骤停。血液生化检查可以确诊。若高钾血症一旦确认，应积极治疗。方案包括：停用一切含钾药物；促使钾转入细胞内；阳离子交换树脂的应用；透析（腹膜透析或血液透析）；对抗心律失常等。

六、钙 异 常

正常血清钙中约半数为与血浆蛋白结合的非离了化钙。因此，测定血浆蛋白的水平对正确分析血清钙水平是必要的。除非长期制动致骨钙丧失，对无并发症的术后病人，钙代谢紊乱一般问题不大。

（一）低钙血症

低钙血症（hypocalcemia）的常见症状是口周及指、趾尖麻木和刺痛感。体征起源于神经肌肉，包括腱反射亢进、Chvostek 征阳性、肌肉与腹部绞痛、手足抽搐、惊厥及心电图 Q-T 间期延长等。常见的病因有急性出血坏死性胰腺炎、广泛软组织感染、急性和慢性肾衰竭、胰瘘和小肠瘘、甲状旁腺功能低下。钙水平也可因为镁严重缺乏而下降。治疗应着眼于纠正根本原因，同时补足。大量输血超过 10 个单位的病人应该补钙，而常规输血是否补钙仍有争议。

（二）高钙血症

高钙血症（hypercalcemia）的临床症状相当模糊，为胃肠、骨骼肌和中枢神经系统的表现。早期有易疲劳、无力、食欲减退、恶心、体重下降等。若血钙进一步升高，则可发展为梦游、木僵直至昏迷。其他症状还有严重头痛、口干、烦渴和多尿。血钙水平若升至 10～20mg/ml 病人将会很快死亡。引起高钙血症的主要原因是甲状旁腺功能亢进和肿瘤骨转移。处理高钙血症患者首先需要补充盐水，同时给予大剂量呋塞米（速尿），口服或静脉给予无机磷酸盐，使骨质吸收和形成钙磷酸盐复合物，从而有效降低钙水平。糖皮质激素可减少从骨回吸收钙，并减少肠道对维生素 D 的吸收。光辉霉素可直接作用于骨骼降低血钙。

七、镁 异 常

镁在人体内总量约为 21～28g，Mg^{2+} 为体内含量较多，功能广泛的重要阳离子之一。体内的镁可分为细胞内（骨及多种组织细胞中）和细胞外（细胞外液中）两部分。肾脏有显著的保存镁的能力，进食无镁饮食后，每天尿中镁少于 1mmol。镁离子代谢异常主要是镁缺乏和镁过多。

（一）镁缺乏

可发生于饥饿、吸收不良、胃瘘、肠瘘、急性胰腺炎、糖尿病酸中毒、慢性酒精中毒等。镁离子对大多数酶系统的正常功能是十分必要的。缺乏可表现为神经肌肉和中枢神经系统功能亢进，体征和症状与缺钙十分相似。有时缺镁与缺钙同时并发，若不补镁，缺钙难以治疗。在外科术后病人出现神经肌肉和脑功能紊乱时，应考虑镁缺乏的可能，这对长期胃肠功能丧失，靠输液维持及静脉营养的病人尤为重要。处理此类病人应常规补镁。对少尿或重度容量不足的病人，除非确有镁缺乏，一般不应补镁。

（二）镁过多

有症状的镁过多罕见，但在严重肾功能不全时很多见。肾功能受损的病人服用含镁抗酸剂和缓泻剂时，所用剂量足以达到中毒水平。其他原因有烧伤早期、外科应激、严重酸中毒等。早期症状和体征有嗜睡、软弱无力及腱反射消失。随着镁水平的升高，出现心脏传导受干扰，心电图与高钾血症相似。晚期可出现昏迷伴肌肉麻痹，常因呼吸及心脏骤停而死亡。治疗包括纠正酸中毒、补充血容量、终止补镁、静脉补钙和透析等。

（宋爱琳　张有成）

第二章

外 科 休 克

休克是一种以有效循环血量迅速减少、组织灌注不足、细胞代谢紊乱和器官功能受损为主要病理生理改变的综合征。是临床上较为常见的急危证候。因而，查找病因、早期诊断、及时处理对于挽救患者的生命有十分重要的意义。外科休克主要指由可能需要外科治疗的疾病引起的休克。常见有失血性休克、损伤性休克和感染性休克。

第一节　休克的分类

一、按休克的原因分类

1. 失血性休克　短时间内大量失血引起的休克称为失血性休克。常见于外伤引起的出血、消化性溃疡出血、食管曲张静脉破裂出血、妇产科疾病引起的出血等。失血后是否发生休克不仅取决于失血的量，还取决于失血的速度。休克往往是在快速、大量（超过总血量的 30%～35%）失血而又得不到及时补充的情况下发生的。

2. 创伤性休克　严重创伤特别是在伴有一定量出血（包括内出血）时常引起休克，称为创伤性休克。

3. 烧伤性休克　大面积烧伤，伴有大量血浆丧失所引起的休克，称为烧伤性休克。

4. 感染性休克　严重的细菌或真菌感染所引起的休克，称为感染性休克。在革兰阴性细菌引起的休克中，细菌的内毒素起着重要的作用，故亦称内毒素性休克或中毒性休克。感染性休克常伴有败血症，故又称败血症性休克。

5. 心源性休克　急性心衰、大面积急性心肌梗死、急性心肌炎、心包填塞等所引起的休克称为心源性休克。

6. 过敏性休克　由致敏性药物或其他物质引起的休克，称为过敏性休克。

7. 神经源性休克　剧烈疼痛、高位脊髓麻醉或损伤等可引起的休克称为神经源性休克。

二、按休克发生的始动环节分类

尽管引起休克的原因很多，但休克的始动环节不外乎血容量减少，有效循环血量下降；或心脏泵血功能严重障碍。引起有效循环血量下降和微循环流量减少；或由于大量毛细血管和小静脉扩张，血容量扩大，血容量相对不足，使有效循环血量下降。据此，可将休克作如下的分类。

1. 低血容量性休克 低血容量性休克的始动发病环节是血容量减少。快速大量失血、大面积烧伤所致的大量血浆丧失、大量出汗、严重腹泻或呕吐等情况所引起的大量体液丧失都可使血容量急剧减少而导致低血容量性休克。

2. 心源性休克 心源性休克的始动发病环节是心排出的急剧减少，常见于大范围心肌梗死（梗死范围超过左心室体积的40%），也可由严重的心肌弥漫性病变如急性心肌炎、严重的心律失常如过度的心动过速、心包填塞等引起。

3. 血管源性休克 血管源性休克的始动发病环节是外周血管扩张所致的血管容量扩大。属此者有过敏性休克和神经源性休克等。此时血容量和心泵功能可能正常，但由于广泛的小血管扩张和血管床扩大，大量血液淤积在外周微血管中而使回心血量减少。

三、按休克时血液的动力学特点分类

1. 低排高阻型休克 亦称低动力型休克，其血流动力学特点是心脏排血量低，而总外周血管阻力高。由于皮肤血管收缩，血流量减少，使皮肤温度降低，故又称为“冷性休克”。本型休克在临床上最为常见。低血容量性、心源性、创伤性和大多数感染性休克均属本类。

2. 高排低阻型休克 亦称高动力型休克，其血流动力学特点是总外周血管阻力低，心脏排血量高。由于皮肤血管扩张，血流量增多，使皮肤温度升高，故亦称“温性休克”。

第二节 休克的病理生理

一、微循环变化

（一）生理状态下的微循环

生理状态下大部分动静脉吻合支是关闭的，只有约20%毛细血管轮流开放，有血液灌流。毛细血管的开放与关闭受毛细血管前括约肌的舒张与收缩的调节。

（二）休克时的微循环

1. 微循环缺血期

（1）交感神经兴奋和肾上腺素、去甲肾上腺素分泌增多，小动脉、微动脉、后微动脉，毛细血管前括约肌收缩。

（2）动静脉吻合支开放，血液由微动脉直接流入小静脉。

（3）毛细血管血液灌流不足，组织缺氧。

2. 微循环淤血期

（1）小动脉和微动脉收缩，动静脉吻合支仍处于开放状态，进入毛细血管的血液仍很少。

（2）由于组织缺氧，组织胺、缓激肽、氢离子等舒血管物质增多，后微动脉和毛细血管前括约肌舒张，毛细血管开放，血管容积扩大，进入毛细血管内的血液流动很慢。

（3）由于交感神经兴奋，肾上腺素和去甲肾上腺素分泌增多（可能还有组织胺的作用），使微静脉和小静脉收缩，毛细血管后阻力增加，结果毛细血管扩张淤血。

3. 微循环衰竭期

（1）由于组织严重缺氧、酸中毒，毛细血管壁受损害和通透性升高，毛细血管内血液浓缩，血流淤滞；另外血凝固性升高，结果在微循环内产生弥散性血管内凝血。

（2）由于微血栓形成，更加重组织缺氧和代谢障碍，细胞内溶酶体破裂，组织细胞坏死，引起各器官严重功能障碍。

（3）由于凝血，凝血因子（如凝血酶原、纤维蛋白原等）和血小板被大量消耗，纤维蛋白降解产物增多，使血液凝固性降低，继而发生广泛出血。

二、血液流变学的变化

血液流变学是研究血液流动和变形的科学，或者说是研究血液的流变性、凝固性、血液有形成分（主要是红细胞）黏滞性的科学。血液是由水、无机盐、蛋白质、脂类、糖等大小分子所组成的混合液，其中还悬浮着大量具有可塑性的红细胞，所以血液是一种高浓度的悬浊液。因此能够影响血液流变性的因素主要有：血细胞压积（血液黏度随血细胞的压积增加而升高）、血细胞的分散程度（血细胞处于分散状态，血液黏度较低；红细胞或血小板发生聚集，血液黏度升高）、红细胞的可塑性（红细胞可塑性降低，不易变形，血液黏度增加）、血浆内高分子化合物的浓度（血浆黏度大小与其所含蛋白质、脂类、糖等的浓度成正比）、血管内壁平滑度（血管内皮受损、变形，流经的血液黏度升高）。此外，与血管的长度、口径、血管壁的弹性和张力也有关系。

（一）血细胞比容

血细胞比容改变与休克原因和发展阶段有关。在低血容量性休克的早期，由于组织间液向血管内转移，导致血液稀释，血细胞比容降低，当休克进入微循环淤血期，由于微血管内流体静压升高和毛细血管通透性增高，液体从毛细血管内外渗至组织间隙，因而血液浓缩，血细胞比容升高。血细胞比容越高，血液黏度越大，血流更加缓慢。

（二）红细胞变形能力降低、聚集力加强

正常情况下，红细胞在流经小于其直径的毛细血管时，可折叠、弯曲而发生多种变形以减少其宽度，从而得以顺利通过。休克时红细胞的变形能力明显降低，其主要原因是：①休克Ⅱ期时因血液浓缩和组织缺氧所引起的血液渗透压升高和 pH 降低，可使红细胞膜的流动性和可塑性降低并使红细胞内部的黏度增加；② ATP 缺乏（可由缺氧或某些休克动因直接引起）可使红细胞不能维持正常的功能和结构。

（三）白细胞黏着和嵌塞

正常微循环中的血流是红细胞位于中央的轴流，血浆构成边流，虽然也可见到少量白细胞附壁滚动，但不发生附壁黏着现象。休克时可见白细胞附着于小静脉壁，致使血流阻力增高和静脉回流障碍。发生白细胞附壁的原因可能与白细胞和管壁之间吸引力增大，休克时血流变慢与切应力下降等因素有关。休克时，还可见到白细胞嵌塞于血管内皮细胞核的隆起处或毛细血管分支处，这可增加血流阻力和加重微循环障碍，而且嵌塞的白细胞还可释放自由基和溶酶体酶类物质，从而破坏生物膜和引起坏死。

休克时白细胞发生嵌塞的原因是：①白细胞的变形能力降低，故不易通过毛细血管而发生嵌塞；②休克时血压下降，脉压减小，动脉血流量减少，驱动白细胞通过毛细血管的力量减弱，因而易于发生白细胞嵌塞。

（四）血小板黏附和聚集

血小板黏附是指血小板与血小板以外的物质相互黏附的现象，血小板聚集则是血小板相互发生反应并形成血小板团（血小板聚集物）的过程。黏附一旦开始，聚集过程也随之发生。在血小板聚集开始时，其表面首先失去光滑性，变得粗糙，形成有突刺的球状体（聚集

型血小板）。在内毒素性、创伤性和烧伤性休克时，血液中这种聚集型血小板的数目增多，而且在微血管中有血小板黏附、聚集和微血栓形成。这种聚集的血小板不但阻塞微血管，还可释放儿茶酚胺、TXA_2、5- 羟色胺等多种生物活性物质，使局部微血管收缩、通透性增高、血管内皮水肿和血流减少。此外，尚可释放促凝血的血小板因子（如 PF_3 等），加速凝血过程，形成 DIC。

休克时引起血小板黏附和聚集的主要原因有：①血流减慢，血管内皮完整性破坏，内膜下胶原暴露，为血小板黏附提供了基础；②损伤的内皮组织释放 ADP，发生聚集的血小板可释放 ADP、TXA_2 以及血小板活化因子（PAF），均可触发血小板聚集。

（五）血浆黏度增大

休克时，尤其是严重创伤或烧伤休克时，一方面由于机体发生应激使体内合成纤维蛋白原增多；另一方面，在休克的微循环淤血期，毛细血管内的流体静压增高，微血管周围的肥大细胞又因缺氧而释放组胺并从而使毛细血管通透性增高，液体乃从毛细血管大量外渗至组织间隙，因而血液浓缩，使血浆纤维蛋白原浓度增高，有时纤维蛋白原可高达 10g/L，故可使血浆黏度增大。这不但影响组织血液流量，并可促进红细胞的聚集。当纤维蛋白原的浓度增到 5～8g/L 时，血浆黏度明显增高，红细胞就可能发生聚集。

总之，由于发生上述血液流变学的改变，不但会加重微循环障碍和组织的缺血缺氧，还可促进 DIC 的形成和休克的发展。近年来应用血液稀释疗法治疗休克，其目的在于降低血流黏度。

三、细胞代谢变化以及功能、结构损害

休克时细胞的代谢障碍及其功能、结构的损害，既是组织低灌流、微循环流变学改变和（或）各种毒性物质作用的结果，又是引起各重要器官功能衰竭和导致不可逆性休克的原因。

（一）休克时细胞的代谢变化

休克时细胞代谢改变比较复杂。由于休克的类型、发展阶段以及组织器官的不同，其代谢改变的特点和程度也都有所不同，但共同的重要改变是：

1. 糖酵解加强　休克时由于组织的低灌流和细胞供氧减少，使有氧氧化受阻，无氧酵解过程加强，从而使乳酸产生增多，而导致酸中毒。严重酸中毒又可抑制糖酵解限速酶如磷酸果糖激酶等的活性，使糖酵解从加强转入抑制。

2. 脂肪代谢障碍　正常情况下，脂肪分解代谢中产生的脂肪酸随血液进入细胞质后，在有 ATP 参与、脂肪酰辅酶 A（脂肪酰 CoA）合成酶作用下，活化为水溶性较高的脂肪酰 CoA，后者再经线粒体膜上肉毒碱脂肪酰转移酶作用而进入线粒体，通过 β- 氧化生成乙酰辅酶 A，最后进入三羧酸循环被彻底氧化。休克时，由于组织细胞的缺血缺氧和酸中毒，使脂肪酰 CoA 合成酶和肉毒碱脂肪酰转移酶活性降低，因而脂肪酸活化和转移发生障碍；另一方面，因线粒体获氧不足和（或）某些休克动因（如细菌内毒素）、酸中毒等的直接作用使线粒体呼吸功能被抑制，使转入线粒体内的脂肪酰 CoA 不能被氧化分解，结果造成脂肪酸和（或）脂肪酰 CoA 在细胞内蓄积，从而加重细胞的损害。

（二）休克时细胞的损害

休克时细胞的损害首先是生物膜（如细胞膜、线粒体膜和溶酶体膜等）受损。

1. 细胞膜的损害　最早的改变是细胞膜通透性增高，从而使细胞内 Na^+、水含量增加而 K^+ 则向细胞外释出，细胞膜内外 Na^+、K^+ 分布失衡，使细胞膜 Na^+-K^+ ATP 酶活性增高。

因而 ATP 消耗增加，再加上 ATP 供应不足和膜上受体腺苷酸环化酶系统受损，结果使控制细胞代谢过程的第二信使 cAMP 含量减少，因此细胞的许多代谢过程发生紊乱。

2. 线粒体损害　休克时线粒体最早出现的损害是其呼吸功能和 ATP 合成受抑，线粒体 ATP 酶活性降低。此后发生基质颗粒减少或消失等超微结构改变；继而基质电子密度增加、嵴内腔扩张，嵴明显肿胀，直至破坏。线粒体是细胞生命活动的“能源供应站”。线粒体损害时，由于氧化磷酸化障碍，产能减少乃至终止，必然导致细胞损害和死亡。

3. 溶酶体破裂　溶酶体含有组织蛋白酶、多肽酶、磷酸酶等多种水解酶，但在未释放之前都处于无活性状态。一旦释放出来，它们即转为活性状态，可溶解和消化细胞内、外的各种大分子物质，尤其是蛋白类物质。已经证明，休克早期，肝、脾、肠等细胞即出现溶酶体肿大，颗粒丧失和酶释放增加；内毒素休克动物血液和淋巴中水解酶浓度增高，且与休克严重程度呈正相关。

四、器官功能的改变

休克时各器官功能都会发生改变，临床上较为重要的是中枢神经系统、心、肾、肺、胃肠及肝脏等重要器官的功能障碍。

（一）中枢神经系统功能改变

休克早期，如果能通过代偿性调节维持脑的血液供给，除因应激反应而有兴奋性升高外，一般没有明显的脑的功能障碍。随着休克进展，心排出减少和血压降低，不能维持脑部血液供给，则发生缺氧。严重缺氧和酸中毒还能使脑的微循环血管内皮细胞和小血管周围的神经胶质细胞肿胀，致脑微循环狭窄或阻塞，动脉血灌流更加减少。在微循环淤血期，脑循环内可以有血栓形成和出血。大脑皮层对缺氧极为敏感，当缺氧逐渐加重，将由兴奋转为抑制，甚至发生惊厥和昏迷。皮层下中枢因严重缺氧也可发生抑制，呼吸中枢和心血管运动中枢兴奋性降低。

（二）心脏功能改变

除心源性休克伴有原发性心功能障碍外，其他各型休克也都可引起心功能的改变。一般而言，休克早期可出现心功能的代偿性加强，此后心脏的活动即逐渐被抑制，甚至出现心力衰竭，其主要机制有以下几个方面。

1. 冠脉血流量减少和心肌耗氧量增加　休克时血压降低以及心率加快所引起的心室舒张期缩短，可使冠脉灌流量减少和心肌供血不足；同时因交感 - 儿茶酚胺系统兴奋使心率加快、心缩加强，导致心肌耗氧量增加，从而更加重了心脏缺氧。结果心肌因能量不足和酸中毒而发生舒缩功能障碍，并引起心脏衰竭。对于原来就有冠状动脉供血不良者，尤其容易出现心力衰竭。

2. 酸中毒和高钾血症　酸中毒可通过多种机制影响心脏舒缩功能：①抑制肌膜的 Ca^{2+} 内流；② H^+ 和 Ca^{2+} 竞争结合肌钙蛋白；③抑制肌浆网对 Ca^{2+} 的摄取和释放；④抑制肌球蛋白 ATP 酶的活性。此外，酸中毒还可通过抑制心肌细胞能量代谢酶的活性、促使生物膜的破坏以及诱发心律失常等多种途径来抑制心肌的舒缩功能，并从而促使心脏衰竭的发生。休克时，组织细胞破坏可释出大量 K^+，肾功能的障碍又使 K^+ 的排出减少，因而总是伴有高钾血症。高血钾可抑制动作电位复极化 2 期中 Ca^{2+} 内流，使心肌兴奋 - 收缩耦联减弱。此外，心肌内微血管 DIC 形成，内毒素对心肌的直接作用等等，都可以促使心脏衰竭发生。一旦发生了心力衰竭，将使休克进一步恶化，并给输液扩容造成一定困难。

3. 心肌抑制因子的作用　休克时的缺血、缺氧等可使胰腺产生心肌抑制因子（MDF），后者能使心肌收缩力减弱，可加速心脏衰竭的发生。

（三）肾功能改变

在休克早期就可发生肾功能改变。此时发生的是功能性急性肾衰竭，因为它还不伴肾小管坏死。主要表现为少尿（<400ml/d）或无尿（<100ml/d）。主要机制如下：

1. 肾小球滤过率减少　有效循环血量减少不仅能直接使肾血流量不足，而且还可通过激活肾素 - 血管紧张素系统和交感 - 儿茶酚胺系统使肾血管收缩，肾血流量更小，肾小球滤过压降低，肾小球滤过率下降。

2. 肾小管对钠、水重吸收加强　休克早期，肾小管上皮细胞缺血时间不长，仍能维持重吸收功能。醛固酮和抗利尿激素分泌增多使肾小管对钠、水的重吸收加强。肾小球滤过率下降和肾小管重吸收增强均可导致少尿或无尿。此时，肾功能的变化是可逆的。一旦休克逆转，肾小球血流量和肾小管功能即可恢复正常，尿量也将恢复正常。如果休克状态持续时间较长，则导致肾小管急性坏死，发生器质性的肾功能损害，即使肾小球血流量因休克好转而恢复，在短期内尿量也难以恢复正常。肾功能障碍能够导致包括高钾血症、氮质血症和酸中毒等在内的严重的内环境紊乱，使休克进一步恶化。因此许多休克患者，尤其是老年患者常死于急性肾衰竭。

（四）肺功能改变

休克早期，由于呼吸中枢兴奋，故呼吸加深加快，通气过度，可以导致低碳酸血症和呼吸性碱中毒；继之，由于交感 - 儿茶酚胺系统兴奋和其他血管活性物质的作用，可使肺血管阻力升高；如果肺低灌流状态持续较久，则可引起肺淤血、水肿、出血、局限性肺不张、微循环血栓形成和栓塞以及肺泡内透明膜形成等重要病理改变。上述病理变化影响肺的通气功能，妨碍气体弥散，改变肺泡通气量 / 血流量比值，造成死腔样通气和（或）功能性分流，可以导致呼吸衰竭甚至死亡。休克肺是休克死亡的主要原因之一，约 1/3 的休克患者死于休克肺。

（五）消化系统功能改变

1. 肝功能的改变　休克时常有肝功障碍，其主要原因有：①低血压和有效循环血量减少可使肝动脉血液灌流量减少，引起肝细胞缺血缺氧，严重者可导致肝小叶中央部分坏死。②休克时由于腹腔内脏血管收缩，使门静脉血流量急剧减少。肝约有一半以上的血液来自门静脉，故门静脉血流量减少，将加重肝细胞的缺血性损害。③肝内微循环障碍和 DIC 形成更可引起肝细胞缺血缺氧。④肠道产生的毒性物质经门静脉进入肝脏，加之肝本身毒性代谢产物蓄积均对肝细胞有损害作用。

2. 胃肠功能改变　休克早期就有胃肠功能的改变。休克起始阶段，因微血管痉挛而发生缺血，继而可转变为淤血，肠壁水肿甚至坏死。此外，胃肠缺血缺氧还可抑制消化液分泌和胃肠运动，使胃肠肽和黏蛋白对胃肠黏膜的保护作用减弱，导致胃肠黏膜糜烂或形成应激性溃疡，甚至出血。

（六）多器官功能衰竭

多器官功能衰竭（MOF）指在 24 小时内心、脑、肺、肾、肝、胃肠、胰腺及血液等器官中，有两个或两个以上的器官相继或同时发生功能衰竭。MOF 又称多系统功能衰竭，常出现于休克晚期。MOF 是休克致死的重要原因，而且衰竭的器官越多，病死率也越高。如有三个器官发生功能衰竭，死亡率可达 80% 以上。

五、感染性休克的病理生理特点

由于细菌的毒素各异，作用不尽相同，所以感染性休克的发生机制极为复杂，并非一个模式。目前研究最多的是内毒素在休克发生中的作用。给狗注射内毒素，可以在几分钟内出现血压急剧降低，末梢血液内血小板和中性粒细胞数减少；随后血压又逐渐升高，血小板、中性粒细胞增多；3～4 小时后，血压又降低，血小板和中性粒细胞数又减少，外周血管阻力往往是先降低，而后逐渐升高。关于内毒素如何引起微循环障碍和血流动力学变化，目前尚未完全搞清楚。由于细菌的毒素不同，作用不同，因而各种感染性休克的表现也很不同，有的表现为低动力型（低排高阻型），有的表现为高动力型（高排低阻型）（表 1-2-1）。

表 1-2-1　高动力型休克和低动力型休克比较

观察指标	高动力型休克	低动力型休克
血压	降低	降低
循环血量	正常	减少
中心静脉压	正常或偏高	偏低
心输出量	正常或偏高	减少
外周血管阻力	降低	升高
皮肤颜色	潮红→发绀	苍白→发绀
皮肤温度	温暖→湿冷	湿冷
尿量	减少	少尿或无尿
动静脉氧差	缩小	不定
发病机制	以肾上腺素能 β 受体兴奋为主，动静脉交通支开放，毛细血管灌流减少	以肾上腺素能 α 受体兴奋为主，小动脉微动脉收缩，微循环缺血

第三节　休克的诊断

由于休克时病情变化快而复杂，各种致病因素和病情发展阶段的表现也不一样，因此必须熟悉休克的基本表现，进行全面观察和综合分析，才能得出正确的诊断。

一、主要临床表现

（一）意识

表情淡漠，或烦躁不安，但神志尚清楚。这是大脑缺氧的表现。严重休克时，意识逐渐模糊，乃至昏迷。

（二）皮肤和黏膜

苍白、潮湿或发绀。肢端发凉，末梢血管充盈不良。周围静脉塌陷。

（三）血压变化

血压只能反映心输出压力和周围阻力，不能代表组织的灌流情况。血压变化有重要的参考价值但不能以血压下降作为诊断休克的唯一标准。在代偿早期，由于周围血管阻力增加，还可能有短暂的血压升高，但舒张压升高更明显，因而脉压小，这是休克早期较为恒定的血压变化。只有失代偿时，才出现血压下降。

（四）脉搏细弱而快

由于血容量不足，回心血量下降，心脏代偿增快，以维持组织灌流，但每次心搏出量甚少。以后由于心肌缺氧、收缩乏力，致脉搏无力，细如线状，桡动脉、足背动脉等周边动脉摸不清。

（五）呼吸快而深

是缺氧和酸中毒的代偿表现。早期尚可有呼吸性碱中毒。除胸部损伤或并发心、肺功能衰竭外，呼吸困难者少见。

（六）尿量减少

早期为肾前性，反映肾血液灌流不良；后期可能是肾实质性损害的表现。

二、诊　断

当有交感神经 - 肾上腺功能亢进征象时，即应考虑休克的诊断。

早期诊断：血压升高而脉压减小；心率增快；口渴；皮肤潮湿、黏膜发白、肢端发凉；皮肤静脉萎陷；尿量减少（25～30ml/h）。

确定诊断：收缩压＜80mmHg，脉压＜20mmHg；有组织血灌流不良的临床表现，如表情淡漠、烦躁不安、肢体湿冷、皮肤苍白或发绀等；尿量明显减少（＜25ml/h）；出现代谢性酸中毒，SB＜22mmol/L 或动脉血乳酸量超过 15mg/dl。

三、休克严重程度的临床估计

临床上，在接诊的第一时间尽可能准确地估计休克的严重程度，有助于尽快制定抢救方案。通过常见的症状、体征，可以为休克评估提供依据，表 1-2-2 中列举的是常用于休克评估的指标。

表 1-2-2　休克严重程度的临床估计

临床表现	轻度	中度	重度
神志及表情	清醒，稍激动	烦躁、口渴	淡漠，模糊，昏迷
唇颊肤色	正常或苍白	苍白	灰暗，微发绀
四肢浅静脉	轻度收缩	显著萎陷（下肢尤甚）	萎陷如条索
伤口出血情况	—	—	—
脉搏	稍快，＜100 次 / 分	100～120 次 / 分，细弱	120 次 / 分或摸不清
肢端温度	稍冷	肢端厥冷	厥冷到膝肘
动脉收缩压	稍高、正常或稍低	10.7～8.0kPa	小于 8kPa 或测不出
脉压	2.7～4.0kPa	1.35～2.7kPa	或测不清
尿量（毫升 / 小时）*	＜30	＜20	0
估计血容量减少占全身	20±%	35±%	＞45%

注：* 中、重度休克应留置导尿管

四、实验室检查

（一）常规检查

血液红细胞计数、血红蛋白和血细胞比容，以了解血液稀释或浓缩情况；血浆电解质测定，主要是钾、钠、氯，进行血气分析，以了解血液氧合、二氧化碳潴留和酸碱变化情况。休克进展过程中进行尿常规、肝功能、肾功能检查等也有相应的异常表现。

（二）特殊检查

如血乳酸测定、中心静脉压监测、心排出、肺动脉压和肺动脉楔压。病情复杂并发血管内凝血可能时，要测定血液凝血功能（如血小板计数，纤维蛋白原含量、凝血酶原时间及其他凝血因子测定等）。休克时间较长者应及时送血液细菌培养。

五、病 因 诊 断

仔细了解受伤、发病经过，抓紧时间作全面查体，反复观察病情，有助于寻找休克的病因。做好连续性的病情观察与记录十分重要。体腔出血、骨盆骨折致腹膜后软组织内血肿、包膜下脾破裂、手术后继发性出血等容易被忽视，应特别警惕。

第四节 休克的检测及护理

在休克的治疗中，在循环血量不足的情况下，大量晶体或胶体液的灌注可导致肺的损害和周围组织的严重水肿；而灌注不足又不能维持有效的循环血量，要取得最佳治疗效果，就需要严密的临床监测和分析手段。

一、基 础 监 护

休克的基础监护包括意识、表情、周围循环、体温、血压、心率和尿量的改变。上述指标在一定程度上反映着休克的进展和转归，也是救治效果的反映，更为休克的后续治疗提供着重要依据。在休克早期血容量下降时，机体的血液重新分布，脉搏的变化往往早于血压的波动，表现为心率增快。当脉搏细弱甚至难以感知时，休克已经相当严重。在休克时，血压是随血容量丢失而下降的。尿量是反映重要脏器血流灌注状态的最敏感指标之一，对每小时尿量的观察已被视为危重患者常规的监测手段。每小时尿量＜30ml，提示血容量不足或心缩无力；尿量极少或无尿，提示肾动脉极度痉挛或肾脏实质已经受损。

二、中心静脉压

中心静脉压（CVP）是反映有效循环血容量、回心血量和右心功能的指标，是指导休克的扩容、强心、利尿治疗的一个简便而准确的指标。

三、肺毛细血管楔压

肺毛细血管楔压是反映左心功能及其前负荷的可靠指标。肺毛细血管楔压的临床参考值在1～18mmHg范围内。当肺毛细血管楔压＞20mmHg，说明左室功能正常，但应限制输液；当肺毛细血管楔压＞25～30mmHg，提示严重左心功能不全，存在肺水肿的可能较大；肺毛细血管楔压＜8mmHg，说明血容量不足。

四、心 排 出 量

心排出量降低是循环血量不足或心功能不全的可靠指标，但在感染性休克时，心排出量往往增高。

五、氧 输 送

休克时，借助气囊漂浮导管采集肺动脉的混合静脉血，测定 SvO_2 及 PvO_2，可以判断肺毛细血管与组织之间的氧供情况。反映氧输送的主要指标是总耗氧量，其值是心脏指数及肺泡 - 动脉氧压差的乘积。正常值为 150ml/（min•m^2），当 < 115ml/（min•m^2）时，提示有严重的氧输送障碍。

六、动脉血气分析及血清离子测定

血气分析结果是判断肺功能状态的基本指标。在休克治疗中，应根据血气分析值制定纠正酸中毒和低氧血症的方案，当 $PaO_2 < 60mmHg$ 且难以纠正，即存在顽固性低氧血症时，提示存在急性呼吸窘迫综合征（ARDS），应利用呼吸机进行机械通气治疗。休克时 $PaCO_2$ 一般正常或轻度降低。在通气良好时，$PaCO_2$ 上升至 50mmHg 以上，提示有严重的肺功能不全。

七、血细胞比容（Hct）和 Hb

为扩容治疗及选择液体成分的主要指标之一，Hct 升高增示血液浓缩，血浆丢失多于血细胞。Hct 下降 3%～4%，失血量约为 500ml。正常 Hb 是保证氧输送的基本条件，Hb 下降 1g，失血量在 400ml 左右。

八、纤维蛋白原、血小板及其他凝血因子

数值明显降低，凝血时间延长，提示 DIC。

九、血清乳酸浓度

血清乳酸浓度是判断休克预后的依据。正常值为 0.4～1.0mmol/L，其值的增高与死亡率成正比。

第五节 休克的治疗

休克的治疗原则是尽早去除引起休克的原因，尽快恢复有效循环血量，纠正微循环障碍，增进心脏功能和恢复人体正常代谢。休克状态下病情危急，严重威胁患者的生命。医护人员必须分秒必争。

一、一 般 措 施

休克患者体位一般采取卧位，抬高下肢 20°～30°；或头和胸部抬高 20°～30°，下肢抬高 15°～20° 的体位，以增加回心血量和减轻呼吸的负担。应及时清除呼吸道分泌物，保持呼吸道通畅。必要时可作气管插管或气管切开。予间断吸氧，增加动脉血氧含量，减轻组织缺氧。要立即控制活动性大出血。保持患者安静，通常不用镇静剂。必须避免过多搬动，

以免加重休克，而造成死亡。注意保暖，但不加温，以免皮肤血管扩张而影响生命器官的血流量和增加氧的消耗。

二、补充血容量

补充血容量，及时恢复血流灌注，是抗休克的基本措施。及时补充血容量，时间较短的休克，特别是低血容量休克，均可较快地纠正，不需再用其他药物。故必须迅速建立1～2条大口径的静脉输液通道，快速输入平衡盐溶液，并同时采血配血。根据受伤情况和休克程度初步估计血容量丢失多少，必要时10～30分钟内输入500～2000ml。如果检查患者血细胞比容在30%以上，则可继续输给上述溶液（补充量可达估计失血量的3倍）。输入平衡盐溶液所带来的血压回升和脉率减慢仅是暂时的，应接着输入全血，以改善贫血和组织缺氧，加速组织细胞的灌注。输血越早，效果越好，休克的并发症越少。平衡盐溶液与全血的比例，平时可为2∶1或3∶1，战时4∶1。为了改善微循环和减少全血用量，可输500～1000ml低分子右旋糖酐（它从肾脏排出后可使尿比重升高）。应当注意，休克时补充的血量和液量会很大，不仅要补充已丢失的血容量（全血、血浆和水电解质丢失量），还要补充扩大的毛细血管床，超出临床估计的液体损失量很多。休克时间愈长，症状愈严重，需补充的液体也愈多。创伤、战伤休克补液治疗成功的关键在于及时、快速、足量地恢复有效循环血量，提高心房充盈压力，恢复良好的组织灌流，而不要被缺少胶体液所束缚。

病情初步改善后，应根据下列指标监测，调整输液速度、质与量。①尿量40～50ml/h；②脉搏有力<110次/分；③收缩压>90mmHg；④脉压>20mmHg；⑤呼吸均匀20次/分，PaO_2>80mmHg；⑥神志清楚、安静；⑦四肢温暖，末梢循环充盈良好；⑧血细胞比容>35%；⑨血浆电解质和酸碱平衡基本正常。力争在救治4h内、6～8h内使休克病情好转。对大多数外科休克患者来说，这期间需要进行手术，以消除休克病因。一般认为外科感染休克患者术前准备不宜超过2h。

严重感染性休克患者病情复杂，常有心肌损害和肾脏损害，过多补液将导致不良后果。因此，为了掌握血容量补充和观察心脏对输液的负荷情况，可监测中心静脉压，作为调节补液量的依据，必要时再测定肺动脉楔压。

三、病 因 治 疗

外科休克治疗常常需要手术处理原发病变，这同补充血容量一样重要。如控制内脏出血、修补消化道穿孔、切除坏死肠袢和引流脓液等，在快速补充有效循环血量后，应抓紧时机施行手术去除原发病变，才能从根本上纠正休克。在紧急止血方面，可先用暂时性止血措施，待休克初步纠正后，再进行根本的止血手术。若暂时性止血措施难以控制出血，应边补充血容量，边手术止血。

外科感染性休克中，原发病灶的存在是引起休克的重要原因，应尽早手术处理。经过1～2h积极治疗休克未见好转，应立即进行手术以处理原发感染灶，并根据感染的种类和性质，合理使用抗生素。

（张有成）

【参考文献】

[1] Way LW，Doherty GM. 现代外科疾病诊断与治疗（英文版）. 北京：人民卫生出版社，2003：203-229.

[2] Holmes CL. Vasoactive drugs in the intensive care unit. Curr Opin Crit Care，2005，11（5）：413-417.

[3] Rudiger A，Stotz M，Singer M. Cellular processes in sepsis. Swiss Med Wkly. 2008；138（43-44）：629-634.

[4] Singer M. Cellular dysfunction in sepsis. Clin Chest Med. 2008；29（4）：655-60，viii-ix.

[5] Rivers EP，Coba V，Visbal A，Whitmill M，Amponsah D. Management of sepsis：early resuscitation. Clin Chest Med. 2008；29（4）：689-704，ix-x.

[6] Fernandes D，Assreuy J. Nitric oxide and vascular reactivity in sepsis. Shock. 2008；30（Suppl1）：10-13.

第三章 重症监测与复苏

第一节　重症监测与治疗

一、重症监护室的一般概况

重症监护室是专门收治危重病症的医护单元。危重病医学是以危重病为主要研究对象，以基础医学与临床医学的相互结合为基础，以应用现代化的监测及干预性技术为方法，对危重病进行有效的治疗而最终提高危重病人生存率为目的的医学专业学科。重症监护病房的收治对象原则上是各种危重的急性的可逆性疾病。如重大手术后需要监测者、麻醉意外、重症复合型创伤、急性循环衰竭、急性呼吸衰竭、心跳呼吸骤停复苏后、电击、溺水者复苏后、各种中毒患者、各类休克患者、败血症、重度妊娠毒血症等。

二、重症监护室的工作内容

重症监护室的主要工作是对重症病人的生理功能进行严密监测，预测病情变化和发展趋势；改善和促进器官功能的恢复，进行生命支持治疗以便争取时间治疗原发病。

（一）循环功能监测

1. 心电图监测　了解心率的快慢，心律失常的类型及心肌缺血等。

2. 血流动力学监测　尤其是有创性监测可以实时反映病人的循环状态（表 1-3-1）。

3. 心律失常的处理（表 1-3-2）。

表 1-3-1　CVP 与 BP 关系的临床意义

CVP	BP	临床意义
低	低	血容量不足
低	正常	血容量轻度不足
高	低	心功能不全，容量相对多
高	正常	容量血管收缩，肺循环阻力高
正常	低	心输出量低，容量血管过度收缩

表 1-3-2 心律失常的处理

	药物治疗	电学治疗
室上性过速（含窦速）	血压正常，静注普萘洛尔 10μg/kg 或艾斯洛尔 0.5～1.0μg/kg	超速抑制（f=125%HR）
	血压低者，甲氧胺 10～20mg 或去氧肾上腺素 3～5mg	同步电复律
	心衰时，可用毛花苷 C 0.2mg	始用 50J 隔 2～3min 增至 25～50J（≤360J）
wpw	静注利多卡因 1～2mg/kg	超速抑制或电复律
	腺苷 6～12mg	
	胺碘酮 2～3mg/kg（继以 1mg/min 维持 6h；6h 后减半＜1.2g/d）	
室性心动过速	利多卡因 1～2mg/kg，然后用 2～4mg/（kg·min）	
	胺碘酮 2～3mg/kg（继以 1mg/min 维持 6h 后减半＜1.2g/d）	同步电复律（200～300J）
室上性过缓	HR＞50bpm，不处理	临时起搏
	HR＜50bpm，血压正常	
	阿托品 0.5～1.0mg	
	HR＜50bpm，且阿托品治疗无效时	
	静滴异丙肾上腺素（0.5～1.0mg＋NS 500ml）	
室性逸搏或自搏	阿托品或异丙肾上腺素	临时起搏
室上性早搏	多为良性，不处理	
频发或多源室早	利多卡因（先提升血压、心率）	
房扑、房颤	维拉帕米或胺碘酮（无心衰）	
	硫氮䓬酮（心衰亦可）0.15～0.25mg/kg	
	西地兰（心衰）	
室扑、室颤（粗）	利多卡因，硫酸镁 2～4g，快速补钾 1～2g	非同步除颤 胸内 成人 15～40J 小儿 5～20J 胸外 成人 200～360J 小儿 2J/kg
室颤（细）	CPR 2min 肾上腺素 $MgSO_4$ $NaHCO_3$	细颤变为粗颤后再行电除颤

（二）呼吸功能监测（表 1-3-3）

表 1-3-3 常用呼吸功能监测参数

参数	正常值	机械通气指征
潮气量（VT，ml/kg）	5～7	—
呼吸频率（RR，BPM）	12～20	＞35
死腔量 / 潮气量（VD/VT）	0.25～0.40	＞0.60
二氧化碳分压（$PaCO_2$，mmHg）	35～45	＞55
氧分压（PaO_2，mmHg）	80～100	＜70（吸 O_2）

续表

参数	正常值	机械通气指征
血氧饱和度（SaO_2，%）	96～100	—
肺内分流量（Qs/QT，%）	3～5	>20
肺活量（VC，ml/kg）	65～75	<15
最大吸气量（MIF，cmH_2O）	75～100	<25

（三）氧治疗

氧治疗是通过吸入不同浓度的氧，使吸入氧浓度（FiO_2）和肺泡气的氧分压（PaO_2）升高，以升高动脉血氧分压（PaO_2），达到缓解或纠正低氧血症的目的。但并不能逆转肺部原发病。供氧方法有：

1. 高流量系统　病人所吸入的气体都由该装置供给，气体流速高，FiO_2 可稳定控制并能调节。常用的有文图里（Venturi）面罩。

2. 低流量系统　常用方法有鼻导管吸氧、面罩吸氧、带贮气囊面罩吸氧。

（四）呼吸治疗

1. 机械通气　是治疗呼吸衰竭的主要方法。如面罩吸氧。PaO_2<70mmHg，$PaCO_2$ 正常或偏低，称为换气功能衰竭——ARDS；如 PaO_2<60mmHg，$PaCO_2$>50mmHg 称为通气功能衰竭。通气功能障碍引起的呼衰，机械通气可纠正。换气功能障碍引起的呼衰，机械通气难以改善，应采用综合治疗，包括原发病治疗、氧治疗、胸部物理治疗、机械通气和 PEEP 治疗。

2. 常用机械通气模式　控制通气不允许病人自主呼吸，呼吸做功完全由呼吸器承担。主要的呼吸参数由呼吸器控制。适用于重症呼吸衰竭的抢救。

辅助 / 控制通气病人的吸气力量可触发呼吸器产生同步正压通气。当自主呼吸的频率超过预置的频率时，起辅助通气作用；自主呼吸的频率低于预置值时，转为控制呼吸。适用于轻症或重症患者的恢复期。

同步间歇指令通气：是在病人吸气力的触发下发生的，因而可避免自主呼吸与正压通气之间的对抗现象。呼吸机的频率一般为 2～10 次 / 分，优点是保证通气量，又有利于呼吸肌的锻炼，作为撤离呼吸机的过渡措施。

呼气末正压通气：应用 PEEP 时，使呼气末的气道压及肺泡内压维持高于大气压的水平，可使小的开放肺泡膨大，使萎陷的肺泡再膨胀。结果降低肺内分流量，纠正低氧血症。一般主张终末正压为 5～10cmH_2O，适用于肺顺应性差的患者，如急性呼吸窘迫综合征及肺水肿的治疗。

压力支持通气（PSV）：病人自主呼吸的吸气力可触发呼吸器送气，并使气道压迅速上升到预计值。当吸气力流速到一定程度时，则由吸气转为呼气。主要呼吸参数由病人控制，潮气量增加取决于预置压力值。可明显降低自主呼吸时的呼吸做功。

（五）撤离呼吸机

撤离呼吸机的指征病人一般情况好转和稳定，神志清楚，感染控制，呼吸功能明显改善，无缺氧和 CO_2 潴留表现，血压、心率稳定，血气分析在一段时间内稳定，血红蛋白维持 10g/dl 以上，酸碱失衡得到纠正，肾功能基本恢复正常，向病人讲明撤离呼吸机的目的和要求，病人能够予以配合。

（六）呼吸机治疗期间的护理

1. 气管插管的护理　注意气管插管插入的深度，插管的位置应妥善固定，为防止插管压迫咽后壁致局部损伤，头部位置应后仰，每1～2小时转动头部。

2. 气管切开的护理　低压高容的气囊：多用，气囊压力维持在25cmH_2O或18.5mmHg以下的水平，每隔4～8小时监测一次气囊压力；高压低容的气囊：少用，应每隔4～8小时定时释放气囊内的气体，每次放气时间约5分钟。

3. 呼吸道分泌物的清除　神志清醒病人自诉有痰或在床旁听到痰鸣音，提示大量痰液淤积在上呼吸道，需立即吸痰。护士每1～2h听诊呼吸音，如听到痰鸣音或呼吸机气道峰压升高，监护仪SpO_2下降也需要吸痰、雾化吸入、更换体位、翻身、及时吸痰。

第二节　心肺脑复苏

任何为抢救生命而采取的医疗措施均可称为“复苏”，复苏的任务在于抢救生命，防止伤残和后遗症，争取使患者完全康复或能生活自理，因而争取时间具有重要重义。可以看出复苏不仅是医疗问题，也是一个社会问题，需要把医疗专业力量与社会大众力量结合起来，普及一般的急救常识是非常重要的。通常所说的“复苏”是狭义的，即心肺复苏：是指病人心跳呼吸突然停止时所采取的一切抢救措施。由于脑复苏的重要性日益为人们所重视，而且脑复苏是心肺复苏的根本目的，因此，现在认为复苏的重点从一开始就应放在对脑的保护，故把心肺复苏扩大到心肺脑复苏（CPCR）。心肺脑复苏的基本内容包括：①基本生命支持：目标是尽快恢复全身组织器官的氧供，保证机体最低的氧需。主要有三个步骤，即保持气道通畅、呼吸支持、循环支持。②进一步生命支持：是在BLS基础上，应用药物、辅助设备和特殊技术恢复并保持自主呼吸和循环。包括：给药和输液，心电监测、心室纤颤治疗。③持续生命支持：主要是指完成脑复苏及重要器官支持。此期包括三个步骤，即：对病情及治疗效果加以判断、争取恢复神志及低温治疗、加强治疗。上述CPCR步骤不能完全按先后次序排列，往往有些步骤是同时进行的，且相互关联，不能截然分开。

一、病　因

因心脏器质性病变所致，如冠心病（最为多见）、心肌炎、心肌病、心瓣膜病、心包压塞、某些先天性心脏病等。或由于其他疾病或因素影响到心脏：如触电、溺水、药物中毒、颅脑外伤、严重电解质与酸碱平衡失调、手术、治疗操作与麻醉意外等。

二、诊　断

对心搏骤停的诊断必须迅速，最好在30秒内作出。其诊断依据为：清醒病人神志突然消失；大动脉摸不到搏动；心音消失；瞳孔散大（多在心搏停止后30～60秒出现，尽量不要等它发生后才确定）；呼吸停止或呈喘息样呼吸；死一样外观（发绀或苍白）。心电图可协助诊断。

三、基本生命支持

（一）保持气道通畅

关键是开放气道，解除舌根后坠、呼吸道分泌物、呕吐物、义齿和其他异物致气道部分或完全梗阻。方法为：将一手置于病人肩部后方，将头颈部轻度上举使头后仰。其次是提起下颌骨使舌根部前移，如口腔或咽部有异物，可用手法取出或用吸引器吸出。

（二）人工呼吸

目的是保证机体的供氧和排出二氧化碳。当呼吸道通畅后，立即施行人工通气，以气管插管行机械通气效果最好，但在现场，无此设备，应采用口对口人工呼吸，以免延误抢救时机。将患者置仰卧位，头后仰，迅速松解衣和裤带以免影响呼吸动作，急救者一手按住额部，另一手的拇指和示指捏住病人鼻孔，然后深吸一口气，以嘴唇密封住患者的口部，用力吹气，直至病人胸部隆起为止。当病人胸部隆起后即停止吹气，放开紧捏的鼻孔，同时将口唇移开，使病人被动呼气。当病人呼气结束即行第二次吹气，吹气时间约占呼吸周期的1/3，吹气频率为14～16次/分。若仅一个人实施复苏术，则心脏按压每30次后，迅速大力吹气两口，若两人实施复苏术，则心脏按压每15次吹气1次。

（三）人工循环

建立有效的人工循环，最迅速有效的是胸外心脏按压法。

1. 胸外心脏按压法　患者仰卧于硬板床或地上，操作者位于病人一侧，以一手掌根部置于患者胸骨中下1/3交界处（或剑突上二横指宽距离），手掌与胸骨纵轴平行以免按压肋骨，另一手掌压在该手背上，借助双臂和躯体重量向脊柱方向垂直下压。不能采取过快的弹跳或冲击式的按压，开始的一、二次用力可略小，以探索病人胸部的弹性，忌用力过猛，以免发生肋骨骨折、血气胸和肝脾破裂的并发症。按压深度：成人使胸骨下压4～5cm；儿童3cm；婴幼儿2cm。按压后放松胸骨，便于心脏舒张，但手不能离开按压部位。待胸骨回复到原来位置后再次下压，如此反复进行。按压频率为80～100次/分。可能出现的并发症：由于按压时操作不当，可发生肋骨骨折，折断的肋骨骨折端可刺伤心、肺、气管以及腹腔脏器或直接造成脏器破裂，从而导致气胸、血胸，肝、脾、胃、膈肌破裂，脂肪栓塞等。

2. 胸内心脏按压法　经标准的胸外心脏按压10～15分钟无效者可改用胸内心脏按压，或行开胸手术者。适用于医院内包括手术室、各种监护室、急诊室的心肺复苏。

3. 按压心脏有效的表现

（1）大动脉能触摸到搏动。

（2）可测到血压，收缩压≥60mmHg。

（3）发绀的口唇渐转为红润。

（4）散大的瞳孔开始缩小，甚至出现自主呼吸。

四、进一步生命支持

（一）药物治疗

除反射性心脏停搏外，经及时按压多可复跳，其他多需配合药物应用或（和）电击除颤才能复跳。

1. 给药途径　静脉给药安全、可靠，为首选给药途径。但在复苏时必须从上腔静脉系统给药，因下腔静脉系（尤其是小腿静脉）注射药物较难进入动脉系统。静脉不明显者可经气管内滴入。心内注射由于缺点多，现已很少使用。

2. 常用药物

（1）肾上腺素：就心脏复苏而言，该药被公认为是最有效且被广泛使用的首选药物。推荐标准剂量为1mg（0.02mg/kg）静注，若初量无效，每3～5分钟重复注射1次，直至心搏恢复。

（2）碳酸氢钠：心跳呼吸停止必然导致乳酸酸中毒和呼吸性酸中毒，使心肌收缩力减弱，机体对心血管活性药物（如肾上腺素）反应差，只有纠正酸中毒，除颤才能成功。碳酸氢钠首次静注量1mmol/kg，然后根据动脉血pH及BE值，酌情追加。

（3）利多卡因：可降低心肌应激性、提高室颤阈、抑制心肌异位起搏点。对室性异位起搏点最有效，是目前治疗室性心律失常的首选药物。其用法：先以1mg/kg剂量缓慢静注，然后以每分钟1～4mg连续静滴维持。

（4）溴苄胺：主要用于对利多卡因或电击复律无效的室速和室颤。由于有明显的提高室颤阈值作用，有利于除颤，且对心肌收缩力无抑制而有增强作用。成人首次剂量5mg/kg，继之电除颤。持续室颤时，可每15～30分钟补加10mg/kg，总量一般不超过30mg/kg。

（5）氯化钙：主要用于高钾或低钙引起的心跳骤停，或心跳已恢复，心肌收缩无力，血压不升时，或钙通道阻滞剂过量。一般用500mg缓慢静注，必要时可在10分钟后重复一次。有洋地黄中毒者禁忌使用。

（二）心电监测

在CPR-ABC开始后，应尽快测定ECG波型，主要区别心搏骤停的类型，诊断心肌缺血，心律失常，以及判断药物及电击除颤治疗的效果。

（三）心室纤颤治疗

心室纤颤最有效的治疗方法，是用除颤器进行电击除颤，使得全部或绝大部分心肌细胞在瞬时内同时发生除极化，并均匀一致地进行复极，然后由窦房结或房室结发放冲动，从而恢复有规律的协调一致的收缩。目前常用的为直流电除颤器。具体方法：把电极一个放在心尖部，另一个放在右侧第一肋间近胸骨右缘处。电能选择，成人用200～400焦耳（J）；小儿用20～200J直流电除颤。体内除颤时，成人用10～50J，小儿为5～20J。如有需要，可重复进行。

五、持续生命支持

持续生命支持也称后期复苏，是以脑复苏为核心进行抢救和医疗，因此，为取得良好的脑复苏效果，应及早进行CPR，并在CPR一开始就致力于脑功能的恢复。

（一）低温

凡心搏骤停时间未超过4分钟，不一定降温。若超过4分钟，即应在心肺复苏成功的基础上及早进行降温，尤其在缺氧的最初10分钟内是降温的关键时间。头部（包括颈部大血管）冰帽配合体表物理降温，当体温低达预期温度后，可仅用头部冰帽维持低温状态。

（二）利尿脱水

是减轻脑水肿，改善脑循环的重要措施。在自主心跳恢复测得血压后，尽早使用甘露醇，以后视尿量辅用利尿剂，如呋塞米。此外，浓缩白蛋白、血浆亦可用于脱水治疗，尤其对于低蛋白血症，胶体渗透压低的患者，联用呋塞米效果更佳。

（三）脑保护药物及激素的应用。

（四）高压氧治疗

能极大地提高血氧张力，显著提高脑组织与脑脊液中的氧分压，具有促进缺血缺氧的神经组织和脑血管床修复的作用。

（李　涛）

【参考文献】

[1] 吴在德. 外科学. 第 5 版. 北京：人民卫生出版社，2002：126-142.

[2] 曾因明，邓小明. 危重病医学. 第 2 版. 北京：人民卫生出版社，2006：308-317.

第四章

疼 痛 诊 疗

疼痛是指机体受到损伤时所引起的一种不愉快的感觉或情绪性体验，是一种复杂的生理、病理改变的临床表现，是大多数疾病共有的症状之一，为人类共有但个体差异较大的主观感觉，是人的理性因素、情感因素和生理因素相互作用的结果。它提供躯体受到威胁的报警信息，是重要的生命保护功能。

第一节　疼痛的解剖及生理基础

一、背根节神经元

背根节神经元细胞是感觉传入的第一级神经元，胞体发出单个轴突在节内延伸一段长度后分为二支：一支为周围神经轴突，伸向外周组织，接受感觉信息；另一支为中枢轴突，将外周传入送至脊髓背角，完成初级感觉信息的传递。

二、传 入 纤 维

对外周神经传入纤维有两种分类标准，Evlanger 和 Gasser 的 Aα、Aβ、Aδ 和 C 类纤维，Lioyd 和张香桐的Ⅰ、Ⅱ、Ⅲ及Ⅳ类神经纤维分类。正常的生理情况下，Aδ 是有髓鞘的传入神经纤维，传导速度较快；C 类纤维为无髓鞘纤维，传导速度较慢。皮肤受到伤害性刺激后，可先后出现两种不同性质的痛觉。快痛或第一疼痛，由 Aδ 纤维传导；慢痛或第二疼痛，由 C 类纤维传导。

三、痛觉传导通路

疼痛的中枢传导通路比较复杂，既往分两种传导通路。一种是传导快痛的新脊髓丘脑束，具有较精确的定位分析能力；另一种为传导慢痛的旧脊髓丘脑束和旁中央上行系统，均走于脊髓后角，分布较弥散。目前的观点认为，伤害性感受器的传入冲动，在中枢第一站（脊髓背角）初步整合后，由脊髓白质的腹外侧索、背外侧索和脊柱，传递到丘脑进行加工，伤害性信息最后到达大脑皮层产生痛觉，至少有 8 种传递伤害性信息的神经束。

四、内脏痛和牵涉痛

内脏痛多属慢痛，特征为对所有对皮肤敏感的疼痛刺激如切割、烧灼等不敏感，但对机械牵拉、缺血、痉挛、炎症刺激等非常敏感。其传入神经主要为交感神经干的传入纤维，经后根传入脊髓。某些内脏疾病往往引起身体体表某些部位发生疼痛或痛觉过敏，称为牵涉痛。例如心肌缺血可致心前区、左肩和左上臂疼痛，与内脏的患病部位有一定的解剖关系。机制可能为均受相同脊髓节段的后根神经纤维支配。该部位躯体和内脏痛觉传入纤维进入相同节段的脊髓后角，并和同一感觉神经元发生突触联系，称为会聚现象。牵涉痛发生可能和会聚现象有关。由于会聚现象往往对内脏伤害性刺激也误认为来自皮肤。

第二节 疼痛的临床诊断

一、病史的采集

疼痛专科医生应详细询问患者疼痛部位，因其与病变部位有密切关系。对于皮肤及皮下组织的损伤、炎症，可由患者准确阐述，但某些内脏痛，常可因为牵涉痛及放射痛的原因，往往表现在其他部位而对临床疼痛诊断产生影响。由此可见，疼痛性疾病在诊断时，不仅要根据疼痛的部位，还需结合疾病可能引起牵涉痛或放射痛的特点，全面分析、减少误诊。

二、疼痛患者的检查

体格检查可分为一般检查、神经系统检查、运动系统检查，旨在判断患者疼痛部位及性质，以及做出大致的鉴别诊断。在进一步安排患者做相应的辅助检查时，能有的放矢。进一步的检查主要为影像学诊断和实验室诊断。常用的影像学诊断方法有X线摄影、电子计算机体层成像（CT）、磁共振成像（MRI）、超声检查等，在疼痛的鉴别诊断中占有重要地位，因为许多疼痛都是器质性病变的表现，离不开影像学的定性诊断。

三、疼痛的评定

疼痛是一种主观感觉，要客观判定这种主观感受的轻重程度是比较困难的，但对临床工作是至关重要的，是疼痛治疗必不可少的一步。疼痛的评定是指在疼痛治疗过程中所采用的一种测定和评价患者疼痛强度和性质的方法。迄今为止，还没有一种方法达到精确客观、简便易行。本节就国内外目前临床上常用的疼痛评定的定量方法介绍如下：

（一）视觉模拟评分法

视觉模拟评分法（visual analogue scales，VAS）也称直观类比标度法，是一种简单、有效且常用的疼痛程度的测量方法，有线性图和脸谱图两类，目前通常采用中华医学会疼痛学会监制的VAS卡，是一线性图，采用10cm长的线段，分为10个等级，一端标记为“无疼痛”（0），另一端标记为“最严重的疼痛”（10），数字越大，表示疼痛强度越大，评估时病人根据自己的感受在标尺上作一记号，用直尺量出其长度即为疼痛强度评分值；另一类是脸谱图，以VAS标尺为基础，在标尺上标有小儿比较容易理解的笑或哭的脸谱，以示疼痛强度。主要适合用于7岁以上小儿疼痛的评估。向患儿解释清楚疼痛的表述方法和标尺的使用方法，以准确地评估其疼痛，指导治疗。VAS亦可用于评估疼痛的缓解情况。在线的一端标上

"疼痛无缓解"，而另一端标上"疼痛完全缓解"，疼痛的缓解也就是初次疼痛评分减去治疗后的疼痛评分，此方法称为疼痛缓解的视觉模拟评分法（VAP）。

（二）口述描绘评分法

口述描绘评分法（verbal rating scale，VRS）是另一种疼痛强度的评定方法，该方法是由一系列描述疼痛的形容词组成，每个形容词都有相应的疼痛程度评分。疼痛程度最轻的记0分，以后每级相应增加1分，病人的疼痛评分就是最适合该病人使用的描述疼痛程度所采用的形容词代表的数字。VRS也可用于疼痛缓解的评级法。在Dunclee提出的方法中，采用的词汇有：优、良、中等、差、可疑、没有。在Huskisson提出的方法中采用的词汇为：无、轻微、中等、完全缓解。该方法简单，易于实施，但容易受到主观因素的影响，不够精确，也不适合有语言表达功能障碍的患者。

（三）疼痛问卷表

该表是根据患者对疼痛所引起的生理感受、情感体验及认识变化等诸因素设计而成，能够比较准确的评价疼痛的程度与性质。在临床工作中常见的有：McGill疼痛问卷表、简化的McGill疼痛问卷及简明疼痛问卷表。该方法适合评定急性疼痛、慢性疼痛、癌性疼痛、牵涉痛、内脏痛、锐痛等，但也不适合用于有认知功能障碍及语言表达功能障碍的患者。

（四）手术后疼痛评分法

1. Prince-henry评分法　主要适用于开胸和腹部手术后患者疼痛强度的测定，比较敏感。从0分到4分共分5级，具体评分如下：

（1）0分：咳嗽时无痛。

（2）1分：咳嗽时有疼痛发生。

（3）2分：深度呼吸时即有疼痛发生，安静时无痛。

（4）3分：静息状态下即有疼痛，但比较轻，可以忍受。

（5）4分：静息状态下有剧烈疼痛，难以忍受。

对于术后保留气管导管或因气管切开不能用语言表达的患者，应在术前予以训练，嘱病人用其5个手指来表达疼痛评分。

2. 其他手术术后疼痛评分法　根据术后病人的表现，将其术后疼痛程度分为四级：

（1）一级（无痛）：病人咳嗽时切口无疼痛。

（2）二级（轻）：轻度疼痛，可以忍受，能够正常生活。

（3）三级（中）：中度持续的疼痛，难以忍受，需用镇痛药物。

（4）四级（重）：强烈的持续的剧烈疼痛，睡眠已受到严重干扰，必须用镇痛药物治疗。

上述两种手术后疼痛分级标准均具有标准明确和使用方便等优点，并各有一定的特点和适用范围，在临床实践中可根据病人的特点和临床需要来选择最适合的方法。

第三节　疼痛治疗

用于疼痛治疗的方法很多（表1-4-1），现代疼痛学领域中，常用的疼痛治疗药物有：麻醉性镇痛药（阿片类药物）、解热镇痛抗炎药（又称非甾体抗炎药，临床以阿司匹林，吲哚美辛及布洛芬等常用）、局部麻醉药（临床常用的为利多卡因，布比卡因，罗哌卡因等）、糖皮质激素以及其他药物。其中以前三类药物最为常用。麻醉性镇痛药中，芬太尼及其衍生物有逐渐取代吗啡、哌替啶的趋势，其衍生物如舒芬太尼、阿芬太尼、瑞芬太尼等镇痛效能更强，作用时间更短，消除率更快，对呼吸、循环及肝肾功能影响轻微，在临床的应用日趋广泛。

表 1-4-1 疼痛的治疗方法

治疗方法	方针	分类
药物治疗	解除或缓解疼痛或消除致痛环节	麻醉性镇痛药（吗啡、哌替啶、芬太尼、美沙酮等） 解热镇痛药（阿司匹林、消炎痛、布洛芬等） 局部麻醉药（利多卡因、布比卡因、罗哌卡因等） 糖皮质激素（泼尼松龙、地塞米松等） 其他药物（曲马多、氯胺酮、B 族维生素等）
神经阻滞	化学性阻断或物理性阻断方法阻滞外周神经传导	枕部神经阻滞 颌面神经阻滞（三叉神经、面神经、舌咽神经等） 颈神经阻滞（喉神经、膈神经等） 胸、背、腰神经阻滞（肋间神经、腰大肌间沟阻滞等） 上下肢神经阻滞（臂丛神经、坐骨神经、股神经等） 自主神经阻滞（主要是星状神经阻滞） 椎管内阻滞（硬膜外及蛛网膜下隙）
其他疗法	作为辅助措施缓解疼痛	物理疗法（光、电、超声等） 局部阻滞 小针刀疗法 针灸疗法 推拉疗法 心理治疗

除药物治疗外，神经阻滞疗法在现代疼痛诊疗门诊及疼痛中心的应用非常广泛。枕部、颌面部等外周神经阻滞及硬膜外腔阻滞也已广泛开展，有效地缓解急慢性疼痛，对许多痼疾甚至有根治作用。目前，射频消融在顽固性疼痛的治疗中扮演了重要角色。

其他如物理疗法、局部阻滞疗法、针灸疗法及心理暗示疗法在疼痛治疗中也有不容忽视的作用，与主要治疗手段相得益彰。下面就疼痛诊疗学范畴中各种急慢性疼痛性疾病、术后镇痛及癌痛镇痛三部分内容重点阐述。

一、急慢性疼痛性疾病

许多骨、关节、软组织及神经血管性疾病，因为存在炎症、水肿、肌紧张等病理改变，大多数有疼痛，通过疼痛治疗可以缓解症状，促进局部血液循环，解除肌肉紧张，增强抗炎、扩血管药物的药理效应，并且提高痛阈。治疗以神经阻滞疗法多选（表 1-4-2）。药物以局部麻醉药、糖皮质激素、维生素类药及神经破坏药为主。新兴药物的问世，极大提高了镇痛的安全性和疗效，而影像诊断学的发展使得神经阻滞不再盲目，而是有的放矢，提高疗效、降低损伤并且极大地提高了安全性。

表 1-4-2 神经阻滞疗法的适应证

性质	部位	类别
疼痛	全身	恶性肿瘤疼痛，外伤后疼痛，术后痛，带状疱疹（后神经痛），变形性脊椎症（颈、胸、腰部），反射性交感神经萎缩症
	头部	偏头痛，肌紧张性头痛，丛集性头痛，颞动脉炎，其他头痛
		三叉神经病，舌咽神经痛，非典型面痛，颞下颌关节病，其他面部痛

续表

性质	部位	类别
	颈肩上肢	颈肩臂综合征，胸廓出口综合征，外伤性颈部综合征，肩周炎，肩手综合征，肱骨外上髁炎，腱鞘炎
	胸背部	心绞痛，肋间神经痛，肺栓塞，动脉瘤，肋骨软骨炎，胸膜痛
	腹腔器官	消化性溃疡，急慢性胰腺炎，胆石症，尿路结石，慢性内脏痛，痛经，肠系膜血栓
	腰下肢	各种腰痛，椎间盘突出症，椎管狭窄，肌筋膜性腰痛，椎间关节病，坐骨神经痛
	四肢	灼痛，断肢痛，幻肢痛，血栓闭塞性脉管炎，关节风湿，关节炎
	会阴	尾骨痛，痔，睾丸痛，肛门痛，阴部溃疡
麻痹		面神经麻痹（Bell 麻痹，Hunt 综合征），外伤性麻痹，喉返神经麻痹，末梢神经麻痹
痉挛		面部痉挛，抽搐，眼睑痉挛

二、术后镇痛

（一）术后镇痛的意义

传统的术后镇痛方法常常是按需要间断地肌注阿片类药物或口服消炎镇痛类药物，效果不尽如人意，主要原因是镇痛药物难以维持恒定的血药浓度。术后中等到强烈的切口疼痛对机体影响广泛，并可诱发以前的疾患，如高血压病、缺血性心脏病等。

术后镇痛旨在减轻患者痛苦，降低应激反应，提高患者在围术期的免疫功能和术后恢复能力。能够更好地维持内环境稳态，使患者平稳渡过围术期。目前，打造无痛医院，是医疗服务更趋于人性化的重要举措。

（二）术后镇痛方法

1. 口服给药及椎管内镇痛　口服给药需要术后病人胃肠功能正常，中、重度急性疼痛病人常因起效慢，作用时间不肯定，因此质疑此给药途径。椎管内镇痛包括蛛网膜下腔及硬膜外腔两类。蛛网膜下腔阻滞药常因副作用较多影响其应用，目前多采用硬膜外阻滞给药，通过留置的硬膜外导管单次或持续给药，具有副作用少、作用确切等特点。近年来，关于椎管内镇痛术后致病人下肢感觉、运动功能异常的报道较多，引起了临床医生的关注，其应用前景尚未有权威指南发布。

2. 其他方法　在治疗术后中、重度疼痛时，其他途径的选择主要是胃肠外给药，包括肌内注射、静脉注射及病人自控镇痛（patient controlled analgesia，PCA），现重点阐述 PCA 的机制及应用。PCA 是近年来提出的按需镇痛与电子计算机技术相结合发展起来的，可明显减少病人对医务人员的依赖，能够及时调整镇痛效果，维持恒定的血药浓度，有利于顺利渡过围术期。它分为静脉（PCIA）、硬膜外（PCEA）、皮下（PCSA）等镇痛方式（表 1-4-3）。

表 1-4-3　常用 PCA 分类及特征

种类	单次给药量（ml）	锁定时间（min）	常用药物
PCIA	0.5	5～8	阿片类、非甾体类抗炎药
PCEA	4.0	15	局麻药或阿片类
PCSA	0.5	20	吗啡等

PCA 治疗方法最初应用于术后疼痛的治疗，随着 PCA 设备的改进和疼痛临床业务的开展，PCA 的应用范围逐渐扩大，适应证涉及内、外、妇、儿等多种学科。目前以 PCA 为主的

治疗临床应用范围主要包括：①各种术后疼痛；②各种癌痛病人；③分娩痛和产后痛（包括正常分娩和剖宫产）；④某些神经痛，如颈、胸、腰段带状疱疹后神经痛，颈椎病及腰椎间盘突出症引起的坐骨神经痛等；⑤某些内科疾病，如心绞痛，镰状细胞危象的治疗等；⑥某些骨关节病变，如用于缓解强直性脊柱炎发作期的疼痛及髋关节病变的疼痛等；⑦某些神经营养障碍疾病的治疗，如神经营养障碍性关节病、皮肤病及周围性营养不良等；⑧某些血管性病变，如雷诺病，脉管炎等；⑨小儿疼痛；⑩某些创伤痛，如肋骨骨折，烧伤后痛等。

三、癌性疼痛治疗

癌症是多发病，约70%晚期癌症病人都有剧烈疼痛，现在绝大多数癌性疼痛可通过治疗得到有效的控制，故应认真积极地对待。癌性疼痛治疗包括病因治疗、对症治疗和心理治疗等。在此，重点介绍世界卫生组织（WHO）提出的对症治疗中癌痛三阶梯治疗方案。

（一）遵循的原则

正确把握疼痛性质，掌握用药个体化原则。“三阶梯”用药原则是：①阶梯治疗；②口服给药：一般以口服药为主；③按时给药：根据药理特性有规律地按时给药；④用药个体化；⑤辅助给药。

（二）实施方案

1．第一阶梯　轻度癌痛，第一线镇痛药为非阿片类镇痛药，代表药物是阿司匹林，必要时加用镇痛辅助药。

2．第二阶梯　中度癌痛及第一阶梯治疗效果不理想时，可选用弱阿片类药，代表药物是可待因，也可并用第一阶梯药。

3．第三阶梯　对第二阶梯效果不好的重度癌痛，选用强阿片类药，代表药物是吗啡，也可辅助第一、第二阶梯的用药。

4．辅助用药　在癌痛治疗中，常采用联合治疗的方法，即加一些辅助药以减少主药的用量及副作用。如地西泮、阿米替林等。

（王迎斌）

【参考文献】

[1] 谭冠先，郑遒封，傅志俭．疼痛诊治学．北京：人民卫生出版社，2004.
[2] 李彦平，赵欣．实用疼痛诊疗学．北京：人民卫生出版社，2005.
[3] 周秉文．腰腿痛．北京：人民卫生出版社，2005.
[4] 李金祥．姑息治疗．北京：人民卫生出版社，2005.
[5] 樊碧法．疼痛医学原理与实践．北京：人民卫生出版社，2005.
[6] 王保国．图解疼痛治疗学．北京：人民卫生出版社，2010.
[7] 黄宇光．神经病理性疼痛临床诊疗学．北京：人民卫生出版社，2010.

第五章

急性肾衰竭

急性肾衰竭（ARF）是由各种病因引起肾功能急骤、进行性减退而出现的临床综合征。主要表现为肾小球滤过率明显降低所致的氮质潴留及肾小管重吸收和排泄功能障碍所致的水电解质和酸碱平衡失调。分少尿（无尿）型和非少尿型。

一、病　因

ARF 分为肾前性、肾实质性和肾后性三大类。

（一）肾前性氮质血症

肾前性氮质血症是肾脏对低灌注的生理性反应所致，患者肾组织结构尚正常，恢复肾脏血液灌注和肾小球超滤压后，肾小球滤过率（GFR）很快恢复。肾前性氮质血症的常见病因：

1. 急性血容量不足。
2. 心排量减少。
3. 周围血管扩张。
4. 肾血管阻力增加。

肾前性氮质血症是 ARF 的最常见原因，肾前性因素可发展为缺血性急性肾小管坏死，亦可加重任何类型实质性 ARF。

（二）肾后性衰竭

指各种原因尿路梗阻引起急性梗阻性肾病而导致的 ARF，约占 ARF 病因的 3.5%～8%。膀胱颈口阻塞是肾后性氮质血症的最常见原因，主要见于前列腺疾病、神经源性膀胱或应用抗胆碱能药物，偶由血块、结石、尿道炎症伴痉挛等所致。输尿管梗阻可由腔内梗阻、输尿管浸润（如肿瘤）或输尿管外压迫所致。

（三）肾实质性衰竭

系指各种肾实质疾病发生不同病理改变所致的 ARF。它是 ARF 中最常见的类型。按肾实质受累的主要解剖部位，又可进一步分为急性肾小管坏死（acute tubular necrosis，ATN）、急性肾小球和（或）肾小血管病变、急性间质性肾炎以及急性肾血管病变四类。确立肾实质性 ARF 诊断后，必须对上述四类不同性质病变进行鉴别诊断，因为其治疗方法有异。

二、发病机制

（一）肾血流动力学改变

严重血容量不足时，肾血流量明显减少，肾小球入球小动脉收缩，使肾灌注压明显降低，引起肾皮质缺血和 ATN。此时即使迅速扩容使肾血流量增加，GFR 仍不能恢复，就存在肾内血流动力学改变和肾血流分布异常。

（二）缺血性损伤的细胞生物学

缺氧是导致肾小管上皮细胞功能异常的根本原因。缺血首先引起细胞 ATP 储存减少，并由此引起一系列的生化改变。缺血性 ATN 时肾小管上皮细胞的功能紊乱是这些因素共同作用的结果，主要通过以下几个方面而造成损伤的：ATP 消耗、细胞内游离钙离子增加、活性氧的毒性、细胞内酸中毒、磷脂酶激活、细胞骨架损伤。

（三）肾小管损伤导致 GFR 下降

严重挤压伤和急性毒物中毒所引起 ATN 的病理变化中，以肾小管细胞脱落、坏死及肾间质水肿等为主要改变，而肾小球和肾血管改变相对较轻或缺如，说明 ATN 主要发病机制是由于肾小管原发性损害引起 GFR 降低或停止，肾小管损害引起 GFR 下降的机制主要有以下几种学说：肾小管阻塞学说；返漏学说；管 - 球反馈机制。

迄今尚难用一个学说来解释的全部现象，不同病因、不同的肾小管病理损害类型，可能有其共同的始动机制和持续发展因素，且各学说之间是相互联系的和交错发生的。

三、临床表现

（一）少尿或无尿期

尿量减少，每日少于 400ml 为少尿，少于 100ml 为无尿，一般持续 1～2 周；进行性氮质血症，每日血尿素氮上升约 3.6～7.1mmol/L，血肌酐上升 44.2～88.4μmol/L；水电解质紊乱和酸碱平衡失常，可见高钾、高磷血症、代谢性酸中毒、低钙、低钠、低氯血症；心血管系统见高血压，心力衰竭，心律失常。

（二）多尿期

进行性尿量增多，血氮质逐渐下降，持续约 1～3 周。

（三）恢复期

血尿素氮和肌酐、尿量渐恢复正常，肾小球滤过功能多在 3～12 个月内正常。

四、诊断要点

（一）询问病史

以确定急性肾衰是属于肾前性、肾性或肾后性。

（二）血肌酐和尿素氮

进行性血肌酐和尿素氮升高（通常每日血尿素氮上升约 3.6～7.1mmol/L，血肌酐上升 44.2～88.4μmol/L），是诊断急性肾衰的可靠依据。

（三）尿比重

尿比重固定在 1.010 左右，要考虑肾小管坏死。

（四） 血尿素氮 / 血肌酐≤10；尿肌酐 / 血肌酐≤10；尿渗透压 / 血浆透压≤1.1；尿钠≥40mmol/L。

（五）滤过钠排泄分数

滤过钠排泄分数 = 尿钠 × 血浆肌酐 / 血浆钠 × 尿肌酐 × 100，> 1。

（六）肾衰指数

肾衰指数 = 尿钠 × 血浆肌酐 / 尿肌酐，> 2。

（七）自由水清除率

自由水清除率 = 尿量（小时）×（1 − 血渗透压 / 尿渗透压），正常值为负 30。其值越接近 0，越说明肾衰竭。此法对早期诊断意义很大。

（八）肾活体组织检查

对病因不明者应该及早做肾活检。

（九）影像学检查

根据病情，可行放射性核素肾脏扫描，B 超，CT 及 MRI 协助诊断。

五、治　　疗

（一）原发病治疗

特别是有肾前与肾后病因者，一经解除肾功能随即恢复。

（二）少尿或无尿期治疗

在少尿早期如能及时处理，病情常可好转。若已发展至器质性病变，常因无尿发生水中毒或高钾血症等而造成死亡。故应及时纠正水、电解质失衡。

1. 控制入水量　严格记录 24 小时出入水量，原则是“量出而入，宁少勿多”，以防入水量过多而引起肺水肿、脑水肿、血压升高和心功能不全。当日补液量大致可按下列公式补给：每日补液量 = 显性失水 + 非显性失水 − 内生水。

2. 营养　采用低蛋白、高热量、高维生素饮食。如不能进食，则应通过静脉供给充分热量。

3. 抗感染　ARF 病人除了可能原有感染，又可能继发肺炎及尿路感染等。在应用抗生素控制感染时，由肾排泄的抗生素在体内的半衰期将延长数倍甚至 10 余倍，极易对肾引起毒性反应。少尿期后在体内半衰期延长不多的抗生素，如氯霉素、青霉素、林可霉素以及除先锋Ⅰ、Ⅱ外的先锋属抗生素等可按常用剂量使用，而卡那霉素、链霉素等氨基糖苷类抗生素应根据其半衰期的长短使用。若必须用时，可延长用药间隔时间。另外在应用抗生素治疗感染时，要尽量避免含钾制剂。

4. 电解质失调处理

（1）高钾血症：高钾血症可引起严重心律失常，不及时处理，可威胁病人生命，故应密切观察。禁摄含钾食物，忌用含钾药物，不输库血。密切注意血钾升降情况。如血钾超过 5.5mmol/L，要迅速纠正。可用 10% 葡萄糖酸钙溶液 20ml，缓慢静脉注射或加入葡萄糖溶液内滴注，以对抗 K^+ 对心脏的毒性作用；5% 碳酸氢钠溶液 100ml 或 11.2% 乳酸钠溶液 40～80ml，亦可同时应用 25% 葡萄糖溶液及胰岛素（3～5g：1U）200ml，缓慢静脉滴注，可以使 K^+ 进入细胞内而降低血钾。离子交换树脂 40～60g 混悬于 25% 山梨醇或 25% 葡萄糖 150ml 中，保留灌肠。

（2）血钠降低：ARF 时可有稀释性低血钠，非真性缺钠。但为纠正酸中毒和高钾血症，可给予碳酸氢钠或乳酸钠溶液。

（3）酸中毒：主要由于肾丧失调节体液离子的功能和酸性代谢物质不能排出所致。但大量补给钠盐，很容易造成盐类过多。故一般只在二氧化碳结合力降至 13.5mmol/L 时，根据病人情况给予 11.2% 乳酸钠、5% 碳酸氢钠或 7.2% 三羟甲基氨基甲烷溶液，每次 100～200ml。

（4）低血钙症：10% 葡萄糖酸钙溶液 10～20ml，每日 2～3 次，静脉注射。

5. 透析疗法　血尿素氮高于 25mmol/L，血肌酐高于 442μmol/L 或血钾高于 6.5mmol/L，出现水中毒现象，经一般措施不能改善，酸中毒不能用补碱纠正者，均应进行透析疗法。常用的透析疗法有血液透析和腹膜透析两种，前者效果较好，但需人工肾设备。腹膜透析具有安全、简而易行的优点，农村山区都可适用。

（1）腹膜透析：原理：腹膜不仅有弥散和渗透作用，还有吸收和分泌功能。血液内的水分、K^+、Na^+ 及尿素等代谢产物可通过腹膜进入腹腔，腹腔的水分、电解质、代谢产物也可经腹膜进入血液，直至双方的离子浓度趋于平衡为止。

（2）血液透析；血液透析器（人工肾）是一种能代替部分肾功能，清除血液中蛋白质有害代谢物，纠正体内电解质和维持酸碱平衡的体外血液透析装置，该装置由透析器和透析液供给系统两个部件组成。

原理：血液流入透析器，在透析器内透析膜（半透膜）的一侧流动，透析液在膜的另一侧反方向流动。根据溶质通过膜的扩散渗透原理，利用透析液和血液内溶质的浓度差，使病人血液中能通过透析膜筛孔的低分子量物质如电解质、尿素、水等进入透析液；分子较大的血细胞、蛋白质则不能通过透析膜的筛孔。

适应证：①无尿或少尿达 4 天以上，有尿毒症恶化的早期征象，如厌食、恶心、呕吐、精神失常、肌抽搐，可作早期透析；②水中毒、充血性心力衰竭、肺水肿、脑水肿、软组织水肿；③血尿素氮 30～37.5mmol/L 或每日上升 11.2mmol/L，血肌酐 530μmol/L；④进行性酸中毒：二氧化碳结合力 $<$ 15mmol/L；⑤有电解质失衡，血清钾高于 6.5mmol/L。

6. 血液滤过　特别对有严重合并症的 ARF、多脏器衰竭、严重创伤、高分解代谢等，采用一般血液透析极为困难时可应用连续动静脉血液滤过。

原理：利用人体动静脉之间的压力差连续通过一个小型中空纤维滤器。滤器内利用特殊的滤膜，此种膜的血液侧有一层超薄皮层，被外侧的多孔物质所支撑，膜的皮层被贯穿成等口径、等长度的管孔，因此滤膜对中分子毒素的通过明显优于透析膜。

（三）多尿期治疗

多尿出现时，病情初步好转，但抢救工作还不能松懈。多尿早期氮质血症反见加剧，且易继发感染。此时因大量利尿后需补充适量液体，以防止细胞外液的过度丧失，避免造成脱水。补液量以相当于每日排出水分量的 1/3～1/2 为宜。利尿时如有过多的 Na^+ 和 K^+ 丧失，可造成电解质失调，故宜按每日血电解质测定结果，来决定补给氯化钠和氯化钾的量。其他还需增进营养，增加蛋白质、以增强抗病能力；积极治疗感染，预防合并症的发生，使病人迅速康复。

（四）恢复期治疗

除继续病因治疗外，一般无需特殊治疗，根据病人情况加强调养和逐渐增加活动量，定期检查肾功能。避免使用损害肾脏的药物。

（王志平）

【参考文献】

[1]　Agras PI, Tarcan A, Baskin E, Cengiz N, Gurakan B, Saatci U. Acute renal failure in the neonatal period. Renal failure. 2004 May, 26(3): 305-309.

[2] Bhatta N, Singh R, Sharma S, Sinnha A, Raja S. Acute renal failure following multiple wasp stings. Pediatric nephrology (Berlin, Germany). 2005 Dec, 20 (12): 1809-1810.

[3] Costa J, Crausman RS, Weinberg MS. Acute and chronic renal failure. Journal of the American Podiatric Medical Association. 2004 Mar-Apr, 94 (2): 168-176.

[4] Kierdorf HP. [Acute renal failure: diagnosis and treatment]. Deutsche medizinische Wochenschrift (1946). 2006 Nov 3, 131 (44): 2475-2479.

[5] Munteanu M, Cucer F, Russu R, Muller R, Buhus M, Brumariu O. [Acute renal failure in children. Study of 35 patients]. Revista medico-chirurgicala a Societatii de Medici si Naturalisti din Iasi. 2004 Jul-Sep, 108 (3): 570-574.

[6] Nowicki M, Zwiech R, Szklarek M. Acute renal failure: the new perspectives. Roczniki Akademii Medycznej w Bialymstoku (1995). 2004, 49: 145-150.

[7] Schramm L, Seibold A, Schneider R, Zimmermann J, Netzer KO, Wanner C. Ischemic acute renal failure in the rat: effects of L-arginine and superoxide dismutase on renal function. Journal of nephrology. 2008 Mar-Apr, 21 (2): 229-235.

[8] Sugimura K. [Pathophysiology and choice of treatment in acute renal failure]. Nippon rinsho. 2004 May, 62 (5): 403-406.

第六章
多器官功能障碍综合征的诊断与治疗

第一节 概 述

一、定 义

急性疾病过程中同时或相继发生两个或更多的重要器官功能障碍或衰竭称之为多器官功能障碍综合征（MODS）。

二、病 因

严重损伤和缺血再灌注损伤，如创伤、烧伤或大手术后等；急腹症、脓毒血症；输血、输液、药物或机械通气；各种休克、心肺复苏术后；慢性器官病变及免疫功能低下等。

三、临 床 表 现

（一）心血管系统功能衰竭

是指低血压，低心排出量，需要用药物支持循环功能，或者发生心肌梗死。

（二）呼吸功能衰竭

需要用呼吸机进行机械通气5天以上，或需增加吸入氧浓度以维持动脉血氧分压（PaO_2）在正常范围，或需要应用呼气末正压通气（PEEP），血流动力学显示肺动脉压增高（ARDS）。

（三）肾衰竭

血肌酐 > 133μmol/L，尿量 < 500ml/24h（急性少尿型肾衰）；血肌酐 > 133μmol/L，尿量 > 500ml/24h（急性多尿型肾衰）。

（四）肝功能衰竭

血胆红素 > 17.1μmol/L 5天以上，SGOT高于正常值两倍，晚期可出现肝性脑病。

（五）胃肠功能衰竭

不耐受食物和饮料，蠕动功能消失或应急性溃疡引起出血或穿孔。

（六）代谢功能衰竭

不能为机体提供能量，呈现肌无力症状。

（七）凝血系统功能衰竭

PLT减少、PT及APTT延长、纤维蛋白原减少，出现FDP或DIC。

（八）免疫系统功能衰竭

感染难以控制或意外地发生感染。

（九）中枢神经系统功能衰竭

感觉迟钝、昏迷等（表 1-6-1）。

表 1-6-1　MODS 的临床表现与诊断指标

器官	病症	临床表现	检验或监测
心血管	休克、心衰、心梗	收缩压 < 10.6kPa 或低于平素血压的 2/3，需输液用药支持	心电图明显失常；CVP，MAP，PAWP，CI 等失常
肺	ARDS	呼吸 > 30 次 / 分，窘迫，发绀，困难，烦躁，呼吸机维持≥5 日，进展后呼吸音失常	PaO_2 或 $PaCO_2$ 失常，监测 PAP 等失常
肾	急性肾小管坏死	无血容量不足的情况下尿量 < 20ml/h，或持续多尿	尿比重在 1.005～1.030，血肌酐 > 177μmol/L
胃肠	应急性溃疡	不耐饮食，进展后胃肠出血或腹膜炎	内镜见胃黏膜病变
肝	急性肝衰竭	进展性黄疸，神志失常	TBil > 34.2μmol/L SGPT > 正常值 2 倍
血液	DIC	皮肤出血，斑点，胃肠出血，咯血	PLT < 50×10^9/L，PT 延长，纤维蛋白原减少
脑	中枢神经功能衰竭	意识障碍，瞳孔对光反射失常	

四、分　　型

（一）一期速发型

原发急症发病 24 小时内可有两个或两个以上器官系统同时发生功能障碍。

（二）二期迟发型

先发生一个系统功能障碍，经过一段稳定期后发生多个系统功能障碍。

五、死　亡　率

与发生衰竭的系统数目成正比，累及的系统越多，死亡率越高：累及单个系统的死亡率约 25%；累及 3 个系统的死亡率高达 85% 以上；累及 4 个系统者鲜有幸存。

六、预防和治疗

（一）熟悉引起 MODS 的常见疾病，警惕存在的 MODS 的高危因素。

（二）及时进行更详细的检查。积极治疗原发病，防止感染，保护肠黏膜屏障。

（三）对危重病人应及时动态监测其心、肺和肾功能，改善循环状况。

（四）当某一器官出现了功能障碍时，注意其他器官的功能变化。

（五）熟悉 MODS 的诊断标准。及早治疗首发功能障碍的器官。

在多数情况下，预防多系统功能衰竭的关键在于迅速而有效的复苏，及时控制出血和感染。

第二节　急性呼吸窘迫综合征

一、定　义

急性呼吸窘迫综合征是指严重感染、创伤、休克等袭击并损伤肺泡毛细血管，使肺泡内气体、肺毛细血管内血液之间的氧与二氧化碳的交换发生障碍，导致缺 O_2 和 CO_2 潴留，引起的一系列生理功能紊乱和代谢障碍而产生的临床综合征。它是急性肺损伤的严重阶段，其临床特征为：呼吸频速和窘迫，进行性低氧血症，X 线呈现弥漫性肺泡浸润。

二、病　因

病因很多，休克、感染、大手术、创伤、误吸液体等均可引起。

三、病理生理

（一）肺微血管通透性增加，导致间质性肺水肿。

（二）肺表面活性物质合成障碍，肺泡萎缩，气体弥散障碍和通气 / 血流比例失调，导致缺氧和二氧化碳潴留。机体对缺氧的主要代偿作用有：增加通气量；增加心排出量；增加儿茶酚胺的分泌量；增加血红蛋白浓度等。一般情况下，机体对轻度的缺氧，可通过以上的代偿作用使组织器官不受损害，在中度缺氧时，组织器官即可受损害。

四、临床表现

除原发病的症状外，主要表现为缺氧和二氧化碳潴留所导致的各脏器受损的临床症状。特征是进行性呼吸困难。缺氧症状：呼吸困难、发绀、神经精神症状以及循环系统反应的表现；二氧化碳潴留症状：早期为神经精神症状，CO_2 潴留征，呼吸困难眼征。

初期：呼吸快，无明显呼吸困难及发绀，双肺无啰音，X 线胸片无异常发现。

进展期：呼吸困难，发绀，呼吸道分泌物增多，肺有啰音，X 线胸片可见片状阴影，意识障碍，白细胞增高等。

末期：深昏迷等。

五、诊　断

（一）症状

呼吸 >30 次 / 分，呼吸困难，口唇发绀，烦躁等。

（二）血气分析

PaO_2 降低，$PaCO_2$ 增高。

（三）呼吸功能监测

氧合指数 $PaO_2/FiO_2 \leq 200mmHg$，吸气力、EDC 等反映通气的能力，在 ARDS 时降低。

六、治　疗

（一）原发疾病治疗，预防 ALI/ARDS 的发生和发展。

（二）循环支持，限制入水量，保持出入平衡，适当应用利尿剂。

（三）呼吸支持治疗

主要是用呼吸机和氧气，机械通气应用呼气末正压通气，对本病是有效的防治措施。其作用是增加功能残气量，提高肺顺应性，促使肺泡复张。

（四）激素应用

仍有争议。

（五）血管扩张剂

如 654-2 等，能解除肺血管痉挛和肺动脉高压。

（六）支气管 - 肺泡灌洗

第三节　应激性溃疡

一、定　　义

应激性溃疡是在多发性外伤、严重全身性感染、大面积烧伤、休克或其他严重的全身病变如心肌梗死等严重应激反应情况下发生的急性胃黏膜病变，是上消化道出血常见原因之一。应激性溃疡的病灶有 4 大特点：①是急性病变，在应激情况下产生；②为多发性；③病变散布在胃体及胃底含壁细胞的泌酸部位，胃窦部甚为少见，仅在病情发展或恶化时才偶累及胃窦部；④并不伴高胃酸分泌。此病可单独发生，也可作为 MODS 其中的一种病变。

二、病　　因

（一）中、重度烧伤可引起柯林（Curling）溃疡。

（二）颅脑损害等可引起库欣（Cushing）溃疡。

（三）大手术及大的创伤。

（四）严重的休克、严重的感染以及重要脏器的功能衰竭。

三、发 病 机 制

本病主要发生在胃，可分散在胃的各部，部分侵及十二指肠，少数侵及食管。胃黏膜缺血，渗出增多；碳酸氢盐分泌减少；胃黏膜屏障破坏，黏膜糜烂出血、溃疡，甚至发生穿孔，可导致急性腹膜炎。

四、病　　理

胃黏膜苍白、充血水肿、糜烂等。若糜烂灶相互融合扩大，全层黏膜脱落，形成溃疡，深达黏膜肌层及黏膜下层，暴露其营养血管。如果血管被腐蚀后破裂，即引起出血。

五、临 床 表 现

无明显胃肠道症状。重症病人可出现呕血或解柏油样大便，并出现休克、贫血。如发生溃疡穿孔可出现腹膜炎体征。

六、预　　防

（一）积极治疗原发病。

（二）氢氧化铝凝胶、H_2 受体拮抗剂的使用。

（三）必要时胃肠减压。

七、治　　疗

对于应激性溃疡发生大出血的患者，因其全身状况不良，手术耐受性差，所以一般可先行内科治疗，如经保守无效时，可考虑外科手术干预。

（一）内科治疗方法

1. 鼻胃管减压　持续胃管吸引可防止胃扩张，吸出胃酸和清除积血，并可了解出血量和速度，以便制定治疗方案。

2. 冰盐水或血管收缩剂洗胃　用冰盐水通过鼻胃管灌洗胃腔（每次约 50～100ml），冷却胃壁黏膜，使胃壁收缩以止血，或将放有血管收缩剂的液体（一般用去甲肾上腺素 8mg 放在 100ml 5% 葡萄糖溶液中）滴入，均可使破溃的黏膜血管收缩，达到止血目的。

3. 内镜下止血　通过内镜找到出血部位，用钛夹夹闭出血的血管、用血管收缩剂注射或止血药物喷洒到出血的部位，以达到止血的目的。

4. DSA 下选择性动脉内灌注血管收缩药、止血药或行动脉栓塞，以达到止血目的。

5. 静脉滴注生长抑素或其类似物。

6. 静脉滴注雷尼替丁或奥美拉唑。

（二）手术治疗

对于非手术治疗无效的持续出血患者，需及时外科手术干预，仅约 10% 应激性溃疡出血患者需手术治疗。手术指征为：

1. 开始就是大出血，快速输血补液仍不能维持血压稳定的。

2. 持续少量出血或间断性出血，累计出血量大，保守治疗效果差，24～48 小时输血量达 2000ml 以上，且仍不能确切止血的，需急诊手术治疗。手术选择：选择性胃大部切除术或迷走神经切断加胃大部切除术。有资料表明迷走神经切断术加胃大部切除术的止血效果与胃大部切除术相似，但再出血率比胃大部切除术明显降低，再出血发生率约为 8%～50%。

第四节　急性肝功能衰竭

一、定　　义

在急性或慢性肝病、肝肿瘤、外伤、肝脏手术后、中毒症、其他系统器官衰竭等疾病的过程中出现的肝脏代谢异常，影响内环境稳定性，并由此产生的各种症候群称之为急性肝功能衰竭（AHF）。

二、发病基础

（一）病毒性肝炎。

（二）化学物中毒。

（三）外科手术。

（四）其他原因。

三、病 理

典型的胆汁郁积性改变，细胞内细小胆红素颗粒、细胞外胆红素栓形成，急性损伤后2～24小时，细胞内脂质增多及中度多形核白细胞浸润，2周左右胆小管扩张，出现胆汁管型，严重时可见肝细胞坏死，3周后开始出现慢性炎性改变、纤维化等。

四、临床表现

（一）意识障碍

即肝性脑病，突出的表现是意识障碍，从兴奋到抑制。

（二）黄疸

（三）肝臭

（四）出血

（五）转氨酶高，胆红素高等，注意胆酶分离现象。

五、诊 断

临床分期：四期。

第一期：前驱期，细微的性格改变，神志迟钝，欣快或抑郁，不能集中注意力。

第二期：昏迷前期，以意识错乱、睡眠障碍、行为失常为主。腱反射亢进、肌张力增高、Babinski征阳性，扑击样震颤存在，脑电图异常。

第三期：昏睡期，以昏睡和严重精神错乱为主。大部分处于昏睡，但可唤醒，扑击样震颤仍存在。

第四期：昏迷期，神志完全丧失，不能唤醒。浅昏迷时，对疼痛和不适体位尚有反应，腱反射和肌张力仍亢进，无扑击样震颤，深昏迷时，肌张力降低，对刺激无反应。

六、预防和治疗

（一）预防

AHF病人的死亡率较高，应尽量避免发生。注意药物对肝脏的损害；肝手术前应评估病人的肝脏功能；积极治疗原发病；当出现休克、缺氧、脓毒症、ARDS等严重病症时，注意监控肝功能；如血胆红素持续升高，而已升高的转氨酶反而下降，说明已经发生了AHF，应积极治疗。

（二）治疗原则

1. 一般治疗

（1）消除病因：抗炎、营养支持，可使用广谱抗生素，给予支链氨基酸、中/长链脂肪乳。

（2）减少肠内毒素的生成和吸收：使用谷氨酰胺等，减少血氨的产生。

（3）促进有毒物质的排出：口服乳果糖促进排便，也可食醋灌肠。

（4）对症治疗。

2. 肝性脑病的治疗

（1）应用硫喷妥钠，减轻脑水肿和脑氧代谢率。

（2）过度换气并使用甘露醇。

（3）降低体温至32～33℃增加脑血流量。

3．肝移植　一般来说，患有内、外科常规方法不能治愈的肝病，预计在短期内可能死亡，尚能耐受手术者，均适合进行肝移植手术。

（尹兰宁）

【参考文献】

[1] 吴阶平，裘法祖．黄家驷外科学．第6版．北京：人民卫生出版社，1999.

[2] Zhu AJ，Shi JS，Sun XJ. Organ failure associated with severe acute pancreatitis. World J Gastroenterol. 2003，9：2570-2573.

[3] 苏强，王超等．多器官功能障碍综合征诊断标准（草案）对患者病情严重度的评估．临床和实验医学杂志，2006，5：9.

[4] 吴在德，吴肇汉．外科学．北京：人民卫生出版社，2004：55-72.

[5] 杨兴易，谢伟峰．王东多器官功能障碍综合征的诊治．中华急诊医学杂志，2007，16（12）.

第七章

外科营养

近年来，营养学有了很大的发展，有关外科病人营养的研究也取得了显著的进展。完全胃肠道营养的广泛应用，要素饮食配方的不断完善，不仅扩大了外科手术的范围，也为一些复杂病人的后期治疗创造了有利条件。因此，应该重视外科病人的营养治疗。

第一节　机体对营养的生理需要

正常人必须每天从食物中摄取足够的营养物质，以保证机体的生长和发育，补充代谢的物质消耗，增强抗病能力和延长寿命。正常饮食中包括蛋白质、糖、脂肪、维生素、无机盐和水六种营养素。糖（碳水化合物）和脂肪主要提供热源，蛋白质主要提供氮源。在基础情况下，成年人每日需要消耗的热量约为1500～1800kcal。随着体力活动强度的加大，热量需要也相应增加。碳水化合物、脂肪和蛋白质代谢后提供的热量各占总热量的百分率分别为60%～70%，20%～25%和10%～15%。

一、蛋　白　质

食物中的蛋白质经消化后，以氨基酸的形式被机体吸收。正常人需供给蛋白质1～1.5g/（d•kg），其中三分之一来自动物性食物。蛋白质是由20多种氨基酸组成，其中的八种是体内不能合成的，称为必需氨基酸，其余为非必需氨基酸。奶类、蛋白类和肉类中的某些蛋白质和大豆中的球蛋白含有各种必需氨基酸，称为“完全蛋白质”。

蛋白质是人体各组织的重要组成部分。它的主要功能是维持血红蛋白和血浆蛋白的水平；参与组织、器官的更新和修复；构成酶、激素和抗体，调节各种生理功能。蛋白质中氮的含量约占16%，即每日6.25g蛋白质含1g氮。通过测定24h尿中的含氮量，可以了解机体每日蛋白质的消耗量。正常情况下成人尿中的排氮量为4g/d，相当于25g蛋白质。如果氮排出量低于摄入量，机体就处于正氮平衡状态，反之称为负氮平衡。

二、脂　　肪

食物中的脂肪以脂肪酸和脂类形式被吸收。脂肪吸收后，一部分提供热量而消耗，另一部分以储备脂肪形式储存于皮下、腹腔、肌肉间隙和肾脏周围，还有少数则以磷脂形式储存于肝细胞中。正常成人脂肪总量不应超过40～50g/d，摄入的脂肪供应为每日总热量的

20%～25%，其中的磷脂及胆固醇是脑神经组织的组成部分，还可促进脂溶性维生素（A、D、E和K）的吸收与利用。

三、碳水化合物

食物中的碳水化合物主要以葡萄糖、果糖、乳糖、蔗糖和多种多糖形式存在，经消化后吸收。体内的碳水化合物，大部分氧化产热，另一部分以糖元形式贮存于肌肉和肝细胞内，还有少量存在于细胞外液中。体内储备的糖元量很少，总共约300g，储备的热量约为1200kcal，只够消耗12小时。正常成人供给糖量为400～450g/d。如果食物中蛋白质和脂肪的含量高，则糖的摄入量可相应减少。相反，饮食中糖的供热量充分时，有利于氨基酸合成蛋白质，如由静脉提供糖量100g时，可节省蛋白质50g。

碳水化合物除能提供热量和节省蛋白质外，由糖和磷酸、碱基组成的核糖核酸和脱氧核糖核酸是构成细胞质和细胞核的重要成分。而糖和蛋白质结合生成的糖蛋白是软骨、骨骼和角膜的组成部分。大量肝糖元的合成，能增强肝细胞的再生，促进肝脏的代谢和解毒作用。

四、维 生 素

迄今已知的维生素有20多种，大多数不能在体内合体，必须由食物提供。维生素可分为脂溶性和水溶性两大类：前者包括维生素A、D、E和K；后者包括维生素C和B族维生素。维生素不提供热量，也不构成组织，但在维持生长发育和生理功能调节上起着重要作用。饮食正常和消化功能良好的病人，一般不会发生维生素缺乏。

五、矿 物 质

食物中的矿物质含量较丰富。虽然它只占体重的4%，但都是机体的必需组成部分，除构成人体骨骼和牙齿的原料外，还参与一些重要的生理功能。微量元素是矿物质中很少的一部分，在体内的含量甚微，用一般方法不能测量出来。现已知铁、碘、氟、锌、铜、钴、铬、锰、钼、硒、镍、锡、硅和矾14种微量元素与机体关系密切，为人体必需的微量元素。微量元素在机体内没有“库存”，摄入不足对机体可产生一定影响。

第二节 外科病人营养缺乏的原因

一、术前营养不足

手术前病人营养不足大部分是由于疾病本身所致，手术前已经存在着不同程度的营养障碍。发生的原因有：

1. 摄入和吸收不足 急、慢性消化道梗阻时，营养摄入受到限制；胰腺和小肠慢性炎症会严重影响营养素的消化和吸收。

2. 消耗和丧失过多 恶性肿瘤和甲状腺功能亢进时，营养物质消耗增加；消化道外瘘、慢性失血、大面积烧伤和严重感染时，有大量营养物质不断丢失。总之，手术前应对每个病人的营养状况作出正确的判断。严重营养缺乏者，应及时进行纠正。对住院病人营养状况的估价，目前尚缺乏公认、方便而准确的统一标准。临床上常采用病人当时体重与标准体重的比较法来判断：如病后无水肿而体重丢失 30% 以上可认为是重度营养不良，丢失 20% 以上为相当重或中度营养不良。

二、手术过程中和术后的营养丢失

手术本身就是一种创伤，术中造成的组织损伤和失血，必然会引起蛋白质的丢失。手术愈复杂，创伤愈大，丢失的蛋白质就愈多，如甲状腺次全切除术的平均蛋白质丢失量约 75g，而乳腺癌根治术平均蛋白质丢失量为甲状腺次全切除术的两倍。手术后机体的代谢立即处于分解期，蛋白质分解加速，同时尿氮的排泄量明显增加，即使补充大量的蛋白质，也不能改变病人的负氮平衡状态。手术后负氮平衡持续的时间与手术的难度、时间和范围有密切关系，一般为 5～10 天（表 1-7-1）。

表 1-7-1　各类手术后的失氮量

手术名称	平均失氮量（蛋白质）	持续时间
乳癌根治术	15g（94g）	10d
腹股沟疝修补术	18g（113g）	10d
穿孔性阑尾炎切除术	49g（306g）	10d
胃切除术	54g（338g）	5d
迷切＋幽门成形术	75g（469g）	5d
胆囊切除术	114g（712g）	10d
溃疡病穿孔修补术	136g（850g）	10d

第三节　外科病人营养补充的途径

一、经消化道内的补充

经消化道补充营养物质有口服和管饲两种方法，饮食种类有普通饮食、管饲饮食和要素饮食三种。

1. 口服饮食　经口腔摄取食物是最常用的方法，最经济、最方便，而且也是比较理想的方法。根据病情需要，选用流质、半流质和软食等普通饮食。进食的量不应过分限制，病人食欲不佳时，可适当改变膳食的花色品种和烹调技术，并加服一些助消化药物，应鼓励病人尽量经口摄取营养物质。慢性疾病，还应给以足够的维生素和电解质。

2. 管饲饮食　不能正常进食的昏迷病人或晚期食管癌和胃癌伴有消化道梗阻的病人，可通过胃管、胃或空肠的造瘘管补充营养物质。目前常用的管饲饮食为流质或半流质的混合奶，每 1000ml 混合奶中含糖 140g，脂肪和蛋白质各 35g，热量共 1015kcal。每日的量分多次定时注入，两次间隙适当灌注少量其他液体。

3. 要素饮食　近年来临床上已广泛选用要素饮食作为口服和管饲的营养液，效果满意。要素饮食是一种化学成分比较恒定的粉末状无渣食物，加水后形成液体状稳定的悬乳液。要素饮食以 L- 氨基酸作为氮源，葡萄糖、蔗糖作为能源，并含有适量的脂肪、电解质、多种维生素和微量元素，营养要素较完善。目前常用的商品要素饮食大致分为两大类：①低脂肪型要素饮食：脂肪含量仅占 0.8%～2%；②高脂肪型要素饮食：脂肪含量占 30%。

要素饮食的最大优点是能源和氮源物质不需消化或很少消化即可吸收；由于是无渣饮食，可保持肠道的清洁；由于营养要素比较全面，适宜于各种胃肠道疾病，能迅速恢复正氮平衡。采用要素饮食进行营养治疗的并发症较轻，但营养液浓度过高或注入速度过快时，可出现恶心、呕吐和腹泻，个别出现腹部绞痛，经改变饮食的浓度和注入速度后即可转好。长期应用应注意必需脂肪酸、维生素和微量元素的补充，以防止这些营养素的缺乏。

二、经消化道外的补充

消化道外营养物质补充的途径分为浅静脉途径和深静脉途径两类。

（一）浅静脉途径

通过周围浅静脉滴注提供营养物质。主要用于短期禁食的病人，输入等渗液体，提供一定量的热量和蛋白质。可供输入的营养液有以下数种：

1. 5% 或 10% 葡萄糖溶液　每 1000ml 5% 葡萄糖溶液可提供热量 200kcal。成年人利用葡萄糖的速度是 0.5g/（h•kg），超过此水平则由尿排出。25%～50% 葡萄糖溶液虽可提供更多的热量，但因浓度太高，长期应用可引起静脉炎。

2. 蛋白质类溶液　这类物质包括血浆、清蛋白液、水解蛋白和氨基酸类注射液等，能提供一定量的蛋白质。一般情况下，不主张依靠输注血浆或全血来补充蛋白质，因为既不经济，也不科学。5% 水解蛋白溶液 500ml 虽可提供蛋白质 25g（相当于 4g 氮），但要完全利用这些蛋白质，必须同时提供非蛋白质热量 800kcal（相当于 5% 葡萄糖液 4000ml），另外静脉滴注反应也较大，目前已为复方氨基酸注射液代替。目前生产的商品氨基酸液为 L 型复方结晶氨基酸液，含有 14～18 种氨基酸，但都包含有 8 种必需氨基酸。高支链氨基酸液中含有 45% 支链氨基酸，较常用的平衡氨基酸液有更好的节氮效果。

3. 脂肪乳剂　10% 脂肪乳剂 1000ml 可提供热量 900kcal，供热量较为满意。脂肪乳剂同时可以提供足够的必需的脂肪酸（亚油酸、亚麻油），能预防必需脂肪酸缺乏。它刺激性较小，长期经周围静脉输入不会引起静脉炎，也可与葡萄糖或氨基酸混合输入，且无高渗利尿或高糖引起的代谢紊乱。

（二）深静脉途径

经上腔静脉或下腔静脉插管补充营养物质的方法，临床称为完全胃肠道外营养（简称 TPN）。由深静脉内导管匀速滴入全量高价营养液，可给机体补充足够的热量、氨基酸、电解质等，以维持正氮平衡，长期应用可代替口服营养。

1. 置管部位　上腔静脉优于下腔静脉。可由一侧直接穿刺锁骨下静脉或经头静脉、颈外静脉切开，插入硅胶导管。

2. 营养液配制　应包括基本营养液、电解质、维生素和微量元素。

（1）基本营养液：目前配方较多，常用的是 50%（或 25%）葡萄糖 250ml，加复方氨基酸溶液 500ml（或 5% 水解蛋白液），共 750ml 算一个单位，其中氮与千卡的比例应保持在 1∶150～1∶200。由每日一个单位营养液开始，逐渐增加到每日 4～6 单位。

（2）主要电解质：将每日所需的电解质平均加到各单位营养液中，每日电解质的补充剂量是：氯化钾 3～5g、氯化钠 4～5g、葡萄糖酸钙 1g、磷 10mmol（相当于甘油磷酸钠注射液 10ml）。

（3）维生素：目前已有静脉用的多种维生素制剂，包括水溶性与脂溶性维生素共 12 种。成人每日需要量为维生素 A 25 000U，维生素 D 200U，维生素 K_1 10mg，维生素 C 500mg，叶酸 2.5mg，烟酸 150mg，维生素 B_2 10mg，维生素 B_1 15mg，维生素 B_6 40mg，泛酸 15mg。

（4）微量元素：长期 TPN 治疗的病人，维持微量元素的平衡很重要，微量元素的每日需要量为铜 0.3mg，碘 0.12mg，锌 2.9mg，锰 0.7mg，铬 0.02mg，硒 0.118mg 和铁 1.0mg。目前临床上已有多种微量元素制剂可供使用。

3．注意事项

（1）每日总量要以混合的形式，在 24h 内匀速滴完，液体总量如果不够，可补充以 5% 或 10% 的葡萄糖液。

（2）为防止营养管阻塞，如无禁忌，每单位营养液内可加肝素 5～10mg。

（3）初期阶段，每 10g 葡萄糖可加 1 单位胰岛素，根据血糖的浓度调整胰岛素用量。

（4）配制营养液时应注意无菌，每日更换输液吊瓶和附件，经常更换营养管入口处皮肤的敷料，保持无菌。

（5）定期复查各种电解质、血糖和尿糖、肝功和肾功，随时调整各种成分的剂量和比例。

4．并发症防治　完全胃肠道外营养应用过程中可发生并发症，有些并发症相当严重，应早期发现，及时处理。

（1）感染：感染是 TPN 的常见并发症之一。感染源可来自导管进入皮肤的入口处、导管和输入的溶液，常见的病源菌为白色葡萄球菌、金黄色葡萄球菌和真菌，大肠埃希菌较少见。临床上感染多以败血症的形式出现，常迫使治疗终止。为预防感染，应经常消毒导管周围的皮肤，每日更换输液外接系统，营养液应在无菌操作下新鲜配制，并在输液时采用空气过滤法和适当给予抗菌药物。

（2）代谢紊乱：长期应用 TPN 时，如营养液配制不当，可发生代谢障碍。这组并发症中包括糖代谢紊乱而引起的低血糖、高血糖和高糖高渗性非酮性昏迷，电解质紊乱所致的代谢性酸中毒、低镁血症、低磷血症等。预防的主要措施在于精确计算并补充病人所需要的各种营养素，同时在治疗过程中动态监测，为早期发现和早期处理提供线索。

（3）导管相关并发症：在穿刺插管和输注营养液过程中，可发生一些与导管有关的并发症，如穿刺时误伤胸膜引起气胸、插管时导管折断、扭转和导管的位置不当等。空气栓塞是一种严重的并发症，可导致病人死亡，气栓可发生在插管过程中，也可发生在更换导管附件时。因此，必须提高警惕，严格遵守操作程序，预防此类并发症的发生。

（张有成）

【参考文献】

[1] Doig GS，Simpson F，Sweetman EA. Evidence-based nutrition support in the intensive care unit：an update on reported trial quality. Curr Opin Clin Nutr Metab Care. 2009，12（2）：201-206.

[2] O'Regan P. Nutrition for patients in hospital. Nurs Stand. 2009，23（23）：35-41.

[3] Wernerman J. Clinical use of glutamine supplementation. J Nutr. 2008，138（10）：2040S-2044S.

第二篇 普通外科

第一章 乳腺癌

一、流行病学

乳腺癌目前是西方国家妇女肿瘤发病率最高的恶性肿瘤，中国虽然居第二位，但在北京、上海等大城市已居第一位；在欧洲和美国，4% 的妇女死于乳腺癌；近年来发病率以每年1% 的增长率上升。

二、病因

同全身其他恶性肿瘤一样，乳癌的病因尚不能完全明了，已证实的某些发病因素亦仍存在着不少争议。多数学者认为，绝经前和绝经后雌激素水平变化是刺激发生乳腺癌的明显因素；临床资料统计，乳癌的发病年龄多在 40～60 岁，其中又以 45～49 岁（更年期）和60～69 岁最多见。英国有资料报道 80～89 岁也是一高峰年龄。动物实验亦证实，过量雌激素注射给小鼠，可诱发乳癌；切除高癌族幼鼠卵巢可预防乳癌的发生，从而说明了雌激素在乳癌发病中的重要作用。对雌激素的进一步研究表明，雌酮和雌二醇具有致癌作用，且以前者作用最强，雌三醇无致癌性。

三、易感因素

1. 有乳腺癌家族史者，特别是母亲或姊妹曾患乳腺癌，尤其在绝经前发病或患双侧乳腺癌，危险性增高。

2. 月经初潮早于 12 岁，或闭经晚于 52 岁。

3. 40 岁以上未孕，或者首胎足月产在 35 岁以后。

4. 一侧患乳腺癌尤其病理论断为小叶原位癌或多灶性癌患者，另一侧乳腺危险性增高。

5. 良性乳腺疾病史，曾患囊性增生病病理证实，尤其病理组织学见有活跃的乳头状瘤病结构者。

6. 胸部过多接受 X 线照射者。

7. 曾患功能性子宫出血或子宫体腺癌者。

8. 肥胖，尤其绝经后显著肥胖或伴有糖尿病者。

9. 长期高热量饮食。

10. BRCA1或BRCA2基因。

11. 口服避孕药。

12. HRT。

13. 影响乳腺癌发病率的社会因素

（1）小结构家庭。

（2）晚育。

（3）更多的使用激素避孕。

（4）人口老龄化。

（5）日常饮食的改变。

四、病　　理

（一）大体分类

肉眼检查可分为浸润为主型、膨胀为主型、囊性乳头状型、粉刺样型、黏液型、乳头湿疹样型及多灶型。

（二）组织病理

4型：

1. 非浸润性癌　导管内癌、小叶原位癌、乳头佩吉特病。

2. 早期浸润性癌　导管癌早期浸润、小叶癌早期浸润。

3. 浸润性特殊型癌　乳头状癌、髓样癌伴大量淋巴细胞浸润、小管癌（高分化腺癌）、腺样囊性癌、黏液腺癌、鳞状细胞癌。

4. 浸润性非特殊型癌　浸润性小叶癌、硬癌、髓样癌、单纯癌、腺癌、顶泌汗腺癌。

5. 其他罕见癌　分泌型癌（幼年性癌）、富脂质癌（脂质分泌癌）、印戒细胞癌、伴化生的癌。

（三）癌前病变

1. 重度不典型导管上皮增生。

2. 重度不典型小叶增生。

3. 乳头状瘤病分为轻度、中度和重度。

五、转移途径

（一）直接浸润

直接侵入皮肤、胸肌筋膜、胸肌等周围组织。

（二）淋巴转移

可经乳房淋巴液的各引流途径扩散。其中主要的途径为：

1. 癌细胞经胸大肌外侧缘淋巴管侵入同侧腋窝淋巴结，进而侵入锁骨下淋巴结以至锁骨上淋巴结；转移至锁骨上淋巴结的癌细胞。又可经胸导管（左）或右侧淋巴导管侵入静脉血流而向远处转移。

2. 癌细胞向内侧侵入胸骨旁淋巴结，继而达到锁骨上淋巴结，之后可经同样途径血行转移。

3. 经肝圆韧带向肝转移。

4. 向对侧乳腺转移。

（三）血液转移

乳癌细胞经血液向远处转移者多发生在晚期，但基于对乳癌术后病人远期疗效的调查和统计，有学者认为乳癌的血行转移可能在早期就已发生，其以微小癌灶的形式隐藏在体内，成为日后致命的隐患。最常见的远处转移依次为肺、骨、肝。在骨转移中，则依次为椎骨、骨盆和股骨。好发血行转移是乳腺癌突出的生物学特征，所以有人认为乳腺癌不单纯是乳房的局部病变，也应视为全身性疾病。

六、临 床 表 现

乳癌最早期表现是患乳出现单发的、无痛性并呈进行性生长的小肿块。肿块位于外上象限最多见（45%～50%），其次是乳头、乳晕区（15%～20%）和内上象限（12%～15%）。肿块质地较硬，表面不光滑，边界不清楚，活动度差。因多无自觉症状，肿块常是病人在无意中（如洗澡、更衣）发现的。少数病人可有不同程度的触痛或刺痛和乳头溢液。肿块的生长速度较快，侵及周围组织可引起乳房外形的改变，出现一系列体征。如癌组织累及连接腺体与皮肤的 cooper 韧带，使之收缩并失去弹性，可出现“酒窝征”；邻近乳头的癌肿因侵及乳管使之收缩，可将乳头牵向癌肿方向；乳头深部的肿瘤可因侵入乳管而使乳头内陷。癌肿较大者，可使整个乳房组织收缩，肿块明显凸出。如癌肿继续增长，皮内和皮下淋巴管被癌细胞堵塞而引起局部淋巴水肿，由于皮肤在毛囊处与皮下组织连接紧密，淋巴水肿部位可见毛囊处出现很多点状凹陷，使乳房皮肤形成所谓“橘皮样”改变。这些都是乳腺癌的重要体征。

乳癌发展至晚期，表面皮肤受侵犯，可出现皮肤硬结，甚者皮肤破溃形成溃疡，此种恶性溃疡易出血，伴有恶臭，经久不愈，边缘外翻似菜花状。癌肿向深层侵犯，可侵入胸筋膜、胸肌，致使肿块固定于胸壁而不易推动。乳癌的淋巴转移多表现为同侧腋窝淋巴结肿大，初为散在、无痛、质硬，数目较少，可被推动；以后肿大的淋巴结数目增多，互相粘连成团，与皮肤或腋窝深部组织粘连而固定。如腋窝主要淋巴管被癌细胞栓塞，可出现患侧上肢淋巴水肿。胸骨旁淋巴结位置较深，通常要在手术中探查时才能确定有无转移。到了晚期，锁骨上淋巴结亦肿大、变硬；少数病人可出现对侧腋窝淋巴结转移。乳癌还可发生远处转移，至肺时，可出现胸痛、气促、胸水等；椎骨转移时，出现患处剧痛甚至截瘫；肝转移时，可出现黄疸、肝大等。

需要注意的是，某些特殊形式的乳癌（如炎性乳癌和乳头湿疹样癌），其发展规律和临床表现与一般乳癌有所不同。

炎性乳癌并不多见，一般发生在青年妇女，尤其是在妊娠期或哺乳期。此型癌发展迅速，病程凶险，可在短期内迅速侵及整个乳房，患侧乳房淋巴管内充满癌细胞栓子。临床特征是患乳明显增大，皮肤充血、发红、发热犹如急性炎症。触诊扪及整个乳房肿大发硬，无明显局限性肿块。癌细胞转移发生早且广泛，对侧乳房亦常被侵及。预后极差，病人常在发病后数月内死亡。

乳头湿疹样癌很少见。此型恶性程度低，发展缓慢。原发病灶在乳头区的大乳管内，逐步移行至乳头皮肤。初期症状是乳头刺痒、灼痛；呈变性湿疹样改变，乳头和乳晕皮肤发红、糜烂、潮湿，有时覆有黄褐色的鳞屑样痂皮；揭掉痂皮又出现糜烂面。病变皮肤发硬，边界尚清。随病变发展，可出现乳头凹陷、破损。淋巴结转移出现很晚。

七、诊断与鉴别诊断

乳癌在乳房肿块中所占比例很大，加之不少良性肿块也有恶变的可能，故对女性乳房肿块应加倍警惕，仔细检查，以防漏诊或误诊。在检诊病情的过程中，应注意把握：①有重要意义的病史述及；②肿块的性质及其与周围组织的关系；③有特定意义的局部或全身体征；④区域淋巴结的情况等。对于起源于良性病变的癌肿，临床表现和体征在早期易被掩盖或混淆，应特别注意鉴别（如表 2-1-1）。对于性质待定而高度可疑癌肿的乳房肿块，活组织检查具有重要的鉴别诊断意义。

表 2-1-1 几种常见乳房肿块的鉴别

鉴别要素	纤维腺瘤	乳房囊性增生病	乳癌	肉瘤	结核
年龄（岁）	20～25	25～40	40～60	中年妇女	20～40
病程	长	长	短	短	长
疼痛	无	周期性疼痛	无	无	较明显
肿块数目	常为单个	多数成串	常为单个	单个	不定
肿块边界	清楚	不清	不清	清楚	不清
移动度	不受限	不受限	受限	不受限	受限
转移性病灶	无	无	多见于局部淋巴结	有	无
脓肿形成	无	无	无	无	可有冷脓肿

（一）病史

1. 现病史

（1）何时以及如何发现的乳房肿块，生长速度的快慢，是否伴有疼痛以及与月经周期有无规律性关系，曾否明显缩小过，是否发生于妊娠或哺乳期间。

（2）乳头有无溢液或糜烂，溢液性状如何。

（3）乳房做过什么检查或治疗，结果如何。如果作过活检，须了解其日期、方法、病理诊断及有无雌激素受体和孕激素受体测定等。如果作过放、化疗，须记录其过程及效果。

（4）还必须注意腋下有无淋巴结肿大，何时发现，有无发展等。

2. 既往史

（1）自幼乳房发育是否正常。

（2）乳房是否受过外伤，有无炎症或肿瘤病史，当时有何症状或体征，采取了什么治疗措施，效果怎样。

（3）过去是否患过子宫或甲状腺功能性疾病，如该两处器官异常与内分泌相关，则乳房发生肿瘤的危险性增高。

3. 月经及婚育史

（1）初潮年龄，月经规律及闭经年龄。

（2）婚否及结婚年龄。

（3）是否生育，首胎足月产年龄，共产几胎。

（4）是否哺乳。

4. 恶性肿瘤家族史 了解直系家族中有无恶性肿瘤患者，尤其乳腺癌及妇科肿瘤。

（二）症状及体征

1. 肿块

(1) 部位：外上象限是乳腺癌的好发部位，约1/3的乳腺癌发生于此。

(2) 大小及数目：临床所见大小不一，多为一侧内单发，偶见多发或双侧乳房同时发生原发癌。

(3) 硬度：大多为实性肿块，较硬，髓样癌中等硬度，也有囊性癌。

(4) 形态及边界：多为不规则球状肿物，表面结节感，边界不清。

(5) 活动度：较差，累及胸壁时固定不动。

2. 患侧乳房皮肤

(1) 皮肤粘连：侵犯Cooper韧带时，可出现“酒窝征”。

(2) 皮肤水肿：系皮下淋巴回流受阻所致，严重时呈“橘皮样”改变。

(3) 浅表静脉曲张：肿瘤生长较快时压迫表皮变薄，可透见丰富的血管。

(4) 类炎症表现：除肿瘤并发感染外，是炎性乳癌的表现。

(5) 皮肤溃疡：肿瘤侵透皮肤时发生，溃疡较大时呈“火山口”样。

(6) 卫星结节：癌灶沿皮下淋巴管向四周扩散，形成多个小结节。

3. 乳头改变

(1) 乳头表皮脱屑，糜烂。乳头湿疹样癌多见此表现，经久不愈。

(2) 乳头回缩，固定。

4. 乳头溢液 多为浆液性，血性溢液。

5. 乳房疼痛 约1/3伴有乳房疼痛或胀痛不适。

6. 区域淋巴结转移 同侧腋窝淋巴结；胸骨旁（内乳）淋巴结；锁骨上淋巴结。

7. 血行转移 好发部位为骨、肺、肝、胸膜、皮肤、脑、卵巢、心包等，早期不易发觉，出现相应症状时多已较晚。

（三）体格检查

1. 视诊 乳房外形，皮肤，乳头。

2. 触诊

(1) 体位一般取坐位。

(2) 方法轻柔，不可抓捏。

3. 肿物检查 大小，部位，形状，边界，数目，硬度，活动度与表面皮肤的粘连程度等。

4. 乳头检查。

5. 腋窝淋巴结检查。

6. 锁骨上淋巴结检查。

（四）X线检查

1. 直接征象

(1) 瘤体形态：可呈团块状影、星形影、云片状影、半球形影、彗星形影、弥漫结节影。

(2) 瘤体密度：乳腺癌块影的密度多数高于腺体。

(3) 钙化：是乳腺癌常见的征象，见于癌体中央或边缘部。恶性钙化的特点：钙化粒微小，大小不等，多为圆形、卵圆形、不规则多角形、线形及小分叉状，单位面积数目多，成从成簇。1.0cm^2内超过5个钙化点时，多为恶性钙化。

2. 间接征象

(1) 结缔组织反应。

(2) 皮肤增厚和收缩。

(3) 乳头和乳晕的改变。

(4) 恶性晕圈。

(5) 血管增多变形。

3. 超声扫描检查　检查时间以月经终了一周后为宜。

4. 红外线扫描。

5. 放射线核素全身骨扫描。

6. 彩色多普勒检查　乳腺肿块周围血运丰富，瘤内血管多，走行紊乱是诊断乳腺癌的重要指标。

7. 细胞学检查

(1) 针吸。

(2) 乳头溢液涂片。

(3) 乳头印片。

8. 组织病理学检查

(1) 切除活检。

(2) 穿刺活检。

(3) 冰冻切片。

(4) 蜡片。

9. 免疫组化检查　*HER-2* 或 *C-erbB-2* 的基因检测，高表达与肿瘤细胞高转移相关。

八、乳癌的临床分期

(一) TNM 国际分期法

由国际抗癌协会提出，于 1969 年和 1972 年进行两次修订。T(原发癌瘤)，N(局部淋巴结)，M(远处转移)三个字母的右下角可再附加 0，1，2，3，4 等数字以表示其变化的程度和某一癌瘤的目前临床情况。

T——原发肿瘤

T_X　原发瘤无法确定(例如已切除)

T_0　原发瘤未查出

Tis　原位癌(导管内癌，小叶原位癌，无肿块的乳头佩吉特病)

T_1　肿瘤最大直径≤2cm

T_{1mic}　微小浸润性癌，最大直径≤0.1cm

T_{1a} > 0.1cm，≤0.5cm

T_{1b} > 0.5cm，≤1.0cm

T_{1c} > 1.0cm，≤2.0cm

T_2 > 2.0cm，≤5.0cm

T_3 > 5.0cm

T_4　不论肿瘤大小，直接侵犯胸壁或皮肤(胸壁包括肋骨，肋间肌，前锯肌，但不包括胸肌)

T_{4a} 侵犯胸壁

T_{4b} 患侧乳房出现皮肤水肿(包括橘皮样变),溃破或卫星状结节

T_{4c} T_{4a} 与 T_{4b} 并存

T_{4d} 炎性乳腺癌

注:①微小癌如果有多个病灶,则根据其中体积最大者进行分类,不应以多个单独病灶体积的总和计算 T;②对于炎性乳腺癌(T_{4d}),如果皮肤活检乳腺腺癌,而且原发癌为局限性可测量时,则病理分期应为 pTx

N——区域淋巴结

N_x 区域淋巴结无法分析(例如曾经切除)

N_0 没有区域淋巴结无转移

N_1 同侧腋淋巴结转移,可活动

N_{1a} 考虑淋巴结内无转移

N_{1b} 考虑淋巴结内有转移

N_2 同侧转移性腋淋巴结相互融合,或与其他组织固定

N_3 同侧锁骨上、下淋巴结内转移或有上肢水肿(上肢水肿或因淋巴管阻塞所致)

M——远处转移

M_x 不能肯定有无远处转移

M_0 无远处转移

M_1 有远处转移(包括锁骨上淋巴结转移)

(二)临床分期

Tis 原位癌,乳头佩吉特病

Ⅰ期 $T_{1a\text{-}b}$ N_0 M_0

Ⅱ期 T_0 N_{1b} M_0

$T_{1a\text{-}b}$ N_{1b} M_0

$T_{2a\text{-}2b}$ $N_{0\text{-}1b}$ M_0

Ⅲ期 任何 T_3 任何 N M_0

任何 T_4 任何 N M_0

任何 T N_2 M_0

任何 T N_3 M_0

Ⅳ期 任何 T 任何 N M_1

九、手术治疗

(一)保留乳房的保守手术

适应证 ①单发病灶,肿瘤直径在≤3cm 的Ⅰ～Ⅱ期;②肿瘤位于乳晕外部位;③乳房较大,保证术后无明显变形;④腋窝淋巴结阴性或只有单个、活动;⑤无胶原性血管疾病;⑥病人要求手术;⑦术后有条件进行术后放疗和长期随访者。

(二)单纯乳房切除术

适用于早期癌及年龄过高,全身情况不佳者。

(三)根治术

术式选择 Ⅰ期:选择保留胸大、小肌的简化根治;Ⅱ期:选择保留胸大肌,去除胸小肌

的仿根治术；Ⅲ期：行经典根治术。

（四）根治加再造术

适应证　有再造要求，原位癌或1、2期的早癌。

（五）前哨淋巴结活检

前哨淋巴结是原发肿瘤引流区域淋巴结中的一个特殊淋巴结，是原发肿瘤发生淋巴结转移所必经的第一个淋巴结，癌细胞先转移到前哨淋巴结，然后再转移至下一站淋巴结，预测腋淋巴结有无转移准确性可达100%。适应证：腋淋巴结阴性，原发肿瘤小于2cm。

禁忌证　乳腺多发肿瘤；患侧接受过放疗；患侧腋淋巴结已行活检示踪剂过敏；原位癌。

示踪剂　放射性核素 ^{99m}Tc；蓝色染料：1%的淋巴蓝，0.75%的专利蓝。

十、综合治疗

（一）化疗

1. 单纯化疗或根治性化疗适合那些不可手术的局部晚期，转移性或术后复发性癌患者。

2. 辅助性化疗。

分类：辅助化疗又分为术前化疗、术后化疗、围术期化疗。

一线方案　CMF方案：环磷酰胺（CTX）0.2g/m^2，氨甲蝶呤（CMF），5-氟尿嘧啶（5-FU）0.5g/m^2，亚叶酸钙（CF）0.3g/m^2。每周一次，共7次。

二线方案　CAF方案：环磷酰胺（CTX）0.2g/m^2，表阿霉素40mg/m^2，5-氟尿嘧啶（5-FU）0.5g/m^2，亚叶酸钙（CF）0.3g/m^2。21天一次，4～6次为一疗程。

三线方案　TA方案：紫杉醇（T）150mg/m^2，表阿霉素40mg/m^2。21天一次，4次为一疗程。紫杉醇使用时必须抗过敏治疗，加地塞米松。

（二）放疗

1. 根治性放疗。

2. 辅助性放疗。

3. 腋淋巴结转移超过3个需放疗，每周一次，10次为一疗程。

（三）内分泌治疗

包括卵巢切除，放疗去势，药物去势及垂体和肾上腺切除。ER、PR与内分泌治疗的关系：ER、PR阳性预后好。

常用药物　一线：三苯氧胺

　　　　　二线：氟隆

适应证　绝经后乳癌患者，ER、PR阳性者或单项阳性，两者阴性仍有5%有效，时间：3～5年。

（四）免疫治疗

1. 抗乳癌免疫核糖核酸　一周一次，10次为一疗程。

2. 赫赛汀（Trastuzumab）　针对 *HER-2* 高表达患者。

十一、特殊型乳腺癌

（一）原位癌或非浸润性癌

分非浸润性导管癌、非浸润性导管癌。

（二）双乳癌

（三）隐性乳腺癌

临床乳腺未及肿块、乳腺 X 线片亦未见肿块、钙化阴影，仅腋下发现淋巴结，切除后病理诊断为转移癌，可行根治术或仿根治术。

（四）乳头湿疹样癌（佩吉特病）

（五）男性乳腺癌

发病率为 0.81%～2.3%，占男性恶性肿瘤的 0.17%～0.2%，占全部乳腺癌的 1% 左右。死亡率为 0.06/10 万。发病年龄高峰比女性晚 5～10 岁。

（宋爱琳）

【参考文献】

[1] 欧阳永忠，等. 前哨淋巴结活检治疗乳腺癌. 中华现代外科杂志，2006，6.

[2] 郑琳，等. 原发性双侧乳腺癌的治疗. 江苏大学学报医学版，2006，5.

[3] 杨碎胜，等. 35 岁以下乳腺恶性肿瘤 69 例报告. 肿瘤学杂志，2001，12.

[4] 李志宇，等. 腋窝前哨淋巴结活检在早期乳腺癌中的应用. 中国普外基础与临床，1999，5.

[5] 龚益平，等. 芳香化酶抑制剂治疗乳腺癌的研究进展. 中国肿瘤，2001，12.

[6] 单思忠，等. 乳腺癌的外科治疗. 黑龙江医学，2001，5.

第二章
腹 部 损 伤

第一节　概　　论

一、腹部损伤的分类

腹部损伤分为开放性和闭合性两大类：开放性损伤有腹膜破损者为穿透伤（多伴内脏损伤），无腹膜破损者为非穿透伤（偶伴内脏损伤）。其中投射物有入口、出口者为贯通伤，有入口无出口者为盲管伤。闭合性损伤可能仅限于腹壁，也可同时兼有内脏损伤。此外，各种穿刺、内镜、灌肠、刮宫、腹部手术等措施导致的腹部损伤称医源性损伤。闭合性损伤体表无伤口，要确定有无内脏损伤，有时很困难，临床容易误诊，更具有重要的临床意义。

二、腹部损伤的病因

开放性损伤常由刀刺、枪弹、弹片所引起，闭合性损伤常系坠落、碰撞、冲击、挤压、拳打脚踢等钝性暴力所致的腹壁和（或）内脏损伤。闭合性损伤常见受损内脏依次是脾、肾、小肠、肝、肠系膜等。

三、临 床 表 现

腹部损伤病因和伤情不同，临床表现差异很大，主要有两类：①出血；②腹膜炎。肝、脾、胰、肾等实质性器官或大血管损伤主要表现为腹腔内或腹膜后出血，表现面色苍白、脉率加快，严重时脉搏微弱，血压不稳，甚至休克。腹痛呈持续性，一般不剧烈，腹膜刺激征也不明显，但肝破裂伴较大肝内胆管破裂、胰腺损伤伴有胰管断裂，胆汁或胰液进入腹腔，可出现明显的腹痛和腹膜刺激征。体征最明显处一般即是损伤所在。肩部放射痛提示肝或脾的损伤。肝、脾包膜下或肠系膜、网膜出血可表现为腹部包块。晚期可有移动性浊音。肾脏出血可出现血尿。

胃肠道、胆道、膀胱等空腔脏器破裂的主要临床表现是弥漫性腹膜炎，稍后可出现全身感染的表现，严重时可发生感染性休克。有时可有气腹征、肠麻痹。如果两类脏器同时破裂，则出血和腹膜炎症状可同时存在。

四、诊　断

开放性损伤即使涉及内脏，其诊断常较明确；闭合性损伤诊断中要认真考虑的是判断是否有内脏损伤，如不能及时诊断，可能贻误手术时机而导致严重后果。因此，腹部闭合性损伤的诊断应包括以下几点：

1. 有无内脏损伤　要了解有无内脏损伤，防止漏诊，必须做到：

(1) 详细了解受伤史：包括受伤时间、受伤地点、伤情、受伤至就诊之间的伤情变化和就诊前的急救处理。伤者有意识障碍或因其他情况不能回答问话时，应向现场目击者和护送人询问。

(2) 重视全身情况的观察：包括脉率、呼吸、体温和血压的测定，注意有无休克现象。

(3) 全面而有重点的体格检查：包括腹部压痛、肌紧张和反跳痛的程度和范围，是否有肝浊音界改变或移动性浊音，肠蠕动是否受抑制，直肠指检是否有阳性发现等。还应注意腹部以外部位有无损伤，尤其是有些火器伤或利器伤的入口虽不在腹部，但伤道却通向腹腔而导致腹部内脏损伤。

(4) 进行必要的实验室检查：红细胞、血红蛋白与血细胞压积下降，表示有大量失血。白细胞及中性粒细胞升高不但见于腹内脏器损伤时，同时也是机体对创伤的一种应激反应，诊断意义很大。血淀粉酶或尿淀粉酶升高提示胰腺损伤或胃肠道穿孔，或是腹膜后十二指肠破裂，但胰腺或胃肠道损伤未必伴有淀粉酶升高。血尿是泌尿系损伤的重要标志，但其程度与伤情可能不成正比。通过以上检查，发现下列情况之一者，应考虑有腹内脏器损伤：①早期出现休克征象（尤其是失血性休克）；②有持续性甚至进行性腹部剧痛伴恶心、呕吐等消化道症状者；③有明显腹膜刺激征者；④有气腹表现者；⑤腹部出现移动性浊音者；⑥有便血、呕血或血尿者；⑦直肠指检发现前壁有压痛或波动感，或指套染血者。

2. 什么脏器受到损伤　以下表现对确定哪一类脏器破裂有一定价值：

(1) 有恶心、呕吐、便血、气腹者多为胃肠道损伤。

(2) 有排尿困难、血尿、外阴或会阴部牵涉痛者，提示泌尿系损伤。

(3) 同侧肩部牵涉痛者，多提示肝、脾破裂。

(4) 有下位肋骨骨折者，提示肝或脾有破裂的可能。

(5) 有骨盆骨折者，提示有直肠、膀胱、尿道损伤的可能。

3. 是否有多发性损伤　各种多发伤可能有以下几种情况：

(1) 腹部同一脏器多处破裂。

(2) 腹部一个以上脏器破裂。

(3) 存在腹部以外的脏器损伤。

(4) 腹部以外损伤累及腹内脏器。

4. 诊断遇到困难怎么办　以上检查和分析未能明确诊断时，可采取以下措施：

(1) 其他辅助检查：①诊断性腹腔穿刺和腹腔灌洗术：阳性率可达90%以上，是临床非常有用的辅助诊断方法。可根据是否抽出不凝血或其他性质的液体判断哪一类脏器损伤，并可进行涂片、培养、或测定淀粉酶含量；② X线检查：如伤情允许，胸片、腹部平片、骨盆片对判断伤情是有帮助的；③ B超：用于判断肝、胰、脾、肾等实质性脏器损伤及腹腔积血、积液情况；④ CT：对实质性脏器损伤及范围程度有重要的价值，增强CT更好；⑤其他检查：选择性血管造影、MRI、腹腔镜检查对困难病例有帮助。

（2）进行严密的临床观察：严密观察十分重要，内容包括：①每 15～30 分钟测定一次脉搏、呼吸、血压；②每 30 分钟检查腹部体征一次，注意腹膜刺激征程度和范围的改变；③每 30～60 分钟测定一次红细胞数、血红蛋白和血细胞压积；④必要时可重复进行诊断性腹腔穿刺或灌洗术。观察期间应注意的问题：不随便搬动，以免加重伤情；不注射镇痛剂，以免掩盖伤情；不给饮食。同时要为可能进行的手术创造条件，观察期间还应进行以下处理：积极补充血容量，防治休克；注射广谱抗生素以预防或治疗可能存在的腹内感染；怀疑有空腔脏器破裂或有明显腹胀时，应进行胃肠减压。

（3）剖腹探查：出现以下情况应停止观察，及时进行手术探查。①腹痛和腹膜刺激征有进行性加重或范围扩大；②肠鸣音逐渐减弱、消失或出现明显腹胀者；③全身情况恶化，出现口渴、烦躁、脉搏加快或体温及白细胞计数上升者；④红细胞计数进行性下降者；⑤血压由稳定转为不稳定甚至下降者；⑥胃肠道出血者；⑦积极救治休克而情况不见好转或继续恶化者。尽管可能会有少数患者的探查结果为阴性，但腹内脏器损伤被漏诊，有导致死亡的可能。所以只要严格掌握指征，剖腹探查所付出的代价是值得的。

五、处理原则

1. 做好紧急术前准备，一旦确诊或高度怀疑脏器损伤，必须力争早期手术。

2. 权衡轻重缓急，优先处理对生命威胁最大的损伤，如心肺复苏，迅速控制明显的外出血，处理开放或张力性气胸，尽快恢复循环血量，控制休克和进展迅速的颅脑外伤。

3. 防治休克。

4. 抗休克和手术同时进行：积极抗休克而未能纠正，在抗休克的同时，应当机立断，剖腹止血。

5. 优先实质脏器损伤的处理。

6. 空腔脏器破裂提倡早期足量使用抗生素。

7. 条件允许首选气管内麻醉，有利于控制呼吸，系统探查。

8. 首选正中切口，出血少，进腹快，有利于变化。

9. 应对腹腔脏器进行系统有序的探查。

10. 根据需要选放引流，便于术后观察。

第二节 常见内脏损伤的特征及处理原则

一、脾破裂

脾破裂占闭合性损伤 20%～40%，占开放性损伤 10%，是腹部外伤最常见的类型。分三种、四级：按病理解剖可分为中央型破裂（脾实质深部）、被膜下破裂（脾实质周边）和真性破裂（破损累及被膜）三种；按损伤程度分四级：Ⅰ级脾被膜下破裂或脾被膜及实质轻度损伤，手术所见脾裂伤长度≤5.0cm，深度≤1.0cm；Ⅱ级脾裂伤总长度＞5.0cm，深度＞1.0cm，但脾门未累及，或脾段血管受损；Ⅲ级脾破裂伤及脾门或脾部分离断，或脾叶血管受损；Ⅳ级脾广泛破裂，或脾蒂、脾动静脉主干受损。被膜下脾破裂可转化为真性破裂，称为延迟性脾破裂。

处理：脾切除术后病人，尤其是婴幼儿，可能发生脾切除术后凶险性感染，形成了在“抢救生命第一，保留脾第二”的原则下，尽量保留脾的原则（特别是儿童）。包括保守治疗、脾切除、保脾手术、脾切除移植。延迟性脾破裂需行脾切除。

二、肝 破 裂

肝破裂占腹部损伤的15%～20%，右肝多于左肝，病理分型和临床表现和脾破裂相似，但因可能有胆汁溢入腹腔，故腹痛和腹膜刺激征常较脾破裂更明显。分为Ⅲ级：Ⅰ级裂伤深度不超过3cm；Ⅱ级伤及肝动脉、门静脉、肝胆管的2～3级分支；Ⅲ级或中央区伤，伤及肝动脉、门静脉、肝总管或其一级分支合并伤。

处理：血流动力学稳定或经补充血容量后保持稳定者可在严密观察下行保守治疗。手术治疗的基本原则是彻底清创、确切止血、消除胆汁溢漏和建立通畅的引流。

三、胰 腺 损 伤

占腹部损伤的1%～2%，常在胰的颈、体部。特点是深而隐蔽，不易发现，后果复杂严重，CT检查有特异性。

处理：一旦发现或高度怀疑，应立即手术治疗，手术的目的是止血、清创、控制胰腺外漏及处理合并伤。

四、胃和十二指肠损伤

胃损伤若波及全层，立即出现剧烈腹痛及腹膜刺激征，肝浊音界消失，膈下游离气体，需手术修补或部分切除。十二指肠损伤占腹部损伤的3.7%～5%，常在十二指肠的二、三部。特点是深而隐蔽，不易发现，易引起十二指肠瘘致感染、出血和衰竭。

处理：全身抗休克和及时得当的手术处理是两大关键，手术方法很多，取决于损伤部位。

五、肠 破 裂

小肠破裂早期即有腹膜炎症状，诊断不困难，手术以简单修补为主，部分需行切除吻合。结肠损伤症状出现晚但严重，少部分可行一期修补或切除吻合，大部分需行肠造口或外置术，3～4周后再行关闭瘘口。

（徐小东）

【参考文献】

[1] 黄志强. 腹部创伤的临床救治. 中华创伤杂志，1998，(04).

[2] 裘法祖. 重视闭合性腹部外伤的几项简而有效的诊断方法. 临床外科杂志，2003，(04).

[3] 高德明，马庆久. 腹部损伤中剖腹探查的指征与原则. 临床外科杂志，2003，(04).

[4] 张志明，樊亚文，刘竟. 我国脾损伤新分级法应用体会. 创伤外科杂志，2004，(05).

[5] Paolo Franzese，Barbara Scavarda，Carlo Bagliani. 腹部创伤——从病理生理到院前处置来自意大利的经验(英文). 世界急危重病医学杂志，2005，(01).

[6] 姜洪池. 外伤性脾破裂的手术与非手术治疗. 腹部外科，2006，(04).

[7] 杨甲梅. 腹部多脏器损伤的诊断与处理. 临床外科杂志，2005，(06).

[8] 董家鸿，王槐志. 肝外伤治疗的新观念. 临床外科杂志，2005，(06).

[9] 张跃，华积德. 肝外伤的治疗进展. 肝胆外科杂志，2001，(01).

[10] 董家鸿. 肝外伤治疗的现状. 中华创伤杂志，2000，(02).
[11] 黄志强. 肝外伤治疗观念上的转变(一). 中华创伤杂志，2000，(04).
[12] 廖连生，赵旭，石景森，杨家全，殷明. 胰腺损伤36例诊疗体会. 肝胆外科杂志，2005，(01).
[13] 王宗喜. 严重胰腺损伤11例救治体会. 肝胆外科杂志，2006，(06).
[14] 苏振飞，杨一邨，杨森华，等. 胰腺损伤诊治的反思. 肝胆外科杂志，2007，(05).
[15] 曾智勇，陈荣，刘剑. 胰腺损伤及其并发症的处理. 创伤外科杂志，2007，(06).
[16] 丁生才，梁平. 胰腺损伤的诊断与治疗进展. 重庆医学，2007，(22).
[17] John BC，Jooh FE. Delayed diagnosis of duodenal rupture. Am J Surg，1996，168：676-679.
[18] 阮洪森. 外伤性小肠破裂诊治探讨. 中国医药导报，2006，(17).
[19] 王穗，黄美泰. 十二指肠损伤手术治疗52例. 现代诊断与治疗，2006，(04).
[20] 谭天林. 改良憩室化再简化术治疗十二指肠损伤16例临床分析. 华西医学，2006，(01).

第三章

腹股沟疝

第一节 解剖基础

腹腔内脏器在腹股沟区通过腹壁缺损突出者，称为腹股沟疝，是最常见的腹外疝，占全部腹外疝的90%。根据疝环与腹壁下动脉的关系，腹股沟疝分为腹股沟斜疝和腹股沟直疝。

男女发病率之比为15∶1，右侧比左侧多见。老年患者以直疝居多。

一、腹股沟区

腹股沟区位于髂腹部，呈三角形，左右各一。上界是髂前上棘到腹直肌外缘，下界为腹股沟韧带。腹股沟区的腹壁层次与腹前壁其他部位一样，由浅及深分为七层：皮肤、浅筋膜(camper筋膜)、深筋膜(Scarpa筋膜)、肌肉层(腹外斜肌、腹内斜肌、腹横肌以及它们的腱膜)、腹横筋膜、腹膜外脂肪和腹膜(壁层)。腹股沟区的腹壁层次结构虽与其他区域腹壁相同，但较为薄弱。

(1) 腹外斜肌：此肌在髂前上棘与脐连线水平以下已无肌肉，进入腹股沟区移行为腱膜。此腱膜在髂前上棘到耻骨结节之间，向后向上反折，增厚成为腹股沟韧带。该韧带内侧部有一小部分纤维，继续向后向下向外反折成陷窝韧带(Gimbernat韧带)，附着于耻骨梳上，边缘呈弧形。此韧带的游离内缘组成了股环的内界。陷窝韧带继续向外延续，附于耻骨，称耻骨疏韧带(Cooper韧带)。上述各韧带在腹股沟疝修补术中极其重要。腹外斜肌腱膜的纤维自外上向下行走，在耻骨结节的外上方分为上、下二脚，二脚之间形成一个三角形裂隙，即为腹股沟管外环。外环口正常可容一示指尖纳入。在腹外斜肌腱膜深面，有两条呈平行的髂腹下神经和髂腹股沟神经于腹内斜肌表面行走，二者的纤维可相互交叉相连，有时成为一条神经。行腹股沟疝修补术时，谨防误伤。

(2) 腹内斜肌与腹横肌：在腹股沟区，腹内斜肌与腹横肌分别起自腹股沟韧带的外侧1/2与1/3，两者的肌纤维都向内下行走，下缘呈弓状，越过精索前、上方，在其内侧都折向后方，止于耻骨结节。腹内斜肌下缘弓多为肌肉，甚至形成很少的腱膜；而位于深面的腹横肌下缘多为腱膜结构，称腹横腱膜弓。此腹横腱膜弓在各类疝修补术中是修补的基本组织，有重要的临床意义。约5%的病例，其腹横腱膜弓与腹内斜肌下缘腱膜结构在精索内后侧互相融合，形成联合肌腱(或称腹股沟镰)，止于耻骨结节。

(3) 腹横筋膜：在腹股沟区，腹横筋膜外侧与腹股沟韧带，内侧与耻骨梳韧带相连。在腹股沟韧带中点上方约 2cm 处，腹横筋膜有一卵圆状裂隙，即为腹股沟内环。精索经此通过，腹横筋膜向下将精索包绕，成为精索内筋膜，腹横筋膜在内环内侧增厚致密，形成凹间韧带；而在腹股沟韧带内侧半，则覆盖股动静脉，并伴随至股部，形成股鞘前层。

可见，在腹股沟内侧 1/2 区，腹横腱膜弓（或联合肌腱）下缘与腹股沟韧带之间，有一个腹壁薄弱区，因为此区完全没有强有力的肌肉层（腹内斜肌与腹横肌）保护，仅一层腹外斜肌腱膜和一层菲薄的腹横筋膜，强度较小，构成了腹股沟区好发疝的解剖基础。而且，立位时该区所承受的腹压比平卧时增加约三倍。

二、腹股沟管

正常情况下，腹股沟管为一潜在的腔隙，位于腹股沟韧带的内上方，大体相当于腹内斜肌、腹横肌的弓状下缘与腹股沟韧带之间。在成人腹股沟管长约 4～5cm，有内、外两个口和四个壁。内口即内环（或称腹环），即上文所述腹横筋膜中的卵圆形裂隙；外口即外环（或称皮下环），是腹外斜肌腱膜下方的三角形裂隙。腹股沟管的前壁是腹外斜肌腱膜，在外侧 1/3 有部分腹内斜肌；后壁是腹横筋膜及其深面的腹膜壁层，后壁内、外侧分别有腹横肌腱（或联合肌腱）和凹间韧带。上壁为腹横腱膜弓（或联合肌腱），下壁为腹股沟韧带和陷窝韧带。腹股沟管内除有精索（男性）或子宫圆韧带（女性）通过外，还有髂腹股沟神经和生殖股神经的生殖支通过。

三、直疝三角

直疝三角，又称 Hesselbach 三角。直疝三角是由腹壁下动脉构成外侧边、腹直肌外缘构成内侧边、腹股沟韧带构成底边的一个三角形区域。此区腹壁缺乏完整的腹肌覆盖，且腹横筋膜又比周围部分薄，所以是腹壁的一个薄弱区。腹股沟直疝即在此由后向前突出，故称直疝三角。直疝三角与腹股沟管内环之间有腹壁下动脉和凹间韧带。

第二节 腹股沟斜疝

一、发病机制

腹股沟斜疝有先天性和后天性两种。

在胚胎早期，睾丸位于腹膜后第 2～3 腰椎旁，以后逐渐下降，同时在未来的腹股沟管内环处带动腹膜、腹横筋膜以及各层肌肉经腹股沟管逐渐下移，并推动皮肤而形成阴囊。随之下移的腹膜形成一鞘状突，而睾丸则紧贴在鞘状突的后壁。鞘状突在婴儿出生后不久，除阴囊部分成为睾丸固有鞘膜外，其余部分即自行萎缩闭锁而遗留一纤维索。如鞘状突不如期闭锁，就可形成先天性斜疝，而未闭的鞘状突就成为先天性斜疝的疝囊。有时，未闭的鞘状突只是一条细小的管道，在临床上并不表现为疝，而是形成交通性睾丸鞘膜积液。如果鞘状突下段闭锁而上段未闭，也可诱发斜疝；如两端闭锁而中段不闭，则在临床上表现为精索鞘膜积液。右侧睾丸下降比左侧略晚，右侧鞘突闭锁也较迟，因此，右侧腹股沟疝较为多见。

后天性斜疝较先天性者为多，两者的发病机制则完全不同。此时，腹膜鞘状突已经闭锁，而有新的疝囊形成，经腹股沟管所引起。它是因为腹股沟区存在着解剖上的缺陷所致，腹股沟管是腹壁薄弱区，又有精索通过而造成局部腹壁强度减弱，但主要是发育不良或腹肌较弱而腹横肌与腹内斜肌对内环括约作用减弱，以及腹横肌弓状下缘（或为联合肌腱）收缩时不能靠拢腹股沟韧带，诱发后天性腹股沟斜疝。

二、临床表现

腹股沟斜疝的临床症状可因疝囊大小而异。基本症状是腹股沟区出现一可复性肿块，开始肿块较小，仅在病人站立、劳动、行走、跑步、剧咳或婴儿啼哭时出现，平卧或用手压时肿块可自行回纳，消失不见。一般无特殊不适，仅偶尔伴局部胀痛和牵涉痛。随着病程的延长，肿块可逐渐增大，自腹股沟下降至阴囊内或大阴唇，行走不便或影响劳动。肿块呈带蒂柄的梨形，上端狭小，下端宽大。

体格检查时，病人仰卧，肿块可自行消失或用手将包块向外上方轻轻挤推，向腹腔内回纳消失，常因疝内容物为小肠而听到咕噜声。疝块回纳后，检查者可用示指尖轻轻经阴囊皮肤沿精索向上伸入扩大的外环，嘱病人咳嗽，则指尖有被冲击感。有的隐匿性腹股沟斜疝，可以通过此试验，确定其是否存在。疝内容物回纳后，检查者用手指紧压腹股沟管内环，然后嘱病人用力咳嗽、斜疝肿块并不出现，倘若移开手指，则可见肿块从腹股沟中点自外上方向内下方鼓出。这种压迫内环试验可用来鉴别斜疝和直疝。如果为直疝，则在疝块回纳后，用手指紧压住内环嘱病人咳嗽时，疝块仍可出现。以上为可复性疝的临床特点。其疝内容物如为肠袢，则肿块柔软、表面光滑、叩之呈鼓音。回纳时，常先有阻力；一旦开始回纳，肿块即较快消失，并常在肠袢进入腹腔时发出咕噜声。内容物如为大网膜，则肿块坚韧无弹性，叩之呈浊音，回纳缓慢。

难复性斜疝除局部胀痛稍重外，主要临床特点是疝块不能完全回纳。

滑动性斜疝往往表现为较大而不能完全回纳的难复性疝。滑出腹腔的盲肠常与疝囊前壁发生粘连。临床上除了肿块不能完全回纳外，尚有便秘等症状。滑动性疝多见于右侧，左右发病率之比约为 1∶6。在临床工作中应对这一特殊类型的疝有所认识，否则在手术修补时，滑出的盲肠或乙状结肠可能被误认为疝囊的一部分而被切开。

嵌顿性疝常发生在强力劳动或排便等腹内压骤增时，通常都是斜疝。临床上常表现为疝块突然增大，并伴有明显疼痛。平卧或用手推送肿块不能使之回纳。肿块紧张发硬，且有明显触痛。嵌顿的内容物为大网膜，局部疼痛常轻微；如为肠袢，不但局部疼痛明显，还可伴有阵发性腹部绞痛、恶心、呕吐、便秘、腹胀等机械性肠梗阻的表现。疝一旦嵌顿，自行回纳的机会较小；多数病人的症状逐步加重，如不及时处理，终将成为绞窄性疝。肠管壁疝嵌顿时，由于局部肿块不明显，又不一定有肠梗阻表现，容易被忽略。

绞窄性疝的临床症状更为严重，除有嵌顿性疝的表现外，还有全身中毒症状。

三、鉴别诊断

腹股沟斜疝虽是一种比较容易诊断的疾病，不仅需要与腹股沟直疝相鉴别，还需要与同部位的其他疾病相鉴别。

（一）腹股沟直疝

由于手术操作的需要，临床上需要将腹股沟斜疝与腹股沟直疝在手术前就能加以鉴别，这是手术前经常遇到的问题，尤其是在病程的早期将二者鉴别清楚往往并不简单。主要的鉴别方法见表 2-3-1。

表 2-3-1 斜疝和直疝的鉴别

鉴别内容	斜疝	直疝
发病年龄	多见于儿童及青壮年	多见于老年
突出途径	经腹股沟管突出，可进阴囊	由直疝三角突出，不进阴囊
疝块外形	椭圆或梨形，上部呈蒂柄状	半球形，基底较宽
回纳疝块后压住内环	疝块不再突出	疝块仍可突出
精索与疝囊的关系	精索在疝囊后方	精索在疝囊前外方
疝囊颈与腹壁下动脉的关系	疝囊颈在腹壁下动脉外侧	疝囊颈在腹壁下动脉内侧
嵌顿机会	较多	极少

（二）睾丸鞘膜积液

肿块完全在阴囊内，肿块上缘可触及，无蒂柄进入腹股沟管内。发病后，从来不能回纳，透光试验阳性。肿块呈囊性，有弹性感。睾丸在积液之中，故不能触及，而腹股沟斜疝时，可在肿块后方扪到实质感的睾丸。

（三）精索鞘膜积液

肿块位于腹股沟区睾丸上方，无回纳史，肿块较小，边缘清楚，有囊性感、牵拉睾丸时，可随之而上下移动。但无咳嗽冲击感，透光试验阳性。

（四）交通性鞘膜积液

肿块于每日起床或站立活动后慢慢出现逐渐增大，平卧和睡觉后逐渐缩小，挤压肿块体积也可缩小，透光试验阳性。

（五）睾丸下降不全

隐睾多位于腹股沟管内，肿块小，边缘清楚，用手挤压时有一种特殊的睾丸胀痛感，同时，患侧阴囊内摸不到睾丸。

（六）髂窝部寒性脓肿

肿块往往较大，位置多偏右腹股沟外侧，边缘不清楚，但质软而有波动感。腰椎或骶髂关节有结核病变。

四、治　疗

除部分婴儿外，腹股沟斜疝不能自愈。随着疝块增大，对日常生活的影响越明显。部分患者可发生疝内容物嵌顿或绞窄。因此，除少数特殊情况外，均应尽早施行手术治疗。

（一）非手术治疗

1. 婴儿在长大过程中，腹肌逐渐强壮，部分有自愈可能。一般主张在一周岁内的婴儿，可暂不手术。

2. 对于不宜手术治疗的患者，可配用疝带。方法是回纳疝内容物后，将疝带一端的软压垫对着疝环顶住，可阻止疝块突出。长期使用疝带可使疝囊颈经常受到摩擦变得肥厚坚韧而增高疝嵌顿的发病率，并有促使疝囊与疝内容物粘连的可能。

3. 嵌顿性疝手法复位法　嵌顿性疝原则上应紧急手术，以防止肠管坏死。但在下列少数情况下可试行手法复位。①如嵌顿时间较短（6 小时内），局部压痛不明显，没有腹部压痛和腹膜刺激症状，估计尚未形成绞窄。尤其是小儿，因其疝环周围组织富于弹性，可以试行复位；②病史长的巨大疝，估计腹壁缺损较大，而疝环松弛者。复位方法：注射哌替啶以镇静、止痛、松弛腹肌，让病人取头低脚高位，医生用手托起阴囊，将突出的疝块向外上方的腹股沟管作均匀缓慢、挤压式还纳，左手还可轻轻按摩嵌顿的疝环处以协助回纳。手法复位切忌粗暴，以免挤破肠管。回纳后应严密观察 24 小时，注意有无腹痛、腹肌紧张以及大便带血等现象，也须注意肠梗阻现象是否得到解除。手法复位成功仅是一种临时措施，有一定的危险性，须严格控制应用。

（二）手术治疗

如有慢性咳嗽、排尿困难、便秘、腹水、妊娠等腹内压增加情况，术前应先予处理，否则，手术治疗易复发。斜疝的手术方法很多，但可归为高位结扎术、疝修补术和疝成形术三类。

1. 高位结扎术　手术在内环处显露斜疝囊颈，在囊颈根部以粗丝线作高位结扎或贯穿缝合术，随即切去疝囊。此手术没有修补腹股沟区的薄弱区，因此仅适用于婴幼儿，因其在发育中腹肌逐渐强壮可使腹壁加强；但对成年人不能预防其复发。疝囊切除高位结扎术也适用于斜疝绞窄发生肠坏死局部有严重感染、当时不能进行疝修补手术的病例。

2. 疝修补术　是治疗腹股沟斜疝最常应用的手术方式。在高位切断、结扎疝囊颈后的基础上，修补内环和腹股沟管壁。内环修补只适用于内环扩大、松弛的病例；它是在疝囊颈高位结扎后，把内环处腹横筋膜间断缝合数针或作一“8”字缝合，以加强因疝内容物经常通过而松弛、扩大了的内环。这是疝修补术中的一个重要步骤，可以减少手术后疝复发；但对于内环区缺损不明显的病人，并无此必要。而腹股沟管壁的加强或修补是绝大部分腹股疝手术的主要步骤。但迄今尚无一种术式适用各种情况，因而术式很多。通常有加强腹股沟前壁和后壁两类手术。加强腹股沟前壁的方法有佛格逊（Ferguson）法是在切断疝囊颈作高位结扎后，不游离精索，将腹内斜肌下缘和腹横腱膜弓（或联合肌腱）在精索前面缝至腹股沟韧带上，目的是消灭上述两者间的空隙薄弱区，加强的是腹股沟管前壁。此法适用于腹横腱膜弓无明显缺损，腹股沟管后壁尚腱合的儿童和年轻人的小型斜疝。加强腹股沟后壁的方法有三种：①巴西尼法（Bassini 法）。高位结扎疝囊颈部后，将精索游离提起，在精索后面将腹内斜肌下缘和腹横腱膜弓（或联合肌腱）缝至腹股沟韧带上，以加强腹股沟管后壁。经此手术后，精索移位，处于腹内斜肌和腹外斜肌腱膜之间。此法适用于成人腹股沟斜疝，腹壁一般性薄弱者，应用最广泛。②赫尔斯坦法（Halsted 法）。也是加强腹股沟管后壁的一种术式。与巴西尼法不同之处在于精索常位于皮下，在其深面先和腹内斜肌，腹横腱膜弓（或联合肌腱）与腹股沟韧带的对合缝合，再做腹外斜肌腱膜缝合。适用于腹壁肌肉重度薄弱的斜疝，但由于精索移位较高，可能会影响睾丸发育，不适用于儿童与年轻患者。③麦克凡法（Mc Vay 法）。此法与巴西尼法唯一的区别是将腹内斜肌下缘、腹横腱膜弓（或联合肌腱）缝于耻骨梳韧带上，以达到加强腹股沟管后壁的目的。此法如同 Bassini 手术，将精索移位于腹内斜肌和腹外斜肌腱膜之间。此式适用于腹壁肌肉重度薄弱的斜疝和直疝。

3. 疝成形术　适用于巨型斜疝、复发性疝、腹股沟管后壁严重缺损，腹横腱膜弓完全萎缩，不能用于缝合修补的病例。手术步骤按 Bassini 法进行，在精索深面用同侧腹直肌前鞘瓣，向外下方翻转缝于腹股沟韧带上；或用移植游离的自体阔筋膜以修补腹股沟管后壁。

4. 无张力疝修补术　是美国医师 Lichtenstein 于 1986 年首先提出的。这种修补以人工生物材料作为补片用以加强腹股沟管的后壁，此法克服了传统手术（即不用补片的缝合修补法）对正常组织解剖结构的干扰，层次分明，而且修补后周围组织无张力，故有“无张力疝修补术”的称谓。目前常用的有平片式无张力疝修补和疝环充填式无张力疝修补术。

（三）嵌顿性和绞窄性疝的处理原则

嵌顿性疝需要紧急手术，以防止疝内容物坏死并解除伴发的肠梗阻，绞窄性疝的内容物已坏死，更需手术。术前应做好必要的准备。如有脱水和电解质紊乱，应迅速补液或输血。这些准备工作极为重要，可直接影响手术效果。手术的主要关键在于正确判断疝内容物的生命力，然后根据病情确定处理方法。判断嵌顿肠管的生命力应先扩张或切开疝环，在解除疝环压迫前提下，根据肠管的色泽、弹性、蠕动能力以及相应肠系膜内是否有动脉搏动等情况加以判定。凡肠管呈紫黑色，失去光泽和弹性，刺激后无蠕动和相应肠系膜内无动脉搏动者，即属已经坏死。如判定肠管尚未坏死，则可将其送回腹腔，按一般易复性疝处理。但如嵌顿的肠袢较多，应特别警惕逆行性嵌顿的可能。所以，不仅要检查疝囊内肠袢的生命力，还应检查位于腹腔内的中间肠袢是否坏死。如果检查后认为肠袢生命力可疑，可用温热等渗盐水纱布覆盖该段肠管，或将该段肠管暂时送回腹腔 10～20 分钟后，再行观察。如果肠壁转为红色，肠蠕动和肠系膜内动脉搏动恢复，则证明肠管尚具有生命力，可回纳入腹腔。如肠管确已坏死，或经上述处理后病理改变未见好转，或一时不能肯定肠管是否已失去生命力时，则应切除该段肠管。切勿把生命力可疑的肠管送回腹腔。少数嵌顿性或绞窄性疝，临手术时因麻醉的作用而回纳腹内，以致在术中切开疝囊时无肠袢可见。遇此情况，必须仔细探查肠管，以免遗漏坏死肠袢于腹腔内。必要时另作腹部切口探查之。绞窄的内容物如系大网膜，可予切除。凡施行肠切除吻合术的病人，因手术区污染，在高位结扎疝囊后，一般不宜作疝修补术，以免因感染而致修补失败。

第三节　腹股沟直疝

一、病　　因

腹股沟直疝系指从腹壁下动脉内侧、经腹股沟三角区突出的腹股沟疝。其发病率较斜疝为低，约占腹股沟疝的 5%，多见于老年男性，常为双侧。

腹股沟直疝绝大多数属后天性，主要病因是腹壁发育不健全、腹股沟三角区肌肉和筋膜薄弱。老年人因肌肉萎缩退化，使腹股沟管的间隙变得宽大，同时腹内斜肌、腹横肌和联合肌腱的支持保护作用也减弱，当有慢性咳嗽、习惯性便秘或排尿困难而致腹内压增高时，腹横筋膜反复遭受腹内压力的冲击，造成损伤、变薄、腹腔内脏即逐渐向前推动而突出，形成直疝。

二、临床表现

腹股沟直疝主要表现为腹股沟区可复性肿块。位于耻骨结节外上方呈半球形，多无疼痛及其他不适。当站立时，疝块即刻出现，平卧时消失。肿块不进入阴囊，由于直疝颈部宽大，极少嵌顿。还纳后可在腹股沟三角区直接扪及腹壁缺损，咳嗽时指尖有膨胀性冲击感。用手指在腹壁外紧压内环，让病人起立咳嗽，仍有疝块出现，可与斜疝鉴别。双侧性直疝、疝块常于中线两侧互相接近。

三、治　　疗

腹股沟直疝多采用手术疗法。修补方法基本上与斜疝相似。常用 Bassini 法，如果在手术过程中，发现腹横筋膜缺损很大，不能直接缝合时，可利用自身阔筋膜、腹直肌前鞘，或人工材料作填充缺损成形术。直疝属继发性疝。术前须考虑其发病原因（慢性咳嗽、前列腺肥大、便秘等），应予处理。若不能控制或另伴有严重内脏疾病者，不宜手术。

（张有成）

附：成人腹股沟疝、股疝手术治疗指南（修订稿）

中华医学会外科学会疝和腹壁外科学组

2003.8

【腹股沟疝】 腹股沟疝的形成受多种因素影响，除先天性因素外，常与腹内压增高有关。除嵌顿疝外，以常见发病部位的可复性肿块为诊断依据。成人疝是不可自愈的，手术是唯一有效的治疗方法。

100 多年来，腹股沟疝修补手术经历了漫长的历史，出现了 Bassini，Mcvay，Hasted 和 Shouldice 手术等。近 20 年来，无张力修补手术在发达国家已经成为治疗腹股沟疝的主要手术。为此，我们对腹股沟疝、股疝的手术治疗提出下列建议。

分型和方法

根据疝发生的原因、部位、内容物的临床表现等对腹股沟疝进行分型，有利于实施疝手术的个体化方案，并有助于对不同病变使用不同手术方法的效果作出判断。

根据疝环缺损大小、疝环周围腹横筋膜的坚实程度和腹股沟管后壁完整性，把腹股沟疝分成Ⅰ、Ⅱ、Ⅲ、Ⅳ型。

Ⅰ型：疝环缺损≤1.5cm（约一指尖），疝环周围腹横筋膜有张力，腹股沟管后壁完整。

Ⅱ型：疝环缺损最大直径 1.5～3.0cm（约两指尖），疝环周围腹横筋膜薄且张力降低，腹股沟管后壁已不完整。

Ⅲ型：疝环缺损≥3.0cm（大于两指），疝环周围腹横筋膜或薄而无张力或已萎缩，腹股沟管后壁缺损。

Ⅳ型：复发疝。

腹横肌腱弓状下缘和腹股沟韧带上缘之间即耻骨肌孔的上半侧内无腱膜及肌肉组织时，则视为腹股沟管后壁结构缺损。

各种文件记载时的格式如下：左侧（或右侧）腹股沟斜疝（或直疝）Ⅰ型（或Ⅱ、Ⅲ、Ⅳ型）。

现代疝手术的要求是：修补手术后疼痛轻，康复时间短，复发率低，并发症少，预防在已修补的原发疝区域下的腹股沟底部再形成疝。

无张力疝修补手术时要置入合成补片，必须遵照“严格无菌原则，术野止血彻底和固定补片到位”。

因嵌顿疝行急诊手术时如疝内容物已发生绞窄时不提倡使用人工补片技术。在腹股沟管未发育完全的儿童也不提倡使用人工补片技术。

选择修补手术方法的建议

Ⅰ型：疝囊高位结扎和内环修补手术；也可用平片无张力疝修补手术（Lichtenstein 手术）。

Ⅱ型：疝环充填式无张力疝修补手术；平片无张力疝修补术；如果缺乏人工修补材料时也可选择应用 Bassini、Mcvay 和 Shouldice 手术。要注意避免缝合时张力过大。

Ⅲ型：疝环充填式无张力疝修补手术；平片无张力疝修补术；双层补片无张力疝修补手

术；巨大补片加强内脏囊手术（Stoppa 手术）；无人工修补材料时可考虑使用自身组织或筋膜，但应当有减张措施。

Ⅳ型：疝环充填式无张力疝修补手术；双层补片无张力疝修补术；巨大补片加强内脏囊手术（Stoppa 手术）。

腹腔镜腹股沟疝修补手术主要用于直疝、斜疝的修补，特别是双侧疝和复发疝。不能耐受全麻、具下腹部手术史和巨大完全性阴囊疝的患者，应慎用腹腔镜修补术。

关于 Bassini、Mcvay、Halsted 和 Shouldice 手术，应根据手术者的经验、病人病情和分型，加以选择应用。但要注意避免缝合时的张力过大。

围术期处理：手术前除行常规术前检查外，对老年病人要注意检查心肺肾功能和血糖。由于高龄病人常合并有各种内科疾病，应该在手术前对其危险性加以评估。尤其对呼吸功能衰竭和血流动力学不稳定的病人，要积极治疗后再手术。

对严重腹水的病人，应先行内科处理。对前列腺肥大、严重便秘和慢性咳嗽病人术前要给予妥善处理。

根据病人具体情况手术后应尽早下地，如缺损巨大和内科情况不稳定者宜推迟。

修补材料作为一种假体置入，宜在围术期使用预防性抗菌药物。

对于高危感染人群，如慢性呼吸道感染、糖尿病、化疗或放疗后和其他可导致免疫能力低下的病情，使用抗菌药物是必需的。

【股疝】 对于股疝，因其嵌顿发生率较高，明确诊断后要及早手术。如使用无张力疝修补术时，宜用疝环充填式无张力疝修补手术，在疝囊回纳后用网塞置入股环处，在固定网塞时注意勿损伤内侧的股静脉。不再使用成形补片置于网塞的浅面。股疝嵌顿后手术方法的选择要视局部感染的情况而定。

【参考文献】

[1] Jenkins JT，O'Dwyer PJ. Inguinal hernias. BMJ，2008，336（7638）：269-272.

[2] Woods B，Neumayer L. Open repair of inguinal hernia：an evidence-based review. Surg Clin North Am，2008，88（1）：139-155，ix-x.

[3] Matthews RD，Neumayer L. Inguinal hernia in the 21st century：an evidence-based review. Curr Probl Surg，2008，45（4）：261-312.

第四章 外科急腹症

急腹症是腹部急性疾病的总称，是临床上一组常见病，是指腹部或盆腔脏器因急性炎症、穿孔、梗阻、绞窄或血管栓塞等引起，以急性腹痛为主要症状的一组疾病，主要依靠外科手段处理的急腹症称为外科急腹症。病种多、起病急、发展快、病情重、病因复杂是其特点。以往，治疗外科急腹症都需要紧急外科手术疗法，随着认识的提高，其治疗也可采用如中西医结合、介入治疗等非手术疗法。

第一节 腹痛的发生机制

腹痛是临床上最常见的症状之一，是机体腹腔内脏器质性病变或功能性紊乱的信号，也是使病人就医的警钟和临床诊断的重要线索。为什么会发生腹痛？自然是腹腔内脏因为传递痛感的神经纤维受到刺激。又为什么会发生各种不同的腹痛感觉呢？原因是来源于腹腔多种病变的不同刺激，以及不同类型神经纤维所传递表达痛感各异的结果，这就是急腹症时疼痛多样化的生理和病理学基础。已知来自腹腔的生理或病理刺激通过交感神经、副交感神经和壁腹膜的脊神经三条途径传入中枢神经系统。腹痛有内脏性痛、反射性痛和躯体性痛三种。

一、内脏性痛

内脏性痛是由于内脏的痛觉神经末梢受到了刺激所致。也就是说内脏的炎症及缺血、空腔脏器强烈收缩及痉挛和实质脏器突然膨胀等副作用改变引起的疼痛。内脏性痛的特点：①呈持续性钝痛或阵发性绞痛；②痛觉位深而广泛，定位不明确；③不伴有皮肤感觉过敏或腹肌痉挛。内脏的感觉神经在胚胎期就已形成，其感觉在大脑中形成了固定位置，尽管腹腔内脏在发育中已转位，但出血后大脑中的感觉定位还固定在原来部位。消化道的各部均起源于胚胎原肠的三部：胃、十二指肠来自前肠，十二指肠又衍生出肝脏和胰腺，其疼痛常先表现在上腹部；小肠来自中肠，疼痛先表现在脐部周围；结肠、直肠来自后肠，疼痛表现在下腹部。虽有节段性的区别，但疼痛往往均表现在腹部中线区。内脏性痛多伴有恶心、呕吐及出汗等迷走神经兴奋的症状。临床上多见于早期急性阑尾炎和急性胆囊炎，以及内脏动力功能失常如胃肠道、胆道、胰管、输尿管痉挛或梗阻和消化道溃疡等。理论上讲这种疼痛可通过交感神经阻滞而被解除。

二、反射性痛

反射性痛又称牵涉痛或关联痛。是由于内脏痛觉神经末梢冲动、进入脊髓后扩散至相应的脊神经所致。也就是说内脏的炎症强烈刺激其痛觉神经，产生远离病变的体表痛。所以牵涉痛的部位与原发病脏器间在神经支配解剖上是有联系的，并有一定的规律性，不同内脏传入神经与脊髓神经节段的关系已大致确定。反射性痛的特点：①反射性痛的体表部位与腹腔病变内脏有一定距离（远离病变的腹壁、胸及背部），反之，有时腹部以外的疾病，亦可引起腹部感应性疼痛，即非腹部疾病产生的假性腹痛；②痛觉比较尖锐，定位比较明确，多位于两侧；③相应的部位符合脊神经节段性分布，相应的体表区可能有皮肤痛觉过敏或腹肌紧张。临床上常见于腹腔炎症、出血致左右横膈部位受刺激时，可向病侧肩部放射痛，如急性阑尾炎早期牵涉痛表现在脐周，胆绞痛向右肩（肩胛角的下方）及肩胛区放射，输尿管结石牵涉痛在同侧会阴部及大腿内侧。

三、躯体性痛

躯体性痛是由于内脏壁腹膜、肠系膜及膈等的脊神经末梢受到刺激所致。也就是说内脏病变累及其壁腹膜产生的疼痛。由于脊髓感觉神经分布于壁腹膜及肠系膜的根部，当受到炎症、化学、物理及牵拉等刺激则引起腹痛。躯体性痛的特点：①呈持续性剧烈锐痛，可因体位变动如翻身、咳嗽而加重；②定位准确，与病变内脏所在位置相符，由于传入的强烈冲动可使脊髓前角运动细胞受到激惹，产生反射性肌肉紧张，可表现为局部压痛、腹肌紧张和反跳痛。

临床上见于急性阑尾炎伴局限性或弥漫性腹膜炎、化脓性胆囊炎、胃肠道穿孔等，腹腔内出血基本也源于此类型，但程度较轻。

第二节　急腹症的病因和分类

一、炎症性疾病

（一）急性胆囊炎

表现为突发的右上腹剧烈疼痛，常间歇性加剧，并向右肩背部放射，伴有寒战、发热、恶心、呕吐、腹胀等。

（二）急性胰腺炎

水肿型症状轻，最多见，积极内科治疗有效。出血坏死型病情危重，死亡率甚高。现在多主张包括手术在内的个体化治疗。临床上多表现为急性中上腹疼，常阵发性加剧，并向左腰背部放射，常伴发热、恶心、呕吐等。查体可见腹胀、腹肌紧张。血清、尿液淀粉酶对确诊有重要意义。

（三）急性梗阻性化脓性胆管炎

以右上腹疼痛、寒战、发热、黄疸等为表现。出现休克或精神症状时死亡率高，需急诊手术解除胆道梗阻以减压，并通畅引流。

（四）急性阑尾炎

以转移性右下腹痛为特点，但并非绝对，常伴恶心、呕吐、发热等。白细胞计数增多，且中性粒细胞分数增加。查体压痛集中于麦氏点，而结肠充气实验也常呈阳性。后位阑尾炎时，腰大肌实验常阳性。

二、脏器破裂或穿孔性疾病

（一）胃十二指肠溃疡急性穿孔

病程经过可分为三期：第一阶段为胃化学刺激期，是由于酸性胃内容物流入腹腔形成化学性炎症刺激腹膜，腹膜刺激征明显。第二阶段为胃反应性期，因穿孔几小时后大量腹腔炎性渗出中和了胃酸，腹痛反而减轻，极易被忽视而延误了手术时机。第三阶段为化脓感染期，通常病情危重，死亡率高。腹部立位平片可见膈下游离气体，有助于诊断。

（二）胃癌急性穿孔

年龄超过 40 岁，全身情况差，明显消瘦，曾呕吐咖啡样胃内容物，穿孔前疼痛不规律，顽固性腹痛，口服碱性药物无效者，应该考虑胃癌的可能。

（三）急性肠穿孔

可因肠坏死、溃疡或外伤等原因所致，多见于肠伤寒、肠结核、慢性结肠炎、急性出血坏死性肠炎、结肠阿米巴等疾病，应注意与急性胃十二指肠溃疡穿孔、急性阑尾炎穿孔、异位妊娠破裂等相鉴别。

三．梗阻或绞窄性疾病

（一）胆道系统结石

胆总管结石、胆囊结石、肝胆管结石均可引起急性右上腹或右季肋部疼痛，伴发热或黄疸等表现，为结石梗阻了胆道引流，继发感染等所致。急诊手术的目的在于解除梗阻、通畅引流、消除病灶。

（二）急性肠梗阻

临床常见，依病因可分为机械性、麻痹性、血运性三种。依肠管局部病理改变又可分为单纯性和绞窄性，后者肠管出现血运障碍。急性机械性肠梗阻最常见。

（三）腹腔脏器急性扭转

胃、大网膜、脾脏、卵巢等均可发生急性扭转，但均少见。胃扭转多因胃周韧带先天性过长而松弛，或因胃或膈肌的相关病变导致胃周韧带受牵拉所致。病人常常突发上腹部间歇性或持续性疼痛，伴频繁干呕，出现全身衰竭，胃管难以进入胃腔。体检可以发现左上腹扩张性肿块。X 线平片显示左上腹两个或一个液平面，常用术式为胃复位，减压后行胃造口术、胃固定术等。

（四）腹腔脏器破裂出血性疾病

可因外伤、肿瘤、炎症等原因所致，均有类似的急性失血乃至休克表现，常表现为突发腹痛、肤色苍白、冷汗、手足厥冷、脉搏细、进行性红细胞与血红蛋白减少、休克等。

（五）腹腔血管性病变

1. 肠系膜上动脉栓塞　栓子多来自心血管系统，如心瓣膜病、房颤、感染性心内膜炎等。少数因动脉硬化所致。腹痛突然，常持续性并阵发性加剧。查体可见腹胀、压痛明显。肠管缺血坏死后可以有明显的腹膜刺激征。应积极手术探查。

2. 腹主动脉瘤　其破裂出血死亡率极高。破裂时约 70% 出血进入腹膜后，其余进入腹腔。其典型症状为急性腹痛和腰背痛，迅速发生休克。唯一有效的治疗方法是迅速手术，以有效地控制腹主动脉瘤的近端，并做相应的外科处置。

（六）其他疾病

某些胸部疾病，如肋间神经痛、膈胸膜炎、急性心包炎、急性心肌梗死、急性右心衰竭等均可引起不同程度的腹痛。慢性铅中毒、急性铊中毒、糖尿病酮症酸中毒、肝性血卟啉病、原发性高脂血症等中毒或代谢障碍性疾病亦伴发不同程度腹痛，造成诊断困难。腹型紫癜、腹型风湿热、某些原因造成的急性溶血亦可表现为急性腹痛，应注意鉴别。

第三节　急腹症的诊断

外科急腹症是外科临床的常见病、多发病，多年来一直占普通外科急诊的1/4左右，需要及时而正确的诊断和进行手术治疗，否则会延误诊治，造成严重后果甚至危及病人的生命。外科急腹症的诊断，首先必须做好仔细的调查研究，掌握尽可能多的临床资料，然后再认真地进行分析比较，做到客观、真实、全面地认识疾病，一般是可以得出正确的诊断。也就是说临床上急腹症的诊断，主要是通过详细地询问病史和细致的体格检查，而不是单纯依靠先进医疗仪器设备，现介绍如下。

急腹症的诊断方法

（一）询问病史

是诊断急腹症的必要手段，重点应放在腹痛和消化道症状方面，特别着重了解下面几点：

1. 年龄与性别　新生儿急腹症以先天性畸形为主；幼年期以肠道蛔虫病、肠套叠及绞窄性疝为多见；青壮年期以急性阑尾炎、胃十二指肠溃疡穿孔及胆道蛔虫病为好发；中老年期则以胆囊炎、胆石症、结肠肿瘤及乙状结肠扭转为多见。从性别看，胃十二指肠溃疡穿孔以男性居多，急性胰腺炎则以女性多发。12岁以上女性应追问月经史、盆腔器官病史。

2. 既往病史　胃十二指肠溃疡穿孔病人以往常有溃疡病史；胆道疾病、阑尾炎以往也常有发作史；上消化道出血可有溃疡病或肝病史。其他如手术史、月经史对诊断也多能提供重要线索。

3. 腹痛　着重了解腹痛起始情况、腹痛的部位、性质和程度。

（1）起病情况：包括发病的诱因、起病的缓急、症状出现的先后主次和演变过程等。如腹部受伤后发生的腹痛，应考虑为内出血或胃肠道破裂；饱食后的腹痛，应考虑胃、十二指肠溃疡穿孔、胆囊炎或胰腺炎；剧烈活动后的腹痛，应考虑肠扭转或尿路结石；有慢性便秘史的老年人，突然发生腹痛、腹胀，应注意乙状结肠扭转的可能性；先发热后才有腹痛的，多为内科疾病，如肺炎或胸膜炎。腹痛发生的缓急：开始腹痛急剧而一般情况迅速恶化者，多见于实质性脏器破裂、空腔脏器穿孔或急性梗阻、重型胰腺炎、卵巢囊肿蒂扭转等；开始腹痛较轻，以后才逐渐加重者，多为内脏炎症性病变。

（2）腹痛的部位：一般来说，起病时最先疼痛和疼痛最显著的部位，多半是病变所在部位，因此，根据脏器的解剖位置，可以作出病变所在部位的初步判断，除此一般规律外，腹痛部位与病变不一致的现象应注意以下情况：①腹腔以外疾病，由于病变刺激肋间神经和腰神经分支，可引起所属腹部的反射性疼痛。如右侧肺炎、胸膜炎可反射引起右侧上、下腹痛，而易被误诊为急性胆囊炎或急性阑尾炎；②转移性腹痛，如急性阑尾炎的腹痛可始于上腹或脐周，然后再转移至右下腹；③异位内脏引起的腹痛等；④放射性痛，由于内脏病变，因神经支配的关系，受刺激的内脏神经末梢冲动而在脊髓的相应体表部位出现疼痛。常见的有急性胆囊炎及胆管疾病可放射至右肩或右肩胛区；急性胰腺炎可放射至左腰背；肾及输尿管结石可向同侧腰部及腹股沟、会阴部或大腿内侧放射；右下叶肺炎、胸膜炎及心肌梗死等疾病，可向同侧上腹部放射。该部的放射痛常表示特定脏器的疾病。

（3）腹痛性质：腹痛的性质在鉴别病变上有重大意义，可分为持续性、阵发性及持续性伴阵发性加重三种（往往表示病变的不同性质）：①持续性腹痛多表示腹内炎症和出血，由于炎性的或空腔脏器内容物以及血液等对腹膜的刺激所致，如急性阑尾炎、胃十二指肠溃疡穿孔及肝脏破裂等；②阵发性绞痛多为空腔脏器梗阻或痉挛所引起，如胆道结石、胆道蛔虫、肠套叠及输尿管结石等；③持续性腹痛伴阵发性加重多表示炎症与梗阻并存，如肠梗阻发生绞窄时、胆道合并胆道感染等，三种绞痛鉴别点见表 2-4-1。

表 2-4-1　绞痛鉴别表

类别	疼痛部位	其他特点
肠绞痛	脐周围	常伴有肠鸣音亢进，有时可见肠蠕动波
胆绞痛	右上腹或剑突下，放射至右肩部	可有黄疸、发冷、发热或胆囊肿大
肾绞痛	腰部，向腹股沟、外生殖器及大腿内侧放射	常伴有尿频等症状，可见血尿

（4）腹痛的程度：一般来说，腹痛程度反映腹内脏器病变的轻重，但不同的病人因个体差异，对疼痛的敏感程度亦有所不同。如某些功能性疾病，腹痛可以表现比较剧烈，而无明显器质性改变；有时在病变细胞迅速坏死时，腹痛可以不重。另外，不同的病因所引起的腹痛程度也有所区别，通常可分为隐痛、钝痛、刺痛、绞痛和钻顶痛等。实质性脏器炎症可呈持续性胀痛；胃十二指肠溃疡穿孔常呈突发而剧烈的刀割样疼痛，是由于消化液的化学性刺激腹膜所致；胆道蛔虫病呈阵发生性钻顶痛。

4. 伴随的消化道症状　外科急腹症常伴消化道症状，且继腹痛之后发生。

（1）恶心、呕吐：注意发生的时间、程度和呕吐物内容及量，对鉴别诊断也有帮助。如急性胃炎，食物中毒时先有呕吐，随后或同时伴腹痛；外科急腹痛早期出现的一般性呕吐多属反射性呕吐，如急性阑尾炎或急性胆囊炎的早期、卵巢囊肿蒂扭转等；急性重型胰腺炎早期可伴频繁呕吐，呕吐物量大可见胆汁。由胃肠道梗阻而发生的呕吐，称逆流性呕吐，一般发生较晚，高位性肠梗阻可早期出现阵发性腹痛伴频繁呕吐，而低位肠梗阻时则呕吐出现较晚，但呕吐物可含粪样物。如呕吐物有蛔虫而有上腹绞痛时，应考虑胆道蛔虫病。

（2）大便情况：在急腹症病人，应注意大便的有无、性状及颜色。腹痛发作后停止排气、排便，可能是机械性肠梗阻。反之，伴腹泻或便后伴有里急后重，可能是肠炎或痢疾；果酱样血便是小儿肠套叠的特征；柏油样便伴有心窝部绞痛和发热是胆道出血的表现。

5. 其他伴随症状　如绞痛伴有尿频、尿急、尿痛或血尿，应考虑泌尿系感染和结石。如腹痛伴有胸闷、气促、咳嗽、血痰或伴有心律失常，应考虑为肺炎或心绞痛等内科疾病。女性病人应注意月经及阴道流血情况，这有助于妇产科疾病的诊断。一般外科急腹症多有低热，并在腹痛之后，若先有发冷发热，而后有腹痛，多见于内科疾患。一般急性阑尾炎的体温多在 38.5℃之下，若疑有急性阑尾炎，而体温超过 40℃，则应先除外其他疾患，如急性胆囊炎、急性附睾炎及急性肠系膜淋巴结炎等。若伴黄疸表示为胆道疾病。

（二）体格检查

首先应做全身检查，然后重点检查腹部。

1. 全身检查　应对病人的一般情况做全面了解，包括体温、脉搏、呼吸、血压、神态、肤色、舌苔、体位和姿态，以及心、肺、肝和肾等，对急腹症的鉴别诊断常有一定意义。如腹膜炎病人多静卧不动，两下肢屈曲以减轻疼痛；而机械性肠梗阻、胆石症及输尿管结石等非炎症性腹痛的病人，常因剧烈疼痛在床上辗转不安或大声叫喊；胆道蛔虫病发作时，病人常采取胸膝位呻吟呼叫，发作间歇时又如常人；如急性腹痛伴有面色苍白、表情淡漠，首先想到腹内脏器出血和宫外孕，若无外伤史及停经史，则要考虑小肠大部扭转、急性重型胰腺炎、急性梗阻化脓性胆管炎及原发性肝癌自发性破裂内出血所致。

2. 腹部检查　腹部检查要多次反复对比进行。

（1）视诊：应仔细观察腹型、肠型、肠蠕动波、腹股沟部有无包块等。腹围的变化（经脐测量）是判定肠梗阻进展与缓解的观察指标之一；腹式呼吸运动减弱或消失，意味着腹膜炎的存在；肠型、肠蠕动波的存在说明有肠梗阻或肠麻痹的可能；局部隆起可能是闭袢性肠梗阻、腹内肿瘤或卵巢囊肿蒂扭转等疾病。

（2）扪诊：检查时可嘱病人平卧屈膝，使腹壁松弛，从无痛区域开始，然后再扪及可疑部位，检查小儿时尤应注意。扪诊的目的在于着重发现压痛、腹肌紧张、反跳痛的部位、范围和程度。出现广泛腹膜刺激征时，压痛最明显处常是原发病灶所在。老年、幼儿、经产妇女及肥胖病人，腹膜刺激征常较实际病情为轻。如发现肿块，应注意其位置、大小、形态、活动度及压痛等。

（3）叩诊：急性胃扩张或腹膜炎时，叩诊呈鼓音。胃肠道穿孔时，肝浊音界缩小或消失。腹内出血、腹水、胃肠穿孔或腹膜炎时，腹腔可有移动性浊音。

（4）听诊：肠鸣音亢进常为急性肠炎或机械性肠梗阻的表现，若听到气过水声或金属音则肠梗阻的可能性更大。机械性肠梗阻时，若肠鸣音由亢进转为减弱甚至消失，则提示肠管已绞窄或坏死。幽门梗阻或胃扩张时可闻振水音。肠鸣音减弱或消失提示急性腹膜炎。

（5）直肠指检：应注意有无触痛、肿块和指套染血。女性病人直肠指检发现子宫颈触痛者，提示盆腔脏器有炎性病变。必要时对已婚女性病人要做妇科检查。

（三）辅助检查

有条件时，可进行必要的化验、X 线检查、诊断性腹腔穿刺、B 超、纤维内镜以及 CT 等辅助检查，以进一步证实病变的性质和部位。疑有腹内出血时，应连续复查红细胞计数和血红蛋白值；疑诊急性胰腺炎时，应检查血、尿淀粉酶值。其他如血、尿、粪、体腔液和引流液进行涂片和培养等对确定诊断也有好处。

1. X 线　胸腹透视可了解有无肺炎或膈下游离气体，肠梗阻时可见肠管内多个液平面。必要时尚可行胆道、尿路造影、经皮肝穿刺胆道造影。特别是选择性动脉造影，近年来已被广泛用于消化道或内脏出血的诊断。

2. 超声　B 超对肝、胆、胰、脾、肾等实性脏器有较高的敏感性，对诊断子宫、附件及宫旁有无异常肿块，腹腔有无游离液体等亦迅速可靠。但是，超声检查仪本身的一些局限性如对空腔脏器不敏感、易受肠道气体干扰、缺乏二维图像、具体定位差等，影响了其诊断的准确性。但就急腹症而言，超声检查可以提供普通 X 线片不能反映的信息。如超声对肠梗阻的诊断不仅可以发现腹部立位 X 线片显示的肠管扩张、肠腔内积气和积液，还可以提供腹腔内是否有腹水、是否有占位性病变等信息。据文献报道，超声能对 92.7% 的肠梗阻明确诊断，并且能准确发现 71% 的绞窄性肠梗阻，而腹部平片只能对 85.5% 的肠梗阻做出诊断，并且无法发现出现绞窄的肠梗阻。目前，彩色超声可以显示主要血管与病变的关系，也可以显示病灶内的血流状态，并依此判断病变的部位和性质，以及与急腹症的关系。经阴道彩色多普勒则大大提高了二维图像的分辨力，可以显示早期或小病灶的妇科急腹症。对于妇科急腹症诊断的敏感性高达 90%，准确性高达 95%。同时超声对儿童急性胃肠疾病也有一定的诊断意义，特别是对肥厚性幽门狭窄、小儿肠套叠和急性阑尾炎的诊断正确率较高。鉴于 B 超检查无损伤、操作简便、费用低廉，使得 B 超检查成为目前急腹症诊断的重要手段之一。

3. CT 和 MRI　由于受到腹部气体的影响，超声诊断受到限制。而 CT 作为一种精确、可靠的检查手段，诊断准确率高达 95%。而新近出现的螺旋 CT 拥有先进的动态对比和高分辨率的容积扫描能力，能够提供快速准确的诊断。多层螺旋 CT 更可以在一次扫描中获得 4 层图像，使患者屏一口气就可完成胸腹部全程扫描，并同时可行三维重建 CT 血管造影，其效果接近数字减影血管造影术，并且还能了解主要脏器的灌注情况。而 CT 仿真内镜成像技术的应用则使 CT 达到近似内镜的效果，能清晰显示出肠腔内外情况，对肠道疾病的诊断和病情的判定提供了重要依据。磁共振胆胰管成像是近年用 MR 水成像技术直接显示胰胆管形态和结构的无创性成像方法，其原理为获得重 T2 加权图像，使含水的器官显影。因此含有液体的胰胆管在 MRCP 上显示为高信号，从而达到类似直接胰胆管造影的效果。它可以多方位成像，从不同角度显示胰胆管，对于急性胆胰疾病提供了可靠的诊断依据。但是在行 MRCP 时，胃肠道内液体，尤其是十二指肠内的液体，往往同时显影，可能影响对胰胆管的观察。口服枸橼酸铁铵溶液可抑制胃及十二指肠内液体分泌，排除其干扰，使 MRCP 能清楚地显示胰胆管。

4. 内镜　对急腹症具有诊断和治疗作用的内镜有食管镜、胃镜、十二指肠镜、胆道镜和结肠镜等。目前内镜基本上可以对除小肠以外的所有消化道疾病做出初步诊断，并且可以进行如电凝、结扎、活检等操作。其中十二指肠镜不仅对胆道出血有诊断意义，更重要的是还可以对部分胆道和胰腺急腹症实施造影或行胆道、胰管镜检，有报道认为其对胆管疾病的敏感性高达 90% 以上，明显优于 CT 或 MRCP。其优势在于避免了手术前的麻醉对患者生命体征的干扰，也避免了开腹探查可能引起的出血和损伤周围脏器的风险，特别是胰腺，深藏于腹膜后，手术时常有胰漏的危险。有超过 3 例的大样本研究表明，急腹症中内镜检查或治疗多适用于美国麻醉医师协会身体状况评分标准 3～5 级、不能耐受麻醉或手术的患者，其相关死亡率只有 0.05%，患者恢复快，住院时间短，可减少医疗费用。

5. 腹腔镜　大部分急腹症可以通过常规检查方法得到正确诊断和及时治疗，但仍有部分病例仅靠患者的症状、体征及辅助检查无法给出明确诊断，外科医师很难把握剖腹探查的指征。随着腹腔镜技术的日趋成熟，腹腔镜在急腹症中的应用也日益广泛，特别是在诊断不明确时，能避免不必要的剖腹探查，做到早期诊断、早期治疗。有研究表明在急腹症患者中只有 13% 是必须行剖腹探查的，87% 可以通过腹腔镜诊断并治疗。而随着诸如荧光染色等新技术的出现，腹腔镜诊断的正确率将得到进一步提高。

6. 腹腔穿刺和腹腔灌洗　在急腹症病因诊断不明确时，可以考虑行腹腔穿刺。它无需往返搬动患者，患者负担轻，适应证宽，并发症少。只要严格掌握适应证、禁忌证和操作规程，其阳性率和正确诊断率可达到 90% 以上，如处理不当，亦可出现假阳性。诊断性腹腔灌洗是腹腔穿刺的进一步延伸。其原理在于根据灌洗液性质诊断疾病：脓性灌洗液，多为急性阑尾炎；若混有食物残渣，应考虑胃肠道穿孔；如洗肉水样液体混有脂肪颗粒，则可能为胰腺病变。当穿刺结果和临床表现不符时，可以考虑进一步行DPL，其准确率及安全系数均大于单纯的腹腔穿刺。有研究表明诊断性DPL比B超或CT更能明确急腹症患者的诊断，甚至有学者建议在对小儿急腹症患者行剖腹探查时必须先行腹腔灌洗以明确诊断。

7. DSA　尽管是一种创伤性检查手段，不易被人们所接受，但对于以急性失血为主要临床表现的一类急腹症，DSA却是最有效和敏感的检查方法。一般认为出血速度≥0.5ml/min时可见造影剂外溢，敏感性为58%～86%。DSA不仅具有定位和定性的双重诊断价值，同时还可有针对性进行止血治疗。但DSA检查设备昂贵，对操作者技术要求较高。而且由于此类出血患者一般生命体征不平稳，一些临床医生常常担心DSA术中的生命危险而拒绝，转为开腹手术。

急腹症的诊断常常不很容易，因为各种急腹症有很多相似的临床表现，甚至同一疾病在不同的病人也有多样性。对于一个有多年工作经验的外科医师来说，如果能做出正确的诊断。至少80%是依靠询问病史和物理检查传统的诊断方法，一些先进的诊断技术仅是传统诊断方法的“锦上添花”而非能取代，这就要求我们必须做到详细的询问病史，全面查体，然后结合各种发现进行分析鉴别。切记病史和临床物理检查是有效的诊断基础。

第四节　急腹症的鉴别诊断

实际上我们在进行询问病史和查体的同时，就已开始进行诊断和鉴别诊断过程。外科急腹症的诊断程序如下：

一、是否为外科急腹症

外科急腹症均有急性腹痛为主的症状，但有些内科疾病也可有剧烈腹痛，避免误诊的关键在诊断急腹症时要考虑到这类疾病的可能，同时要熟悉内科急腹症及妇产科急腹症的共同特点和各自特点以利于鉴别诊断。

（一）外科急腹症的特点

1. 腹痛起病较急，腹痛多先于发热或呕吐。

2. 腹痛较重，且腹痛部位明确，有固定的压痛点。

3. 常伴腹膜刺激征　腹痛区压痛、腹肌紧张和反跳痛，患者多“拒按”腹痛区。

4. 腹式呼吸减弱或消失，肠鸣音亢进或消失。

（二）内科急腹症的特点

1. 一般先有发热或呕吐、腹泻，而后出现腹痛。

2. 腹痛程度较轻，或痛无定处，部位不明，往往是时轻时重，忽左忽右。

3. 腹部无局限性固定压痛点，患者常“喜按”，无腹膜炎性体征，至多只轻微肌紧张，肠鸣音正常或活跃。

4. 若为女性，可有月经紊乱及阴道出血史，腹痛常起于中、下腹部，可向会阴部放射。

5. 可有其他部位的阳性体征，如右下肺大叶性肺炎、胸膜炎时，肺部有啰音和胸膜摩擦音。

二、确定腹痛的性质

外科急腹症病种繁多，如急性阑尾炎、脾破裂等。实际上诊断包括病变部位和性质，而我们一般在诊断时先判断病变性质，然后确定病变部位或器官。确定腹痛的性质，也是确定腹痛的病因。常见的腹痛性质有：

（一）急性炎症性疾病

这类疾病的共同特点有：

1. 一般起病较慢，腹痛为持续性，并由轻转重，当出现坏死时，腹痛更加剧烈。

2. 常有腹膜刺激征，当炎症发展到一定程度，波及壁腹膜时，可出现压痛、反跳痛和肌紧张。

3. 常有全身中毒症状，由于毒素的吸收，可有体温升高、脉搏加快和白细胞升高等全身中毒症状。

（二）急性穿孔性疾病

这类疾病的共同特点有：

1. 发病突然，呈持续性腹痛。

2. 腹痛剧烈呈刀割样，腹痛开始在病变所在部位，迅速扩展至全腹。

3. 伴有腹膜刺激征，一般多为全腹压痛、反跳痛和肌紧张。

4. 肠鸣音减弱或消失（"安静腹"）。

5. 腹部X线检查多可见膈下游离气体。

6. 诊断性腹腔穿刺可抽出胃肠内容物（如碱性肠液或胆汁、酸性胃液及食物残渣等）。

（三）急性梗阻性疾病

这类疾病涉及腹内很多脏器，如肝外胆道、肠道及泌尿道（输尿管），共同特点有：

1. 起病急骤，开始症状即剧烈。

2. 腹痛为典型绞痛，有间歇期，呈阵发性加剧，若呈持续性腹痛伴阵发性加剧，则说明脏器梗阻和炎症病变并存。

3. 多伴有呕吐，早期为反射性，晚期为逆流性。

4. 脏器梗阻所特有的现象，如肠梗阻时，可有肠鸣音亢进或气过水声；胆道梗阻时，可伴有畏寒、发热和黄疸；泌尿系结石，可伴腰、腹股沟及大腿内侧放射性痛。

5. 实验室检查，X线及B超检查可提供诊断依据。

（四）急性出血性疾病

这类疾病的共同表现有：

1. 有呕血、便血等，腹内出血可有腹部外伤，女性有停经史。

2. 为持续性钝痛，腹膜刺激征较轻。

3. 可出现出血性休克征象和移动性浊音。

4. 白细胞计数常升高，而细胞计数和血红蛋白呈进行性下降。

5. 诊断性腹腔穿刺（或阴道后穹隆穿刺）可抽出不凝固血液。

三、确定腹痛的部位

即最后确定病变在哪个脏器和部位。这方面的确定比较容易，可根据以下几方面判定：

（一）根据腹痛起始部位和阳性体征部位，结合腹内脏器和腹壁上的投影知识判定。一般说来，疼痛最先起始和最显著的部位，多半是病变所在部位。如上腹持续性腹痛伴阵发性加剧，腹膜刺激征，而以上腹偏右压痛最明显者多为胃、十二指肠溃疡穿孔；转移性右下腹痛，检查右下腹有固定局限性压痛者多为急性阑尾炎。

（二）根据病变的某些特征判断

如上腹部痛、畏寒发热伴黄疸为急性梗阻性化脓性胆管炎；转移性右下腹痛伴右下腹固定压痛多为急性阑尾炎；脐周阵发性腹痛伴肠鸣音亢进及气过水声为小肠机械性梗阻。胃肠穿孔常有游离气体；泌尿系统疾病常有血尿；女性生殖系统疾病往往有月经改变和阴道出血等。

（三）配合必要的特殊检查

如化验、X线及B超检查等，常能准确地推断受累脏器的部位。

凡诊断已明确者，则据病情进行相应的治疗。若症状、体征不典型，一时难以鉴别的病人，应作短期观察，1～2小时后再检查，注意体重和病情的变化，根据检查结果做出诊断。病情逐渐恶化者，应及时进行剖腹探查，以免延误诊断和治疗。临床常见急腹症鉴别诊断见表2-4-2。

表2-4-2 常见急腹症鉴别诊断表

疾病	病史	腹痛部位	腹痛性质	腹痛体征	其他病象	实验室检查
原发性腹膜炎	体弱儿童、妇女多见常先有上呼吸道感染	满腹	持续性钝痛	广泛腹膜刺激、肠麻痹转移性浊音	呕吐、腹泻、稀便、发热、中毒性休克	白细胞增高(++)、血培养可能阳性
急性胃炎、胃肠炎	发病急、有暴饮暴食或不洁饮食史	中上腹或扩散到全腹	持续性胀痛或阵发性剧痛	中上腹或脐周轻压痛无肌痉挛，有肠蠕动亢进症	恶心呕吐或腹泻腹鸣发热	白细胞增高(+)呕吐物或大便有不消化物
肺炎、胸膜炎	呼吸道感染中急性发病	上腹部偏于一侧	持续性腹痛，呼吸时加剧，限制呼吸时减轻	上腹部可能有压痛亦可能喜按，无肌痉挛	寒颤、高热、胸痛、咳嗽咳铁锈色痰，肺炎及胸膜炎胸部体征阳性	白细胞增多(++)
阑尾炎	从中上至右下转移性腹痛、无诱因	先中上腹后右下腹	先中上腹钝痛，胀痛后右下腹持续性痛逐渐加剧	右下腹阑尾部位恒定压痛，肌紧张、痉挛	早期恶心呕吐，体温略升	白细胞增高(++)
急性肠系膜淋巴结炎	儿童多见、随呼吸道感染发病	脐周或右下腹偏旁中线不转移	持续性钝痛	脐周或右下腹压痛无痉挛	有高热，呕吐少见，腹痛在治疗下迅速减退	白细胞增高(++)
急性胆囊炎、胆石症	中年女性多见，多在饱餐或脂餐后发作，起病突然或急骤	中上腹扩展到右上腹肋下区	先胀痛、继绞痛、向右肩及背部放射	右上腹明显压痛、肌痉挛，Murphy症阳性，或可触及胆囊炎性肿块	恶心、呕吐、发热、毒血症、可有轻度黄疸	白细胞增高(++～+++)

续表

疾病	病史	腹痛部位	腹痛性质	腹痛体征	其他病象	实验室检查
急性胆道感染、胆石症	中青年多见、起病急	中上腹剑突下及右上腹	持续性剧痛或阵发性绞痛，向肩背放射	中上腹与右肋下压痛，可能摸到胆囊炎性肿块	寒颤、发热、黄疸、恶心呕吐、肝可能肿大	白细胞增高(+++)尿胆红素(+)血清胆红素(+)，十二指肠引流发现脓性胆汁
胆道蛔虫症	中青年多见、起病急，有吐蛔、驱蛔史	剑突下	剧烈钻顶样疼痛难忍，患者叫喊辗转不安，出汗	剑突下深压痛，无肌痉挛，与腹痛程度不相称	恶心呕吐、可吐活蛔虫，间歇性隐痛或完全无痛	白细胞增高(+)、嗜酸粒细胞多，大便有蛔虫卵
急性胰腺炎	暴饮暴食后急骤起病	先上腹中部或偏左，后可扩散	持续性剧烈割痛，可向左腰背放射	上腹压痛至严重强直，脐部及右肋部可见瘀斑，转移性浊音，可能阳性	反射性呕吐，出血型可迅速休克	白细胞增高(+++)、血清、尿淀粉酶增高
急性盆腔炎	多在月经期或分娩、流产后发病、有反复发作史	下腹部为主、常有上腹不适及腰痛	持续性钝痛，有坠痛感	一般无肌痉挛，盆腔及肛门指诊可发现附件区明显压痛或炎块，推举子宫加重	发热、畏寒、白带增多、月经过多或迁延时久	白细胞增高(++)、血沉值高
胃、十二指肠穿孔	中年男性多见，有溃疡病病史，多在饮食后突然发作	先在上腹，随后可扩散至全腹	剧烈持续刀割样	上腹压痛，肌痉挛明显至全腹板样强直，肝浊音消失，转移性浊音(+)，肠鸣音消失	保持静止，不乱叫乱喊，严重例呈休克症	白细胞增高(+++)
伤寒肠穿孔	伤寒症第三周突然发作	脐周或右下腹迅速扩散	起病时尖锐痛，继为持续性痛	右下腹或全腹腹膜刺激明显，转移性浊音及肝浊音消失(+-)	伤寒症状仍存在，可能出现休克	原伤寒症白细胞减少，可略增多
卵巢滤泡、黄体破裂	两次月经中期前后突然发作	下腹部低位	开始较剧烈，继减轻成钝痛	下腹部腹股沟上区深压痛，无肌肉痉挛，直肠或盆腔检查附件触痛	多无恶心、呕吐，体温正常，过去有轻度经间痛史	白细胞正常或略高
外伤性空腔器官破裂	腹部暴力压迫或挫伤时发生	先局限后扩散至全腹	起病时尖锐痛，继为持续性痛	局限或全腹腹膜刺激，但破裂器官部位较明显，肝浊音消失，肠鸣音减弱或消失	可能有恶心、呕吐，发热，可能出现休克	白细胞增高(++)
粘连性肠梗阻（肠扭曲）	过去有腹部手术或腹膜炎史，突然发作	脐周或满腹	阵发性绞痛	脐周或全腹压痛可见肠型、肠蠕动波，肠鸣音亢进，除非绞窄无腹膜刺激征	伴恶心、呕吐、腹鸣、腹胀、便秘，可完全不排气	白细胞一般正常

续表

疾病	病史	腹痛部位	腹痛性质	腹痛体征	其他病象	实验室检查
肠扭转（小肠、乙状结肠）	小肠多见于儿童，乙状结肠多见于成人，发病突然	小肠在脐周，乙状结肠在下腹偏左，均可向背部放射	持续性阵发性加剧	小肠：腹中部压痛和肌肉紧张，肠鸣音亢进，腹胀不明显。乙状结肠：全腹胀左下腹压痛和肌紧张，腹胀明显	小肠：呕吐频繁，严重则出现休克；乙状结肠：腹胀突出但呕吐少	白细胞增高(+)
肠蛔虫	儿童为主，有吐蛔、排蛔史，渐起病	腹中部	阵发性绞痛间歇性减轻	腹中部可触及肠内蛔虫团，有压痛但无肌痉挛，肿块可按摩疏散	呕吐频繁、便秘，不排气、腹胀，一般不发热	白细胞增高(+)，嗜酸粒细胞增多，粪检可见蛔虫卵
肠系膜动脉栓塞	中老年多见，有动脉硬化或心瓣膜病，心房颤动史，起病急	腹中部	剧烈持续性阵发加剧	早期有压痛，拒按，晚期有腹膜刺激征，可触及炎块，伴有肠麻痹症	呕吐频繁，呕吐物血样，可出现休克	白细胞增高(++)
肠系膜静脉血栓形成	有腹腔内感染或门静脉高压（肝硬化或肿瘤压迫），起病缓	腹中部	持续性钝痛	压痛及肌紧张，肠麻痹腹胀，转移性浊音(+-)可能触及肠段，肿块，伴有肌痉	反流性呕吐，呕吐物暗黑粪臭	白细胞增高(+++)
肠套叠	婴儿多见，起病急	腹中部或全腹	阵发性绞痛	回盲部可触及腊肠形包块，有压痛，无肌痉挛，阵发时发硬，间歇时松软，髂窝呈现空虚	呕吐频繁，见肠蠕动波，排黏液血便，体温不高	白细胞增高(+-)，粪见粘液及红细胞
肾、输尿管结石	发作突然，过去可能有反复发作史	腰部两侧及腹部一侧	剧烈阵发性绞痛，向外生殖器放射	肾区叩痛，一侧腹部自上而下沿锁骨中线压痛，无肌痉挛	恶心呕吐、尿急、尿频感，一般不发热	白细胞增高(+-)，尿检查可见红细胞
卵巢囊肿扭转	可能有腹块，突然发作腹痛	下腹一侧，可遍及中上腹（长蒂扭转）	阵发性剧烈绞痛	有压痛及肌紧张，可触及压痛肿块，盆腔检查发现与附件有联系	恶心呕吐、一般不发热	白细胞增多(+)
肝、脾、肠系膜破裂	腹部暴力压迫或挫伤后发病，起势迅速	全腹，但以胆、脾或系膜部位比较明显	尖锐至持续钝痛	肝、脾或系膜（腹中部）区压痛，肌紧张明显，波及全腹，有转移性浊音	失血性休克	进行性红细胞及血红蛋白下降
宫外孕破裂	见于育龄妇女，有停经史，发病突然	先一侧下腹，继扩展至全腹，但仍以下腹显著	开始可能尖锐，继而持续，伴阵性加剧	下腹部压痛伴肌紧张	失血性休克，盆腔检查：子宫有早孕症，宫颈举痛，阴道内可能见血	进行性贫血，妊娠试验可能阳性

第五节　急腹症的治疗原则

诊断不明时的处理

对部分一时难以明确诊断的病人，应按以下原则处理。

（一）严密观察、反复检查、边治疗边认真分析

判断是否需要进行紧急手术探查，或可以观察，继续查明腹痛的原因，然后再作处理，同时可做好术前准备工作。

（二）观察中的必要处理

按具体病情，采取禁食、胃肠减压，观测体温、脉搏及血压等，纠正水、电解质及酸碱平衡失调，防治休克，控制感染，复查血常规和生化，并配血备用等。

（三）未明确诊断前，慎用以下措施

不可轻率应用吗啡类止痛剂，以免掩盖病情的观察；如不能排除肠坏死或肠穿孔，应禁用泻药和灌肠。但可选用解痉剂、针灸及封闭等治疗。

（四）非手术治疗

内镜和腹腔镜等技术的发展，将急腹症的手术治疗带入崭新的“微创”时代，从而在最大程度上避免了手术带来的应激伤害。

1. 内镜　目前内镜应用于急腹症治疗，主要是十二指肠镜对急性胆胰疾病的治疗。急性胆管炎或重症急性胆管炎是急腹症中十二指肠镜治疗的最佳适应证。此类患者往往已经进入休克期或休克早期，手术耐受性极差，手术死亡率高。此时可选择行胆管逆行造影加乳头括约肌切开术，并可选用十二指肠镜插管经鼻或经口有效引流胆管淤滞的胆汁，即所谓经十二指肠镜鼻胆管引流术和经十二指肠镜逆行胆管内引流术。

2. DSA　某些急腹症如消化道出血，可以采用 DSA 进行最终治疗。选择适当的方法进行暂时或永久的栓塞止血治疗。有研究表明，对于活动性出血的患者用 DSA 进行超选择性血管栓塞成功率高达 93%，栓塞治疗再出血率仅为 20%，但对于非活动性出血患者的成功率只有 33%，故对于非活动性出血的患者不建议使用 DSA。急腹症是临床常见病，其发病率高、死亡率高、手术治疗并发症发生率高。随着现代医学技术进步，尤其是影像学技术和腹腔镜技术的发展，急腹症的诊治水平得到极大的提高。即便如此我们仍然应该重视问病查体等基础诊断手段，不能过分依赖辅助检查，应根据需要合理选择，真正做到有的放矢，个体化地诊治患者。

（五）手术治疗

在严密观察中，如有下列情况，应及时剖腹探查。

1. 疑有腹腔内出血不止者。

2. 疑有肠坏死或肠穿孔且严重腹膜炎症者。

3. 密切观察或积极治疗几小时后，疼痛不缓解，腹部体征不减轻，一般情况不好转，或反而加重者。

诊断明确者，可按外科原则处理。下列情况可容许观察或采用非手术疗法：①病变炎症较轻，因年龄、体质、工作或伴有严重的全身性疾病者，可不急于进行手术治疗，如单纯性急性阑尾炎、胆囊炎、空腹下包裹性溃疡病穿孔及轻型胰腺炎，经治疗观察病情好转，以后

再考虑进一步治疗问题。②原发性腹膜炎、急性肠系膜淋巴结炎、小口肝癌破裂、小口外伤性脾破裂、轻度肾损伤、急性盆腔炎以及两岁以下可还纳的腹股沟疝。

（王文虎）

【参考文献】

[1] F. Gary Cunningham. 世界医学经典名著译丛. 郎景和，译. 美国：世界图书出版公司，2001.

[2] 梁力建. 外科学. 第6版. 北京：人民卫生出版社，2004.

[3] 吴在德. 外科学. 第7版. 北京：人民卫生出版社，2008.

[4] 钱礼. 钱礼腹部外科学. 北京：人民卫生出版社，2006.

第五章

胃癌的规范化治疗

第一节 流 行 病 学

胃癌是我国主要恶性肿瘤之一。据我国29个省市、自治区死因调查结果，胃癌占男性和女性死亡原因的第二位和第三位。在恶性肿瘤中占首位。每年死亡约16万人，占恶性肿瘤死亡的23.03%。我国胃癌粗死亡率为17.30/10万（男性为22.15/10万，女性为12.23/10万）；中国人口调整死亡率为15.41/10万（男性为20.93/10万，女性为10.16/10万）；世界人口调整死亡率为23.86/10万，女性为15.93/10万。

我国属胃癌高发国家。近30年来，胃癌的发病在世界范围包括日本在内的许多高发区国家均有明显的下降趋势。随着经济的发展、人们生活水平的提高、饮食结构的改善，胃癌的发病率及死亡率仍将进一步下降。

（一）发病率

世界各国胃癌发病率，以日本最高，男性超过70/10万，女性超过30/10万。发病率在性别上无明显差异。就地区而言发病率超过30/10万的地区在欧洲、亚洲东北部、拉丁美洲；在15～30/10万的地区有北美、西欧、大西洋；而西亚、非洲、中南美洲西部和澳洲在15/10万以下。就国家而言胃癌的集中高发地区有日本、智利、芬兰、俄罗斯，以日本最高（男性超过70/10万，女性超过30/10万）。据文献报道，中国的胃癌发病率，男性为55.7/10万，女性为21.0/10万。

（二）死亡率

胃癌死亡率男女性别比值为1.5∶1～2.5∶1。胃癌死亡率较高的国家，主要分布在亚洲、拉丁美洲和欧洲等地区。日本、新加坡和中国，为亚洲死亡率较高的国家。拉丁美洲以哥斯达黎加、智利的死亡率最高。欧洲以俄罗斯、匈牙利、波兰、冰岛、罗马尼亚、保加利亚等国死亡率较高。以上国家男性调整死亡率都在20/10万以上。胃癌死亡率较低的国家，男性胃癌调整死亡率在9/10万以下的有美国、加拿大、古巴、澳大利亚、丹麦等国。我国胃癌分布广泛，各地区死亡率差异明显，且有地理相对集中趋势。高死亡率地区集中在西北地区，如青海、宁夏、甘肃；较高死亡率在东北地区的辽宁、吉林、黑龙江以及东南沿海地区的江苏、上海、福建、浙江等；低死亡率的省份有四川、云南、贵州、广东及广西等。

（三）地理分布特点

胃癌多发生于高纬度地区。我国在北纬30°以北有13个地区胃癌死亡率较高。胃癌的发病与气候有明显关系：发生与高原气候和中温带或中温带干旱气候因素相关。胃癌的发病和地质因素亦有关：我国胃癌高发区聚集于黄河上游、河西走廊、长江下游和闽江口等火山岩地带以及太行山南段的变质岩地区和胶东半岛的散在变质岩地区。在国外沿海国家如日本、智利、芬兰、冰岛等及我国沿海省份如辽宁、山东、福建、浙江胃癌死亡率均高。

第二节 病 因 学

我国全国死因回顾调查，发现西北河西走廊一带及东部沿海是我国胃癌高发地区。随后发现胃部疾患、亚硝酸胺及真菌毒素与胃癌发病有关。以后各地对危险因素及保护因素进行了大量调查研究，结果较为一致。危险因素有高盐食物、霉变食物、不良饮食习惯、胃部疾患、家庭患癌史、精神创伤及性格抑郁等；有保护作用的因素为新鲜蔬菜、水果、豆制品、牛奶及鲜鱼肉、含巯基类的大蒜、葱及绿茶等。

（一）饮食生活因素

1. N- 亚硝基化合物
2. 高盐饮食
3. 霉变食物
4. 不良饮食习惯（三餐不定时、暴饮暴食、进食快、喜烫食等）
5. 吸烟因素

（二）人格特征

癌症病人的生活孤僻，感情上与人隔绝，并且易于自责。

我国以往流行病学研究多次报道，胃癌患者具有“性格内向，爱生闷气”的特点。

（三）C 型行为

C 型行为是一种容易发生癌症的行为模式。C 是 Cancer 一词的第一个字母。

C 型行为的特征在气质上好压抑自己的情绪，特别是压抑愤怒，怒而不发。

C 型行为的人肿瘤发生率比一般人高 3 倍以上，并可促进癌的转移。

英国学者发现压抑消极情绪，淋巴细胞功能减退，免疫力低下，易生癌瘤。

压抑、紧张等可损伤 DNA 自然修复过程或使细胞增殖分化导致肿瘤发生。

（四）遗传因素

胃癌有家庭性聚集的倾向。有家族肿瘤史者患胃癌的几率受环境因素影响较大，而弥漫型胃癌与家族的关系密切。癌症的家族遗传现象，目前认为可能由染色体畸变引起，这种染色体畸变有时会遗传给后代，但这种遗传并不是直接的癌症遗传，而是个体易发生癌症的倾向。许多证据表明胃癌的发生与抑癌基因 *P53*、*APC*、*DCC* 杂合性缺失和突变有关，如胃癌组织中 *P53* 的杂合性缺失高达 63%，而癌旁异型增生的黏膜中未见 *P53* 缺失。ABO 血型的研究表明，胃癌与 A 型血有联系，但仅与弥漫型胃癌有关。

（五）胃慢性疾病

某些胃的良性疾患与胃癌的发生有一定关系，是一公认的事实。以往认为胃溃疡的癌变率较高，近二十年来，由于光导纤维内镜的广泛应用，现已知胃溃疡虽可恶变，但恶变率并不高，以往不少被诊断为溃疡癌变的患者，其实是由于未能认识到癌性溃疡也能愈合，以致被误认为良性溃疡所致。近年来已认识到，萎缩性胃炎以及常伴有的肠上皮化生与胃癌发生的关系较之胃溃疡更为密切。不但从大量的流行病学调查资料发现胃癌的高发区萎缩性胃炎的发病率也较高，两者呈正相关；而且萎缩性胃炎及肠化生的部位与胃癌的好发部位也一致，尤其是高发地区的胃癌源自化生的肠上皮的更多。从组织化学的黏液染色可将肠上皮化生分为小肠型及大肠型两种，现已知道大肠型肠上皮化生与胃癌的发生有密切关系。虽然追踪观察十年以上的萎缩性胃炎其胃癌发生率可达7.7%～13.8%，但一般认为萎缩性胃炎仅是发生胃癌的背景性疾病，当萎缩性胃炎的黏膜上皮出现明显的非典型增生时才能视为癌前病变，至于萎缩性胃炎患者胃癌发生率较高的原因，可能是由于胃腺体萎缩，导致胃酸的缺乏或低下，同时由于胃黏膜炎症而使胃内细菌数尤其是硝酸盐还原菌数增加，这样就为从饮食中进入胃内的硝酸盐或亚硝酸盐与胺类结合创造了良好的条件，从而就有可能在胃内合成具有致癌性的亚硝胺，而目前认为亚硝胺类化合物很可能是胃癌的主要致癌物。其次胃黏膜上皮发生肠上皮化生后，不但具有肠上皮的吸收功能，而且也可吸收某些脂溶性的致癌物，但这种化生的肠上皮是发育不全的细胞，其功能有异于正常细胞，虽能吸收但缺乏转输功能，因此致吸收的致癌物便强留于黏膜内而易导致胃癌的发生。

（六）幽门螺旋杆菌

幽门螺旋杆菌感染与胃癌有关基于以下原因：在正常胃黏膜中很少分离到幽门螺旋杆菌，而随胃黏膜病变加重，幽门螺旋杆菌感染率增高。测定胃癌病人以前的血清，发现其幽门螺旋杆菌抗体阳性率明显高于对照组。

（七）地域环境因素

胃癌的发病有明显的地域性差别。我国的西北河西走廊一带及东部沿海是我国胃癌高发地区；日本、俄罗斯、南非、智利等是高发区国家。

第三节　胃 癌 概 念

胃癌是指发生于胃黏膜上皮细胞的恶性肿瘤。早期胃癌指不论癌的大小，不管有无淋巴结转移，凡癌组织浸润限于胃黏膜层内或黏膜下层内的胃癌。进展期胃癌是指癌组织浸润到黏膜下层以下的胃癌。亦是中期胃癌和晚期胃癌的总称，所以进展期胃癌又称中晚期胃癌。晚期胃癌是指癌组织经黏膜、黏膜下层、肌层浸润至浆膜下层、浆膜层及浆膜外的胃癌。晚期胃癌是胃癌发生发展的晚期阶段。

原位癌是指癌组织仅限于上皮层内未突破基底膜的癌。

胃的黏膜内癌是指癌细胞已突破腺管基底膜、浸润到胃黏膜固有膜内，但尚未突破黏膜肌层的胃癌。

黏膜下癌是指癌细胞已突破黏膜肌层。微小胃癌是指癌病灶最大直径在5.0mm以下的胃癌。小胃癌是指癌病灶最大直径在6～10mm内的胃癌。

微小胃癌与小胃癌都属于特殊型早期胃癌。

胃黏膜“一点癌”是指胃黏膜活检时诊断为胃癌，但在切除的胃标本上却找不到癌组织的病例。

第四节　病 理 分 型

（一）大体形态

1. 早期胃癌大体分型

(1) 隆起型（Ⅰ型）：病变呈不规则隆起，边界清楚可见，表面呈节结状，一般直径在2cm

以上，无蒂或有蒂，隆起厚度常高于周围黏膜厚度的两倍以上。该型占早期胃癌的10%左右。

(2) 平坦型（Ⅱ型）：病变较平坦，可稍隆起或浅凹，但不明显，常为较平坦的斑块或糜烂，色泽变化不明显，可伴有瘢痕，境界常不清楚。该型胃癌也可分为三个亚型，即稍隆起的Ⅱa型、稍凹陷的Ⅱc型及病变平坦的Ⅱb型。早期胃癌以Ⅱb型最常见，且常可与其他型合并存在。

(3) 凹陷型（Ⅲ型）：病变不规则，有明显的浅凹陷，表面经常有出血和覆盖污秽的渗出物，常可见其边缘的黏膜中断，该型约占25%。

2. 进展期胃癌　是指病变深度已超越黏膜下层的胃癌，可分为三型。

(1) 肿块型：癌肿生长较慢，常形成蕈状巨块，突入胃腔，呈菜花状，表面常有溃疡形成和继发感染。肿瘤的基底较宽，病变较局限，细胞分化也较好，向深部组织浸润和转移较晚。此型也即Borrmann Ⅰ型。

(2) 溃疡型：肿瘤中央坏死，有大的溃疡形成，溃疡底部不平，边缘隆起，质硬，有时隆起较为明显而形成环堤状或结节状（Borrmann Ⅱ型），有时癌肿向周围胃壁呈小范围的浸润性生长（Borrmann Ⅲ型）。该类型胃癌细胞分化程度较低，其生长方式较他型胃癌更易自黏膜向浆膜方向发展，因此早期即可侵入浆膜层，并广泛侵入胃壁内的淋巴管。

(3) 浸润型：癌的生长方向沿胃壁各层组织的间隙向四周扩散，常先累及黏膜下层的疏松结缔组织，不呈现局限性肿物。病变可累及胃的一部或全部。病变部分胃壁增厚、变硬，若累及全胃则整个胃壁僵硬，胃腔缩窄，呈革袋状胃（Borrmann Ⅳ型）。此类胃癌细胞分化最差，恶性程度最高，淋巴转移发生较早。

Bormann分型是国际上最广泛采用的一种进行期胃癌分型法，主要是根据肿瘤的外生性和内生性部分的相对比例，划分为四个类型。

Ⅰ型（结节或息肉型）：癌瘤主要向胃腔内凸出生长，可呈息肉状、蕈伞状或结节状。表面也可以呈乳头状或菜花状，常可见不太明显的糜烂或溃疡。肿物的基底较宽，浸润现象不明显，界限清楚。此型胃癌，生长较缓慢，转移发生也较晚，在X线检查和胃镜检查时，因有明显隆起性肿块而易被发现和做出诊断。

Ⅱ型（局部溃疡型）：癌瘤表面有明显的溃疡形成，溃疡边缘明显隆起，呈堤状，境界较清楚、局限，向周围浸润现象不明显。

Ⅲ型（浸润溃疡型）：癌瘤表面也有明显的溃疡形成，但溃疡边缘呈坡状隆起，溃疡底部向深层及周围作浸润性生长，使癌瘤界限不清。

Ⅳ型（弥漫浸润型）：癌瘤向胃壁各层呈弥漫性浸润生长，黏膜面没有明显的肿块状隆起，也没有深溃疡形成，有的黏膜可完整或有浅溃疡、糜烂。此型胃癌的特点是，胃壁增厚变硬，黏膜变平，皱襞多消失或不整，胃腔扩大，但多数是缩小，称“革囊胃”或Linitis plastica（塑形胃炎）。

在Bormann的4个型中，以Ⅳ型及Ⅱ型最多见，Ⅰ型最少见。近年来，在Bormann分型原四型的基础上又增添了两型，即将全部早期胃癌叫做Bormann 0型，而把不能归入以上四型者叫做Bormann Ⅴ型。

（二）病理组织学类型

早期胃癌的组织学类型：乳头状腺癌、管状腺癌（高分化及中等分化）、低分化腺癌、印戒细胞癌、黏膜腺癌、硬癌、未分化癌及混合型癌。

进展期胃癌组织学分类：

1. 腺癌。

2. 乳头状腺癌。

3. 管状腺癌。

4. 黏液腺癌。

5. 印戒细胞癌。

6. 鳞状细胞癌。

7. 腺鳞癌。

8. 未分化癌。

（三）癌前状态与癌前病变

二者不相同但又密切关联。因为癌前病变许多发生在具有癌前状态的胃黏膜。癌前状态是指一种临床状态，由此导致胃癌的发病率较正常人群增高；而癌前病变是经过病理检验诊断的特定的组织学改变，在此基础上可逐渐演变发展成胃癌。

1. 慢性萎缩性胃炎　慢性萎缩性胃炎时，由于胃酸偏低而有利于硝酸盐还原菌的繁殖，使食物中广泛存在的硝酸盐转变还原为亚硝酸，它与胺结合成易致癌的亚硝胺。特别是慢性萎缩性胃窦炎，发展成胃癌的可能性更大，但所需要的时间较长。一般认为，肠化生Ⅱ型或不完全型，似结肠黏膜和杯状细胞，分泌的是硫化黏蛋白，易发生癌变。

2. 胃息肉　胃息肉有增生型和腺瘤型两种。其后者是罕见的。胃腺瘤型息肉易恶变，尤其是多发性息肉 2cm 以上的息肉癌变的倾向随之增多，常被认为是癌前疾病。

3. 胃溃疡　由胃溃疡恶变的胃癌为 1%～5%。癌变发生于溃疡边缘。

4. 残胃　胃切除术后的残胃其癌变率较正常人群高两倍，一般需要 15～30 年时间，因为术后的胆汁反流多引起胃萎缩性胃炎，构成癌变基础，缺酸助长致癌物质如二级胺或亚硝酸盐转变成亚硝胺的形式，胆汁中的胆酸盐本身也有致癌作用。

5. 恶性贫血　恶性贫血可以导致萎缩性胃炎。

6. 胃血吸虫病　在我国南方血吸虫病流行区，偶可见到此病癌变。

（四）扩散转移

直接浸润蔓延可以波及网膜、横结肠及胰腺、肝脏等。

1. 淋巴转移　是胃癌的主要转移途径。癌细胞经常侵犯胃的黏膜和黏膜下淋巴丛，由此发生转移。即使在胃癌的早期阶段，也可有淋巴转移。黏膜内早期胃癌的淋巴转移率为 4%，黏膜下早期胃癌的淋巴转移率达 18.9%。一般情况下，胃癌的淋巴转移按淋巴引流的顺序进行，且随肿瘤的浸润深度而加深。少数情况下可有跳跃式转移。具有特殊临床诊断意义的淋巴转移有：沿胸导管转移至左锁骨上淋巴结；通过肝圆韧带淋巴管转移至脐周。

胃癌的淋巴结转移率与癌灶的浸润深度呈正相关。引流胃的区域淋巴结有 16 组，依据它们距胃的距离，可分为 3 站，第一站为胃旁淋巴结，按照贲门右、贲门左、胃小弯、胃大弯、幽门上、幽门下淋巴结的顺序编为 1～6 组；7～16 组淋巴结原则上按照动脉分支排序分别为胃左动脉旁淋巴结、肝总动脉旁淋巴结、腹腔动脉旁淋巴结、脾门淋巴结、脾动脉旁淋巴结、肝十二指肠韧带内淋巴结、胰头后淋巴结、肠系膜上动脉旁淋巴结、结肠中动脉旁淋巴结、腹主动脉旁淋巴结。不同部位的胃癌其第 2 及第 3 站淋巴结的分站组合各不相同。

胃周围淋巴结：① No.1 组：贲门右淋巴结；② No.2 组：贲门左侧淋巴结；③ No.3 组：胃小弯淋巴结；④ No.4 组：胃大弯淋巴结；⑤ No.5 组：幽门上淋巴结；⑥ No.6 组：幽门下淋巴

结；⑦ No.7 组：胃左动脉旁淋巴结；⑧ No.8 组：肝总动脉旁淋巴结，分两个亚组，即位于肝总动脉干前面与上缘的淋巴结称 No.8a，位于后面者称 No.8p，No.8p 为第三站淋巴结；⑨ No.9 组：腹腔动脉旁淋巴结；⑩ No.10 组：脾门淋巴结；⑪ No.11 组：脾动脉旁淋巴结；⑫ No.12 组：肝十二指肠韧带内淋巴结；⑬ No.13 组：胰头后淋巴结，位于胰头后面，亦分为两个亚组，即位于胰头后上部的淋巴结 No.13a 和位于胰头后下部的淋巴结 No.13b，Vater 乳头水平是二者的分界线；⑭ No.14 组：肠系膜上动脉旁淋巴结，为第三站淋巴结，沿肠系膜上动脉的淋巴结称为 No.14A，按淋巴结位于肠系膜上动脉的上、右、下、左，分别称 No.14a、No.14b、No.14c 及 No.14d；⑮ No.15 组：结肠中动脉旁淋巴结；⑯ No.16 组：腹主动脉旁淋巴结，分布于腹主动脉周围。

2. 血道转移　除隆起型早期胃癌可有肝转移外多发生在癌的晚期，常见的受累器官为肝脏，其次是肺。

3. 腹腔种植转移　癌细胞可由浆膜脱落到腹腔，或癌转移的淋巴结破裂在整个腹腔里广泛播散。胃癌有易向卵巢转移的特点，原因不明，临床上因卵巢肿瘤做手术切除，病理检查发现为胃癌转移者，并不鲜见，此种转移瘤又名 Krukenberg 瘤。其转移途径除种植外，也可能是经血行或淋巴逆流所致。

第五节　胃癌的分期

胃癌的分期经多年来不断的修改，已日益合理。1985 年在以往多年实践的基础上，由日本胃癌研究会在总结 56 个医院 11 845 例外科切除病例的基础上，用计算机加以处理后（对 56 个医院 11 845 例外科切除病例进行总结，用计算机予以处理后），提出一个新的分期方法。该分期法较以往的 TNM 分期更为精确，可以充分地显示各自的预后，有较大的实用价值。其后，国际抗癌联盟（UICC）又稍做修改，于 1988 年公布了修改后的胃癌临床病理分期，并在 TNM 前冠以小写的“P”，以示系术后组织病理学的分类，并对 T、N、M 的定义又作了明确的规定。由于该分类法能更精确地估计预后，已较普遍地为大家所接受。

胃癌的 TNM 分期法认为胃癌的临床及病理分期同样重要，不能偏废。该分期法较以往的 TNM 分期更为精确，避免了以往Ⅱ、Ⅲ期有重叠，而且Ⅲ期又太宽的缺点，可以充分地显示各自的预后。

TNM 分型（国际统一标准）：

T：原发肿瘤。决定分期的主要因素是癌穿透胃壁的深度。

T_o：无原发肿瘤的证据。

T_1：肿瘤侵入黏膜层或黏膜下层，不论其范围或部位。

T_2：肿瘤侵入肌层或浆膜下层（包括累及胃、结肠韧带或肝胃韧带或大小网膜），未穿透覆盖这些结构的脏腹膜者为 T_2，已穿透者则为 T_3。

T_3：肿瘤穿透浆膜（脏层浆膜），但未侵犯相邻结构。

T_4：肿瘤穿透浆膜，并直接侵犯相邻结构如横结肠或脾脏。癌由胃壁内蔓延至十二指肠或食管者仍按胃壁浸润最深分期。更广泛扩散时，可累及肝、横膈、胰、腹壁、肾上腺、肾、后腹膜及小肠。

N：局部淋巴结。决定分期的主要因素是转移淋巴结距原发肿瘤的距离。

N_o：无局部淋巴结转移。

N_1：距原发肿瘤3cm以内的胃周淋巴结转移。

N_2：距原发肿瘤3cm以外的局部淋巴结转移。

注：胃局部淋巴结包括胃小弯和大弯的胃周淋巴结，及沿胃左动脉、肝总动脉、脾动脉及腹腔动脉分布的淋巴结。主动脉旁、胰后、肝十二指肠韧带、肠系膜淋巴结不属于胃局部淋巴结，累及这些淋巴结者列为远处转移（M1）。

M：远处转移。

M_0：无（已知的）远处转移。

M_1：有远处转移，具体说明转移部位。

第六节　临 床 表 现

（一）症状

胃癌在早期往往无明显的症状。随着癌瘤的发展，影响胃的功能，形成溃疡甚或发生梗阻时，才出现明显的症状。

1．上腹不适　早期胃癌多无明显的症状，后可逐渐出现上腹部饱胀不适或隐痛、反酸、嗳气、恶心，偶有呕吐、食欲减退、黑粪等。所以对四十岁以上病人，如出现胃脘痛等症状，服药虽能缓解，但短期内症状又反复发作就须作进一步检查。而不应拘泥于“日痛无节律性”、“进展病不缓解”的所谓胃癌的“典型症状”而贻误诊断。如疼痛症状明显且向腰背部放射，则可能为胃癌晚期侵及胰腺的表现。

2．食欲减退、消瘦、乏力　在胃癌时颇为常见。初时常因食后胃部不适而自动限制饮食，以后更可出现厌食，尤其是肉类食物，以致出现体重下降。

3．恶心呕吐　此症状常是因肿瘤引起梗阻或胃功能紊乱所致。

4．呕血和黑便　由于胃癌多有溃疡，因而出血较常见，初起为少量渗血，出血量较多时可有呕血或黑便。凡以往无胃病史的老年患者，当出现黑便时须提高对胃癌的警惕。

5．其他症状　可因缺乏胃酸或胃排空快而腹泻，有时也可表现为便秘及下腹痛。更有少数病人以转移灶的出现为首发症状的，如卵巢肿物、脐部肿块、颈部淋巴结肿大等。

（二）体征

胃癌早期无明显体征，上腹部深压痛或轻度肌张力增强感常是唯一值得注意的体征。上腹部肿块、腹水、锁骨上淋巴结肿大、直肠陷凹肿块等均是胃癌晚期的体征。

第七节　诊断和鉴别诊断

胃癌的早期诊断是提高胃癌疗效的关键。但据国内的资料，胃癌出现症状后仅有1/3病人在三个月内得到确诊，另有约1/4病人在出现症状1年以上才得到确诊。因此在胃癌住院治疗的病人中，Ⅰ、Ⅱ期胃癌患者仅15%左右。

（一）X线钡餐检查

是诊断胃癌的主要方法，可以观察胃的形态和黏膜的变化、蠕动障碍、排空时间等。肿块型癌主要表现为突向胃腔的不规则充盈缺损。溃疡型胃癌主要表现为位于胃轮廓内的完影，边缘不整齐，有时呈半月形，周围黏膜常有中断现象，蠕动消失的范围较广。浸润型癌主要表现为胃壁僵硬、黏膜皱襞蠕动消失，胃腔缩窄而不光滑，钡剂排出快。如整个胃受累则呈“革袋状胃”。常规X线钡餐检查对早期胃癌的诊断常存在困难，而“气、钡”双重对比造影法则有助于发现病变仅限于黏膜或黏膜下层的早期胃癌。该法成功的关键是使钡剂充分地进入胃小区周围的浅凹，这样才能得到高质量的黏膜像，早期胃癌的X线表现。因其不同临床类型而各异。

（二）内镜检查

是近二十年来发展较快的一种诊断胃癌的手段。对肿块型或溃疡型胃癌由于有明显的恶性病变特征，在胃镜直视下诊断并不困难，而浸润型胃癌由于病变主要在壁内浸润扩展，黏膜的改变不明显，因而胃镜诊断反而不如X线准确。由于内镜可以直接肉眼下进行观察，又可刷取细胞及取活检作病理检查，因此是发现早期胃病的主要工具。尤其新型的前向内镜，管径仅8mm，末端弯曲可达240°可自咽下部一直观察到十二指肠，具有很大的优点，甚至有逐渐代替X线作为胃癌初筛诊断之趋势。当然，任何早期胃癌均需作活检予以证实，一般内镜下诊断的早期胃癌，最后经活检证实的约60%～80%，另一方面被诊断为溃疡或糜烂等良性病变的病例中，经活检发现为恶性的也有3%～8%。

虽然内镜对胃癌的诊断有重要的价值，但目前也尚有三个不足之处；对浸润性胃癌的早期诊断尚有困难。其次也尚难于评估胃癌的浸润深度，而此点对局部激光治疗付诸实用又甚重要。另外虽然目前内镜的管腔已较细，也较柔软，但对受检者来说还是较痛苦的。为了弥补常规内镜的不足，近年来又发展了放大型内镜及超声型内镜。放大型内镜可放大35倍，用该镜可将胃小窝形态分为A（小颗粒型）、B（断线型）、C（连续线样沟）、D（圆形网状沟）、混合型AB、BC、CD 7型，C及D型又分规则型及不规则型。平坦型胃癌常见于不规则D型，隆起型胃早癌见于不规则C型。超声型内镜是内镜结合超声波扫描检查，分扇型及线型两类。超声型内镜可将胃壁分为五层，第一层高回声带，为黏膜层；第二层低回声带，为黏膜肌层，第三层为高回声带，为黏膜下层；第四层为低回声带，为固有肌层；第五层为高回声带，为浆膜层及界面回声。早期胃癌的声像图因不同类型而异，平坦型癌黏膜粗厚，呈低回声区，凹陷型癌黏膜层有部分缺损，可侵及黏膜下层。进展性胃癌可借五层回声带的不同改变，有助于判别胃癌的浸润深度，有时甚至可发现胃腔外呈圆形强回声团块的转移淋巴结。

（三）生化、免疫诊断法

虽然该类方法具有取材容易，患者痛苦较少等特点，但由于假阳性较高，对早期胃癌不敏感等缺点，经多年努力，至今仍未发现较理想的方法。根据最近临床及普查的资料，较为引人注意的是血浆中胃蛋白酶原I的水平，以及胃液中亮氨酸氨基肽酶、唾液酸及CEA的含量。但上述这些方法在发现早期胃癌方面，均不及X线及内镜。目前在免疫研究方面最有前途的还是应用杂交瘤技术，研究人的单克隆抗体，人们寄希望于在此领域研究中最终能发现一种能用于胃癌免疫诊断的新的标记，目前国内已建立了数十株有相对特异性的胃癌单克隆抗体，并在临床诊断工作中作了一些探索。

由于内镜的广泛应用，一般胃癌在术前均能得到明确的组织学诊断，临床上需与胃癌鉴别的疾病，除胃溃疡、胃良性肿瘤、胃肉瘤及慢性胃炎外，晚期胃癌上腹部出现肿块时需与胰腺癌、横结肠癌作鉴别。

第八节 胃癌治疗

外科切除仍是胃癌唯一可能治愈的方法。目前的治疗理念是以手术为中心的综合治疗。

（一）手术前准备

1. 术前再诊断。必要时进行进一步确诊。

2. 评价重要脏器功能对手术的耐受性及手术的可行性。

3. 手术病人按照一般腹部大手术的准备进行。手术日清晨应放置鼻胃管以备术中及术后应用。术中抽吸使胃处于空虚状态以利于操作，也可以早期发现吻合口是否有出血。

4. 伴有幽门梗阻或胃潴留的病人，常有水电解质紊乱、营养不良，常伴有胃黏膜炎症水肿。术前3～5天应予以营养支持、纠正水电解质酸碱平衡紊乱，必要时予以输血、白蛋白及全胃肠外营养支持。术前3天开始限制或禁食水，并且每晚洗胃一次。

5. 伴有严重贫血病人，术前可少量多次输血，适当纠正贫血。

（二）手术治疗

为目前治疗胃癌的主要方法，也是唯一有可能治愈进展期胃癌的手段。因此对胃癌的手术治疗应采取积极的态度，只要病人全身情况许可又无明确的远处转移时均应施行剖腹手术。

1. 各种手术的选择

（1）根治切除手术：也称之为治愈性切除，即将胃癌的原发病灶，连同部分胃组织及其相应的区域淋巴结一并切除，临床上不残留任何癌组织。又因其区域淋巴结清除的范围不同，而分为R0、R1、R2、R3四种不同的根治术：将第一站淋巴结（N1）全部清除的，称为R1术式；未将第一站淋巴结完全清除的，则称R0术式；同样清除全部第二站（N2）或第三站（N3）淋巴结的，称为R2或R3术式。又可根据淋巴结转移程度与淋巴结清除范围的关系，区分为绝对根治与相对根治两种手术，绝对根治是指淋巴清除范围超越转移淋巴结第一站以上，如第一站淋巴结有转移，施行了R2或R3根治术，即绝对根治，如仅作R1手术，虽临床上也无残存的转移淋巴结，但只能认为是相对根治。典型的胃癌切除术，包括对胃窦或幽门部病灶的胃次全切除；对中1/3病灶的胃次全切或胃全切；对近段1/3、胃食管交接处、范围广的中1/3病灶的全胃切除和食管空肠吻合。并且，沿小弯和大弯以及胃左动脉的胃周淋巴结标准清扫。大小网膜也切除。

D0：切除定义为姑息性并且意味着不完全切除胃周淋巴结。

D1：切除包括完全切除胃周淋巴结。

D2：切除包括胃、胃周淋巴结和沿胃的动脉分布的淋巴结的切除。

D3：包括D2加上腹腔干周围的清扫。

D4：包括D3加主动脉旁淋巴结清扫。

胃癌根治术的范围：日本外科胃癌研究会，1985年修订了胃癌根治术清除淋巴结的范围，并把胃大弯和胃小弯各分三等分，大小弯各点间对应连线，使胃分为上（C）、中（M）、下（A）三部。根据癌瘤发生的部位不同，每部位又各分三个站，每站均应有清除的淋巴结。清除的第一、二、三站淋巴结的手术，称为根治Ⅰ、Ⅱ、Ⅲ式手术（简称D1、D2、D3），这种肿瘤存在部位与各站淋巴结分布关系对临床治疗工作有一定的实际意义。

胃癌手术的无瘤要求：术前腹腔化疗药溶液灌注（丝裂霉素、卡铂、顺铂）；术中仔细操作，防止瘤细胞污染创面；术中接触瘤细胞的物品禁止重复使用；术毕彻底冲洗切口（蒸馏水）；术后进行瘤细胞处理。

一般根治性胃次全切除的范围，应包括原发病灶在内的胃近侧或远侧的2/3～3/4、全部大小网膜、肝胃和胃结肠韧带及横结肠系膜前叶、十二指肠第一部分以及胃的区域淋巴结。有时胃体部癌为了清除贲门旁、脾门、脾动脉周围淋巴结，需行全胃及胰体、尾与脾脏一并切除的扩大根治术。癌肿侵及横结肠或肝左叶等邻近脏器时，也可作连同该受累脏器的根治性联合脏器切除术。由于扩大根治术的手术死亡率及术后并发症的发生率均较高，所以应掌握手术指征，如无选择的将全部胃癌均施行扩大根治术，并不能提高胃癌生存率。一般认为胃体部癌、弥漫浸润性癌及已有第二站淋巴结转移的胃窦部癌原则上应作扩大根治术。

关于早期胃癌的手术方式问题，以往均主张作R2术式。近年来，随着早期胃癌病例的不断增多，手术经验的日益丰富，积累了较多的临床资料。发现单发病变的早期胃癌其生存率不但显著地较多发病变为高，而且全部病例的复发率也较低，仅2.8%，且绝大多数的复发病例均是病变侵入黏膜下层伴有淋巴转移的早期胃癌，另外其复发的形式也多是血行转移至肺及肝。另值得注意的是不论癌肿是否已侵入黏膜下层的单发病变，三种不同的手术方式——R0、R2、R3的生存率无甚差异。而病变仅限于黏膜层的早期胃癌，即使已有第一站淋巴结转移，不论是单发或多发病变其生存率均是100%。

另外，凡是息肉状的黏膜内癌（Ⅰ或Ⅱa）均无淋巴转移，而且生存率为100%，所以认为早期胃癌的手术方式，应加以修正，一般而言，黏膜内癌应作R1手术，黏膜下癌作R2手术；小于2cm的息肉状黏膜内癌，作肿瘤局部切除或R0术式已完全足够。

（2）姑息性切除术：对姑息性切除也存在着不同的意见。一种意见认为姑息性切除只能解除幽门梗阻、出血、疼痛以缓解症状，而不能延长生命。因此，剖腹发现癌肿不能根治时，如无上述并发症即应放弃切除手术。多数认为手术时对癌肿范围的估计往往大于实际，不少手术时认为是姑息性切除的胃癌病人术后存活5年以上，甚至5年生存率可达10%左右。国内3128例胃癌姑息性切除的5年生存率达12．7%，在各种不同原因作姑息切除的病例中，以切端残留癌的疗效最佳，其次为胃周围浸润，再次为残留转移淋巴结与肝转移，而以腹膜种植为最差。因此，对癌肿切除应采取积极的态度，更不要轻易地将某些可根治病例作一简单的姑息切除，使某些病人失去治愈的机会。所以，即使已有超出根治切除范围的转移，只要患者全身情况许可，癌肿局部可能切除时，仍应积极争取姑息性胃部分切除术。至于姑息性全胃切除则一般不主张采用，因为死亡率和并发症发生率均较高。

（3）短路手术：如癌肿不能切除而有幽门梗阻可做胃空肠吻合术，解除梗阻，使病人能够进食以改善全身营养状况及创造条件接受其他药物治疗。

2．腹腔镜在胃癌手术中的应用　腹腔镜对消化道癌肿的手术治疗目前仍有争议。人们主要有以下疑虑：

（1）怎样保证癌肿切除的彻底性。

（2）能否达到令人满意的淋巴结清扫。

（3）术中如何防止因手术操作导致的癌细胞血行性播散。

（4）二氧化碳气体对癌肿转移、复发有何影响。

（5）手术戳孔可能有癌细胞的种植。

腹腔镜胃癌切除术由于操作难度较大，器械价格较高，目前较为广泛的应用于早期胃癌，对于进展期胃癌部分医院已经做了大量的工作，目前缺少大宗病例及长期随访结果，但随着技术的进步及器械的改进必将更为广泛地为广大患者服务。

笔者认为腹腔镜在胃癌患者的剖腹探查中的应用必将更为广泛。尤其对术前无法判定是否能行根治手术的患者价值更高。若术前未发现有广泛转移，一旦行常规开腹手术，术中发现难以行根治术，术后恢复较慢：若行腹腔镜探查术，其创伤小的特点显得更为明显。并且于术中可行短路手术。

（三）术后处理

1. 保持胃肠减压通畅，一般应持续胃肠减压2～3天，直至肠蠕动恢复，肛门排气时，即可拔除胃管。

2. 禁食期间补充水、电解质、葡萄糖及维生素，以及充足的能量。

3. 术后第3天开始，试进少量流质，第5、6天改为全量流质，第8、9天可进半流质。2周后可进软食。

4. 全胃切除的吻合口漏发生率较高。一旦发生吻合口漏，应禁食，并行手术探查予以引流，由空肠造口补充营养，并予广谱抗生素控制感染。吻合口瘘入胸腔者，应行胸腔闭式引流。

（四）综合治疗

1. 化疗　用于术前、术中与术后及不能切除者，目前对胃癌较有效的药有5-氟尿嘧啶、呋喃氟尿嘧啶、优福啶、丝裂霉素C、阿霉素、卡氮芥、环己亚硝脲、甲环亚硝脲、阿糖胞苷、顺氯氨铂、羟基喜树碱、氟环胞苷羟基脲；由于单一用药，效果较差，目前一般采用联合用药。常用化疗方案：

FAM 5-Fu（5-氟尿嘧啶）600mg/m^{2}静脉滴注，第1、8、29、36日：ADM（阿霉素）30mg/m^2，静脉冲入，第1、29日；MMC（丝裂霉素）10mg/m^2，静脉冲入第1日。每8周重复一次。

UFTM UFT（优福定）3～4片，口服，3～4次/d，总量30g；MMC（丝裂霉素）10～20mg，静脉冲入，每周一次，总量40～60mg。

口服化疗：F-207、氟铁龙、希罗达。

腹腔化疗：可术后腹腔置管或腹腔埋置化疗泵及插管化疗，增加局部浓度。

2. 放射治疗　由于胃癌细胞对放射治疗并不很敏感，而正常的胃肠道黏膜上皮细胞又易被射线损伤，因而照射剂量就有一定限制，目前尚不易对胃癌进行单独的放射治疗。但放射治疗作为胃癌术前或术中的辅助治疗，有一定价值。有人认为术前放射治疗可以减少由于手术操作而引起的癌肿扩散和转移，也可使肿瘤易于切除而提高切除率。对晚期胃癌可起到镇痛、止血，改善生存质量的作用；γ-刀、体内γ-刀I-125粒子植入是近年放射治疗的改进。

3. 免疫治疗　目前用于胃癌患者的临床免疫治疗主要有两大类：

（1）过继性免疫治疗：给肿瘤患者输注大量的具有抗肿瘤效应的免疫细胞，如LAK细胞。

（2）非特异性生物反应调节治疗：通过增强机体总体免疫功能来达到治疗的目的。主要有以下几种类型。

1）早期胃癌根治术后适合全身应用免疫刺激剂。

2）不能切除的或姑息切除的病例可在残留癌内直接注射免疫刺激剂；如CD3AK，有较高的细胞毒活性；

3）晚期病人伴有腹水者适于腹腔内注射免疫增强药物；如OK-432注入腹腔刺激中性粒细胞大量渗入腹腔抑制肿瘤生长。

4. 免疫化疗　如5-FU、LV（甲酰四氢叶酸）、IFN（或IL-2）。

5. 局部热疗

第九节 胃癌预后

影响胃癌预后的因素很多，首先是胃癌本身的生物学特性，包括胃癌的病理类型、临床分期、去氧核糖核酸（DNA）含量，癌基因 *Ras*、*P21* 表达等。其次是病人的机体状态，包括免疫防御反应、激素、遗传及表皮生长因子（EGF）和表皮生长因子受体（EGFR）表达等。以及各种治疗方法的应用，包括手术、放疗、化疗、免疫治疗及中药治疗等。

临床分期　根据 TNM 分期统计，都认为胃癌的分期与其 5 年生存率均非常显著。5 年生存率：Ⅰ期为 66.3%；Ⅱ期为 40.3%；Ⅲ期为 22.4%；Ⅳ期为 13.5%。

肿瘤部位：5 年生存率胃远侧部胃癌为 31.7%；近侧部胃癌为 27.7%。

肿瘤大小：一般认为胃肿瘤越大，切除后的生存率也越低。

手术方式：胃癌根治性切除的 5 年生存率为 31.3%；胃癌姑息切除的生存率为 11.7%。全胃切除和联合其他脏器切除术，因多属更晚期病例，故疗效最差。

胃癌生物学行为与外科治疗综合分析：根据胃癌性别、年龄、胃癌部位、大小、胃癌大体形态、组织学分化程度、生长方式、浸润深度、淋巴转移等，认为胃癌根治切除后，性别、年龄及肿瘤大小对 5 年生存率无重要影响，而胃癌大体形态、浸润胃壁深度、组织学分化程度、淋巴结转移在胃癌预后上起重要作用，且都与胃癌生长方式有密切关系，可作为胃癌生物学行为指标。

胃癌的大体分型：5 年生存率 Bormann 0 型为 97.30%；Ⅰ型为 59.26%；Ⅱ型为 57.53%；Ⅲ型为 42.86%；Ⅳ型为 21.09%；Ⅴ型为 12.5%。

胃癌组织学类型及分化程度：反映不同的生物学特性，并影响患者预后。

胃癌侵犯深度：浸润胃壁愈深预后愈差，癌浸透浆膜者 5 年生存率明显下降。

胃癌生长方式：团块状最佳，巢状次之，而弥漫状最差。

淋巴结转移：淋巴结转移与肿瘤侵犯深度和分化程度有关。

胃癌周淋巴结网织细胞反应：机体对肿瘤免疫防御机能高者其预后好。

肿瘤间质淋巴细胞浸润程度：随着淋巴细胞浸润增多，5 年生存率也逐步提高。

肿瘤间质浆细胞浸润程度：浆细胞分泌免疫球蛋白（IgA 和 IgM），参与抗体依赖性细胞对肿瘤细胞的杀伤。

胃癌周纤维组织反应：这是宿主对癌细胞的一种防御性反应。有限制癌细胞生长扩散作用。

肿瘤去氧核糖核酸倍体数：肿瘤去氧核糖核酸（DNA）含量与临床病理特性和预后有明显关系。

其他：胃癌 EGF 和 EGFR 同时表达提示胃癌有浸润和向胃壁更深层侵犯的趋势，p21 阳性的患者预后显著不良。

第十节 预　　防

（一）按时就餐、避免暴饮暴食。进食不宜过快、过烫、过硬。

（二）少食或不食腌制食品。

（三）食宜淡、避免重盐。

（四）少吃或不吃香肠及烟熏、油炸食物，不吃霉烂变质的食物。

（五）精神开朗、情绪乐观、不生闷气。

（六）及时治疗胃的良性病变，如胃溃疡或炎症。

（七）戒烟，不酗酒，多喝茶。

（八）多食鲜鱼肉、蛋、牛奶、豆制品、新鲜蔬菜及水果等。

食物中的保护因素　维生素C的作用机制是抑制内源性亚硝胺的合成及抑制组织细胞对致癌化合物的转化，甚至可使已转化的细胞逆转以产生抗癌作用。维生素E的抗肿瘤作用有三个方面：①体内抑制致癌物亚硝胺的形成；②某些致癌物在体内可形成自由基，维生素E则可抑制自由基的形成，保护细胞的正常分化；③增强机体的免疫功能。

新鲜蔬菜和水果：新鲜蔬菜和水果的用量与胃癌死亡率呈明显的负相关。一方面是新鲜蔬菜中致癌物少，另一方面可能是其中含大量的维生素A、C和E等。

牛奶、豆制品、鲜鱼、鲜肉、蛋：对胃癌黏膜有保护作用，豆类中含有多种蛋白酶抑制剂、不饱和脂肪酸和酚类化合物，对致癌过程和亚硝胺形成有抑制作用。牛奶中富有钙和维生素A，还有蛋白质的胶体，对胃黏膜有保护免受毒物侵害的作用。

大蒜：大蒜对胃癌的抑制作用。大蒜的年用量与胃癌的发病呈明显的负相关。食大蒜后可使胃的泌酸功能增加。胃内亚硝酸盐的含量及真菌或细菌的检出率均有明显下降。大蒜能抑制N-二乙基亚硝胺的合成。大蒜素不但能杀伤体外培养的胃癌细胞，而且可以抑制体内移植的胃癌。

绿茶：茶叶为近来颇受重视的天然防癌剂之一。试验显示茶有阻断亚硝基化合物合成的作用，并呈明显剂量反应关系；绿茶中含有维生素C、维生素E和茶多酚等多种亚硝胺抑制剂。因此，大蒜和绿茶可能是一种较为理想的预防胃癌发生的饮食物。

（陈　晓　吕　西）

【参考文献】

[1] 吴在德，吴肇汉. 外科学. 第7版. 北京：人民卫生出版社，2008.

[2] 张启瑜. 钱礼腹部外科学. 第2版. 北京：人民卫生出版社，2006.

[3] 黄志强，金锡御. 外科手术学. 北京：人民卫生出版社，2007.

第六章 小肠及结肠疾病

第一节 肠 梗 阻

肠梗阻指肠内容物在肠道中通过受阻。其为常见急腹症，可因多种因素引起。起病初，梗阻肠段先有解剖和功能性改变，继则发生体液和电解质的丢失、肠壁循环障碍、坏死和继发感染，最后可致毒血症、休克、死亡。当然，如能及时诊断、积极治疗大多能逆转病情的发展，以致治愈。

一、病　　因

（一）机械性肠梗阻

1. 肠外原因

(1) 粘连与粘连带压迫粘连可引起肠折叠、扭转，各种绞窄性外疝或内疝；而造成梗阻。腹部手术或腹内炎症产生的粘连是成人肠梗阻最常见的原因。

(2) 肠外病理性压迫，如腹腔肿瘤。

2. 肠管本身的原因

(1) 先天性畸形狭窄和后天疾病等其他肠管病变引起的肠管狭窄。

(2) 吻合手术等所致的狭窄。

3. 肠腔内原因　由于成团蛔虫、异物或粪块等引起肠梗阻已不常见。

（二）神经性肠梗阻

1. 麻痹性肠梗阻　因交感神经兴奋而致肠壁肌肉瘫痪，肠管失去蠕动功能，常见于腹部大手术后、急性弥漫性腹膜炎、腹膜后血肿、腹部外伤以及低钾血症等均可并发麻痹性肠梗阻。

2. 痉挛性肠梗阻　因交感神经麻痹或副交感神经兴奋，致肠壁肌肉强烈收缩而肠管变得细小。肠内容物不能向下运行。

（三）血运性肠梗阻

因肠系膜血管有栓塞形成或发生栓塞，导致肠管的血运发生障碍，因而导致肠管失去蠕动功能。

二、病 理 生 理

肠梗阻的主要病理生理改变为肠膨胀，体液和电解质的丢失以及感染和毒血症。这些改变的严重程度视梗阻部位的高低、梗阻时间的长短以及肠壁有无血液供应障碍而不同。

（一）肠膨胀

机械性肠梗阻时，梗阻以上的肠腔因积液积气而膨胀，肠管对梗阻的最先反应是增强蠕动，而强烈的蠕动引起肠绞痛。此时食管上端括约肌发生反射性松弛，患者在吸气时不自觉地将大量空气吞入胃肠，因此肠腔积气的70%是咽下的空气，其中大部分是氮气，不易被胃肠吸收，其余30%的积气是肠内酸碱中和与细菌发酵作用产生的。正常成人每日消化道分泌的唾液、胃液、胆液、胰液和肠液的总量约8L，绝大部分被小肠黏膜吸收，以保持体液平衡。梗阻时大量液体和气体聚积在梗阻近端引起肠膨胀，而膨胀能抑制肠壁黏膜吸收水分，以后又刺激其增加分泌，如此肠腔内液体越积越多，使肠膨胀进行性加重。肠管内压力的增高可使肠壁静脉回流障碍，引起肠壁充血水肿，通透性增加。肠管内压力继续增高可使肠壁血流阻断，使单纯性肠梗阻变为绞窄性肠梗阻。严重的肠膨胀甚至可使横膈抬高，影响病人的呼吸和循环功能。

（二）体液和电解质的丢失

肠梗阻时肠膨胀可引起反射性呕吐。高位小肠梗阻时呕吐频繁，大量水分和电解质被排出体外。如梗阻位于幽门或十二指肠上段，呕出过多胃酸，则易产生脱水和低氯低钾性碱中毒。如梗阻位于十二指肠下段或空肠上段，则重碳酸盐的丢失严重。低位肠梗阻，梗阻以上肠腔中积留大量液体，内含大量碳酸氢钠，封闭在肠腔内不能进入血液，等于体液的丢失。此外，过度的肠膨胀影响静脉回流，导致肠壁水肿和血浆外渗，在绞窄性肠梗阻时，血细胞和血浆的丢失尤其严重。因此患者多发生脱水伴少尿、氮质血症和酸中毒。

（三）感染和毒血症

正常人的肠蠕动使肠内容物经常向前流动和更新，因此小肠内是无菌的，或只有极少数细菌。单纯性机械性小肠梗阻时，肠内纵有细菌和毒素也不能通过正常的肠黏膜屏障，因而危害不大。若梗阻转变为绞窄性，绞窄段肠腔中的液体含大量细菌的毒素以及血液和坏死组织的分解产物，均具有极强的毒性。它们通过破损或穿孔的肠壁进入腹腔后，可引起强烈的腹膜刺激和感染，被腹膜吸收后，则引起脓毒血症。严重的腹膜炎和毒血症是导致肠梗阻病人死亡的主要原因。

除上述三项主要的病理生理改变之外，如发生绞窄性肠梗阻往往还伴有肠壁、腹腔和肠腔内的渗血。绞窄的肠袢越长，失血量越大，亦是导致肠梗阻病人死亡的原因之一。

三、临床表现

腹痛、呕吐、腹胀、便秘和停止排气是肠梗阻的典型症状，但在各类肠梗阻中轻重并不一致。

（一）腹痛

肠梗阻的病人大多有腹痛。在急性完全性机械性小肠梗阻病人中，腹痛表现为阵发性绞痛。是由梗阻部位以上的肠管强烈蠕动所引起。多位于腹中部常突然发作。逐步加剧至高峰，持续数分钟后缓解。间隙期可以完全无痛。但过一段时间后可以再发。绞痛的程度和间隙期的长短则视梗阻部位的高低和病情的缓急而异。急性机械性结肠梗阻时腹痛多在下腹部，一般较小肠梗阻为轻。至于麻痹性肠梗阻，由于肠肌已无蠕动能力，故无肠绞痛发作，但可由高度肠管膨胀而引起腹部持续性胀痛。

（二）呕吐

肠梗阻病人几乎都有呕吐，早期为反射性呕吐，呕出物多为胃内容物。后期则为反流性呕吐，因梗阻部位高低而不同，部位越高，呕吐越频越烈。结肠梗阻时，由于回盲瓣可以阻止反流，故早期可无呕吐，但后期回盲瓣因肠腔过度充盈而关闭不全时亦有较剧烈的呕吐，吐出物可含粪汁。

（三）腹胀

是较迟出现的症状，其程度与梗阻部位有关。高位小肠梗阻由于频繁呕吐多无明显腹胀；低位小肠梗阻或结肠梗阻的晚期常有明显的全腹膨胀。闭袢性肠梗阻的肠段膨胀很突出，常呈不对称的局部膨胀。麻痹性肠梗阻时，全部肠管均膨胀扩大，故腹胀显著。

（四）便秘和停止排气

完全性肠梗阻时，患者排便和排气现象消失。在绞窄性肠梗阻如肠扭转、肠套叠以及结肠癌所致的肠梗阻等都可有血便或脓血便排出。

四、检　　查

（一）全身症状

单纯性肠梗阻患者一般无明显的全身症状，但呕吐频繁和腹胀严重者必有脱水，血钾过低者有疲软、嗜睡、乏力和心律失常等症状。绞窄性肠梗阻患者的全身症状最显著，早期即有虚脱，很快进入休克状态。伴有腹腔感染者，腹痛持续并扩散至全腹，同时有畏寒、发热、白细胞增多等感染和毒血症表现。

（二）腹部膨胀

多见于低位小肠梗阻的后期。闭袢性肠梗阻常有不对称的局部膨胀，而麻痹性肠梗阻则有明显的全腹膨胀。

（三）肠鸣音（或肠蠕动音）

亢进或消失　在机械性肠梗阻的早期，当绞痛发作时，在梗阻部位经常可听到肠鸣音亢进，如气过水声。肠腔明显扩张时，蠕动音可呈高调金属音性质。在麻痹性肠梗阻或机械性肠梗阻并发腹膜炎时，肠蠕动音极度减少或完全消失。

（四）肠型和蠕动波

（五）腹部压痛

常见于机械性肠梗阻，压痛伴肌紧张和反跳痛主要见于绞窄性肠梗阻，尤其是并发腹膜炎时。

（六）腹部包块

在成团蛔虫、胆结石、肠套叠或结肠癌所致的肠梗阻，往往可触到相应的腹块；在闭袢性肠梗阻，有时可能触到有压痛的扩张肠段。

（七）直肠指检

直肠肿瘤等可触及包块，绞窄性肠梗阻及肠套叠触及血性黏液等。

（八）实验室检查

单纯性肠梗阻患者一般无明显变化，绞窄性肠梗阻可见白细胞计数和中性粒细胞明显增加。查血气和血清钠、钾、氯离子、尿素氮、肌酐的变化，可了解酸碱平衡、电解质紊乱和肾功能的状况。

（九）X 线检查

梗阻发生 4～6 小时，X 线平片检查可见梗阻部位以上肠段扩张并充满液体，空肠梗阻呈“鱼肋骨刺”状，结肠梗阻呈腹部周边结肠带型，状若肿瘤呈“C”形面被称为“咖啡豆征”，在扩张的肠管间常可见有腹水。

五、诊　　断

症状和典型体征的肠梗阻是不难诊断的，但缺乏典型表现者诊断较困难。X 线腹部透视或摄片检查对证实临床诊断，确定肠梗阻的部位很有帮助。急性小肠梗阻通常要经过 6 小时，肠内才会积聚足够的液体和气体，形成明显的液平面，经过 12 小时，肠扩张的程度肯定达到诊断水平。结肠梗阻发展到 X 线征象出现的时间就更长。此外，典型的小肠型多在腹中央部分，而结肠影在腹周围或盆腔。

（一）机械性肠梗阻还是动力性肠梗阻

首先要从病史上分析有无机械梗阻因素。动力性肠梗阻包括常见的麻痹性和少见的痉挛性肠梗阻。机械性肠梗阻的特征是阵发性肠绞痛、肠鸣音亢进和非对称性腹胀；而麻痹性肠梗阻的特征为无绞痛、肠鸣音消失和全腹均匀膨胀；痉挛性肠梗阻可有剧烈腹痛突然发作和消失，间歇期不规则，肠鸣音减弱而不消失，但无腹胀。X 线腹部平片有助于三者的鉴别：机械性梗阻的肠胀气局限于梗阻部位以上的肠段；麻痹性梗阻时，全部胃、小肠和结肠均有胀气，程度大致相同；痉挛性梗阻时，肠无明显胀气和扩张。每隔 5 分钟拍摄正、侧位腹部平片以观察小肠有无运动，常可鉴别机械性与麻痹性肠梗阻。

（二）单纯性肠梗阻还是绞窄性肠梗阻

绞窄性肠梗阻可发生于单纯性机械性肠梗阻的基础上，单纯性肠梗阻因治疗不善而转变为绞窄性肠梗阻的占 15%～43%。

一般认为出现下列征象应疑有绞窄性肠梗阻：

1. 急骤发生的剧烈腹痛持续不减，或由阵发性绞痛转变为持续性腹痛，疼痛的部位较为固定。若腹痛涉及背部提示肠系膜受到牵拉，更提示为绞窄性肠梗阻。

2. 腹部有压痛、反跳痛和腹肌强直，腹胀与肠鸣音亢进则不明显。

3. 呕吐物、胃肠减压引流物、腹腔穿刺液含血液，亦可有便血。

4. 全身情况急剧恶化，毒血症表现明显，可出现休克。

5. X 线平片检查可见梗阻部位以上肠段扩张并充满液体，状若肿瘤或呈“C”形面被称为“咖啡豆征”，在扩张的肠管间常可见有腹水。

（三）小肠梗阻还是结肠梗阻

高位小肠梗阻呕吐频繁而腹胀较轻，低位小肠梗阻则反之。结肠梗阻的临床表现与低位小肠梗阻相似。但 X 线腹部平片检查则可区别。小肠梗阻是充气之肠袢遍及全腹，液平较多，而结肠则不显示。若为结肠梗阻则在腹部周围可见扩张的结肠和袋形，小肠内积气则不明显。

（四）完全性肠梗阻还是不完全性肠梗阻

完全性肠梗阻多为急性发作而且症状明显，不完全性肠梗阻则多为慢性梗阻、症状不明显，往往为间隙性发作。X 线平片检查完全性肠梗阻者肠袢充气扩张明显，不完全性肠梗阻则否。

（五）肠梗阻病因的判断

判断病因可从年龄、病史、体检、X线检查等方面的分析着手。例如以往有过腹部手术、创伤、感染的病史，应考虑肠粘连或粘连带所致的梗阻；遇风湿性心瓣膜病伴心房纤颤、动脉粥样硬化或闭塞性动脉内膜炎的患者，应考虑肠系膜动脉栓塞；在儿童中，蛔虫引起肠堵塞偶可见到；2岁以下婴幼儿肠套叠多见；青、中年患者的常见病因是肠粘连、嵌顿性斜疝和肠扭转；老年人的常见病因是结肠癌、乙状结肠扭转和粪块堵塞。麻痹性肠梗阻在内、外科临床中都较常见，腹部外科大手术和腹腔感染是常见的原因，其他如全身性脓毒血症、严重肺炎、药物中毒、低钾血症、腹膜后出血、肠出血、输尿管绞痛等均可引起麻痹性肠梗阻，仔细的病史分析和全面检查对诊断十分重要。

六、治　疗

肠梗阻的治疗取决于梗阻的原因、性质、部位、病情和患者的全身状况。但不论采取何种治疗方法，及时对肠梗阻所引起的水、电解质和酸碱平衡失调的纠正，以及通过鼻胃管的减压改善梗阻部位以上肠段的血液循环和控制全身感染等措施均属必然。

（一）基础治疗

1. 补液　纠正脱水、电解质和酸碱平衡失调。应根据临床经验与各项血化验结果进行调整。凡临床上有显著脱水症状的，一般大多损失体重的6%左右水分。应在24小时内补充（按补充小便丢失量、补充皮肤及肺蒸发所需水分，以及呕吐、胃肠减压、失血、渗液、肠、胆瘘等的量），具体补液时还要按生化检查进行调节。低位肠梗阻多因碱性肠液丢失易有酸中毒，而高位肠梗阻则因胃液和钾的丢失易发生碱中毒，皆应予相应的纠正。

2. 输血　绞窄性肠梗阻患者若受累的肠袢较长，其失血量可能很多，单纯性肠梗阻的晚期也可有类似的消耗，故应输入全血或血浆以补不足，维护有效的循环。

3. 胃肠减压　通过鼻胃管插管持续负压，吸出吞入的气体和潴留的液体，解除胃肠膨胀，减轻梗阻症状，改善由于腹胀造成的循环功能和呼吸功能不全等症状，改善梗阻以上肠管的血液循环。

4. 控制感染和毒血症　肠梗阻时间过长或发生绞窄时，肠壁和腹膜常有多种细菌感染（如大肠埃希菌、梭形芽胞杆菌、链球菌等），应积极地采用以抗革兰阴性杆菌为主的广谱抗生素静脉滴注治疗。

（二）解除梗阻恢复肠道功能

1. 非手术治疗

（1）中药：复方大承气汤。

（2）油类：可用液状石蜡、生豆油或菜油200～300ml分次口服或由鼻胃管注入。适用于各种不全梗阻的病人，尤其病情较重，体质较弱，不能耐受急诊手术的不全梗阻患者。

（3）麻痹性肠梗阻在纠正电解质紊乱后，可用新斯的明0.5ml分别封闭足三里，也可以芒硝腹部局部热敷等治疗。

（4）针灸足三里、中脘、天枢、内关、合谷、内庭等穴位可作为辅助治疗。

2. 外科手术治疗　原则上缺血性肠梗阻和绞窄性肠梗阻应急诊手术处理。

3. 外科手术的主要方式

（1）解除梗阻的原因：松解粘连带、解除嵌顿的组织和肠管，对扭转或套叠的肠管进行手法整复等，消除梗阻的原因。

（2）肠切除并肠吻合术：规范地行发生坏死的肠段切除术或肿瘤根治术，并常规消化道重建术。

（3）肠造瘘术或短路手术：对无法切除或不应一期手术的，应行肠造瘘术，可解除肠梗阻；难以切除的可行短路手术，肠吻合术可绕过病变肠段，恢复肠道的通畅性。

七、鉴别诊断

肠假性梗阻是一种有肠梗阻的症状和体征但无机械性梗阻证据的综合征。麻痹性肠梗阻即为急性肠假性梗阻。一般认为本征是肠壁神经变性的结果，因在病理检查中有些病例表现为肠神经丛的节细胞病变。但亦有认为是肠平滑肌病变。由于 30% 的患者有家族史，提示本征与遗传有关。

八、预　　防

肠梗阻的病因很多。预防方面能做到的有患蛔虫症的儿童应积极驱虫治疗，有疝者宜及时修补，腹部手术时操作轻柔，有报道术后在腹腔内放置羧甲基纤维素等防粘连材料及口服维生素 E 可以减少肠粘连的发生。

第二节　结　肠　癌

结肠癌是胃肠道中常见的恶性肿瘤，可发生在结肠的任何部位。在北美、西欧发病率较高，美国结肠癌占其全部癌死亡原因的第二位。在我国，结肠癌发病率为次于肺癌和胃癌之后的第三位，发病率呈上升趋势，尤其在经济发展较快的城市和地区，以 45～50 岁年龄组发病率最高。

一、病　　因

病因尚未十分明确，相关高危因素有以下几点：过多的动物脂肪及动物蛋白饮食，缺乏新鲜蔬菜及纤维素食品；缺乏适度的体力活动；遗传易感性。有些疾病如家族性息肉病，已被公认为癌前期病变；结肠腺瘤、溃疡性结肠炎以及结肠血吸虫病肉芽肿，与结肠癌的发生有较密切的关系。另外，它的发病内在因素中，目前多认为基因变异与 DNA 的甲基化和 APC 等基因的突变有较为密切的关系。

二、病　　理

好发部位以乙状结肠为中心发病率最高，盲肠次之，以下依次为升结肠、肝曲降结肠、横结肠和脾曲。

（一）大体形态分型

结肠癌大体形态分型：

1．肿块型（菜花型、软癌）　肿瘤向肠腔内生长、瘤体较大，呈半球状或球状隆起，易溃烂出血并继发感染、坏死。该型多数分化较高，浸润性小，生长较慢，好发于右半结肠。

2．浸润型（缩窄型、硬癌）　肿瘤环绕肠壁浸润，有显著的纤维组织反应，沿黏膜下生长，质地较硬，易引起肠腔狭窄和梗阻。该型细胞分化程度较低，恶性程度高，出现转移早。好发于右半结肠上端的大肠。

3. 溃疡型 肿瘤向肠壁深层生长并向肠壁外浸润，早期即可出现溃疡，边缘隆起，底部深陷，易发生出血、感染，并易穿透肠壁。细胞分化程度低，转移早。是结肠癌中最常见的类型，好发于左半结肠及直肠。

（二）组织学分型

1. 腺癌 大多数结肠癌是腺癌，约占其四分之三，腺癌细胞主要是柱状细胞、黏液细胞和未分化细胞，排列成腺管状或腺泡状，按其形态可分为：

（1）管状腺癌：是最常见的组织学类型。

（2）黏液腺癌：癌细胞分泌黏液，恶性程度较高。

（3）印戒细胞癌：在细胞内可将细胞核挤到一边，状似戒指，称为印戒细胞癌，分化低，预后差。

（4）乳头腺癌：癌细胞排列成粗细不等的乳头状结构。

2. 未分化癌 癌细胞弥漫呈片或团块状，不形成腺管结构，癌细胞小、排列不规则，预后最差。

（三）临床分期

Ⅰ期（Dukes A 期） 癌局限于肠壁内。

A0 期 癌局限于黏膜。

A1 期 癌局限于黏膜下层。

A2 期 癌侵及肠壁肌层未穿透浆膜。

Ⅱ期（Dukes B 期） 癌浸润至肠壁外。

Ⅲ期（Dukes C 期） 伴有淋巴转移。

C1 期：近处淋巴转移（肠旁）。

C2 期：远处淋巴转移（系膜）。

Ⅳ期（Dukes D 期） 已有远处转移。

（四）扩散浸润

1. 直接浸润 结肠癌浸润一般向三个方向浸润扩散，即肠壁深层\环状浸润和沿纵轴浸润，并向肠壁深层发展；结肠癌沿纵轴上下浸润，一般不超过5～8cm。

2. 淋巴转移 为主要转移途径，引流淋巴分为四组：

（1）结肠上淋巴结：位于肠壁，沿脂肪垂直分布。

（2）结肠旁淋巴结：沿边缘血管弓和从弓上发出的短直终末血管排列。

（3）中间淋巴结组：位于边缘血管弓和结肠血管根部之间。

（4）中央淋巴结：位于肠系膜上下动脉根部的淋巴结。

3. 血行转移 可以通过淋巴转移经胸导管入血，也可以直接侵犯血管入血，沿门静脉系统先达肝脏，再到肺、脑、骨等其他脏器；可以因梗阻或手术时挤压瘤体使癌细胞入血转移。

4. 种植转移 癌肿可直接穿透肠壁，浸润周围组织与脏器，癌细胞脱落在腹腔内而造成种植，在卵巢上种植的继发性肿瘤称 Krukenberg 肿瘤；播散至全腹腔者，可出现癌性腹水等。

三、临床表现

结肠癌患者大多已中年以上，其中位数年龄为45岁，约有5%患者的年龄在30岁以下。结肠癌的临床表现随其病灶大小所在部位及病理类型而有所不同。结肠癌患者早期可无明显临床症状，但随着病程的进展和癌肿生长的增大，可出现结肠癌的常见症状，诸如大便规律和性状的改变，血便或黏液血便、肠梗阻的表现以及全身乏力、体重减轻和贫血等恶病质症状。由于右半结肠和左半结肠两部癌肿的临床表现却各自特点不同，故分述如下：

（一）右半结肠癌

右半结肠腔粗大，肠内粪便为液状，右半结肠癌肿的生长方式多为溃疡型或菜花状，很少环形狭窄，故很少发生梗阻。但癌肿常溃破出血，伴发感染、毒素吸收等情况，故临床上常有腹痛、腹部包块、贫血、甚至出现消瘦或恶病质等表现。临床表现如下：

1. 腹痛不适　70%～80% 的患者可有腹痛，多为隐痛，初为间歇性，后转为持续性，常位于右下腹部，很像慢性阑尾炎发作。如肿瘤位于肝曲处而粪便又较干结时，也可出现绞痛，应注意与慢性胆囊炎相鉴别。约 50% 的病人有食欲不振、饱胀嗳气、恶心呕吐等现象。

2. 大便改变　早期粪便稀薄，有脓血，排便次数增多，与癌肿溃疡形成有关。待肿瘤体积增大，影响粪便通过，可交替出现腹泻与便秘。出血量小，随着结肠的蠕动与粪便充分混合，肉眼观察不易看出，但隐血试验常为阳性。

3. 腹块　就诊时半数以上病人可发现腹块。这种肿块可能就是癌肿本身，也可能是肠外浸润和粘连所形成的团块。前者形态较规则，轮廓清楚；后者形态不甚规则。肿块一般质地较硬，一旦继发感染时移动受限，且有压痛。

4. 贫血和恶病质　约有 50%～60% 的患者因癌肿溃破持续出血而出现血红蛋白 <100g/L；并有体重减轻、四肢无力，甚至全身恶病质消耗症状。

（二）左半结肠癌

左半结肠肠腔相对较窄，粪便在肠腔内由于水分被吸收而变得干硬，又因左半结肠癌多数为浸润型，故常引起肠腔环状狭窄，发生梗阻。临床表现主要为急、慢性肠梗阻。又因肠腔内肿块体积较小时便可发生梗阻症状，故罕见贫血，消瘦、恶病质等消耗现象。左半结肠癌一般有以下症状：

1. 腹痛　是癌肿伴发肠梗阻的主要表现，60% 的患者可出现腹痛，梗阻致排气、排便受阻，出现腹部绞痛；慢性不全性肠梗阻有时持续数月才转变成完全性肠梗阻。

2. 排便困难　半数病人有此症状及便秘情况。如癌肿位置较低，还可出现排便不畅及里急后重。

3. 血便或黏液血便　由于粪便在左半结肠中已基本成形，血液和黏液可与粪便不相混同，约 75% 患者可出现血便或黏液血便。

4. 腹部包块　约 40% 的患者可触及左下腹肿块。

四、诊　断

结肠癌患者早期可无明显临床症状，大便规律和性状的改变常被患者忽视，也易发生漏诊。故对有下列表现的中年以上患者应考虑有无结肠肿瘤的可能：①近期出现不明原因的排便习惯改变（如腹泻、便秘或排便不畅）、不明原因的腹部持续隐痛；②血便或黏液血便；③粪常规隐血试验持续阳性；④不明原因的贫血、乏力或体重减轻等表现；⑤可触及腹部包块。

出现以上情况时，除详细询问病史和体格检查外，还应做下列检查，以明确诊断。

1. 指诊和直肠镜检　检查有无直肠息肉、直肠癌、内痔或其他病变，以资鉴别。

2. 结肠镜和纤维结肠镜检查　全纤维结肠镜检查是结肠癌的基本检查手段，通过纤维结肠镜可以采取组织做病理检查。具有较高的诊断率，国内已广泛应用，操作熟练者可将纤维结肠镜插至盲肠和末端回肠，还可进行照相，是一种理想的检查方法，但定位性较差。

3. X线检查　腹部平片检查：适用于伴发急性肠梗阻的病例，可见梗阻部位上方的结肠有充气胀大现象。钡剂灌肠检查：是结肠癌的重要检查方法，癌肿部位可见肠壁僵硬，肠腔狭窄，肠黏膜皱襞紊乱、破坏或消失、充盈缺损等。钡剂空气双重对比造影更有助于诊断结肠内带蒂的肿瘤。

4. 肿瘤标记物测定　癌胚抗原（CEA）试验：对早期病例的诊断价值不大，总体而言，结肠癌时血清CEA值高于正常者仍为数不多，但对推测预后和判断复发有一定的帮助。CEA与CA19-9联合检测时敏感性及特异性明显增高，尤其适用于术后监测。

5. 超声波扫描检查　对判断肝脏有无转移有一定的价值。

6. CT扫描检查　作为判断手术切除的可能性和危险性的术前准备。

目前对结肠癌的大规模人群防治普查尚缺乏切实可行的方案，唯有遇见上述结肠癌可疑征象时，及时选用合适的检查方法，早期做出诊断，特别是遇到粪便隐血试验阳性者，务必进一步追究其原因。

五、治疗措施

结肠癌的最佳治疗方法，仍然是早期确诊后彻底手术切除。

（一）手术治疗

1. 根治性手术　手术切除范围应包括癌肿所在的肠段及其供应动脉旁的区域淋巴结，术中腹腔可给予5-FU 1000mg预防性处理。根据肿瘤癌肿所在的肠段行不同手术方式：

（1）右半结肠癌：行右半结肠切除术，切除范围包括盲肠、升结肠、肝曲、横结肠的右侧距肿瘤边缘10cm以上、末端回肠距回盲部15cm以及有关的肠系膜和其中的淋巴结。

（2）横结肠癌：切除范围应包括横结肠全部或在距肿瘤边缘的近、远10cm的结肠、胃结肠系膜、大网膜和横结肠中动脉根部旁淋巴结，再行吻合。

（3）左半结肠癌：行左半结肠切除，包括横结肠的左半、脾曲、降结肠和部分乙状结肠及其系膜和淋巴结作整块切除，清除相应动脉旁淋巴结，再作横结肠乙状结肠吻合，但其切除范围应按癌肿的位置而稍加修正。

（4）乙状结肠癌的切除范围要根据癌肿的部位以及肠系膜根部的淋巴结转移的情况而定。如癌肿位于乙状结肠上段，切除部分应为降结肠和乙状结肠。如癌肿位于乙状结肠直肠交界处，还需切除肿瘤距直肠近端约10cm的部分直肠。如肠系膜根部的淋巴结转移为阳性，则行左半结肠切除术，如左半结肠癌伴有明显梗阻时，一般需分期手术，先在癌肿梗阻上方的肠段作造瘘减压，如横结肠造瘘、乙状结肠造瘘；待病员情况好转，肠壁炎症和水肿。如左半结肠癌伴有明显梗阻时，一般需分期手术，先在癌肿梗阻上方的肠段作造瘘减压，如横结肠造瘘、乙状结肠造瘘；待病员情况好转，肠壁炎症和水肿消退，一般在造瘘手术后2～3周再行二期肿瘤根治性切除。

2. 姑息性手术　凡结肠癌已有肝脏或远处转移，或癌肿局部广泛浸润而无法根治时，可按下列原则进行处理：如结肠癌的局部病变尚可切除，应争取作姑息性切除，以缓解症状。术后辅以其他抗癌治疗，可延长生存期。如病变广泛浸润和固定而不能切除，可以癌肿部位的远近端肠段作捷径吻合手术，如在右半结肠癌作末端回肠横结肠侧侧吻合术。

3. 术前肠道准备　极为重要，其目的是排空结肠、减少肠腔内细菌数量，以预防手术后感染。常用的有两类方法：一类是用口服肠道抗菌药物、泻剂及多次灌肠措施。术前进食流质2天，手术前晚清洁灌肠；另一类是作全肠道灌洗，手术前一日中午开始改进流质饮食，午餐后4小时开始灌洗。灌洗液经插入胃内的鼻饲细橡胶管注入，开始速度为每小时3000～4000ml，以后可适当减慢到每小时2000～3000ml，直至肛门排出的液体清净而无粪质为止，全过程约需3小时。灌洗液量不应少于6000ml。如灌洗后病人感饥饿，在睡前加服巧克力糖或糖水。

（二）化学治疗

对无法手术根治、术后复发而又无法进一步手术的病人，化疗是一项主要的治疗手段。放疗与手术的综合治疗可以减少局部复发，术后化疗还有助于控制体内潜在的血液转移。

化疗药物　氟尿嘧啶（5-Fu）：最为常用，静脉点滴每日12mg/kg，配合亚叶酸钙60mg/d，每四周连续5天为一疗程，加用每疗程一次奥沙利铂150mg静滴，连续半年，休息半年后再治疗3次，术后一年内共为9个疗程。这一方案可明显提高Dukes AB分期的5年生存率。在化疗期间应加强营养支持，同时检测血象中白细胞计数，当WBC $< 3.5 \times 10^9$/L时，应即刻停止化疗。氟尿嘧啶也可在手术中作肠腔内灌注，即在切除癌肿肠段前，在其上、下用纱条结扎肠管，然后将氟尿嘧啶30mg/kg注入此肠段，30分钟后再完成切除手术。

（三）放射性治疗

1. 术前放疗　①减弱手术时播散；②可缩小巨大而固定的瘤体，提高切除率。放疗应严格掌握剂量，以中等剂量为宜。

2. 术后放疗　手术后，肿瘤负荷减少，利于提高放射线对残留癌的治疗效果。

（尹兰宁）

【参考文献】

[1] 吴阶平、裘法祖. 黄家驷外科学. 第6版. 北京：人民卫生出版社.

[2] 孙家邦，李铎. 机械性、麻痹性、假性肠梗阻的鉴别诊断与治疗. 中华胃肠外科杂志，1999，2：2.

[3] 吴在德，吴肇汉. 外科学. 北京：人民卫生出版社，2004：475-483.

[4] Corsale IF, Oglia E, Mandato M, et al. Intestinal occlusion caused by malignant neoplasia of the colon surgical strategy Chir, 2003, 24(3): 86-91.

[5] 李小军. 老年结肠癌合并肠梗阻外科治疗分析. 实用医学杂志，2007，23（6）：882-884.

[6] 张启瑜. 钱礼腹部外科学. 北京：人民卫生出版社，2006：481-512.

第七章

腹腔镜在外科的应用

第一节　一般病人的术前准备

一、术前检查的目的是为了明确诊断并预测手术风险及难度

（一）病史、体检

详细了解本次外科疾病的发作情况，如胆囊结石的疼痛及炎症的发作性质与频度，是否伴有黄疸及胆源性胰腺炎的发作；既往有无腹部手术、炎症，有无肠梗阻表现；有无出血性疾病及心、肝、肺、肾等合并症；病人的用药史，尤其是抗凝药、洋地黄、激素等。体检中注意腹部有无伤口、腹外疝，脐部有无外伤、炎症等。

（二）化验检查及其他实验室检查

1. 血尿便常规　血红蛋白、血细胞比积、白细胞及其分类、血小板计数、血沉、出凝血时间、尿糖、酮体、大便潜血等。

2. 心肺功能检查　胸部X线片及ECG检查，60岁以上或有心肺疾病及肿瘤患者要常规拍胸片，如需进一步明确对手术的耐受能力，还应行肺功能及心功能检查。

3. 血清学检查　包括血糖及K^+、Na^+、Cl^-、HBsAg、ALT、AST、T-Bil、B-Bil、A/G、AKP、BUN、Cr等肝肾功能检查。

（三）影像学检查

1. 腹部立卧位X线平片　了解有无膈下游离气体及胃肠胀气，有无膈疝存在等。尤其是急腹症、闭合性腹部外伤的病人以了解是否有空腔脏器的破裂，肠梗阻的定位、定性。

2. 腹部B超　了解肝、胆、胰、脾疾病的情况，胆石的分布以及有无腹水、肝硬化、门静脉高压症；对胆石症病人，了解胆囊大小、有无张力，壁的厚度、光滑程度，以及与周围脏器的关系，结石的大小及胆囊充盈情况，肝内外胆管有无扩张、结石。

3. 胆道造影检查　包括口服胆囊造影、静脉胆道造影、核素胆道显像及经内镜逆行胰胆管造影。一般情况下LC术前进行较为详尽的B超检查即可满足手术要求，对病史及检查怀疑有其他病变存在而B超检查结果对此不能作出明确的判断时，才需要选择相应的其他影像学检查。

4. 胃肠道影像学检查　包括胃肠道造影及胃肠道内镜检查，可了解胃肠道病变的解剖位置、范围，如是肿瘤还可了解其活动度、表面形态，后者还可进行活体组织检查，彻底明确

病变的性质。

5. CT或MRI 了解占位性病变的性质及其毗邻关系和解剖，及对周围的浸润和转移。有助于肿瘤的分期，以指导手术的选择和手术设计，估计难易程度。

6. 选择性血管造影 主要是了解肿瘤的供应血管及肿瘤与周围血管的紧密关系，指导手术选择和估计手术难度。

总之，只有术前检查充分，才有可能得出正确的诊断及病情估计，选择好适应证，使腹腔镜手术的中转开腹率和手术并发症降至最低程度，提高手术成功率。

二、术前处理

（一）与病人及家属谈话、签字

向病人及家属介绍腹腔镜手术的特点和局限性，有中转开腹的可能，请病人及家属签字。

（二）肠道准备

为了减少肠腔胀气和穿刺过程中损伤肠管，术前两天禁食豆类、牛奶等易产气食物。必要时术前服用缓泻剂、灌肠，对结、直肠手术病例则按开腹手术实行严格的肠道准备。

（三）配血

根据具体手术予以配血，以备术中出血急用。

（四）皮肤准备

按开腹手术常规准备皮肤并需满足腹腔镜手术的要求，要彻底消毒处理脐部。

（五）放置胃管和尿管

排空胃内容物及膀胱，既可增加术野的显露又能减少穿刺过程中胃、膀胱等被穿破的危险。对手术时间过长者，术中还可反复抽吸胃内因全麻插管前过度换气时挤入胃内的气体和胃液，增加上腹部术野显露。同样，因持续排空膀胱增加了下腹部的术野显露，且术中可监测尿量和估计出入量。

（六）术前用药

1. 抗生素的应用 术前有感染存在者要早用药以防治感染。

2. 其他伴随疾病用药 如治疗高血压、抗心律失常的药物等。对精神紧张或焦虑的病人要应用镇定、催眠类药物，全麻前30分钟应常规用颠茄类药物，如阿托品、东莨菪碱等。

第二节 一般病人的术后处理

术后与开腹手术一样要严密观察生命体征的动态变化，尤其是血压、脉搏、体温、神志、呼吸等，分析其变化情况，并及时处理并发症。

一、胃管和尿管的处理

对于非胃肠手术如阑尾切除、疝修补、单纯胆囊切除等，在未清醒前胃管接引流袋或负压吸引，病人清醒后无胃肠道症状，一般于术后即可拔除胃管、尿管。对于胃肠道手术，肝、胰、脾等大手术或者损伤了胃肠道，在镜下作了缝合修补，则应保留胃管并持续胃肠减压。对于急性胆囊炎手术过程中胆囊破裂，化脓性胆汁污染腹腔，术中虽反复冲洗吸引，术后仍需保留胃管24小时左右。

二、饮食与活动

非胃肠道手术术后 6～8 小时拔除胃管即可进流食或半流食，然后逐步达到普通饮食。鼓励病人早期下床活动，一般手术如胆囊切除、阑尾切除等只要麻醉恢复平稳即可开始下床活动。

三、术后用药

（一）止痛药物

一般腹腔镜手术后均不需使用止痛药，个别疼痛较重者在排除意外情况的基础上使用 1～2 次非麻醉性止痛药。

（二）抗生素

对污染性腹腔镜手术、有异物植入或有伴随疾病者应常规使用抗生素，对一般患者可根据情况分析对待，如手术较大，也可适当应用抗生素，否则术后抗生素并非必需。

四、腹腔引流管

术后引流管的处理应根据放置的目的分别对待。若为预防创面渗血、渗液引起积血、积液甚至继发感染，如无新鲜血液流出，则术后 24～48 小时可拔除；若为预防吻合口漏应保留观察 7～14 天。如引流出新鲜血、胆汁或胃肠液，应结合全身情况、生命体征及腹部情况，如腹膜刺激的症状和体征，参照开腹手术的原则积极处理，必要时可开腹探查或二次腹腔镜探查。对脓腔引流者术后应充分保持其通畅性并根据术后引流出的脓液性质和量进行处理，如脓液减少、体温正常，可逐渐拔除引流管。

五、术后不适的处理

1. 疼痛　腹腔镜手术在麻醉清醒后即有轻微的伤口疼痛，多数患者用安定镇静药即可缓解，只有少数需要镇痛药，且在术后 1～2 天随胃肠功能的恢复而缓解或消失。如出现疼痛加重应结合全面检查除外腹壁伤口或腹腔感染、消化道瘘的可能。

2. 发热　腹腔镜手术后的创伤可引起轻微发热，一般不超过 38℃，且迅速下降，术后 3 天内多能恢复至正常水平。否则应注意有无肺部、尿道和腹腔的感染及消化道瘘的情况。

3. 呕吐　腹腔镜手术后，一般全麻清醒即可拔除胃管，少数病人因麻醉反应或胃内容物的残留可发生呕吐，个别反复发作或呕吐物较多者可给止吐药物，并在全麻未清醒前注意防止误吸。

4. 肩部酸痛　一般认为是腹内残留 CO_2 刺激膈神经所致，可自行消失，无须特殊处理。

六、出院与随访

术后病人无明显恶心、呕吐，无腹痛，体温正常，已恢复饮食，能独立活动，无排尿、排便困难时即可出院。对无并发症的胆囊切除、阑尾切除术等，术后 1～2 天可出院。

有下列情况之一者应仔细观察，慎重处理：

1. 手术过程不顺利。

2. 发烧、纳差、腹胀、腹痛或恶心、呕吐。

3. 有感染存在或继发黄疸。

4. 其他异常情况或其他脏器疾病对病情有影响者。随访应于术后 7 天至 3 个月进行。

第三节 伴随疾病的手术前后处理

对伴随与手术有一定影响的特殊疾病，除一般术前准备外，还需处理相关疾病，以增加对手术的耐受，加速术后恢复，降低手术并发症。外科病人的术前估计不能局限于原发疾病，还应包括对病人病情有潜在影响的所有因素，特别是对机体重要系统（或器官）并存病的严重性更要有足够的认识。现就腹腔镜外科病人常见的重要并存病的诊断与治疗作一简单叙述。

一、高 血 压

高血压的手术危险性在于麻醉和手术中，特别是全麻的诱导插管及麻醉苏醒过程中，常可使血压骤然升高，诱发心脑血管意外等并发症。WHO 提出的高血压诊断标准为：①高血压：成人收缩压（SBP）≥18.7kPa（160mmHg）或舒张压 140（DBP）≥12.0kPa（90mmHg）；②临界高血压：SBP 介于 21.3～18.7kPa，DBP 介于 12.7～12kPa。高血压病人的手术危险性与高血压的程度及病期长短呈正相关关系，有高血压性心、脑、肾并发症者的危险性增大。因此，欲正确防治高血压的并发症，首先应了解高血压的程度（术前至少每日测血压 2 次），发病开始时间及既往的治疗情况，同时询问有无晕厥、脑血管意外、冠心病、心绞痛、心衰、呼吸困难等病史，并常规作尿液、肾功能、胸部 X 线、心电图、心电向量图和眼底检查，判明高血压病情的轻重及心、脑、肾功能状态，充分估计麻醉或手术中可能发生的意外，以便制定有效的预防措施和确切的治疗方案。另外，因高血压病人常接受利尿剂治疗，术前应常规测定血清电解质，特别要注意有无低血钾症。

（一）术前准备

1. 除休息、戒烟、调节饮食、纠正水电解质紊乱等一系列措施外，重点是降压治疗。作为术前准备，降压治疗要尽早开始。对降压药物的选择是要能有效降压，并为麻醉创造条件。根据病情，先用一种作用温和及副作用少的药物，需要时可改用或合用两种或两种以上作用更强的药物。

2. 关于术前是否停用降压药，目前也有不同看法。但近年来多认为，除单胺氧化酶抑制剂（如优降宁）外，其他抗高血压药（包括普萘洛尔、钙通道阻滞药）均应应用到手术日晨。对血压已控制者，可减少药量而不应停药，理由是除病人对于手术产生的紧张心理及麻醉和手术的刺激，易激发高血压并发症意外外，停药产生的反跳现象更难处理，而抗高血压药在麻醉后引起的低血压较少见，一旦发生，用拮抗药也较易提升血压。

3. 对伴有冠状动脉硬化、心脏扩大肥厚、心功能代偿不全、肾功能不全或有脑血管硬化甚至出血等心、血管、肾及脑等功能障碍的 3 级高血压者，因手术危险性大，术前须慎重选择手术及细致准备。对急性脏器功能障碍应积极处理。心力衰竭病人，必须控制心衰至少半年以上。对无脏器功能损害者，血压应平稳地控制在 18.7/12.0kPa（140/90mmHg）以下。

（二）术后处理

注意控制血压稳定，防止血压波动，保持呼吸道通畅，缺氧或二氧化碳蓄积均可使血压升高。低血压不但可加重组织器官缺血，而且可引起脑和冠状血管的血栓形成。

（三）手术时机

一般认为，血压控制在 23.9～13.3kPa（180～100mmHg）以下时，手术的危险性就较小。对尚未控制的充血性心力衰竭病人，不管血压降到上述水平与否，均应在心衰控制一年后手术。对血压过高的急诊病例或急需手术而血压难以控制者，可在麻醉前用 0.1% 的硝酸甘油滴鼻或舌下含服 0.6mg 的硝酸甘油片；若无效，可再静脉滴注 0.01% 的硝普钠或硝酸甘油降压。术中应注意监测血压。

二、心脏疾病

随着外科学与麻醉学的发展，冠心病病人的非心脏手术适应证已明显放宽。实践证明，大部分病例能安全度过麻醉和手术关，但围术期心脏并发症和猝死等意外也日渐增多，特别是在近期（3～6 个月内）发生过心肌梗死者。由于心肌几乎完全依赖有氧工作，故正常的心脏工作与心肌氧耗密切相关。而手术病人的心血管和呼吸系统都面临着来自麻醉、手术及其并发症的影响，有许多因素可损害心肌对氧的利用，概括起来有两类：

1. 增加心肌氧耗的因素，如心动过速、快速性心律不齐、高血压、发热和容量负荷过大等。

2. 减少氧释放的因素，如低血压、低氧血症、贫血及低血容量等。

上述因素使心肌需氧增加而供氧减少，这时已有缺血性心肌损害的病人，可诱发心脏并发症或使功能处于代偿状态的心脏发生衰竭。此外，心动过速、低血压（特别是低舒张压）、前负荷增加、低二氧化碳血症或冠状动脉痉挛等，均可降低动脉血流，致心内膜下发生缺血梗死，这在高血压性冠心病病人中尤易见到。外科病例并存冠心病者，临床多无明显症状，即大多为隐匿性冠心病，其诊断主要依靠心电图检查，部分病例或许要做心电图运动试验方能得出诊断。冠心病的常见病因有脂肪代谢紊乱、高血压和糖尿病，故术前需常规查血脂、血糖并监测血压。

（一）术前准备

1. 正确地选择手术时机　对心脏病病人应选择无心肌梗死、无心绞痛发作并经心电图检查证实无心肌缺血表现、心功能良好、无明显的心衰表现等时期。

2. 慎重地选择腹腔镜手术　气腹将加大心脏前负荷，使心脏负担加重以及膈肌抬高，限制呼吸，且可以引起自主神经反射，从而导致心搏骤停，尤其是在初充气阶段反应更加明显，故应慎重地选择腹腔镜手术。

3. 纠正异常情况　手术前必须尽可能地纠正各种紊乱如水电解质紊乱、贫血、心律失常，用洋地黄改善心肌功能，对于有心肌缺血表现者应使用钙离子拮抗剂以改善冠脉血流和心肌功能。

（二）术中及术后处理

1. 保证血氧供应　确保呼吸道通畅及吸氧。

2. 保证正常心脏输出的同时避免心脏负荷过大，准确掌握出血量，在及时输入损失血液的同时应控制输血、输液的量和速度，过多或不足均可增加心脏的负担。

3. 预防感染　主要是呼吸道感染。

4. 清醒后半卧位，可减轻心脏负荷和增加肺活量。

5. 注意水电解质平衡和出入量，并继续使用血管扩张药物。

6. 维持血压平稳，监测血压、ECG，必要时监测 CVP。

三、肝脏疾病

慢性肝功能不全多见于各种原因引起的肝硬化病例。目前，国内患者肝硬化主要为肝炎后肝硬化，其次为血吸虫病肝硬化，酒精性肝硬化在近年来也有增多趋势。许多临床研究表明，肝硬化患者接受各种非肝病手术的危险性远较非肝硬化者高。如有报告称肝硬化患者的各种非肝病腹部手术后并发症发生率和死亡率分别达30%～47.1%和19.6%～30%。主要并发症为肝衰、败血症、腹腔内大出血和多器官功能衰竭（MOF），这些也是术后病人死亡的主要原因。

（一）术前准备

1. 全面检查　进行各种肝功能检查，以了解肝功能损害程度、肝的储备能力及凝血功能。

2. 选择正确的手术指征及手术时机　下述情况禁止腹腔镜手术：

(1) 肝炎活动期。

(2) 食管或脐部静脉曲张明显，甚至发生破裂出血。

(3) 肝功能处于Child B级以下。对乙型肝炎病毒携带者，如无肝炎活动则不是手术禁忌。

3. 纠正紊乱，改善肝功能　给予高糖、高蛋白饮食，增加糖元储备；使用白蛋白、维生素K_1，保肝、纠正水电解质紊乱，尽量消除腹水及改善凝血功能。

（二）术后处理

1. 保肝治疗及给予维生素K_1等，如有贫血可少量多次输入新鲜血液和血浆以纠正贫血及改善凝血功能。

2. 其他　如吸氧，保持呼吸道通畅，防治肺部感染、及时补充血容量，纠正水电解质紊乱，预防肝性脑病和肝肾综合征的发生。

四、肾脏疾病

病人既往有肾脏损害或慢性肾功能不全（尤其在老年病人）是外科经常遇到的问题之一。它会增加手术并发症和死亡率。慢性肾功能不全多无特异的临床表现，早期病例可无任何症状及体征，较晚期病例会出现食欲不振、恶心、呕吐、皮肤瘙痒、胃痛、抽搐等症状，体检可发现有贫血、皮肤抓痒、高血压、水潴留或脱水（利尿药使用过多者）等。死于尿毒症在外科中还较少见，一旦发现，则说明患者肾功能不全已至终末期。因此，临床外科医师必须首先在思想上加以重视，在收集病史时注意病人有无肾炎、肾盂肾炎、肾小动脉硬化、肾结核、尿路梗阻、系统性红斑狼疮、糖尿病、高血压、痛风、多发性骨髓瘤、多囊肾以及长期服用解热镇痛药和接触重金属等病史，然后做一些有关肾功能的检查，才能避免漏诊。

（一）术前准备

1. 注意病史中有无损害肾功能的疾病与用药　如肾炎、肾盂肾炎、系统性红斑狼疮等，长期服用损害肾功能的药物如解热镇痛药、氨基糖甙类抗生素等。

2. 术前检查　检查各项肾功能，以了解肾功能损害情况，如血红蛋白，出、凝血时间，凝血酶原时间、尿比重及尿蛋白，血钾、钠、钙、磷，尿素氮、肌酐、CO_2CP、血糖、白蛋白、血气分析及内生肌酐清除率、尿浓缩稀释试验及酚磺肽试验等。综合分析、估计肾功能。

3. 纠正紊乱、改善危险因素　主要包括：

(1) 利尿并维持水电及酸碱平衡紊乱：对每天尿量少于500ml者，应利尿；对失水、低钠、高钾、高钙及低磷者应予以纠正。

(2) 营养支持：注意饮食，应用高质量的低蛋白、高热量、高维生素的食物，以改善营养状况，对严重者应药物治疗，可输入白蛋白、新鲜血及血小板。

(3) 治疗伴随疾病：伴有高血压者应降压治疗，积极预防控制感染并避免肾损害药物。

（二）术后处理

1. 继续维持术前治疗　如维持水电解质平衡和出入量平衡，避免输液过多或不足，防止低血压及低血红蛋白，防治感染。

2. 避免应用肾损害的药物及缩血管药，适当给予利尿、改善微循环药物，以保护肾功能。

五、肺功能障碍疾病

腹部外科病人并存的常见慢性呼吸道疾病有慢支、支气管扩张，哮喘、肺气肿和肺心病，它们常造成不同程度的呼吸功能不全，是引起术后肺不张、肺部感染及呼吸衰竭的基本原因。临床实践中，如果外科医师思想上重视，能详细询问呼吸系统病史和作细致的肺部体检，X 线检查，临床诊断并不困难。肺功能的定量检查可通过肺量计和血气分析来完成。一般认为，当 $PaO_2<8.0kPa$（60mmHg）、$PaCO_2>6.6kPa$（50mmHg）时，排除了心脏右到左分流或由于代谢性碱中毒代偿引起的二氧化碳分压升高，即可判断有呼吸功能不全。

（一）术前准备

1. 胸片检查、动脉血气分析和肺功能检查，了解通气和换气功能。严重阻塞性肺通气功能不全者不宜全麻和气腹。一般认为最大通气量为正常的 75% 以上者为较好，50% 以下者不宜行腹腔镜手术。

2. 戒烟的同时应用抗生素控制感染，利用雾化、口服祛痰药物或体位排痰促进咳痰。对黏痰排出困难者还可进行冲洗或吸痰。此类病人慎用或禁用阿托品类药物。

（二）术中及术后处理

1. 术中监测血氧浓度及血 CO_2 的浓度，了解并随时处理可能发生的缺氧、酸中毒。

2. 注意肺部并发症，预防感染，雾化吸入，翻身、动员咳出痰液。

3. 吸氧，必要时呼吸机辅助呼吸。

4. 避免应用抑制呼吸及咳嗽反射的药物，如吗啡等。

六、糖　尿　病

糖尿病不是手术禁忌证，但使手术危险性显著增加。其主要危险在于因手术的影响增加手术及糖尿病的并发症，容易发生感染、酮症酸中毒等。术前准备的原则是适当控制血糖，增加糖元储备。纠正水、电解质紊乱及酮症酸中毒，改善营养状况。

糖尿病是外科医师经常遇到的内分泌并存病，在合并此病的患者中，多数于入院时即可得到糖尿病病史。然而值得注意的是，约有 50% 的老年性糖尿病属于隐性糖尿病，临床表现不典型或根本无症状，部分病例的空腹血糖也正常，空腹尿糖测定呈阴性（原因是肾血管硬化，肾糖阈提高），实践中较易漏诊，一旦术后发生糖尿病酮症酸中毒或非酮症高渗性昏迷，其后果甚为严重。因此，对空腹血糖值在 6.7mmol 以下的可疑糖尿病病人，除多次测定空腹血、尿糖外，应作葡萄糖耐量试验和餐后 2 小时尿糖定性检查，它们是有价值的筛选试验。

（一）术前治疗

1. 对无严重并发症者，宜鼓励适当体力活动，轻型或肥胖病人可结合体疗有助于降糖治疗。

2. 多进纤维含量丰富的食品，如蔬菜、水果等，但应注意糖类的比例也不宜过低，需在总热量的 50%～60%。

3. 应及早进行手术，对中、重度糖尿病病人术前宜用胰岛素泵控制血糖。

4. 当糖尿病控制后，应逐渐减少胰岛素量至维持量。作为外科病人，糖尿病术前的良好控制指标为保持轻微的高血糖（空腹血糖在 7.78～8.33mmol/L）和尿糖（±～+）。老年糖尿病患者，控制指标可放宽到空腹血糖 < 9.44mmol/L，尿糖（+～++）。

（二）术前准备

1. 详细询问病史　了解糖尿病的发病情况及严重程度、治疗方法及血糖、尿糖控制情况及其并存的疾病，如高血压、动脉硬化、肾病等，检测尿糖、血糖、酮体，必要时应进行糖耐量检查，并对糖尿病作出明确的诊断。尤其是病史较长的糖尿病患者由于肾功能的损害，肾糖阈升高使得血糖的升高较尿糖改变明显，甚至尿糖无升高表现，因此应注意在检查血糖的同时检查尿糖，并重复检查以找到其相关性，以便术中、术后能通过尿糖正确推断血糖的升高程度，指导处理。

2. 改善营养、纠正紊乱　加强饮食，补充丰富的蛋白质及维生素，并通过使用胰岛素使降低血糖的同时促进糖元合成。术前应将空腹血糖控制在 7.8～8.3mmol/L 和尿糖在 -～+ 之间。同时纠正水电解质紊乱及酮症酸中毒。

（三）术后处理

1. 每 4～6 小时检测血糖、尿糖、尿酮体，并根据血糖及尿糖情况来调整输液中胰岛素的用量，防治低血糖和高血糖，胰岛素和糖的比一般为 1U∶2～4g。

2. 尽早恢复饮食，将胰岛素过渡为口服降糖药。

七、肾上腺皮质功能不全

正常人的肾上腺皮质，每日分泌氢化可的松约 20mg，为适应手术及应激的需要，其分泌量可达基础量的 10 倍；如肾上腺皮质功能减退不能适应需要，就会出现各种表现，例如软弱无力、嗜睡、高热、低血压、心动过速、恶心呕吐或腹痛等，甚至出现危象。

（一）可能出现肾上腺皮质功能不全的原因

1. 正在应用皮质激素治疗或在 6～12 个月内曾用皮质激素治疗超过 1～2 周，肾上腺皮质可能受到不同程度的抑制而功能不足。

2. 原有肾上腺功能不足或曾作肾上腺切除术的病人。

3. 准备施行肾上腺切除的病人。

鉴于可能患肾上腺皮质功能不全的病人，在手术应激期间需要大量的氢化可的松，糖皮质激素短期过量相对无害，而在应激期中短期缺乏却可能致命。只有测定值正常而试验结果提示肾上腺皮质功能良好者，可不予补充氢化可的松，但是术中和术后仍然应该提高警惕，密切观察。

（二）肾上腺皮质功能不全病人手术前后氢化可的松的用法

1. 术前　大手术的术前 12 小时、6 小时、2 小时各需肌肉或静脉输入 100mg。估计手术时间不超过 30 分钟的中、小手术可仅在手术前 2 小时肌肉或静脉输入 100mg。

2. 手术中及手术当天　根据手术的时间、大小及应激情况每 4～6 小时给 100mg。

3. 术后第一天每 6～8 小时输入 100mg。

4. 术后第二天每 6 小时输入 50mg。

5. 术后第三天每 6 小时输入 25mg。

无论急诊手术，还是术前充分准备的病人，手术中如果出现血压波动、低血压者，可静脉注射氢化可的松 100mg 或地塞米松 5mg，以使血压上升，必要时加用升压药。

使用氢化可的松期间，在输入 5% 糖盐水时，加入钾 40～80mmol/24h，以防治血糖、血钠、血钾过低，同时应用抑酸药物以预防应激性溃疡的发生。

八、老年病人

老年指年龄超过 60 岁者，但无一定的界限。个体差异也较大，老年人的特点是其身体重要器官及其功能开始退化，因此，应激和代偿、修复及愈合、消化及吸收等能力，以及机体的抵抗力均较差，特别是老年病人往往同时患有不同程度的心血管、肺、肝、肾及中枢神经系统和代谢性疾病等慢性疾病。

老年病人的手术并发症死亡率远较年轻病人为高。但若术前进行充分的准备，选择适当的麻醉及手术方式，术中及术后严密观察，及时预防和处理并发症，可降低手术死亡率。

常见的手术并发症及死亡原因是肺部感染及肺功能障碍、心功能不全、心脑血管意外、肾功能不全、泌尿系统感染、水电解质平衡紊乱等。

（一）术前准备

手术前准备主要根据老年病人的特点及常见的手术并发症进行。

1. 除详细询问病史及详细查体外，应对病人的营养状况、各重要器官的功能进行详细的检查，然后对疾病的性质、全身健康状况、手术的耐受性、麻醉及手术方式的选择、手术的预定日期做出正确的评价，并进行充分的准备。

2. 除根据检查对病人行重要器官的了解进行准备外，应特别注意病人营养状态的改善。多数老年病人由于消化吸收功能差和疾病本身的影响，存在低蛋白血症、贫血及维生素缺乏症等，因此，术中术后易发生休克、心力衰竭及感染。

3. 术前的用药量要减少，衰弱病人不宜应用镇静剂。

（二）术后处理

除一般的处理外，还应注意：

1. 维持血压平稳及呼吸道通畅。
2. 老年人代谢率降低，对镇静、镇痛药物的耐受性差，应减少药物用量。
3. 经常翻身、深呼吸及活动双下肢，以防肺部感染及下肢深静脉血栓形成。
4. 注意水电解质平衡，防止水盐过多，特别是手术后初期，机体有明显的水钠潴留倾向时。
5. 不需常规给予抗生素或激素。

第四节 手术步骤

一、体位

腹腔镜外科手术时常采用平卧位，但在手术进行中因需要气腹集中到手术部位以利暴露，因此常将手术部位置于较高处，如胆囊切除术时头高脚低位，并向左侧倾斜；阑尾切除术时右下腹处于高位等。手术体位因不同要求而有变动，因此要用束带将病人妥善固定。腹腔镜妇科手术时则采用膀胱截石、头低臀高 30° 位。消毒前先检查体位是否合乎要求以免在手术进行时再行调整，如臀部是否超出手术床边缘；肩托与肩部间除衬垫物外没有其他缝隙；髋关节处不要过于屈曲，即两腿不至于影响手术操作等。四肢不能与手术床的金属处接触，以免造成电灼伤。

二、切　口

脐部切口最为常用。从此处形成气腹并置入腹腔镜。在脐下缘5～7点处用尖刀插入2mm后再向上挑开皮肤约10mm。因皮下组织未切开故几乎无出血。其他切口则按手术不同而在其相应处作2～3处切口。以妇科一般手术为例采用的有耻骨上及两下腹切口，于耻骨上正中处及其两侧相距7～8cm处在腹腔镜监测下作一个10mm及两个5mm切口。此时膀胱应完全空虚并在镜下看清前腹壁解剖。下腹壁上动脉来自髂外动脉，它在侧脐韧带与圆韧带之间、腹直肌后方穿入上行。应通过腹腔镜看到并避开此血管，如腹壁肥厚不易看清、则在圆韧带外侧或侧脐韧带内侧作切口以免误伤下腹壁上动脉。

三、气腹针及套管针穿刺

以两把巾钳在脐旁3～5cm处夹持并提起腹壁以使腹壁远离网膜及肠管。准备穿刺前先试拉气腹针尾部弹簧检查针芯能否弹出，然后右手持针管正对脐窝放入切口内，左手持巾钳的同时以示指扶持气腹针下部以掌握进入方向。穿刺时应缓慢用力，可有两次清楚突破感。再连一盛液体针筒作注水试验，如液体顺利流入，即证明气腹针针尖已进入腹腔。开始时以1L/min速度充气。如CO_2不能进入检查原因，可以摇动并上提腹壁或调整气腹针的方向及深浅，如仍无效应重新穿刺，不要强行高压充气以致气体进入不正确部位如腹膜前间隙，不但影响下一次穿刺还会使以后套管针置入发生困难。

套管针（套管鞘连同套管锥）置入方法基本同气腹针。为防止突然用力进入腹腔造成意外损伤，仍应利用巾钳抓住腹壁以作为穿入时的对抗力。上提的腹壁，套管针在此处直接穿入。如没有很快进入腹腔内的感觉，则此套管针很有可能在腹壁内滑行。气腹针穿刺和套管针穿刺是腹腔镜手术中两个盲目进行的操作，要根据术者感觉来进行，是意外损伤好发部位，所以应小心操作并总结出安全操作的方法。

四、探　查

是否可行腹腔镜手术，手术方式作何选择都应通过探查，即腹腔镜检查再来决定。因此制定一个常规探查程序十分必要。置入第一个套管鞘后，继续平卧位并提拉巾钳不予放松而开始第一步检查，垂直放入腹腔镜，进入腹腔，再慢慢旋转360度，用肉眼来俯看全腹。虽因距离远而各器官显得很小，但却十分清楚，腹腔内全景历历在目。肝脏是一重要标志，说明已进入游离腹腔。第二步检查是推进脂腔镜至某一个局部，放大后再观察其细节部分，此时要调整体位使CO_2在这特定局部聚集以推开其他器官。镜面因受热模糊不清时，可在肠管或子宫表面稍加擦拭可立即恢复光亮。通过以上检查，常有意外发现，这些镜检结果对诊断及决定手术方法及范围，都有一定指导意义。

五、显　露

良好的显露对手术的顺利进行、避免意外损伤至关重要。

（一）空腔显露

主要取足够的气腹，在气腹充足的情况下不仅撑开了腹壁与脏器间的距离，也撑开了脏器与脏器之间的距离。气腹的容量保持不仅与气体的流量有关，也依赖于充分的腹肌松弛。在无气腹技术中足够的空间依赖于腹壁提拉的力量与充分的肌肉松弛。其次是体位的调节，手术部位抬高使可移动的脏器下降，增加气体聚集，扩大空间。如上腹部手术取头高脚低位，下腹及盆腔手术则取头低脚高位。

（二）脏器的排空

主要是胃肠减压及留置尿管使胃及膀胱排空。

（三）抓钳对器官的牵拉

抓钳分有齿及无齿两种，无齿抓钳还包括肠钳等专用的无损伤抓钳。抓钳牵拉对组织器官有一定的损伤，所以主要用于对拟行切除组织器官的牵拉，如牵拉拟行切除的肠段及胆囊。

（四）牵引器的牵引

牵引器的形状及功能各异，可分为推挡及扒拉两种。由于其受力范围广泛，因而损伤小。主要用于牵引、推挡容易活动的组织器官，如胃肠道、膀胱等，以增加深部手术的显露，如胆总管、胰腺及直肠的手术显露。

（五）缝合牵拉

将遮挡手术野的组织器官缝合固定于腹壁或后腹膜等相对固定的组织上进行的牵拉。如胆总管切开时将胆管缝合固定于胆囊颈，肝圆韧带的肥厚影响暴露时，还可将其缝合固定于腹壁上。

（六）牵引带的应用

牵引带可用于对管带状组织的牵引。用牵引带将肠道绑扎后牵引，既可避免肠钳牵引引起的损伤，又可阻断肠内容，防止因术中操作而脱落的瘤细胞顺肠腔播散、种植。

第五节　手 术 技 巧

一、分　　离

（一）电刀分离

使用最广，主要有电钩、电铲、电剪刀及电分离钳的分离。以电钩分离使用较方便且易掌握。对解剖清楚的疏松组织结构的分离最为安全，必要时可与钝性分离配合对解剖结构欠清的组织进行分离。由于电分离可引起多种损伤，使用时应注意：

1. 先钩起或挑起需要切断的组织，仔细确认后，再通电。

2. 通电间断进行，且一次通电的时间不可太长，以防太大的热能灼伤周围组织。

3. 通电时轻轻钩起需要切断的组织，使通电后失活的组织缓慢断开；如用力太大，可使失活的组织突然断开，电钩杆的过分移动损伤其他组织，如果电钩的末端带电接触其他组织则更易损伤。

4. 电钩的用力应向着腹壁，而背离胃肠等脏器，这样即使不慎接触腹壁也不致引起严重损伤。

5. 通电时电钩必须在视野的监控下，最好是在视野的中心。

6. 电灼后引起的烟雾阻挡视线时，必须及时吸出。

电分离在以下情况应慎用或禁用：

(1) 大块组织或解剖结构不够清楚。

(2) 贴近重要的组织器官，如胆总管、大血管。

(3) 已上过钛夹的管状组织。

(4) 急性炎症、组织器官水肿的手术时，因此时组织的导电导热性能增强而易于使热扩散引起损伤。

(二) 钝性分离

钝性分离在接近重要组织时可有效地避免损伤，如解剖 Calot 三角时分离脂肪及结缔组织，解剖出胆囊管及胆囊动脉。其方法主要有：

1. 撕脱分离　依靠分离钳进行的撕脱分离是腹腔镜手术中较为方便、快捷且常用的方法，主要有两种不同的形式，即夹起组织向下撕拉和分离钳用力撑开。撕拉分离因力量及移动的距离差距较大，如用力不当，容易引起损伤，最好在分离时用左手的抓钳固定拟分离组织的另一端，以免将大块组织撕脱，引起较大创面的渗血；而分离钳撑开分离时每次分离的范围小，力量较为恒定，因此在撑开时较少引起大的损伤，但在分离结构疏松容易撕开、解剖清晰的组织时，效果稍差。缺点是分离中可有少量渗血，如与电灼相结合使用即可避免。

2. 剥离子分离　腹腔镜手术下也可进入剥离子对有层次、间隙的组织进行剥离，如胆囊床、骶前间隙、贲门周围的分离，进入的剥离子应及时取出以防丢失。最为方便的还是用钝头的剪刀、抓钳、探棒、冲吸管、电铲及电钩等进行推剥分离，尤其是冲吸管及电钩、铲的使用时还可吸去少量的出血。此法在腹腔镜手术中不如撕脱分离常用。

(三) 剪刀分离

分离剪有直剪、长弯剪、尖头微型剪，剪刀臂的活动有单向及双向之分，以长弯双向活动剪刀最为常用。用剪刀分离时应当注意：

1. 剪刀为锐性器械，应呈闭合状态、在直视引导下进入腹腔，到达靶器官。

2. 对脂肪及结缔组织的分离时，应先剪开浆膜，并像开腹手术一样，先闭合剪刀臂，待分出各薄层再剪断。

3. 对于可疑的条索状组织，应仔细辩明结构，如需剪断，须用钛夹夹闭后再剪断。

4. 结合电凝可减少渗血，但电凝尤其是高压电凝易使剪刀变钝，闭合剪刀时用剪刀背及低压电凝或通过绝缘的分离钳传导电能，而不直接接触组织，可延长剪刀的使用寿命。

(四) 手术刀分离

只在特殊情况下使用，如镰状 Berci 刀用于切开胆总管或肠吻合口。

(五) 水射流分离

通过高压水流冲碎疏松结缔组织中的脂肪而保留有张力及弹性的组织。起到撕脱分离的相同效果，且不会引起出血及损伤。但使用时水的用量较大。且需特殊的水泵，同时其分离的效率还有待提高。本法可用于对解剖不清的 Calot 三角及腹膜后脂肪的分离。

二、打　　结

腹腔镜手术时的结扎与缝合，与剖腹术一样为必不可少的手术步骤。近年来有各种式样的缝合器问世，不仅解决了镜下结扎缝合困难问题，且节省了手术时间。腹腔镜下结扎缝合技术非常重要，可先在台下进行练习来培养看着屏幕双手操作能力，能使结扎缝合容易成功。

腹腔镜下打结的困难在于打结的两个操作杆不能尖尖相对形成 180°，不易完成互相缠绕成结。因此，镜下打结主要靠带拐弯的操作杆如可弯曲的分离钳以增加两操作杆之间的夹角或通过其他的缠绕方法打结；也可在体外预先制成比较复杂的结，待送入体内后再拉紧。

1．体外打结法

（1）路德结：最为常用，圈套器是路德结的现成产品，也可自行制作（图 2-7-1）。

（2）渔人结（fisherman knot）：与路德结相似但不打半个结（图 2-7-2）。

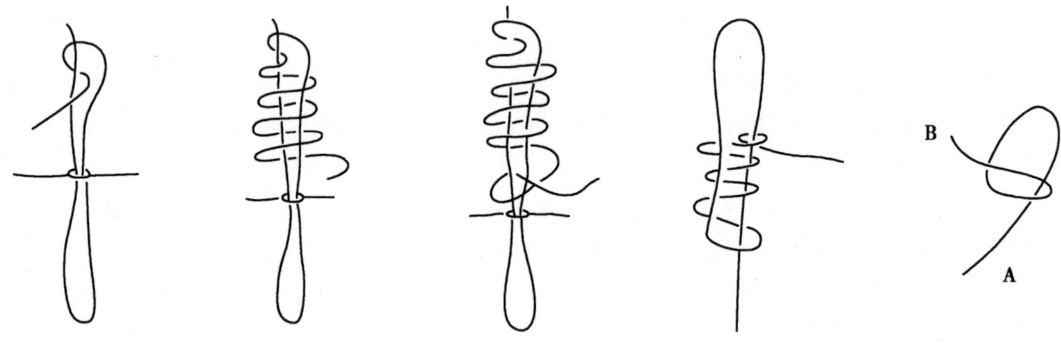

图 2-7-1　路德结　　图 2-7-2　渔人结

（3）韦氏结（wisten knot）：双手打较为复杂的滑结，最为牢靠（图 2-7-3）。

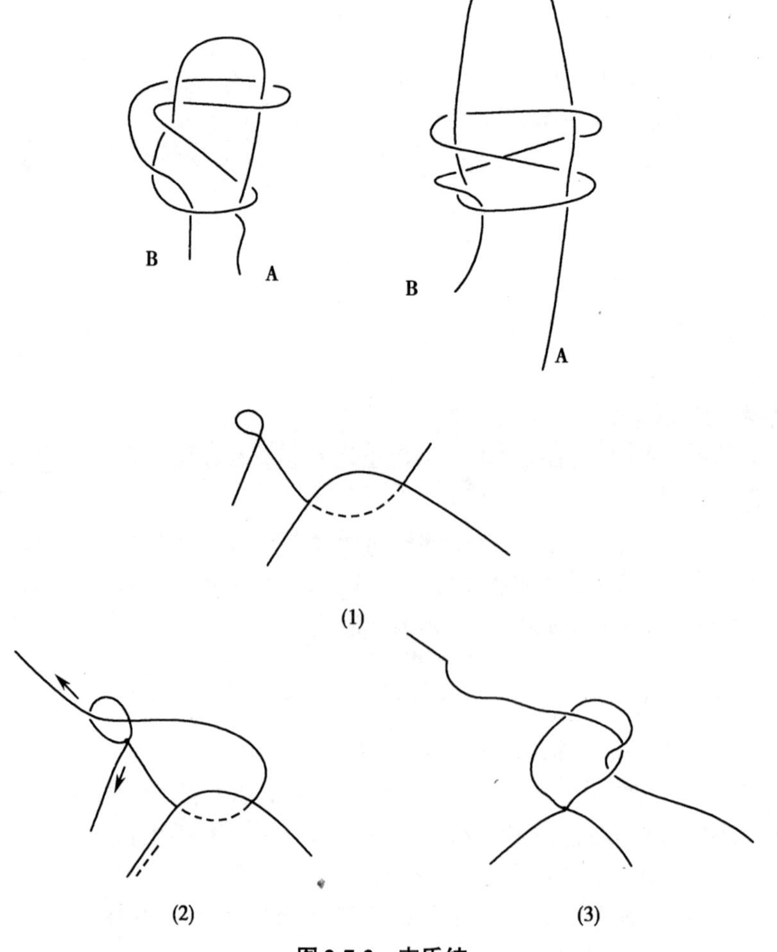

图 2-7-3　韦氏结

（4）挤塞结（jamming knot）：用于连续缝合的起始结（图 2-7-4）。

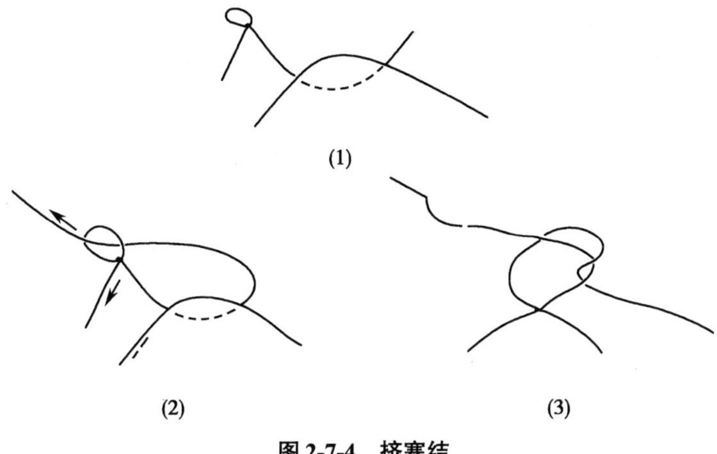

图 2-7-4　挤塞结

（5）修正结（revising knot）：即将打成的线结变成滑结推进、拉紧后，再修正成正结，可打成方结及外科结（图 2-7-5）。

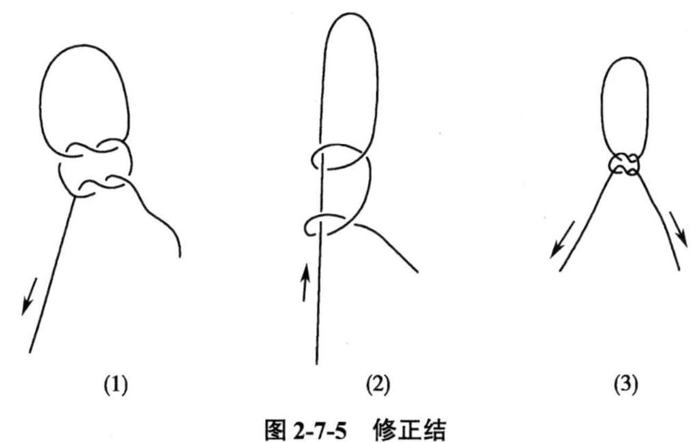

图 2-7-5　修正结

2．体内打结法

（1）传统结：如开腹手术的器械打结，一般情况下比较困难，但只要打结的两个操作杆穿刺点的距离够远，即两操作杆之间形成的夹角足够大，同样能够完成打结。为使两个打结的器械在小夹角时也能比较容易地相互绕线成结，可用一个操作杆夹住针尖，利用针尾带线绕结，或用可弯曲的操作杆打结（图 2-7-6）。

（2）时钟结：用任意一手的操作杆夹住线头后转动，使线绕在操作杆上，再将线头交给另一操作杆，而绕线的操作杆去抓另一个线头。这样，绕两圈为方结，绕三圈为外科结。打结时应注意，转动绕线的器械最好是光滑的针持，尤其是回缩式的针持，以防缠绕的细线卡在器械末端的关节上；用右手的器械抓住缝线较长的一端进行转动缠绕（图 2-7-7）。

（3）阿伯丁结（Aberdeen knot）：用于连续缝合的收尾结，如开腹手术中连续缝合的打结，其实质是一个外科结（图 2-7-8）。

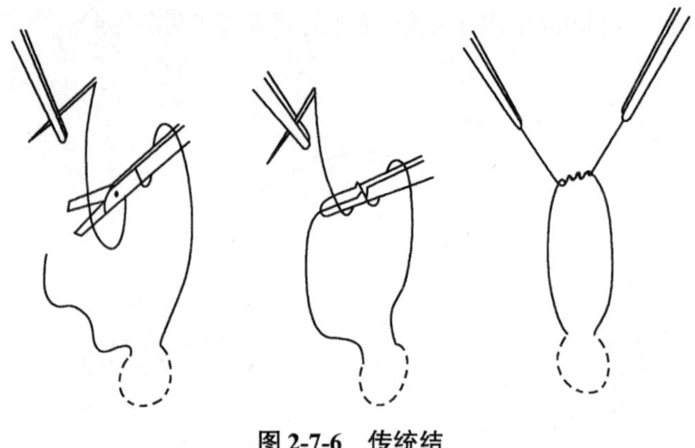

图 2-7-6 传统结

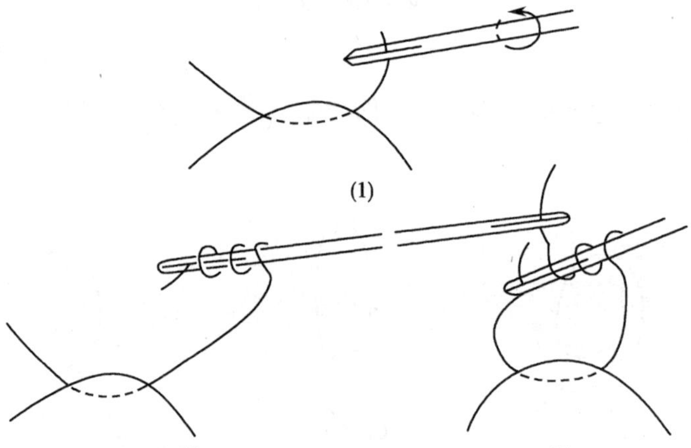

(1)

(2) (3)

图 2-7-7 时钟结

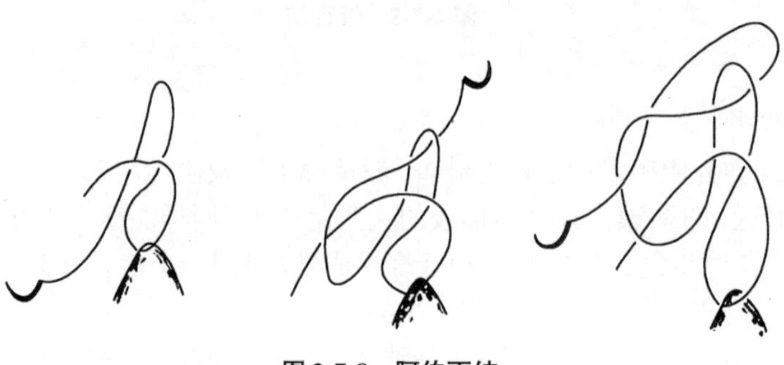

图 2-7-8 阿伯丁结

（4）中国结：又称方便结，用两个操作杆将缝线的一端扭转做成一个环，然后拉住线尾的器械保持不变，扭结的器械穿过形成的环去抓住缝线的另一端。为使收紧线结时方向正确，扭成的线环应使近端压住远端（图 2-7-9）。

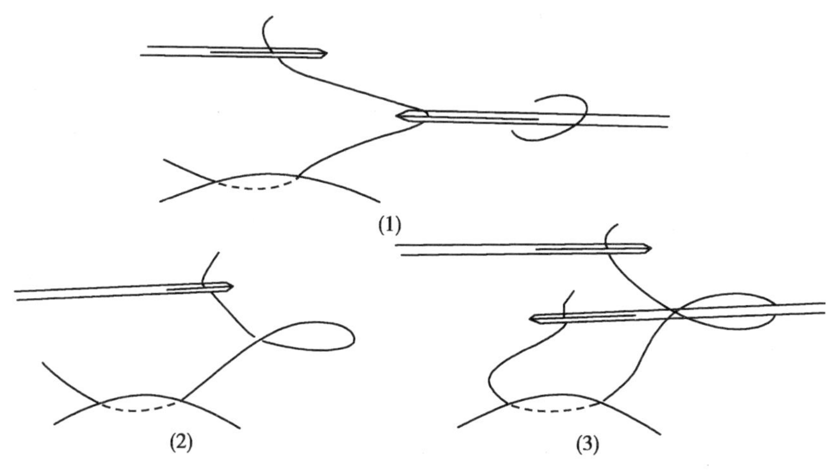

图 2-7-9 中国结

三、止 血

腹腔镜下手术不能有效而迅速直接压迫止血，对于大量的积血块吸出也比较困难。因此腹腔镜手术时的出血应以预防为主。尽量做到可疑的血管预先夹闭，并注意避免血管的损伤。腹腔镜的止血方法有：电凝止血、结扎止血、钛夹夹闭止血、缝扎止血、吻合器止血。

术中出血时应先吸出血液来寻找出血处并进行钳夹止血，待周围血液已基本吸净后再根据邻近脏器情况来选用单极或双极电凝止血。不宜电凝的部位要用缝扎或钛夹来止血。如一时不易明确出血部位，也可经套管放入计数的纱条若干根压迫出血处，待完成其他手术操作或取出切除标本后再来清理止血就往往容易得多。这种一般外科手术原则同样适用于镜下手术。

腹部外伤或其他脏器破裂疾病如肝癌破裂、宫外孕及卵巢黄体破裂等均可导致腹腔积血而影响腹腔镜手术进行。这时首先应作“鸟瞰”，即全面察看腹腔内血液及血块的分布情况以判断出血来源。出血脏器周围往往有较多血块而其他部位则只有积血，因为腹腔内的去纤维蛋白作用血液不再凝聚，所以根据所见血块部位就可推断出血脏器，如有左上腹血块则多为脾破裂；右上腹血块则多为肝破裂等。如未见明显活动性出血，则下一步措施就是清除积血和血块。清除积血的方法是用冲洗吸引器边冲水边吸血。为便于吸引先要调整体位使血液在某一部位集中然后将冲洗吸引器的顶端开口处埋入液平面下。如不注意这一点而将其顶端不时伸出液面，则腹腔内 CO_2 就会很快被吸走，手术视野将迅速变小，肠管及网膜等都被吸入而将吸引器完全堵塞。边冲洗边吸引的另一作用是使血液稀释使之逐渐冲淡成淡红色。这时可更清楚辨认出血部位。清除血块时不宜应用钳夹以免误伤脏器。最好用水分离法，可在用水冲出血块同时用吸引器顶端划破血块使之变小而易于吸出。遇有血块堵住管口可顺势将血块吸住同时下压套管、利用其边缘将血块切进管内并吸出。血块最集中处应做到最后吸除。此时要做好手术止血准备，因为吸除此处血块时常会导致已经止血处又发生活动性出血。

四、标本的取出

一般体积不大且质软标本如宫外孕的输卵管可直接经套管鞘取出。体积较大如胆囊或卵巢囊肿则可在腹壁戳口处抽吸其囊内容使体积缩小再拖出囊壁。感染标本如阑尾或炎性包块等要放在标本袋（如手套剪下的拇指套或避孕套内）以免污染切口。其他办法还有用扩张器（dilation set）将10mm套管孔扩大到20mm，用组织粉碎器（SEMM set）将肌瘤切小。妇科手术时，可经阴道切开后穹隆阴道隔膜，在腹腔镜监测下将套管锥经此切口刺入子宫直肠窝，再用血管钳扩大切口并以抓钳抓住标本取出。此法优点是可完整取出标本，故甚为有用。

五、腹腔镜的把持

手术野在监视器上展现的图像质量如何，对腹腔镜手术是非常重要的。它取决于持镜者而不是术者。因此，对于有关持镜的一些原则，术者和持镜者都应有所了解，以便获得一个良好的手术野图像，并把每个操作动作通过观察镜和摄像头在监视器上展现出来。

0度镜只能前视，而角度镜可以侧视。因而角度镜是有方位的。30度镜正立时可以下视水平线以下30度。若将镜子绕其中心轴旋转180度，就可仰视水平线以上30度，一般光缆连接处为观察镜的“上”侧，光缆正立时观察镜可俯视30度，倒立时可仰视30度，光缆置于左侧水平线时视角偏于右侧30度，反之亦然。这些原理也同样适于45度镜，只不过其视角与中心轴线成45度。无论观察镜如何旋转，摄像头应始终保持正立，才能使图像处于正立位，持镜者把持角度镜时应注意这一点。摄像头正立时，产生的图像也是正立的；如摄像头旋转180度，图像就是倒立的了。因此，持镜者应始终保持摄像头在正立位，才能为术者提供正立的图像。腹腔镜在腹腔内的移动应缓慢而小心：移动太快了会使图像错位、抖动，还会使手术组人员产生“晕船症”样感觉。持镜的手要稳，否则图像就会上下抖动，也会使人眩晕。

六、缝合技术

腹腔镜下缝合是最难以掌握的技术之一，因为术者要根据二维图像来完成进针、出针实为不易。另外，在有限的操作空间内，术者要使用长柄器械按常规缝针弯度运针。从人类工程学的角度来说也是相当困难。考虑到上述的种种限制，人们设计了一种尖端稍稍弯曲的短直针，因其式样有些像滑雪板，因而又叫“滑雪板”针。稍有弯度的针尖进针时容易掌握，而直的针体更容易穿过组织，拔针时也比较方便。初学者在进行临床腹腔镜手术缝合之前，应先在台下做大量的练习。

（一）间断缝合

先把针连带适当的缝线经穿刺套管送入腹腔，入腹时针持应抓住紧挨针眼后的缝线，不要夹住经针，使其可活动自如，这样缝针就会跟着缝线，顺着套管纵向滑入腹腔。

缝针到达缝合部位后，先用左手抓持钳夹住针，再用右手的针持在正确的缝针位置持针。针持应夹在针体的中段，使针尖朝上。针尖以适当的角度刺入进针点，用腕按顺时针方向旋转，将针穿过组织，在适当的出针点穿出，用左手抓持钳抓住针尖并拔出。拔出的缝针要放在附近可看得见的地方，以免丢失。将针上的缝线依次拉出组织，直到其短臂足以做体内打结时为止。按上述的方法做体内打结，再将线头剪断后连同缝针一起取出。

（二）连续缝合

连续缝合的第一针和间断缝合是一样的。腹腔镜下长段的连续缝合很难做到，因为腹腔镜下所用的缝线一般都比较短，连续缝合结束时的体内打结手法和间断缝合时相同（图2-7-10）。

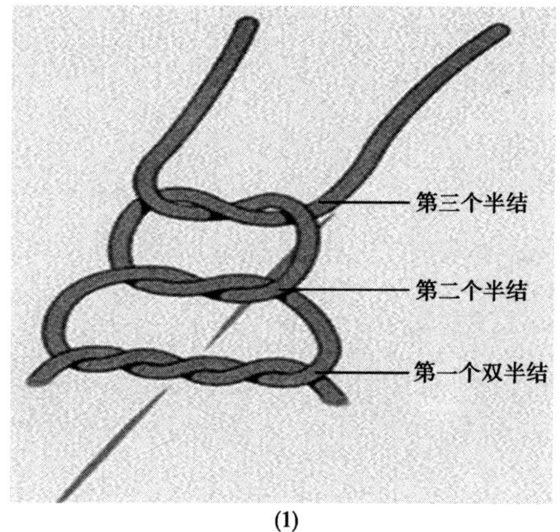

(1)

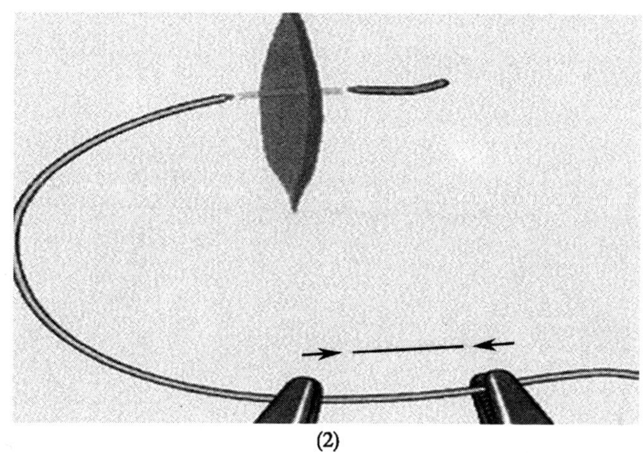

(2)

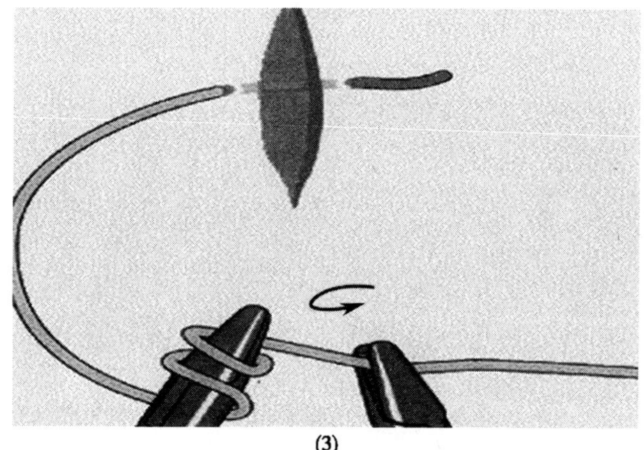

(3)

图 2-7-10　连续缝合示意图

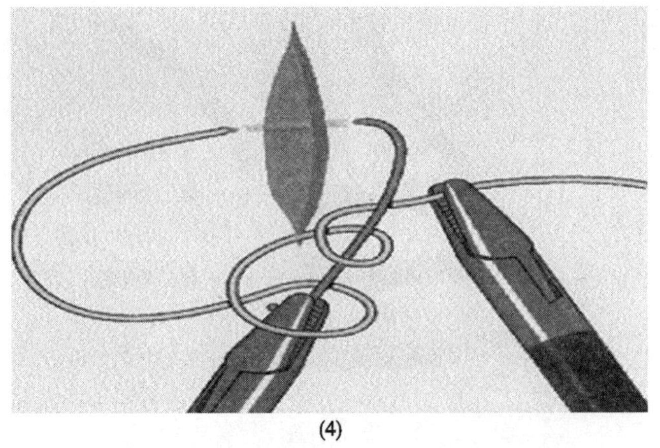
(4)

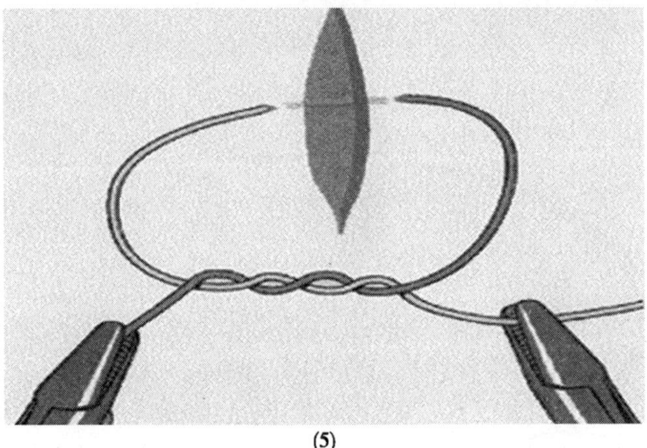
(5)

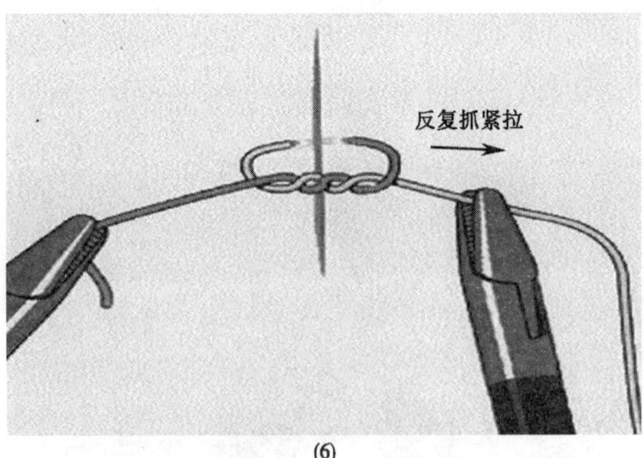

(6)

图 2-7-10 连续缝合示意图(续)

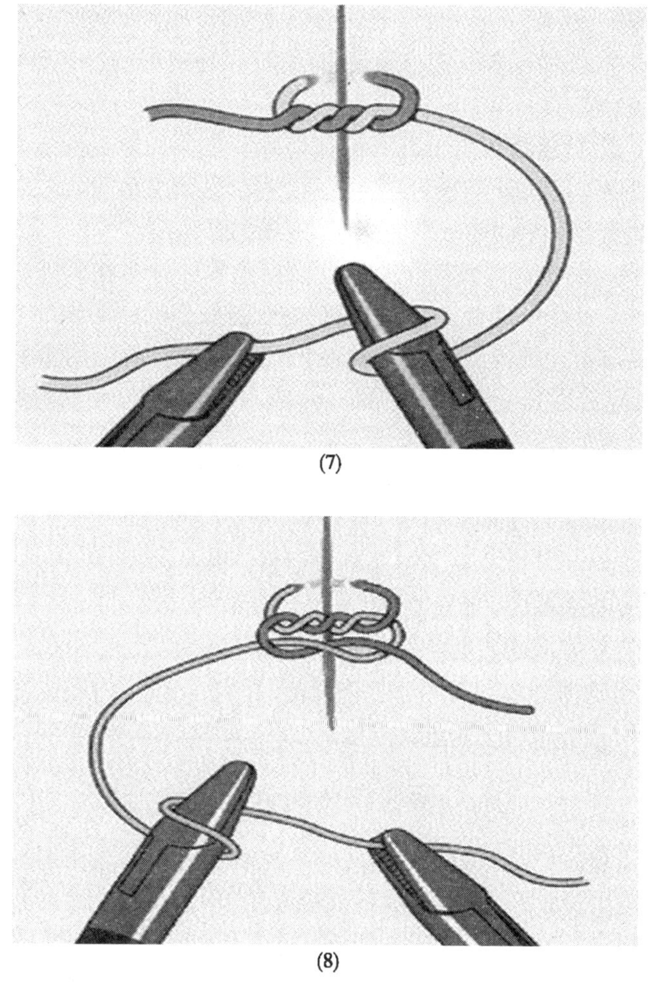

(7)

(8)

图 2-7-10 连续缝合示意图（续）

七、吻合技术

吻合 / 钉合技术一般指肠管和软组织的吻合 / 钉合，不包括后面将要讲到的网状假体的钉合。软组织吻合 / 钉合有两种方式，线形钉合法打出的是两排钉子，端 - 端吻合钉出的是两圈环行钉子。

（一）线形钉合法

腹腔镜线形钉合器可打出两排错开的不锈钢或钛钉，线形切开钉合器还可以同时切断组织。这种线形切开钉合器常在腹腔镜结肠切除、胃空肠吻合术中用于切断、吻合肠管。在肠切除和阑尾切除术中，线形切开钉合器也常用于切断系膜组织，当然这样做花费是很高的。在胸腔镜手术中，还可借助线形切开钉合器行肺叶切除、肺楔形切除。不带切割刀片的线形钉合器偶尔也用于肠造口的关闭。

钉合器有不同的长度，有 35mm、45mm、60mm 等规格。钉子的大小有标准型号的，也有用于像胃壁这种较厚组织的大号钉子。钉合器的两爪不能张得很大，只能平行地张开。要将组织放置在两爪之间的正确位置上是比较麻烦的，需用抓持钳做一定的调整。如果钉合器的长度足以横跨预切断的组织，那么闭拢的两爪末端应超出该组织一小部分，确保充分的切断和钉合组织。如果因组织太厚或钉合器太短而无法做到这一点，应越过已钉合的部分再次击发钉合。钉合时钉合器要与肠管相互垂直，使所需的钉合器长度最短。

（二）端-端吻合法

常规手术中端-端吻合器多用于直肠癌前切除和全胃切除后的食管-空肠吻合。端-端吻合器有一个可拆开的头部，能导入结肠近端，吻合器的主体可经肛管向上放入直肠，吻合器击发后打出两排钉子，并切掉一小圈组织，完成吻合。

腹腔镜外科的端-端吻合器仅用于直肠癌前切除术。标本在体外切除后，吻合器可拆式头部置于结肠近端，以荷包缝合定位，把装有吻合器头部的结肠末端重新送入腹腔，恢复气腹，吻合器主体经肛管上送至已切断的结肠末端。用吻合器上的穿刺针头刺破直肠，然后使吻合器两端对拢，此时可听到“喀喇”的一声响，拉紧吻合器使结直肠相互蹬紧，击发完成结直肠的吻合。

使用吻合器时应注意以下几点：

1. 吻合前应测量被吻合组织的厚度，选择相应的钉子。
2. 线形吻合器钉夹的长度应比需要的吻合口直径略长。
3. 吻合部位没有金属结构，如钛夹等。
4. 击发吻合前应检查两端需要吻合的组织的对合情况，对合不佳者必须重新对合。
5. 击发前必须明确吻合器的两部分咬合紧密，并有一定的声响。
6. 吻合后必须检查吻合口的情况。

八、网状假体的钉合技术

钉合器可打出不锈钢钉或钛钉，既有只能单次击发的可重复使用型，也有可多次击发带有钉仓的一次性使用型。钉合器与骨骼（如耻骨结节）或韧带（如 Cooper 韧带）咬合时固定的最为牢固，如将假体与腹膜或疏松组织固定则效果较差，钉子容易松动。有的情况下，借助腹腔外面的手产生的推顶牵拉作用，也能使钉子将假体咬合的比较紧。钉合器如果钉到血管上，会引起难以控制的出血。行疝修补术时，钉合器应避开腹壁下血管和髂血管所在的部位。此外，钉合器还可以损伤生殖股神经，引起疝修补术神经痛。

使用钉合器时应注意以下几点：

1. 被钉合的两个片状组织应当张力与韧性相近或相等，以利于愈合。
2. 对植入物的固定应当妥善牢靠地固定在肌腱、韧带、骨膜或筋膜上。
3. 钉合器不能用于脂肪及疏松结缔组织的固定和缝合关闭。
4. 击发钉合器时应避开血管和神经，以免出现大出血和手术后神经痛。

第六节　术 后 工 作

一、手术结束前的检查

气腹致腹内压增高，对血管或有一定压迫作用。所以有人主张手术的结尾检查应在无气压影响的情况下进行以确认止血完全。取平卧位、腹腔镜和冲洗吸引器同步放入手术部位然后注入大量液体。腹腔镜是放在液体中的，透过液体来顺序检查漂浮在液体中的胆囊管残端、胆囊动脉残端或输卵管、卵巢等各手术创面。冲洗管应放在腹腔镜的前方并与腹腔镜同步向各方向移动来检查有无出血处。剖腹术时检查发现小的出血处往往可用洁白纱布各处蘸压，而腹腔镜手术时则无法如此检查，故只能用上述的“水下检查”。它是腹腔镜下手术时用以发现细小活动性出血的一个好方法，如见到液体中有一缕轻烟样的“红线”，如能肯定积血血块均已清除，则就是活动性出血，要跟踪追击找到此“红线”的来源。待止血完善，液体完全清亮方可罢休。

二、切口的闭合

5mm 穿刺孔一般不需缝合，可用创口贴或组织粘胶闭合。小切口愈合三个月后一般不会留下可见的瘢痕。

大于 5mm 的切口需仔细缝合。深部肌肉用可吸收线间断缝合，皮肤皮下同法间断缝合对齐，也可用创口贴或组织粘胶闭合。如果不注意切口污染的防止和清除，伤口感染还是比较多见的。

（王 琛）

【参考文献】

[1] Graves HA, et al. Appraisal of laparoscopic cholecystectomy. Ann Surg, 1991, 213: 655.

[2] Hershman MJ, Rosin RD. Laparoscopic laser cholecystectomy: our first 200 patients. Ann Roy College Surgery England, 1992, 74: 242.

[3] Larson GM, et al. Multipractice analysis of laparoscopic cholecystectomy in 1933 patients. Am J Surg, 1992, 163: 221.

[4] Alfred Cuschieri. Grorge Breci Laparoscopic biliary surgery. Blackwell Scientific Publications, Oxford, 1991.

[5] Ponsky JI. Pifalls in laparoscopic cholecystectomy. Problems in General Surgery, 1991, 8: 320.

[6] Scott-Conner CEH, et al. Variant arterial anatomy in laparoscopic cholecystectomy, Am J Surg, 1992, 163: 590.

[7] Dubois F, et al. Cocleoscopic cholecystectomy, preliminary report of 36 cases, Ann Surg, 1990, 211: 60.

[8] Cuschieri Alfred. Laparoscopic surgery. Oxford Blackwell Scientific Pub.1990.

[9] Cuschieri A, et al. Laparoscopic cholecystectomy evolution and resolution. Surg Endos, 1990, 4: 125.

[10] Reddick EJ, et al. Laparoscopic laser cholecystectomy and choledocholithiasis. Surg Endos, 1990, 4: 133.

[11] Graves HA, et al. Appraisal of laparoscopic cholecystectomy. Ann Surg, 1991, 213: 655.

[12] Suckier JM, et al. A new training device for laparoscopic cholecystectomy. Surg Endos, 1991, 5: 158.

[13] Mentges B, et al. Experimental laparoscopic cholecystectomy. Surg Endos, 1991, 5: 51.

[14] Fabre JM, et al. Evaluation of the LC on patients with simple and complicated cholecystotithiasis. World J Surg, 1992, 16: 113.

[15] Ellis Taylor. Anesthesia for laparoscopic cholecystectomy: is nitrous oxide contraindicated?. Anesthesiology, 1992, 76: 541.

[16] Alan P. Anesthesia for a patient undergoing laparoscopic cholecystectomy. Anesthesiology 1992; 73: 1268.

[17] Catherine MW. Analysis of the hemodynamic and ventilatory effects of laparoscopic cholecystectomy. Arch Surg 1991; 126: 997.

[18] Gabbott DA. Carbon dioxide pneumothorax occurring during laparoscopic cholecystectomy. Anesthesia 1992; 47: 587.

[19] Deitch EA, Bridhes RM. Stress hormones modulate neutrophil and lymphocyte activity in vitro. J Trauma, 1987, 27: 1146.

[20] Attwood SEA, et al. Aprospeetive comparison of laparoscopic versus open cholecystectomy. Ann Roy College Surgeon England, 1992, 74: 397.

[21] Frazee RC, et al. Open versus laparoscopic cholecystectomy. Acomparison of postoperative pulmonary function. Ann Surg, 1991, 213: 651.

[22] Donohue JH, et al. Laparoscopic cholecystectomy: operative technique. Mayo Clin Proc, 1992, 67: 441.

[23] Semm K. Operative manual for endoscopic abdominal surgery. Chicago/USA, 1987.

[24] Perissat J, et al. Cholecystectomy by laparoscopic operative technic: results of the first 100 cases. J Chir Paris, 1990, 127: 347.

[25] Peters J, et al. Safety and efficacy of laparoscopic cholecystectomy: a prospective analysis of 100 initial patients. Ann Surg, 1991, 213: 3.

[26] Park Y, H. Oskanian Z. Onstructive jaundice after laparoscopic cholecystectomy with electrocautery. Ann Surg, 1992, 58: 321.

[27] Barid DR, et al. An early review of 800 laparoscopic cholecystectomies at a university-affiliateal community teaching hospital. Ann Surg, 1992, 58: 206.

[28] Mcsherry CK. Cholecystectomy: the gold standard. Am J Surg, 1989, 158: 174.

[29] Dubois F, et al. Coelioscopie cholecystectomy: preliminary report of 36 cases. Ann Surg, 1990, 211: 60.

[30] Thomas R. G. Traditional versus laparoscopic cholecystectomy. Am J Surg, 1991, 161: 336.

[31] Nathanson LK, et al. Laparoscopic cholecystectomy, the pundee technique. Br J Surg, 1991, 78: 155.

[32] Edward HP, et al. Problem in general surgery: laparoscopic surgery. Berci G. Vol 8. No. 3 Lippincott Co. Philadelphia, 1991: 387.

[33] Morqenstern L. Twelve hundred open cholecystectomies before the laparoscopic era. Arch Surg, 1992, 127: 403.

[34] Ponsky JL. Problem in general surgery: laparoscopic surgery. Berci G. Vol.8 No.3 Lippincott Co. Philadelphia, 1991: 320.

[35] Kent RB, et al. Subcutaneous emphysema and hypercarbia follow LC. Arch Surg, 1991, 126: 1154.

[36] Wiston RJ, et al. Tension pneumothorax during laparoscopic cholecystectomy. Br J Surg, 1991, 78: 1325.

[37] Schhirmen BD, et al. Laparoscopic cholecystectomy. Treatment of choice for symptomatic cholelithiasis. Ann Surg, 1991, 213: 665.

[38] Cheslyn CS. Bile duct injury following laparoscopic cholecystectomy. Br J Surg, 1992, 79: 231.

[39] Davidoff AM. Machanism of major biliary injury during laparoscopic cholecystectomy. Ann Surg, 1992, 215: 196.

[40] Hunter JG, et al. Avoidance of bile duct injury during laparoscopic cholecystectomy. Am J Surg, 1991, 162: 71.

[41] Rossi RL, et al. Laparoscopic bile duct injury: risk factors recognition and repair. Arch Surg, 1992, 127: 596.

[42] Schirmer BD. Incorporation of laparoscopy into a surgical endoscopy training program. Am J Surg, 1992, 163: 46.

[43] Kern AK. Risk management goals involving injury to the common bile duct during laparoscopic cholecystectomy. Am J Surg, 1992, 163: 551.

[44] Villegas L, Schneider BE, Callery MP, et al. Laparoscopic skills training. Surg Endosc, 2003, 17: 1879-1888.

[45] Wilson MS, Middlebrook A, Sutton C, et al. MIST VR: a virtual reality trainer for laparoscopic surgery assesses performance. Ann R Coll Surg Engl, 1997, 79: 403-404.

[46] Larsson A. An open and flexible framework for computer aided surgical training. Stud Health Technol Inform, 2001, 81: 263-265.

[47] Schijven MP, Jakimowicz JJ. Introcuding the Xitact LS500 laparoscopy simulator: toward a revolution in surgical education. Surg Technol Int, 2003, 11: 32-36.

[48] Wolfe BM, Szabo Z, Moran ME, et al. Training for minimally invasive surgery: need for surgical skills. Surg Endosc, 1993, 7: 93-95.

[49] Scott DJ, Bergen PC, Rege RV, et al. Laparoscopic training on bench models: better and more cost effective than operating room experience? J Am Coll Surg, 2000, 191: 272-283.

[50] R Aggarwal, K Moorthy, A Darzi: Laparoscopic skills training and assessment. Br J Surg, 2004, 91: 1549-1558.

[51] Shanu NK, Brian JK, Eric JD, et al: Training in laparoscopic suturing skills using a new computer-based virtual reality simulator (MIST-VR) provides results comparable to those with an established pelvic trainer system. J Lap Ad Surg Tech, 2002, 12: 167-173.

[52] Grantcharov TP, Kristiansen VB, Bendix J, et al. Randomized clinical trial of virtual reality simulation for laparoscopic skills training. Br J Surg, 2004, 91: 146-150.

[53] Laguna MP, Schreuders LC, Rassweiler JJ, et al. Development of laparoscopic surgery and training facilities in Europe: results of a survey of the European society of uro-technology (ESUT). Eur Uro, 2005, 47: 346-351.

第八章

内镜在肝胆胰外科的应用

第一节 内镜技术的简介

为了提高消化道疾病的诊断水平，医学界的先驱者们早在十八世纪后期即考虑研制内镜。自1795年德国学者Bozzini用金属导管制成直肠镜以来经历了硬式内镜、软式内镜、胃内照相机、纤维内镜及电子内镜等阶段。而照明则从原始的烛光、酒精/松节油燃油灯及电灯的反射光照明，发展到内镜前端微型电灯泡照明及经光导纤维传导的冷光照明。

（一）硬式内镜

1．食管镜 1826年法国的Segales研制成硬式食管镜，由于镜管较长，烛光、燃油灯照明光线幽暗，实际应用价值不大，后来于镜管前端装微型电灯泡才解决了照明问题。在纤维内镜发明前，主要用于食管疾病的诊断和取食管异物，甚至到电子内镜时代，硬式食管镜在取特殊形状的食管异物时还起着重要作用。不过，现在它已被纤维（电子）胃镜所取代。

2．胃镜 1868年德国学者Kussmaul在吞剑师吞剑的启发下研制成第一台硬式胃镜，用燃油灯反射光照明，终因镜管太长无法看清胃腔。1881年Mikulicz研究了前端装有小电灯泡的胃镜，以后几经改进制成多种带外套管，可插入不同观察方向的透镜式胃镜，视野清晰，有实用价值。但由于插镜有一定困难，比较痛苦，容易损伤咽部、食管、胃壁，甚至造成胃肠穿孔，且盲区较多。因此，未能推广使用。

3．胆管镜 1923年Bakes首先研制类似喉镜的胆管镜用于手术中插入胆管进行观察，以后有些学者用膀胱镜替代，但因硬式镜不能进入分支的胆管，未能推广应用。

4．腹腔镜 1902年Kelling用膀胱镜对狗进行腹腔内检查。1919年Jacobeaus将其用于临床。1920年采用腹腔内充气后检查，使视野开阔，以后Kalk对腹腔镜加以改进并使其可进行活检。40年代以后腹腔镜已在国外推广，而国内于50年代始引进腹腔或用膀胱镜、胸腔镜代替腹腔镜。

（二）软式胃镜

1932年德国学者Schindler在光学家Wolf的协作下，研制成半可曲式光学胃镜，其前端30cm一段为可弯曲的软管，管内等距排列26个棱镜，当软管弯曲时图像经物镜传入，通过棱镜折射后再经直的金属导管传到目镜，所以这种一半软管一半硬管的胃镜称半可曲式胃镜又称软式胃镜；是胃镜发展史上的第一个里程碑。以后几经改进在目镜端增加了操作部可控制的前端弯角装置，即活检钳、送气管道以及照相机，到20世纪40年代已经制成有多种功能较为实用的软式胃镜。兰州大学杨英福教授于1950年10月22日在国内首次开展了这种软式胃镜，随着纤维内镜问世软式胃镜便退出历史舞台。

（三）胃内照相机

1950年日本学者宇治达郎成功研制出胃内照相机，虽然是盲目照相却弥补了软式胃镜盲区较多、插镜痛苦和易损伤咽部、食管和胃壁的缺点。迄今尚在应用的早期胃癌的内镜分类是胃内照相机的最大贡献。随着纤维胃镜的发明，一度曾开发了可视式胃内照相机，终于昙花一现便结束了历史使命。1957年松永藤雄在胃内照相机的启发下，研制了结肠内照相机，但由于盲目插镜很难通过乙状结肠，盲目照相又很难发现病变而终止。

（四）光导纤维内镜

1957年美国学者Hirshowitz发明了纤维胃镜，1958年公之于世，开启了内镜发展、应用的新纪元。由于用数万根导光玻璃纤维集束传导图像，内镜镜身在各种弯曲状态下都能清晰地高分辨率地传导图像，从而使几乎所有体内腔隙管道均可由纤维内镜观察。迄今已研制成功并用于临床的纤维内镜有食管镜、胃镜、十二指肠镜、小肠镜、结肠镜、胆道镜、腹腔镜、观察肝内胆管及胰管的母子镜等。消化系外的有鼻咽镜、支气管镜、胸腔镜、输尿管肾盂镜等。纤维内镜为检查人体腔、管道而发明，现在又广泛用于工业上，可以直视下监测机器内部工作中各部件的状态，甚至可以进行维修。所以纤维内镜的发明，可以誉为划时代的进步。

（五）电子内镜

正当纤维内镜不断改进并向治疗内镜迅速发展过程中，1983年美国Welch Allyn公司又发明了电子内镜并用于临床，电子内镜系在纤维内镜的前端将光纤导像束换上微型摄像电荷耦合器件CCD，经过光电信号转换，于监视器屏幕上显示彩色图像。由于CCD的像素数超过30 000，配套高分辨率的监视器（电视机）图像非常清晰，色泽逼真，且可供多人共同观察、会诊，又可同步照相和录像，深受内镜工作者的欢迎。但该公司早期生产的电子内镜其镜身的硬度及机械性能，逊于纤维内镜，加之售后服务未能跟上，当1986年Olympus电子内镜以及继后的Pentax双画面电子内镜输入中国，以其优异性能的纤维内镜的优势迫使Welch Allyn公司退出中国市场。目前国内引进较多的有Olympus、Pentax电子内镜，近三年来日本Fujinon宽屏幕、高分辨率电子内镜也进入中国。

近年来Olympus和Fujinon都开发了简易电子内镜，价格低廉而图像却优于纤维内镜的电视摄像系统。随着电子元件性能的提高、生产成本的下降，电子内镜的售价将日趋低廉，以其超越纤维内镜的多种提高诊断的功能及记录、分析、数据存储等优势，不久其将占据主导地位。

（六）超声内镜

1980年Dimagno与Green将纤维胃镜前端组合上线型超声探头，进行动物实验获得成功，以后几经改进，目前用于临床的有：①与内镜镜轴相平行的线型扫描超声内镜；②与内镜镜轴相垂直的扇形扫描超声内镜。后者利用直流电机驱动旋转位于内镜头端的超声换能器或声学反射镜，从而获得与镜轴相垂直的360°超声扫描图像，是目前应用最广泛的超声内镜。

超声内镜探头可直接（或短距离）探测靶器官病变，可采用高频率换能器因而获得高分辨率的图像。对于消化道肿瘤，不仅可以判断浸润范围、深度，周围器官浸润情况，有无肿大淋巴结，也可判断黏膜下肿物的起源，胰腺及胆道病变的性质，对术前诊断、指导手术方案均有重要价值，深受外科医师的欢迎。超声内镜不仅对肿瘤术前诊断有重要作用，而且对静脉曲张、门脉高压的诊断，良恶性溃疡的鉴别，胃巨大溃疡良恶性的鉴别等均有价值。

近年来又研制成功微型超声探头，旋转扫描型及线阵扫描型两种，其直径仅 1.7～3.2mm。可通过内镜钳道管送至靶病变处直接探查。由于探头频率可高达 30MHz，故分辨率甚高，有助于早期癌的诊断，但扫描深度较浅，是其不足。为了提高诊断率和科学研究而开发了多普勒超声内镜和三维超声内镜，其对临床应用价值尚待进一步研究证实。一度受冷落的线型扫描超声内镜，虽然扫描范围较小（90°～120°），但可以进行腔内及邻接器官病变超声内镜引导下细针穿刺吸引活检术，是扇形超声内镜所不及的。可以预测近期内超声内镜的改进，诊断技术的研究必将形成为新的热点。

（七）光导纤维内镜的改进

1. 光源　原始的纤维胃镜仍然是前端微型白炽灯泡照明，不仅彩色失真亮度不足，而且易烫伤黏膜。由于改为体外光源（100～500W）经玻璃纤维束导光照明，亮度强，近似日光，且无热度，故称冷光。此冷光技术现已组装在几乎所有内镜上。

2. 前端弯角装置　为了提高寻找管腔的功能，利于进镜和发现病变，缩小或消除盲区，研制了前端成角装置，开始只能向上一个方向，以后改为向上、向下和向上、下、左、右四个方向。

3. 自动供气\水装置　通过按钮可自动向腔内供气，使管腔扩张便于观察病变；同时，自动喷水以清洗物镜镜面。而排除腔内过多气、水、黏液、血液、分泌物等则是通过吸引器经钳道管抽吸出来。

内镜技术的出现是医学史上的一次革命，具有划时代的意义。之所以如此高度地评价内镜技术，是因为在诊断方面它能直视腔内病变，且可以行病理检查以帮助确诊；在治疗方面，它可以代替某些传统外科手术，免除了开刀之苦，开创了内镜外科的新时代。如今内镜技术成为 21 世纪医学发展的重点学科之一。内镜外科技术在肝胆胰外科得到广泛应用，使肝胆胰外科获得了巨大的进步。肝胆胰外科中常用的内镜包括腹腔镜、十二指肠镜、胆道镜和超声内镜。

第二节　肝胆胰外科疾病治疗中内镜的应用

一、腹腔镜肝脏切除技术

1991 年 Reich 等[1]首先报道 2 例腹腔镜肝切除术，1992 年 Gagner 等报道了第一例腹腔镜肝局灶性结节性增生非解剖性切除；国内首例腹腔镜肝切除术由周伟平等于 1994 年完成。患者是一位 40 岁的女性，B 超及 MRI 均示肝左外叶有一 2cm×2cm 肝占位，术前诊断肝血管瘤，行腹腔镜肝左外叶切除术。术中生命体征稳定，出血 200ml，手术时间 140 分钟。术后 10 天痊愈出院。1996 年 Azagra 等报道了第一例成功的完全腹腔镜肝左外叶解剖性切除术。此后，有关报道不断增加。

大多数学者认为，良性肝脏疾病腹腔镜肝切除术的手术适应证是：位于Ⅱ～Ⅶ肝段表浅的局限性小肿块及局限于左肝外叶的肝内胆管结石，肝脏的良性肿瘤及囊肿等病变。良性病变大小不超过 8cm（外生性肿瘤除外），患者肝功能要求在 Child-Pugh 分级 B 级以上，其他脏器无严重器质性病变；剩余肝脏能够满足患者的生理需要；最好没有肝胆疾病手术史。

Borzellino 等收集了 2000—2004 年 18 名患者的 18 例次腹腔镜肝切除，9 例良性病变（5 例棘球幼囊肿，3 例血管瘤，1 例单纯囊肿），5 例恶性病变（肝癌），4 例术前诊断不明确（1 例怀疑血管瘤，3 例怀疑肝腺瘤），中位直径 5.2cm（1～12cm）。12 例位于肝左叶，3 例在Ⅵ段，1 例在Ⅴ段，1 例在Ⅳ段，1 例在Ⅷ段。结果分析，中转开腹率达 6.2%。手术中出血需要输血的 2 例。中位手术时间为 120 分钟，术后中位住院时间 4 天（2～7 天），没有明显的术后并发症和手术相关的死亡病例。

（一）腹腔镜肝切除术在肝良性肿瘤治疗中的应用进展

Koffron 等提出了一种新观点，针对血管瘤（haemangioma）、局灶性结节性增生（focal nodular hyperplasia，FNH）、腺瘤（adenoma）等常见的肝良性实质占位。影像学技术的进展使偶然发现的无症状肝良性肿瘤的数量增加。即使是穿刺病理活检，有时也不能明确诊断的良性肝占位患者，腹腔镜手术可以代替繁琐的病理活检和定期随访，节约医疗资源，减少患者的忧虑，同时也可以减少良性肿瘤开腹手术的大切口对患者造成的不便。同时，Koffron 等针对肝棘球幼囊肿（hydatid cysts），肝单纯囊肿（single cyst），肝多发囊肿（multiple cysts）和多囊肝（polycystic liver disease）等肝良性囊性占位提出了自己的诊疗方案，即对有症状和无症状的肝囊肿患者均进行囊液穿刺分析，CA19-9，CEA 阴性的无症状患者定期随访，阳性的无症状患者行腹腔镜囊壁病理活检，有消化道上皮转化的行腹腔镜根治切除或开腹手术，病理阴性的可行腹腔镜揭顶减压术。CA19-9，CEA 阴性的有症状患者直接行腹腔镜囊肿揭顶术。上述对肝良性肿瘤治疗的新观点改变了传统的治疗原则，使腹腔镜在肝脏外科的发展起了推动作用。

（二）腹腔镜肝切除术在肝恶性肿瘤治疗中的应用进展

Abdel-Atty 等报道了 3 例肝功能 Child C 级的肝癌患者，在腹腔镜肝切除术后恢复顺利，仅 1 例患者术后戳孔有一过性腹水漏，术后住院时间为 6～10 天，1 个月后，所有病例肝功能均恢复到术前水平。

恶性肿瘤的指征和良性肿瘤相似，特殊之处在于：

（1）由于恶性肿瘤要求切缘距肿瘤的距离大于 1cm，所以肿瘤直径要求比良性肿瘤更小（≤3cm）。

（2）相当一部分恶性肿瘤伴有肝硬化，其手术耐受性降低，要有严格手术指征，对肝功能的要求应符合以下条件：①血浆白蛋白浓度 >35g/L；②血清胆红素浓度 <34μmol/L；③15 分钟血内吲哚氰绿滞留率（ICGR）<30%；④ PT 时间不超过正常 60%。除此之外，患者心、肺、肾等脏器功能正常，无上腹部手术史也是重要的指征。

目前为止，关于肝恶性肿瘤腹腔镜肝切除的远期疗效的报道很少。对于腹腔镜肝切除应用于肝恶性肿瘤的争议很多，主要问题集中在肿瘤的腹腔播散和穿刺点种植，肿瘤外科的原则在腹腔镜肝恶性肿瘤切除术一样要遵循，这包括“无瘤”技术、根治性切除和切缘距肿瘤 1cm。不论是肝细胞肝癌或肠癌肝转移的长期生存率都和切缘位置有关，某些多中心研究表明，在腹腔镜肝切除术中，1/3 达不到切缘距肿瘤 1cm 的要求，这主要因为术中缺乏对肿瘤的直接触诊，这也是目前腹腔镜只限于肝脏表面小肿瘤的原因之一。常规应用腹腔镜接触式超声仪可以明确肿瘤的确切位置和切缘的位置以保证切缘距肿瘤的距离。

通过检索从 1994 年 1 月至 2008 年 12 月全国各级期刊关于腹腔镜肝脏切除的论文，统计来自 50 个医疗单位 733 例腹腔镜肝脏切除手术。结果统计显示：1994 年 1 月至 2008 年 12 月文献报道国内共完成完全腹腔镜下肝脏切除手术 735 例，其中有具体病种记录的 676

例，其中包括肝脏恶性肿瘤336例（包含21例肝转移癌），肝血管瘤144例，肝内胆管结石127例，肝局灶性结节性增生（FNH）31例以及其他肝脏少见疾病38例：经统计行完全腹腔镜下肝脏切除的FNH平均直径（2.889～3.230）cm，总结得出腹腔镜肝脏切除手术是一项复杂的手术，腹腔镜肝脏切除用于治疗肝脏占位性病变是安全有效的，但此项技术的应用需要丰富的肝脏外科经验以及正规的腹腔镜外科技术培训，同时应合理把握其手术适应证和禁忌证也是同样重要的。

2002年，欧洲11个外科中心的联合研究结果显示：在平均14个月随访时间里，37例行LH的肝脏恶性肿瘤患者（平均肿瘤直径3.3cm），2年无癌生存率在肝癌是44%，肝转移癌为53%，术后并发症22%，无手术死亡及肿瘤种植发生。彭淑牖等报道的17例腹腔镜肝切除手术，在手术死亡率、3年生存率及并发症方面与开腹手术无明显差别，而住院时间明显缩短。

近几年来，手助式腹腔镜（hand-assisted laparoscopic surgery，HALS）应运而生，术者通过腹壁小切口，伸一手入腹腔，借助手的灵活及手感，有助于显露，钝性分离及控制出血。此术式具有缩短手术时间，易于标本移出从而减少肿瘤播散和套管切口转移等优点。该术式集传统开腹手术及腹腔镜下手术的优点于一体，又将二者缺点减少至最小。随着它在腹腔镜肝切除中的广泛应用及经验的积累，有望促进腹腔镜下较复杂肝切除的开展。正如黄志强院士指出：微创应是外科学发展的理念，微创外科发展的条件已经具备，关键是转变观念。实践证明，如果正确选择符合腹腔镜肝切除适应证的病人，腹腔镜肝切除是安全、可行的。从另一个角度分析，因为对肝脏的恶性肿瘤手术根治，大部分肝癌淋巴结转移较少，不需要进行清扫，同时淋巴清扫的难度较消化道其他肿瘤低，所以肝脏恶性肿瘤更适合进行腹腔镜下切除。Uenishi等在504例肝癌切除术的病例中有6例淋巴结转移，其中5例合并肝内转移及门静脉分支受侵，另1例合并肝内转移，且均为低分化癌；有2例同时出现膈上区转移。他们认为对有淋巴结转移的患者即使行区域淋巴结清扫，预后仍极差。总的来看，目前全世界尚缺乏大宗肝脏良恶性肿瘤患者腹腔镜肝切除的临床资料，以及恶性肿瘤患者行腹腔镜肝切除后长期生存的资料，因此在现有的临床经验和病例分析中想要得出腹腔镜肝切除对于传统开腹手术是否有明确优势，尚存争议。

国内外很多学者对腹腔镜和开腹肝切除进行全面对照，分析结果大致相同，腹腔镜手术的手术时间稍长于开腹，但差异无统计学意义，和手术技巧不熟练有关；术中出血量较少；住院时间较短；术后并发症较少（特别是肝硬化患者）；手术风险较少。腹腔镜肝切除切口小，各穿刺点共同长度小于开腹手术。由于肝切除的患者很多是恶性肿瘤，相当一部分复发后要接受后续治疗（例如再切除、射频、酒精注射、插管等），腹腔镜手术后腹腔粘连少，为下次治疗提供清晰的视野。腹腔镜手术保持完整的腹壁屏障使腹壁血管回流通畅，减少腹水的产生，减少对膈肌的刺激可以加快患者术后的恢复。上述研究验证了腹腔镜手术的可行性和安全性。有学者发现，腹腔镜手术后机体的细胞免疫要强于开腹手术，这有利于对术后体内残余肿瘤的控制。腹腔镜肝切除耗时长、难度高、风险大，需要手术者具有纯熟的腹腔镜外科技巧和丰富的肝脏外科经验，如果仅掌握腹腔镜技术的外科医生在没有开腹肝切除经验的情况下进行腹腔镜，将会产生可怕的结局，反之亦然。国内开展腹腔镜肝切除术已10年，这些都说明进行腹腔镜肝切除的可行性。同时也要看到目前腹腔镜肝切除的不足之处。由于手术技术和器械的限制，目前腹腔镜肝切除大多只限于边缘表浅（Ⅱ～Ⅵ段），肝后方贴近第二肝门和膈肌的肿瘤被认为是相对禁忌证。半肝切除术第一、第二肝门的解剖、恶性肿瘤手术范围、肿瘤播散、穿刺点种植等问题也是腹腔镜肝切除术亟待解决的问题。术中超声、血管三维重建的应用，肝门解剖器械和血管闭合器械的发展将提高腹腔镜肝切除的安全性和可行性。

二、内镜在肝移植中的应用

（一）腹腔镜肝切除术在活体肝移植供体肝脏切取中的应用

在过去的10年中，等待肝移植的患者进行性增加。2002年美国尽管登记移植的患者增加了3倍，但其中只有1/3的患者接受了肝脏移植或者肾脏移植手术。为解决器官匮乏的严重问题，活体供肝肝移植（living donor liver transplantation，LDLT）已在世界各地开展。首例活体供肝是取成人的左外叶给儿童，由巴西的Raia等报道。随后澳大利亚的Strong等成功地施行了该手术。随着技术的发展，现在活体供肝肝脏移植已能够运用于成人。活体肝移植已经在各个移植中心逐渐推广和普及。与尸体肝移植供体相比，活体肝移植，尤其是儿童肝移植，有相似的甚至更好的肝功能，而且活体肝移植的生存率更高。活体供肝肝脏移植术的供体手术是相当复杂且具有挑战性的。如何能让供体更安全、创伤更小、恢复更快，是推广开展活体供肝肝移植的一个重要方面。为此，Kuriani等建立了手辅助的腹腔镜活体供肝切除术的猪动物模型。通过对手术时间、失血、热缺血时间的观察，以及对供体的病理活检分析，认为腹腔镜活体供肝切除术是可行的。Molmenti等也于2003年2月发表了关于活体供肝肝脏移植腹腔镜取肝手术模型的论文，得出了腹腔镜下肝移植供体切除安全可行的结论。相信随着研究的深入，相关的论文会越来越多。活体供肝肝移植的腹腔镜取肝手术会在临床上逐步接受、推广。

Cherqui等首次报道了2例临床腹腔镜活体供肝肝左叶切取，结果显示手术时间分别为7小时和6小时，供肝热缺血时间分别为4分钟和10分钟，术中失血量分别为150ml和450ml，供体术中、术后未出现并发症，术后一周内出院，受体情况也令人非常乐观，两例患者均已存活，且供肝的功能良好。

Souhrane等报道了16例成功的腹腔镜活体供肝切取术与14例开腹供肝切取的对照分析：和开腹相比，腹腔镜组的术中出血量明显减少[（18.7±44.2）ml vs（199.2±185.4）ml，$P<0.005$]。腹腔镜组的手术时间明显长于开腹[（320±67）min vs（244±55）min，$P<0.005$]，但是近期腹腔镜手术时间比早期明显缩短（减少约1h）。术后无一位供者死亡，只有一位因术后胆漏再次行腹腔镜手术。术后供者住院时间、静脉输液时间和镇痛泵的使用时间在两组之间差异无统计学意义，所有供者恢复状况良好。腹腔镜组供肝的中位热缺血时间是10分钟（6～12分钟），长于开腹组，但差异无统计学意义。两组所获取供肝的解剖结构（肝左动脉和左肝管）的数量无差异。所有供肝均成功移植，两组各有1名儿童受者术后死于败血症和多器官衰竭。

查找1995—2009年腔镜下肝移植的相关文献，结果显示说明：腔镜下肝移植还未大规模的开展和应用，是由于技术相对不成熟而应用较少。

（二）内镜在肝移植术后胆道并发症中的应用

目前，肝移植已成为治疗终末期肝病的唯一有效手段，而且胆道重建技术及血管吻合技术已日趋标准化。但是肝移植术后胆道并发症仍然高达10%～20%，是影响肝移植术后疗效的重要原因之一，直接关系到肝移植的成功率和病人的术后生存质量，若处理不当，近期病死率可高达2%～7%。术后胆道并发症的影响因素有：外科手术技术，较长的冷缺血时间，动脉栓塞或狭窄，巨细胞病毒感染，细菌感染，血管排斥，ABO 血型不匹配和受体原发性硬化性胆管炎等。

肝移植术后主要的胆道并发症有：胆漏、胆道狭窄及梗阻、胆泥和胆管结石形成以及胆道感染等。胆道并发症大多发生在术后早期。Gre if 等报道连续 1790 例 OLT 中，发生胆道并发症 217 例，其中术后 1 个月发生率约占 1/3，术后 3 个月内发生率约占 2/3，胆漏发生在术后 4 周内，而胆道狭窄发生较晚，早期发生的胆漏均与 T 管有关。

1. ERCP 在肝移植术后胆道并发症诊断中的作用　内镜下逆行性胰胆管造影（ERCP）是一种针对胰胆管病变及其相关病变的影像学诊断手段，随着该项技术的日益成熟，并附着塑料支架、乳头括约肌切开术（EST）与取石术、鼻胆管引流术（ENBD），以及金属支架等相关治疗技术的应用，使得 ERCP 已由原来狭义的诊断概念发展成为包含十二指肠镜下对胆胰管及其相关疾病进行治疗的广义的 ERCP。因为 ERCP 和经皮胰胆管造影（PTC）是有创的，临床在选择诊断时首选无创的 MRCP。但 ERCP 能对胆道并发症的性质、类型和部位，以及病变的严重程度做出更准确的评估。

2. 内镜在肝移植术后胆管结石和胆泥形成中的应用　ERCP 治疗是肝移植术后胆管结石、非手术治疗的有效方法，具有安全治愈、费用低、病人痛苦少等优点。Evans 等报道采用肝素盐水对 8 例胆泥病人进行胆道冲洗，7 例获得成功。但是肝素生理盐水对胆道冲洗防止胆泥形成的远期疗效有待进一步积累病例，即便是选择行十二指肠乳头切开术或十二指肠乳头扩张术，选择放置鼻胆管或塑料支架都无法良好地解决肝移植术后胆泥形成的问题。如何从源头上消除胆泥形成是肝移植技术面临的难题之一。

3. 内镜在肝移植术后胆漏中的应用　对于未放 T 管或 T 管已拔出而怀疑胆漏者，可经 ERCP 确定胆漏的部位，对于诊断明确的非端 - 端吻合口胆漏，在行诊断性 ERCP 的同时可根据病情选择内镜介入治疗，即行十二指肠乳头切开术或十二指肠乳头扩张术，选择放置鼻胆管或塑料支架。鼻胆管引流和十二指肠乳头切开能够有效地降低胆道内压，减少胆汁漏出，防止局部炎症刺激，促进肝移植术后胆漏的愈合。Johnson 等报道 3 年内肝移植 85 例，共发生胆漏 10 例，手术治疗 2 例（其中 1 例为胆肠吻合口处坏死而胆漏，另 1 例为术后早期 T 管不慎拔出而胆漏），其余 8 例均通过 ENBD 治愈。但是对于明显的胆管端 - 端吻合口胆漏患者，ERCP 等内镜技术仅用作诊断，应根据病情及时行胆管空肠 Roux-en-Y 吻合术。对于胆管缺血所致的胆漏，应在出现严重感染前再次肝移植，内镜对此类胆漏无治疗作用。Saab 和 Martin 等研究了原位肝移植后胆漏内镜治疗的长期效果、安全性和费用，结果发现 ERCP 是处理原位肝移植术后胆漏的一种安全有效的方法，及时地采用 ERCP，可避免外科手术，而鼻胆管是更好的选择，其胆漏复发率比内支架引流低。ENBD 的缺点是有可能导管移位、脱出，因此适用于短期引流的病例。

4. 内镜在肝移植术后胆道狭窄中的应用　常用的方法是 ENBD、球囊扩张及放置内支架。Rizk 等报道 22 例原位肝移植术后胆道狭窄经内镜介入治疗 22 个月后，73% 的肝内型胆道狭窄者无须放置内支架，90% 的吻合口型者无须放置内支架；Rossi 等报道 15 例原位肝移植术后胆道狭窄的内镜介入治疗，内支架放置 12 个月后拔除，67%（10/15）的病人胆道保持通畅 1 年以上。在放置内支架时，如胆道炎症较重，须先行 ENBD，炎症消退后再放置内支架。另一方面，内镜胆道介入治疗也有不足。ERCP 后有可能诱发急性胰腺炎；经内镜放置的内支架管和鼻胆管有可能反复脱出，常需要重新放置；内支架脱出也有可能导致肠穿孔或肠梗阻，但比较少见。对于发现有肝动脉栓塞或大于胆道直径 50% 的胆管狭窄应及时行选择性肝动脉取栓术、再次肝移植或胆肠吻合，不宜选择行内镜介入治疗。

5. 内镜在肝移植术后缺血性胆管损伤中的应用　肝移植术后缺血性胆管损伤的发生率占肝移植的 2%～10%，发生时间多在术后 2～6 个月，常合并有肝内胆道感染，再移植率达 35%～50%。Hintze 等报道缺血性胆管损伤的发生率为 2.4%（25/1026）。对这种肝移植术后的胆道并发症，内镜的应用价值主要在于尽早明确病变的性质、范围和程度，为再次肝移植提供诊断学依据，亦可作为暂时性姑息治疗，改善症状，为再次肝移植赢得时间。

6. 内镜在肝移植术后对抗生素的合理选择的作用　可通过内镜获取胆汁分别进行细菌和真菌培养，根据药敏试验使用抗细菌和抗真菌类药物，有助于肝移植术后抗生素的合理选择，有效控制术后感染，减少术后胆道并发症的发生。也有报道借助内镜放置鼻胆管，经鼻胆管局部给予氟康唑等冲洗，联合静脉抗真菌治疗。

总之，内镜不仅对肝移植术后胆道并发症具有诊断价值，而且具有一定的治疗意义。胰胆管造影、球囊扩张、十二指肠乳头切开、网篮碎石套石、鼻胆管引流、放置内支架等方法对肝移植术后绝大多数胆管结石、吻合口漏、吻合口狭窄治疗效果较为理想。内镜对肝移植术后缺血性胆管病变的诊断作用大于治疗作用，对肝移植术后抗生素的合理选择有帮助作用。

三、内镜在胆道疾病中的应用

（一）常用的内镜技术

1. 十二指肠镜技术　其内容主要包括：诊断性内镜逆行胰胆管造影（endoscopic retrograde cholangio-pancreatography，ERCP）和治疗性 ERCP。治疗性 ERCP 包括内镜十二指肠乳头括约肌切开术（endoscopic sphincterotomy，EST）、内镜胆道引流术（endoscopic biliary drainage，EBD）、内镜鼻胆管引流术（endoscopic nose biliary drainage，ENBD）、经内镜胰管引流术（endoscopic retrograde pancreatograinage，ERPD）。ERCP 即经内镜逆行胰胆管造影（endoscopic retrograde cholangio-pancreatography，ERCP），是指在内镜下经十二指肠乳头插管注入造影剂，从而逆行显示胰胆管的造影技术，是目前公认的诊断胰胆管疾病的金标准。ERCP 临床应用：主要包括诊断性和治疗性 ERCP，最早用来治疗胆道术后残余结石、胆道狭窄，后来又用于内镜微创保胆取石方法治疗胆囊结石和胆囊息肉。ERCP 的适应证包括：①胆囊切除术后反复发作性右上腹痛：是 ERCP 最基本的适应证，可明确有无残留结石和（或）胆管狭窄。②黄疸的诊断与治疗：此种情况下 ERCP 优于 PTC，很多引起黄疸的病因可在十二指肠镜下立即得以解除，而对一些正常管径的胆管或小胆管疾病引起的黄疸，PTC 的成功率较低，且有创伤。③病因不明的复发性胰腺炎：以明确有无十二指肠乳头、胆管和（或）胰管的异常。④不明原因腹痛：用于其他检查未明确诊断，而临床拟诊慢性胰腺炎、胰腺癌、胆石症者。

EST 即将十二指肠镜经口进入胃内后通过幽门到达十二指肠，在十二指肠第二段找到十二指肠乳头后，把特制的电极导管经十二指肠镜插入十二指肠乳头内。通电后其前端钢丝的电切与电凝作用就可将乳头括约肌切开，扩大了胆总管下端在十二指肠的开口，胆总管中的结石便随胆汁自行流入十二指肠内。其适应证包括：①胆囊切除术后的胆总管结石，胆囊未切除，但不能或不愿做外科手术的胆总管结石。②胆囊结石。③取出胆道内死蛔虫。④胆肠吻合术后胆总管末端综合征。⑤胆源性急性胰腺炎。⑥壶腹部肿瘤导致胆管梗阻，引起急性梗阻性化脓性胆管炎（也可不做切开，用胆管引流术）。⑦ Oddi 括约肌功能障碍，经测压证实压力明显升高者。

ENBD 是在 ERCP 技术的基础上建立起来的，是较为常用的胆道引流方法。ENBD 可简便有效地解除胆道梗阻，通过引流达到减压、减黄、消炎的目的。ENBD 是近年来随着内镜技术的发展出现的一种新的治疗手段，其操作简便、安全。其主要用于治疗急性化脓性梗阻性胆管炎、胆管梗阻、胆道结石嵌顿、减轻梗阻性黄疸、胆源性胰腺炎、胆瘘的预防、预防治疗性 ERCP 术后胆管炎。

2. 胆道镜技术　胆道镜技术克服了外科手术的盲区，实现了直视胆道内部的真实情况。可以看清胆管黏膜血管的分布情况，黏膜颜色，是否充血、水肿、糜烂、溃疡、隆起，又可以看到结石的数量、大小、形状和颜色，可以区分胆汁中的气泡、血块、蛔虫和异物；对可疑病变夹取活体进行病理检查以助确诊。

胆道镜技术的临床应用：主要表现在肝内结石、胆道术后残余结石、胆管损伤所致的胆管狭窄等疑难病症的治疗方面。

腹腔镜胆道镜主要适应证有：①胆总管结石体积大，数量多，取石及碎石困难；②十二指肠憩室内、憩室旁乳头，十二指肠镜下乳头括约肌切开困难；③ Mirizzi 综合征；④无法耐受多次内镜治疗的患者；⑤无上腹部手术史。

经 T 管窦道胆道镜取石适应证：①术中明确有残石，而因患者条件不允许或胆管明显炎症、胆道狭窄致无法取尽者；②术后经胆道造影或 B 超发现有残余结石者。

开腹胆道镜的适应证：①术前胆道疾病诊断不明，疑有胆道占位性病变，需术中明确诊断，如胆管梗阻狭窄，需取活检，以便术式选择；②术前与术中诊断不符；③肝内胆管结石量不多，手术取石困难时，可用术中胆道镜取石，可确诊胆石是否取净；④胆囊造瘘取石，易遗漏胆管结石，可应用纤胆镜检查；⑤腹腔镜下胆总管切开取石，可行术中胆镜检查取石。入路：可经胆囊造口、肝胆管造口或胆总管造口或肝叶切除后断面胆管处直接进入胆道。

在胆道镜基础上可开展胆道碎石技术：①超声碎石技术：采用顶端装有超声换能器的探杆通过内镜接触结石，超声波传递进结石，在结石的表面产生反射波，结石表面会受压而破裂，当超声波完全穿过结石时，在界面被再次反射，这一反射产生张力波，当张力波的强度大于结石的扩张强度时，结石破裂。②液电碎石技术：在内镜的观察下，将带有同轴电极的探杆靠近结石，当电极在水中放电，使电极附近的水迅速气化，压力和温度急剧升高以致电极周围的水向外推动而产生冲击波，由于冲击波从电极尖端呈辐射状向外传播，在传播过程中其能量密度逐渐减弱，因此电极必须尽量靠近结石，使冲击波达到足以使人体结石粉碎的强度。③激光碎石技术：利用激光产生的功率密度很高的能量，这种高功率密度激光可在生物组织中产生辐射压、电致伸缩、冲击波、介质击穿等机械作用，导致结石的粉碎，临床上利用光导纤维将激光发生器产生的激光通过内镜导入人体内，先用引导光瞄准结石，然后输出脉冲激光将结石击碎。④气压弹道碎石技术：利用压缩气产生的动力，通过控制装置驱动操作手柄内微型气缸（弹道）的弹射体，弹射体高速撞击进入内镜的冲击杆，振动力通过冲击杆传递至人体的结石并使之破碎。

3. 超声内镜技术　超声内镜（endoscopic ultrsonography，EUS）集超声波与内镜检查为一身，它将微型高频超声探头安置在内镜前端，当内镜进入胃腔后，在内镜直接观察腔内形态的同时，又可进行实时超声扫描，以获得管道壁各层次的组织学特征及周围邻近脏器的超声图像。其主要作用在于确定胃肠黏膜下病变的性质，其适应证包括：①消化道恶性肿瘤（如食管癌、胃癌、结肠癌、直肠癌）：进行 TNM 分期，但对 M 分期作用有限，以评估手术可切除性、预后和指导治疗方案的选择。②黏膜下肿瘤(如平滑肌瘤等):确定是管壁外病变、器官压迫或管壁本身病变;判断病变确切起源、性质、范围;并指导治疗方案的选择。③胰腺病变:辅助诊断和鉴别诊断方法,能较好的反映胰腺实质结构的改变。鉴别胰腺肿瘤的良、恶性,能发现1cm甚至以下的肿瘤,通过超声引导穿刺活检确定肿瘤类型;评估手术切除可能性、预后,帮助选择治疗方案。④胆道系统疾病:对胆总管结石诊断同ERCP一样,是敏感性高、特异性强的诊断方法,但无创。对胆道肿瘤诊断敏感,可以确定肿瘤部位、大小;进行TNM分期,评估可切除性、预后,指导治疗。⑤溃疡病:确定溃疡分期、指导治疗、判断溃疡愈合质量。⑥判断食管静脉曲张程度与栓塞治疗的疗效。⑦可显示部分纵隔病变。

(二)十二指肠镜、腹腔镜和胆道镜联合治疗胆道结石

1. 十二指肠镜　适于单纯肝外胆管结石(原发性、继发性、残余性或复发性结石)。适应证:胆总管结石:①直径小于1cm的结石,EST后可自然排出;②直径1~2cm的结石,采用取石网篮直接取出;③大于2cm的结石,经碎石网篮碎石后排出。秦明放等报道采用一镜方案治疗611例肝外胆管结石患者,治疗成功率达97.79%。

2. 十二指肠镜联合腹腔镜　适应证是合并胆囊结石,无胆管狭窄的胆总管结石。腹腔镜联合胆道镜适于内镜、内镜下鼻胆管引流失败,或术中疑有肝内外残留胆管结石的患者。吕忠等报道采用腹腔镜联合十二指肠镜法治疗102例肝外胆管结石患者,治疗成功率达93.0%。

3. 十二指肠镜联合腹腔镜、胆道镜　适于十二指肠镜取石失败但能完成ENBD治疗的患者。其中包括部分Mirizzi综合征患者。李玉民等报道对胆囊结石合并胆总管结石、乳头狭窄、结石性胰腺炎等的微创外科治疗进行了探讨。方法:先行十二指肠镜逆行胰胆管造影(ERCP)+乳头括约肌切开(EST)+网篮取石(ESR)+内镜鼻胆管外引流术(ENBD),术后3~7天再行腹腔镜胆囊切除术(LC)及术中胆道镜取石治疗胆囊结石合并胆总管结石、乳头狭窄、结石性胰腺炎286例,其中胆囊结石合并肝外胆管结石214例、肝外胆管结石+乳头炎性狭窄39例、单纯乳头炎性狭窄22例、结石性胰腺炎28例。结果:ERCP成功率100%,EST成功率96.2%,LC(除外2例中转开腹)及术中胆道镜全部成功,无严重并发症发生。十二指肠镜、腹腔镜和术中胆道镜联合治疗复杂性胆道结石,达到了治疗该类疾病的最小创伤,是目前治疗复杂性胆道结石的理想选择。

(三)内镜治疗急性梗阻性化脓性胆管炎

秦鸣放等报道105例患者,入院后急诊行ENBD以解除胆道梗阻,缓解内毒素血症,待病情稳定后按阶梯性方案治疗。

1. 内镜治疗阶段　ERCP成功后,若确定胆管内结石经内镜取出困难,即行ENBD治疗。

2. 腹腔镜治疗阶段　病情稳定1~2天后,行腹腔镜胆总管探查术,术中联合胆道镜探查取石,取净结石后一期缝合胆总管。本组急性梗阻性化脓性胆管炎用内镜治疗的成功率达90.5%(95/105),随后进行的内镜、腹腔镜治疗的治愈率达95.6%(90/95)。对于不能耐受手术患者或者内镜无法完全解决梗阻原因的患者先行胆道支架置入,改善患者的一般状况,等待手术时机。

(四)胆管狭窄治疗中ERCP技术的应用

胆管狭窄临床上分为先天性和后天性两大类,前者临床上较为少见,后者病因以肿瘤、炎症及手术损伤为主,既往治疗主要靠手术方法,传统的胆道损伤治疗方法为手术修复或

改道，但当胆道外科手术后周围组织粘连、炎症严重，则再次手术极为困难，而且胆道狭窄发生率较高，疗效不尽如人意，近几年来，随着内镜外科学的蓬勃发展，为胆管狭窄开辟了新的治疗途径。

具体措施包括：内镜下乳头切开术（EST）、内镜下鼻胆管引流术（ENBD）、内镜下逆行胆管内引流（ERBD）、气囊导管扩张术、金属网状支架扩张术等。

邵晓冬等报道71例医源性胆道损伤患者中46例胆管狭窄患者行内镜下气囊或探条扩张术，临床症状缓解率93.5%（43/46）；14例胆管狭窄患者行内镜下塑料胆道支架置入术，临床症状缓解率92.6%（13/14）。所有病例中仅出现1例胆道感染的并发症。ERCP不仅对胆管狭窄部位及狭窄程度能清楚显示，而且还可以作为治疗措施进行扩张引流。Tocchi等报告，使用10F猪尾形塑料内支架治疗20例医源性胆管损伤，随访5年，并与手术治疗的22例相对照，结论为两种治疗方法效果相似。有学者比较了ERBD和手术治疗对术后胆管狭窄的疗效，发现严重并发症和再狭窄的发生率并无明显差别，但是内镜治疗的死亡率明显低于手术治疗的死亡率。医源性胆道狭窄以放置塑料支架为佳，放置金属支架后胆管再狭窄率为100%，塑料支架狭窄再发生率仅为19%。Besser认为ENBD对胆囊切除术后胆囊管残端漏一般均有效，只有在胆总管损伤时才需要行EST。治疗性ERCP是治疗医源性胆道损伤的一种安全有效的手段，具有重要的临床应用价值。曹立瀛等[58]对照研究121例不能手术根治的恶性低位梗阻性黄疸病人，其中45例行内镜下塑料内置管引流，76例行胆肠吻合内引流术，比较两组病人术前条件、术后胆红素下降速度、医疗费用、住院时间、近期并发症、反流性胆管炎及生存时间的变化，结果提示内置管引流组明显减少住院时间、降低医疗费用、减少近期并发症。恶性梗阻不宜手术者首选内镜下塑料胆道支架放置引流术（ERBD）。

四、内镜在胰腺疾病中的应用

ERPD技术系指经内镜胰管引流术，是经十二指肠镜向胰管内放置倒刺引流管，解除胰管梗阻。可用来治疗胰腺肿瘤所致的胰管梗阻，或用来治疗由于胰管开口狭窄或胰管结石所引起的急性胰腺炎，以及慢性胰腺炎、胰漏及胰腺假性囊肿。

在ERCP检查同时，也可以得到胰管图像。通过胰管图像可以看到胰管有否扩张、串珠样扩张、狭窄或中断、主胰管是否显全，从而推断有无慢性胰腺炎、结石、肿瘤、畸形，它是诊断胰腺分隔畸形的唯一方法。对比CT、MRCP、B超方法具有其独特的优点。

（一）急性胆源性胰腺炎的内镜治疗

急性胆源性胰腺炎在临床上并不少见。1988年，Neoptolemes等的研究显示，25%的轻型胰腺炎和63%的重型胰腺炎病人有胆管结石。李玉民等的研究结果显示，早期应用内镜治疗急性轻型胆源性胰腺炎，同时联合腹腔灌洗、中西医结合治疗重症胆源性胰腺炎，可显著降低其并发症的发生率，减少开腹手术率，减少病人的住院天数，并可降低住院费用。

内镜治疗胆源性胰腺炎的优点：

1. 可以直接于镜下找到病因，明确诊断，特别是对壶腹部结石嵌顿更具有特殊的诊断、治疗价值，如发现壶腹部结石嵌顿，可立刻行电针开窗术取出结石或将结石还纳，解除胆道梗阻，效果立竿见影。

2. 迅速缓解胆绞痛，防止出现重症急性胆管炎及重型胰腺炎，避免了开腹手术对已处于全身炎症反应综合征甚至多器官功能障碍状态下的患者再一次打击，为最终治愈疾病争取了时间，创造了条件。

3. 内镜治疗操作简单，患者创伤小，安全可靠，由临床经验丰富的医师施术，并发症的发生几率小。

4. 对胆囊切除术后合并乳头括约肌良性狭窄、胆道残余结石而导致的 ABP，EST 是最有效的治疗方法，通常引流，可同期选择性放置胰管引流或内镜鼻肠营养管置入，改善肠道黏膜屏障功能，尽早恢复肠内营养，利于中药使用，恢复肠道功能。

（二）慢性胰腺炎疼痛的内镜治疗

内镜下治疗慢性胰腺炎疼痛具有简单、有效、微创及可重复等优点，可为大多数慢性胰腺炎疼痛的首选治疗方法。

具体措施包括：

1. 经内镜胰管括约肌切开术（EPS）　EPS 是指经内镜切开 Oddi 括约肌的胰管部分，术后可降低胰管内压力，也为后续胰管支架术、组织取样活检、胰管狭窄扩张术和取石术创造条件。Gobelet 等研究发现慢性胰腺炎、胰腺假性囊肿、壶腹部肿瘤、胰腺分裂症及胰腺括约肌功能不全的病人行胰管括约肌切开术有良好的效果并且有利于进一步的介入治疗。一组长期随访发现有效率为 70%，发生并发症为 14%，23% 的病人需要再次介入治疗。随访与采用手术治疗相比效果更好。括约肌切开术后有良好引流的病人发生并发症几率更低（$P=0.03$），75% 的胰腺分裂症的病人经内镜治疗后再发自发性急性胰腺炎的情况得到明显改善。

2. 胰管扩张术　对于较坚硬的狭窄，使用探条扩张导管和气囊导管进行扩张，通常较为困难。Yang XJ 等研究发现对胰管有大结石的病人在采用球囊导管或 Dormia 篮子取结石前先安放具有自我膨胀功能的胰管，使胰管狭窄的部位扩张，使得内镜下球囊导管或 Dormia 篮子取结石更加的容易而且并发症减少，术后 9～15 个月的随访没有发现主胰管再发大的结石。

3. 胰管支架术　可以缓解疼痛，并且支架术后急性发作的频率明显减少。Fambacher 等对 98 例有慢性胰腺炎症状的病人进行内镜治疗，包括临时胰管支架安放。回顾性研究显示：包括其他的内镜治疗总共安放支架 358 个，平均 3±1 个月。总的支架治疗平均 10 个月，在安放后 46±27 个月 57 例病人不需要进一步的侵入性治疗，2/3 的病人没有疼痛感。另外 22 例病人外科治疗，17 例需要进一步的内镜治疗。

4. 内镜下胰管取石术　内镜下胰管取石术一般多用于结石嵌顿引发急性胰腺炎要求迅速降低胰管内压力的病人，胰管内较大的结石或狭窄处的结石可辅用体外震波碎石，细小的结石多主张安放胰管支架以利于结石的排出。Dumonceau 等的一项随机对照研究发现慢性胰腺炎有胰腺钙化的病人单纯的体外微波碎石与体外碎石同时行内镜治疗（包括内镜下取石及支架安放）相比在减轻病人的疼痛及缓解主胰管扩张方面没有太大的差异，相反体外碎石同时行内镜治疗增加了病人的花费但是没有提高对病人疼痛的疗效。

5. 超声内镜下内脏神经（腹腔神经节）阻滞术　慢性胰腺炎及胰腺癌的疼痛可使病人更加的衰弱，并严重降低病人的生活质量。而且，慢性的疼痛对传统的药物治疗包括非甾体类抗炎药物及鸦片类药物的反应不是很理想。D.Collins 等认为内镜下腹腔神经丛阻滞术及内镜下腹腔神经丛松解术是除麻醉剂及非甾体类抗炎药以外的一种很好的治疗慢性胰腺炎及胰腺癌疼痛的非常有效的方法。尤其是避免麻醉药成瘾及对非甾体类抗炎药不能耐受的病人更是一种很好的治疗方式。

6. 肉毒杆菌毒素括约肌注射　肉毒杆菌毒素可以使 Oddi 括约肌失去收缩能力，可作为 Oddi 括约肌功能失调及胰腺分裂症的治疗方法，该法短期有效率约 80%，可用于慢性胰腺炎的内镜治疗。Zepeda，Gamez 等的多对照的研究表明，肉毒毒素对贲门失弛缓症短期内有很好疗效。肉毒杆菌毒素降低食管括约肌压力，改善食管清除，可减轻 70% 患者的症状；肉毒杆菌对胆管或胰管括约肌功能障碍（SOD）同样有效。内镜引导下壶腹部乳头注射肉毒杆菌多超过 50% 的病人症状减轻。

7. 胸腔镜内脏神经切除术　这是一种微创技术，将胰腺的痛觉神经纤维在胸腔平面切断。最近研究表明，术后 6 个月疼痛评分显著低于围术期，并且对疼痛治疗所需的药物也明显的减少。但疼痛复发的几率大约在 50%。Davis 等对 54 例病人（1998—2006 年）行胸腔镜内脏大神经切断术 98% 的病人手术成功并且有 43% 的病人疼痛立即减轻，44% 的病人需要再次手术（需要手术平均时间为 26 个月），17% 的病人疼痛没有得到改善，68% 的病人疼痛缓解达一年，需要手术治疗的病人从 5.8% 减少到 2.9%，术后平均疼痛指数从 8.7 减少到 6.1（$P<0.001$），50% 的病人麻醉药品的使用量减半或剂量得到控制，55% 的病人体重增加，表明双侧胸腔内脏大神经切断术有效的控制疼痛，住院治疗概率，以及麻醉药品的使用量，改善了病人的营养状况。胸腔镜内脏大神经切断术是一种安全，有效的治疗慢性胰腺炎疼痛的方法。

（三）胰头癌的内镜联合治疗

目前，胰腺癌的发病率有上升趋势，且胰头癌占胰腺癌的 50% 以上。胰腺癌发生在胰头者占 70%～80%，体、尾部占 20%～30%，遍及全胰腺者少数。肿瘤多向胰腺表面隆起，形成硬实结节或粗大结节、灰白色，肿瘤界限往往不清。胰头癌常侵及十二指肠壁，则与壶腹部的正常关系模糊不清，但十二指肠黏膜一般尚正常。光镜下按其组织形态可分为腺癌、腺鳞癌、黏液腺癌、囊腺癌及乳头状囊腺癌、巨细胞癌、腺泡细胞癌及未分化癌等。以上各种类型，有时可在同一癌组织中出现构成混合型胰腺癌。

随着腹腔镜技术进步及先进腹腔镜器械、设备的应用，腹腔镜胰腺外科有了长足进步。近年来，腹腔镜胰体、尾肿瘤局部摘除术及胰腺远端切除术、保留或不保留脾脏胰腺次全切除术已有较多开展。由于胰头及壶腹部肿瘤部位解剖复杂，周围有重要血管且血供丰富，手术涉及多个吻合口的重建，腹腔镜 Whipple 术具手术风险大、技术难度高等特点。Ganger 于 1992 年在世界上首次为一慢性胰腺炎病人成功施行了腹腔镜胰十二指肠切除术，手术耗时 10 小时，住院时间 30 天，术后并发空肠溃疡、胃排空延迟等并发症。Cuschieri 于 1994 年报告 2 例腹腔镜 Whipple 术，认为术后恢复与常规手术无差别。1997 年 Ganger 等系列报道了 10 例腹腔镜 Whipple 术结果，平均手术时间 510 分钟，平均住院 22.3 天，其中 4 例中转开腹手术，1 例胃排空延迟，1 例胰漏，1 例脾出血（24 小时后再次手术）。由于手术时间长，并发症发生率高，术后恢复无明显优势等原因使腹腔镜 Whipple 术一度受到争议而发展较缓。随着手术技术的不断发展，新近关于腹腔镜 Whipple 术的报道则显示了较好的临床结果。Staudacher 等报道 4 例腹腔镜 Whipple 术，平均时间（416±77）分钟，术中出血（325±50）ml，住院时间（12±2）天，平均清扫淋巴结（26±17）枚，无手术相关死亡，无严重并发症发生，平均随访 4.5（1～10）个月，病人情况良好。Mabrut 等报道了欧洲多中心研究中 3 例腹腔镜 Whipple 术的结果，平均手术时间为 300 分钟，无并发症发生。郑民华等为 1 例胆总管下段癌病人行完全腹腔镜下 Whipple 术，手术时间 6.5 小时，无术中并发症，术后有少量胰漏，经过单纯吸引后痊愈，术后 30 天出院，随访 5 个月无复发及转移。

但腹腔镜胰十二指肠切除术（laparoscopic pancreaticoduodenectomy，LPD）因手术操作

复杂、手术时间长、术后并发症发生率高，以及尚不确定的肿瘤切除安全性、术后生活质量等问题，国内外开展的并不多，其微创优越性备受争议。仍然有争议：①能否有效控制出血；②如何减轻长时间气腹对呼吸、循环、内环境的影响；③胰腺外科中腹壁切口创伤在整体创伤中构成比较小，行腹腔镜手术是否值得。有专家认为腹腔镜处理胰腺钩突不可避免地残留部分胰腺组织于肠系膜血管，达不到彻底根治的目的，对于胰腺癌患者，特别是癌肿位于胰腺钩突者，应该将其排除在外。也有专家认为，腹腔镜对肿瘤根治性要求的完整的血管淋巴结缔组织的清扫效果有时更胜于传统手术。但基本的观点认为 LPD 是目前最好的选择：①胰头部良性肿瘤；②十二指肠肿瘤、壶腹部周围良性肿瘤或恶性肿瘤无腹腔内转移和淋巴结转移；③早期胰头癌。总之，根据我们有限的经验，LPD 显示出一定的微创优越性，但远期生存时间和生存质量需大宗病例长期随访，特别是胰肠、胆肠吻合技术具有极大挑战性。只有那些熟悉开放式胰十二指肠切除术（PD），又熟练掌握了腹腔镜下操作技术的术者，可以尝试。我们期待出现优化和创新性的腹腔镜下胰肠和胆肠吻合方式，甚至像腹腔镜下的吻合器（Endo-GIA）用于胃肠吻合那样便捷可靠，以解决 LPD 的技术瓶颈。

胰头癌主要临床表现是进行性加重的梗阻性黄疸，晚期患者因肿瘤压迫十二指肠还可出现胃排空障碍。由于胰头癌就诊时多已是中晚期，或不具备手术切除条件（高龄、脏器功能不全、远处转移等），导致根治性手术切除率不足 20%。外科手段引流胆道和肠道仍是目前主要的姑息治疗手段之一。

秦鸣放等报道为 193 例不能根治性切除的晚期胰头癌患者施行内镜金属支架和腹腔镜胆囊空肠、胃空肠内引流手术。对于失去根治切除机会的晚期胰头癌患者，有针对性地选择内镜金属支架和腹腔镜胆肠、胃空肠吻合术，可达到微创、有效的姑息治疗效果，能较好地提高患者的生活质量，延长生存时间。国外 Shimi 等、Rhodes 等率先开展腹腔镜胆肠吻合术治疗胰腺癌引起的恶性梗阻性黄疸。Kunansky 等报道同步腹腔镜胆肠和结肠后胃空肠转流手术治疗不能切除的胰腺癌获得成功。此术式的特点是创伤小，并发症少，住院时间短，并能同时解除胆管梗阻和十二指肠梗阻。

第三节　前　　景

熟练应用内镜，既继承传统外科手术原则，又能不断创新。内镜的灵活、熟练应用，给我们带来更多的希望和憧憬，近年来新起的单孔腹腔镜手术、notes 手术、达•芬奇机器人手术，给我们的外科事业带来了更大的机遇与挑战。一个 21 世纪成熟的外科医生必须熟练内镜与传统手术的结合，了解大器官移植与微创是这个时代的外科标记。外科同仁们应该不断挖掘内镜的潜在优势，以最高的效率，最好的效果造福广大患者。

（李玉民　毛　杰）

【参考文献】

[1] Reich H, McGlyrm F, DeCaprio J, et al. Laparoscopic excision of benign liver lesions. Obstet Gynecol, 1991, 78(5 Pt2): 956-958.

[2] Gagner M, Rheault M, Dubuc J. Laparoscopic partial hepatectomy for liver tumor. Surg Endosc, 1992, 6(2): 97-98.

[3] 周伟平，郑成竹. 经腹腔镜肝叶切除首例报道. 肝胆外科杂志，1994, 2(2): 82.

[4] Azagre JS, Goergen M, Gilbart E, et al. Laparoscopicanatomical (hepatic) left lateral segmentectomy: technical aspects. Surg Endose, 1996, 10(7): 758-761.

[5] Belli G, Fantini C, D'Agostino A, et al. Laparoscopic left lateral hepatic lobectomy: a safer and faster technique. J Hepatobiliary Pancreat Surg, 2006, 13(2): 149-154.

[6] Cadiere GB, Torres R, Dapri G, et al. Multimedia article: laparoscopic left lateral hepatic lobectomy for metastatic colorectal tumor Surg Endose, 2005, 19(1): 152.

[7] Gigot JF, Glineur D, Santiago Azagra J, et al. Laparoscopic liver resection for malignant liver tumors: preliminary results of a multicenter European study. Ann Surg, 2002, 236(1): 90-97.

[8] 赵国栋，刘荣. 制约腹腔镜肝切除术发展的因素. 腹腔镜外科杂志，2007，i2(1): 80-82.

[9] Borzellino G, Ruzzenente A, Minicozzi AM, et al. Laparoscopie hepatic resection. Surg Endosc, 2006, 20(5): 787-790.

[10] Koffron A, David G, Gamblin TC, et al. Laparoscopic liver surgery: shifting the management of liver tumors. Hepatology, 2006, 44(6): 1694-1700.

[11] De Rave S, Hussain SM. A liver tumor as an incidental finding: differential diagnosis and treatment. Scand J Gastroenterol, 2002, 236(Supp): 81-86.

[12] Abdel Atty MY, Farges O, Jagot P, et al. Laparoseopy extends the indications for liver resection in patients with cirrhosis. Br J Surg, 1999, 86(11): 1397-1400.

[13] Berands FJ, Meijer S, PrevooW, et al. Technical considerations in laparoscopic liver surgery. Surg Endosc, 2001, 15(8): 794-798.

[14] John TG, Greig JD, Crosbie JL, et al. Superior staging of liver tumors with laparoscopy and laparoscopic ultrasound. Ann Surg, 1994, 220(6): 711-719.

[15] 刘荣. 中国大陆地区完全腹腔镜肝脏切除术发展及现状：多中心 14 年经验 [J/CD]. 中华腔镜外科杂志：电子版 2009，2(1): 5-13.

[16] Gigot JF, Glineur D, Sant iago Azagra J, et al. Laparoscopic liver resect ion for malignant liver tumors: preliminary results of a multicenter European study. Ann Surg, 2002, 236: 90-97.

[17] 蔡秀军，彭淑牖，李立波，等. 刮吸法技术在腹腔镜肝脏切除术中的应用. 中华肝胆外科杂志，1999，5: 424.

[18] T eramoto K, Kawamura T, Sanada T, et al. Hand assisted laparoscopic hepatic resection. Surg Endosc, 2002, 16: 1363.

[19] Uenishi T, Hirohashi K, Shuto T, et al. The clinical significance of lymph node metastases in patients undergoing surgery for hepatocellular carcinoma. Surg Today, 2000, 30(10): 892.

[20] Lesuriel M, Cherqui D, Laurent A, et al. Laparoscopic versus open left lateral hepatic lobectomy: a case—control study. J Am Coil Surg, 2003, 196(2): 236-242.

[21] Tsuchiya Y, Sawada S, Yoshioka I, et al. Increased surgical stress promotes tumor metastasis. Surg, 2003, 1 33(5): 547-555.

[22] Raia S, Nery JR, Mies S. Liver transp lantation from live donors. Lancet, 1989, 2: 497.

[23] Strong RW, Lynch SV, Ong TH, et al. Successful liver transplantation from a living donor to her son. N Engl JMed, 1990, 322(21): 1505-1507.

[24] lchida T, Matsunaini H, Kawasaki S, et al. Living related-donor liver transplantation from adult to adult for primary biliary cirrhosis. Ann Intern Med, 1995, 122(4): 275-276.

[25] Fan ST，Lo CM，L iu CL. Technical refinement in adult-to-adult living donor liver transplantation using a right lobe graft.Ann Surg，2000，231（1）：126-131.

[26] Maluf DG，Stravitz RT，Cotterell AH，et al. Adult living donor versus deceased donor liver transplantation：a 6-year single center experience. Am J Transplant，2005，5（1）：149-156.

[27] Kuriani MS，Gagner M，Murakami Y，et al. Hand-assisted laparoscopic donor hepatectomy for living related transplantation in the porcine model. Surg Laparosc Endosc Percutan Tech，2002，12（4）：232-237.

[28] Molmenti EP，Pinto PA，Montgomery RA，et al. Concomitant surgery with laparoscopic live donor nephrectomy. Am J Transplant，2003，3（2）：219 - 223.

[29] Cherqui D，Soubrane O，Husson E，et al. Laparoscopic living donor hepatectomy for liver transplantion in children. Lancet，2002，359（4）：392-396.

[30] Soubrane O，Cherqui D，Scatton O，et al. Laparoscopic left lateral sectionectomy in living donors：safety and reproducibility of the technique in a single center. Ann Surg，2006，244（5）：815-820.

[31] Catalano MF，Van Dam J，Sivak MV Jr. Endoscopic retrograde cholangiopancreatography in the orthotopic liver transplant patient.Endoscopy，1995，27：584-588.

[32] Greif F，Bronsther OL，Van Grande L，et al. The incidence，timing，and management of biliary tract comp lication after orthotopic liver transplantation. Ann Surg，1994，219：40-45.

[33] Mosca S，Militerno G，Guardascione MA，et al. Late biliary tractcomplications after cholangiopancreatography. J Gastroentrol Hepatol，2000，15（6）：654-660.

[34] Buck DG，Zajko AB. Biliary complications after orthotopic liver transplantation. Tech Vasc Interv Radiol，2008，11（1）：51-59.

[35] Greif F，Bronsther OL，Van Thiel DH，et al，The incidence，timing，and management of biliary tract complications after orthotopic liver transplantation. Ann Surg，1994，219（1）：40-45.

[36] Evans RA，Raby NO，O'Grady JG，et al. Biliary complication following orthotopic liver transplantation. Clin Radiol，1990，41（3）：190-194.

[37] Born P，Bruhl K，Rosch T，et al. Long term follow up of endoscop ic therapy in patients with post2surgical biliary leakage. Hepatogastroenterology，1996，43：477-482.

[38] Johnson TD，Gates R，Reddy KS，et al. Nonoperative management of bile leaks following liver transplantation，2000，14（4 Pt 2）：365-369.

[39] Saab S，Martin P，Soliman GY，et al. Endoscopic management of biliary leaks after T-tube removal in liver transplant recipients：nasobiliary drainage versus biliary stenting. Liver Transpl，2000，6：627-632.

[40] Rizk RS，McVicar JP，Edmond MJ，et al. Endoscop ic management of biliary strictures in transplant recipients：effect on patient and graft survival. Gastrointest Endosc，1998，47（2）：128-135.

[41] Rossi AF，Grosso C，Zanasi G，et al. Long term efficiency of endoscop ic stenting in patients with stricture of the bililary anastomosis after othotopic liver transplantation. Endoscopy，1998，30（4）：360-366.

[42] Rull R，Garcia Valdecasas JC，Grande L，et al. Intrahepatic biliary lesions after orthotopic liver transplantation. Transpl Int，2001，14：129-133.

[43] Hintze RE，Abou Rebyeh H，Adler A，et al. Endoscop ic therapy of ischemia-type biliary lesions in patients following orhotopic liver transplantation. Z Gastroenteriol，1999，37（1）：13-20.

[44] 赵秋，金琦，覃华，等. 经内镜逆行胰胆管造影术诊断和治疗肝移植术后胆道真菌感染 2 例. 中华器官移植杂志，2005，26（10）：595-597.

[45] 李玉民. 内镜在肝移植术后胆道并发症中的应用. 中国微创外科杂志，2007，7(9)：849-850.

[46] 于中麟，张澍田，于永征. 十二指肠镜诊断与治疗. 北京：人民卫生出版社，1997：15.

[47] 张澍田，于中麟. 十二指肠镜诊断与治疗中的几个技巧问题. 中华消化内镜杂志，1996，13(3)：350.

[48] Ferguson DR，Sivak MV. Indications，contraindications and complications of ERCP.//Sivak. Gastroenterologic endoscopy. Philadelphia：Saunders，1987：581.

[49] 秦明放，赵宏志，王庆，等. 微创治疗肝外胆管结石阶梯性方案研究. 中国实用外科杂志，2004，24(2)：88-89.

[50] 吕忠，程云霄. “三镜七法”治疗肝外胆道结石 246 例分析. 中国微创外科杂志，2007，7(9)：858-860.

[51] 秦明放，张晓东，李文，等. 腹腔镜联合内镜胆总管探查术. 中华消化内镜杂志，2000，17(2)：71-73.

[52] 周文策，李玉民，李汛. 十二指肠镜、腹腔镜和胆道镜联合治疗胆道结石. 中国内镜杂志，2006，12(6)：590-594.

[53] 秦明放，吴瑜，王庆. 内镜、腹腔镜联合治疗肝胆胰疾病的临床探讨(附 3597 例报告). 腹腔镜外科杂志，2007，12(4)：271-273.

[54] 邵晓冬，麻树人，张宁. 治疗性 ERCP 在医源性胆道损伤中的应用价值. 中华消化内镜杂志，2007，24(2)：96-99.

[55] De Palma GD，PersieoG，SottileR，et al. Surgery or endoscopy for treatment of postcholecystectomy bile duct strictures.Am J Surg，2003，185：532-535.

[56] Dumonceau JM，Deviere J，Delhaye M，et al. Plastic and metalstents for postoperative benign bile duct strictures：the best and the worst. Gastrointest Endosc，1998，47：8-17.

[57] Besser P. Nasobiliary drainage for biliary leaks after laparoscopic cholecys-tectomy. Med Sci Monit，2001，7：118-119.

[58] 曹立瀛，陈宝丽，等. 恶性梗阻性黄疸的内引流治疗. 肝胆外科杂志，2001，9(6)：455-456.

[59] Neoptoplemos JP，Cart2locke DL，London NJ，et al. Controlled trial of urgent endoscopic ret rograde cholangiopancreatography and endoscopic sphincterotomy versus conservative treatment for acute pancreatitis due to gallstones. Lancet，1988，2：979-983.

[60] 李玉民，李汛，周文策，等. 内镜联合腹腔灌洗治疗早期重症胆源性胰腺炎. 中华普通外科杂志，2001，16：650-652.

[61] Gobelet J，Navarrete C，Sdenz Ih. Endoscopic pneumatic sphincterotomy：when and how.Gastroenterol Hepato1，2006，29(9)：584-591.

[62] Yang J，Lin Y，Zeng X，Shi J，Chert YX，Shen JW，Xie WF. Aminireally invasive alternative for managing large pancreatic duct stones using a modified expandable metal mesh sten. Pancreatology，2009，9(1-2)：111-115.

[63] Farnbacher MJ，Mtlhldorfer S，Wehler M，Fischer B，Hahn EG，Schneider HT. Interventional endoscopic therapy in chronic pancreatitis including temporary stenting：a definitive treatment. Scand J Gastroenterol. 2006 Jan，41(1)：111-117.

[64] Dumoneeau JM，Costarnagna G，Tringali A，et al. Treatment for painful calcified chronic pancreatitis：extracorporeal shock wave lithotripsy versus endoscopic treatment：a randomized controlled trial. Gut. 2007，56(4)：545-552.

[65] D.Collins，I.Penman，G.Mishra. EUS-guided celiac block and neurolysis. DOI：10.1055/s-2006-944734.

[66] Zepeda.Gamez S，Valdovinos Diaz MA. Usefulness of botulinum toxin in gastrointestinal disorders. Rev Gastroenterel Mex，2002，67(2)：126-133.

[67] Kang CM，Lee HY，Yang fiJ，Jang HJ，Gil YC，Kim KS，Choi JS，Lee WJ，Kim BIL. Bilateral thomcoseopic splanchnicectomy with sympathectomy for managing abdominal pain in cancer patients. Am J Surg，2007，194(1)：23-29.

[68] Davis BR，Vitale M，Lecompte M，Vitale D，Vimle GC. An objective study of pain relief in chronic panereatitis from bilateral thoracoscopic splanchnicectomy. Am Surg，2008，74(6)：510-514；discussion 514-515.

[69] 倪泉兴，张群华，傅德良，等. 胰头癌治愈性切除水平30年的变化：附377例分析. 中华肝胆外科杂志，2000，6(2)：92-94.

[70] GagnerM，Pomp A. Laparoscopic pylorus-preserving pancreatoduodenectomy. Surg Endosc，1994，8(5)：408-410.

[71] GagnerM，Pomp A. Laparoscopic pancreatic resection：is it worthwhile?. J Gastrointest Surg，1997，1(1)：20-26.

[72] Mabrut JY，Fernandez2CruzL，Azagra JS，et al. Laparoscop ic pancreatic resection：results of a multicenter European study of 127 patients. Surgery，2005，137(6)：597-605.

[73] 郑民华，陆爱国，胡伟国，等. 腹腔镜胰十二指肠切除术治疗胆总管下段癌（附一例报告）. 外科理论与实践，2005，10(3)：225-228.

[74] Dulucq JL，Wintringer P，Mahajna A. Laparoscopic pancreaticoduodenectomy for benign and malignant diseases. Surg Endosc，2006，20(7)：1045-1050.

[75] 洪德飞，彭淑牖，郑雪咏. 完全腹腔镜胰十二指肠切除、胰空肠捆绑吻合术治疗十二指肠乳头癌1例. 中华外科杂志，2006，44(5)：357-358.

[76] 蔡秀军，陈继达，虞洪，等. 完全腹腔镜下胰十二指肠切除术1例. 中华医学杂志，2005，85(27)：1944.

[77] 郑民华. 腹腔镜在胰十二指肠切除术的应用与评价. 中国微创外科杂志，2006，6(1)：5-7.

[78] 蔡秀军，王知非. 腹腔镜胰十二指肠切除术 // 赵玉沛. 胰腺病学. 北京：人民卫生出版社，2007：695-701.

[79] 赵玉沛，陈革. 胰腺外科的新进展. 消化外科，2006，5(2)：77-80.

[80] 秦鸣放，吴瑜，王庆，等. 腹腔镜、内镜联合治疗晚期胰头癌的临床研究（附193例报告）. 腹腔镜外科杂志，2009，14(12)：891-894.

[81] Shimi S，Banting S，Cuschieri A. Laparoscopy in the management of pancreatic cancer：endoscopic cholecystojejunostomy for advanced disease. Br J Surg，1992，79(4)：317-319.

[82] Rhodes M，Nathanson L. Laparoscopie choledchoduodenostomy. Surg Laparosc Endosc，1996，6(4)：318-321.

[83] Kuriansky J，SOenz A，Astudillo E，et al. Simultaneous laparoscopic biliary and retrocolic gastric bypass in patients with unresectable carcinoma of the pancreas. Surg Endosc，2000，14(2)：179-181.

第九章

直肠肛管疾病

第一节　解剖生理概要

直肠——大肠末端、盆腔后部、平骶3接乙状结肠、尾骨平面接肛管、90度弯曲、12～15cm长。腹膜返折为界分上段和下段直肠。上段直肠前面和两侧有腹膜覆盖，前面的腹膜折返成直肠膀胱陷窝或直肠子宫陷窝。下段直肠全部位于腹膜外。

男性直肠——上部的前方隔以直肠膀胱陷窝与膀胱底上部和精囊相邻，下部的前方借直肠膀胱隔与膀胱底、前列腺、精囊腺输精管壶腹及输尿管盆段相邻。

女性直肠——前方上部隔以直肠子宫陷窝与子宫颈、阴道后穹隆相邻，下部借直肠阴道隔与阴道后部相邻，直肠后方是骶、尾骨和梨状肌。

肌层——与结肠相同，有外层纵肌与内层环肌。

直肠环肌——在直肠下端增厚而成为肛管内括约肌，属不随意肌，受自主神经支配，协助排便，无括约肛门的功能。直肠纵肌下端与肛提肌和内、外括约肌相连。

直肠黏膜——紧贴肠壁，内镜下与结肠黏膜易于区别，看不到结肠黏膜形成的螺旋形皱襞，但在直肠壶腹部有上、中、下三条半月形的直肠横襞，内含环肌纤维称为直肠瓣。直肠下端由于与口径较小且成闭缩状态的肛管相接，直肠黏膜呈现8～10个隆起的纵形皱襞称为肛柱。肛柱基底之间半月形皱襞，称为肛瓣。肛瓣与肛柱下端共同围成的小隐窝，称肛窦。窦口向上，肛门腺开口于此。窦内易积存粪屑，易于感染而发生肛窦炎。肛管与肛柱连接部位三角形的乳头状隆起，称为肛乳头。肛瓣边缘和肛柱下端共同在直肠和肛管交界处形成一锯齿状环状线，称齿状线。

肛管——上自齿状线，下至肛门缘，长约3～4cm，肛管为肛管内、外括约肌所环绕，平时呈环状收缩封闭肛门。齿状线是直肠与肛管的重要交界线，是重要的解剖学标志。重要性：①齿状线以上是黏膜，自主神经支配，无痛感。以下为皮肤，受阴部内神经支配，痛感敏锐；②齿状线以上由直肠上、下动脉供应，齿状线以下属肛管动脉供应；③齿状线以上是直肠上静脉丛通过直肠上静脉回流至门静脉，若曲张则形成内痔；齿状线以下是直肠下静脉丛通过肛门静脉回流至腔静脉，此丛曲张则为外痔，痔的表面是皮肤；④齿状线以上的淋巴引流主要入腹主动脉旁或髂内淋巴结，齿状线以下的淋巴引流主要入腹股沟淋巴结及髂外淋巴结。

直肠肛管肌——在直肠、肛管壁内为肛管内括约肌，肛管外有肛管外括约肌和肛提肌。

内括约肌为肠壁环肌增厚而成，属不随意肌。肛管外括约肌是围绕肛管的环行横纹肌，属随意肌，分皮下部、浅部和深部。皮下部位于肛管下段的皮下，肛管括约肌的下方；浅部位于皮下部的外侧深层，两者之间以纤维束分隔。肛管外括约肌组成三个肌环：深部为上环，收缩时将肛管向上提举；外括约肌浅部为中环，收缩时向后牵拉；皮下部为下环，与肛门前皮下相连，收缩时向前下牵拉。三个环同时收缩将肛管向不同方向牵拉，加强肛管括约肌的功能，使肛管紧闭。肛提肌起自骨盆两侧壁、斜行向下止于直肠下部两侧，左右联合向下的漏斗状，对于承托盆腔内脏、帮助排粪、括约肛管有重要作用。肛管直肠环是括约肛管的重要结构，如手术时不慎完全切断，可引起大便失禁。直肠肛管周围间隙有数个，为感染常见部位，神经分布少，感染时无剧痛，形成脓肿后患者才就医，肛周脓肿易引起肛瘘有临床意义。肛提肌以上间隙：①骨盆直肠间隙（左右各一）②直肠后间隙；③肛提肌以下间隙：坐骨肛管间隙（坐骨直肠间隙）；肛门周围间隙，位于坐骨肛管横隔以下至皮肤间，左右两侧也于肛管后相通。

直肠肛管的血管、淋巴和神经：

动脉——齿状线以上主要来自肠系膜下动脉终端——直肠上动脉，其次为来自髂内动脉的直肠下动脉和骶正中动脉；齿状线以下为肛管动脉供应。

静脉——有 2 个静脉丛，直肠上静脉丛、直肠下静脉丛。

淋巴——以齿状线为界，分上、下两组并有吻合支。上组有 3 个引流方向，向上沿直肠上动脉到肠系膜下动脉旁淋巴结，为主要引流途径；向两侧经直肠下动脉旁淋巴结引流到盆腔侧壁的髂内淋巴结；向下穿过肛提肌至坐骨肛管间隙，沿肛管动脉、阴部内动脉旁淋巴结到达髂内淋巴结。下组有 2 个引流方向，向下外经会阴及大腿内侧皮下注入然后到髂外淋巴结；向周围穿过坐骨直肠间隙沿闭孔动脉旁引流到腹股沟浅淋巴结。

神经——齿状线为界，齿状线以上由交感神经和副交感神经支配，交感神经主要来自骶前神经丛。直肠的副交感神经对直肠功能的调节起主要作用，来自盆神经，含有连接直肠壁随意感受器的副交感神经。

直肠肛管的生理功能：排便、吸收和分泌的功能；吸收少量水、盐、葡萄糖和一部分药物；分泌黏液以利排便。

第二节 直肠肛管检查方法

一、检查体位

（一）左侧卧位

（二）膝胸位

（三）截石位

（四）蹲位

二、肛门视诊

（一）左侧卧位

（二）膝胸位

（三）弯腰前俯位

（四）截石位

三、直肠指检

（一）意义重大

简单、重要，对于早发现肛管、直肠癌意义重大。应注意：

1. 右手戴手套或指套涂以润滑液，首先进行肛门周围检查，肛管有无肿块、压痛，皮肤有无疣状物，有无外痔。

2. 测试肛门括约肌的松紧度。

3. 检查肛管直肠壁有无触痛、波动肿块及狭窄。

4. 直肠前壁距肛缘4～5cm，男直肠壁外前列腺女子宫颈。

5. 根据检查具体要求，必要时作双合诊检查。

6. 观察指套有无血迹、黏液，若有血迹应行乙状结肠镜检。

（二）常见病

1. 痔。

2. 肛瘘。

3. 直肠息肉。

4. 肛管、直肠癌。

5. 其他常见疾病，如：前列腺炎、盆腔脓肿、急性附件炎、骶前肿瘤；如在直肠膀胱陷窝或直肠子宫陷窝触及硬结，应考虑腹腔内肿瘤的种植转移。

四、肛门镜检查（肛窥）

肛门镜镜长7cm、膝胸位、检查前应先做肛门视诊和直肠指检。局部炎症、肛裂、妇女经期、指检剧痛时暂缓肛窥。

五、乙状结肠镜检查

检查前灌肠，有硬管、纤维管。纤维结肠镜检查应用较广，不仅观察直肠、结肠病变，同时还能进行大肠息肉的电灼摘除、出血点的止血、肠扭转的复位、大肠吻合口良性狭窄的扩张治疗。

六、影像学检查

（一）X线检查。

（二）腔内超声检查。

（三）CT检查。

（四）磁共振成像检查。

第三节 直肠肛管先天性疾病

一、先天性直肠肛管畸形

胚胎时期后肠发育障碍所致的消化道畸形。小儿肛肠外科的常见病，占先天性消化道畸形的首位。发病率约在 1∶4000，男女无差异，50% 以上伴有直肠与泌尿生殖系统之间的瘘管形成。

（一）临床表现

无肛门，无胎粪，腹胀，呕吐，瘘口小的排少量胎粪，喂奶后呕吐，以后可吐粪样物。瘘口大的几周至数年逐渐排便困难。

（二）诊断

多无困难，出生后无肛门，无胎粪，直肠闭锁肛管正常时直肠指检亦可确定。X 线倒置位摄片法判断畸形位置（高位、中位和低位）。耻骨与骶尾关节连线称 PC 线。

（三）治疗

必须手术。肛管直肠闭锁出生后立即手术，低位畸形经会阴，高位经腹、会阴或后矢状口入路行肛管直肠成形术。

二、先天性巨结肠

病变肠壁神经节细胞缺如的一种肠道发育畸形，发病率 1∶5000，男∶女为 4∶1。

（一）临床表现

胎粪不排或排除延迟、呕吐、常有腹胀、可见肠型；随年龄增长有便秘、腹胀、全身营养不良，左下腹触及粪石包块。

（二）诊断

病史、临床表现，为明确诊断，确定部位、范围，应作以下检查：

1. 腹部 X 线检查。
2. 钡灌肠。
3. 直肠测压。
4. 直肠黏膜组织化学检查。
5. 活体组织检查。

（三）并发症

出生后 2 个月是危险阶段，主要有肠梗阻、小肠结肠炎、肠穿孔、腹膜炎等。小肠结肠炎是最常见和最严重的并发症，死亡原因中的 60% 为小肠结肠炎所致，病死率很高。

（四）治疗

暂不手术或术前应扩肛、盐水灌肠、开塞露肛塞、补充营养。新生儿先保守，半岁施根治术。手术切除缺乏神经节细胞的肠段和明显扩张肥厚、神经节细胞变性的近端结肠，解除功能性肠梗阻，将正常结肠与肛管直肠吻合。

常规吻合术有：

1. 病变肠段切除，拖出型结肠。
2. 直肠端端吻合术直肠后结肠拖出，侧侧吻合术。
3. 直肠黏膜剥除，结肠经直肠肌鞘拖出吻合术。

第四节　肛　　裂

齿状线下肛管皮肤层裂伤后形成的小溃疡。与肛管纵轴平行，长约 0.5～1.0cm，呈梭形或椭圆形，常引起肛周剧痛，多见于青中年人。

病因尚不清，长期便秘、粪便干结、排便时机械性创伤是大多数肛裂形成的直接原因。临床表现包括疼痛、便秘、出血。排便时常在粪便表面或便纸上见到少量血迹，或便时滴血，大量出血少见。

病史、肛门检查时肛裂“三联征”有助于诊断。应与其他疾病引起的肛管溃疡相鉴别，如 Crohn 病、溃疡性结肠炎、结核、肛周肿瘤、梅毒、软下疳等引起的肛周溃疡。

非手术治疗：解痉止痛、帮助排便：① 1∶5000 高锰酸钾温水坐浴；②口服缓泄剂或液状石蜡；③肛裂局部麻醉后扩张 5 分钟。

手术：①肛裂切除术；②肛管内括约肌切断术。

第五节　直肠肛管周围脓肿

直肠肛管周围脓肿是指直肠肛管周围软组织内或其周围间隙发生的急性化脓性感染，并形成脓肿。脓肿破溃或切开后常形成肛瘘。脓肿是肛管直肠周围炎症的急性期，而肛瘘则为慢性期。

绝大部分由肛腺感染引起。分为肛门周围脓肿、坐骨肛管间隙脓肿、骨盆直肠间隙脓肿。

非手术治疗：①抗生素治疗；②温水坐浴；③局部理疗；④口服缓泄剂或液状石蜡。确诊明确后立即切开引流。

第六节　肛　　瘘

肛瘘指肛门周围的肉芽肿性管道，由内口、瘘管、外口组成。内口常位于直肠下部或肛管，多为一个；外口在肛周皮肤上，可为一个或多个。大部分肛瘘由直肠肛管周围脓肿引起。

根据瘘管位置高低分为低位肛瘘、高位肛瘘。

根据瘘管与括约肌的关系分为肛管括约肌间型（约占 70%）、经肛管括约肌型（约占 25%）、肛管括约肌上型（约占 4%）、肛管括约肌外型（约占 1%）。

瘘外口流出少量脓性、血性、黏液性分泌物。检查时在肛周皮肤上可见到单个或多个外口，呈红色乳头状隆起。确定内口位置对明确肛瘘诊断非常重要。碘油瘘管造影是临床常规检查方法。

肛瘘不能自愈，须手术治疗。治疗原则是将瘘管切开，形成敞开的创面，促使愈合。

1. 瘘管切开术（适用于低位肛瘘）

2. 挂线疗法　适用于距肛门 3～5cm 内，有内外口低位或高位单纯性肛瘘，或作为复杂性肛瘘切开、切除的辅助治疗。它最大优点是不会造成肛门失禁。

3. 肛瘘切除术（适用于低位单纯性肛瘘）

第七节　痔

痔是直肠下段黏膜下和肛管皮肤下的静脉丛淤血、扩张和屈曲所形成的静脉团，是常见的肛肠疾病。病因尚未完全明确，有肛垫下移学说、静脉曲张学说。诱因有长期饮酒、刺激性食物、肛周感染，营养不良等。

一、分类和病理

（一）内痔

临床上最为多见。由直肠上静脉丛形成，位于齿状线上方，表面为直肠黏膜所覆盖。

（二）外痔

由直肠下静脉丛形成，位于齿状线下方，表面为肛管皮肤所覆盖。

（三）混合痔

由直肠上、下静脉丛相互吻合，静脉曲张时相互影响，使上下静脉丛均发生曲张，位于齿状线上下方，表面为直肠黏膜和肛管皮肤所覆盖。

二、临床表现

（一）便血

（二）痔块脱出

（三）疼痛

（四）瘙痒

三、诊　　断

主要靠肛门直肠检查。

四、鉴别诊断

（一）直肠癌。

（二）直肠息肉。

（三）直肠脱垂。

五、治　　疗

（一）一般治疗

1. 保持大便通畅。

2. 热水坐浴。

3. 肛管内注入油剂或栓剂。

（二）注射疗法

对一、二期出血性内痔的效果好。

1. 5%苯酚植物油。

2. 5%鱼肝油酸钠。

3. 5%盐酸奎宁尿素水溶液。

4. 4%明矾水溶液等。

（三）红外线凝固疗法

适用于一、二期内痔。

（四）胶圈套扎疗法

（五）手术疗法

1. 痔单纯切除术（主要用于二、三期内痔和混合痔）。

2. 痔环形切除术。

第八节 直肠脱垂

一、病 因

（一）解剖因素

（二）腹压增加

（三）其他

二、临床表现

有肿物自肛门脱出。初发较小，排便脱出，便后自行复位。最后在咳嗽、用力甚至站立时亦可脱出。检查时嘱病人下蹲后用力屏气，使直肠脱出。乙状结肠镜检可见远端直肠充血、水肿。排便造影检查时可见到近端直肠套入远端直肠内。

三、治 疗

依年龄、严重程度的不同而不同。消除直肠脱垂的诱发因素；幼儿以保守治疗为主；成人多采用硬化剂注射治疗；成人的完全性直肠脱垂以手术治疗为主。

（一）一般治疗

幼儿直肠脱垂有自愈的可能，成人积极治疗便秘咳嗽等引起腹压增高的疾病，避免病情加重和术后复发。

（二）注射治疗

常用的硬化剂为5%的苯酚植物油、5%盐酸奎宁尿素水溶液。

（三）手术治疗

经腹部、经会阴、经腹会阴和经骶部。前两种途径较多。直肠悬吊术疗效肯定。经会阴手术操作安全，但复发率较高。可将脱出的直肠甚至乙状结肠自肛门直接切除缝合。直肠黏膜脱垂可采用痔环行切除术切除脱出黏膜。年老、体弱者可简单的行肛门环缩术。

第九节 直肠息肉

直肠息肉泛指自直肠黏膜突向肠腔的隆起性病变，肿瘤性和非肿瘤性息肉，肿瘤性可分为管状、绒毛状和混合性腺瘤，有恶变倾向，管状腺瘤最为常见。

直肠息肉的诊断依靠直肠指检和直肠、乙状结肠镜检查。

治疗：

1. 电灼切除（位置较高的）
2. 经肛门切除（下段）
3. 肛门镜下显微手术切除
4. 开腹手术
5. 其他

第十节 直 肠 癌

直肠癌是乙状结肠直肠界处至齿状线之间的癌，是消化道癌第二位，直肠癌：结肠癌1.5∶1，低位直肠癌约占75%。青年人约占10%～15%，根治术后5年生存率60%左右，早期直肠癌术后5年生存率80%～90%。

一、病 因

尚不清楚，可能因素：饮食及致癌物质；直肠慢性炎症；癌前病变；遗传。

二、分 型

（一）大体分型

溃疡型、肿块型、狭窄型。

（二）组织学分型

1. 腺癌（75%～85%）
2. 黏液腺癌（10%～20%）
3. 未分化癌（预后最差）
4. 其他（如鳞状细胞癌、恶性黑色素瘤等少见）

三、临床病理分期(1935年)

Dukes A期　癌肿浸润深度限于直肠壁内，未超出浆肌层，且无淋巴结转移。

Dukes B期　癌肿超出浆肌层，亦可侵入浆膜外或直肠周围组织，但尚能整块切除，且无淋巴结转移。

Dukes C期　癌肿侵犯肠壁全层，伴有淋巴结转移。其中C1期：癌肿伴有癌灶附近肠旁及系膜淋巴结转移；C2期：癌肿伴有系膜动脉根部淋巴结转移，尚能根治切除。

Dukes D期　癌肿伴有远处器官转移，或因局部广泛浸润或淋巴结广泛转移不能根治性切除。

我国1984年制定的与Dukes分型基本相同。不同之处将Dukes A期以癌肿局限于黏膜下层、浅肌层、深肌层分别记为A1、A2、A3期，将Dukes C1、C2期合并为C期。

四、扩散与转移

（一）直接浸润

（二）淋巴转移

主要转移途径。上段直肠癌沿直肠上动脉、肠系膜下动脉及腹主动脉周围淋巴结转移。下段直肠癌向上方和侧方转移为主。齿状线周围的癌肿可能向上、侧、下方转移。向下方转移可表现为腹股沟淋巴结肿大。淋巴转移途径是决定直肠癌手术方式的依据。

（三）血行转移

侵入静脉后转移至肝，髂静脉转移至肺、骨和脑。

（四）种植转移

五、临床表现

早期无明显症状，破溃形成溃疡或感染时出现症状：直肠刺激症状；肠腔狭窄症状；癌肿破溃感染症状。大便表面带血及黏液，甚至脓血便。癌肿侵犯前列腺、膀胱，可出现尿频、尿痛、血尿。侵犯骶前神经可出现骶尾部持续剧烈疼痛。晚期出现肝转移时可有腹水、肝大、黄疸、贫血、消瘦、水肿、恶病质等。

六、诊　断

病史、体检、影像和内镜检查不难作出临床诊断。常有不同程度的延误，病人对便血、大便习惯改变不够重视，医生警惕性不够。常用方法：①大便潜血检查；②直肠指检；③内镜检查，包括直肠镜、乙状结肠镜和结肠镜检查；④影像学—钡灌、腔内 B 超、CT；⑤肿瘤标记物 - 癌胚抗原 CEA。CEA 主要用于直肠癌的预后和监测复发；⑥其他，如淋巴活检等，女性病人做阴道检查及双合诊检查。男性应行膀胱镜检查。

七、治　疗

手术切除是主要疗法。术前放疗和化疗可一定程度地提高手术疗效。

（一）手术治疗

凡能切除的应尽早行根治术，不能切除时，亦应进行姑息性切除，使症状缓解。如伴发能切除的肝转移癌时切除肝转移癌。最近临床病理学研究提示，直肠癌向远端肠壁浸润的范围较结肠癌小，只有不到 3% 的直肠癌向远端浸润超过 2cm，这是手术方式选择的重要依据。

1. 局部切除术　适用于早期瘤体小、局限于黏膜或黏膜下、分化程度高的直肠癌。手术方式有经肛局部切除术、骶后径路局部切除术。

2. 腹会阴联合直肠癌根治术（Miles 手术）　原则上适用于腹膜返折以下的直肠癌。于左下腹行永久性乙状结肠单腔造口。

3. 经腹直肠癌切除术（直肠前切除术，Dixon 手术）　目前应用最多的直肠癌根治术，适用于距肛缘 5cm 以上的直肠癌。

4. 经腹直肠癌切除、近端造口、远端封闭术（Hartmann 手术）　适用于因全身一般情况差，不能耐受 Miles 手术或急性梗阻不宜行 Dixon 手术的直肠癌病人。

直肠癌侵犯子宫可切除子宫，称为后盆腔脏器清扫；侵犯膀胱行直肠和膀胱或者直肠子宫和膀胱切除时，称为全盆腔清扫。行癌根治时考虑生活质量，尽量保护排尿功能和性功能。两者有时需权衡利弊，选择手术方式。晚期可行乙状结肠双腔造口。

（二）放射治疗

术前提高切除率，降低术后复发率。术后放疗仅适用于晚期病人、手术未达到根治或局部复发的病人。

（三）化疗

可提高 5 年的生存率，给药途径有动脉灌注、门静脉、静脉给药、术后的腹腔置管灌注以及温热灌注化疗等。

（四）其他治疗

基因治疗、导向治疗、免疫治疗等，但尚处摸索阶段，尚待评价。

（王文虎）

【参考文献】

[1] F. Gary Cunningham. 世界医学经典名著译丛. 郎景和，译. 美国：世界图书出版公司，2001.

[2] 梁力建，等. 外科学. 第6版. 北京：人民卫生出版社，2004.

[3] 吴在德，等. 外科学. 第7版. 北京：人民卫生出版社，2008.

[4] 钱礼，等. 钱礼腹部外科学. 北京：人民卫生出版社，2006.

第十章

肝脏外科疾病

第一节　肝脏应用解剖与生理

一、肝脏的形态、位置和毗邻

肝脏是人体最大的腺体，也是体内最大的实质性脏器。重量约占体重的1/50～1/40，大小约为258mm×152mm×58mm。胎儿和新生儿的肝较成人相对大，重量可达体重的1/20，其体积可占腹腔容积一半。我国成年人的肝脏重量男性约为1230～1450g，女性约为1100～1300g。肝的血供丰富，活体肝呈棕红色，质地柔软且脆弱，肝脏接收门静脉和肝动脉双重血供，每分钟进入肝脏的血流量为1000～1200ml，约占心输出量的1/4，其中肝3/4血流量来自门静脉，1/4来自肝动脉。门静脉收集消化道的静脉血主要供给营养，肝动脉主要供给氧气。

肝大部分位于右季肋区和腹上区，小部分位于左季肋区。肝左叶上面通过膈与心的膈面相邻，左叶下面与胃前壁相邻，后上部邻近食管腹部。肝右叶上面通过膈与右肋膈隐窝和右肺底相邻，因此肝右叶脓肿有时侵蚀膈面而波及右胸膜腔和右肺。

肝的上面隆凸，主要与膈接触，叫做膈面（图2-10-1）。表面借镰状韧带分为左、右两

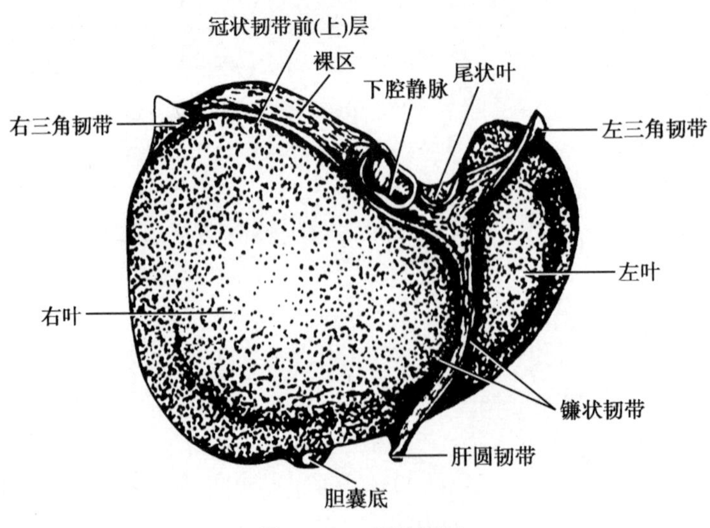

图2-10-1　肝的膈面

叶。肝右叶大而厚，左叶小而薄。肝上面后部冠状韧带前、后层间有一无腹膜被覆的三角区，叫做肝裸区，借结缔组织与膈相连。肝下面凹陷不平，与腹腔脏器相邻，叫做脏面（图2-10-2）。肝脏面的中部有两条纵行和一条横行的凹陷，略呈“H”形，分别称左右纵沟和横沟。左纵沟较窄而深，其前部有肝圆韧带，是脐静脉闭锁后形成的索条；后部有静脉韧带通过，由胎儿时期静脉导管闭锁形成。右纵沟较宽，其前部为胆囊窝，容纳胆囊；后半部为腔静脉沟，下腔静脉从此穿过，肝左、中、右静脉在此注入下腔静脉，故临床称此处为第二肝门。横沟有肝管、淋巴管、神经、门静脉及肝动脉的分支出入肝，称为（第一）肝门。这些进出肝门的结构，周围为结缔组织所包绕，叫做肝蒂。在行半肝切除术时，常需在此分离、结扎、切断肝管、肝动脉、门静脉的相应分支，同时在第二肝门处理相应的肝静脉。

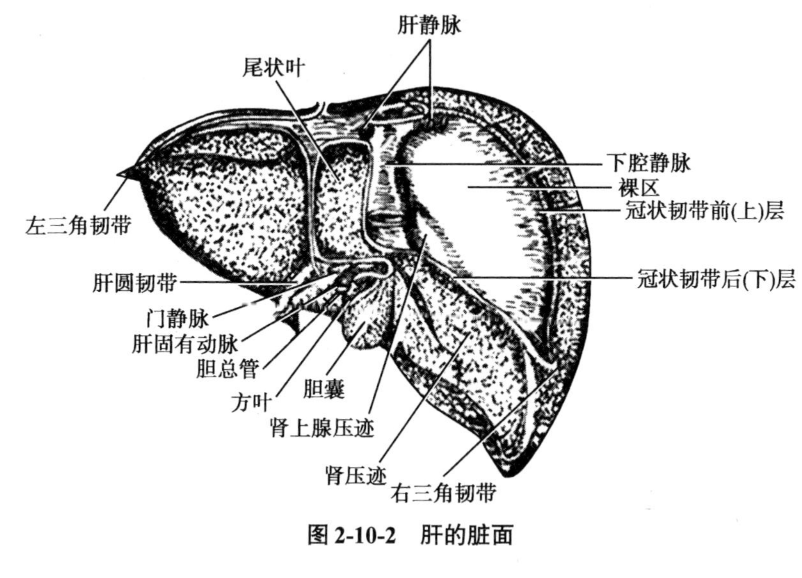

图 2-10-2　肝的脏面

二、肝脏的分段

（一）Glisson 分段

肝脏从表面划分的左叶、右叶、方叶和尾叶没有真正反映其内部管道系统的构造特征，因而不适应肝脏外科进行部分肝切除的需要。通过对肝脏 Glisson 系统的研究，并以它的分支为基础对肝脏进行了分叶、分段。下面概要介绍较为通用的划分法。

以正中裂为界，将肝划分为左、右两半，叫做左、右半肝。正中裂为一斜裂，在肝膈面与下腔静脉左壁至胆囊切迹中点连线，在肝脏面位于胆囊窝中心越横沟入腔静脉沟。左半肝以左叶间裂为界，划分为左内叶和左外叶，后者又分为上段和下段。左叶间裂为矢状位，相当于左纵沟。右半肝以右叶间裂为界划分为右前叶和右后叶，后者又分为上段和下段。右叶间裂后起下腔静脉右缘，前至肝右下角至胆囊窝中点连线的外、中 1/3 交界处，为一近水平位与冠状位之间的斜裂。尾状叶被正中裂分为左、右两部。按照 Glisson 系统各分支的分布区可将肝分为两个半肝（左、右半肝），进一步再分为 5 个叶，分别为右前、右后叶，左内、左外叶，尾状叶；6 个段，分别为左外叶上、下段，右后叶上、下段，尾状叶左、右段。

（二）Couinand 分段

三支主肝静脉将肝脏分为四部分。三支主肝静脉和四支门静脉如双手的手指相互穿插，肝静脉主干和其属支走行于肝裂内。肝脏被正中裂（Contlie 线）分为左右半肝。尾状叶

（Ⅰ段）是一自主段，不依赖四个门静脉蒂和三支主肝静脉，它同时接受肝动脉和左右门静脉分支的供血，经肝短静脉注入下腔静脉。左半肝被叶间裂分为内外两叶，左外叶被段间裂分为上（Ⅱ段）下（Ⅲ段）两段；内叶（Ⅳ段）分为上部（Ⅳb 段）和下部（Ⅳa 段即方叶）。右半肝被右叶间裂分为前后两叶，右前叶分为上（Ⅷ段）下（Ⅴ段）两段，右后叶分为上（Ⅶ段）和下（Ⅵ段）（见图 2-10-3）。

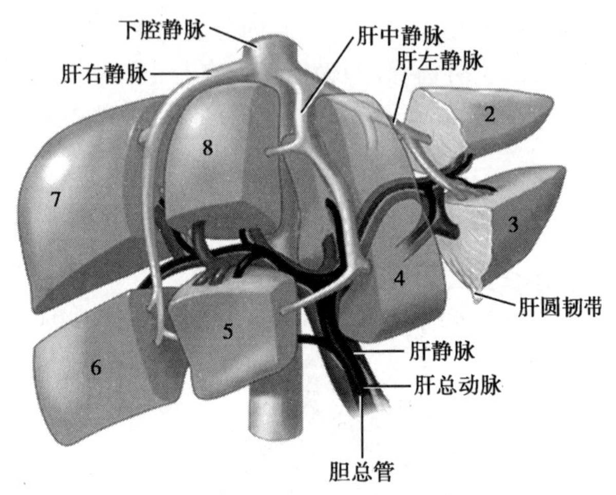

图 2-10-3 肝脏 Couinand 分段

三、第 一 肝 门

第一肝门亦称肝门，包括：肝脏横沟和肝蒂。横沟的裂隙长 2～7cm，宽 0.4～4.1cm，深 1～2.6cm，被方叶后缘覆盖。肝固有动脉、门静脉、肝管、神经和淋巴组织共同包于肝十二指肠韧带的右侧，构成肝蒂。肝蒂下段，胆总管位于右前方、肝动脉位于左前方、门静脉位于后方稍偏左，形成倒品字形。肝蒂上段，前方为左右肝管、中间为左右肝动脉、后方为左右门静脉，形成前中后结构。就各管左右分支交汇点而言，肝动脉分叉点最低，门静脉居中，肝管最高。

1. 肝固有动脉　是肝总动脉的分支，行于肝十二指肠韧带内，近肝门处分为左右肝动脉进入肝脏。肝右动脉分出：①胆囊动脉；②右前叶动脉；③右后叶动脉；④右尾状叶动脉。肝左叶动脉分出：①左内叶动脉；②左外叶动脉；③左尾状叶动脉。肝固有动脉约 40% 分出肝中动脉。肝固有动脉还可源于肠系膜上动脉、主动脉、胃右动脉和其他内脏动脉分支。迷走肝左、右动脉分别为 10%～14% 和 12%～14%。Michels 尸检 200 例，将肝动脉分为十型。Hiatt 对 1000 例标本分析后，建议将 Michels 的分型归为五型：正常型、替代或副肝左动脉型、替代或副右肝动脉型、肝左和右动脉同时变异型和肝总动脉起源自肠系膜上动脉型。

2. 门静脉　门静脉血液的分流现象：指来自肠系膜上静脉的血大部分经门静脉右支达肝右叶；来自肠系膜下静脉和脾静脉的血大部分经门静脉左支达肝左叶。门静脉在肝门偏右处分为左右两支。门静脉右支短而粗，长约 1～3cm，肝外可显露的部分短，分出：①右前叶支；②尾状叶右段支；③右后叶支；④胆囊旁门静脉分支。门静脉左支分出后，沿横沟向左至左纵沟后弯向前上方，进入肝实质。门静脉左支干分为横部（2～4cm）、角部（90～120 度）、矢状部（1～2cm）和囊部，矢状部末端膨大为囊部。门静脉左支分出：①尾状叶左段支；

②左内叶支；③左外上段支；④左外下段支；⑤静脉导管小支和左叶中间支。门静脉偶尔可出现无分支变异，门静脉分叉缺如，呈襟状进入右肝，主干进入肝实质后向右然后向上走行，再以宽大的弯曲分支在肝实质深处进入肝左叶。一般认为，门静脉右支的分支形式常可变异，而门静脉左支的分支比较恒定。

3. 肝管　左右肝管的汇合点在方叶后缘中部的椭圆形突起处，即方叶的正后方或稍偏右侧 0.5～1cm 处。肝管两支型占 70%，非两支型占 30%，后者分为三支型、右后支独立合流型和左前支独立合流型。4 级以上肝管在肝门处合流者占 1%，尾状叶肝管直接开口于胆总管占 1%。右肝管长 0.8cm，接受右前、后叶肝管的胆汁引流，还接受 1～2 支尾状叶右段肝管的胆汁引流，变异较多，常见的有四型。左肝管长约 1.6cm，由左内、外叶肝管汇合而成，还接受 1～2 支尾状叶左段的肝管的胆汁引流，变异较大，亦可分为四型。

四、第二肝门

位于肝脏的膈面顶部，是肝左、中、右静脉汇入下腔静脉处，多被肝组织覆盖，不易直接见到肝静脉主干。肝静脉主干在肝实质内的范围约为距肝上下腔静脉 2cm 范围内。

1. 肝右静脉　直径 1～2.5cm，大多单独汇入下腔静脉右壁，有时为两支或三支分别汇入下腔静脉。

2. 肝左静脉　由上下两支汇合而成入下腔静脉左壁。约 40% 的肝左、中静脉共干汇入下腔静脉，汇合点在镰状韧带的膈面附着点的直接延长线或略偏右侧，距肝表面的深度约 0.5～1cm，会合后静脉干长约 1cm。

3. 肝中静脉　由左右两支组成，右支短粗，多单独开口于下腔静脉的左前壁。

4. 肝浅静脉　包括左后和右后上缘支，走行于左右冠状韧带内，汇入肝左右静脉，亦可直接汇入下腔静脉。

五、第三肝门

第三肝门是指 4～15 支肝短静脉分别汇入肝后下腔静脉前壁及两侧，主要汇集尾状叶和右后叶的静脉血流。

六、肝脏的淋巴引流和神经分布

1. 淋巴引流　分深浅两组。浅淋巴管位于肝实质表面的浆膜下，形成淋巴管网，与深淋巴管相通。浅组可分为膈面和脏面两部分，其中膈面的淋巴管分为左、右、后三组，深组在肝内形成升降两支，升支随静脉出第一肝门，沿下腔静脉至膈注入纵隔后淋巴结。降支伴肝门静脉分支由肝门穿出注入肝淋巴结。肝淋巴回流无论深浅组淋巴结均有注入纵隔后淋巴结，因此，肝炎症或膈下感染常可引起纵隔炎或脓胸。

2. 神经分布　肝脏接受交感与副交感神经的双重支配。肝脏与神经的联系是通过两侧胸 7～9 交感神经发出分支及延髓发出左右两侧迷走神经（副交感神经）并形成分支而实现的，此外还有右侧膈神经的分支。在人的肝十二指肠韧带内可见蔓状的神经丛，并可分为肝前丛与肝后丛。前丛由左右腹腔神经节和左迷走神经分支组成，包括胆囊管、胆囊和胆胰胆总管分支，其在肝动脉周围形成鞘，并沿肝动脉进入肝脏；后丛由右腹腔神经节和右迷走神经分支组成，主要沿肝外胆管和门静脉分布，有分支与前丛神经分支相沟通。不仅肝脏血管受自主神经支配，而且肝实质细胞和非实质细胞如 Kupffers 细胞、肝窦内皮细胞和 Ito 细胞等均受交感神经和副交感神经的支配。肝自主神经通过其末梢释放的神经递质来调节肝脏的生长、免疫效应、血液循环及物质代谢等功能。移植肝因失去自主神经支配而导致上述功能受到影响。

七、肝脏的生理功能

肝脏是维持生命不可缺少的器官，它担负着重要而复杂的生理功能。实验证明，动物在完全摘除肝脏后即使给予相应的治疗，最多也只能生存 50 多个小时。这说明肝脏是维持生命活动的一个必不可少的重要器官。据估计，在肝脏中发生的化学反应有 500 种以上，肝脏的主要功能是进行糖的分解、贮存糖元；参与蛋白质、脂肪、维生素、激素的代谢；解毒；分泌胆汁；吞噬、防御机能；制造凝血因子；调节血容量及水电解质平衡；产生热量等。在胚胎时期肝脏还有造血功能。

1．分泌胆汁　肝脏每日持续不断分泌 600～1000ml 的胆汁，经胆管输送到十二指肠。肝胆汁在消化过程中可促进脂肪在小肠内的消化和脂溶性维生素 A、D、E、K 的吸收。

2．参与糖代谢　一般成人肝内约含 100g 肝糖元，仅够禁食者 24 小时内的能量供应。单糖经小肠黏膜吸收后，由门静脉到达肝脏，在肝内转变为肝糖元而贮存。肝糖元在调节血糖浓度以维持其稳定中具有重要作用。当饥饿、劳动、发热时，血糖大量消耗，肝细胞又能把肝糖元分解为葡萄糖进入血液循环，所以患肝病时血糖常有变化。

3．参与蛋白质代谢　肝脏是合成血浆蛋白的主要场所，由于血浆蛋白可作为体内各种组织蛋白的更新之用，所以肝脏合成血浆蛋白的作用对维持机体蛋白质代谢有重要意义。在蛋白质代谢过程中，肝脏主要起着合成、脱氨、转氨三个作用。合成的蛋白质进入血循环供全身器官组织需要。肝脏将氨基酸代谢产生的氨合成尿素，经肾脏排出体外。所以肝病时血浆蛋白减少，血氨可以升高。

4．参与脂肪代谢　肝脏能维持各种脂质的恒定；也是脂肪运输的枢纽；肝脏还是体内脂肪酸、胆固醇、磷脂合成的主要器官之一。消化吸收后的一部分脂肪进入肝脏，以后再转变为体脂而贮存。饥饿时，贮存的体脂可先被运送到肝脏，然后进行分解。在肝内，中性脂肪可水解为甘油和脂肪酸，此反应可被肝脂肪酶加速，甘油可通过糖代谢途径被利用，而脂肪酸可完全氧化为二氧化碳和水。当脂肪代谢紊乱时，可使脂肪堆积于肝脏内形成脂肪肝。

5．维生素代谢　肝脏可贮存脂溶性维生素，人体 95% 的维生素 A 都贮存在肝内，肝脏是维生素 C、D、E、K、B_1、B_6、B_{12}、烟酸、叶酸等多种维生素贮存和代谢的场所。

6．激素代谢　正常情况下血液中各种激素都保持一定含量，多余的经肝脏处理失去活性。当患肝病时，可能出现雌激素、醛固酮和抗利尿激素灭活障碍。

7．解毒功能　在机体代谢过程中产生的有害物质及外来毒性物质，将在肝内被解毒和清除。肝脏解毒主要有三种方式：①分泌作用：一些重金属如汞，以及来自肠道的细菌，可随胆汁分泌排出；②化学方法：如氧化、还原、分解、结合和脱氧作用；③吞噬作用。肝脏是人体的主要解毒器官，它可保护机体免受损害，使毒物成为无毒的或溶解度大的物质，随胆汁或尿排出体外。

8．防御机能　肝脏是最大的网状内皮细胞吞噬系统。肝静脉窦内皮层含有大量的 Kupffers 细胞，有很强的吞噬能力，门静脉血中 99% 的细菌经过肝静脉窦时被吞噬。

9．调节血液循环量　肝脏本身储存大量的血液，在机体急性失血时，从肝内静脉窦排出大量的血液，以维持周围循环血量的平衡。

10. 制造凝血因子 肝脏是人体内合成或产生多种凝血因子的主要场所，人体内 12 种凝血因子，其中 4 种都是在肝内合成的。肝病时可引起凝血因子缺乏造成凝血时间延长及发生出血倾向。

11. 热量的产生 水、电解质平衡的调节，也有肝脏参与。安静时机体的热量主要由身体内脏器官提供，在各种内脏中，肝脏是体内代谢旺盛的器官，安静时，肝脏血流温度比主动脉高 0.4～0.8℃，说明其产热较大。

12. 肝脏的再生能力 肝具有强大的再生能力。动物试验证明，当肝脏被切除 70%～80% 后，并不显示出明显的生理紊乱。而且残余的肝脏可在 3 周至 8 周内长至原有大小，这说明肝脏具有再生功能。门静脉血流量和压力是决定肝细胞再生的重要因素。

第二节 肝功能评估及有关手术技术

一、术前肝功能评估

术前准确的肝功能评估是降低肝部分切除术围术期并发症率和死亡率的关键之一，以下对使用广泛的术前肝脏功能评估方法进行介绍。

（一）CTP 分级

1961 年 Child 和他的同事总结了 131 名肝硬化门静脉高压患者或其他门静脉高压患者门腔静脉吻合术后的病死率，将肝硬化患者根据病情的严重程度分为轻、中、重三组。1964 年 Child 和 Turcotte 将 Child-Turcotte 分级作为专著 *Surgery and Portal Hypertension* 中的一章而发表，当时采用了到目前仍常用的五项指标（白蛋白、腹水、肝性脑病、胆红素、营养状况），将肝硬化患者分为 A、B、C 组。他们还对 128 名施行了选择性门腔静脉分流术后的患者的病死率进行了回顾性研究，其中 A、B、C 组的病死率分别为 0、9%、53%，即证实了此分级可较好的评价肝功能的储备。

后来，人们逐渐认识到这种分级方法具有一定的局限性，且部分指标的界定在分级时存在一定困难。腹水、肝性脑病、营养状况均为主观判断指标，易受临床医生主观认识的影响；白蛋白、黄疸情况均随治疗而变化，很难有准确的判断；有时不能将患者的指标恰好归为一组，且有时一组内不能区分不同患者的病情严重程度。1973 年，Pugh 针对 Child-Turcotte 分级的缺陷对其进行了修改，即为 Child-Turcotte-Pugh 分级（CTP 分级），用凝血酶原时间（prothrombin time，PT）代替了营养状况这一主观程度最大的指标，将五项指标按病情的严重程度分别计 1 分、2 分、3 分，每位患者的五项分值相加为总分，5～6 分为 A 级，7～9 分为 B 级，10～15 分为 C 级。此后，CTP 分级被广泛应用于肝硬化患者的研究或临床治疗中，具有实用、简便和分辨良好等优点，曾作为美国终末期肝病患者进入肝移植术候选人名单先后的排序依据（表 2-10-1）。

（二）ICG 排泄试验

ICG 排泄试验是目前临床广为使用的肝脏排泄功能测定方法。ICG 经静脉注射进入体内与血浆白蛋白和脂蛋白结合，随血流经过肝脏时，90% 以上被肝细胞摄取，在肝细胞内不结合其他物质，通过载体介导途径由肝脏以原形排入胆道，不经过肝外组织清除。正常人静脉注射 ICG 20 分钟后，约有 97% 从血中清除，其排泄的快慢取决于肝血流量、肝细胞受体数量和肝细胞功能。当肝脏发生病变、肝有效血流量和肝细胞总数降低时，清除速率减

表 2-10-1 child-pugh 评分表

项目	评分		
	1	2	3
血清胆红素(mmol/L)	<34.2	34.2～51.3	>51.3
血清白蛋白(g/L)	>35	28～35	<28
凝血酶原延长时间(s)	1～3	4～5	>5
腹水	无	少量，易控制	中等量，难控制
肝性脑病	无	轻度	中度以上

慢。ICG 15 分钟潴留率(ICG R15)是反映肝脏排泄功能和储备能力的理想指标。

正常 ICG R15 在 0～10%，这也是大多数中心认为实施安全肝切除的界限。有学者认为可以将其上调为 14%～17%，甚至可以达到 22%，但仅限于相对年轻并有充足的剩余肝体积的患者。ICG R15 的升高主要见于肝脏灌注降低的情形，如肝硬化引起的肝内动静脉分流和肝血窦血管化，前者会降低肝脏的实际灌注，而后者则阻止了白蛋白等大分子蛋白的自由扩散并由此导致 ICG 结合蛋白的摄取能力降低。近年来，有日本学者根据血氧计原理发明了脉搏染料光密度法(pulse dye-densitometry，PDD)进行 ICG 检测。与传统 ICG 检测方法相比，PDD 法有很多优势，除微创、简便、快速等优点外，最重要的是可以实时定量测定 ICG 浓度，提高了检测的准确性和敏感性。

迄今，苏黎世大学和东京大学依据 ICG R15 等指标，建立了推断肝脏切除安全限量的决策体系，具有较大的临床应用价值。

苏黎世大学综合肝实质病理状态、Child 评分、门静脉高压症、ICG R15 等参数推断患者的肝脏储备功能状况及相应的肝脏切除安全限量。肝脏切除安全限量是以预留肝脏体积所占患者自身肝脏体积比值来设定的(图 2-10-4，图 2-10-5)。在苏黎世大学的标准中认定，对于肝实质正常的患者来说，剩余肝脏占自身全部肝实质体积 30% 的肝切除量是安全的；对于肝脏功能代偿良好、不伴门静脉高压症、Child A 级的肝硬化患者，剩余肝脏体积不小于全部肝实质体积 50% 的肝切除量也是安全的。

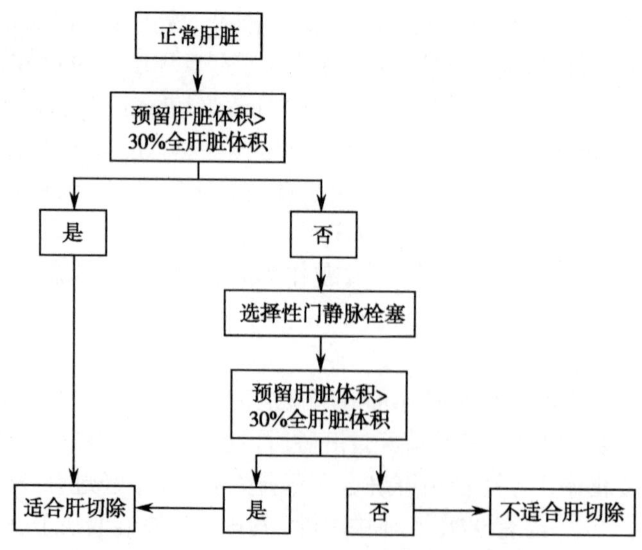

图 2-10-4 苏黎世大学正常肝脏切除安全限量的评估标准

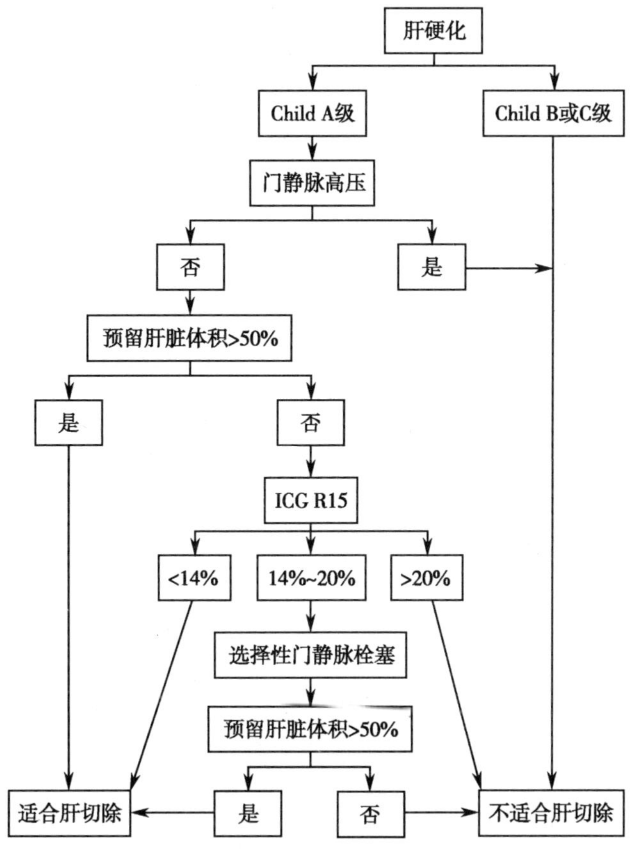

图 2-10-5　苏黎世大学肝硬化肝脏切除安全限量的评估标准

日本东京大学主要根据腹腔积液、胆红素水平及 ICG R15 3 个参数，确立了肝脏储备功能的分级标准，并基于不同层级肝脏储备功能状态，推测其可耐受的肝段切除数量（图 2-10-6）。

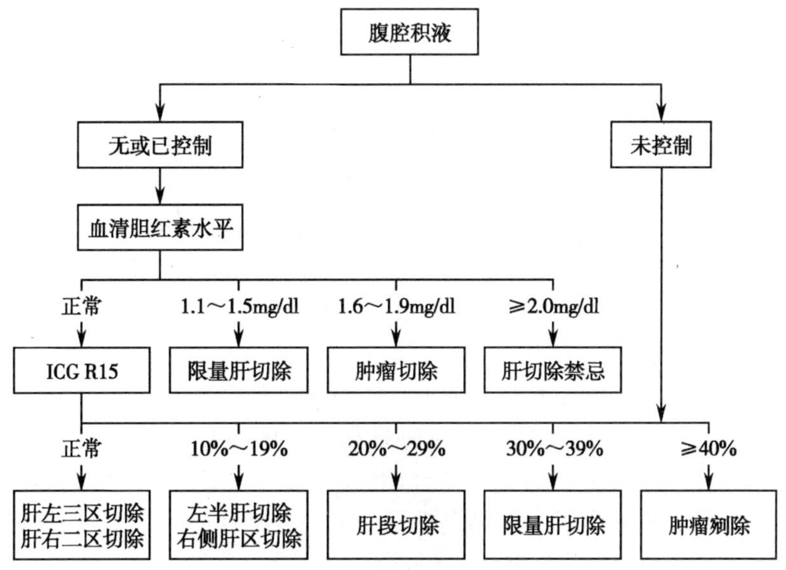

图 2-10-6　东京大学肝脏切除安全限量的评估标准

大量研究认为，ICG R15 检测对于评估肝功能具有较高的敏感性和特异性，并证实其可以定量评价肝功能损害的程度。但在应用 ICG 检测肝功能时有几点需要注意：①当存在严重门静脉高压症、胆道梗阻时，ICG R15 可能会升高；②对 ICG R15 安全值仍颇具争议，在不同的中心所采用的正常范围变化幅度很大，所以目前尚无统一的标准。另外，ICG 排泄率主要反映窦内毛细血管和肝内门体分流程度以及肝脏血流改变，当肿瘤体积较大时，可能存在动静脉或动脉和门静脉分流，此时 ICG 排泄率延时，可能会使临床医师错误估计肝功能。此外，ICG 排泄试验还可用于先天性黄疸的鉴别，Dubin-Johnson 综合征 ICG 潴留率正常；Gilbert 综合征 ICG 潴留率正常，有时可有轻、中度升高；而 Rotor 综合征多大于 50%。

（三）MELD 模型

2001 年美国 Kamath 等分析了 231 例施行 TIPS 患者的资料，利用 Cox 风险回归模型确定了 4 个指标，确定了死亡风险预测公式：R（分值）= 0.957 × log 肌酐（μmol/L）+ 0.378 × log 胆红素（μmol/L）+ 1.120 × log（INR）+ 0.643 × 病因（病因：胆汁淤积性和酒精性肝硬化为 0，其他原因为 1）。研究结果显示该评分能较准确地判断术后 1 周、3 个月及 1 年后患者的预后情况，因此将这个公式称为“Mayo TIPS 模型”。后将公式改良为：r = 9.6 × log 肌酐（μmol/L）+ 3.8 × log 胆红素（μmol/L）+ 11.2 × log（INR）+ 6.4 × 病因（病因：胆汁淤积性和酒精性肝硬化为 0，其他原因为 1），结果取整数，此公式即为 MELD 模型。MELD 目前不但能可靠地评估终末期肝病患者死亡风险，而且可以作为候选肝移植患者先后顺序的依据。美国国际器官共享网委员会通过法案要求从 2002 年起由 MELD 评分取代 CTP 用于成人肝移植供肝分配，欧洲也于 2005 年接受了 MELD 评分作为肝移植的标准。之所以 MELD 能迅速得到认可并予以推广，主要是因为 MELD 中的 3 个变量是应用统计学方法筛选得出，相比 CTP 依据经验入选的指标更具有科学性。目前大量研究认为 MELD 在预测终末期肝病患者肝功能以及短期预后方面更可靠，准确性至少不比 CTP 差，但尚没有足够证据表明，可以替代 CTP。由于 MELD 中没有能特异反映门静脉高压症的指标，而且没包括血流动力学相关变量，因此仍无法全面衡量和评估肝功能。在 MELD 评分基础之上相继出现了一些改良的 MELD 模型，包括动态 MELD、血清钠联合 MELD、肝静脉压力梯度联合 MELD 和血清胆固醇联合 MELD 等，这些改良方法各有特点，但尚没有一种方法能全面客观准确地评估肝功能。

（四）OGTT 试验

口服葡萄糖耐量试验（oral glucose tolerance test，OGTT）和胰高血糖素负荷试验（glucagon loading test，GLT）：① OGTT：肝脏是维持糖代谢稳定的主要器官，肝病患者易发生糖耐量异常，OGTT 血糖曲线图型可以反映肝细胞线粒体能量代谢的状态和糖元合成的能力。当能量储备正常时，OGTT 曲线呈抛物线型（parabolic pattern，P），提示可行肝切除术；当肝脏能量合成不足，不能及时将血糖转化为糖元 OGTT 曲线为直线型（linear pattern，L），提示病人耐受性差，术后易发生肝功能衰竭，如能排除胰原性糖尿病者，一般不宜手术治疗；介于 P 型与 L 型之间的 I 型经积极保肝治疗后可转变为 P 型，但手术中应严格限制肝切除范围与肝门阻断时间。② GLT：胰高血糖素是伴随胰岛素由脊椎动物腺的胰岛 α 细胞分泌的一种激素，与胰岛素相对抗，起着增加血糖的作用。胰高血糖素的作用初期过程是与存在于靶细胞细胞膜上的受体进行特异性结合，将腺苷酸环化酶活化，环式 AMP 成为第二信使活化磷酸化酶，促进糖元分解。胰高血糖素是促进分解代谢的激素，它促进肝糖元分解和糖异生的作用很强，使血糖明显升高；促进脂肪分解和脂肪酸氧化；加速氨基酸进入肝细胞，为糖异生提供原料。胰高血糖素负荷试验用于肝病诊断近年来国内外已有开展，可作为估价肝脏贮备功能较为理想的指标，对肝硬化、肝癌的预后估价有重要价值，研究证实，肝病患者的病情轻重与肝脏的贮备功能密切相关。正常人的血浆 c-AMP（pmol/ml）基础值为 24.8，c-GMP（pmol/ml）基础值为 4.3。当血浆 c-AMP（pmol/ml）基础值小于 24.8，c-GMP（pmol/ml）基础值小于 4.3，多考虑为肝癌或肝硬化。

（五）动脉血酮体比率

动脉血酮体比率（arterial ketone body ratio，AKBR） 肝细胞线粒体中 NADH 氧化呼吸链的氧化还原状态即 NAD/NADH 的值决定了肝脏的能量代谢水平，它可以表述为乙酰乙酸 /β 羟丁酸 K（K 为 β 羟丁酸脱氢酶的平衡常数）。乙酰乙酸和 β 羟丁酸可自由通过肝细胞膜进入血，故 AKBR 成为能准确、及时、简便地反映肝脏能量代谢状态的指标。日本京都大学 Ozawa 认为 AKBR 是反映肝细胞线粒体能量代谢的敏感指标，>0.7 示肝功能代偿良好，0.4～0.7 示肝功能明显损害，<0.4 为肝功能严重损害。

（六）肝脏体积测量

肝脏体积（liver volume）与肝细胞数量及肝脏的储备功能直接相关。多层螺旋 CT（multiple slice spiral CT，MSCT）不仅能测量出肝脏解剖学体积，还能测出实质性肝脏切除比例及剩余肝体积。肝脏大小和肝脏重量已被视为与 Child 分级同等重要的因素。成人肝脏大小与身高有正性线性相关关系，与体重无相关性。肝硬化门静脉高压症病人肝脏较健康肝脏明显缩小约 25%。进一步研究表明，若将肝脏体积以 $750cm^3$ 为界分为两组，小于 $750cm^3$ 者门腔搭桥分流术后的脑病发生率是肝脏体积大于 $750cm^3$ 组的 45 倍，肝脏体积小的病人因肝脏储备功能差而易发生脑病，所以对肝脏体积过小的病人不宜行分流手术。这对客观地评价病人肝脏对手术的承受能力，恰当地选择手术方式有一定意义。肝体积的测量在国外也已应用于临床器官移植。对供、受体肝脏的体积精确测量，对于指导临床筛选供受体，确定适宜的移植物，尤其是确定活体部分肝移植大小，确保供受体安全尤为重要。

二、肝血流阻断技术

肝切除仍被认为是肝脏原发和继发肿瘤的最佳治疗手段，贯穿着整个肝切除的问题是“出血”与“止血”，而减少和控制出血则是降低肝切除手术死亡率和术后并发症的关键。肝血流控制方法种类繁多，只有在肝切除中合理、正确、灵活并个体化地运用这些血流控制方法，才能达到减少和控制出血的目的。

（一）入肝血流阻断技术

1. Pringle 手法 1908 年，Pringle 在美国的《外科年鉴》杂志（*Annals of Surgery*）上发表了一篇文章，名为“肝外伤止血札记”（*Notes on the arrest of hepatic hemor rhage due to trauma*），报告了 8 例肝外伤病人，4 例在手术前已死亡，1 例拒绝手术，3 例施行了剖腹术，手术时 Pringle 用他的拇指和示指捏着肝蒂以暂时停止出血使伤处能够看得清楚，虽然此 3 例病人皆随后死亡，但 Pringle 用了 3 只兔子做实验来证明他的设想是正确的。Pringle 的论文发表后，很快便得到了响应，此止血方法便成为肝脏外科的突破，至今仍然常用，并被后来称为 Pringle 手法或肝蒂阻断法（Pringle’s maneuver）。1953 年 Rafucci 通过犬的实验，提出了犬可以安全地耐受肝门血流阻断 15 分钟。这个标准一直仍然是临床上所采用的依据，但事实证明临床上常温下肝门阻断时限可达 60 分钟，甚至多长时间是极限，仍然不太确定。目前多采用的是常温阻断一次入肝血流的安全时限为 30 分钟，有肝硬化时不超过 15 分钟。近年研究显示，阻断前进行缺血预处理有助于减轻肝缺血再灌注损伤，即先阻断 5

分钟让肝脏适应，复流 5 分钟后再阻断开始切肝。有关预处理和间歇期的最佳时间间隔仍在进一步研究。

2. 半肝血流阻断　为避免 Pringle 法引起的全肝缺血再灌注损伤，自 1982 年 Bismuth 等提出半肝血流阻断以来，通过临床实践证明是合理有效的。选择性血流阻断避免了保留侧肝脏的缺血再灌注损伤，切除范围界限清楚且术中血流动力学平稳，可以允许更长时间的肝血流阻断，使术者有充分的时间对断面进行精细的处理。半肝血流阻断术后并发症发生率低，肝功能损害较轻，术后恢复快，特别适用于合并有肝硬化肝癌患者的肝叶切除或扩大肝叶切除。选择性血流阻断时肠系膜血流仍可通过健侧肝脏回流入体循环，不会发生因肝门阻断造成的肠内细菌及内毒素易位和肠黏膜损伤。

半肝血流阻断方法有两种：①经肝实质途径：不解剖肝十二指肠韧带，沿肝总管行进向肝门寻及左右肝管汇合部，于其上方肝被膜处或在肝圆韧带下方横裂处插入直角钳，在肝实质中、格林鞘(Glisson)外轻轻钝性分离，在无阻力的情况下向肝十二指肠韧带后方，门静脉分叉部与尾状叶交界处穿出带入 8 号导尿管。切肝时将此导尿管缩紧即可阻断右半肝。如将其导尿管一端经小网膜孔送至肝胃韧带处穿出缩紧，即可阻断左半肝。②分别游离出患侧肝动脉和门静脉支，可以同时阻断或按需分别阻断乃至结扎患侧入肝血管。此方法在国内得到华西医科大学严律南教授等的推广和应用。

（二）肝静脉阻断技术

在切除涉及第二肝门区的肿瘤时，有引起肝静脉的撕裂致大出血甚至空气栓塞的风险，术中挤压还可造成肿瘤细胞脱落并沿肝静脉发生转移。经典的全肝血流阻断技术虽可避免上述并发症，但由于同时阻断下腔静脉，易引起全身血流动力学紊乱。而采用肝静脉阻断技术则不仅可安全地处理肝静脉损伤，而且减少了下腔静脉阻断引起的并发症；其基本方法：①于第二肝门显露肝上静脉陷窝；②在右侧静脉韧带处解剖肝右静脉根部，用血管钳分离并从静脉陷窝穿出，引入肝右静脉阻断带；③解剖分离尾状叶 Spiegel 叶与肝左外叶之间的间隙，将血管钳由静脉陷窝向此间隙穿出，引入肝中和肝左静脉共干阻断带。须注意肝中和肝左静脉有时不形成共干，术前应通过影像学检查进行准确判断。

针对不同部位的肿瘤，肝静脉血流控制技术可分别与 Pringle 法或半肝血流阻断技术联合使用。双侧肝静脉干阻断联合 Pringle 法是一种改进的全肝血流控制方法。与传统阻断下腔静脉的全肝血流控制方法比较，该法具有对全身血流动力学影响小，并可间隙性阻断，阻断时限更长等优点。在大多数情况下，这种改进方法基本可替代传统的全肝血流阻断技术。

在半肝入肝血流阻断时，同时附加病侧肝主肝静脉血流阻断，可进一步减少肝静脉回流所致的肝创面出血。华中科技大学陈孝平教授等报道了 185 例不解剖肝门预结扎病侧肝脏入肝和出肝血管的半肝及肝段切除术，术前经 CT 检查，术中用 B 超定位，再用血管钳经肝实质直接进行患侧肝 Glison 系统和主肝静脉血流阻断，使术中出血大为减少，并且极大地缩短了总手术时间。采用半肝 Pringle 法与单侧肝静脉干联合阻断以达到完全半肝血流阻断的目的。

（三）全肝血流阻断术

全肝血流阻断即同时阻断入肝和出肝血流，使肝脏在完全无血状态下施行肝切除术，适用于肿瘤紧邻第二、三肝门、常规方法难以切除或肝肿瘤合并肝静脉和下腔静脉癌栓等情况。目前临床较常使用的是 1978 年 Huguet 等报道的常温下肝血流隔离术，即依次阻断第一肝门、肝下和肝上下腔静脉，然后进行肝切除，开放次序与阻断相反。尽管正常肝脏常温下耐受全肝血流阻断的时限可超过60分钟，但阻断了下腔静脉对全身血流动力学影响较大，术后并发症发生率约是Pringle法的2.5倍。然而本法在处理肝后下腔静脉和第三肝门时仍有着不可替代的作用。通常在处理一些特殊部位的肿瘤时，如位于第二肝门的中央型肿瘤、肝尾状叶肿瘤，术中有伤及主肝静脉或肝短静脉的潜在风险，可于肝上和肝下下腔静脉预置阻断带，必要时进行全肝血流阻断，此时，肝后段下腔静脉处于无血状态，术者可从容地修补破口、结扎肝短静脉或切除和修补受肿瘤侵犯的下腔静脉侧壁。另外，还可在低温下行全肝血流阻断，常温下全肝血流阻断附加体外静脉转流术。

三、肝实质离断及断面处理技术

肝实质离断及断面处理是肝切除关键技术之一。Quattlebaums主张用钝器以断肝，林天佑用手指捏碎肝组织（finger fracture technique）。近10年来，专门断肝的器械层出不穷，如用得最广的“超声刀”、“水刀”、“刮吸刀”等。肝断面止血设备和药物也不断涌现，如氩气束、“激光刀”、等离子刀、微波止血器、高频电凝、红外线凝固止血器、各种形状的肝钳、肝止血带等器械和工具；药物方面则有如可吸收止血纤维、凝血酶原、胶原蛋白、大分子聚合物制品纤维蛋白原等。下面介绍常用的三种技术。

（一）超声刀（cavitron ultrasonic surgical aspirator）

即外科超声振荡吸引器，使用方法如下：先用电刀在预定切除线上切开肝包膜，然后将使用功率调至原有功率的80%～90%，用超声探头由浅入深地粉碎肝实质，逐渐开辟出1cm左右宽的断面。断面中可以清楚地显露2mm以上管道，5mm以上管道可予以加扎离断，2～5mm管道可钛夹夹闭后离断，2mm以下管道可用双极电凝离断；若接近较大的血管，可将探头的功率调为70%～80%，沿血管平行方向移动探头，将整个血管游离。只要振动频率选择的适当，这些管道均可完好的保留。超声刀对严重肝硬化的病人，因肝内的纤维组织较多，密度较高，超声刀的振动粉碎功能难以达到，若无肝血流阻断往往出血量也较大。CUSA断肝的要点有：①超声探头不能接触邻近需要保留的组织，同时要避免对手术人员的误伤；②超声刀本身无止血作用，每一管道需仔细处理；③肝内管道需从不同方向振荡吸去周围组织，使之完全显露；④吸引力要足够，否则碎屑组织容易干扰术野操作，必要时助手可用双吸引器予以辅助；⑤冲洗压力不能过大以避免冲洗液飞溅，因肝脏手术的病人常有乙肝史，为防肝炎病毒的眼结膜传播，故在应用超声刀切肝时手术人员最好戴上眼罩。⑥超声功率需适时调节，肝硬化时大，正常肝时小，肝脏包膜需电刀切开，游离血管时调小。

（二）水刀（water jet disctor）

水刀是通过其特有的压力发生系统对水压进行精确控制，使水流通过高压导管到达喷嘴，形成螺旋形细小的高压水束，液体是用生理盐水。由于高压水流的作用，人体组织结构可发生膨胀，较软的实质性组织在较小的压力下即可被分离，而血管、胆管、淋巴管及神经等可以不受损伤地保留下来。通过改变压力和流速，不仅可以达到有选择性地解剖人体组织的目的，还可使特定组织得到最大程度地保护。因此它具有创伤小、出血少、术后并发症少的优点。

Une比较水刀与超声刀在内总共68例病人肝切除术中使用的优缺点，认为在切肝时的失血量、手术时间上两者没有明显差别，但是“水刀”因将组织屑冲掉，能得到更清楚的手术视野；对有肝硬化的病人，切肝也较容易，其优点是设备较便宜、较易维护和使用安全，故认为“水刀”可作为“超声刀”的替代用品。Rau希望减少切肝时的失血，将生理盐水改成为高渗盐水，以增强其导电性能，并在水枪上安装高频电流，可以随时启动凝固止血效应，不需要更换器械以节省时间。香港中文大学刘永怡教授在讨论中认为“水刀”虽有使手术野更清楚的作用，但高压水柱喷溅所形成的微粒可污染手术室环境和威胁工作人员，因为肝癌病人多有乙型或丙型肝炎病毒感染，另外，曾有过用“水刀”切肝时发生空气栓塞的报告。

（三）氩气刀

氩气刀是一种氩气凝血器，它是利用一束电离的氩气流作为媒介，对细胞组织表面进行高频能量传导。机器的特性是可提供一种单极电凝和可控的手笔形喷头。在使用时有以下功能：①切割的组织在凝血过程中没有炭化现象，氩气刀对组织细胞进行干化和热电凝时，对组织的渗透远较普通电刀为浅，但在组织表面形成的焦痂却不易脱落，可避免再出血；②快速凝血：当喷头距离创面小于1cm时，此时高频能量激发，通过氩气作为媒介，直接喷射到出血部位进行凝血；③清洁创面：当喷头距离创面大于1cm时，一束柔和的常温氩气气流喷出，可以吹去创面上的积血，使出血创面的出血点暴露在视野下。氩气刀可用于所有手术，对肝脏切除时肝断面的处理尤为有用，因肝脏断面的焦痂术后不久即形成了由肉芽组织、胶原组织及成纤维细胞组成的成熟的痂痕。使用氩气刀的技术关键是氩气刀头部和切割组织的距离要随时调整。一般氩气刀仅是对肝脏断面的渗血有较好的效果，用氩气刀处理肝脏断面后可以不用再对断面覆盖其他的组织和凝血物品。但氩气刀不能使较粗的血管止血，对肝脏断面的所有较粗管道都必须逐一结扎。

第三节　原发性肝癌

原发性肝癌（primary hepatic carcinoma，PHC）是目前临床上常见的恶性肿瘤之一，全球发病率逐年增长，已超过62.6万/年，居于恶性肿瘤的第5位；死亡人数已接近60万/年，位居肿瘤相关死亡的第3位。我国肝癌发病人数约占全球的55%，每年发病人数约为626 000例，高发于东南沿海地区，其中江苏启东和广西扶绥的发病率最高。目前，我国肝癌年死亡率占肿瘤死亡率的第二位。可发生于任何年龄，我国以40～50岁为多，男女之比约为3∶1。

一、病　　因

原发性肝癌的病因与发病机制迄今尚未明确。认为与多种因素的综合作用有关，目前研究着重于乙型、丙型肝炎病毒，黄曲霉毒素等化学致癌物质及饮食水土因素。具体包括：

（1）病毒性肝炎。

（2）肝硬化。

（3）黄曲霉毒素。

（4）寄生虫感染，如中华分支睾吸虫寄生肝内小胆管。

（5）其他化学致癌因素，如亚硝胺类和偶氮苯蒈类。

（6）其他致病因素，如：①遗传因素：肝癌有时可出现家族聚集现象；②微量元素：铜、锌较高，钼较低。微量元素铜、锌和肝癌的关系值得注意；③营养不良和营养缺乏：高脂及腌、熏食品与肿瘤的发生关系最为密切，高脂饮食、低蛋白血症、蛋氨酸及胆碱缺乏；④烟酒；⑤肥胖；⑥饮水污染。

二、临 床 表 现

患者早期缺乏典型症状，但病程发展较一般肿瘤迅速。中晚期临床表现以肝区疼痛，上腹部肿块最为常见，疼痛多为持续性钝痛或胀痛，以夜间或劳累后加重，随着病情发展疼痛加剧而难忍。肝区疼痛部位与病变部位密切相关，如病变位于左肝常表现为胃痛，右肝则表现为右上腹及右季肋部疼痛。患者常有乏力、食欲不振、腹胀、腹泻、进行性消瘦、营养不良和恶病质等。发热亦相当常见，多为持续性低热、一般在37.5～38℃左右，个别可高达39℃以上，用抗生素往往无效。还可出现肝脏肿大、血管杂音、黄疸、伴癌综合征如低血糖症、红细胞增多症、高钙血症及转移灶相关症状。肝癌破裂可突然发生剧烈腹痛并伴腹膜刺激征。凡有不明原因的肝区不适或疼痛、乏力、食欲减退及体重减轻者均应仔细检查。

三、实验室检查

甲胎蛋白（alpha-fetal protein，AFP）检测AFP是目前诊断原发性肝癌常用且又重要的方法，其阳性率一般约为60%～70%。在能排除活动性肝病、生殖腺胚胎瘤和妊娠情况下，若AFP定量＞400μg/L持续4周，或定量＞200μg/L持续8周，则可诊断原发性肝癌。若同时检测AFP异质体可使肝癌的阳性率达84%。血清铁蛋白在肝癌患者阳性率高达90%，血清铁蛋白虽非特异性，但除肝癌、胰腺癌中度升高外，其他消化道肿瘤如食管癌、胃癌、直结肠癌均不升高。其他肿瘤相关抗原如CEA、CA19-9也可呈阳性。血清酶测定如血清碱性磷酸酶、γ-谷氨酰转肽酶显著升高，而血清胆红素和转氨酶正常时提示肝癌的可能。

四、影像学检查

医学影像学检查方法可进行肝癌的定位、定性、定量、定期，是制定安全、科学的治疗方案的重要依据。

（一）超声

超声（ultrasound，US）具有无创、价廉、使用方便、病灶定位较准确等优点，可作为肝硬化患者筛查肝细胞癌的有效手段和肝癌术前诊断的首选影像学技术。但肝癌的超声表现变化甚大且缺少特异性，大肝癌主要表现为高低混杂的不均匀回声，若其周围出现低回声环、声晕或镶嵌声波等对肝癌诊断有很大帮助。小肝癌（直径＜3cm）主要表现为均匀低回声占位周围常有晕圈，常规灰阶超声检查由于某些等回声病变周围缺乏包膜和声晕，肝硬化或退变结节与低回声的小肝癌又很相似，易导致漏诊。因此有肝硬化史的肝癌，二维US的灵敏度仅为50%～80%，对小肝癌检出敏感性更低。大肝癌呈高回声或高低混合回声，可有中央液化区。彩色多普勒US可观察病变内部和边缘回声及血流分布状况，显示病变血流动力学特征，提高了对肝癌的检出率和定性能力。但其灵敏度容易受到外在因素的干扰，如肥胖、呼吸不配合或病变部位过深。超声造影检查或动态超声造影检查可显著提高小肝癌的检出敏感性和特异性。国内研究资料表明，小肝癌的诊断符合率从造影前的53%提高到造影后的94%。术中三维超声能清楚分辨门静脉、肝静脉及静脉内癌栓结构，对肝内小病灶检出和定性能力甚高，是目前最敏感且特异性最强的影像学诊断技术，但仅用于术中检查。

（二）多层螺旋CT

电子计算机X射线断层扫描技术（electronic computer X-ray tomography technique，CT）在肝癌诊断中已成为常规性检查手段，CT空间密度分辨率高，可检出2cm左右的早期肝癌。大部分肝癌平扫时呈低密度能被检出，但一些等密度的肿瘤平扫容易遗漏，注入对比剂行门静脉增强扫描，以增加肿瘤和肝脏的密度差异，从而提高检出率。但是，有些多血供肿瘤尤其小肝细胞癌在门静脉期呈等密度而导致病变的遗漏，常规 CT 增强扫描对小肝癌检出率仅为 50%～70%。螺旋 CT 多期动态增强扫描能一次屏气进行全肝动脉期、门静脉多期扫描或同时进行三期扫描（双期加延迟期），对动脉期富血供小肝癌和微小肝癌的诊断灵敏度和特异度达到 90%～95%。螺旋 CT 血管造影利用三维重建技术可进行肝动脉、门静脉等血管成像，可较好显示肝内血管及其变异，门静脉高压侧支血管、肿瘤与血管的空间关系，为肝癌的手术、介入治疗及肝移植等提供重要信息。

（三）磁共振成像（MRI）

磁共振成像（magnetic resonance imaging，MRI）是继 CT 后又一新的定位诊断方法，具有很高的组织分辨率和多参数、多方位成像等特点，而且无辐射，同时也有助于肝癌的鉴别诊断。现代高增强 MRI 和快速梯度回波序列的开发，采用钆的螯合物磁显葡胺（Gd-DTPA）动态增强 MRI 扫描，显著提高了肝癌的诊断水平，对小肝癌检出的敏感性与螺旋 CT 动态增强相近，但特异性较好。MRI 动态增强可通过分析肿瘤的动脉和门静脉的供血情况，了解肝癌的分化程度，对肝硬化再生结节、间变结节、肝癌这一发展过程进行监测。对局灶性结节增生（FNH）、假瘤、肝细胞腺瘤、炎性肉芽肿等鉴别均有较大价值，因此，动态增强 MRI 应作为肝癌定性诊断的标准检查。目前一些新的对比剂已用于临床，其中超顺磁性氧化铁（SPIO）是网状内皮系统特异性对比剂，在体内主要由肝脏库普弗细胞摄取，而肝癌缺乏库普弗细胞，MRI 增强后产生鲜明的信号对比。

（四）正电子发射计算机断层扫描（PET-CT）

正电子发射计算机断层扫描（positron emission tomography - computed tomography，PET-CT）是将 PET 与 CT 融为一体而成的功能分子影像成像系统，既可由 PET 功能显像反映肝脏占位的生化代谢情况，又可通过 CT 形态显像进行病灶的精确解剖定位，并且同时全身扫描可以了解整体状况和评估转移情况，达到早期发现病灶的目的，同时可了解肿瘤治疗前后的大小和代谢变化，对生物治疗及放疗亦有重要价值。PET-CT 对于血清 AFP 升高，螺旋 CT、磁共振不能定性和定位的肝脏微小病灶，具有较高的定性和定位价值。

（五）选择性肝动脉造影

选择性肝动脉造影是侵入性检查，对小肝癌的定位诊断是目前各种方法中最优的，同时进行化疗和碘油栓塞还具有治疗作用，可以明确显示肝脏小病灶及其血供情况，选择性肝动脉造影适用于其他检查后仍未能确诊的患者，但对少血供型肝癌显影不满意，有时可造成误诊。

五、病理学诊断

主要包括 US、CT 引导的细针穿刺活检术，腹腔镜及开放术中活检术。穿刺检查有针孔播散、出血、胆漏等并发症可能。对于肝内特殊位置小肝癌的切除，超声引导下穿刺活检具有较大的定位和定性价值。对于临床诊断较为确切的肝癌，不推荐进行常规肝穿刺活检术。

六、原发性肝癌的诊断标准

2001 年 9 月在广州召开的第八届全国肝癌学术会议上正式通过了“原发性肝癌的临床诊断与分期标准”：

AFP > 400μg/L，能排除妊娠、生殖系胚胎源性肿瘤、活动性肝病及转移性肝癌，并能触及肿大、坚硬及有大结节状肿块的肝脏或影像学检查有肝癌特征的占位性病变者。

AFP < 400μg/L，能排除妊娠、生殖系胚胎源性肿瘤、活动性肝病及转移性肝癌，并有两种影像学检查有肝癌特征的占位性病变或有两种肝癌标志物（DCP、GGT、AFU 及 CA19-9 等）阳性及一种影像学检查有肝癌特征的占位性病变者。

有肝癌的临床表现并有肯定的肝外转移病灶（包括肉眼可见的血性腹水或在其中发现癌细胞）并能排除转移性肝癌者。

七、临 床 分 期

原发性肝癌的诊断标准（2001 年全国癌症会议制定）：

Ⅰa 单个肿瘤最大直径 < 3cm，无癌栓、腹腔淋巴结及远处转移；肝功能分级 Child A。

Ⅰb 单个或两个肿瘤最大直径之和 < 5cm，在半肝，无癌栓、腹腔淋巴结及远处转移；肝功能分级 Child A。

Ⅱa 单个或两个肿瘤最大直径之和 < 10cm，在半肝或两个肿瘤最大直径之和 < 5cm，在左、右两半肝，无癌栓、腹腔淋巴结及远处转移；肝功能分级 Child A。

Ⅱb 单个或两个肿瘤最大直径之和 > 10cm，在半肝或两个肿瘤最大直径之和 > 5cm，在左、右两半肝，或多个肿瘤无癌栓、腹腔淋巴结及远处转移；肝功能分级 Child A。

肿瘤情况不论，有门静脉分支、肝静脉或胆管癌栓和（或）肝功能分级 Child B。

Ⅲa 肿瘤情况不论，有门静脉主干或下腔静脉癌栓、腹腔淋巴结或远处转移之一；肝功能分级 Child A 或 B。

Ⅲb 肿瘤情况不论，癌栓、转移情况不论；肝功能分级 Child C。

八、治 疗

（一）手术治疗

手术治疗是目前治疗肝癌最有效的方法，包括肝切除术和肝移植术。

肝癌切除术的基本原则包括：①彻底性：完整切除肿瘤，切缘无残留肿瘤；②安全性：最大限度保留正常肝组织，降低手术死亡率及手术并发症发生率。在术前应对肝功能储备进行评价，通常采用 Child-Pugh 分级评价肝实质功能，ICG R15 评价肝储备功能，采用 CT 和（或）磁共振成像（MRI）计算余肝体积。

1. 肝切除术 肝切除方法包括根治性切除和姑息性切除两种。根治性切除是指：①肿瘤数目不超过 2 个；②无门脉主干及一级分支、总肝管及一级分支、肝静脉主干及下腔静脉癌栓；③无肝内、外转移，完整切除肉眼所见肿瘤，切缘无残癌；④术后影像学检查未见肿瘤残存，术前甲胎蛋白（AFP）阳性者术后随访 2 个月内血清 AFP 降至正常。

肝癌手术治疗的适应证：主要适应于全身情况良好，无心、肺、肾功能严重损害肝功能代偿良好的患者。随着现代肝脏外科手术技术的进步，肿瘤大小已不是手术的关键限制因素。

中华外科学会肝脏学组颁布的肝癌手术适应证（2009 版）：

（1）患者的一般情况（必备条件）：一般情况良好，无明显心、肺、肾等重要脏器器质性病变；肝功能正常，或仅有轻度损害（Child-Pugh A 级），或肝功能分级属 B 级，经短期护肝治疗后恢复到 A 级；肝储备功能［如吲哚菁绿 15 分钟储留率（ICG R15）］基本在正常范围以内；无不可切除的肝外转移性肿瘤。

（2）可行根治性肝切除的局部病变须满足下列条件：①单发肝癌，表面较光滑，周围界限较清楚或有假包膜形成，受肿瘤破坏的肝组织 <30%，或受肿瘤破坏的肝组织 >30% 但无瘤侧肝脏明显代偿性增大达全肝组织的 50% 以上；②多发性肿瘤，结节 <3 个，且局限在肝脏的一段或一叶内。

（3）可行姑息性肝切除的局部病变须符合下列条件：① 3～5 个多发性肿瘤，超越半肝范围者，行多处局限性切除；②肿瘤局限于相邻 2～3 个肝段或半肝内，无瘤肝组织明显代偿性增大达全肝的 50% 以上；③肝中央区（中叶或Ⅳ、Ⅴ、Ⅷ段）肝癌，无瘤肝组织明显代偿性增大达全肝的 50% 以上；④肝门部有淋巴结转移者，切除肿瘤的同时行淋巴结清扫或术后治疗；⑤周围脏器受侵犯者一并切除。

2. 肝切除术方式及选择　肝切除术式的选择应根据病人全身情况、肝硬化程度，肿瘤大小、数目、部位和血管浸润状况而定，以达到提高切除率和生存率、降低手术死亡率的目的。目前对肝癌的手术切除原则是：①对临床肝癌或大肝癌，如患者全身情况和肝功能代偿良好，无肝硬化者，规则性肝切除仍为主要术式。对合并肝硬化的亚临床肝癌或小肝癌，非规则性肝切除成为主要术式。②对肿瘤包膜完整者，倾向于非规则性肝切除；对肿瘤包膜不完整者，多考虑较为广泛的切除。③从部位来说，左侧肝癌，以力求根治为原则，尽可能选用规则性半肝切除或左三叶切除。右侧肝癌，既要照顾根治原则，也要考虑安全性，不强求右半肝切除，一般行非规则性肝切除。位于肝中叶，特别是左内叶肿瘤主要施行非规则性肝切除，特殊情况下施行左半肝或左三叶切除术。

3. 肝移植术　一般认为，肝癌肝移植指征应遵循 Milan 标准：单个肿瘤直径≤5cm；肿瘤不超过 3 个结节，每个直径≤3cm；无大血管浸润；无淋巴结或肝外转移。UCSF 标准适当放宽了指征：单个肿瘤直径小于 6.5cm；肿瘤数目不超过 3 个，且最大直径不超过 4.5cm；总的肿瘤直径不超过 8cm。伴有门静脉或肝静脉主要分支或主干侵犯应列为肝移植禁忌证。

（二）肝动脉介入化疗栓塞

肝动脉化疗（hepatic arterial infusion，HAI）适应证：失去手术机会；难以超选择性插管者；肝癌手术后复发或术后预防性肝动脉灌注化疗。

肝动脉栓塞（hepatic artery embolization，HAE）适应证：不能手术切除的中晚期肝癌，无门静脉主干阻塞、无肝肾功能严重障碍、肿瘤占据率 <70%；小肝癌；外科手术失败或切除术后复发者。

HAE 禁忌证：大量腹水或重度肝硬化，肝功能属 Child C 级；感染，如肝脓肿；门脉主干完全阻塞，侧支血管形成少者；癌肿占全肝 70% 以上者（若肝功能基本正常，可采用少量碘油分次栓塞）；全身已发生广泛转移者；严重骨髓抑制；全身情况衰竭者。

（三）消融治疗

1. 射频消融（radio-frequency ablation，RFA）　RFA 是应用较为广泛的热消融手段。目前的射频消融治疗系统一次凝固坏死区的直径达 3～5cm，其治疗区域温度达 50℃，中心区域达 100℃。大量文献显示，与酒精消融相比，RFA 对 3～5cm 的肿瘤具有根治率高、所需治疗次数少和远期生存率高的显著优势。但射频消融存在导致针道转移、气胸、神经反射、穿刺所致周围脏器损伤及诱发肝癌破裂等问题，此外也不适用于位于影像盲区、肝顶部裸区肝癌的治疗。

2. 微波消融（microwave ablation，MWA）　MWA 是在微波交变电场的作用下肿瘤组织在短时间内产生大量热量，从而引起肿瘤组织的凝固性坏死的，是常用的热消融方法。微波和射频都是现在比较理想的介入超声治疗肝癌的手段。随机及回顾性比较研究表明，MWA 和 RFA 在局部疗效、并发症发生率以及远期生存方面都无显著差异。现在的 MWA 技术也能一次性灭活肿瘤。建立温度监控系统可以调控有效热场范围，保证凝固效果。对于血供丰富的肿瘤，应先凝固阻断肿瘤的主要血管，再灭活肿瘤，这样可以提高疗效。

3. 无水酒精注射（percutaneous ethanol injection，PEI） PEI 已广泛适用于治疗直径在 3cm 以内的小肝癌及复发小肝癌的治疗。对于 3cm 以上不适合手术的肝癌或复发灶，也可起到姑息治疗的作用。临床上有 10%～25% 的病灶部位贴近肝门、胆囊、胃肠道等组织脏器，射频或微波等热消融治疗可能造成损伤，因此对这些部位的肿瘤可采用酒精注射或与热消融并用，以防止并发症的发生。

4. 高强度聚焦超声消融（high intensity focused ultrasound，HIFU） 与其他消融方法相比，HIFU 是一种非侵入性的体外适形治疗肿瘤的新技术，疗效较好。可以考虑在 TACE 后作为补充治疗，作为姑息治疗手段。

（四）肝癌放射治疗

放射治疗是恶性肿瘤治疗的基本手段之一，但在 20 世纪 90 年代以前，由于放疗效果较差，且对肝脏损伤较大，因此原发性肝癌患者较少接受放疗。20 世纪 90 年代中期以后，三维适形放疗（3DCRT）和调强适形放疗（IMRT）等现代放疗技术逐渐成熟，为放疗在肝癌治疗中的地位得到新的评估。目前，采用 3DCRT 和 IMRT 技术治疗不能手术切除的原发性肝癌的研究已陆续公布，对于局限于肝内的肝癌患者，放疗结合介入治疗的 3 年生存率已达 25%～30%。

肝癌的放疗指征：

1. 肿瘤局限、因肝功能不佳不能进行手术切除，患者一般情况好，如 KPS（生活质量评分）≥70 分，或肿瘤位于重要解剖位置，在技术上无法切除，或患者拒绝手术。

2. 需要进行局部肿瘤处理，否则会产生一些并发症，如对胆管的梗阻、门静脉和肝静脉的瘤栓进行放疗。对胆管梗阻的患者可以先进行引流，缓解黄疸，再进行放疗。

3. 术后有残留病灶。

4. 对远处转移灶，如肾上腺转移以及骨转移，放疗可减轻患者症状、改善生活质量。

（五）生物治疗与分子靶向治疗

国内外已广泛开展原发性肝癌的生物治疗，包括免疫治疗（单克隆抗体、过继性细胞免疫、细胞因子、肿瘤疫苗）、内分泌治疗、基因治疗、干细胞治疗等多个方面。乙型肝炎相关性肝细胞癌患者根治性切除术后长期应用干扰素 -α 辅助治疗，可有效延缓复发和降低复发率。一般认为，适当应用白介素（IL）2 和胸腺肽 α_1 可增强免疫功能、辅助抗肿瘤和抗病毒作用，有助改善生活质量、减少术后复发。目前用于肝癌过继性细胞免疫治疗的免疫活性细胞主要是特异杀伤性细胞毒性 T 淋巴细胞（CTL）和细胞因子诱导的杀伤（CIK）细胞。CIK 细胞对清除残癌、减少抗肿瘤毒副反应、改善生活质量有较好的疗效。放射免疫靶向治疗具有一定疗效。我国食品与药品监督管理局（SFDA）已批准碘（^{131}I）- 美妥昔单抗注射液用于肝癌治疗，但须扩大病例进一步观察，以获更确切证据，目前不推荐作为常规治疗。

索拉非尼是一种口服多靶点、多激酶抑制剂，既可通过抑制血管内皮生长因子受体（VEGFR）和血小板源性生长因子受体（PDGFR）阻断肿瘤血管生成，又可通过阻断 Raf/MEK/ERK 信号传导通路抑制肿瘤细胞增殖，从而发挥双重抑制、多靶点阻断的抗 HCC 作用。多项国际多中心Ⅲ期临床研究表明：索拉非尼能延缓 HCC 进展，明显延长晚期患者生存期。2008版美国国立综合癌症网络（NCCN）指南已将索拉非尼列为晚期HCC的一线治疗药物；美国FDA、欧洲药品管理局（EMEA）和我国SFDA也已相继批准索拉非尼用于治疗不能手术切除和远处转移的HCC。因此，索拉非尼可作为晚期HCC患者的标准用药。关于索拉非尼与其他治疗方法（手术、介入、化疗和放疗等）联合应用能否使患者更多获益，尚待进一步的临床研究。

（六）中医药治疗

我国已普遍应用中医中药治疗肝癌。中医以整体观念根据患者全身特点辨证论治，可适用于各型、各期肝癌。目前认为中医药作为肝癌的辅助治疗，有助于稳定病情，减少放化疗毒性，改善癌症相关症状，提高生存质量，并有可能延长生存期。曾有学者收集全国100多种治疗肝癌的验方，发现确实有中药治疗后肿瘤好转甚至消失者，但多为个案报告，方法流派过多，很难统一。

（七）系统化疗

多数传统化疗药物，包括多柔比星、5-氟尿嘧啶、顺铂和丝裂霉素等都曾被试用于治疗肝癌，但单药有效率较低（<10%），可重复性差、毒副反应明显、未能延长生存时间，因此多年来化疗效果停滞不前，迄今尚无标准化疗药物或方案。近年来，新一代细胞毒药物（如奥沙利铂、卡培他滨、吉西他滨及伊立替康等）相继问世，使胃肠道肿瘤化疗有了长足进步，显著改善了患者预后，也推动了对肝癌化疗的研究的进展。

第四节　转移性肝癌

转移性肝癌又称继发性肝癌，系由全身各脏器的恶性肿瘤转移到肝脏形成。由于肝脏接受肝动脉和门静脉双重血供，血流量异常丰富，全身各脏器的恶性肿瘤大都可转移至肝脏，尤以腹部内脏的肿瘤多见。

一、概　　述

人体各部位肿瘤转移至肝脏的途径有门静脉、肝动脉、淋巴路和直接浸润4种途径。

1. 经门静脉转移　凡血流汇入门静脉系统的脏器，如食管下段、胃、小肠、结直肠、胰腺、胆囊及脾等的恶性肿瘤均可循门静脉转移至肝脏，这是原发癌播散至肝脏的主要途径。门静脉血流存在分流现象，即肠系膜下静脉和脾静脉的血流主要进入左肝，而肠系膜上静脉的血流主要汇入右肝，这些门静脉所属脏器的肿瘤会因不同的血流方向转移至相应部位的肝脏。但临床上这种肿瘤转移的分流情况并不明显，而以全肝散在性转移多见。其他如卵巢、子宫、前列腺、膀胱和腹膜后组织等部位的癌肿，亦可通过体静脉或门静脉的吻合支转移至肝；也可因这些部位的肿瘤增长侵犯门静脉系统的脏器，再转移至肝脏；或先由体静脉至肺，然后再由肺到全身循环而至肝脏。

2. 经肝动脉转移　任何血行播散的癌肿均可循肝动脉转移到肝脏，如鼻咽、肺、甲状腺、乳腺、肾上腺、肾、睾丸、卵巢、皮肤及眼等部位的恶性肿瘤均可经肝动脉而播散至肝脏。转移至肝脏者也较常见。

3. 经淋巴路转移　盆腔或腹膜后的癌肿可经淋巴管至主动脉旁和腹膜后淋巴结，然后倒流至肝脏。消化道癌肿也可经肝门淋巴结循淋巴管逆行转移到肝脏。乳腺癌或肺癌也可通过纵隔淋巴结而逆行转移到肝脏，但此转移方式较少见。临床上更多见的是胆囊癌沿着胆囊窝的淋巴管转移到肝脏。

4. 直接浸润　肝脏邻近器官的癌肿，如胃癌、横结肠癌、胆囊癌和胰腺癌等，均可因癌肿与肝脏粘连由癌细胞直接浸润而蔓延至肝脏，右侧肾上腺和肾脏癌肿也可以直接侵犯肝脏。

转移性肝癌结节大小不一，数目不等，可呈孤立的1～2个结节，但多数呈弥漫多发结节，可散布于肝的一叶或全肝。癌结节外观多呈灰白色，质地较硬，与周围肝组织之间有明显分界，包膜多完整，结节中央常因坏死而凹陷。癌肿多位于肝的表面，但也有深藏于肝实质中。经血管途径转移至肝脏的继发性癌，其原发癌可以很小而不被发现，但肝脏转移癌的生长却很快，且侵及整个肝脏。肝脏的转移性癌很少合并肝硬化，而肝硬化也较少发生转移性肝癌。也不侵犯门静脉或形成癌栓，这和原发性肝细胞癌不同。

二、临 床 表 现

转移性肝癌的临床表现与原发性肝癌相似，早期主要为原发灶的症状，肝脏本身的症状轻微或不明显，大多数在原发癌术前检查、术后随访或剖腹探查时发现。随着病情发展，肿瘤增大，肝脏的症状才逐渐表现出来，如肝区疼痛、上腹肿块、乏力、消瘦、发热、食欲不振、闷胀不适等。晚期则出现贫血、黄疸、腹水、恶病质等。也有少数患者（主要是来源于胃肠、胰腺等）肝转移癌症状明显，而原发病灶隐匿、不易被查出。

三、实验室检查

90%以上转移性肝癌病人肿瘤标记物AFP＜25μg/L，但少数来自胃、食管、胰腺及卵巢等的肝转移则可测得低或高浓度AFP。亚临床期继发性肝癌常无酶学异常，已有临床表现者多伴有ALP、GGT升高，但无助于肝转移癌的直接诊断。而癌胚抗原（CEA）升高有助于肝转移癌的诊断，结直肠癌肝转移时CEA阳性率高达60%～70%。

四、影像学检查

根据选择性肝血管造影的检测，可检出病灶直径的低限约为1cm，超声显像约为2cm。因此，早期肝转移多呈阴性，待增至一定大小始出现阳性结果。已有临床表现者，各项定位诊断方法的阳性率可达70%～90%。选择性腹腔或肝动脉造影多显示为少血管型肿瘤；超声显像多呈现增强回声；CT表现为混合不匀等密度或低密度，典型的呈现“牛眼”征；MRI检查肝转移癌常显示信号强度均匀、边清、多发，少数有“靶”征或“亮环”征。

五、诊　　断

有临床表现者，可根据以下各点做出诊断：①有原发癌病史或具有肝区肿瘤临床表现者；②无明显其他肝功能异常而出现酶学阳性；③影像检查示实质性肝占位病变，多为散在或多发；④腹腔镜或肝穿刺证实；⑤原发病手术发现肝脏有转移瘤。

六、治　　疗

手术切除是治愈转移性肝癌的唯一方法。可根据病人情况及原发癌的病例性质，设计各种疗法的联合应用，如射频、微波、全身化疗，内分泌治疗、分子靶向治疗、放射治疗等来改善生活质量和延长生存期。

第五节 肝脓肿

肝脓肿(hepatic abscess，liver abscess)可由阿米巴原虫、细菌、真菌感染所引起。阿米巴肝脓肿的发病与阿米巴结肠炎有密切关系。细菌性肝脓肿的细菌侵入途径除败血症外，可由腹腔内感染直接蔓延所引起。开放性肝损伤时，细菌可随致伤异物或从创口直接侵入肝脏引起肝脓肿；细菌也可来自破裂的小胆管。有一些原因不明的肝脓肿，称隐源性肝脓肿，可能与肝内已存在的隐匿病变有关。这种隐匿病变在机体抵抗力减弱时，病原菌在肝内繁殖，发生肝脓肿。隐源性肝脓肿中约25%伴有糖尿病。

一、细菌性肝脓肿

(一)病因

细菌性肝脓肿是指由化脓性细菌引起的肝内化脓性感染，亦称化脓性肝脓肿。脓肿多单发且大，多发者较少而小。本病可来自胆道疾病(占16%～40%)，门静脉血行感染(占8%～24%)，直接感染较少见，经肝动脉血行感染报告不一，最多者为45%，隐匿性感染约占10%～15%。最常见的致病菌是大肠埃希菌和金黄色葡萄球菌，其次为粪杆菌、链杆菌。经胆管及门静脉播散的以大肠埃希菌多见，经肝动脉及隐源性者，以金黄色葡萄球菌多见。细菌性肝脓肿约70%～83%发生于肝右叶，左叶者约10%～16%，左右叶均有脓肿者约6%～14%，这与门静脉分支走向有关。少数细菌性肝脓肿病人的脑、肺、肾及脾等亦可有小脓肿。临床上以寒战、高热、肝区疼痛、肝大和压痛为主要表现。随着影像学的发展和各种综合疗法的开展，对本病的诊断与治疗均有明显的改善。

(二)临床表现

细菌性肝脓肿多为继发病变，其临床表现受原发疾病的影响，多为在原发病病程中骤起寒战、高热、大汗，肝区或右上腹痛并伴有厌食、乏力和体重减轻等症状，多发性肝脓肿症状最重，单发性者症状较为隐匿。严重时，由于肝脏的广泛性损害可出现黄疸和腹水。

(三)实验室检查

细菌性肝脓肿绝大多数都有白细胞增高现象，总数可达(15～20)×10^9/L或更高，中性白细胞比例多在90%以上，有核左移现象。但在应用抗生素的情况下，白细胞也可不高或增高不明显。病情较重时，谷丙转氨酶、碱性磷酸酶多有升高，甚至血清胆红素也出现增高。病程较长者，可有贫血或低蛋白血症。肝脓肿穿刺液培养，常可培养出致病菌。

(四)影像学检查

1. X线　X线检查可发现肝脏阴影增大，右膈肌抬高或活动受限，如果脓肿位于右肝叶，可使膈肌抬高、运动受限、肋膈角模糊，有时可出现右侧反应性胸膜炎或胸腔积液、肺不张或右下肺炎症等。有时在脓肿部位可出现气液平面，多提示肝脓肿由产气细菌感染所致。肝左叶的脓肿可出现胃贲门和胃小弯受压、推移现象。细菌性肝脓肿胸腔少量积液时，还要考虑到有无膈下脓肿的可能。

2. 超声　该检查除能协助临床诊断外，还可以帮助了解脓腔的部位、大小及距体表的深度，以便确定脓肿的最佳穿刺点和进针方向与深度，同时为手术引流入路选择提供了方便。B超能分辨肝内2cm的脓肿病灶，但超声对小于1cm的多发性肝脓肿，往往难以发现。还需要与其他囊性病变鉴别。一般情况下，肝囊肿的囊壁整齐清晰，囊内密度均匀一致。

而肝脓肿的腔壁不规则，界限不清楚，腔内常含有多个回声区。

3. CT CT 检查可发现脓肿的大小及形态，显示脓肿在肝脏中的确切部位，为行脓肿穿刺及手术引流提供清晰、直观的影像资料，对多发性肝脓肿的诊断帮助较大。主要表现为肝内出现低密度区，CT 值略高于肝囊肿，边界多数不太清晰，有时低密度区内可出现块状影。注射造影剂后其外围增强明显，边界更加清楚。增强扫描的典型表现是脓肿壁的环状增强（靶征），出现“靶征”提示脓肿已形成。

4. MRI 肝脓肿早期因水肿存在，故在 MRI 检查时具有长 T1 和 T2 弛豫时间特点。在 T_1 权重像上表现为边界不清的低信号强度区，而在 T_2 权重像上信号强度增高。当脓肿形成后，则脓肿在 T_1 权重像上为低强度信号区；脓肿壁系炎症肉芽结缔组织，其信号强度也较低，但稍高于脓肿部；脓肿壁周围的炎症水肿肝组织形成稍低于脓肿壁环状信号强度灶。在 T_2 权重像上，脓肿和水肿的组织信号强度增高明显，在其间存在稍低信号强度的环状脓肿壁。

5. 超声检查及引导肝穿刺 确定脓肿的大小、部位以及距局部皮肤的最近距离，选择最佳穿刺点。细菌性肝脓肿与阿米巴肝脓肿两者的脓液完全不同，由于感染细菌的种类不同，脓液可呈白色、黄色、黄白色、黄绿色等。抽到脓液后，应立即送细菌培养以及厌氧菌培养，并进行药物敏感试验。同时还应将脓液做涂片染色，以大概了解是何种细菌，便于在培养出致病菌之前，早日予以治疗。

（五）诊断

在急性胆道感染和肠道炎症病例中，如突然发生脓毒性的寒战和高热，并伴有肝脏肿大和肝区疼痛者，应想到肝脓肿的可能。如患者白细胞数明显增多，X 线检查发现肝脏肿大，或有液平面可见，且右侧膈肌活动受限制者，对诊断更有帮助；而 B 型超声检查作为首选的检查方法，其阳性诊断率达 96% 以上。必要时可在 B 型超声定位引导下或在肝区压痛最剧处，进行肝脓肿穿刺，以确定诊断，并可进行脓液培养和药物敏感试验，作为以后药物治疗的依据。

（六）治疗

根据国内材料，细菌性肝脓肿经各种方法治疗的死亡率约为：单纯抗菌药物治疗者 20% 左右，抗菌药物合并穿刺抽脓或切开引流者 0～15% 左右，但多发脓肿死亡率显著高于单个脓肿。本病应视为全身性病变加以治疗，其要点：①根据临床经验选用合适抗菌药物，获得细菌培养结果后加以调整。②重视全身性支持疗法，积极补液、纠正水电解质紊乱。③对已液化成熟的脓肿，小而多发者宜药物治疗，单个较大或其中有较大的脓肿者，可在超声指引下反复穿刺抽脓，脓腔内注入抗菌药物；或经皮穿刺置入导管作引流。超声指引下穿刺抽脓关键在于准确定位，穿刺点应避免进入胸腔，穿刺针粗细适度；有时可经皮穿置入硅胶管或塑料管作持续引流。④在目前已有较好的抗菌药物与较准确的超声定位条件下，外科切开引流术已较少用。但对全身毒性症状严重、脓肿较大且有穿破危险者，或邻近多个脓肿而穿刺不能达到充分引流者，或药物治疗未能控制其迅速发展者，可酌情作切开引流。⑤适当配合中药治疗。

抗菌药物可首先针对葡萄球菌、大肠埃希菌、链球菌，待细菌培养结果汇报后再选用合适药物。通常可供选用的抗菌药物有氨基糖甙类药物、羧苄西林、林可霉素、氨苄西林、先锋霉素、卡那霉素、甲硝唑等。全身性支持必要时可小量多次输血。中药治疗宜辨证论治。

切开引流目前多经腹进行，通常取右肋缘下斜切口，在严密保护腹腔与脏器条件下切开脓腔，迅速吸净脓液，以有侧孔的乳胶管作引流，有时可将一小塑料管扎附于胶管，以便术后由此注入抗菌药物。对右肝后方脓肿，亦可经腹膜外途径作切开引流，通常由右侧第十二肋床切口进入，在腹膜外以手指经右肾上极的腹膜后间隙进入脓腔，此法目前已少用。慢性局限性肝脓肿久治不愈亦可手术切除。

二、阿米巴肝脓肿

（一）病因

阿米巴病（amebiasis）主要是由溶组织内阿米巴（entamoeba histolytica）及其他阿米巴感染所致的疾病，以前者为主。根据病变部位及临床表现分为肠阿米巴病（intestinal amebiasis）和肠外阿米巴病（extra-intestinal amebiasis），常见为肠阿米巴病，可成为原发病灶，通过血流可引起肝、肺、脑等脏器发生脓肿，还可通过直肠病变直接蔓延造成阴道、宫颈、肛周皮肤等部位的病变。阿米巴肝脓肿（amebic liver abscess）是阿米巴肠病最常见的并发症。

（二）临床表现

阿米巴肝脓肿的临床表现与病程、脓肿大小及部位、有无并发症有关。大多起病缓，有不规则发热、盗汗等症状，发热以间歇型或弛张型居多，有并发症时体温常达39℃以上，并可呈双峰热。体温大多午后上升，傍晚达高峰，夜间热退时伴盛汗。常有食欲不振、腹胀、恶心、呕吐、腹泻、痢疾等症状。肝区痛为本病之重要症状，呈持续性钝痛，深呼吸及体位变更时增剧，夜间疼痛常更明显。右叶顶部脓肿可刺激右侧膈肌，引起右肩痛，或压迫右下肺引起肺炎或胸膜炎征象，如气急、咳嗽、肺底浊音界升高，肺底闻及湿啰音，有胸膜摩擦音等。脓肿位于肝下部时可引起右上腹痛和右腰痛，部分患者右下胸或右上腹饱满，或扪及肿块，伴有压痛，左叶肝脓肿约占10%，患者有中上腹或左上腹痛，向左肩放射，剑突下肝肿或中、左上腹饱满、压痛、肌肉紧张及肝区叩痛。肝脏往往呈弥漫性肿大，病变所在部位有明显的局限性压痛及叩击痛，肝脏下缘钝圆，有充实感，质中坚。部分病人肝区有局限性波动感。黄疸少见且多轻微，多发性脓肿中黄疸的发生率较高。

慢性病例呈衰竭状态，消瘦、贫血、营养性水肿，发热反不明显。部分晚期病人肝大质坚，局部隆起，易误为肝癌。

（三）实验室检查

1. 血象检查　急性期白细胞总数中度增高，中性粒细胞80%左右，有继发感染时更高。病程较长时白细胞计数大多接近正常或减少，贫血较明显，血沉增快。

2. 粪便检查　少数患者可查到溶组织阿米巴病原体。

3. 肝功能检查　碱性磷酸酶增高最常见，胆固醇和白蛋白大多降低，其他各项指标基本正常。

4. 血清学检查　同阿米巴肠病，抗体阳性率可达90%以上。阴性者基本上可排除本病。

（四）影像学检查

1. X线　X线检查常见右侧膈肌抬高，运动受限，胸膜反应或积液，肺底有云雾状阴影等。左叶肝脓肿时胃肠道钡餐透视可见胃小弯受压或十二指肠移位，侧位片见右肋前内侧隆起致心膈角或前膈角消失。偶尔在平片上见肝区不规则透光液 - 气影，颇具特征性。

2. 超声　超声检查无创伤，准确方便，成为诊断阿米巴肝脓肿的基本方法。脓肿所在部位显示与脓肿大小基本一致的液平段，并作穿刺或手术引流定位，反复探查可观察脓腔的进展情况。B超显像敏感性高，但与其他液性病灶鉴别较困难，需作动态观察。

3. CT、肝动脉造影、放射性核素肝扫描、MRI　CT、肝动脉造影、放射性核素肝扫描、磁共振均可显示肝内占位性病变，对阿米巴肝病和肝癌、肝囊肿鉴别有一定帮助，其中CT尤为方便可靠，有条件者可加选用。

（五）并发症

阿米巴肝脓肿的主要并发症为继发细菌感染及脓肿向周围组织突破。继发细菌感染时寒战、高热较明显，脓毒血症加重，白细胞总数及中性粒细胞均显著增多。脓液呈黄绿色，或有臭味，镜检有大量脓细胞，但细菌培养阳性率不高。阿米巴肝脓肿可向周围器官穿破，如穿过膈肌形成脓胸或肺脓肿，穿破至支气管造成胸膜-肺-支气管瘘，穿破至心包或腹腔引起心包炎或腹膜炎，穿破至胃、大肠、下腔静脉、总胆管、右侧肾盂等处，造成各脏器的阿米巴病。除穿破至胃肠道或形成肝-支气管瘘外，预后大多恶劣。

（六）诊断

结合流行病学资料、临床表现、实验室检查结果及影像学资料有助于判断脓肿的大小及位置，但无法定性。肝穿刺抽脓既是确诊阿米巴肝脓肿的重要手段，也是重要的治疗措施。诊断性治疗对该病的诊断也有帮助。

（七）治疗

1. 内科治疗

（1）抗阿米巴治疗：选用以组织内抗阿米巴药物为主，辅以肠内抗阿米巴药物以根治。目前大多首选甲硝唑，治愈率90%以上。无并发症者服药后72小时内肝痛、发热等临床情况明显改善，体温于6～9天内消退，肝大、压痛、白细胞增多等在治疗后2周左右恢复，脓腔吸收则迟至4个月左右。第二代硝基咪唑类药物的抗虫活力、药代动力学特点与甲硝唑相同，但半衰期长的脓肿疗效优于阿米巴肠病。少数单硝唑疗效不佳者可换用氯喹或依米丁，但应注意前者有较高的复发率，后者有较多心血管和胃肠道反应。治疗后期常规加用一疗程肠内抗阿米巴药，以预防复发。

（2）肝穿刺引流：早期选用有效药物治疗，不少肝脓肿已无穿刺的必要。对恰当的药物治疗5～7天、临床情况无明显改善，或肝局部隆起显著、压痛明显，有穿破危险者采用穿刺引流。穿刺最好于抗阿米巴药物治疗2～4天后进行。穿刺部位多选右前腋线第8或第9肋间，或右中腋线上第九或第十肋间或肝区隆起、压痛最明显处，最好在超声波探查定位下进行。穿刺次数视病情需要而定，每次穿刺应尽量将脓液抽净，脓液量在200ml以上者常需在3～5天后重复抽吸。脓腔大者经抽吸可加速康复。近年出现的介入性治疗，经导针引导作持续闭合引流，可免去反复穿刺、继发性感染的缺点，有条件者可采用。

（3）抗生素治疗：有混合感染时，视细菌种类选用适当的抗生素全身应用。

2. 外科治疗　肝脓肿需手术引流者一般少于5%。其适应证为：①抗阿米巴药物治疗及穿刺引流失败者；②脓肿位置特殊，贴近肝门、大血管或位置过深（>8cm），穿刺易伤及邻近器官者；③脓肿穿破入腹腔或邻近内脏而引流不畅者；④脓肿中有继发细菌感染，药物治疗不能控制者；⑤多发性脓肿，使穿刺引流困难或失败者；⑥左叶肝脓肿易向心包穿破，穿刺易污染腹腔，也应考虑手术。

第六节　肝血管瘤

肝血管瘤（liver hemangioma）是肝脏的良性肿瘤，以肝海绵状血管瘤最常见。尸检阳性率约为0.4%～7.3%，中年女性多见，可能与内分泌和使用避孕药有关。海绵状血管瘤一般单发，多发生在肝右叶，约 10% 左右为多发，可分布在肝一叶或双侧。肿瘤大小不一，小者仅在显微镜下才能确诊，大者重达 10 余公斤。

一、病因及分类

目前肝脏血管瘤一般认为是先天性疾病，确切发病原因不明。具有代表性的的观点认为：肝血管瘤属血管畸形病变，其增长是由于血窦在血流作用下扩张，造成胶原纤维填充血窦腔，内皮细胞不同程度肿胀脱落，红细胞可大量渗出至间质中。还有学说认为类固醇激素和女性激素在新血管组织的形成中具有重要作用。

肝血管瘤病理分类：

1. 海绵状血管瘤　其切面呈蜂窝状、充满血液、镜下显示大小不等囊状血窦、其内充满红细胞，可有血栓形成，血窦之间有纤维间隔，纤维隔内见有小血管及小胆管，偶见被压缩之肝细胞索。纤维隔及血窦内的血栓可见钙化或静脉石。

2. 肝毛细血管瘤　血管腔窄，纤维间隔组织较多。

3. 血管内皮细胞瘤　血管内皮细胞增殖活跃，易导致恶变。

4. 硬化性血管瘤　其血管腔闭合，纤维间隔组织较多呈退行性改变。

二、临 床 表 现

肝小血管瘤多无症状及体征，较大血管瘤可有肝区胀痛、食欲不振、消化不良等症状，右上腹可触及包块。肝血管瘤内可有机化血栓及纤维组织，可因反复血栓形成造成肿瘤肿胀、牵拉肝包膜引起胀痛。

三、影像学检查

（一）X 线

X 线平片检查多无意义，巨大肝血管瘤可出现右膈肌抬高，消化道受压改变。

（二）超声

B 超检查简单易行，无创伤性，属首选影像学方法。B 型超声可检出直径 >2cm 的肝血管瘤。典型表现为边界清晰的低回声占位伴有后方不明显的回声增强效应。但大多数小血管瘤为强回声，瘤体直径多 <5cm，较大的血管瘤（>5cm）则表现为内部高低混杂回声，边界不整，形状不一，此为瘤内有纤维性变、血栓形成或坏死所致。当瘤体较大时，其边界可呈清楚的花瓣状或分叶状，内部有时可见散在的点状低回声和少许纤维束光带。因瘤体回声较肝组织强，内部结构易于辨认，因此诊断符合率高。有时肝癌也可有类似图像，因此需做其他影像学检查加以鉴别。

（三）CT

CT 平扫下肝血管瘤表现为圆形或卵圆形低密度灶，可多发或单发。绝大多数密度均匀，边界清楚，脂肪肝内血管瘤密度较高。瘤内机化较多时呈星状或裂隙状低密度，有时瘤内可显示不定形钙化。肝血管瘤的 CT 增强特征表现为：早期病灶边缘呈高密度强化与同层之腹主动脉一致；增强区域呈进行性向心性扩展；延迟（>5 分钟）扫描病灶呈等密度充填，再延迟 1 小时后病灶又恢复到平扫时之低密度，有学者把这种征象简称为肝血管瘤特有的对比剂“快进慢出”表现。肝转移瘤则多发于中老年患者，有原发病史。在 CT 增强早期，其边缘或整个病灶出现明显强化。但在肝门静脉期对比剂基本排出，有的可有“牛眼”

征，延迟扫描病灶呈低密度，很少出现等密度充填，可与肝血管瘤相鉴别。肝癌的CT增强表现为“快进快出”的特有CT征象，即为早期（动脉期）整个病灶达到均匀或不均匀之高密度，随后迅速下降与密度上升的肝实质密度接近，2～3min肝实质CT值开始下降与继续下降的病灶密度接近，从而出现两次等密度交叉征，然后对比剂迅速排出，恢复到平扫时的低密度影。

（四）MRI

MRI对本病具有特殊的诊断意义，不会遗漏较小的病灶。T1弱信号，T2高强度信号，是鉴别肝癌的重要指征。T2WI表现为特征性的“灯泡征”样高信号，如静脉注射钆螯合物（Gadolinium chalate）增强扫描可查及直径＜1.5mm的血管瘤，并能提高其诊断正确率。时间的延长是成人肝血管瘤的特征，对儿童则提示血管瘤内无血栓形成。应注意的是，源于胃癌、肉瘤、类癌的肝内转移灶可呈均匀高信号，即所谓“灯泡征”，与肝血管瘤极为相似，此时需结合临床病史、肝动脉造影、肝血池显像和肝细针穿刺活检等加以确诊。

（五）选择性血管造影

肝血管瘤动脉造影是肝血管瘤最可靠的诊断方法之一。因为海绵状血管系由扩大的肝血管窦构成，对比剂进入肝血管窦后密度呈很高的染色，形似大小不等的“小棉球”或“爆米花”，瘤体巨大的则出现“树上挂果”征。动脉期很早出现，持续时间长，可达20秒甚至更长，即“早出晚归”征，非常具有特征性，与肝癌典型的“快进快出”区别明显。巨型血管瘤同时还显示被推移的肝动脉。当用数字减影进行造影（IA-DSA）时，上述的“早出晚归”征更为清晰。

（六）核素显像

同位素标记红细胞肝扫描对诊断血管瘤具有高度特异性，单光子发射计算机体层扫描（SPECT）肝血流血池显像方法对肝血管瘤的诊断有高度的特异性和敏感性，是诊断本病的最佳方法。SPECT的检查不但能显示病变的形态，而且还能反映病变的生理功能。肝血管瘤胶体显像表现为放射性缺损区。静脉注入^{99m}Tc-RBC经过一定时间与原有血液混均匀，可显示放射性明显高于周围正常肝组织的血管瘤影像，这种过度填充的特点，即为肝血管瘤的特异指征，其他任何占位性病变均无此特点。

四、并 发 症

常见的并发症有：

1. 肝血管瘤破裂　可引起急腹症症状，婴幼儿自发性破裂较多见。
2. 肝脏肿大和肝功异常　血管瘤长大时会引起肝脏肿大和肝功异常。
3. 血小板减少症和低纤维蛋白原血症　少数病人常因凝血机制障碍而引起此症。
4. 肝囊肿　约有10%的病人可并发肝囊肿。

五、诊　　断

与原发性肝癌相比，肝血管瘤患者一般病程较长，全身状况良好，肝功能绝大多数均在正常范围内，很少伴有肝炎及肝硬化病史，血AFP均为阴性。总之，肝血管瘤经上述两项以上影像学检查有典型表现者即可诊断，无需再做进一步检查。影像学诊断首选B型超声，次选MRI、多期螺旋CT或同位素标记红细胞扫描，大部分病例均能得到确诊。肝血管造影不列为常规检查项目，可作为对一些诊断不明的病例的补充。个别诊断疑难者，可考虑肝细针穿刺或腹腔镜直视下穿刺活检。

六、治 疗

肝血管瘤如果瘤体直径小于5cm，无临床症状，且动态观察其静止不发展，一般不会破裂出血，定期复查即可。如果瘤体过大，尤其靠近肝表面，理论上可因外力因素导致破裂和腹腔内大出血，危及生命。但事实上，肝血管瘤自发性破裂很少见，迄今全球报道仅几十例，而肝脏手术的危险性远高于前者。尤其靠近肝门及下腔静脉的巨大肝血管瘤，手术切除风险不低于肝癌的切除术。因此，治疗指征应依患者年龄、瘤体大小、部位、症状程度、增长速度、手术水平和经验，综合分析决定，避免过度干预。一般认为，肝血管瘤外科手术指征具体包括：

1. 明确的症状（排除其他可能引起类似症状的疾病）。

2. 瘤体破裂或伴有大流量动静脉瘘及凝血功能障碍（Kasabach-Merrit 综合征）。

3. 不能排除其他肝肿瘤。

4. 血管瘤体直径＞10cm，但当瘤体直径在5～10cm，生长迅速也予以考虑。肝血管瘤发展缓慢，多数是通过瘤体本身的不断扩张的血管腔而增大，肝血管瘤周围界限清楚，一般肝血管瘤瘤体本身不发生癌变，且预后良好。

5. 年龄小于60岁，器官功能及健康情况良好。

第七节 肝 包 虫 病

一、病因与分类

肝包虫病（echinococcosis of the liver）也称肝棘球蚴病，属于自然疫源性疾病，在世界各处均有流行，是牧区较常见的人畜共患疾病之一，我国新疆、青海、宁夏、甘肃、内蒙和西藏等省区多见。本病可发生于任何年龄，以20～40岁多见，以男性多见，男女之比约为2∶1。

肝包虫病主要分为两型：细粒棘球蚴和滤泡棘球蚴，前者较多见，称单房型，后者少见，也称多房型。狗是细粒棘球绦虫最主要的终宿主，中间宿主可为牛、羊、马、人等。成虫寄生于狗的小肠内，虫卵随粪便排出，污染畜舍、牧场，常黏附在狗、羊毛上。虫卵为人吞食后，进入人体后在胃酸的作用下孵化成为囊蚴，在十二指肠内卵化成六钩蚴并穿过肠黏膜进入门静脉系统。其中约70%的幼虫被阻留于肝，尤其是右半肝内，其余的可随血循环散布到肺、脑、眼眶、脾、肾、肌肉等部位。肝脏发生率最高，达70%。在体内经3周，便发育为包虫囊，其内壁（包括内层和角质膜）形成内囊。病变周围与肝组织间反应性形成纤维外膜，称为外囊，内囊的胚层可形成含有头节的生发囊，并形成子囊。包虫囊肿在肝内逐渐长大，依所在部位引起邻近脏器的压迫症状，并可发生感染，破裂播散及空腔脏器阻塞等并发症。

二、临 床 表 现

该病潜伏期长达5～30年，症状主要取决于囊肿的部位、大小、对周围器官压迫的程度及有无并发症。初期症状不明显，包虫囊可小如葡萄，当包虫囊增大到一定程度时，可出现：①压迫症状：如肝顶部囊肿使膈上升、挤压肺而影响呼吸；肝后囊肿压迫下腔静脉或门静脉，导致下肢水肿、脾大、腹水；肝下囊肿推压胃肠道，发生饱胀、恶心、呕吐等。②囊肿溃破表现：溃入胆管，因破碎囊膜或子囊阻塞胆道，合并感染，可反复出现寒战、绞痛、黄疸，有时大便里检出染黄的囊膜及子囊；破入腹腔，除发生腹膜炎外，由于囊液内所含白蛋白，常致过敏、休克；破入胸腔，发生胸膜炎，进而破入支气管，则咳出含有胆汁的囊液，并形成支气管瘘。查体发现：肝区多能扪及圆形、光滑、弹性强的囊性肿物。当囊腔大于10cm，因子囊互相撞击或碰撞囊壁，常有震颤感，称包囊性震颤。若囊腔钙化，则可触及质地坚硬的实质性肿块。

诊断依据：早期体格检查时大多数患者全身情况良好；少数巨大囊肿病人可有慢性消耗性表现如贫血、消瘦、乏力、皮肤黄染甚至恶病质。腹部检查主要是肝脏的肿大，可见右季肋部隆起并向肋下缘突出，并可能触及边缘整齐，表面光滑，界限清楚，并随呼吸上下活动的半球形成包块。由于囊液的张力较大，触诊时包块硬韧，压有弹性，叩有震颤即“包虫囊震颤”是特征性表现。囊肿多在肝右叶，常致左半肝有代偿性增大。包虫皮内（casoni）试验：为肝包虫的特异性试验，阳性率达90%～95%，有重要的诊断价值。

三、影像学表现

（一）超声

能显示囊肿的大小、数目及与邻近器官关系，为首选检查方法，但不能作为病因学的诊断。囊肿呈圆形或类圆形，壁较厚，边界清楚、光整，囊内可见子囊，其中可见光团、光环或活动光点；病变周围可有回声增强。

（二）CT

对小的囊肿更有诊断意义，对肝包虫病的诊断率达96%。其CT表现为：

1. 多好发于肝右叶，肝内圆形或类圆形低密度区，CT值可在 −14～25HU，密度均匀一致，增强后无强化表现。边界清楚，光整。囊壁及囊内分隔有增强效应。

2. 大的囊腔内可见分房结构或子囊（囊内囊）。子囊的数目和大小不一。如子囊主要分布在母囊的周边部分呈车轮状。

3. 因感染或损伤，可造成内囊分离，如内、外囊部分分离表现为双边征；如内囊完全分离、塌陷、卷缩，并悬浮于囊叶中，呈水上荷花征。偶尔完全分离脱落的内囊散开呈飘带状阴影。

4. 囊壁可见钙化，呈壳状或环状，厚薄可以规则，为肝包虫病特征性表现。

四、治疗方法

目前仍以外科手术治疗为主。手术的原则是清除内囊，防止囊液外溢，消灭外囊残腔，预防感染。具体手术应依包囊大小、有无胆瘘和感染或钙化来决定。术前可静脉滴注氢化可的松100mg，以防术中囊液破溃入腹腔引起过敏性休克。

（一）内囊摘除术

是临床上最常用的方法，完整内囊摘除术是肝包虫最理想的手术方法，适应证选择严格，要求有良好的麻醉，术者有娴熟的手术技能，助手协调与配合，该术式适用于无感染的病例，切口一般选择在上腹包块隆起较显著处。手术显露包虫囊肿后，用湿纱布垫保护切口与周围脏器，纱布垫上再铺一层浸有10%甲醛溶液的纱布。在无胆汁漏情况下，再注入10%甲醛溶液杀灭头节，5分钟后吸出，如此反复2～3次，最后将囊内液体尽量吸净。注入甲醛溶液，浓度不宜过高，以免吸收中毒和外囊内壁呈硬化性改变或坏死。囊液吸净后，外囊切口做内翻缝合，以消灭残腔。随着肝外科的进展及对肝包虫病病理生理学知识的增加，对手术不仅切除寄生虫外生囊，同时一并切除因寄生虫囊肿引起的囊周肝实质病变区，即清除或减少在塌陷封闭囊腔过程中的障碍。一般囊内可不放置引流。内囊摘除外囊内翻缝合或内囊摘除外囊内翻缝合加置管引流术，此法已应用多年，是各地采用最多的一种术式，约占肝包虫手术病人的96%，疗效确切。目前不建议用甲醛，都改用20%高渗盐水。

（二）外囊切除术

外囊切除术是在包虫外囊和正常肝组织之间完整游离包虫病变，具有肝切除的特点。当包虫直径较大，位置特殊时往往需阻断第一肝门血流，以降低术中出血量。当包虫浸润主肝静脉、第一肝门或下腔静脉时，此完整剥除包虫危险性极大，应列为相对禁忌。此术式相比内囊切除术，胆瘘、包虫残腔感染及原位包虫复发或残留发生率较低，且相比解剖性肝切除操作简单，因而得到一定程度的推广和应用。

（三）肝切除术

肝切除能完整切除包虫，从现代肝外科学的角度来看，切除寄生虫感染的肝脏是理想的方法。但肝包虫病常为多中心发生的寄生虫疾病，广泛肝切除对人体损伤极大，因而不宜行包含较大体积正常肝脏组织切除的肝切除术。肝中央部位巨大包虫手术难度也极高，应非常慎重行肝切除术。因此，肝包虫病行肝切除术仅适用于外囊切除术不能清除已无法恢复正常的病变肝组织，且技术上易切除的病灶，包括：囊肿已破坏整肝段、叶或半肝；在肝叶或肝段中有大量多发性包囊，相互重叠使包囊间的正常肝实质的功能难以保留；肝实质内的包虫囊突破某些肝段或肝区的胆管，造成无法控制的胆漏；在肝实质中有包囊胆管瘘管。对以下情况可考虑作肝叶或肝部分切除术：①局限于肝的一叶的多发性囊肿；②局限于肝左外叶或右半肝，体积巨大、单一、囊壁坚厚或钙化不易塌陷，而病侧肝组织已萎缩；③引流后囊腔经久不愈，以至遗留瘘管；④局限的肝泡状棘球蚴病者；⑤囊肿感染后形成厚壁的慢性脓肿。

（四）腹腔镜摘除术

1992年新疆首先在国内开展了腹腔镜肝包虫内摘除术。腹腔镜手术治疗肝包虫病可以肯定地说此术式对病人创伤小，术后恢复快，但术前应严格选择。手术对象的选择指征是：肝包虫囊腔直径最好小于10cm，若大于10cm则与肝内胆管相通的可能性大，术后易出现胆漏；无腹部腔多脏器包虫病和包虫腔无合并感染。肝深位的或后位的包虫不易显露，不适合肝包虫病。

（五）肝移植

自1985年起肝移植被广泛应用于该病的治疗。由于肝泡型包虫病临床发现多在中晚期，能达到根治性切除病灶的病例不到30%，大部分病人有肝门、下腔静脉的侵犯无法切除，严重影响了病人的生活质量和生存率，多数病人在5年内死亡。通过采用“背驮式”原位肝脏移植手术和先转流后游离肝周同种原位肝移植等技术，可成功治疗肝泡型包虫病，并且晚期肝包虫病是肝移植的良好指征。Kochs等报道5年生存率为71%。

（六）药物治疗

阿苯达唑是WHO指定的包虫病治疗首选药物之一。机制为：在体内代谢为亚砜类或砜类后，抑制寄生虫对葡萄糖的吸收，导致虫体糖元耗竭，或抑制延胡索酸还原酶系统，阻碍ATP的产生，使寄生虫无法存活和繁殖。阿苯达唑可作为手术前后辅助用药，或作为不能手术患者的化学治疗药物。由于其肠道吸收率低，国内有人研制了阿苯达唑脂质体制剂，其疗效正在评价中。

第八节 肝 囊 肿

一、病 因

肝囊肿（hepatic cyst，cyst of liver）是一种较常见的肝脏良性疾病，可分为寄生虫性、非寄生虫性。绝大多数的肝囊肿都是先天性的良性疾病。非寄生虫性肝囊肿按病因可分为：炎症性囊肿、创伤性囊肿、先天性囊肿、潴留性囊肿、肿瘤性囊肿（囊腺瘤、囊腺癌形成的囊肿）。本病可为单发性或多发性。多发性肝囊肿常伴有肾、胰腺、卵巢、肺等脏器的囊性病变。

二、病 理

单发性肝囊肿：以女性多见，大小不等，直径由数毫米至20mm以上，可占据整个肝叶。囊肿呈圆形、椭圆形，多为单房，亦有多房或带蒂囊肿。包膜完整，表面乳白色或呈灰色，囊壁厚度0.5～5mm，囊内液体透明，有出血或胆汁时呈咖啡色，含少量红细胞、白蛋白、黏蛋白、胆固醇、胆红素等。多囊肝，大多数患者合并多囊肾，多见于40～60岁女性。囊肿大小不一，最大容量可达1000ml以上，小者如芝麻、绿豆大小，囊肿散布全肝或某一肝叶，以右叶多见。大体切面呈蜂窝状，囊腔内含澄清透明液体，不含胆汁。肝囊肿甚大时可压迫肝细胞，致萎缩性变，可引起胆管狭窄，致胆囊炎，可引起肝功能损害，最后出现腹水、黄疸，甚至食管静脉曲张。

三、临 床 表 现

小囊肿可无任何症状，较难作出诊断，仅在B超或尸检时发现。当囊肿增大到一定程度时压迫邻近器官可出现恶心、呕吐、右上腹不适、隐痛、餐后饱胀感等症状。肝脏肿大和右上腹肿块，触之呈囊性感，无明显压痛。多发性肝囊肿的肝表面可触及散在的囊性结节。如囊内出血，合并感染或带蒂囊肿扭转时，可有急腹症表现。

四、化 验 检 查

肝功多无损害。

五、影像学检查

（一）X线

可因囊肿所在部位不同而有不同的表现，常可显示肝影增大，膈肌升高和胃肠道受压移位等征象。

（二）超声

是首选的检查方法，可确定囊肿大小、部位及数目。

（三）CT

对肝囊肿的诊断帮助很大，可以发现0.5～5cm的肝囊肿，还应注意有无肾囊肿，CT有助于诊断和鉴别诊断。

(四)核素扫描

多用于与其他肝占位性病变的鉴别，肝区可显示占位性病变(囊肿直径>2～3cm者)。

六、治　疗

(一)保守治疗

1. 囊肿直径<5cm且无症状者，一般不行手术治疗，定期行B型超声复查，观察其变化。

2. 单发性囊肿直径5～10cm者或多发性肝囊肿，有2个直径>5cm者，可考虑手术治疗。

3. 年迈体差或重要脏器功能明显异常者，决定手术治疗时要慎重。合并多囊肾而肾功能严重损害者，一般不宜手术。

4. 有腹部包块、疼痛或压迫症状明显，或有并发症时，应考虑手术治疗。

(二)手术方法

1. 囊肿穿刺抽液术　适用于表浅肝囊肿，对不能耐受手术的巨大囊肿也能起到缓解症状的作用。在B超监控引导下经皮囊肿穿刺，抽尽囊液，并注射硬化剂。此法操作简单，可重复穿刺或穿刺后置管。穿刺前须除外肝包虫囊肿后方可实施。应严格无菌技术，避免囊内出血及脓肿形成。

2. 囊肿开窗术　适用于囊肿表浅且无感染或胆瘘情况，尤适用于单纯性大囊肿。在开放或者腔镜下切除部分囊肿顶壁(即“开窗”)，吸净囊液，使囊腔向腹腔内开放。

3. 囊肿摘除术　适用于容易剥离的单发性囊肿可采用此种手术，治疗较彻底。

4. 囊肿内引流术　用于囊腔内有溢漏胆汁又不易找出胆管开口或囊壁较坚厚及感染严重的囊肿，如囊肿空肠Y型吻合术。

5. 囊肿外引流术　囊肿感染而又不易耐受其他较复杂手术时，可行暂时性外引流术，但易形成长期不愈的外瘘，往往需二期手术。

6. 肝部分切除术　弥漫性肝囊肿某一叶囊肿密集、压迫致使该叶肝实质明显萎缩，可行肝部分切除术，而其余肝囊肿并用“开窗”术，如肝左外叶巨大囊肿可行肝叶或肝段切除术。

第九节　肝　移　植

一、概　要

(一)肝脏移植的定义

肝脏移植(liver transplantation)就是将患者有病的肝脏切除，再换上一个健康的全肝或者部分肝脏的手术方法。是目前公认的治疗终末期肝病的唯一有效方法。被喻为21世纪医学皇冠上的一颗明珠，是器官移植的骄子。

(二)肝移植的发展史

人类首例死体肝移植于1963年在美国的丹佛市由Starzl教授所施行。但直到1967年肝移植才取得首次成功。20世纪70年代肝移植的生存率仅为10%左右。后来由于免疫抑制剂环孢霉素的开发应用，在80年代初期世界各国广泛开展这项医疗技术。1989年免疫抑制新药FK506的应用大大提高了肝移植的生存率。1998年全球225个医疗机构施行了

80 221 例肝移植，最长存活 30 余年。2005 年全球移植医疗机构超过 400 个，而移植总数超过了 10 万例。目前，在欧美国家每年以 7 千～8 千例的速度在应用这项医疗技术。

（三）我国肝移植的现状

我国大陆首例死体肝移植是在 1977 年由上海第二医科大学的林言箴教授所完成。同年武汉同济医学院的夏穗生教授施行了第二例。到 1983 年全国 18 个单位共完成了 57 例肝移植手术，最长存活了 264 天。此后由于各种原因，该项医疗在国内基本处于停滞状态。直到 1998 年，全年完成 27 例手术。如果说这是肝移植第二次高潮的开始，那么到 2006 年则达到了高峰，全国累计完成例数超过 5000 例。2007 年以来，由于肝源缺乏，肝移植例数有所减少。

近来，国家不断出台各种有关器官移植的法规和管理条例，如准入制度等，使肝移植更加规范化。目前国内已形成数个较大的肝移植中心。

（四）肝移植的治疗成绩

肝移植是治疗终末期肝病的救命性手术。手术成功率受患者的病情、全身情况及有无并发症、手术时机、技术条件等多方面的影响。笔者单位所进行的肝移植例数虽然不多，但手术成功率达到 100%。随着免疫抑制等综合治疗措施的不断提高，肝移植患者的远期生存率也在日益提高，目前 5 年生存率可达 90% 以上，多数患者可重新走上工作岗位或恢复社会活动。

二、肝移植的适应证和禁忌证

（一）肝移植的适应证

绝大部分临近终末期的肝病，而无其他有效的内科或外科治疗措施时，均可考虑行肝移植手术。具体在本章第一节中所列出的 30 余种肝脏疾病，都可成为肝移植治疗的适应证。

（二）肝移植的生物学原则和伦理学原则

肝移植原则上要求遵循输血原理即血型一致的原则。但血型不合也可移植，只是术后排异反应风险大大增加。关于人类组织相关抗原（HLA）配型在肝移植时没有过分严格要求。

肝移植供肝者，无论是脑死亡患者的全肝，还是健康者的部分肝脏，都必须是本人自愿捐献，家属同意的情况下方可进行。

（三）肝移植的手术时机

肝移植虽然是治疗终末期肝病的方法，但必须注意的是肝移植的效果与手术时机的选择有直接的关系。有些疾病在全身状况良好的情况下或疾病的较早期进行手术，会提高治疗效果。

（四）肝移植的禁忌证

不是所有的晚期肝病都能施行肝移植，如晚期肝癌或合并其他恶性肿瘤患者则不宜行肝移植治疗。也有一些相对禁忌证，如高龄患者。

三、肝移植的分类和方法

（一）肝移植的分类

为了便于理解，将肝移植进行如下分类：根据供肝来源分为脑死亡肝移植和活体部分肝移植；根据供肝大小分为全肝移植和部分肝移植；根据受体年龄分为成人肝移植和小儿肝移植；根据手术方式则可分为原位肝移植和背驮式肝移植。

（二）肝移植的方法

目前肝移植的手术方式基本定型，即背驮式肝移植，就是把患者的病肝在第二肝门处从下腔静脉上解离下来，再将健康的全肝或部分肝脏在第二肝门处作受、供体的肝静脉吻合。当然第一肝门的各种管道都需一一吻合重建。

（三）肝移植的免疫治疗

由于是异体间的器官移植，排斥反应在所难免。近些年来，新型免疫抑制药物的开发应用，如 FK506、骁悉、OKT3 等有效地抑制了排斥反应，使移植成功率和远期疗效不断提高。活体肝移植特别是亲属间的肝移植，排斥反应则相对轻微。

四、肝移植展望

肝移植在国内外蓬勃发展，而我国又是一个特殊的肝病大国，有大量的肝病患者需要移植。全球性肝源短缺严重地影响了这项医疗技术的发展和应用。由于我国的特殊国情，脑死亡法和人的权益法等的颁布实施，使得脑死亡供肝目前尚不能满足临床实际需求。异种肝移植也曾是一种拟解决供肝缺乏的思路，但实践证明由于异种间剧烈排斥、动物权益及伦理道德等因素，其可行性受到质疑。克隆肝移植是最具有幻想力的方法，但在可预见的将来，应用于临床实践，仍需要较长的时间。随着经济发展、科技发达和社会文明的进步，当捐献部分肝脏就像义务献血一样普及时，活体肝移植以其优越的特点，将展现其巨大的应用潜力。

（李玉民　焦作义　程志斌）

【参考文献】

[1] 吕毅. Glisson 蒂横断式肝切除术. 北京：人民卫生出版社.

[2] Couinaud C. The anatomy of the liver. Ann Ital Chir，1992，63：693-697.

[3] Child CG，Turcotte JW. Surgery and portal hypertension.//Child CG. The liver and portal hypertension. Philadelphia：WB Saunders，1964：1-85.

[4] Pugh RN，Murray-Lyon IM，Dawson JL，et al. Transection of the oesophagus for bleeding oesophageal varices. Br J Surg，1973，60：646-649.

[5] Kamath PS，Ray KW. Is the change in MELD score a better indicator of mortality than baseline MELD score. Liver Transpl，2003，9（1）：19-21.

[6] Pringle JH. V. Notes on the arrest of hepatic hemorrhage due to trauma. Ann Surg，.1908，48（4）：541-549.

[7] 黄志强. 肝切除术是半肝血流阻断和肝断面止血技术. 中国现代手术学杂志，2004，8（4）：200-202.

[8] 陈孝平，吴在德，裘法祖. 不解剖肝门预结扎病侧肝脏入肝和出肝血管的肝切除术. 中华外科杂志，2000，38：391-392.

[9] Huguet C，Nordlinger B，Galopin JJ，et al. Normothermic hepmic vascular exclusion for extensive hepatectomy. Surg Gynecol Obstet，1978，147（5）：689-693.

[10] Une Y，Uchino J，Sato N，et al. Clinical comparison of water jet dissector and ultrasonic surgical aspirator in hepatic resection. Asian Surg，1998，21：219-222.

[11] Rau HG，Buttler ER，Baretton G，et al. Jet-cutting supported by high frequency current：new technique for hepatic surgery. World J Surg，1997，21：254-260.

[12] 樊嘉，周俭，徐泱，等. 肝癌肝移植适应证的选择：上海复旦标准. 中华医学杂志，2006，186（18）：1227-1231.

第十一章

门静脉高压症

一、定　　义

门静脉高压症是指门静脉系统血流受阻、血液淤滞和压力增高的一种病理状态。临床上以脾脏肿大和脾功能亢进、食管和胃底静脉曲张、呕血和腹水为主要表现。

二、解 剖 概 要

门静脉主干是由肠系膜上静脉与脾静脉汇合而成。正常人全肝血流量每分钟约为1500毫升，其中门静脉约占75%。由于肝动脉的压力大，血的氧含量高，故门静脉和肝动脉对肝的供氧比例几乎相等。相对于全身其他静脉，门静脉在解剖生理上有下列几个特点：

（一）门静脉系统的两端均为毛细血管末梢。

（二）门静脉系统内无瓣膜存在。

（三）门静脉血流与肝动脉血流在肝脏的窦状隙中汇合。如果一方的压力增加可能会影响另一方的血液流入。

（四）肝动脉与门静脉在窦状隙前又有直接连通，因此如肝脏的窦状隙闭塞时，肝动脉的血流将直接进入门静脉系统，引起门静脉高压症。

（五）门静脉与腔静脉之间存在若干交通支；当门静脉压力增高时，血液反流引起交通静脉的扩张，临床意义较大的主要交通支有四处：

1. 胃底、食管下段交通支　高压的门静脉血流经过胃冠状静脉、胃短静脉，通过食管胃底静脉与奇静脉、半奇静脉的分支吻合，流入上腔静脉。

2. 直肠下段、肛管交通支　高压的门静脉血流经肠系膜下静脉、直肠上静脉与直肠下静脉、肛管静脉吻合，流入下腔静脉。

3. 前腹壁交通支　高压的门静脉血流经脐旁静脉与腹上深静脉、腹下深静脉吻合，分别流入上、下腔静脉。

4. 腹膜后交通支　在腹膜后有许多肠系膜上、下静脉与下腔静脉分支相互吻合。

上述静脉支在门静脉高压时可以变得极为丰富，因此在脾-肾静脉吻合或门-腔静脉吻合时分离困难，出血甚多。

三、病因及分型

在西方国家，门静脉高压症的病因以丙型肝炎后肝硬化、酒精性肝硬化和自身免疫性肝病为主。在我国，门静脉高压症的病因则以乙型、丙型肝炎后肝硬化为主。其他凡能够导致门静脉血液回流受阻的病变也可成为门静脉高压症的病因。

门静脉高压症的原发病变可来自肝内和肝外，通常将其称为肝内型和肝外型。

（一）肝内型

系肝内病变所致的门静脉高压症。我国文献报道此种类型的病变占到总数的85%～95%。极少数患者是由于肝内门静脉栓塞所致，但是绝大多数是由于不同原因的肝硬化所致。

常见的肝硬化不外乎下列三种：

1. 门静脉性肝硬化。
2. 坏死后肝硬化。
3. 胆汁性肝硬化。

（二）肝外型

约占总数的5%～15%。其病变可在门静脉主干内或脾静脉内。

门静脉主干阻塞大致可以分为下列几类：

1. 血液成分改变。
2. 肝内或肝外因素造成门静脉血流阻滞。
3. 门静脉管壁疾患。
4. 门静脉属支内血栓的扩展。脾静脉的阻塞因素与上述情况类似，大致可以分为血管内病变和血管外压迫两类。脾静脉血流受阻可能形成充血性脾大，即Banti综合征。

四、病理生理

门静脉高压症发生后，可以引起下列几种重要的病理变化：

1. 脾大、脾功能亢进　门静脉血流受阻后，脾脏必然有一定程度的充血性肿大。除脾脏肿大外，还有外周血细胞减少，最常见的是白细胞和血小板减少，称为脾功能亢进。

2. 交通支扩张　由于门静脉的血流不畅，连通在门静脉与腔静脉系统间的吻合支因血液的反流而发生曲张现象。临床上有特别意义的是胃底部与食管下段黏膜下层中的静脉曲张，因其易被粗糙的食物损伤、或黏膜溃疡糜烂发生破裂，引起急性大量出血。此种静脉一旦破裂，由于血管壁薄且缺乏弹性，自动止血的机会极少，常招致患者的死亡。其他交通支也可以发生曲张，如继发性痔的形成，脐周“海蛇头”的形成等。

3. 腹水　腹水的形成主要与胃肠道静脉回流受阻、血浆清蛋白减少相关的胶体渗透压降低、肝内淋巴液回流障碍及抗利尿激素与醛固酮的增加有关。

五、临床表现

肝硬化发病隐匿，病程缓慢，故由此引起的门静脉高压症也可起病已久而无表现。在外科所见的患者多为晚期病例，多有继食管静脉曲张后并发的呕血或黑粪、脾大和脾功能亢进及腹水。此外，尚有食欲不振、体重减轻、贫血、黄疸、发热、水肿等现象。约半数患者可见腹水，特别是肝内型的晚期患者，腹水尤为明显。肝外型患者可无腹水生成或仅有少量。脾脏肿大是突出的症状，80%～100%的患者有不同程度的肿大。脾脏肿大的程度虽然不能直接反映门静脉高压的严重性，但一般来说，脾脏体积越大，脾脏功能亢进越显著，则门静脉压力就越高。有时还可以在前腹壁看到脐周扩张的静脉丛（海蛇头）；少数患者可见"蜘蛛痣"和"肝掌"。

脾功能亢进时，血白细胞计数减少，常降至 3×10^9 以下，血小板计数减少可至 $(70\sim80) \times 10^9$ 以下。低蛋白血症常是慢性肝病的可靠指标；丙氨酸转氨酶和天冬氨酸转氨酶升高到正常三倍以上说明有明确的正在进行的肝细胞坏死；轻度的碱性磷酸酶和转肽酶的升高经常是非特异性的，但是显著的升高提示肝内或肝外胆汁淤积。在无输血史的前提下，血清胆红素大于 3mg/100ml 提示患者的肝功能严重受损。低钾血症、低钠血症以及代谢性碱中毒亦见于门静脉高压症患者。

Child-Pugh 分级是对肝硬化门静脉高压症患者进行肝功能评估的常用方法（表 2-11-1），包括两项生化指标和三项临床指标，虽然不是一种直接的肝功能评价指标，但是在预测手术结果及非手术患者长期预后方面很有价值。目前还没有比它更值得信赖的其他方法。据统计，Child-Pugh A、B、C 级的手术死亡率分别是 0～5%、10%～15%、大于 25%。因此在外科治疗之前如果有可能对患者进行一段时间的内科治疗将其肝功能改善为 Child-Pugh A、B 级是有益的。

表 2-11-1　Child-Pugh 分级标准

	A	B	C
血清胆红素（μmol/L）	34.2	34.2～51.3	＞51.3
血清白蛋白（g/L）	＞35	30～35	＜30
腹水	无	易控制	难控制
肝性脑病	无	轻	重、昏迷
营养	优	良	差

对于肝细胞贮备功能的定量监测，可供选择的方法包括半乳糖清除能力测定、氨基比林呼吸试验以及肝脏氨基酸清除率测定。对拟接受肝移植的患者尤其必要。

腹部超声检查可以显示腹水、肝脏密度、脾脏体积。多普勒超声可以评估门静脉开放情况、门静脉血流方向和分流血管开放情况。

经皮肝活检有助于明确肝硬化的病因以及评价肝病的活动情况。当诊断已明确，在立即进行手术治疗之前，肝活检可能不必要；当存在凝血功能障碍或有中等量以上的腹水时，不应进行经皮肝活检。

六、诊 断 步 骤

晚期病例有明显的脾脏肿大、脾功能亢进、腹水，尤其是曾有呕血和黑便史者，诊断并不困难。但是在本病的早期阶段确诊并不容易，或者已经诊断为门静脉高压症患者还需进一步明确阻塞部位是在肝内还是肝外，同时需要明确患者生理紊乱的严重性，方能决定是否采取手术治疗，或是采取何种手术方式最为妥善。因此，必须有步骤地对患者病情进行研究和分析，才能得出正确结论。

（一）临床分析

在确定患者有无门静脉高压症方面，详细的病史采集和体检有重要意义。临床分析应注意排外患者有无意外损伤、手术或感染引起门静脉的损害；有无常见的导致肝硬化的情况如饮食失调、饮酒过度、药物中毒、慢性肝、慢性胆道阻塞等。体检方面，有无肝掌、蜘蛛痣、脾大、腹水、黄疸、腹壁静脉曲张等，均需仔细检查。

（二）辅助检查

钡餐造影或内镜检查可以确定有无食管下段静脉曲张，胸部透视可以确定有无胸水存在，脾静脉造影或多普勒超声检查可以明确阻塞部位是在肝内或肝外。用多普勒超声或CT、MR血管成像技术，可以全面了解门静脉系统的长短、宽度、狭窄部位及肝上和肝下下腔静脉的通畅情况，同时对肝脾体积的大小和肝脏贮备能力的评估都有帮助。

七、鉴别诊断

1. 以呕血为主要症状的患者，首先要考虑除外溃疡病和胃癌出血，并需考虑胆道出血的可能。

2. 继发性脾大亦可能伴有脾功能亢进，有时与门静脉高压症颇难鉴别。此种患者多有疟疾、黑热病、血吸虫等可能引起脾大的原发病，但是肝脏多无病变，肝功能正常，无食管静脉曲张和腹水。

3. 以腹水为突出症状的患者，有多种情况需要仔细鉴别，如二尖瓣狭窄或缩窄性心包炎、慢性肾炎产生的腹水，结核性腹膜炎产生的腹水，腹内癌肿累及腹膜或压迫、侵及门静脉或下腔静脉产生的腹水均需与门静脉高压症相鉴别。

八、治　　疗

门静脉高压症以及静脉曲张出血的治疗已经开展了一百多年。有大量的治疗方法可供选择说明没有一种方法能完全适合于所有患者或各种临床症状。由于食管胃底静脉曲张出血是门静脉高压症最致命的并发症，由此而致死亡的人数约占所有肝硬化患者死亡总数的1/3。门静脉阻塞部位在肝外且肝功能正常的患者很少死于静脉曲张出血。而那些肝功能失代偿的肝硬化患者的死亡率超过了25%。因此外科治疗门静脉高压症的重点是预防和控制食管胃底曲张静脉的出血。

（一）非手术治疗

1. 复苏与诊断　在急诊处理措施中，最要紧的是恢复有效循环血容量，应在行上消化道内镜检查前做到这一点。虽然在复苏过程中常使用晶体液，但是应该根据血细胞比容来输血。循环血量可以通过Swan-Ganz导管或中心静脉压、尿量来评估。如果凝血酶原时间延长超过3秒，复苏过程中应该使用新鲜冷冻血浆或凝血因子制剂。一旦患者病情平稳，应立即行内镜检查以确定出血的原因。如果确定是食管静脉曲张出血，应同时进行硬化剂注射治疗。对胃静脉曲张出血或门静脉高压症性胃病引起的出血，应该首先使用药物治疗。由于非手术治疗一般不能有效控制这种出血，因此这类患者需经颈静脉肝内门体分流术（TIPS）或早期外科手术治疗。

2. 药物治疗　血管加压素是一种强效的内脏血管收缩剂，是急性出血期最常用的药物。常用方法是在20分钟内静脉滴注20单位，随后以每分钟0.4单位的速度持续静脉给药。生长抑素类药物在控制急性静脉出血方面同样有效，特别是当内镜治疗不能奏效时。用法为：首先静脉给予250μg的冲击量，随后以每小时250μg持续静脉给药，连续3～5天。

3. 内镜治疗　是治疗急性出血和预防再出血的最常用方法。常用的技术是曲张静脉内和静脉旁注射硬化剂以及食管曲张静脉套扎术。常用的硬化剂是鱼肝油酸钠和十四羟基酸钠。一般在每支曲张的静脉处注射硬化剂2～5ml。硬化剂治疗的并发症包括发热、胸骨后疼痛、食管溃疡，较为严重的是食管穿孔。若经过两次治疗仍未能控制出血，说明硬化剂注射治疗失败。曲张静脉套扎并发症少于硬化剂注射，但是两者对于胃静脉曲张出血均无效。

4. 三腔二囊管气囊压迫　可使接近85%以上患者出血停止，而且该装置配备广泛，尤其在治疗食管曲张静脉出血时，当出血剧烈妨碍内镜治疗或内镜治疗失败且对药物治疗无反应时，气囊压迫法可能起到起死回生的作用。但是这种治疗手段有明显的弊端：放出气囊内气体后出血易复发，还可能导致食管缺血坏死或穿孔、误吸等。因此对于使用该治疗手段的患者来说，应准备实施内镜治疗、TIPS或外科手术治疗。

5. TIPS　是一种不经开腹手术即可降低门静脉压力的技术。首先经肝静脉进行穿刺，进入一较大的肝内门静脉分支，随后用一气囊导管在肝静脉与门静脉之间的肝实质内，建立一通道并置入一直径10mm的可膨胀金属支架，从而建立一条分流通道。TIPS的成功率超过90%，但在急性出血的患者中应用这项技术经验有限。不应将TIPS推荐为治疗急性静脉曲张出血的首选方法。对于那些肝功能严重失代偿的患者来说，当控制出血的其他方法失败，但又无法立即行肝移植手术时，接受TIPS治疗要好于急诊手术。

（二）手术治疗

尽管对于大多数静脉曲张出血患者来说非手术方法是有效的，但是当以上措施治疗失败或患者不宜这些治疗时，应迅速施行急诊手术。治疗门静脉高压症最常用和最经典的手术方式为分流术和断流术。根据手术的时机可以分为预防性手术和出血时的急诊手术以及预防再出血的择期手术。因为只有50%～60%的患者可能因为曲张静脉破裂发生出血，目前大多数外科医生不主张实施预防性手术。急性大出血经非手术治疗无效时需行急诊手术。因为持续出血导致肝功能严重受损，加上手术创伤打击，Child C级患者急诊手术死亡率高达40%～70%，急诊手术以断流术为好，因为分流术会进一步损害肝功能，手术死亡率更高，需谨慎应用。

1. 断流术　门-奇静脉断流术，简称断流术。通过直接截断门奇静脉间的侧支循环控制食管胃底曲张静脉破裂出血。断流术既阻断了门奇静脉间的血流，又能保持甚至增加门静脉的入肝血流。断流术对肝功能的打击小于分流术，术后肝性脑病发生率和死亡率较低，手术操作也相对容易，因而成为治疗门静脉高压症急诊和择期手术的主要方式。

经胸结扎曲张血管：即开胸后从食管贲门交界处向上纵行切开食管壁约6～7cm，可看到黏膜下曲张静脉；将黏膜和黏膜下的曲张静脉一起纵行连续缝扎，就可以达到止血目的。在下端应该注意将胃底部黏膜拉到食管切口中以同样方法结扎；分层缝合食管黏膜和肌层。

经腹结扎胃底曲张静脉：在我国门静脉高压症患者胃底部静脉曲张多见，胃底部曲张静脉结扎后不仅能直接控制胃底部的出血点，而且可阻断食管静脉的反常血流，且能间接控制食管静脉出血。术中经腹切开胃底部，找到出血点用可吸收线贯穿缝扎，同时将贲门曲张血管一并缝扎。胃底切开可以是横向或纵向的，横向多选，为了减少污染，可以切开浆肌层后再作黏膜下的血管缝扎。

食管下段和胃上段切除术或横膈下胃横截后吻合术：食管下段和胃上段切除术，手术范围最广泛，止血效果最彻底，创伤最大，患者不易接受。横膈下胃横断再吻合，手术较为简单，也能取得一定的效果。但是这类手术的共有缺点是术中打开胃腔，增加污染的机会，手术时间长，再吻合技术复杂。

Hassab手术：即脾切除结合胃周围包括冠状静脉结扎术。脾切除术后在胃外将胃脾韧带中的胃短血管和胃左血管以及冠状静脉所有上行通过食管裂孔及膈肌的动静脉分支予以结扎，胃短动静脉及腹段食管周围的血管全部结扎切断，使食管胃底黏膜下曲张静脉引流改善，消除充血，奇静脉血流量下降，从而预防或治疗曲张静脉出血。Hassab 手术较简单，疗效较好，同时可治疗脾大和脾功能亢进。但是该手术没有处理肌层和黏膜下层的曲张静脉，术后食管静脉曲张再出血率约 13%。

胃底贲门周围血管离断术：该术式实际是从 Hassab 手术的基础上演化而来的，其手术要点包括：脾切除术，同时切断胃短动静脉；切断结扎胃后静脉；切断结扎胃冠状静脉向胃小弯近侧、贲门及腹段食管 6～8cm 进出肌层的所有分支，包括食管支、高位食管支及有时存在的异高位食管支。切断可能存在的进入胃底或食管下段左侧肌层内的左膈下静脉。如此近端胃、贲门、食管下段 6～8cm 被完全游离，除胃底食管肌层及黏膜下血管以外与高压的门静脉系统的血管联系被完全切断。该术式不论在急诊手术或择期手术止血效果均比较确切，手术技巧较易掌握，手术死亡率低，术后脑病发病率低。手术并发症主要有：消化道瘘、膈下感染、腹腔出血、门静脉血栓等。由于术后门静脉压力下降不多，曲张静脉会再出现，远期再出血率高于门体分流术。

Sugiura 手术：该术式分两部分，即经胸手术和 4～6 周后的经腹手术。改良的 Sugiura 手术无需开胸，取左肋缘下并和头侧的 4～8cm 长的正中切口相连。切除脾脏后，沿着胃壁离断距离贲门 7cm 上的胃大小弯侧、胃后、贲门、胃左血管通向贲门、食管的分支以及腹段食管周围的血管，彻底游离贲门、食管，使之与周围脏器分离。食管吻合采用切割吻合器。术后并发症有腹水、门静脉栓塞、吻合口瘘和吻合口狭窄。

在临床应用中，断流手术往往存在手术效果欠佳及术后再出血率高的问题。术后再出血常常被认为是断流手术不彻底，但更重要的是侧支循环重新出现。导致曲张静脉复发的基础是断流术后门静脉压力未显著下降，甚至升高。

2. 分流术　门体分流术，简称分流术，是治疗门静脉高压症合并食管胃底曲张静脉破裂出血的另一种手术方法。目的在于在门、体静脉间建立永久性的分流口，以降低门静脉压而消除食管胃底静脉曲张破裂出血，其疗效显著而持久，但术后肝性脑病发生率高。分流术主要适用于：食管胃底曲张静脉破裂出血时，经药物、内镜或 TIPS 治疗无效；肝移植前准备；非肝硬化门静脉高压症患者或有食管胃底曲张静脉破裂出血史；急性 Budd-Chiari 综合征。分流术前必须确定患者的曲张静脉是由于肝硬化造成的门静脉高压症还是单纯脾静脉栓塞所致，因为这两种病变的疗法完全不同，前者需要作门体间的分流术，而后者分流术是其禁忌。分流术一般分为三类，即非选择性、选择性、部分分流。选择性和部分门体分流术的目的是除了能降低曲张静脉的压力以外，还能保留肝脏的门静脉灌注，从而预防或减少手术的不良后果。

非选择性分流：包括端 - 侧门腔分流术、侧 - 侧门腔分流术、大口径搭桥分流术及传统的脾肾分流术。端 - 侧门腔分流术是各种非选择性分流术的原型。该术式都保留了门静脉的连续性，都是通过侧 - 侧的吻合方式将门静脉与体静脉系统联系在一起。因此该术式既能降低内脏静脉系统的压力，又能降低肝窦网络系统的压力，该分流在理论上与实际都可以同时达到控制出血和减少腹水。然而也能造成肝功能衰竭和分流术后的脑病。目前，非选择性分流适用于急诊情况下既有曲张静脉出血、又有药物难以控制的腹水以及作为内镜治疗难以控制其出血的患者行肝移植前的过渡性治疗。

选择性分流：包括远端脾肾静脉分流术、胃左静脉 - 腔静脉分流术、胃左静脉 - 下腔静脉搭桥分流术。远端脾肾静脉分流术不适用于药物难以控制腹水的患者以及以前做过脾切除与脾静脉小于7mm的患者。尽管选择性分流是一个符合生理学的概念，但是广泛实践后，对远端脾肾静脉分流还有争议，有待循证医学证据的支持。

部分分流术：部分分流术与选择性分流目的相同是为了有效降低曲张静脉的压力，保留肝脏的门静脉灌注以及维持一定状态的门静脉高压。最初试图通过各种静脉之间的吻合以达到部分分流的目的，但是这些吻合口不是形成血栓就是随着时间的延长变成非选择性分流。最近有人报道用聚四氟乙烯人工血管行小口径门腔搭桥分流术并辅以结扎冠状静脉。该术式的脑病发生率低，生存率与前两种术式相似。

一般认为，预防性分流非但无益而且有害，作预防性分流术既无食管胃底曲张静脉破裂出血，其肝脏血流量也大致正常，门静脉血流仍然是向肝的，而在分流术后肝脏血流减少，肝细胞代谢障碍，易致肝功能衰竭。

3．肝脏移植　肝脏移植解决了门静脉高压症的病因，移植后门静脉高压症的病理因素也不复存在，因此是慢性进行性肝功能衰竭及门静脉高压症的有效治疗手段和根本治疗方法。自从美国在1983年将肝移植指定为晚期不可逆肝病的治疗手段并加以推荐以来，国外在肝硬化门静脉高压症的肝移植方面积累了丰富经验。不过，实施肝移植受到供体的限制，而且技术水平要求高，因而在我国还不能作为肝硬化门静脉高压症的一线治疗。门静脉高压症患者只要存在胃底食管曲张静脉，且曲张静脉出血的风险较大就应该考虑接受肝移植治疗，因为首次出血死亡率可高达30%～40%，所以首次出血之后即应安排患者做肝移植。部分患者经治疗之后不再出血，肝功能较好，则不需做移植治疗。

（三）脾大和脾功能亢进的治疗

门静脉高压症患者几乎都有脾大，多数并有不同程度的脾功能亢进。凡是有脾脏明显肿大并有显著功能亢进者，应作脾切除术。已经证明，单纯脾静脉结扎不能彻底纠正脾功能亢进，而脾切除后不但脾功能亢进得到纠正，且对食管胃底静脉曲张及腹水也有治疗作用。脾切除术的并发症有：腹腔内出血、血栓形成、长期发热等。

（四）腹水的治疗

腹水的发生机制比较复杂，治疗一般采取综合疗法。但是门静脉高压症腹水本身很少成为外科治疗的适应证，主要以内科治疗为主。外科治疗的适应证是经规范的内科治疗无效的顽固性腹水。治疗方法有腹水颈内静脉转流术、门体分流术、TIPS、肝移植。

（张有成）

【参考文献】

[1] Cichoz-Lach H, Celiński K, Słomka M, et al. Pathophysiology of portal hypertension. J Physiol Pharmacol, 2008, 59(Suppl 2): 231-238.

[2] Sass DA, Chopra KB. Portal hypertension and variceal hemorrhage. Med Clin North Am, 2009, 93(4): 837-853, vii-viii.

[3] Villanueva C, Balanzó J. Variceal bleeding: pharmacological treatment and prophylactic strategies. Drugs, 2008, 68(16): 2303-2324.

[4] Poordad FF, Sigal SH, Brown RS. Pathophysiologic basis for the medical management of portal hypertension. Expert Opin Pharmacother, 2009, 10(3): 453-467.

[5] Parikh S. Hepatic venous pressure gradient: worth another look? Dig Dis Sci, 2009, 54(6): 1178-1183.

第十二章 胆道疾病的外科治疗原则

一、胆道蛔虫病

（一）病因病理

蛔虫成虫寄生于小肠中下段，当人体全身及消化道功能紊乱可激惹虫体异常活动，上窜胆道。肠道蛔虫钻入胆道即引起胆道蛔虫病。蛔虫进入胆道后，其机械刺激引起括约肌强烈痉挛收缩，出现胆绞痛。在其完全进入胆道或自行退出后症状可缓解或消失。进入胆道的蛔虫大多数死在胆道内，其尸体碎片、角皮、虫卵将成为以后结石的核心。蛔虫带入的细菌导致胆管炎症，且可引起急性重症胆管炎、肝脓肿、膈下脓肿、胆汁性腹膜炎、急性胰腺炎、胆道出血、感染性休克，甚至死亡。

（二）临床表现

1. 症状

（1）腹痛：常为突然发作的剑突下钻顶样剧烈绞痛，面色苍白、坐卧不宁、大汗淋漓、弯腰捧腹、哭喊不止、十分痛苦。腹部绞痛时可向右肩背部放射，但也可突然缓解。腹痛多为阵发性、间歇发作，持续时间长短不一。疼痛过后，可如常人安静。出现胆道感染时，则腹痛持续。当合并肝脓肿时，可有肝区、腰背部胀痛。合并急性胰腺炎时，腹痛可扩展到上腹中部、左上腹及腰背部。若蛔虫致胆道穿孔，可出现全腹持续剧烈腹痛及腹膜刺激征。

（2）恶心呕吐：多在绞痛时相伴发生，吐出物中可含胆汁或黄染蛔虫。

（3）全身症状：当并发急性化脓性胆管炎、胆囊炎时可有发冷、发热和黄疸。如并发肝脓肿、膈下感染等，则出现寒战高热，甚至感染性休克等。

2. 体征　早期虽然上腹绞痛，但腹软或仅右上腹有轻微压痛，无肌紧张，与其他急腹症显著不同。晚期如出现肝、胆化脓性感染、腹膜炎时，可有腹膜刺激征。胆道蛔虫堵塞，可出现黄疸。

3. 化验　早期白细胞及中性白细胞计数正常或轻度升高，当出现合并症时则显著增高，嗜酸性粒细胞多增高。呕吐物、十二指肠引流液、胆汁或粪便中可查见蛔虫虫卵。

（三）诊断

根据有不良驱虫等病史和上腹阵发性绞痛而检查仅有上腹偏右轻微压痛、并无肌紧张的“症征不符”的特点，结合胆道有蛔虫病史，多可作出诊断。对可疑、不典型病例，可作如下检查：十二指肠引流液镜检有无虫卵；钡餐检查可能见到十二指肠内蛔虫阴影；B 型超声波可见胆道内典型的蛔虫声像图，磁共振胆道成像可见蛔虫体。如有并发症，则应与胆囊炎、胆石症、急性胰腺炎、胃十二指肠溃疡病急性穿孔、肠蛔虫病、泌尿系结石、肠痉挛等鉴别。

（四）治疗

采用中西医结合非手术疗法多可治愈，仅少数伴有严重并发症者需手术治疗。

1. 非手术治疗

（1）解痉止痛：针刺：鸠尾、上脘、足三里、太冲、肝俞、内关等穴，宜配合应用。常用药物有：阿托品、654-2 等一次性肌注或静脉注射，可解除平滑肌痉挛所引起的绞痛。绞痛剧烈，在诊断明确时可配合应用哌替啶、异丙嗪等。

（2）驱虫排虫：乌梅丸（汤）和胆道驱蛔汤加减等作驱虫治疗有较好效果。主药乌梅的作用是使胆汁偏酸、增加胆汁分泌量、对虫体有麻痹和抑制作用，使 Oddi 括约肌松弛。症状消退后，仍须坚持利胆排虫 1～2 周，同时用甲苯咪唑 200mg 顿服或驱蛔灵、氧气等驱净肠道蛔虫，直至粪便虫卵转阴。

（3）抗感染：并发胆道感染使用抗生素。

（4）维持水电解质和酸碱平衡：对胆道感染者，全身中毒症状严重，或腹痛、呕吐频繁或出现并发症者，应予以禁食、输液、给予维生素，并补充有关电解质和维持酸碱平衡。

（5）经纤维十二指肠镜：置于圈套器将蛔虫体套住后取出，对嵌顿在十二指肠乳头或钻入胆总管内的蛔虫均可取出。

2. 手术治疗

（1）手术指征：①本病合并急性化脓性胆管炎、胆囊炎，非手术治疗中病情恶化者；②本病合并肝脓肿、胆道出血、腹膜炎、中毒性休克者；③本病合并有急性胰腺炎或胆道蛔虫与结石并存者；④非手术治疗 5～7 天不能缓解并有病情恶化者。

（2）手术方式：胆总管探查。取净肝内外胆管中蛔虫或结石、引流胆管，以减轻中毒症状。胆囊一般无需切除，除非病变严重，或为蛔虫侵入者，应切除胆囊。情况不允许者应行胆囊造瘘术。

二、胆　石　病

（一）胆囊结石

1. 临床表现　胆囊结石的症状取决于结石的大小和部位，以及有无阻塞和炎症等。约有 50% 的胆囊结石病人终身无症状，即所谓隐性结石。较大的胆囊结石可引起中上腹或右上腹闷胀不适，嗳气和厌食油腻食物等消化不良症状。较小的结石每于饱餐、进食油腻食物后，或夜间平卧后结石阻塞胆囊管而引起胆绞痛和急性胆囊炎。由于胆囊的收缩，较小的结石有可能通过胆囊管进入胆总管引起胆道感染进而发生梗阻性黄疸，然后部分结石又可由胆道排入十二指肠，部分结石则停留在胆管内成为继发性胆管结石。结石亦可长期梗阻胆囊管而不发生感染，仅形成胆囊积液，此时便可触及无明显压痛的肿大胆囊。胆囊结石在无感染时，一般无特殊体征或仅有右上腹轻度压痛。但当有急性感染时，可出现中上腹及右上腹压痛、肌紧张，有时还可扪及肿大而压痛明显的胆囊。Murphy 征常阳性。

2. 治疗　手术是治疗胆囊结石的重要方法，但必须严格掌握手术指征，有下列情况之一者可考虑手术治疗：

（1）有典型的胆绞痛频繁发作史者。

(2) 胆囊内多发性小结石，合并胰腺炎发作者。

(3) 胆囊结石为10～13mm，造成胆囊颈部结石嵌顿者。

(4) 胆囊结石合并胆总管结石者。

(5) 胆囊结石病史达10年以上或胆石大小在2cm以上者。

(6) 胆囊结石合并胆囊萎缩者。

腹腔镜胆囊切除术由于具有创伤小，恢复快，住院时间短等优势，因而被认为是治疗胆囊结石的最佳术式。

(二) 肝外胆管结石

1. 临床表现　肝外胆管结石，可原发于胆管系统，也可由于从胆囊排出至胆管引起。大多数胆管结石病人都有在进油脂食后、体位改变后胆绞痛发作。这是因为结石在胆管内向下移动，刺激胆管痉挛，同时阻塞胆汁流动所致。腹痛多发生在剑突下和右上腹部，阵发性剧烈绞痛，常向右肩背部放射，同时有恶心、呕吐等消化道症状。如果胆管内结石不能顺利的排入肠道，继续阻塞胆管，将会导致胆管内的炎症感染。同时胆管内压升高，胆道内的细菌将会逆行扩散，致病菌和毒素通过肝窦到肝静脉中，再向上逆行进入体循环内引起全身感染中毒症状，如寒战和高热等。如果胆道被结石完全阻塞，就有可能发生急性化脓性胆管炎。由于胆汁不能流入肠道，从而会在梗阻1～2日后出现黄疸。许多肝外胆管结石病人的绞痛和黄疸常在发作一周左右缓解，这是因为结石阻塞胆管后胆管扩张，使嵌塞的结石能够有所松动，或是排入肠道。但是如果不能彻底解决患者产生结石的内在原因，如胆道感染、胆道狭窄、胆道畸形等，上述症状仍可复发。

2. 诊断　血清胆红素增高，尿胆红素量增高，尿胆原消失，粪中尿胆原减少。B型超声检查可见胆管扩张，胆管内可见结石影像。磁共振胆道成像诊断准确率高。

3. 治疗　胆管结石的治疗主要是外科治疗，因为迄今尚无证据说明使用药物或其他非手术疗法能完全溶解或排尽结石。外科手术的目的是取尽结石，解除胆管梗阻和狭窄，保证手术后胆管引流通畅。手术前要补充液体，应用抗生素控制感染。术后注意合理使用抗生素，防治各种并发症，加强引流管的护理。随着内镜技术的发展，目前部分肝外胆管结石可通过内镜的方法取出。手术时先通过十二指肠镜找到十二指肠乳头胆总管开口处，然后将导管插入胆总管中，注入造影剂，在X线透视下便可明确是否有结石和结石的部位。在病情允许的条件下，还可将取石钳等器械送入胆总管内，将结石破碎或取出。

(三) 肝内胆管结石

1. 肝内胆管结石病理　肝内胆管结石形成于肝内胆管的3～4段分支，由肝内向肝外发展，呈节段性及区域性分布。肝内胆管结石的基本病理改变包括结石、胆管狭窄与扩张、胆管黏液腺增生与慢性增殖性胆管炎与肝实质的纤维化萎缩，急性期的化脓性炎症，胆管溃疡，胆道出血，胆砂性血栓，累及门静脉分支的血栓形成，减少门静脉血流，加重肝叶萎缩及能量代谢损害，使胆酸合成及胆红素合成能力下降，导致再生结石，胆道梗阻，感染致胆汁性肝硬化、门静脉高压症、肝门区侧支循环形成，甚至上消化道出血，还有迟发性肝胆管癌的发生。

2. 肝内胆管结石诊断

(1) 超声：是首选的检查方法，对肝内胆管结石诊断的敏感性高。结石一般多为高回声，在变换切面观察时可发现其沿胆管树分布的特点。

(2) CT：CT平扫是肝胆管结石诊断必需的检查方法。常规采用10mm的层厚和间隔进行上腹部的扫描。一般应从膈顶扫至胰腺的钩突部位。病变区域可加做3～5mm的薄层扫描以更好地观察病变。CT平扫并发症出现时应做增强CT检查。增强CT可以很好地显示病变和邻近血管的关系有助于术前治疗方案的选择。位于外周小胆管内的结石表现为点状或条状高密度，和胆管走行方向一致。肝内胆管可无扩张。位于较大的肝内胆管结石多为管状、簇状或在胆管内铸型。

（3）MRI：MRI最大的优势就是胰胆管造影（MRCP）技术的广泛开展和应用，在肝内胆管结石的诊断方面已基本取代了创伤性的检查技术。其最大的优势就是无需注射造影剂，操作简便。如高度怀疑合并肿瘤时，增强检查有助于明确诊断。

3．手术治疗　因肝内胆管结石而就诊的患者常并存胆道感染、肝脓肿、重症胆管炎等并发症，治疗效果不易彻底。黄志强教授早在1962年首次提出解除梗阻、祛除病灶、通畅引流是其外科治疗的根本原则。胆道外科学组近年来又提出20字方针，即：祛除病灶、取净结石、解除梗阻、通畅引流、预防复发。因此，针对不同的患者病情分期和结石所处的解剖学部位，强调结合具体病情，采用多样化的手术方式，实施个体化治疗方案，其中祛除病灶是手术治疗的核心，其他则是针对并发症的治疗。

（1）规则性肝叶、段切除术：分布于肝内胆管树内的结石，切除病变胆管、相应失去功能的肝组织是治疗的最彻底手段，可治愈。

（2）肝门部胆管狭窄切开、成形、取石术：由于肝内胆管结石经常合并狭窄，将狭窄胆管切开取石、胆管成形后再结合内引流术是常用的办法。

（3）胆道内、外引流术：作为胆管切开后重建胆道引流的重要方法，必须达到通畅引流的最基本要求，这就是要具有足够大口径、尽可能接近生理、并能满足可能的后续治疗。内引流术包括胆总管十二指肠吻合术、肝内外胆管空肠Roux-Y吻合术、自体组织修补胆道缺损胆道重建术、间置空肠胆管十二指肠吻合术，以及附加皮下盲袢埋置或抗反流手术。外引流术主要包括T管或U管引流术。术式选择主要根据具体病情、术中结石情况。

三、胆道感染

（一）急性胆囊炎

1．病因　急性结石性胆囊炎的起病是由于结石阻塞胆囊管，造成胆囊内胆汁滞留，继发细菌感染而引起急性炎症。如仅在胆囊黏膜层产生炎症、充血和水肿，称为急性单纯性胆囊炎。如炎症波及胆囊全层，胆囊内充满脓液，浆膜面亦有脓性纤维素性渗出，则称为急性化脓性胆囊炎。胆囊因积脓极度膨胀，引起胆囊壁缺血和坏疽，即为急性坏疽性胆囊炎。坏死的胆囊壁可发生穿孔，导致胆汁性腹膜炎。胆囊穿孔部位多发生于胆囊底部或结石嵌顿的胆囊壶腹部或者颈部。如胆囊穿孔至邻近脏器，如十二指肠、结肠和胃等，可造成胆内瘘。此时胆囊内的急性炎症可经内瘘口得到引流，炎症可很快消失，症状得到缓解。如胆囊内脓液排入胆总管可引起急性胆管炎，少数人还可发生急性胰腺炎。致病菌多数为大肠埃希菌、克雷白菌和粪链球菌，厌氧菌占10%～15%，但有时可高达45%。

急性非结石性胆囊炎，胆囊管常无阻塞。多数病人的病因不清楚。常发生在创伤，或与胆系无关的一些腹部手术后，有时也可发生在一些非溶血性贫血的儿童，一般认为手术及创伤后的脱水、禁食、麻醉止痛剂的应用，以及严重的应激反应所致的神经内分泌等因素的影响，导致胆囊收缩功能降低、胆汁滞留和胆囊黏膜抵抗力下降，在此基础上继发细菌感染，最后造成胆囊的急性炎症。部分病例是胆囊的营养血管发生急性栓塞所引起。此类急性非结石性胆囊炎的病理演变与结石性胆囊炎相似，但病程发展迅速，一般在 24 小时内即发展成坏疽性胆囊炎，并表现为整个胆囊的坏疽。

2. 临床表现　约 85% 的急性胆囊炎病人在发病初期有中上腹和右上腹阵发性绞痛，并有右肩胛下区的放射痛。常伴恶心和呕吐。10%～15% 病人可有轻度黄疸。体格检查见右上腹有压痛和肌紧张。Murphy 征阳性。在约 40% 病人的中、右上腹可摸及肿大和触痛的胆囊。白细胞计数常有轻度增高。如病变发展为胆囊坏疽、穿孔，并导致胆汁性腹膜炎时，全身感染症状可明显加重，并可出现寒战高热，脉搏增快和白细胞计数明显增加。此时，局部体征有右上腹压痛和肌紧张的范围扩大，程度加重。一般的急性胆囊炎较少影响肝功能，或仅有轻度肝功能损害的表现，如血清胆红素和谷丙转氨酶值略有升高等。非结石性胆囊炎的临床表现和结石性胆囊炎相似，但常不典型。

3. 治疗　对症状较轻微的急性单纯性胆囊炎，可考虑先用非手术疗法控制炎症，待进一步查明病情后进行择期手术。对较重的急性化脓性或坏疽性胆囊炎或胆囊穿孔，应及时进行手术治疗，但必须作好术前准备，包括纠正水电解质和酸碱平衡的失调，以及应用抗生素等。非手术疗法对大多数（约 80%～85%）早期急性胆囊炎的病人有效。此法包括解痉镇痛，抗生素的应用，纠正水电解质和酸碱平衡失调，以及全身的支持疗法。在非手术疗法治疗期间，必须密切观察病情变化，如症状和体征有发展，应及时改为手术治疗。特别是老年人和糖尿病患者，病情变化较快，更应注意。据统计约 1/4 的急性胆囊炎病人将发展成胆囊坏疽或穿孔。对于急性非结石性胆囊炎病人，由于病情发展较快，一般不采用非手术疗法，宜在做好术前准备后及时进行手术治疗。关于急性胆囊炎应用抗生素的问题，由于胆囊管已阻塞，抗生素不能随胆汁进入胆囊，对胆囊内的感染不能起到预期的控制作用，胆囊炎症并发症的发生与否，并不受抗生系应用的影响。但是抗生素的应用可在血中达到一定的药物治疗浓度，可减少胆囊炎所造成的全身性感染，以及能有效地减少手术后感染性并发症的发生。对发热和白细胞计数较高者，特别是对一些老年人，或伴有糖尿病和长期应用免疫抑制剂等有高度感染易感性的病人，全身抗生素的应用仍非常必要。一般应用于广谱抗生素并常联合应用。

手术治疗　目前对于手术时机的选择还存在着争论，一般认为应采用早期手术。早期手术不等于急诊手术，而是病人在入院后经过一段时期的非手术治疗和术前准备，并同时应用 B 超和同位素检查进一步确定诊断后，在发病时间不超过 72 小时的前提下进行手术。早期手术并不增加手术的死亡率和并发症率。对非手术治疗有效的病人可采用延期手术，一般在 6 个星期之后进行。

手术方法有两种：一种为胆囊切除术，在急性期胆囊周围组织水肿，解剖关系常不清楚，操作必须细心，以免误伤胆管和邻近重要组织。有条件时，应用术中胆管造影以发现胆管结石和可能存在的胆管畸形。另一种手术为胆囊造口术，主要应用于一些老年病人，一般情况较差或伴有严重的心肺疾病，估计不能耐受胆囊切除手术者，有时在急性期胆囊周围解剖不清而致手术操作困难者，也可先作胆囊造口术。胆囊造口手术可在局麻下进行，其目的是采用简单的方法引流胆囊炎症，使病人度过危险期，待其情况稳定后，一般于胆囊造口术后 3 个月，再作胆囊切除以根治病灶。对胆囊炎并发急性胆管炎者，除作胆囊切除术外，还须同时作胆总管切开探查和 T 管引流。

（二）急性梗阻性化脓性胆管炎

1. 病因　在原有结石等阻塞性疾病的基础上发生胆管感染，胆管黏膜充血水肿，加重胆管的梗阻，胆汁逐渐变成脓性，胆管内的压力不断增高，梗阻近侧的胆管逐渐扩大。在含有脓性胆汁的胆管高压的作用下，肝脏可肿大，肝内小胆管及周围的肝实质细胞亦可发生炎性改变。肝细胞产生大片坏死，可形成肝内多发性小脓肿。胆管也可因感染化脓造成溃疡和胆道出血。由于胆管内高压造成肝内毛细胆管破溃，脓性胆汁甚至胆栓即由此经肝内血窦进入血循环，造成菌血症和脓毒血症。少数还可发生肺部脓性栓塞。在后期，可发生感染性休克、肝肾衰竭或弥漫性血管内凝血等一系列病理生理性变化，此即急性梗阻性化脓性胆管炎或称急性重症胆管炎。这些病理改变一旦发生，即使手术解除胆管高压，但在肝实质和胆管仍会留下损害，这也是本症的严重性所在。

2. 临床表现　起病常急骤，突然发生剑突下或右上腹剧烈疼痛，一般呈持续性。继而发生寒战和弛张型高热，体温可超过40℃。常伴恶心和呕吐。多数病人有黄疸，但黄疸的深浅与病情的严重性可不一致。近半数病人出现烦躁不安、意识障碍、昏睡乃至昏迷等中枢神经系统抑制表现，同时常有血压下降现象。往往提示病人已发生脓毒症和感染性休克，是病情危重的一种表现。体温升高，脉率增快，脉搏微弱，剑突下和右上腹有明显压痛和肌紧张。如胆囊未切除者，常可扪及肿大和有压痛的胆囊，白细胞计数明显升高，核右移，并可出现毒性颗粒。血清胆红素和碱性磷酸酶值升高，并常有GPT和r-GT值增高等肝功能损害表现。血培养常有细菌生长。因本病发病急剧凶险，如临床表现符合诊断，在血压等生命体征稳定的情况下，应收住院治疗。如血压及生命体征不稳定，需立即组织抢救，抗休克、抗感染等治疗，待生命体征平稳后立即送入病房，根据病情行急诊手术或EST治疗。

3. 治疗　治疗原则是手术解除胆管梗阻，减压胆管和引流胆道。手术方法应力求简单有效，主要是胆管切开探查和引流术。应注意的是引流管必须放在胆管梗阻的近侧，在梗阻远侧的引流是无效的，病情不能得到缓解。如病情条件允许，也可一并切除炎症的胆囊。近年来，随着ERCP技术的成熟和临床广泛应用，对危重病人先在ERCP下行鼻胆管引流，待患者的病情平稳后再行根治性手术。

四、胆道肿瘤

（一）胆囊癌

1. 临床表现　胆囊癌起病隐袭，早期大多无症状。主要临床表现为中上腹或右上腹疼痛，间歇性或持续性、钝痛或绞痛，进行性加重。腹痛可放射至右肩、背、胸等处，有时很难与胆石病相区别。消瘦、黄疸也较常见并可有食欲不振、体弱、恶心和呕吐等。有时表现为急性或慢性胆囊炎。右上腹扪及块物者约占半数。晚期可出现肝大、发热和腹水。并发症有胆囊感染、积脓、穿孔，以及肝脓肿、膈下脓肿等，也可与附近胃肠道形成内瘘。

2. 胆囊癌的外科治疗原则

（1）隐匿性胆囊癌的根治性手术原则：隐匿性胆囊癌是指术前、术中均未得出诊断，而在因“良性”疾病行胆囊切除术后由病理切片确诊为胆囊癌者。由于是在术后确诊，所以面临的问题为是否需要再次行根治手术。若术后病理切片发现癌肿仅侵犯至黏膜层或肌层者，单纯行完整胆囊切除术已达根治目的，可不必再行第二次根治性手术。胆囊癌的淋巴转移首先累及胆囊三角及沿胆总管分布之淋巴结。而位于胆囊颈，尤其是胆囊管的癌肿，由于位置邻近胆囊三角，故较早发生上述淋巴结转移。胆囊颈癌肿术后复发率也显著高于胆囊体底部癌肿组。因此，位于胆囊颈、胆囊管的隐匿性胆囊癌，无论其侵犯至胆囊壁的哪一层，均应再次行肝十二指肠韧带周围淋巴结清扫术。对于浸润深度超过肌层，切缘阳性及胆囊三角淋巴结活检阳性的隐匿性胆囊癌也均应行第二次根治手术。

（2）胆囊癌的根治手术：根治术的范围主要包括胆囊切除、肝部分切除和淋巴结清扫。肝脏一般切除胆囊床周围3cm左右。淋巴结清扫根据其汇流途径和转移情况而定。一般清扫至转移淋巴结的下一站淋巴结。早期胆囊癌只切除胆囊淋巴结，但大多数可切除的胆囊癌应清扫肝十二指肠韧带的淋巴结，必要时还应清扫胰十二指肠上、胰头后淋巴结。

（3）晚期胆囊癌的姑息性手术：对于无法根治的晚期胆囊癌病例，手术原则为减轻痛苦，提高生活质量。晚期胆囊癌较突出的问题是由于癌肿侵犯胆道系统所导致的阻塞性黄疸。手术应尽量考虑作内引流。内引流方法有胆管空肠吻合术等，但由于局部癌肿浸润往往较深，尤其是伴有肝门部浸润者，胆肠内引流术常不易进行。对于全身情况极差的病例，也可行置管外引流术。

（4）放疗：仅作为一种辅助手段应用于手术后或已无法切除的病例。

（5）化疗：胆囊癌对各种化疗药物均不敏感，很难观察其疗效，多用于术后辅助治疗。常用的药物有ADM、5-FU、MMC等。

（二）胆管癌

胆管癌是指原发在左、右肝管至胆总管的肝外胆管恶性肿瘤。

1．临床表现　胆管癌的临床表现归纳起来有四大症状：黄疸、腹痛、皮肤瘙痒及其他相关症状。

（1）黄疸：病人多因黄疸而就诊，黄疸是胆管癌最早也是最重要的症状，约有90%～98%的胆管癌病人都有不同程度的皮肤、巩膜黄染。黄疸的特点是进行性加重加深，且多属无痛性，少数病人黄疸呈波动性。上段胆管癌黄疸出现较早，中、下段胆管癌因有胆囊的缓冲黄疸可较晚出现。

（2）腹痛：半数左右的患者有右上腹胀痛或不适，体重减轻，食欲不振等症状，这些症状常被视为胆管癌早期预警症状。

（3）皮肤瘙痒：可出现在黄疸出现的前或后，皮肤瘙痒是因血液中胆红素含量增高，刺激皮肤末梢神经而致。

（4）其他：如恶心、呕吐，消瘦，尿色深黄，如酱油或浓茶样，大便色浅黄甚至陶土色等，晚期肿瘤溃破，出现胆道出血时可有黑便，大便隐血试验阳性，甚者可出现贫血；有肝转移时可出现肝脏肿大，肝硬化等征象。后期可出现脾肿大和腹水等门静脉高压表现。

2．临床分型

（1）肝门胆管癌：目前一般根据Bismuth、Corlette分型：

Ⅰ型：肿瘤位于总肝管，分叉部未阻塞。

Ⅱ型：肿瘤位于左右肝管联合分叉部。

Ⅲa型：肿瘤位于分叉部，并侵及右肝管。

Ⅲb型：肿瘤位于分叉部并侵犯左肝管。

Ⅳ型：肿瘤位于分叉部并侵及左右肝管。

（2）中段胆管癌。

（3）下段胆管癌。

3．胆管癌的外科治疗

（1）肝门胆管癌的外科治疗：①根治性切除术：只有切除才可能提供治愈机会，除了一些恶病质、严重腹水以及肝肾功能、凝血机制严重障碍，肿瘤广泛转移的患者外，均应争取剖腹探查，力争切除。黄志强提出下列情况不考虑根治性切除术：局部肿瘤转移，如腹膜表面或大网膜上有肿瘤转移结节；肝十二指肠韧带外的淋巴结转移；双侧肝转移；双侧二级以上的肝胆管受累；血管造影显示双侧门静脉及其主干受累。②旁路内引流术：肝门胆管癌，尤其是分化较好的硬化性胆管腺癌，具有生长慢，转移晚的特点，多数患者并非死于癌肿的广泛转移，而是死于肝胆管梗阻所引起的化脓性胆管炎和（或）肝脓肿。如能解除胆道的梗阻则可以改变病程的进展。临床研究表明肝内胆管空肠吻合对不能切除的肝门胆管癌可得到良好的姑息治疗效果。吻合口应尽量远离肿瘤部位，以免发生阻塞。肿瘤侵犯肝管分叉部致左右肝管不通时，需要分别引流左、右侧肝内胆管。采用肝内胆管空肠吻合内引流时，应遵循以下原则：术前应作 MRCP 检查，以清楚了解阻塞部位、范围及左、右肝管分叉情况；找寻到梗阻上方近端扩张的正常胆管，尽量远离肿瘤；胆肠黏膜对黏膜吻合，吻合口要大于 2cm，必要时可置支架管；采用空肠作 Roux-en-Y 吻合。③胆道置管引流术：年龄过大，营养状态不良，A/G 倒置，凝血酶原时间明显延长，有深度黄疸及中等量以上腹水的患者伤口愈合能力差，显露肝内胆管时切开肝实质难以止血且术后有发生胆肠吻合口漏的危险。对此类病例宜采用手术创伤较小的胆道置管引流术，可采用 U 管、T 管引流。将肝门胆管肿瘤的阻塞部扩张后，分别向左、右肝管或一侧肝管置入导管。但该法术后患者的生活质量劣于内引流术组，减黄效果也不如内引流术满意。胆汁长期引流至体外，可造成水电解质平衡紊乱。随着患者生存期的延长，多数患者会发生引流管被胆色素沉渣所堵塞，因而患者常有反复发作的胆管炎及黄疸，需经常冲洗，定期换管。④ PTCD 或内镜内置管引流术：肝门胆管癌采用内镜技术内置管难度甚大，成功率很低。经 PTC 外置管，内外结合置管引流仅可以暂时性地起到部分胆道减压的作用，且可致胆道感染、胆道出血、肝脓肿、导管脱落等合并症，多数病例均于置管后 4 个月内死亡，一般只用于晚期不宜手术探查的患者。近年开展内支撑物以及记忆金属支撑管置放术，有经验的放射学家能安全地插入胆管内支撑物，解除胆管梗阻，并发症约为 10%～20%，内支撑管的通畅时间一般可达 25 周（19～45 周），这一方法有取代 PTCD 的趋势。

（2）中段胆管癌胆管切除缘至少应超过肿瘤边缘 1 厘米，然后行肝门胆管空肠 Roux-en-Y 吻合。

（3）下部胆管癌比肝门部及乳头部癌少见。其手术方式是胰十二指肠切除术。

（寇治民）

【参考文献】

[1] 吴孟超，吴在德．黄家驷外科学．第 7 版．北京：人民卫生出版社，2008.

[2] 张启瑜．钱礼腹部外科学．第 2 版．北京：人民卫生出版社，2006.

[3] 梁力建，熊云新．外科学．第 6 版．北京：人民卫生出版社，2004.

[4] 萨比斯通．克氏外科学．第 15 版．北京：人民卫生出版社，2000.

第十三章

重症胰腺炎的治疗

急性胰腺炎（acute pancreatitis）是常见的急腹症之一，多见于青壮年，女性高于男性（约2∶1）。主要病因为胰管阻塞、胰管内压力骤然增高和胰腺血液淋巴循环障碍等引起胰腺消化酶对其自身消化的一种急性炎症。按病理分类可分为水肿性和出血坏死性。前者称轻型胰腺炎，病情轻，预后好；而后者称急性重症胰腺炎，病情险恶，约占2.4%～12%，死亡率高，达30%～50%。不仅表现为胰腺局部炎症，而且常常累及到全身的多个器官。

一、病　　因

急性胰腺炎有多种致病危险因素，国内以胆道为主，占50%以上，称胆源性胰腺炎。西方主要与过量饮酒有关，约占60%。

（一）共同通道梗阻

约70%的人胆胰管共同开口于Vater壶腹，由于多种原因，包括壶腹部结石、蛔虫或肿瘤压迫而阻塞，或胆道近段结石下移，造成Oddi括约肌炎性狭窄，或胆系结石及其炎症引起括约肌痉挛水肿，或十二指肠乳头炎、开口纤维化，或乳头旁十二指肠憩室等，均使胆汁不能通畅流入十二指肠内，而反流至胰管内，胰管内压升高，致胰腺腺泡破裂，胆汁胰液及被激活的胰酶渗入胰实质中，具有高度活性的胰蛋白酶进行“自我消化”，发生胰腺炎。据统计约30%～80%为胆囊炎、胆石症所引起。

（二）暴饮暴食和酗酒

对胰腺有直接毒性作用及其局部刺激，造成急性十二指肠炎、乳头水肿、Oddi括约肌痉挛，致胆汁排出受阻，加之暴食引起胰液大量分泌，胰管内压骤增，诱发本病。有人统计急性胰腺炎约20%～60%发生于暴食酒后。

（三）血管因素

实验证实向胰腺动脉注入8～12μm颗粒物质堵塞胰腺终末动脉，可导致急性重症胰腺炎。可见胰腺血运障碍时，可发生本病。当被激活的胰蛋白酶逆流入胰间质中，即可使小动脉高度痉挛、小静脉和淋巴管栓塞，从而导致胰腺坏死。另外，低血压、心肺旁路、动脉栓塞、血管炎以及血液黏稠度增高等也可造成胰腺微循环障碍而发生胰腺炎。

（四）感染因素

腹腔、盆腔脏器的炎症感染，可经血流、淋巴或局部浸润等扩散引起胰腺炎。伤寒、猩红热，尤其腮腺炎病毒对胰腺有特殊亲和力等，也易引起胰腺急性发病。

（五）创伤因素

上腹部创伤、手术，特别是经 Vater 壶腹操作如 ERCP 和 EST 等。

（六）其他因素

如高血钙、甲旁亢、某些药物如皮质激素、双氢克尿噻、雌激素等，及遗传因素、精神因素等均可诱发本病。

总之，经 100 多年研究一致认为，胆道梗阻，有 / 无十二指肠液、胆汁反流、加之血运障碍，胰酶被激活，胰腺防御机制受到破坏，均可引起本病。

二、病　　理

基本病理改变是胰腺呈不同程度的水肿、充血、出血和坏死。

一般轻型胰腺炎主要变化为：胰腺局限或弥漫性水肿、肿大变硬、表面充血、包膜张力增高，其下可有积液。镜下可见腺泡、间质水肿，炎性细胞浸润，少量散在出血坏死灶，血管变化常不明显，渗液清亮。腹腔内的脂肪组织，特别是大网膜可见散在粟粒状或斑块状的黄白色皂化斑（系胰脂肪酶分解脂肪为脂肪酸和甘油，脂肪酸与血中钙结合成此斑，所以血钙下降）。腹水为淡黄色。

重型者以胰腺实质出血坏死为特征。变化为胰腺高度充血水肿，呈深红、紫黑色，分叶结构模糊，坏死灶呈灰黑色，严重者整个胰腺变黑。镜下见胰组织结构破坏，有大片出血坏死灶、大量炎细胞浸润。继发感染可见脓肿，胰周脂肪组织出现坏死，腹腔内或腹膜后有咖啡色或暗红色血性液体或血性混浊液体，液中含有大量胰酶，吸收入血后各种酶含量增高，具有诊断意义。两型仅代表不同的病理阶段。轻型较平稳、死亡率低，重型者发病凶险、并发症多（休克、腹膜炎、败血症等）、死亡率高，甚至可在发病数小时死亡（急性暴发性胰腺炎）。本病可累及全身各系统、器官，尤其以肺、心血管、肾更为明显。

（一）血容量改变

胰酶进入血流，激活纤维蛋白溶酶原系统，使激肽释放，血管扩张；同时胰酶使肥大细胞释放组织胺，血管通透性加大。致使大量血浆外渗、血容量减少，甚至可丧失 40% 的血循环量，出现休克。

（二）心血管改变

胰蛋白酶进入血流，促使小动脉收缩，并因产生心肌抑制因子，直接损害心肌，抑制心肌利用氧，造成心肌梗死。胰酶还激活凝血因子Ⅷ、Ⅵ，使血小板凝集呈高血凝状态，还可损害血管内膜，造成 DIC、门静脉血栓形成。

（三）肺部改变

并发 ARDS 是本病致死的主要原因之一。急性胰腺炎时释放卵磷脂酶，可分解肺泡表面活性物质，使气体交换明显下降。上述血管活性物质的释放及氧自由基对肺毛细血管内皮的毒性作用使肺微循环障碍，致肺间质水肿、出血、肺泡塌陷融合，加之腹胀、膈肌升高、胸腔积液等均加重肺部改变，终致 ARDS。

（四）肾脏改变

除因血容量不足造成肾缺血外，胰酶产生的蛋白分解产物，成为肾脏的毒性物质，加重了肾脏的机能障碍。由于急性胰腺炎时严重感染，及血液高凝状态，可使肾小管受损，导致肾衰竭，以病后 3～4 日多见。

三、临床表现

（一）症状

1．腹痛　是主要的症状（约 95% 的病人）。多为突发性上腹或左上腹持续性剧痛或刀割样疼痛，上腹腰部呈束带感，常在饱餐或饮酒后发生，伴有阵发加剧，可因进食而增强，可波及脐周或全腹。常向左肩或两侧腰背部放射。腹痛范围多在胸 6～腰 1，有时单用吗啡无效，若合并胆管结石或胆道蛔虫，则有右上腹痛或胆绞痛。

2．恶心呕吐　2/3 的病人有此症状，发作频繁，早期为反射性，内容为食物、胆汁，偶可呈咖啡色。晚期是由于麻痹性肠梗阻引起，呕吐物为粪样。呕吐后腹痛不缓解。如呕吐蛔虫者，多为并发胆道蛔虫病的胰腺炎。

3．腹胀　与腹痛同时存在。是腹腔神经丛受刺激产生肠麻痹的结果，早期为反射性，继发感染后则由腹膜后的炎症刺激所致。在重型者中由于腹腔内渗出液的刺激和腹膜后出血引起，麻痹性肠梗阻致肠道积气积液引起腹胀。

4．腹膜炎体征　全腹压痛，肌紧张和反跳痛。移动性浊音阳性，肠鸣音减弱或消失。

5．黄疸　约 20% 的患者于病后 1～2 天出现不同程度的黄疸。其原因可能为胆管结石并存引起胆管阻塞，或肿大的胰头压迫胆总管下段或肝功受损出现黄疸，黄疸越重，提示病情越重，预后不良。

6．发热　多为中度热 38～39℃之间，一般 3～5 天后逐渐下降。但重型者则可持续多日不降，提示胰腺感染或脓肿形成并出现中毒症状，严重者可体温不升。合并胆管炎时可有寒战、高热。

7．手足抽搐　为血钙降低所致。系进入腹腔的脂肪酶作用，使大网膜、腹膜上的脂肪组织被消化，分解为甘油和脂肪酸，后者与钙结合为不溶性的脂肪酸钙，因而血清钙下降，如血清钙＜1.98mmol/L（8mg%），则提示病情严重，预后差。

8．休克　多见于急性重症胰腺炎，由于腹腔、腹膜后大量渗液出血，肠麻痹肠腔内积液，呕吐致体液丧失引起低血容量性休克。另外吸收大量蛋白质分解产物，导致中毒性休克。主要表现为烦躁、冷汗、口渴，四肢厥冷，脉细，呼吸浅快，血压下降，尿少。严重者出现发绀、呼吸困难，谵妄、昏迷、脉快、血压测不到，无尿、BUN＞100mg%、肾衰竭等。

9．并发症　全身炎症反应综合征（SIRS），易诱发多脏器功能衰竭和胰腺坏死。

SIRS 定义为以下标准至少两项以上：①脉搏＞90bpm；②呼吸频率＞20 次 / 分，或者 PCO_2＜32mmHg；③体温＜36℃或＞38℃；④白细胞计数＜4×10^9/L 或＞12×10^9/L。

（二）体征

1．腹部压痛及腹肌紧张　其范围在上腹或左上腹部，由于胰腺位于腹膜后，故一般较轻，轻型者仅有压痛，不一定肌紧张，部分病例左肋脊角处有深压痛。当重型者腹内渗出液多时，则压痛、反跳痛及肌紧张明显，范围亦较广泛，但不及溃疡穿孔那样呈“板状腹”。

2．腹胀　重型者因腹膜后出血刺激内脏神经引起麻痹性肠梗阻，使腹胀明显，肠鸣音消失，呈现“安静腹”，渗出液多时可有移动性浊音，腹腔穿刺可抽出血性液体，其淀粉酶含量甚高，对诊断很有意义。

3．腹部包块　部分重型者，由于炎症包裹粘连，渗出物积聚在小网膜囊，或脓肿形成，或发生假性胰腺囊肿，在上腹可扪及界限不清的压痛性包块。

4．皮肤瘀斑　部分病人脐周皮肤出现蓝紫色瘀斑（Cullen 征）或两侧腰出现棕黄色瘀斑（Grey Turner 征），此类瘀斑在日光下方能见到，故易被忽视。其发生乃胰酶穿过腹膜、肌层进入皮下引起脂肪坏死所致，是一晚期表现。

（三）实验室检查

1. 白细胞计数　一般为 10×10^9/L～20×10^9/L，如感染严重则计数偏高，并出现明显核左移。部分病人尿糖增高，严重者尿中有蛋白、红细胞及管型。

2. 血、尿淀粉酶　血、尿淀粉酶测定具有重要的诊断意义。急性胰腺炎病人胰淀粉酶溢出胰腺外，迅速吸收入血，由尿排出，故血尿淀粉酶大为增加，是诊断本病的重要的化验检查。血清淀粉酶在发病后 1～2 小时即开始增高，8～12 小时标本最有价值，至 24 小时达最高峰，并持续 24～72 小时，2～5 日逐渐降至正常，而尿淀粉酶在发病后 12～24 小时开始增高，48 小时达高峰，维持 5～7 天，下降缓慢。血淀粉酶值超过 500U/dl（正常值 40～180U/dl，Somogyi 法），尿淀粉酶也升高 4 倍以上（正常值 80～300U/dl，Somogyi 法）有诊断价值。

淀粉酶值在严重坏死型者，因腺泡严重破坏，淀粉酶生成很少，故其值并无增高表现。如淀粉酶值降后复升，提示病情有反复，如持续增高可能有并发症发生。有时腹膜炎、胆道疾病、溃疡穿孔、绞窄性肠梗阻、胃大部切除术后输入袢梗阻等，淀粉酶值可有不同程度增高，因此，当测定值大于正常 4 倍以上，对急性胰腺炎的诊断才有意义。

3. 血清脂肪酶测定　正常值 0.2～1.5mg%，其值增高的原因同淀粉酶，发病后 24 小时开始升高，可持续 5～10 天超过 1Cherry-Crandall 单位或 Comfort 法 1.5 单位有诊断价值。因其下降迟，对较晚就诊者测定其值有助诊断。

4. 血清钙测定　正常值不低于 2.12mmol/L（8.5mg/dl）。在发病后两天血钙开始下降，以第 4～5 天后为显著，重型者可降至 1.75mmol/L（7mg/dl）以下，提示病情严重，预后不良。

5. 血清正铁蛋白（methemalbumin、MHA）测定　MHA 来自血性胰液内红细胞破坏释放的血红素，在脂肪酶和弹性蛋白酶作用下，转化为正铁血红素，被吸收入血液中与白蛋白结合，形成正铁血红蛋白。重症患者常于起病后 12 小时出现 MHA，在重型急性胰腺炎患者中为阳性，水肿型为阴性。

（四）影像学诊断

1. B 超　首选的方法。显示胰腺肿大轮廓，胰周积聚。胰周水肿时显示低回声，出现粗大强回声提示有出血、坏死的可能。还可检查胆道有无结石、蛔虫、扩张。但易受上腹气体干扰。

2. X 线检查　腹部可见局限或广泛性肠麻痹（无张力性小肠扩张充气、左侧横结肠扩大积气）。小网膜囊内积液积气。胰腺周围有钙化影。胸片可见膈肌抬高，胸腔积液，偶见盘状肺不张，出现 ARDS 时肺野呈“毛玻璃状”。

3. 增强 CT　不仅能诊断急性胰腺炎，而且提供鉴别诊断价值。在胰腺弥漫肿大的背景上出现质地不均、液化和蜂窝状低密度区，可诊断胰腺有坏死。还可在网膜囊、胰周、肾旁前后间隙、结肠后甚至髂窝等处发现积液等。

CT 用于胰腺炎的检查被认为是胰腺炎严重程度评价的一场革命，增强 CT 被认为是诊断胰腺坏死的金标准（表 2-13-1、表 2-13-2）。

4. MR　可提供和 CT 相似的信息。

表 2-13-1 急性胰腺炎分级

等级	形态	评分
A级	胰腺正常	0
B级	胰腺局限性或弥漫性肿大	1
C级	除B级病变外，合并胰周的炎性改变	2
D级	除胰周病变外，胰腺有单发性积液区	3
E级	胰腺或胰周有2个或多个积气液区	4

表 2-13-2 胰腺坏死程度评分

坏死范围	评分
无坏死	0
坏死范围≤30%	2
30%<坏死范围≤50%	4
坏死范围>50%	6

Balthazar CT 分级评分系统：

CT 严重度指数（CTSI）= 急性胰腺炎分级 + 胰腺坏死程度。根据 CTSI 积分，将严重度分为三级：Ⅰ级，0～3 分；Ⅱ级，4～6 分；Ⅲ级，7～10 分。Ⅱ级以上或积液大于 3cm，坏死区超过胰腺面积 30% 以上，为重症急性胰腺炎

四、诊断与鉴别诊断

（一）诊断

1. 当本病具有上述典型病史、症状与体征时，结合血尿淀粉酶测定及影像（X 线、B 超及 CT）检查，诊断多无困难。因此，凡遇到急腹症时，即应想到本病的可能，对其临床征象及各种实验室检查结果作动态观察，以便补充、完善诊断。必要时腹腔穿刺抽出液进行淀粉酶测定对诊断有较大帮助。

2. 诊断标准 Ranson 预后指标：1974 年，Ranson 收集了急性胰腺炎的患者临床与实验室资料，分 11 项作为判断预后的标准。具有三项以上为重症，指标越多，预后越差。该指标是目前国际较为通用的指标之一，具有特异性。

APACHEⅡ（acute physiology and chronic health evaluation Ⅱ）：心率、呼吸、肛温、平均动脉压、A-aDO_2 或 PaO_2、动脉血 pH、HCT、血清 K^+、Na^+、HCO_3^-、Cr、白细胞计数和 Glascow 评分。每日评分选择 24～48 小时内最异常的 1 次评为 A 项；年龄为 B 项；既往有生命器官或系统功能不全和免疫抑制状态为 C 项。采用连续评分，凡手术者术前 24 小时、手术当日、术后 24 小时、术后第 3 天、术后第 7 天为重要评分时间，凡评分≥8 分和（或）出现生命器官功能不全诊断为重症胰腺炎，APACHE≥15 分 SAP 患者 50% 死亡，APACHE<15 分 SAP 患者 14% 死亡。

（二）鉴别诊断

在诊断中应与急性胆囊炎、胆石症、溃疡病穿孔、急性肠梗阻及冠心病等相鉴别，依据诸病各自的特点与本病比较即可加以区别。

五、局部并发症

（一）胰腺及胰周组织坏死

指胰腺实质的弥漫性或局灶性坏死，伴胰周（包括腹膜后间隙）脂肪坏死。根据有无感

染分为感染性和无菌性胰腺坏死。

（二）胰腺及胰周脓肿

胰腺及胰周的包裹性积脓，由胰腺组织和（或）胰周组织坏死液化继发感染所致。

（三）急性胰腺假性囊肿

（四）胃肠道瘘

常见结肠、十二指肠，有时也发生在胃和空肠。

六、治　　疗

本病的治疗应根据病变的轻重加以选择，采用个体化治疗方案。原则上轻型可用非手术疗法，以内科处理为主，对重型的胆源性胰腺炎及其继发病变，如胰腺脓肿、假性胰腺囊肿等需积极支持和手术处理，以挽救生命。

（一）非手术治疗

重症胰腺炎约2/3可经非手术方法治愈，而且较手术治疗明显缩短住院时间。

1. 控制饮食和胃肠减压　轻型者可进少量清淡流质饮食，忌食脂肪、刺激性食物，重症者需严格禁饮食，以减少或抑制胰液分泌。病情重笃或腹胀明显者，应行胃肠减压，可抽出胃液，减少胃酸刺激十二指肠产生促胰液素、胆囊收缩素等，使胰液分泌减少，并可防治麻痹性肠梗阻。禁食期间应予输液、补充热量、营养支持、维持水电解质平衡，纠正低血钙、低镁、酸中毒和高血糖等。必要时可给予全胃肠外营养（TPN）以维持水电解质和热卡供应。优点是可减少胰液分泌，使消化道休息，代偿机体分解代谢高脂肪、氨基酸及高维生素，可改善负氮平衡。深静脉完全肠道外营养（TPN）是保证营养支持的最佳途径。因长期的TPN可导致小肠黏膜屏障损伤，甚至可诱发多器官功能不全综合征（MODS），故病情平稳后应尽可能改肠内营养。

2. 抗生素应用　有学者报道SAP多菌种混合感染占81.3%，主张联合应用抗生素。但近来亦有文献对预防应用抗生素提出质疑，认为SAP的早期胰腺坏死不一定都会产生感染，早期预防性应用抗生素不仅会增加细菌耐药性及条件致病菌的感染，甚至会掩盖病情的发展。因此在使用抗生素时最好有细菌感染的监测结果，同时根据药敏及抗生素在胰腺及其周围组织的药物浓度用药。一般常用头孢类可以通过血胰屏障的药物，为控制厌氧菌感染，可同时使用甲硝唑。

3. 胰酶抑制剂应用

（1）抑肽酶（Trasylol）：具有抗胰血管舒缓素的作用。首量20万U，以后20万U，静脉。或20万U、2次/日、静滴，连用5日。

（2）生长抑素：抑制蛋白酶的分泌，3U/12h微量泵泵入，每日2次，连用5日。

4. 抗胆碱药物　阿托品、654-2、东莨菪碱、普鲁本辛，以抑制胰液分泌，宜早期反复应用。同时应给予制酸剂西咪替丁200mg、4次/日或质子泵拮抗剂，40mg，1～2次/日，预防效果要优于H_2受体拮抗剂（雷尼替丁、西咪替丁）。氢氧化铝胶、碳酸氢钠口服以中和胃酸、抑制胰液分泌。胰高糖素对抑制胰外分泌有一定作用，亦可选用。

5. 解痉止痛

（1）哌替啶、阿托品肌注。在腹痛剧烈时予以应用。禁用吗啡止痛，因其导致Oddi括约肌痉挛，合用阿托品可对抗其所引起的痉挛，效果好。

（2）针刺治疗：体针取阳陵泉、足三里、内关、下巨虚、中脘等。耳针取胰区、胆区。

（3）剧痛不缓解者，可用罂粟碱30mg缓慢静滴。

6. 激素应用　一般因其可引起急性胰腺炎不主张用。但重型胰腺炎伴休克；中毒症状明显、疑有败血症，或病情突然恶化；严重呼吸困难，尤出现ARDS时；或有肾上腺皮质功能不全者，应予氢化考的松500～1000mg、或地塞米松10～20mg，静点、连用三日，逐减量至停用。可减轻炎症反应、降低毛细血管的通透性及水肿。

7. 抗休克　重型者常早期即出现休克，主要由于大量体液外渗，可使循环量丧失40%，出现低血容量休克，是早期死亡原因，故依据中心静脉压、血压、尿量、血细胞比容和电解质的监测，补给平衡盐液、血浆、新鲜全血、人体白蛋白、右旋糖酐等血浆增量剂及电解质溶液，以恢复有效循环量和电解质平衡，同时应维持酸碱平衡。在上述情况改善后，在排除心功能不全引起的低血压后，可应用升压的血管活性药物，多巴胺为首选。此外，还应给予广谱抗生素及激素以调动机体应激能力提高效果。同时应保护肾功能，应用利尿剂，必要时行腹膜透析。呼吸衰竭时，应进行动脉血气分析，予以高流量吸氧，必要时应行气管切开和正压呼吸。若有心功能不全应及时给予强心剂。抢救时应与有关内科医师协作方能获得成功。

8. 促进肠蠕动恢复　积极运用足三里针刺以及促进胃肠蠕动的中药制剂，对减少肠内细菌移位、毒素的吸收十分重要。

9. ERCP　胆道减压。

10. 腹腔灌洗　可将富含胰酶和多种有害物质的腹腔渗出液移出体外，减少局部和全身损害。方法：经脐下作小切口向上腹部和盆腔分别置入进水管和出水管，用平衡液或肾透析液灌洗。注意勿伤及肠管，且注入量大时加重呼吸困难。注意记录出入量。

11. 中药治疗

（1）大承气汤灌肠。

（2）清胰汤。

（二）手术治疗

1. 适应证

（1）腹腔室隔综合征（ACS）。

（2）胆源性胰腺炎并发胆道梗阻。

（3）B超、CT发现胰腺坏死，脓肿形成。

（4）有压迫症状的假性囊肿，胰腺脓肿穿破形成弥漫性腹膜炎。

（5）暴发性胰腺炎：暴发性胰腺炎是指发病后72小时内就出现多器官功能衰竭的重症胰腺炎。它常出现胰腺的广泛坏死，预后差，病死率>50%。一些学者认为重症急性胰腺炎不宜早期手术，但是对腹腔室隔综合征和暴发性胰腺炎应及时手术。

（6）腹外伤，进行性腹痛，淀粉酶升高，疑有胰腺损伤者，应立即手术探查。

（7）多次反复发作，证实十二指肠乳头狭窄或胰管狭窄及结石者。

（8）在非手术治疗过程中一旦出现严重并发症时，要及时手术以免丧失手术时机。

2. 手术方法

（1）胰包膜切开及引流：适用于胰腺肿胀明显者，可减轻胰腺的张力，有助于改善胰腺血运和减轻腹痛。切开后在小网膜囊放置通畅而充分的腹腔引流或双腔管引流，以减少腹内继发性损害，渗出及坏死，防止感染。

（2）病灶清除术：将胰腺坏死组织清除，可防止严重感染及坏死病灶的发展，但勿伤及胰管，注意局部止血。以发病7～10天进行为宜。

（3）胰腺切除：包括部分或全胰切除。一般只切除坏死部分，以免胰腺坏死继续发展和感染，减少并发症的发生。在胰腺坏死75%时或十二指肠受到严重破坏这种特定的情况下，可作全胰切除（GDP），有成功的报告，但死亡率高，操作亦有一定困难，且生存中终生需外源胰岛素维持。

（宋爱琳　张有成）

【参考文献】

[1] 重症急性胰腺炎临床诊断及分级标准. 第四届全国全军胰腺外科学术会议论文汇编，1992：1.

[2] 汤耀卿，张圣道，李宏为，等. 重症急性胰腺炎感染的特点和防治. 普外临床，1994，9（5）：293 - 294.

[3] SlavinJ，Neoptolemos，JP.Antibiotic prophylaxis in severe acute pancreatitis- what are the facts?. Langenbecks Arch Surg，2001Mar；386（2）：155-159.

第三篇 泌尿外科

第一章 泌尿、男性生殖系统疾病的特点及检查诊断要点

泌尿外科学（urology）是外科学的一门分支学科，是研究和防治男性泌尿生殖道和女性泌尿道以及肾上腺疾病的学科。全面了解和掌握病史、体查，正确运用各种检查手段，对尽快确立诊断，采取治疗措施十分重要。

第一节 泌尿、男性生殖系统疾病主要症状及其临床意义

一、尿液异常的症状

（一）血尿

血尿是指尿液中混有红细胞。病人排出的新鲜尿液呈血红色或洗肉水样，甚至有血块，为肉眼血尿，1000ml尿中含1ml血液即呈肉眼血尿。仅在显微镜下发现较多的红细胞，为镜下血尿。一般认为在正常生活和活动的情况下，如果新鲜尿标本不经离心沉淀，每高倍视野内红细胞超过3个，即为血尿。

确定血尿后必须全面检查，明确出血部位和原因。在连续排尿过程中，分别取开始、中间、终末三部分尿液作尿三杯试验，可帮助估计出血的部位。

1. 初始血尿即排尿开始时尿内有血，以后逐渐变清，病变多在尿道或膀胱颈部。
2. 终末血尿是指排尿要结束时出现血尿，病变多在膀胱三角区、颈部或后尿道。
3. 全程血尿最常见，即由排尿开始到结束均为血尿，提示出血来自膀胱和上尿路。

血尿发生的部位不同，亦有不同的特点：

1. 肾、输尿管 常伴肾绞痛，一般无排尿症状；呈全程血尿、暗红色、可有细条状血块，尿镜检常有管型。
2. 膀胱 常伴排尿症状；鲜红色全程或终末血尿；常伴大血块；镜检无管型。
3. 前列腺、尿道 终末或初血尿，鲜红色，多有排尿症状。

血尿的原因可根据血尿伴随的症状及患者年龄、性别等进一步综合分析。对不能确定者应随访、观察，必要时可进行膀胱镜、排泄性或逆行性尿路造影、肾动脉造影、超声检查、放射核素检查、肾活组织检查等特殊检查，可能找出出血的原因及出血部位。

（二）脓尿

指尿中含有脓液，镜检可查见大量脓细胞。表明泌尿系存在感染，一般分为非特异性感染和特异性感染两种。非特异性感染细菌以大肠埃希菌最常见，特异性感染主要指结核杆菌和淋球菌。脓尿可来源于肾脏、膀胱、前列腺或尿道。

（三）乳糜尿

乳糜液或淋巴液溢于尿中，使尿液呈乳白色、米汤样或干酪样，称为乳糜尿，常为丝虫病所引起。如乳糜尿混有血液，则称为乳糜血尿。乳糜尿的发生，淋巴管阻塞或受压可为致病原因，但主要是淋巴管及其瓣膜破坏，腹膜后淋巴管与泌尿系形成病理性交通，乳糜进入尿路而形成乳糜尿。乳糜试验可以定性。

（四）磷酸盐尿

指尿中含有较多的磷酸盐，尿液混浊如石灰水样，镜检可见到磷酸盐结晶，可由于尿液碱化或泌尿系存在能分解尿素的细菌感染所致。磷酸盐尿在加热或加酸后尿液可转为清亮，此点可与乳糜尿和脓尿区别。

（五）气尿

排尿时有气体随尿液排出体外称为气尿。气尿的发生多由于肠道与膀胱之间有瘘道相通，致使尿路外气体进入尿路；或尿路有产气细菌感染所致。膀胱镜检查、肾造瘘、膀胱造瘘时气体亦可进入尿路，形成气尿。

二、排尿异常

（一）膀胱刺激症状

指尿频、尿急和尿痛。排尿次数增多而每次尿量减少，谓之尿频。有尿意即迫不及待地要排尿而不能自制谓之尿急。排尿时感到疼痛谓之尿痛。正常人白天排尿4～5次，夜尿0～2次。日间尿次随饮水、气候、出汗等而异，但夜尿次数较为恒定，故夜尿次数增多临床意义较大。

膀胱刺激症状的最常见原因为非特异性膀胱炎。此外，泌尿系结核、膀胱结石、肿瘤和异物、前列腺增生症、下尿路梗阻、前列腺炎、精囊炎等均可发生膀胱刺激症状。

（二）排尿困难

多由于膀胱以下的尿路梗阻所致。表现为起尿慢、排尿费力、尿线变细、射力减弱、尿流中断、滴沥等。可见于前列腺增生症、包茎、尿道狭窄、膀胱或尿道的结石、肿瘤、膀胱颈挛缩等，神经性膀胱也可致排尿困难。

（三）尿潴留

指尿液潴留于膀胱内不能排出。凡能引起排尿困难的病因，进一步发展，即可产生尿潴留。其表现有急性和慢性两类：急性尿潴留为突然发生，膀胱胀痛，尿液不能排出。常见于尿道损伤、脊髓损伤、急性前列腺炎或脓肿、急性尿道炎、尿道周围炎及腹部、盆腔、会阴部手术损伤膀胱神经而导致的尿潴留。腰椎麻醉可引起手术后暂时性尿潴留。某些药物如阿托品、普鲁苯辛、冬眠药等亦可引起尿潴留。慢性尿潴留起病缓慢，膀胱无胀痛，经常有少量持续排尿，或呈假性尿失禁，见于前列腺增生症、尿道狭窄、神经源性膀胱、膀胱膨出及其他尿道梗阻性疾病。

（四）尿量异常

正常成人每日尿量约1000ml。24小时尿量低于400ml为少尿，100ml以下为无尿。确定少尿或无尿前，应首先排除尿潴留。发生少尿或无尿的病因，一般分为肾前性、肾性及肾后性。肾前性主要由于严重脱水、心力衰竭、休克、低血压等造成血容量减少，肾缺血。肾性是肾脏实质损害所致，如慢性肾炎、多囊肾等。肾后性多由各种尿路梗阻所致。多见于泌尿系结石、肿瘤、前列腺增生等。由于尿路梗阻引起肾盂及肾小管内压升高，致使肾小球有效滤过压降低，终因肾小球滤过率下降而发生少尿。多尿指 24 小时尿量经常超过 2500ml。正常人饮水过多或食用含水分较多的食物时，可出现暂时生理性多尿现象。病理情况下最常见于糖尿病、尿崩症、急性肾衰竭多尿期等。

（五）尿失禁

指患者在无意识的情况下尿液自尿道流出。许多疾病，各种年龄及性别均可发生。尿失禁发生的主要机制是贮尿期时，膀胱压力超过了尿道阻力时，尿液就会失去控制。尿失禁可分为下列类型：

1. 真性尿失禁　指尿道括约肌损伤，或因有关排尿的神经功能障碍，完全失去了控制尿液的功能。常见于根治性前列腺切除术损伤尿道括约肌、中枢神经疾患所致的神经源性膀胱以及膀胱严重炎症，如急性膀胱炎、结核性膀胱炎、间质性膀胱炎等亦可引起。

2. 压力性尿失禁　为成年女性的常见病。由于尿道阻力降低，平时无尿失禁，当腹压增高时，如咳嗽、喷嚏、大笑、站立、奔跑等情况下，尿液不随意流出。其发生与下列因素有关，如糖尿病、营养不良、女性激素缺乏、产后会阴部肌肉松弛、子宫脱垂、阴道前壁膨出、尿道长度不足、膀胱尿道后角消失等。

3. 急迫性尿失禁　指排尿急迫，难以忍耐而发生的尿失禁。根据发生的原因可分为感觉急迫性尿失禁和运动急迫性尿失禁两类，前者是由膀胱内病变引起，如结核性膀胱炎，间质性膀胱炎，膀胱肿瘤、结石、异物，急性膀胱炎等；后者大部分病因不明，部分可因尿道梗阻、神经系统疾病引起，主要机制是脊髓上中枢的抑制功能减退，膀胱产生了异常收缩所致。

4. 充盈性尿失禁　又称假性尿失禁或充溢性尿失禁。由于尿液潴留，膀胱内尿液过度充盈不能自行排出，膀胱内压力超过了尿道阻力，尿液不随意流出。见于前列腺增生、尿道狭窄、神经障碍源性膀胱等。

（六）漏尿

是指尿液不经尿道外口，而是绕过尿道括约肌由瘘口流出，常常被患者误认为尿失禁。其发生的原因有外伤、产伤、手术、感染、局部放疗、肿瘤等，发生的部位常见膀胱阴道瘘、尿道阴道瘘、尿道直肠瘘以及少见的输尿管阴道瘘等。

（七）遗尿

是指入睡后不自主排尿而湿床。2～3 岁以前为生理性。3 岁以后除功能性外，可由于神经源性膀胱、感染、后尿道瓣膜、远端尿道狭窄等病理性原因引起。

三、尿道分泌物

尿道分泌物是尿道和生殖系疾病的常见症状，尿道分泌物性状可为黏液性、血性和脓性。黏液性为乳白色、黏稠分泌物，多见于非特异性尿道炎，真菌性尿道炎，衣原体、支原体、滴虫或病毒所致特异性尿道炎，前列腺炎，尿道球腺炎等。脓性为灰黄色、黏稠分泌物，镜检有大量脓细胞存在，或尿道口有脓痂附着。尿道脓性分泌物是由于尿道化脓性感染所致。多见于前列腺炎、结核性尿道炎、淋病性尿道炎，以及尿道结石、异物、肿瘤、损伤、狭窄、憩室、瓣膜等继发感染或尿道内留置导尿管、应用器械、使用化学药品等。血性分泌物为尿道出血或血精。尿道损伤、尿道及精阜肿瘤可引起尿道出血，血精可见于精囊炎、精囊结核、精囊结石、精囊肿瘤。

四、疼　　痛

疼痛是泌尿及男性生殖系疾患的常见症状。需问明疼痛的部位、性质、程度、疼痛是否有放射、放射至何部位以及其他伴随症状等。

（一）肾、输尿管疼痛

肾脏疾患可以引起腰痛或上腹痛，可呈隐性的钝痛或胀痛，如肿瘤、肾积水、肾结石等，有时亦可表现为尖锐剧痛或绞痛，如肾脏或肾周的急性化脓性感染、肾肿瘤晚期，肿瘤组织侵袭肾门附近的神经根以及游走性肾蒂急性扭转等。绞痛常见于肾盂和输尿管梗阻所致的痉挛。结石或血块沿输尿管向下移动时可引起剧烈绞痛，并可向下腹、会阴、大腿内侧放射，临床上称为肾绞痛。还有一种肾区疼痛为反射性疼，肾脏本身并无疾患，而是由他处反射而来如前列腺疾患、外阴疾患、女性盆腔器官疾患等。此外，一侧肾脏疾患亦可通过肾性反射引起对侧肾区疼痛。

（二）膀胱疼痛

位于耻骨上部，多为隐痛或胀痛，可由于炎症、结石、梗阻、膀胱过度膨胀而引起。膀胱炎症波及黏膜下层或肌层时也可引起严重疼痛，如间质性膀胱炎、严重的结核性膀胱炎。此外，膀胱肿瘤晚期或尿道内口附近的肿瘤，除严重的疼痛不适外，常伴有尿频、尿急及排尿困难，有时疼痛可放射至阴茎头部。

（三）尿道、前列腺、精囊疼痛

常由于炎症、结石、尿道狭窄，前列腺炎及精囊炎等所致，尿道疼痛的定位比较明确，前列腺和精囊的疼痛部位常不甚明确，并可有放射性疼。

（四）睾丸、阴囊疼痛

可因炎症、外伤、肿瘤、扭转及精索静脉曲张等所致。急性附睾炎、睾丸炎、急性睾丸扭转、外伤等疼痛较剧，精索静脉曲张可有坠胀疼，睾丸肿瘤早期常无疼痛症状。

五、肿　　块

肿块是泌尿及男性生殖系疾病一个重要的症状和体征，病因常为肿瘤、结核、炎症、囊肿、积液等。

（一）肾脏肿块

肾脏肿块常见于各种原因所致的肾脏体积增大如肾积水、肿瘤、结核、畸形如多囊肾和马蹄肾以及肾脏的位置过低如肾下垂、异位肾等。肾脏肿块可在触诊检查时被发现。

（二）膀胱肿块

尿潴留时可在下腹部耻骨上区触及膨大的膀胱，导尿之后肿块消失。较大的膀胱肿瘤或巨大膀胱结石可在双合诊时被触及。

（三）阴囊内肿块及阴茎肿块

阴囊肿大、皮肤变薄、囊性感、透光试验阳性者常为睾丸或精索鞘膜积液。精索蚓状肿物平卧消失系精索静脉曲张。睾丸增大、沉重感、感觉减退或消失多为肿瘤。附睾肿大、压痛、精索增粗，多为急性附睾炎。附睾肿大、硬、不平或结节状，多为附睾结核。附睾头部小球状囊性肿物，透光试验阳性，多为附睾囊肿。阴茎头部或包皮之菜花状肿物，有恶臭，多考虑肿瘤。乳头状肿物、多发，常为尖锐湿疣。成人阴茎海绵体不规则硬性肿块多为阴茎海绵体硬结症。

六、性功能障碍

（一）阳痿

指有性欲而阴茎不能勃起或勃起不力。多数并无器质性疾患，系精神作用或大脑加强对勃起抑制所致。部分患者系因器质性疾患如内分泌原因、动脉梗阻、静脉闭锁不全及神经原因所引起。

（二）早泄

指射精过早，严格说是指性交前就已排出精液。系由于大脑的病理性兴奋或脊髓中枢兴奋增强所致。

（三）遗精

指在无性交活动时发生的射精。

性功能为一极复杂的生理过程，与人体的精神状况、心理状态、大脑皮质功能、内分泌功能及性器官等诸多因素均有关联。过去认为性功能障碍主要是功能性障碍，很少由生殖系器质性病变所引起。但近年来的研究表明除功能障碍之外，生殖器官本身的器质性疾患也占有相当的比例。

第二节　泌尿、男性生殖系统常用检查方法

一、体格检查

应在全身系统检查的基础上，对泌尿及男性生殖器官进行系统而细致的检查，是诊治患者的重要组成部分之一。虽然已有不少实验室和影像学诊断方法，但体格检查依然是医生取得最直接的第一手资料的重要步骤，应完整、仔细、认真完成。

（一）肾脏

1. 首先应观察两侧肾区是否对称，有无隆起，脊柱是否侧弯等。

2. 肾脏触诊，可取仰卧位，屈髋屈膝，使腹肌松弛。采用双手合诊，左手置于腰背脊肋角区，右手置于腹部肋缘下，嘱患者深呼吸，亦可采用侧卧位、坐位或立位。正常情况下，肾脏常不能触及，偶可触及右肾下极。当肾脏肿大、下垂或异位时，则可被触及。应注意部位、大小、质地、活动度及表面情况等。

3. 肾区叩诊，可了解有无叩击痛，以左手掌贴于脊肋角区，右拳叩击左手背，如叩痛明显，常有临床意义。

4. 听诊不常用，肾动脉狭窄者可在腹部或下背部听到血管杂音。

（二）输尿管

由于位置深，于体表不能触及，很少有阳性发现。如果患者消瘦，输尿管有较大结石或肿物，则偶可触及。输尿管在跨过骨盆缘处，距腹壁最近，被称为输尿管点，其体表的投影相当于脐与髂前上棘连线中内三分之一交点下内 1.5cm 处。输尿管点压痛，提示输尿管病变。输尿管下端病变可通过肛诊或阴道指诊进行检诊。

（三）膀胱

膀胱充盈时可于耻骨上触及，疑为耻骨上肿物时，应在导尿后再行检查。检查时触诊和叩诊可联合应用之。膀胱双合诊对于确定膀胱肿瘤或盆腔肿瘤的范围很有意义。除了可以了解肿物的大小、浸润的范围，还能够了解膀胱的活动度，以及判断手术切除病灶的可能性。

（四）外生殖器

应注意阴毛的有无及其分布情况，阴茎发育情况，有无畸形、包茎或包皮过长，阴茎头或冠状沟有无溃疡、肿物，尿道外口有无狭窄、炎症及分泌物，阴茎海绵体有无硬结。注意两侧睾丸的大小、形状、硬度、重量及有无压痛；注意两侧附睾大小、有无结节、肿物、头体尾情况；注意两侧精索有无结节、肿物，有无蚓状曲张物；并注意检查两侧输精管的情况，注意粗细及有无结节等。

（五）前列腺和精囊

肛门指诊可了解前列腺的大小、质地、表面情况、中间沟深浅，有无结节及压痛等。精囊在正常情况下触不到，如精囊增大或有肿瘤、炎症时可触及，或可有触痛。

二、实验室检查

（一）尿液检查

1. 尿常规检查　每个高倍镜视野可有红细胞 0～2 个，白细胞 0～3 个。超过此数，表明有泌尿系疾患。

2. 尿液细菌学检查　尿标本采集方法：

（1）消毒尿道外口，收集中段尿。

（2）无菌导尿。

（3）耻骨上膀胱穿刺抽取尿液（需在膀胱充盈时）。普通细菌培养，细菌计数 $>10^5$/ml 以上为尿路感染，应同时做药敏试验，供临床用药参考。检查结核杆菌需收集 24 小时尿，浓缩后抗酸染色，应连续作三天。

3. 尿液脱落细胞检查　细胞学检查对泌尿系疾病的诊断具有重要意义。尿液脱落细胞检查，应留取早晨第二次新鲜清洁尿液 30ml 以上，离心沉淀后立即涂片染色检查，通常连续检查三次，可检查瘤细胞，主要用于泌尿系肿瘤的检查。尿内脱落的移行上皮细胞、鳞状上皮细胞增多可见于尿石症。

4. 24 小时尿中内分泌物质测定　尿内儿茶酚胺及其代谢产物 3- 甲氧基 4- 羟基苦杏仁酸（VMA）、醛固酮、17- 羟类固醇、17- 酮类固醇等的测定对诊断肾上腺疾病有重要意义。

（二）前列腺液检查

用前列腺按摩法采取前列腺液。病人排尿后，取立位弯腰或胸膝位。检查者右手戴手套、涂润滑剂后置入肛门，在前列腺两侧叶自外上向内下按压 2～3 次，再在中央沟由上向肛门口按压 2～3 次，然后挤压会阴部尿道，即有白色前列腺液流出，用玻璃片或无菌试管接取检查。如作细菌培养，要求先清洗尿道外口。正常前列腺液为稀薄乳白色液体。镜检有大量卵磷脂小体，每高倍视野白细胞数在 10 个以下，偶见精子。前列腺炎时，白细胞或脓细胞每高倍视野 10 个以上，有的成堆，卵磷脂小体减少，偶可查到滴虫。前列腺液亦可做细菌培养。急性前列腺炎或疑有前列腺癌时，不宜做前列腺按摩。

（三）精液检查

了解男性生育能力或输精管结扎术后的效果。一周内没有排精，用手淫方式采取精液标本，立即送检或保存在体温下半小时内送检。正常精液量 3～6ml/ 次，乳白色黏稠液体，5～30 分钟内液化。精子计数每毫升 6000 万以上，精子活动率应在 60% 以上，畸形精子少于 10%。精子总数减少、活动力降低，以及畸形增多均影响生育。

（四）尿道分泌物检查

尿道分泌物可用消毒棉签采取，立即作直接涂片及细菌培养检查。新鲜涂片镜检，观察有无白细胞、脓细胞、红细胞、滴虫等其他有形成分。如有大量白细胞或脓细胞，多见于非特异性尿道炎、淋病性尿道炎等；如有红细胞存在或红细胞与脓细胞并存，多见于尿道损伤后感染、尿道肿瘤、尿道结石及尿道肉阜等；如发现滴虫，表示泌尿生殖系有滴虫感染。分泌物涂片作革兰染色镜检，如发现有 G^- 双球菌，表示有淋病性尿道炎。

（五）前列腺特异性抗原（PSA）

具有器官特异性。是目前最常用的前列腺癌生物标记。健康男性血清 PSA＜4ng/ml，如＞10ng/ml 应高度怀疑有前列腺癌可能。直肠指诊、经直肠超声检查及前列腺按摩等操作，轻度影响 PSA 结果。经尿道前列腺电切术、前列腺穿刺活检和前列腺炎发作时，血清 PSA 明显升高，宜间隔 4～6 周后再检查血清 PSA。血清 PSA 随年龄增长而增高。测定 PSA 密度（PSAD）及游离 PSA（fPSA）与 PSA 复合物（cPSA）或总 PSA（tPSA）的比值，对良性前列腺增生症与前列腺癌的鉴别有帮助。

三、内 镜 检 查

（一）膀胱镜检查

为泌尿外科的基本检查手段，应用广泛。但检查时应掌握好适应证和禁忌证，严格无菌操作，防止并发症。膀胱镜可以用来直接观察膀胱内情况，可以通过输尿管插管、造影，进一步了解肾脏及输尿管的情况。膀胱内结石、炎症、肿瘤、异物、憩室、前列腺情况、血尿、乳糜尿的来源等可以清楚地观察。还可以进行取活检，取异物、电灼、电凝止血等诊疗操作。近来又有可曲式软性膀胱镜问世，可以更灵活地对膀胱进行更全面地观察及诊疗性操作，并可减少检查时的不适感。

（二）尿道镜检查

对尿道疾患有重要的诊断治疗价值。可以确定尿道炎症、溃疡、新生物等疾患，还可同时进行电灼、切割及取活检等。

（三）输尿管镜检查

经尿道、膀胱插入输尿管以至肾盂来进行观察、取石、碎石、活检、电灼肿瘤等。适应于原因不明的单侧肉眼血尿或细胞学检查阳性、造影显示输尿管充盈缺损等。

四、影像学检查

（一）B 超检查

对泌尿生殖系疾病有重要诊断价值。对肾上腺肿瘤、肾占位性病变、肾积水、肾囊肿、尿路结石、膀胱肿瘤，前列腺、睾丸疾患等均有重要诊断价值，它对病变的分辨率较 CT 为低，但其探查方向灵活，操作简易，价廉，可多次重复检查，临床应用极为广泛。彩色多普勒 B 超显像可以清楚地显示肾血管灌注情况，可以监测肾移植术后移植肾的血液灌注情况。

（二）X线检查

是泌尿生殖系疾病的重要诊断手段，检查前需进行肠道准备。

1. 尿路平片　可了解肾脏的位置、大小、泌尿系有无结石、钙化阴影、脊柱及腰大肌情况。

2. 尿路造影　常用的有静脉尿路造影（排泄性尿路造影）及逆行肾盂造影（逆行性尿路造影）。静脉造影方法简单，患者痛苦少，可同时了解双肾功能，但有时显影不满意，对有机碘造影剂过敏的患者不能进行此种检查；逆行造影需做膀胱镜检查及输尿管插管，有一定痛苦，但影像比较清晰。两种造影方法各有优缺点，可互为补充。

其他的尿路造影还有膀胱造影、尿道造影、肾盂或肾盏的穿刺造影以及精路造影等等。是通过不同的途径将造影剂注入尿路的各个部分，拍摄X线片以了解泌尿及男性生殖系统的情况。通过造影检查，可以显示病变的部位、性质、损害程度并可藉以了解泌尿及男性生殖系统的功能情况，从而对许多泌尿生殖系疾患的诊断和治疗提供重要的依据。

3. 肾动脉造影　经股动脉穿刺，将导管导入腹主动脉，必要时可插入一侧肾动脉，注入造影剂行肾动脉造影或选择性肾动脉造影。对肾血管病变、肾肿瘤、肾创伤等均有重要诊断价值。近来还可作为治疗手段如肾动脉扩张成形术治疗肾动脉狭窄所致的肾血管性高血压；肾动脉栓塞术治疗肾创伤和肾肿瘤以及对肾肿瘤进行化疗等。活体肾移植供者进行术前肾动脉造影能精确判断肾动脉数目、位置、长度及其分支情况。

4. 腹膜后充气造影　将气体注入腹膜后间隙进行摄片，可使肾、肾上腺、腹膜后肿瘤等获得清晰显示。但近来由于B超、CT、MRI等的应用，此种侵入性造影检查已少用或不用。

5. 淋巴造影　经足背、阴茎或精索的淋巴管注入专用造影剂可显示腹股沟、髂部及腹膜后的淋巴管和淋巴结，对泌尿生殖系肿瘤有无淋巴转移以及对乳糜尿的诊断都有帮助。还可作为选择手术方法，判断疗效及预后的参考。

6. CT　CT为非侵入性检查，对泌尿生殖系肿瘤、囊肿、肾上腺肿瘤等占位性病变诊断准确率很高。对恶性肿瘤的早期诊断、肿瘤分期等均有较高价值。它的分辨率高于B超，在临床已获得广泛应用。

（三）放射性核素检查

1. 肾图　系通过静脉注入放射性示踪剂，通过仪器监测示踪剂在肾脏的浓聚、排泄来检查分侧肾功能的，可以直观地显示出肾功受损及尿路梗阻的程度。

2. ECT　系应用放射性示踪剂经静脉注入后，进行闪烁性照相或扫描，影像经电子计算机处理，显示肾脏的形态、位置及占位病变的情况等，也可以了解肾功能，对移植肾的肾功能情况亦可予以监测。

（四）磁共振水成像（MRU）

可用于疾病的早期诊断以及预测疾病过程等。与CT比较，它无电离辐射损害，可做横断、冠状、矢状等任何方向的扫描，具有多个成像参数如质子密度，T1、T2弛豫时间和流动效应等。不用造影剂可以显示血管结构，不受骨和空气人工伪影的影响。其缺点是成像时间长，对钙化不灵敏。

磁共振及CT对肾实质性疾病的诊断价值大，可检测出软组织成分的改变，对肾上腺疾患，对肾肿瘤及其分期，对膀胱，前列腺肿瘤及其分期，对隐睾症等均有很高的诊断价值。但因目前价昂，不能普遍应用，也不能替代基本的诊断手段。

（钟甘平）

【参考文献】

[1] 吴在德，吴肇汉，郑树，等. 外科学. 第7版. 北京：人民卫生出版社，2008.

[2] 梅骅，章咏裳，陈凌武，等. 泌尿外科手术学. 北京：人民卫生出版社，1996.

[3] 廖威明，王深明，陈规划，等. 外科学. 北京：科学技术出版社，2002.

[4] 郑树森，董崇田，袁钟，等. 外科学. 北京：中国协和医科大学出版社，2005.

第二章

泌尿系统损伤诊治原则

泌尿系统损伤以男性尿道损伤最多见，肾、膀胱次之，输尿管损伤最少见。由于肾、输尿管、膀胱、后尿道受到周围组织和器官的保护，通常不易受伤。泌尿系统损伤大多是胸、腹、腰部或骨盆严重损伤的合并伤。因此，当有上述部位严重损伤时，应注意有无泌尿系统损伤；确诊泌尿系统损伤时，也要注意有无合并其他脏器损伤。

泌尿系统损伤的主要表现为出血和尿外渗。大出血可引起休克，血肿和尿外渗可继发感染，严重时导致脓毒症、周围脓肿、尿瘘或尿道狭窄。尽早确定诊断，正确合理的初期处理，对泌尿系统损伤的预后极为重要。

第一节 肾 损 伤

一、概 述

肾脏的解剖位置较深，后方有腰部肌肉和胸廓软组织，前方有腹膜及腹腔脏器，外侧有第10～12肋骨的保护。另外，肾脏被包裹在Gerota筋膜及脂肪组织丰富的脂肪囊内，且肾脏本身有一定的活动度，可以缓冲外来的暴力。因此，一般的外力冲击，不易使肾脏受伤。但是肾脏为一实质性较脆器官，当外力强度大即可造成肾脏的创伤。肾损伤发病率约在每年5/10万。72%见于16～44岁的男性青壮年，男女比例约3∶1，在泌尿系统损伤中仅次于尿道损伤，居第二位，占所有外伤的1%～5%。以闭合性损伤多见，1/3常合并有其他脏器损伤。特别是肾脏形态、位置异常或在病理状况（肾脏存在积水、结石、囊肿、肿瘤等）下，更容易损伤。

二、病 因

（一）闭合性损伤

该损伤是直接暴力（如撞击、跌打、挤压等）或间接暴力（如对冲伤）所致，其中车祸和高处坠落是最常见的两大致伤因素。

（二）开放性损伤

该损伤是弹片、刀刃等锐器致伤，常伴有胸、腹部等其他组织器官损伤，损伤严重而复杂。

（三）医源性损伤

有时在肾穿刺、腔内泌尿外科检查或治疗中（放置输尿管支架）时有肾损伤的发生。

三、病　　理

（一）早期病理改变

1. 肾挫伤　损伤仅局限于部分肾实质，形成肾瘀斑和（或）包膜下血肿，肾包膜及肾盂黏膜完整。损伤涉及肾集合系统可有少量血尿。症状轻微，可以自愈。多数病人属此类损伤。

2. 肾部分裂伤　肾实质部分裂伤伴有肾包膜破裂，可致肾周血肿。如肾盂肾盏黏膜破裂，则可有明显的血尿。通常不需手术治疗即可自行愈合。

3. 肾全层裂伤　肾实质深度裂伤，外及肾包膜，内达肾盂肾盏黏膜，此时常引起广泛的肾周血肿、血尿和尿外渗。肾横断或碎裂时，可导致部分肾组织缺血。这类肾损伤症状明显，后果严重，均需手术治疗。

4. 肾蒂损伤　肾蒂血管损伤比较少见。肾蒂或肾段血管的部分或全部撕裂时可引起大出血、休克，常来不及诊治就死亡。突然减速或加速运动如车祸、从高处坠落，引起肾急剧移位，肾动脉突然被牵拉，致弹性差的内膜断裂，形成血栓，造成肾功能丧失。此类损伤多发生于右肾，易被忽略，应迅速确诊并施行手术。

（二）晚期病理改变

1. 持久尿外渗形成的尿囊肿。

2. 血肿、尿外渗引起组织纤维化，压迫肾实质萎缩，形成高血压或压迫肾盂输尿管交界处导致肾积水。

3. 开放性肾损伤偶可发生动静脉瘘或假性肾动脉瘤。

4. 部分肾实质缺血或肾蒂周围纤维化压迫肾动脉，引起肾血管性高血压。

（三）临床分类

国内一般将肾挫伤及肾部分裂伤归为轻度肾损伤，其他为重度肾损伤。

1996 年美国创伤外科协会器官损伤定级委员会（AAST）制定的肾损伤分级方法（表 3-2-1）与治疗密切相关，已为大多数治疗机构所采用，现中国泌尿外科疾病诊治指南推荐使用此分类方法。

表 3-2-1　美国创伤外科协会肾损伤分级

分级	类型	表现
Ⅰ	挫伤	镜下或肉眼血尿，泌尿系统检查正常
	血肿	包膜下血肿，无实质损伤
Ⅱ	血肿	局限于腹膜后肾区的肾周血肿
	裂伤	肾实质裂伤深度不超过 1.0cm，无尿外渗
Ⅲ	裂伤	肾实质裂伤深度超过 1.0cm，无集合系统破裂或尿外渗
Ⅳ	裂伤	肾损伤贯穿肾皮质、髓质和集合系统
	血管损伤	肾动脉、静脉主要分支损伤伴出血
Ⅴ	裂伤	肾脏碎裂
	血管损伤	肾门血管撕裂、离断伴肾脏无血供

注：对于Ⅲ级损伤，如双侧肾损伤，应评为Ⅳ级

四、临床表现

（一）休克

休克是肾损伤后很重要的表现，可为创伤性休克或/和出血性休克。其发生率与肾损伤的程度、有无合并伤及失血量有关。有的伤员可在伤后数日甚至数周后出现休克，多为迟发性大出血或并发严重感染所致。

（二）血尿

血尿为肾损伤最常见的症状。血尿的程度与肾损伤的程度并非绝对一致。肾盂黏膜撕裂伤，血尿可非常严重。有时肾脏严重损伤（如肾蒂血管损伤、血凝块阻塞输尿管、输尿管完全离断、或伤员已处于休克无尿状态等）反而不出现血尿。

（三）疼痛

多数伤员有肾区或上腹部钝痛，并可放射到同侧背部及下腹部。多为腰部软组织挫伤、肾包膜张力增强或尿液外渗刺激腹膜后神经丛所引起。输尿管内血凝块，可发生肾绞痛。尿液、血液流入腹腔或并发腹腔脏器创伤，可出现腹胀、疼痛及腹膜刺激症状。

（四）痛性肿块

肾损伤后可因血液或（和）尿液积存于肾周形成痛性肿块。肿块的大小视出血量或（和）尿外渗量而异。若在治疗过程中肿块不断增大，且血红蛋白不断下降，说明有活动性出血。若伤后数日或数周后肿块突然增大并出现休克，说明有继发性出血或合并严重继发感染，应予以警惕。

（五）发热

由于血肿、尿外渗易继发感染，甚至导致肾周脓肿或化脓性腹膜炎，伴有全身中毒症状。

（六）腹壁肌肉强直

伤侧腰区软组织挫伤，可有明显的皮肤擦伤、皮下淤血。若有尿液外渗沿腹壁向下蔓延，临床上即出现腹壁强直。若有腹膜破裂，血和尿进入腹腔形成腹膜炎，临床上则可出现腹肌紧张、压痛及反跳痛等腹膜刺激症状。

（七）合并伤

开放性及闭合性肾损伤均有可能合并胸、腹腔脏器及脊柱、远处组织损伤。最常见合并伤是肝、脾、肺及胸膜、肠道及其系膜。有合并伤者，其临床表现更为凶险，常依所伤脏器不同而有不同临床表现。合并肝、脾及大血管创伤者，以出血为主要表现；胃肠道创伤者以腹膜炎症状为主。因此，当肾创伤症状与严重复杂的临床症状不相符时，应考虑合并其他脏器的损伤。

五、诊　　断

（一）病史与体检

任何腹部、背部、下胸部外伤或受到对冲力损伤的病人，无论是否有典型的腰、腹部疼痛、肿块、血尿等，均要注意肾损伤的可能。有时症状与肾损伤的严重程度并不一致。严重的胸、腹部损伤时，往往容易忽视泌尿系统损伤的临床表现，应当尽早收集尿液标本，作尿常规检查，以免贻误诊断。

（二）实验室检查

1．尿常规检查　血尿是诊断肾损伤的重要依据之一，对损伤较重的伤员，应进行导尿检查。严重休克无尿者，往往要在抗休克、血压恢复正常后方能见到血尿。

2. 血常规检查　肾损伤后应动态检查血红蛋白量及红细胞计数，有助于动态观察肾损伤病情变化。严重伤员应每 2 小时检测一次，若血红蛋白及红细胞计数明显下降，说明出血严重。若有白细胞计数增多，则提示血肿或尿外渗合并感染或其他部位有感染。

3. 肾功能检查　所有的伤员，尤其是原有肾脏疾病、孤立肾或合并休克者，都应反复进行肾功能测定，及早预防肾衰竭。伤后 1 小时内的血肌酐测定结果主要反映受伤前的肾功能情况。

（三）影像学检查

1. 超声显像检查　超声显像快速、简便、无创，超声检查可作为闭合性肾损伤的首选检查方法，同时能发现其他腹腔脏器的合并伤。对观察肾损伤程度，血、尿外渗范围及病情进展情况有帮助，但在肾损伤临床分类评估中的作用尚有争议。适合：

（1）对伤情作初步评估。

（2）连续监测腹膜后血肿及尿外渗情况。

2. X 线腹部平片及静脉尿路造影　为尽量缩短检查时间，X 线腹部平片及静脉尿路造影应一次检查完成。轻度肾损伤腹部平片可无阳性发现。中度及重度肾损伤平片可见肾轮廓增大、伤侧膈肌升高、肠管阴影向对侧移位、腰大肌影不清晰、脊柱凹向伤侧以及合并肋骨、腰椎横突骨折等征象。静脉尿路造影是可了解肾脏损伤的程度及对侧肾功能情况，同时还可了解对侧肾脏的形态、有无肾脏原发性疾病。

3. 电子计算机断层扫描（CT）　CT 诊断肾损伤的敏感度与特异性较高，分类准确，诊断符合率达 98%～100%。CT 为无创性检查，方法简单、快速、安全，尤其适合于严重肾损伤。在 CT 平扫后加做增强扫描，可显示集合系统损伤情况，能迅速准确了解肾实质伤情，显示肾皮质裂伤、尿外渗、肾周血肿范围及血管创伤，同时还可了解对侧肾功能、肝、脾、胰、大血管情况，是肾损伤临床分级的重要依据。必要时可重复 CT 检查动态评估伤情变化。增强扫描是肾脏损伤影像学检查的“金标准”。

4. 磁共振成像检查（MRI）　可通过其冠状面及矢状面成像确定肾损伤的程度及范围，明确肾周血肿大小。对碘过敏的病例可选择 MRI 检查，一般不作为常规检查。

5. 肾动脉造影　能清晰显示肾血管及分支完整性的异常变化，获得其他检查方法所不能取得的影像学依据。该项检查操作程序较为复杂，有一定的创伤性，一般不作为常规检查。在疑有肾血管创伤导致（动静脉瘘）出现持续或继发出血，并有条件行选择性肾动脉栓塞时进行该项检查。

六、治　　疗

经检查证实为肾损伤的同时，须立即对伤情做出正确判断，并制定出快速、有效、全面的治疗方案。

（一）防治休克

肾损伤合并休克，病情复杂而危重，应积极抢救。包括立即建立输液通道，补充血容量、输血、复苏、绝对卧床休息等，并确定是否合并其他脏器损伤。对重度肾损伤患者，即使血压处于正常范围，亦应给予防治休克的措施并进行必要的泌尿系及其他系统的检查。如系大出血，生命体征不稳定，应立即手术探查。

（二）保守治疗指征

保守治疗为绝大多数肾损伤患者的首选治疗方法。保守治疗可有效降低伤肾切除率，下列情况可行保守治疗：

1．Ⅰ级和Ⅱ级肾损伤推荐行保守治疗，很少有并发症。

2．Ⅲ级肾损伤倾向于保守治疗。

3．开放性肾损伤　应进行细致的伤情分级，结合伤道、致伤因素等有选择性进行。保守治疗包括：

（1）严格限制活动，绝对卧床休息2～3周，2～3个月内不从事重体力劳动及体育竞技活动。

（2）补充血容量、纠正水电解质平衡紊乱。

（3）应用抗生素预防感染。

（4）必要时可用镇痛、镇静及止血药物。

（5）须密切观察血压、脉搏、呼吸及体温变化，定期复查血常规，动态观察红细胞计数、比容及血红蛋白量。

（6）应用B超、CT动态了解肾区肿块的大小、范围及腹部情况。

（三）手术治疗

1．有下列情况应手术探查

（1）开放性肾损伤。

（2）合并有腹腔其他脏器损伤。

（3）经检查证实为Ⅴ级肾损伤。

（4）经检查证实为肾盂破裂。

（5）静脉尿路造影检查，伤侧肾脏不显影，经肾动脉造影证实为肾蒂伤。

（6）经抗休克治疗后血压不能回升或升而复降，考虑有大出血者。

（7）非手术治疗过程中肾区肿块不断增大，肉眼血尿持续不止，短期内出现严重贫血者。

2．探查的原则及方法

（1）切口的选择：肾探查一般采用经腹入路，这样有利于肾血管的控制和腹腔合并伤的处理。

（2）肾损伤严重者：应先控制肾蒂血管后再清除血肿。暂时阻断肾蒂可减少出血，有足够的时间检查及修复肾脏。

（3）术式的选择

1）修补术：适用于肾裂伤的范围较局限，整个肾脏血液循环无明显障碍者。如创缘整齐可直接对拢缝合。如创缘血运不良，应清除创缘已无生命力的组织。合拢缝合有困难者，不可勉强，以免撕裂肾脏，可用肾周脂肪或肌肉瓣充填，并在其上用腹膜覆盖固定、肾脏套包等。肾盂内有血块者，应切开取出，并根据情况决定是否行暂时性造口引流。

2）肾部分切除：适用于肾的一极严重挫伤或一极肾组织已游离且无血运，而其余组织无创伤或有可修补裂伤者。肾部分切除后的断面应以肾包膜或游离腹膜覆盖，以促进其愈合及预防切面继发性出血。

3）肾血管修补术或肾血管重建术：肾蒂伤来势凶猛，往往由于严重出血来不及救治。一经确认，应立即手术探查。术中根据伤情，争取吻合或修补断裂或破裂的血管，重建肾脏血液循环。Ⅴ级肾血管伤中，如仅为肾静脉轻度裂伤，可考虑肾血管修补术。除孤立肾和双侧肾损伤外，肾血管伤推荐行肾切除术。

4）肾切除术：应严格掌握肾切除的指征。凡有下列情况之一者，可行肾切除术：①肾脏严重碎裂伤，大量出血无法控制者；②严重肾蒂裂伤或肾血管破裂无法修补或重建者；③肾内血管已有广泛血栓形成者；④肾损伤后感染、坏死及继发性大出血者。肾切除前，必须明确对侧肾脏情况，在确定对侧肾脏功能形态正常后，方可行损伤肾切除。如系孤立肾或双侧肾损伤，应千方百计保留伤肾，确实无法挽留时，应向患者及家属充分告知后方可切除，并在肾切除后及早进行透析疗法。

第二节　输尿管损伤

一、概　　述

外界暴力所致的输尿管损伤很少见，损伤多位于肾盂输尿管交界处。主要是因腹部、盆腔手术、妇科及泌尿外科腔道镜检查或手术造成的医源性损伤。若未发现或处理不当，近期可引起漏尿、感染、腹膜炎、脓毒血症；晚期可产生输尿管狭窄、尿瘘、肾功能丧失甚至死亡等严重后果。

二、病　　因

（一）开放性手术损伤

常发生在骨盆、后腹膜广泛解剖的手术如结肠、直肠、子宫切除术以及大血管手术，术时不一定发现损伤，术后发生漏尿或无尿才察觉。

（二）腔内器械损伤

经膀胱镜逆行输尿管插管、扩张、套石、擦刷活检，输尿管镜检查，取（碎）石等操作均可发生输尿管损伤。输尿管被撕裂、甚至被拉断。

（三）放射性损伤

见于宫颈癌、前列腺癌及结、直肠癌等放疗后，使输尿管管壁水肿、出血、坏死、形成尿瘘或纤维瘢痕组织形成，造成输尿管梗阻。

（四）外伤

外界暴力引起输尿管损伤多见于枪击伤所致，偶见于锐器刺伤，以及交通事故、从高处坠落引起输尿管撕裂，常伴有大血管或腹腔内脏器损伤。

三、病　　理

依损伤类型、处理时间不同而异，可有挫伤、穿孔、结扎、钳夹、切断或断开、撕裂、扭曲、外膜剥离后缺血、坏死等。输尿管轻微的挫伤均能自愈，并不引起明显的输尿管狭窄。输尿管损伤后发生腹膜后尿外渗或尿性腹膜炎，感染后可发生脓毒症。输尿管被结扎或切断，近端被结扎，可致该侧肾积水，若不及早解除梗阻，会造成肾萎缩。双侧均被结扎，则发生无尿。输尿管被钳夹、外膜广泛剥离或被缝在阴道残端时，则可发生缺血性坏死。一般在1～2周内形成尿外渗或尿瘘，伴输尿管狭窄者可致肾积水。

四、临床表现

临床表现较为复杂，根据发病时间、尿量、有无感染、有无腹壁瘘或阴道瘘来判断。

（一）尿瘘或尿外渗

为输尿管断裂、切开、丝线贯穿及穿孔后的最早症状之一。

1. 急性尿瘘或尿外渗　多见于术后即刻或数天内出现伤口漏尿或尿性腹膜炎形成。因引流不畅，尿液淤积于腹腔或腹膜后形成肿块。输尿管肾盂连接处撕脱时，尿液可积聚于肾旁形成尿性囊肿，感染后成为脓肿。

2. 慢性尿瘘　常发生于输尿管损伤后2～3周。多为术中输尿管被钳夹、缝、结扎后局部慢性缺血坏死，继而破裂导致尿瘘形成。最常见的是输尿管阴道瘘。

（二）无尿

多见于双侧输尿管离断、撕脱或结扎后，伤后即刻无尿。在排除休克、急性肾衰竭后，应考虑双侧输尿管或孤立肾输尿管损伤的可能。

（三）感染

多为继发性感染。输尿管损伤后局部组织发炎、坏死、脱离、尿液外渗或漏到腹膜后组织间隙或腹腔，形成脓肿或腹膜炎。临床上表现为发热、腰痛、腰部肌肉紧张、肾区叩痛。尿性腹膜炎形成后有腹部压痛、反跳痛及胃肠道刺激症状等。

（四）血尿

若术后发现血尿应高度怀疑输尿管损伤的可能。其严重程度与创伤的程度不一定成正比，如输尿管黏膜的擦伤可引起严重的血尿，而输尿管结扎的早期不会有严重的血尿。外伤性输尿管损伤血尿的发病率为90%，而医源性输尿管损伤的血尿发病率仅11%。

（五）梗阻

1. 术中输尿管误扎引起的梗阻，肾功能在短期内不致衰竭。尤其是单侧输尿管完全性结扎，对侧肾功能正常者可无症状或症状轻微，如暂时性少尿、腰区胀痛等。部分病人因长期完全性梗阻而萎缩，可毫无症状。双侧输尿管结扎则即刻发生无尿。

2. 输尿管部分结扎或其他原因所致的输尿管损伤，均可因炎症、反复感染、尿瘘、水肿、粘连、硬化等造成输尿管狭窄，引起梗阻。其表现为腰痛、肾积水、肾盂肾炎、肾功能受损。

五、诊　　断

（一）及时诊断

在处理外伤或在手术中能及时发现输尿管损伤并及时正确合理的处理，则效果好，不会遗留后遗症。为及时发现或预防输尿管损伤，术中应注意以下几点：

1. 熟悉输尿管解剖位置，尤其是易发生损伤的输尿管盆段。如发现因肿瘤的浸润、瘢痕、解剖变异或先天性畸形，更应提高警觉。避免过度牵拉、大块切除结扎，出血时切忌盲目钳夹或大块深部缝扎。

2. 术中如发现有淡红色水样液不断涌入手术野或盆底部，或有液体不断从某处溢出，应考虑到输尿管损伤的可能，需立即寻找来源。若有困难，可静脉注射靛胭脂40mg，可以确诊并确认漏尿部位。

3. 术中如发现上段输尿管突然充盈扩张，触之呈囊状饱满感，应考虑到下段输尿管可能被钳夹或结扎。

4. 复杂手术，为预防输尿管损伤，可于术前插入输尿管导管，以便术中辨认，但这并不绝对可靠，不能作为常规应用。

5. 贯穿性腹部损伤，腰椎横突骨折，严重加速或减速伤，躯体过度伸屈，腰或侧腹部有压痛、肿块等的外伤病人，应考虑输尿管损伤的可能。

（二）后期诊断

术后数天或数周发现尿少、血尿、漏尿、肾区胀痛、腰部肌肉紧张、肾脏大而有叩痛等，应考虑输尿管损伤的可能。

1. 腹部引流管持续有清亮液体、伤口溢尿，或阴道漏尿者，需立即进一步检查。阴道漏尿者应与膀胱阴道瘘鉴别，同时应考虑二者同时存在的可能。

2. 腹部B型超声检查探查肾脏是否积水，输尿管上段是否扩张，肾周、腹膜后间隙、腹腔有无积液。

3. 逆行输尿管插管造影可发现输尿管穿孔处造影剂外溢或梗阻处。

4. 静脉肾盂造影或顺行造影，95%以上的输尿管损伤都能通过静脉肾盂造影确定。输尿管误扎者，可显示输尿管完全梗阻；不完全梗阻者，病变上方输尿管、肾盂扩张；输尿管断裂、穿孔、撕脱者，显示造影剂外溢，损伤部位以上输尿管、肾盂扩张。肾功能受损者静脉肾盂造影显影不良，可行肾盂穿刺造影以明确诊断。

5. ^{131}I放射性肾图检查，可发现患侧肾排泄迟缓或梗阻曲线。

6. MRU配合常规MR扫描诊断输尿管损伤已被广泛应用。MRU为非侵袭性、无需造影剂，利用其快速自旋回波及脂肪抑制功能，能在短时间内较好的显示尿路的解剖结构。

六、治　　疗

（一）治疗原则

1. 病人全身情况危急、休克、脱水、失血严重或合并有其他重要器官损伤时应先纠正全身情况及优先处理重要器官的损伤，不应强求一次性完成输尿管损伤的修复手术。在处理输尿管损伤时应考虑以下因素：损伤侧别，有无肾、膀胱损伤，对侧肾功能情况，输尿管损伤的部位、性质、程度和时间等。

2. 及时诊断，及时处理　手术中发生并及时发现的输尿管损伤应立即进行适当处理。对于延误诊断的输尿管损伤、狭窄或输尿管瘘的处理较为困难，其成功率仅为66.7%。

3. 彻底清创　对输尿管的损失段应彻底清创，未完全断裂者应完全切除受伤段，直至输尿管两端有明显渗血为止，以避免因局部组织缺血、失活而导致吻合口裂开。清创时应注意不能过多破坏输尿管鞘膜及周围组织。

4. 修复及吻合术应在无张力的情况下进行，如输尿管损伤段超过2cm，不可强行吻合。

5. 留置支架管　输尿管缺损超过1/3以上周径或已完全离断吻合后，必须留置支架管，以保证输尿管修复部位有足够的内径和避免后期狭窄及引流尿液。

6. 术后留置引流管　无论何种修复吻合术，术后都难免有不同程度的尿外渗，故术后都应留置尿外渗区域的外引流管。

（二）治疗方法

如果术中及时发现误扎或缝扎了输尿管，立即拆除结扎线或缝扎线即可。输尿管严重损伤或穿孔可采用下列方法：

1. 输尿管插管法　输尿管插管、输尿管镜手术所致输尿管穿孔，可立即插入输尿管导管或双J管，保留4～6周，创伤部位可自行修复。

2. 支架管法　术中发现输尿管破裂、部分断裂或长轴方向输尿管壁缺损，但未影响到输尿管全周径者，局部清创后输尿管腔内留置双J管即可。也可用多孔硅胶管做支架经肾造瘘引出。

3. 经皮肾穿刺造瘘术　手术方法不复杂，尤其适用于危重病人。穿刺后可立即控制输尿管梗阻及漏尿，部分病例长期尿液转流后可自愈。

4. 吻合法　在彻底清创及无张力的情况下进行。吻合口宜大，一般有斜形、匙形及圆形三种吻合法。

（1）上段输尿管损伤：尽可能行输尿管 - 输尿管吻合或肾盂 - 输尿管吻合。当张力较大或缺损段输尿管较长，可将肾脏游离下移，肾脏充分游离后可下移 6～7cm。如肾盂积水扩大，肾盂瓣管状成形输尿管吻合术。

（2）中段输尿管损伤：大多数病例可行输尿管 - 输尿管吻合术。张力过大时，可将输尿管两断端各做一定长度的游离，也可将肾脏游离下移。如果输尿管缺损超过 9cm 以上可切除下段行回肠替代部分输尿管术。即形成输尿管 - 回肠 - 膀胱吻合。

（3）下段输尿管损伤：如果所留正常近端输尿管长度足够，可行输尿管 - 膀胱吻合术，如果长度不够可行近端输尿管与对侧输尿管端 - 侧吻合术。也可将近端输尿管做部分游离，加行膀胱 - 腰大肌悬吊，行输尿管 - 膀胱吻合术，此方法可治疗输尿管全长的 1/3～1/2 的输尿管下段缺损。如果输尿管远端缺失超过全长 1/2，可加用 Boari 膀胱瓣，该术式可替代 7～8cm 的输尿管缺损。

5. 自体肾移植术　输尿管广泛损伤，除可行回肠代输尿管或上尿路改道术外，还可行自体肾移植术。

6. 腔道镜治疗　适用于非完全性输尿管梗阻、狭窄形成小于 3 个月、狭窄段小于 2cm 的病例。可行输尿管扩张、输尿管内切开并置入内支架引流。

7. 肾切除术　切除肾脏必须慎重。如输尿管完全性梗阻发生后 2～4 个月内，由于肾盏、肾盂的反流及再吸收作用，尿的生成及排泄可维持正常，肾功能不致完全丧失，当梗阻解除后，肾功能有望恢复。因此，在上述安全期内仍可考虑施行修复性手术，不可贸然切肾。肾切除的适应证为：①肾功能已严重丧失或完全丧失；②长期尿瘘继发肾脏感染已无法控制；③因腹膜后广泛粘连，已无法再做修复手术者。

第三节　膀胱损伤

一、概　　述

膀胱空虚时位于骨盆深处，受到周围筋膜、肌肉、骨盆及其他软组织的保护，除贯通伤或骨盆骨折外，很少为外界暴力所损伤。膀胱充盈时壁薄，高出耻骨联合伸展至下腹部，易遭受损伤。现难产所致的膀胱阴道瘘临床上已很少见。

二、病　　因

（一）开放性损伤

由弹片、子弹或锐器贯通所致，常合并其他脏器损伤，如直肠、阴道损伤，形成腹壁尿瘘、膀胱直肠瘘或膀胱阴道瘘。

（二）闭合性损伤

当膀胱充盈时，下腹部遭撞击、挤压、骨盆骨折骨片刺破膀胱壁。产程过长，膀胱壁被压在胎头与耻骨联合之间引起缺血性坏死，可致膀胱阴道瘘。

（三）医源性损伤

见于膀胱镜检查或治疗，如膀胱颈部、前列腺、膀胱癌等电切术，盆腔手术、腹股沟疝修补术、阴道手术等可伤及膀胱。

三、病　　理

（一）挫伤

仅伤及膀胱黏膜或肌层，膀胱壁未穿破，局部出血或形成血肿，无尿外渗，可发生血尿。

（二）膀胱破裂

严重损伤可发生膀胱破裂，分为腹膜外型与腹膜内型两类。

1. 腹膜外型　膀胱壁破裂，但腹膜完整。尿液外渗到膀胱周围组织及耻骨后间隙，沿骨盆筋膜到盆底，或沿输尿管周围疏松组织蔓延到肾区。大多由膀胱前壁的损伤引起，伴有骨盆骨折。

2. 腹膜内型　膀胱壁破裂伴腹膜破裂，与腹腔相通，尿液流入腹腔，引起腹膜炎。多见于膀胱后壁和顶部损伤。有病变的膀胱（如膀胱结核）过度膨胀，发生破裂，称为自发性破裂。

四、临床表现

膀胱壁轻度挫伤仅有下腹部疼痛，少量的终末血尿，短期内自行消失。膀胱全层破裂时症状明显，依腹膜外型或腹膜内型的破裂而各有其特殊的表现。

（一）休克

骨盆骨折所致剧痛、大出血，膀胱破裂引起尿外渗及腹膜炎，伤势严重，常发生休克。

（二）腹痛

腹膜外破裂时，尿外渗及血肿引起下腹部疼痛，压痛及肌紧张，直肠指检可触及肿物和触痛。腹膜内破裂时，尿液流入腹腔而引起急性腹膜炎症状，并有移动性浊音。

（三）血尿和排尿困难

有尿意，但不能排尿或仅排出少量血尿。当有血块堵塞时，或尿外渗到膀胱周围、腹腔内，可无尿液自尿道排出。

（四）尿瘘

开放性损伤可有体表伤口漏尿；如与直肠、阴道相通，则经肛门、阴道漏尿。闭合性损伤在尿外渗感染后破溃，可形成尿瘘。

五、诊　　断

（一）病史和体检

病人下腹部或骨盆受外来暴力后，出现腹痛、血尿及排尿困难，体检发现耻骨上区压痛，直肠指检触及直肠前壁有饱满感，提示腹膜外膀胱破裂。全腹剧痛，腹肌紧张，压痛及反跳痛，并有移动性浊音，提示腹膜内膀胱破裂。骨盆骨折引起膀胱及尿道损伤，则兼有后尿道损伤的症状和体征。

（二）尿常规

通过自解、导尿、穿刺等方法，大多数病人都可能发现肉眼血尿，几乎所有的病人都有镜下血尿。血尿诊断价值有限，泌尿系其他器官的损伤也有可能发生。

（三）导尿检查

采用软导管进行导尿，若能导出大量清亮尿液，可初步排除膀胱破裂，如不能导出尿液或仅导出少量尿液，则应考虑膀胱破裂。通过导尿管注入300ml生理盐水，5分钟后放出，若出入量相等或接近，提示膀胱无破裂，若流出少或无流出，则提示膀胱可能发生破裂。该方法是一种简便易行的方法，但有时可能出现假阳性或假阴性的结果。

（四）膀胱造影

膀胱造影是膀胱破裂诊断的金标准，可经尿道放入导尿管后，注入至少300ml造影剂（15%～30%），行前后位、侧位摄片，放出造影剂后，再次摄片。根据造影剂外溢情况，确切判断有无膀胱破裂。当同时因尿道断裂，无法置入导尿管，也可经耻骨上膀胱造瘘来完成检查；腹膜内膀胱破裂可以看到外溢的造影剂在肠系膜间相对低位处或膈下积聚；腹膜外膀胱破裂可以看到造影剂溢出到膀胱颈周围的骨盆间隙。

CT、MRI的诊断率不及膀胱造影，不作为首选方法，但因复合伤进行腹部CT、MRI检查时，发现膀胱破口或不可用其他原因解释的腹部积液，也可通过膀胱内注入造影剂进一步确诊。当疑肾脏、输尿管合并伤时，采用IVU检查可作为诊断膀胱破裂的一种方法。

六、治　疗

膀胱破裂往往同时还有其他合并伤，治疗方案的选择首先应对最危及生命的合并伤进行处理。膀胱破裂处理方式应根据受伤原因（暴力伤和穿通伤）和膀胱破裂类型（腹膜外膀胱破裂和腹膜内膀胱破裂）确定。膀胱挫伤仅需留置导尿管数天即可，但需注意漏诊的发生。如果发生膀胱颈周围的血肿压迫，必须行暂时性的留置导尿管。

（一）腹膜外膀胱破裂

许多由暴力损伤所致的腹膜外膀胱破裂病人仅需留置导尿管两周就可治愈。膀胱造影的造影剂外溢程度并不能代表膀胱破口的大小，但当有大量造影剂外漏时，手术探查是一种较为明智的选择；当病人情况稳定因其他脏器的损伤需要手术探查时，可以打开膀胱进行修补；闭合性暴力损伤所致较轻的膀胱破裂可通过单纯留置导尿管进行治疗；对于非手术治疗时膀胱周围血肿可以不必手术引流以防诱发感染，但要注意控制感染的发生。手术探查时切口可做下腹部正中切口，对是否伤及输尿管、后尿道及膀胱三角进行探查。若有骨盆环或股骨断端刺入膀胱，在膀胱修补前应进行复位。修补时从膀胱内用可吸收肠线缝合破口，行高位膀胱造瘘。

（二）腹膜内膀胱破裂

只有极少的腹膜内膀胱破裂病例膀胱造影提示只有很小的破口并且无其他的手术指征，可以考虑通过留置导尿管引流7～10天进行治疗。但多数情况下腹膜内膀胱破裂都有较大的裂口需要手术修补。探查切口可取下腹部正中切口，同时对腹腔内其他脏器进行探查，并注意是否有腹膜外膀胱破裂。探查结束后分层修补膀胱破口，修补完膀胱后，根据情况可单纯留置导尿管，也可做耻骨上膀胱造瘘。

第四节　尿 道 损 伤

尿道损伤多见于男性，是泌尿系统常见的损伤。在解剖上男性尿道以尿生殖膈为界，分为前、后两段。前尿道包括球部和阴茎部，后尿道包括前列腺部和膜部。球部和膜部的损伤为多见。男性尿道损伤早期处理不当，会发生尿道狭窄、尿瘘等并发症。

一、损伤的部位和病因

（一）前尿道损伤

骑跨伤所致球部尿道损伤、医源性损伤、开放性损伤和性交时损伤。

（二）后尿道损伤

多伴有骨盆骨折。

二、尿道损伤的分类（表 3-2-2）

表 3-2-2 欧洲泌尿外科协会分类

分期	描述
Ⅰ	牵拉伤，尿道造影示尿道延长但无造影剂渗出
Ⅱ	钝挫伤，尿道口有滴血，尿道造影无造影剂渗出
Ⅲ	前后尿道部分断裂，在尿道或膀胱附近损伤部位造影剂渗出
Ⅳ	前尿道完全断裂，损伤部位造影剂渗出，无法见到邻近的尿道或膀胱
Ⅴ	后尿道完全断裂，损伤部位造影剂渗出，膀胱不显影
Ⅵ	后尿道完全或部分断裂合并膀胱颈或者阴道撕裂

三、临 床 表 现

大多数患者有生殖器损伤、会阴部外伤、骨盆骨折或医源性损伤等病史，当出现尿道外口出血，尿潴留、尿外渗等临床体征及表现时，应首先考虑尿道损伤。

（一）尿道外口出血

1. 尿道外口出血 是提示尿道损伤的首要指征。尿道出血程度和尿道损伤严重程度不一定一致。尿液可为血尿。

2. 阴道口出血 超过 80% 的女性患者因骨盆骨折造成尿道损伤可出现阴道口出血。

3. 排尿困难或尿潴留 排尿困难程度与尿道损伤程度有关。

4. 疼痛 受伤局部可有疼痛及压痛。前尿道损伤者，排尿时疼痛加重并向阴茎头及会阴部放射。后尿道损伤疼痛可放射至肛门周围、耻骨后及下腹部。

5. 局部血肿 骑跨伤时常在会阴部、阴囊处出现血肿及皮下瘀斑、肿胀等。

6. 尿外渗 尿道破裂或断裂后可发生尿外渗，尿外渗的范围因损伤的部位不同而各异。

（1）阴茎部尿道损伤：局限于阴茎筋膜内，表现为阴茎肿胀，合并出血时呈紫褐色。阴茎筋膜破裂则尿外渗的范围与球部尿道损伤尿外渗范围相同。

（2）球部尿道损伤：尿外渗由于会阴浅筋膜与尿生殖膈形成的会阴浅袋，并可向下腹部蔓延，表现为阴茎、阴囊、会阴及下腹部肿胀。

（3）膜部尿道损伤：尿外渗可聚积于尿生殖膈上下筋膜之间。膜部尿道损伤同时合并尿生殖膈上和（或）下筋膜破裂，尿外渗向上至膀胱周围沿腹膜外及腹膜后间隙蔓延，下与球部相同。如尿生殖膈上下筋膜完全破裂，尿外渗可以向深浅两个方向蔓延。

（4）前列腺部尿道损伤：尿外渗于膀胱周围，向上可沿腹膜外及腹膜后间隙蔓延。

（5）女性发生严重骨盆骨折时，阴唇肿胀提示可能存在尿道损伤。

7. 休克　严重尿道损伤，特别是骨盆骨折后尿道断裂或合并其他内脏损伤者，常发生休克，其中后尿道损伤合并休克者多见。

四、诊　断

（一）病史

骨盆挤压伤病人出现尿潴留，应考虑后尿道损伤。膜部尿道损伤一般有会阴部骑跨伤史。根据典型症状及血肿、尿外渗分布，诊断并不困难。

（二）体格检查

1. 直肠指诊　对确定尿道损伤的部位、程度及是否合并直肠损伤等方面可提供重要线索，是一项重要的检查。后尿道断裂时前列腺向上移位，有浮动感。如指套染血或有血性尿液溢出时，说明直肠有损伤或有尿道、直肠贯通伤可能。

2. 诊断性导尿　应用诊断性导尿应注意以下几点：

(1) 严格无菌条件下选用较软的导尿管轻柔缓慢的插入。

(2) 一旦导尿成功，应固定好导尿管并留置，切勿轻率拔出。

(3) 如导尿失败，不可反复试插。

(4) 如尿道完全断裂，不宜使用。

3. 实验室检查

(1) 血常规检查：后尿道损伤常因骨盆骨折引起，多伴有盆腔静脉丛出血，易发生出血性休克，应行全血细胞计数、血红蛋白检测等检查，如连续检查发现其指标进行性下降，常提示持续性出血严重。

(2) 尿细菌培养：早期导出的尿液应做细菌培养，以确定是否已有感染及指导术后抗生素应用。

4. 影像学检查

(1) 逆行尿道造影：此检查被认为是评估尿道损伤的较好的方法。如尿道显影而无造影剂外溢，提示尿道挫伤或轻微裂伤；如尿道显影，造影剂能进入膀胱，并有造影剂外溢，提示尿道部分裂伤；如造影剂未进入近端尿道而大量外溢，则提示尿道断裂。

(2) 超声：可用于判断膀胱充盈情况、确定盆腔血肿和前列腺的位置有利于行耻骨上膀胱造瘘。

(3) 内镜检查：女性患者尿道较短，膀胱尿道镜检查是女性尿道损伤重要辅助检查手段，有助于判断损伤的部位和程度。

(4) 合并伤相关检查：对严重创伤致尿道损伤的患者，检查时要有整体和全面的观点，必要时行腹部及盆腔超声、CT、MRI 等检查以防止重要脏器损伤漏诊而危及患者的生命。

（三）诊断

在诊断尿道损伤时应注意解决以下问题：①是否有尿道损伤；②确定尿道损伤的部位；③估计尿道损伤的程度；④有无合并其他脏器损伤。

1. 病史和体检。

2. 导尿　导尿可以检查尿道是否连续、完整。在严格无菌操作下，如能顺利插入导尿管，则说明尿道连续。一旦插入导尿管，应留置导尿 1 周以引流尿液并支撑尿道。如一次插入困难，不应勉强反复试插，以免加重创伤和导致感染。

3. X 线检查　骨盆前后位片显示骨盆骨折。尿道造影可显示尿道损伤部位及程度，尿道断裂可有造影剂外渗，尿道挫伤则无外渗征象。

（四）治疗

1. 前尿道损伤

（1）紧急处理：尿道球海绵体严重出血可致休克，应立即压迫会阴部止血，采取抗休克措施，尽早施行手术治疗。

（2）尿道挫伤及轻度裂伤：症状较轻，尿道连续性存在，一般不需特殊治疗，损伤可自愈。用抗生素预防感染，并鼓励患者多饮水稀释尿液，减少刺激。必要时插入导尿管引流1周。

（3）尿道裂伤：插入导尿管引流1周。如导尿失败，应立即行会阴尿道修补，并留置导尿管2～3周。病情严重者，应施行耻骨上膀胱造瘘术。

（4）尿道断裂：应及时施行经会阴尿道修补术或断端吻合术，留置导尿管2～3周。尿道断裂严重者，会阴或阴囊形成大血肿，可作膀胱造瘘术。也可经会阴切口清除血肿，再作尿道断端吻合术，但是必须慎重而仔细止血。

2. 后尿道损伤

（1）紧急处理：骨盆骨折病人须平卧，勿随意搬动，以免加重损伤。损伤严重伴大出血者需抗休克。尿潴留者可行耻骨上膀胱穿刺，吸出膀胱内尿液。

（2）早期处理：通常在病情稳定后，局麻下作耻骨上高位膀胱造瘘。尿道不完全撕裂一般在3周内愈合，恢复排尿。经膀胱尿道造影明确尿道无狭窄及尿外渗后，才可拔除膀胱造瘘管。若不能恢复排尿，造瘘后3个月再行尿道瘢痕切除及尿道端端吻合术。

3. 尿道狭窄的处理

（1）后尿道狭窄的处理：尿道损伤后尿道狭窄的处理以3～6个月为宜。

根据损伤的程度可选用以下手术方式：①尿道内切开术：用尿道冷刀切开狭窄处瘢痕，扩大尿道内径后留置导尿管。适用于狭窄段较短小于1cm，瘢痕不严重。如果2次内切开效果不佳，应采用其他的治疗方法。②尿道吻合术：取会阴部切口，切除狭窄段及瘢痕，将尿道两段端端吻合，适用于狭窄段小于2cm的膜部尿道狭窄，采用分离阴茎海绵体中隔、切除耻骨下缘或切除部分耻骨等方法可将狭窄段3cm尿道进行吻合术。操作时候尽量切除瘢痕，使尿道两断端无张力，尿道黏膜对合缝合。耻骨上膀胱造瘘对于引流尿液，手术中寻找尿道的近端十分有益。③尿道拖入术：适用于无法进行尿道吻合的患者，切除狭窄端尿道后，将远端尿道游离，使其适度拖过近端狭窄段，气囊固定或用牵引线将其通过膀胱固定于腹壁。④尿道替代成形术：适用于较长段尿道狭窄或闭锁。应用带蒂皮瓣及游离移植物修补缺损的尿道。远期尿道可发生再狭窄。

（2）前尿道狭窄的处理：尿道损伤后狭窄的处理时间以伤后3个月以后较为适宜。

短的累及尿道海绵体较浅的前尿道狭窄小于1cm，特别是位于球部的尿道狭窄可尝试运用内镜经尿道内切开或尿道扩张治疗。对于致密的累及尿道海绵体较深的前尿道狭窄或者是内镜经尿道的内切开或尿道扩张治疗无效的患者，则需要采用开放的尿道成形手术进行治疗。反复的内切开还有可能使得患者最终需要实施更复杂尿道成形术。

对于球部小于2cm的尿道狭窄，瘢痕切除吻合术是较为适合的治疗方式，该治疗方式的成功率可高达95%。而对于阴茎部尿道和长度较长的球部尿道狭窄大于2cm，不要采用简单的端端吻合术，因为这样会导致患者勃起的下弯和疼痛，对于该类患者尽量采用转移皮瓣或游离移植物的替代尿道成形术。

（岳中瑾　包军胜）

【参考文献】

[1] Gonzalez RP，Falimirski M，Holevar MR，Evankovich C. Surgical management of renal trauma：is vascular control necessary?. J Trauma，1999，47（6）：1039-1042.

[2] Perry MO，Husmann DA.Urethral injuries in female subjects following pelvic fractures. J Urol，1992，147（1）：139-143.

[3] 李虹. 泌尿系损伤诊断治疗指南. // 那彦群. 中国泌尿外科疾病诊断治疗指南. 北京：人民卫生出版社，2009：263-283.

第三章

泌尿系统肿瘤诊治

第一节 肾 肿 瘤

一、流 行 病 学

肾癌约占成人恶性肿瘤的 2%～3%。我国较为完整的 1988—2002 年肿瘤发病及死亡调查资料显示：① 1998—1992 年、1993—1997 年、1998—2002 年 3 个时间段内，肾及泌尿系统其他恶性肿瘤（肾盂、输尿管、尿道）的发病率分别为 4.26/10 万、5.40/10 万、6.63/10 万，表明肾及泌尿系统其他恶性肿瘤发病率呈现逐年上升趋势；②男女患者比例约为 2∶1；③城市地区发病率高于农村地区。

二、病 理

（一）大体

肾癌又称肾细胞癌，起源于肾小管上皮细胞，瘤体大小差异较大，平均直径为 7cm，常有假包膜与周围肾脏组织相隔。肾癌组织血供丰富，瘤体表面血管怒张，有充血、出血及坏死区。肿瘤可发生于肾实质的任何部位，但以上、下极为多见。绝大多数肾癌发生于一侧肾脏，双侧病变仅占 1%～2%，且常为单个肿瘤。双侧先后或同时发病者约占散发性肾癌的 2%～4%。

（二）显微镜检查

癌细胞类型主要为：透明细胞癌、颗粒细胞癌和未分化癌等，其中以透明细胞癌最为多见。透明细胞癌镜下表现为细胞体积大，边缘清晰，呈多角形，核小而均匀、染色深；细胞质多呈透明色；细胞常排列成片状、乳头状或管状。颗粒细胞镜下表现：细胞呈圆形、多边形或不规则形态；暗色；细胞质内充满细小的颗粒，胞质量少；核略深染。未分化癌镜下表现：细胞呈梭形；核较大或大小不一，核分裂象多见，呈肉瘤样结构。

（三）分类

WHO 共推出 3 版肾脏肿瘤分类标准，见表 3-3-1。目前推荐采用 2004 年 WHO 肾细胞癌病理分类标准。

（四）组织学分级

根据肾癌细胞分化程度，肾癌分为高分化、中分化、低分化。

表 3-3-1 WHO 肾脏肿瘤分类标准

1981 年 WHO 分类	1997 年 WHO 分类	2004 年 WHO 分类
透明细胞癌	透明细胞癌	肾透明细胞癌
颗粒细胞癌	肾乳头状腺癌（嗜色细胞癌）	肾乳头状腺癌（Ⅰ型和Ⅱ型）
乳头状腺癌	嫌色细胞癌	嫌色细胞癌
肉瘤样癌	集合管癌	Bellini 集合管癌和髓样癌
未分化癌	未分类肾细胞癌	多房囊性肾细胞癌
		Xp11 易位性肾癌
		神经母细胞瘤伴发的癌
		黏液性管状及梭形细胞癌
		未分类肾细胞癌

（五）分期

采用 2002 年美国癌症分期联合委员会（American Joint Committee on Cancer Staging，AJCC）制定的 TNM 分期和临床分期（表 3-3-2、表 3-3-3）。

表 3-3-2 2002 年 AJCC 肾癌的 TNM 分期

分期	标准
原发肿瘤（T）	
T_x 原发肿瘤无法评估	
T_0 无原发肿瘤证据	
T_1 肿瘤局限肾脏且最长直径小于等于 7cm	
T_{1a} 肿瘤局限肾脏且最长直径小于等于 4cm	
T_{1b} 肿瘤局限肾脏且最长直径 4～7cm	
T_2 肿瘤局限肾脏且最长直径大于 7cm	
T_3 肿瘤延伸到静脉主干或侵犯肾上腺或肾周脂肪但未超过肾周筋膜	
T_{3a} 肿瘤直接侵犯肾上腺或肾周和（或）肾窦脂肪但未超过肾周筋膜	
T_{3b} 肿瘤大体延伸至肾静脉或其包含肌层的分支或横膈以下的下腔静脉	
T_{3c} 肿瘤大体延伸至横膈以上的下腔静脉或侵犯下腔静脉壁	
T_4 肿瘤侵犯超过肾周筋膜	
区域淋巴结（N）	
N_x 区域淋巴结无法评估	
N_0 没有区域淋巴结转移	
N_1 单个区域淋巴结转移	
N_2 多个区域淋巴结转移	
远处转移（M）	
M_x 远处转移无法评估	
M_0 无远处转移	
M_1 有远处转移	

表 3-3-3　2002 年 AJCC 肾癌的临床分期

分期	肿瘤情况		
Ⅰ	T_1	N_0	M_0
Ⅱ	T_2	N_0	M_0
Ⅲ	T_1	N_1	M_0
	T_2	N_1	M_0
	T_3	N_0	M_0
	T_3	N_1	M_0
Ⅳ	T_4	N_0	M_0
	T_4	N_1	M_0
	任何 T	N_2	M_0
	任何 T	任何 N	M_1

三、临 床 表 现

肾癌的临床表现可因发病数、肿瘤来源、病理类型、肿瘤部位、病程长短不同而有多种临床表现。肾癌早期常无特异性症状，肿瘤发展时，主要症状为间歇性无痛性肉眼血尿。血尿、腰痛和肿块被称为“肾癌三联征”，但其出现率仅约为 10%～15%，大多数病人就诊时具有 1～2 个病状。三联征俱全者提示预后不良。肿瘤位于肾下极或体积较大时，上腹可扪及包块。疼痛为晚期症状，常为腰部钝痛。肾脏位置较隐蔽，肾癌在达到相当大体积以前肿块很难发现。有时在无任何症状的情况下，肿瘤已在体内广泛进展，甚或出现肺、骨等处的转移征象，待发展至骨痛、骨折、咳嗽、咯血等晚期症状出现时才就诊。发生于左侧的肾癌压迫左侧精索静脉时，常发生左侧精索静脉曲张。当肾癌侵及下腔静脉，可出现下肢水肿。除以上症状外，同时还可能存在非泌尿系统的肾外表现。副瘤综合征表现为高血压、贫血、体重减轻、恶病质、发热、红细胞增多症、肝功能异常、胃肠道运动及吸收异常、神经肌肉病变、淀粉样变性、溢乳症、高钙血症、高血糖、血沉增快、凝血机制异常等改变。肾癌患者贫血的原因包括血尿引起的直接失血以及肿瘤生长产生肿瘤毒素及大量肾脏组织的破坏引起的骨髓造血功能抑制。因肾脏还是重要的内分泌器官，可分泌多种内分泌激素，包括促红细胞生成素、肾素、甲状旁腺素、高血糖素等。发生癌变时，在临床上表现为红细胞增高症、肾性高血压、高钙血症、胃肠道运动及吸收异常等。

四、诊　　断

随着医学影像学的发展，结合临床表现，肾癌的诊断多无困难。实验室检查作为对患者术前一般状况的评估、肝肾功能以及预后判定。病理学检查可提供明确的病理诊断。

（一）实验室检查项目

血、尿常规，血尿素氮、肌酐、肝功能，血钙，血糖，血沉，碱性磷酸酶和乳酸脱氢酶。

（二）必须包括的影像学检查

腹部超声检查，静脉尿路造影，胸部 X 线片（正、侧位）、腹部 CT 平扫和增强扫描（碘过敏试验阴性、无相关禁忌证者）。典型的肾癌在 CT 图像上呈圆形、椭圆形或不规则形占位，较大者肾脏局部皮质隆起，巨大者占据大部分肾脏，使正常肾脏的形态消失。

（三）可选择的影像学检查项目

腹部平片，逆行上尿路造影，核素肾图，胸部CT扫描检查，腹部MRI扫描检查。

（四）肾癌的鉴别诊断

由于肾癌有多种影像学检查方法，术前诊断多无困难。但误诊误治的情况仍时有发生，主要需要与以下占位病变相鉴别。

1．肾囊肿　典型的肾囊肿从影像检查上由于回声不同而很容易与典型的肾癌相鉴别；但当囊肿内有出血或感染，致回声增强时，易被误诊为肿瘤。而当肾癌内部均匀，呈很弱的低回声时，在体检筛查时容易被误诊为肾囊肿。应行CT平扫和增强扫描予以鉴别。

2．肾错构瘤　又称肾血管平滑肌脂肪瘤，是一种较为常见的容易和肾癌相混淆的肾脏占位病变。B超表现为肿块内有中强回声区，CT表现为肿块内有CT值为负数的区域，且增强扫描后仍为负值，此为其重要的鉴别点。错构瘤的典型表现是由于肿瘤组织内有脂肪成分的存在，在B超、CT和MRI图像上都可作出定性诊断。

3．肾脏黄色肉芽肿　是一种少见的严重慢性肾实质感染的特殊类型。形态学上有两种表现：一种为弥漫型，肾脏体积明显增大，形态失常，内部结构紊乱，不容易与肿瘤混淆；另一种为局灶性，肾脏出现局限性实质性结节状回声，缺乏特异性，仅从影像学上，有时与肾肿瘤鉴别困难。需结合临床病史、体格检查、实验室检查做出判断。

五、治　　疗

根据肾癌临床分期（clinical stage grouping，cTNM）初步制定治疗原则，依据术后病理分期（pathological stage grouping，pTNM）评价，如pTNM与cTNM分期有偏差，按pTNM分期结果修订术后治疗方案。

（一）局限性肾癌的治疗

外科手术是局限性肾癌首选治疗方法。行根治性肾切除术时，不推荐加区域或扩大淋巴结清扫术。

1．根治性肾切除手术　是公认的可能治愈肾癌的方法。标准根治性肾切除范围包括：肾周筋膜、肾周脂肪、患肾、同侧肾上腺、从膈肌脚至腹主动脉分叉处腹主动脉或下腔静脉旁淋巴结以及髂血管分叉以上输尿管。根治性肾切除术可经开放性手术或腹腔镜手术进行。1991年Clayman成功实施世界上第一例腹腔镜肾切除术，1992年Gaur首次成功开展后腹腔镜肾切除术。随着微创外科技术的发展，腹腔镜手术表现出更加明显的优势，其并发症发生率和死亡率均明显降低。由腹腔镜完成的根治性肾切除手术逐渐增加。

2．保留肾单位手术（nephron sparing surgery，NSS）　近年来，随着医学影像学的发展、外科技术的提高以及大量早期小肾癌的发现，对保留肾单位的手术越来越重视。按各种适应证选择NSS，其疗效同根治性肾切除术。NSS有两种：肿瘤剜出术和肾部分切除术。剜除术即在假包膜外将肿瘤钝性剥出，因此，行剜除术的前提条件是假包膜在结构上必须完整，否则应行肾部分切除术。NSS肾实质切除范围应距肿瘤边缘0.5～1.0cm。对肉眼观察切缘有完整正常肾组织包绕的病例，术中不必常规进行切缘组织冷冻病理检查。NSS亦可通过开放性手术或腹腔镜手术完成。保留肾单位手术后局部复发率0～10%，而肿瘤≤4cm的病例，术后局部复发率0～3%。

NSS适应证：肾癌发生于解剖性或功能性的孤立肾，根治性肾切除术将会导致肾功能不全或尿毒症的患者，如先天性孤立肾、对侧肾功能不全或无功能者以及双侧肾癌的患者。

NSS 相对适应证：肾癌对侧肾存在某些良性疾病，如肾结石、慢性肾盂肾炎或其他可能导致肾功能恶化的疾病（如高血压、糖尿病、肾动脉狭窄等）。

NSS 适应证和相对适应证对肾肿瘤大小没有具体限定。

NSS 可选择适应证：临床分期 T_{1a} 期（肿瘤≤4cm），肿瘤位于肾脏周边、单发的肾癌，对侧肾功能正常者可选择实施 NSS。

3. 微创治疗　射频消融（radio-frequency ablation，RFA）、冷冻消融（cryoablation）、高强度聚焦超声（high-intensity focused ultrasound，HIFU）是较新的肾癌治疗手段。其适应证：不适于开放性外科手术、需尽可能保留肾单位功能、有全身麻醉禁忌、肾功能不全、肿瘤最大径＜4cm 且位于肾周边的肾癌患者。

4. 肾动脉栓塞　对于不能耐受手术治疗的患者可作为缓解症状的一种姑息性治疗方法，特别是对于难于控制的血尿患者。术前肾动脉栓塞可能对减少肿瘤体积、减少术中出血、防止癌瘤于术中扩散、增加根治性手术机会有帮助。

（二）局部进展性肾癌的治疗

局部进展性肾癌首选治疗方法为根治性肾切除术，而对转移的淋巴结或血管瘤栓需根据病变程度、患者的身体状况等因素选择是否切除。术后尚无标准辅助治疗方案。

1. 区域或扩大淋巴结清扫术　早期的研究主张行区域或扩大淋巴结清扫术，而最近的研究结果认为区域或扩大淋巴结清扫术对术后淋巴结阴性患者只对判定肿瘤分期有实际意义。由于多伴有远处转移，手术后需联合免疫治疗或化疗。

2. 肾静脉或（和）腔静脉瘤栓的外科治疗　多数学者认为 TNM 分期、瘤栓长度、瘤栓是否浸润腔静脉壁与预后有直接关系。建议对临床分期为 $T_{3b}N_0M_0$ 的患者行肾或（和）腔静脉瘤栓取出术。不推荐对 CT 或 MRI 扫描检查提示有腔静脉壁受侵或伴淋巴结转移或远处转移的患者行此手术。

3. 术后辅助治疗　局部进展性肾癌根治性肾切除术后尚无标准辅助治疗方案。肾癌属于对放射线不敏感的肿瘤，单纯放疗亦不能取得较好效果。术前放疗一般较少采用，不推荐术后对瘤床区常规进行放疗，但对未能彻底切除干净的Ⅲ期肾癌可选择术中或术后放疗或参照转移性肾癌的治疗。

（三）转移性肾癌（临床分期Ⅳ期）的治疗

转移性肾癌（metastatic renal cell carcinoma，mRCC）的治疗非常棘手，应采用以内科治疗为主的综合治疗。外科手术主要为减少肿瘤负荷，是辅助性治疗手段，极少数患者可通过外科手术而获得较长期生存。

1. 手术治疗

（1）肾原发病灶的手术治疗：对体能状态良好、低危险因素的患者应首选外科手术，切除肾脏原发灶可提高 IFN-α 或（和）IL-2 治疗转移性肾癌的疗效。对严重血尿、疼痛等症状的患者可选择姑息性肾切除术、肾动脉栓塞。

（2）转移灶的手术治疗：对根治性肾切除术后出现的孤立性转移瘤以及肾癌伴发孤立性转移、行为状态良好的患者可选择外科手术治疗。对伴发转移的患者，可视患者的身体状况与肾脏手术同时进行或分期进行。

2. 内科治疗　因肾癌对于化疗不敏感，肾癌细胞具有多药耐药基因（multiple drug resistance，MDR），所以细胞毒化疗对肾癌虽可作为一种治疗方法，但疗效差。故目前多采用化疗加生物治疗，或与内分泌治疗联合，其疗效较好。IL-2＋IFN 联合较多报道，总有效率为 27%，肾癌转移灶自然消退率 1%～20%。2005 年美国 FDA 批准索拉非尼用于晚期肾细胞癌的治疗以来，晚期肾癌的治疗疗效发生了划时代的巨变。原有的 4 种靶向药物（索拉非尼、舒尼替尼、贝伐单抗、替西罗莫司）临床研究继续得到关注。2009 年美国 FDA 先后批准依维莫司（RAD001）与 Pazopanib 用于晚期肾癌的治疗，使得目前获得批准用于晚期肾癌治疗的靶向药物达到 6 种，肾癌也因此成为所有肿瘤中靶向治疗药物最多的恶性肿瘤。大规模的临床研究正在进行。

3．放疗　肾癌对放疗不甚敏感，因此长期以来未被用作治疗的主要方法，随着现在医疗科技水平发展，各种放疗的技术手段也日益提高，如近些年开展的立体定向放疗（γ 刀、X 刀、三维适形放疗、适形调强放疗技术），使放疗的治疗效果也逐渐提高，所以越来越受到重视。已被应用于手术前或手术后的辅助治疗。术后放疗能巩固手术成果，防止复发。对局部瘤床复发、区域或远处淋巴结转移、骨骼或肺转移患者，姑息放疗可达到缓解疼痛、改善生存质量、延长生命的目的，具有重要的临床意义。

4．生物治疗　生物治疗是指通过生物反应修饰剂（biological response modifier，BRM）对肿瘤进行治疗的一种方法。它的出现在临床治疗肿瘤方面已发挥了明显的作用，成为肿瘤治疗的第四种主要手段。从实现途径上可分为：细胞治疗法、细胞毒素治疗法、基因治疗法和抗体治疗法。目前，生物治疗多处于临床前阶段，多项研究表明，虽然在体外实验中，某种治疗手段表现出满意的疗效，但在临床上，仅少数肿瘤有效，多数不太明显，且其制剂价格昂贵，致临床研究困难。如 LAK（lymphokine activated killer）细胞、TIL（tumor-infiltration lymphocyte）细胞在体外表现出令人满意的杀伤肿瘤细胞的能力，但在临床实践中，疗效较差。关于树突状细胞、肿瘤疫苗及抗体疗法也在进行深入的研究。

（田俊强）

【参考文献】

[1] 那彦群，孙则禹，叶章群，孙颖浩．中国泌尿外科疾病诊断治疗指南．北京：人民卫生出版社，2007.

[2] 何志嵩，郭应禄．肾癌的诊断及鉴别诊断．中华泌尿外科杂志，2000，7：58-61.

[3] 郭军，马建辉．中国肾细胞癌诊治指南内科治疗解读．临床肿瘤学杂志，2008，8：748-751.

[4] Linehan WM，Walther MM，Zbar B. The genetic basis of cancer of the kidney. J Urol，2003，170：2163-2172.

[5] Delahunt B，Eble JN. Papillary renal cell carcinoma：a clinicopathologic and immunohistochemical study of 105 tumors. Mod Pathol，1997，10：537-544.

[6] Fuhrman SA，Lasky LC，Limas C. Prognostic significance of morphologic parameters in renal cell carcinoma. Am J Surg Pathol，1982，6：655-663.

[7] AJCC Cancer Staging Manual. Sixth ed. Springer Verlag：New York，2002.

[8] Palapattu GS，Kristo B，Rajfer J. Paraneoplastic syndromes in urologic malignancy：the many faces of renal cell carcinoma. Rev Urol，2002，4：163-170.

[9] Wunderlich H，Schlichter A，Reichelt O，et al. Renal indications for adrenalectomy in renal cell carcinoma. Eur Uro1，1999，35：272-276.

[10] Sugao H，Matsuda M，Nakano E，et al. Comparison of lumbar flank approach and transperitoneal approach for radical nephrectomy. Urol Int，1991，46：43-45.

[11] Fergany AF，Hafez KS，Novick AC. Long term results of nephron sparing surgery for localized renal cell carcinoma：10 year follow-up. J Urol，2000，163：442-445.

[12] Sutherland SE，Resnick MI，Maclennan GT，et al. Does the size of the surgical margin in partial nephrectomy for renal cell cancer really matter? J Urol，2002，167：61-64.

[13] 李泉林，关宏伟，张秋萍，等. 肾细胞癌保肾手术安全切除范围的探讨. 中华泌尿外科杂志，2002，23：709-711.

[14] 李泉林，关宏伟，张丽芝，等. 早期肾癌保肾手术切除范围的探讨. 中华外科杂志，2003，2：81-83.

[15] Novick AC，Zincke H，Neves R J，et al. Surgical enucleation for renal cell carcinoma. J Uroi，1986，135：235-238.

[16] Uzzo RG，Novik AC. Nephron sparing surgery for renal tumors：indications，techniques and outcomes. J Urol，2001，166：6-18.

[17] Humke U，Siemer S，Uder M，et al. Long-term outcome of conservative surgery for kidney cancer：survival，blood pressure，and renal function. Ann Urot（Paris），2002，36：349-353.

[18] Saranchuk JK，Savage S J. Laparoscopic radical nephrectomy：current status. BJU Int，2005，2：2t-26.

[19] Gill IS，Novick AC，Schweizer D，et al. Laparoscopic renal cryoablation in 32 patients. Urology，2000，56：748-753.

[20] Ankem MK，Nakada SY. Needle-ablative nephron-sparing surgery. BJU Int，2005，2：46-51.

[21] Vasselli JR，Yang JC，Linehan WM，et al. Lack of retroperitoneal lymphadenopathy predicts survival of patients with metastatic renal cell carcinoma. J Urol，2001，166：68-72.

[22] Pantuck A J，Zisman A，Dorey F，et al. Renal cell carcinoma with retroperitoneal lymph nodes：role of lymph node dissection. J Urol，2003，169：2076-2083.

[23] Blute ML，Leibovich BC，Lochse CM，et al. The Mayo Clinic experience with surgical management，complications and outcome for patients with renal cell carcinoma and venous tumour thrombus. BJU Int，2004，94：33-41.

[24] Mickisch GH，Garin A，van Poppel H，et al. Radical nephrectomy plus interferon-alfa-based immunotherapy compared with interferon alfa alone in metastatic renal-cell carcinoma：a randomised trial. Lancet，2001，358：966-970.

[25] Flanigan RC，Salmon SE，Blumenstein BA，et al. Nephrectomy followed by interferon alfa-2b compared with interferon alfa-2b alone for metastatic renal-cell cancer. N Engl J Med，2001，345：1665-1659.

[26] Flanigan RC，Mickisch G，Sylvester R，et al. Cytoreductive nephrectomy in patients with metastatic renal cancer. A combined analysis. J Urol，2004，171：1071 -1076.

[27] Tian JQ，Wang ZP，Rodriguez R，et al. In vitro enhanced cytotoxicity of tumor-infiltrating lymphocytes transfected with tumor necrosis factor-related apoptosis-inducing ligand and/or interleukin-2 gene in human renal cell carcinoma. Urology，2006，67：1093-1098.

第二节　膀胱癌诊治规范

膀胱癌是泌尿外科临床上最常见的肿瘤之一，是一种对患者生存构成直接威胁的疾病。

一、膀胱癌的组织病理学

（一）膀胱癌的组织学类型

膀胱移行细胞癌最为常见，占膀胱癌的 90% 以上。鳞状细胞癌较少见，占膀胱癌的

3%～7%。腺癌更为少见，占膀胱癌<2%。

（二）膀胱癌的组织学分级

1. WHO 1973 分级法　1973 年的膀胱癌组织学分级法根据癌细胞的分化程度分为高分化、中分化和低分化 3 级，分别用 Grade 1、2、3 或 grade Ⅰ、Ⅱ、Ⅲ表示。

2. WHO/ISUP 分级法　1998 年 WHO 和国际泌尿病理协会提出了非浸润性尿路上皮癌新分类法，2004 年 WHO 正式公布了这一新的分级法。此分级法将尿路上皮肿瘤分为低度恶性倾向尿路上皮乳头状肿瘤、低分级和高分级尿路上皮癌。建议使用 WHO 2004 分级法，以便用统一的标准诊断膀胱肿瘤，更好地反映肿瘤的危险倾向（表 3-3-4）。

表 3-3-4　膀胱尿路上皮癌恶性程度分级系统：1973 年与 2004 年系统比较

WHO 1973 分级	WHO/ISUP 1998，WHO 2004 分级
乳头状瘤	乳头状瘤
尿路上皮癌 1 级，分化良好	低度恶性倾向尿路上皮乳头状瘤
尿路上皮癌 2 级，中度分化	乳头状尿路上皮癌，低分级
尿路上皮癌 3 级，分化不良	乳头状尿路上皮癌，高分级

注：WHO 1973、WHO 2004 分级法是两个不同的分类系统，两者之间能逐一对应

但是需要更多的临床试验验证新的 WHO 分级法比 WHO 1973 分级法有更合理和更优越之处。目前可以同时使用 WHO 1973、WHO 2004 分级标准。

（三）膀胱癌的分期

膀胱癌分期指肿瘤浸润膀胱壁深度及转移情况，是评估其预后的重要指标。目前主要有两种分期方法，一种是美国的 Jewett-Strong-Marshall 分期法，另一种为国际抗癌联盟（UICC）的 TNM 分期法。目前普遍采用国际抗癌联盟的 2002 年第 6 版 TNM 分期法。

二、膀胱癌的诊断

（一）早期检测与症状

1. 肉眼血尿是膀胱癌常见症状，以间歇性全程无痛性血尿最为典型，也可表现为镜下血尿，发生血尿时间及严重程度与肿瘤大小、数目、形态、分期、恶性程度并不相关。

2. 以尿频、尿急、尿痛即膀胱刺激征和盆腔疼痛为首发表现，为膀胱癌另一类常见的症状，多见于浸润性膀胱癌或弥漫性原位癌。

3. 其他症状包括输尿管梗阻所致腰胁部疼痛、盆腔包块、尿潴留、下肢水肿。有的患者就诊时即表现为体重减轻、肾功能不全、腹痛或骨痛，均为晚期症状。

（二）体格检查

局部进展的膀胱癌患者可触及盆腔包块存在。经直肠、经阴道指检和麻醉下腹部双合诊亦是常用的检体方法，但在早期膀胱癌的诊断中受到限制。

（三）影像学检查

1. 超声检查　超声检查可通过三种途径（经腹、经直肠、经尿道）进行，可发现直径>5mm 的肿瘤，并可了解癌肿浸润深度，有无局部淋巴结转移及周围脏器侵犯，有助于分期，尤其适用于造影剂过敏者。同时，可对双肾、输尿管、前列腺和腹部其他脏器进行检查。经直肠超声可清楚显示膀胱三角区、膀胱颈和前列腺。

2. 胸部检查　术前常规拍胸部 X 线片，了解肺部转移情况。胸部 CT 可进一步明确肺

部转移情况。

3. 泌尿系统平片和静脉尿路造影(KUB＋IVU) 常用来发现并存的上尿路肿瘤，为膀胱癌患者常规检查。

4. CT检查 传统CT(平扫＋增强扫描)可发现体积较大肿瘤，并与血块可鉴别，有一定的诊断价值。其缺点为，对较小肿瘤(如<5mm)和原位癌不易被发现，不能明确输尿管情况，分期准确性不高，对于区分肿大淋巴结是转移还是炎症、肿瘤是局限于膀胱或侵犯到膀胱外不能准确鉴别，有肿瘤切除史者可因局部炎症反应造成分期过高。因此，对膀胱镜检查发现肿瘤为实质性(无蒂)、有浸润到肌层可能或了解远处器管转移情况可行CT检查。

CT仿真膀胱镜(CTVE)通过采用多层面螺旋CT进行扫描后，将相关数据利用计算机进行三维重建后获得相似膀胱镜的视觉图像，可观察尿道内口及膀胱颈部病变，弥补膀胱镜视野盲区，但不能显示膀胱黏膜的表浅病变及进行活检，是膀胱镜较好的补充和替代方法。

5. MRI检查 传统MRI对膀胱癌检查并无明显优越之处。MRI有助于肿瘤分期，动态MRI在显示尿路上皮癌以及肌层侵犯程度方面准确性优于CT和非增强MRI。应用MRI仿真膀胱镜诊断肿瘤效果较好。膀胱癌患者行MRI膀胱造影，以术中或膀胱镜结果作为参考标准，仿真膀胱镜重建与多维重建的敏感性和特异性较高。在检测有无骨转移时MRI敏感性远高于CT，甚至高于核素骨扫描。

6. 骨扫描 一般不做常规使用。只在浸润性肿瘤患者出现骨痛，怀疑有骨转移时使用。

7. PET(正电子发射断层扫描) 因示踪剂^{18}F氟脱氧葡萄糖(^{18}F-FDG)经肾脏排入膀胱对较小肿瘤的诊断产生影响，费用昂贵，一般较少用于诊断。

(四)尿脱落细胞学

尿脱落细胞学检查方法具有简便、无创、特异性高的特点，是膀胱癌诊断和术后随访的主要方法，其敏感性为13%～75%，特异性为85%～100%。尿标本采集通过两种方式：自然排尿和膀胱冲洗，膀胱冲洗可得到更多的肿瘤细胞，有利于提高检出率。尿标本易受多种因素影响：如尿中细胞数量不足、不典型或退行性变、泌尿系感染、结石以及膀胱灌注治疗等导致诊断困难。

(五)尿液肿瘤标记物检测

1. 膀胱肿瘤抗原(BTA) 是较早用于检测膀胱癌的肿瘤标记物，通过BTA Stat和BTA Trak两种方法测定尿液中人补体因子H相关蛋白，敏感性和特异性有所提高。BTA Stat为快速定性实验，敏感性为29%～74%，特异性为56%～86%；BTA Trak为酶联免疫定量实验，敏感性为60%～83%，特异性为60%～79%，敏感性随着肿瘤分级和分期上升而提高。易受多种因素影响可出现假阳性结果，如：泌尿系感染、结石、血尿等。

2. 核基质蛋白22(NMP22) 是核基质蛋白的一种，当细胞恶变时，NMP22合成激增并通过凋亡细胞核的溶解释放入尿中。由于NMP22在低分级、分期膀胱癌中有较高的敏感性，是具有良好前景的膀胱癌早期诊断标记物，然而操作相对复杂、时间长，合适临界值难以确定有待进一步改进。

3. Immunocyt实验 是采用单克隆抗体结合免疫荧光细胞检测膀胱癌密切相关抗原的免疫细胞学检查，敏感性为52%～100%，特异性为62%～82%，操作简单，在各级膀胱癌中均有较高的敏感性(G_1: 85.7%，G_2: 73.9%，G_3: 83.3%)，可用于对高危人群普查和低分级、分期膀胱肿瘤患者随访调查。

4. 荧光原位杂交(FISH) 检测膀胱癌的敏感性和特异性分别为70%～86%和66%～

93%，与 BTA、NMP22 相比，特异性较高，FISH 比膀胱镜能够更早地发现膀胱癌复发。仍存在敏感性和特异性不足的问题。

5. 新的具有诊断潜力的肿瘤标记物　如端粒酶、存活素（survivin）、透明质酸和透明质酸酶、黏液素 -7、核基质蛋白（BLCA-4）、微卫星序列分析和单核苷酸多态性分析等，在诊断膀胱癌的研究中显示了较高的敏感性和特异性，但其临床实用价值还有待于进一步研究观察。

以上所述肿瘤标记物虽然敏感性较高，但是其特异性却普遍低于尿脱落细胞学检查，特别是对于分级低的膀胱癌，目前还难以根据单一标记物的结果对膀胱癌的诊断和术后随访做出判断，仍不能取代膀胱镜和尿脱落细胞学检查。采用合理的多种标记物的联合检测方法，可以优势互补提高敏感性和特异性，也许会成为一种非常有效的检测膀胱癌的无创方法。

（六）膀胱镜检查和活检

膀胱镜检查是诊断膀胱癌最可靠的诊断方法。可明确膀胱是否有肿瘤，明确肿瘤数目、大小、形态和部位，并且可以对肿瘤和可疑病变部位进行活检以明确病理诊断。硬性膀胱镜为临床最常使用的膀胱镜，软性膀胱镜与硬性膀胱镜相比，软性膀胱镜检查具有损伤小、视野无盲区、检查体位舒适等优点，但价格昂贵，使用寿命短。

（七）5- 氨基乙酰丙酸（5-ALA）荧光膀胱镜检查

荧光膀胱镜检查是通过向膀胱内灌注 5-ALA 缓冲液，2～3 小时后荧光物质特异性地积聚于肿瘤细胞中，利用激光系统膀胱镜下肿瘤组织可出现红色荧光，而正常膀胱黏膜呈蓝色荧光，可及时发现微小肿瘤、不典型增生或原位癌，阳性率较普通膀胱镜增加 20%～25%，然而，损伤、感染、化学或放射性膀胱炎、瘢痕组织等可影响结果出现假阳性。

（八）诊断性经尿道电切术（TUR）

TUR 已逐渐被采纳，作为诊断膀胱癌首选方法。对影像学资料显示膀胱内有肿瘤病变，膀胱肌层无明显浸润，可直接在麻醉下行诊断性 TUR，一方面切除肿瘤，另一方面对肿瘤标本进行组织学检查以明确病理诊断、肿瘤分级和分期，为进一步治疗以及判断预后提供依据。

综上所述，在诊断膀胱癌时，除常规相关检查外，对考虑膀胱癌患者均应行膀胱镜检查及病理活检或诊断性 TUR。对疑似原位癌、尿脱落细胞学阳性而无明确黏膜异常者行随机活检。对肌层浸润性者根据需要可选择盆腔 CT/MRI、骨扫描等。

三、非肌层浸润性膀胱癌的治疗

表浅性膀胱肿瘤约占所有膀胱癌的 75%～85%（T_a: 70%、T_1: 20%、Tis: 10%）。尽管 T_a 和 T_1 属于非肌层浸润性膀胱癌，但两者的生物学特性有明显不同，由于固有层内血管和淋巴管丰富，因此 T_1 期膀胱癌更容易发生扩散。

（一）手术治疗

1. 经尿道膀胱肿瘤切除术　经尿道膀胱肿瘤切除术（TURBT）是诊断表浅性膀胱癌的重要方法，同时也是治疗手段。通过 TURBT 可明确膀胱肿瘤的病理分级、分期，术中将肿瘤完全切除至正常膀胱肌层。肿瘤切除后，建议行基底部组织活检，以确定病理分期和进一步治疗方案。

2. 经尿道激光手术　激光手术通过凝固或汽化组织手术，其疗效及复发率与经尿道手术相近，术前需进行肿瘤活检明确病理诊断。无法对肿瘤进行分期，适于乳头状低级别尿路上皮癌，以及病史为低级别、低分期的尿路上皮癌。

3. 光动力学治疗（PDT） 是利用膀胱镜将激光与光敏剂相结合选择性破坏靶组织的一种治疗方法。光敏剂靶向性的积聚于肿瘤细胞，在激光作用下产生单态氧，使肿瘤细胞变性坏死。膀胱原位癌、控制膀胱肿瘤出血、肿瘤多次复发、不能耐受手术治疗等情况可以选择此疗法。

（二）术后辅助治疗

1. 术后膀胱灌注化疗 TURBT 术后有 10%～67% 的患者会在 12 个月内复发，术后 5 年内有 24%～84% 的患者复发，可能与新发肿瘤、肿瘤细胞种植或原发肿瘤切除不完全有关。单纯 TUR-BT 术不能解决术后高复发和进展问题，因此建议所有的非肌层浸润性膀胱癌患者术后均进行辅助性膀胱灌注治疗。

(1) TURBT 术后即刻膀胱灌注化疗：TURBT 术后 24 小时内完成表柔比星或丝裂霉素等膀胱灌注化疗可以使肿瘤复发率降低 40%，因此推荐所有的非肌层浸润性膀胱癌患者 TUR-BT 术后 24 小时内均进行膀胱灌注化疗，但术中有膀胱穿孔时不宜采用。TURBT 术后即刻膀胱灌注化疗对单发和多发膀胱癌均有效。低危非肌层浸润性膀胱癌术后即刻灌注后，肿瘤复发的概率很低，因此即刻灌注后可以不再继续进行膀胱灌注治疗。

(2) 术后早期膀胱灌注化疗及维持膀胱灌注化疗：中危和高危的非肌层浸润性膀胱癌患者术后 24 小时内即刻膀胱灌注治疗后，继续膀胱灌注化疗，1 次 / 周，共 4～8 周，膀胱维持灌注化疗，1 次 / 月，共 6～12 个月。研究表明，维持灌注治疗 6 个月以上时并不能继续降低非肌层浸润性膀胱癌的复发，因此建议术后维持膀胱灌注治疗 6 个月，也有学者认为表柔比星维持灌注 1 年可以降低膀胱肿瘤的复发。灌注期间出现严重的膀胱刺激症状时，应延迟或停止灌注治疗，以免继发膀胱挛缩。膀胱灌注治疗的副作用与药物剂量和灌注频率有关。

(3) 膀胱灌注化疗药物：临床常用来预防肿瘤复发进行膀胱灌注化疗药物包括：阿霉素（ADM）、表柔比星（EPI）、丝裂霉素（MMC）、吡柔比星（THP）、羟喜树碱（HCPT）等。化疗药物应通过导尿管灌入膀胱，并保留 0.5～2 小时。灌注前将膀胱排空，减少饮水量，降低尿液对药物稀释作用。EPI 常用剂量为 50～80mg，MMC 为 20～60mg，THP 为 30mg，HCPT 为 10～20mg。化学性膀胱炎是膀胱灌注化疗的主要不良反应，其程度与灌注剂量和频率相关，TUR-BT 术后即刻膀胱灌注更应注意药物的副作用。多数不良反应在停止灌注后可以自行改善。

2. 术后膀胱灌注免疫治疗

(1) 卡介苗（BCG）：BCG 膀胱灌注指征：由于 BCG 不能延缓低危非肌层浸润性膀胱癌的病程，且其副作用发生率偏高，不建议行 BCG 灌注治疗。中危非肌层浸润膀胱尿路上皮癌术后肿瘤复发率为 45%，进展率为 1.8%，因此，防止肿瘤复发是中危非肌层浸润膀胱癌灌注的主要目的，多建议采用膀胱灌注化疗，在某种情况下也可采用 BCG 灌注。由于术后膀胱有创面即刻灌注治疗会引起严重的副作用，因此应避免术后即刻 BCG 膀胱灌注。BCG 可以预防膀胱肿瘤进展，适合于高危非肌层浸润性膀胱癌的治疗。膀胱灌注的剂量：BCG 治疗一般采用 6 周灌注诱导免疫应答，再加 3 周的灌注强化以维持良好的免疫反应。BCG 灌注用于治疗高危非肌层浸润膀胱尿路上皮癌时，一般采用常规剂量（120～150mg）；BCG 用于预防非肌层浸润膀胱尿路上皮癌复发时，一般采用低剂量（60～75mg）。BCG 灌注一般在 TUR-BT 术后 2 周开始。BCG 维持灌注可以使膀胱肿瘤进展率降低 37%。需维持 BCG 灌注 1～3 年(至少维持灌注 1 年),因此建议在 3、6、12、18、24、36 个月时重复 BCG 灌注,以保持和强化疗效。BCG 膀胱灌注的主要副作用为膀胱刺激症状和全身流感样症状,少见副作用包括结核败血症、前列腺炎、附睾炎、肝炎等。因此 TUR-BT 术后膀胱有开放创面或有肉眼血尿等情况下,不能进行 BCG 膀胱灌注。

(2) 免疫调节剂:免疫调节剂也可以预防膀胱肿瘤的复发,包括干扰素、KLH 等。

3. 复发肿瘤的灌注治疗　膀胱肿瘤复发后,一般建议再次 TUR-BT 治疗。依照 TURBT 术后分级及分期,按上述方案重新进行膀胱灌注治疗。对频繁复发和多发者,建议行 BCG 灌注治疗。

4. 膀胱原位癌的治疗　膀胱原位癌治疗方案是彻底的 TUR-BT 和术后 BCG 膀胱灌注。BCG 灌注每 16 周为 1 个周期,1 个周期后有 70% 完全缓解。休息 6 周后,进行膀胱镜检和尿脱落细胞学检查,结果阳性者再进行 1 个周期,共 6 周的灌注治疗。另有 15% 的病例获得缓解。休息 6 周后,多次膀胱镜检和尿脱落细胞学检查结果阳性,需行膀胱根治性切除术及尿道根治性切除术。对于缓解的病例,应在第 3、6、12、18、24、30 和 36 个月时进行 1 个周期的 BCG 灌注防止复发。通过此方案,约 70% 的病例可以避免行膀胱根治性切除术。也有研究显示部分病例采用膀胱灌注化疗有效。

5. T_1G_3 膀胱癌的治疗　T_1G_3 膀胱癌通过 BCG 灌注治疗或膀胱灌注化疗,有 50% 可以保留膀胱。对 TUR-BT 术后病理诊断分级为 G_3 而标本未见肌层组织的病例,可 2～6 周后再行 TUR-BT 术获取肌层组织标本。无肌层浸润者,术后行 BCG 灌注治疗或膀胱灌注化疗。对 2 周期 BCG 灌注治疗或 6 个月膀胱灌注化疗无效或复发的病例,需行膀胱根治性切除术。

综上所述,在非肌层浸润性膀胱癌治疗方面,TUR-BT 术是非肌层浸润膀胱尿路上皮癌的主要治疗手段。低危非肌层浸润膀胱肿瘤,术后可仅即刻膀胱灌注化疗。中、高危者,除术后单剂即刻膀胱灌注化疗后,还应进行维持化疗药物或 BCG 灌注治疗。对高危非肌层浸润膀胱癌,首选 BCG 膀胱灌注治疗,疗程至少 1 年。膀胱灌注治疗无效的,如:肿瘤进展,多次复发、Tis 和 T_1G_3 肿瘤经 TUR-BT 及膀胱灌注治疗无效等,则行膀胱根治性切除术。

四、肌层浸润性膀胱癌的治疗

(一) 根治性膀胱切除术

肌层浸润性膀胱癌的标准治疗是根治性膀胱切除术同时行彻底的盆腔淋巴结清扫,可有效提高患者生存率、避免局部复发和远处转移。

1. 根治性膀胱切除术的指征　根治性膀胱切除术的基本手术指征为 T2-T4A, N0-x, M_0 浸润性膀胱癌,其他指征还包括:

(1) 高危非肌层浸润性膀胱癌 T_1G_3 肿瘤。

(2) BCG 治疗无效的 Tis。

(3) 反复复发的非肌层浸润性膀胱癌。

(4) 保守治疗无法控制的广泛乳头状病变等。

(5) 保留膀胱手术后非手术治疗无效或肿瘤复发者和膀胱非尿路上皮癌。以上手术指征可独立选用,亦可综合应用。但应除外有严重合并症(心、肺、肝、脑、肾等疾病)不能耐受根治性膀胱切除术者。

2. 根治性膀胱切除术的相关事项 根治性膀胱切除术的手术范围包括膀胱及周围脂肪组织、输尿管远端，并行盆腔淋巴结清扫术；男性应包括前列腺、精囊，女性应包括子宫、附件和阴道前壁。如果肿瘤累及男性前列腺部尿道或女性膀胱颈部，则需施行全尿道切除。根治性膀胱切除术的方式可以分为开放手术和腹腔镜手术两种。腹腔镜手术具有失血量少、患者术后疼痛轻、恢复快及住院时间短的特点，但腹腔镜手术对术者操作技巧要求较高，学习曲线长。近年来，机器人辅助腹腔镜根治性膀胱切除术可以使手术更精确和迅速，并减少出血量。淋巴结清扫既是一种治疗手段，又为预后判断提供重要依据，常分为局部淋巴结清扫、常规淋巴结清扫和扩大淋巴结清扫三种。局部淋巴结清扫仅切除闭孔内淋巴结及脂肪组织；扩大淋巴结清扫的范围包括主动脉分叉和髂总血管（近端）、股生殖神经（外侧）、旋髂静脉和 Cloquet 淋巴结（远端）、髂内血管（后侧），包括闭孔、两侧坐骨前、骶骨前淋巴结，清扫范围向上达到肠系膜下动脉水平；常规淋巴结清扫的范围达髂总血管分叉水平，其余与扩大清扫范围相同。

（二）保留膀胱手术

对于不愿接受根治性膀胱切除术的浸润性膀胱癌患者或身体条件不能耐受根治性膀胱切除术，可考虑行保留膀胱手术。施行保留膀胱手术术前需对肿瘤性质、浸润深度进行评估，正确选择保留膀胱的手术方式，并辅以术后放射治疗和化学治疗，术后密切随访。

浸润性膀胱癌保留膀胱手术方式有 TUR-BT 术和膀胱部分切除术两种术式。对多数浸润性膀胱癌而欲保留膀胱患者可通过经尿道途径切除肿瘤组织。有资料表明，对 T_2 期患者初次 TURBT 术后 4～6 周内，再次行 TUR-BT 术并结合化疗与放疗有利于减少肿瘤复发。肿瘤位于膀胱憩室内、输尿管开口周围或经尿道手术操作盲区的患者、有严重尿道狭窄和无法承受截石位的患者则应考虑行膀胱部分切除术。

综上所述，对于肌层浸润性膀胱尿路上皮癌首选根治性膀胱切除术，并同时进行淋巴结清扫。可根据标本切缘情况决定是否行尿道切除术。特殊情况下行保留膀胱的手术须经过仔细选择，应辅以放疗与化疗，并密切随访。

五、尿流改道术

尚无标准治疗方案。目前有多种方法，包括不可控尿流改道、可控尿流改道、膀胱重建等。

（一）不可控尿流改道

回肠膀胱术是一种简单、安全、有效的术式。缺点是需腹壁造口、终身配带集尿袋。伴有短肠综合征、小肠炎性疾病、回肠受到广泛射线照射的患者不适于此术式。横结肠膀胱术对于进行过盆腔放疗或输尿管短的患者可选用。输尿管皮肤造口术适用于预期寿命短、有远处转移、姑息性膀胱全切、肠道疾患无法利用肠管进行尿流改道或全身状态不能耐受其他手术者。

（二）可控尿流改道

1. 可控贮尿囊 可控贮尿囊必须满足肠道去管重建成高容量低压贮尿囊、抗反流和控尿、能自行插管导尿的原则。晚期并发症主要有输尿管狭窄或梗阻、尿失禁、导尿困难和尿路结石，代谢并发症也比较常见。主要缺点是需要腹壁造口。在多种术式中值得推荐的是使用缩窄的末段回肠作输出道的回结肠贮尿囊，使用原位阑尾作输出道的回结肠贮尿囊以及去带瓣升结肠贮尿囊。可控贮尿囊适用于预期寿命较长、能耐受复杂手术；双侧肾脏功能良好可保证电解质平衡及废物排泄；无上尿路感染；肠道未发现病变；能自行导尿。

2. 利用肛门控制尿液术式　利用肛门括约肌控制尿液的术式包括：尿粪合流术，如输尿管乙状结肠吻合术，输尿管结肠、结肠直肠吻合术；尿粪分流术，如直肠膀胱术，直肠膀胱、结肠腹壁造口术。

（三）膀胱重建或原位新膀胱

原位新膀胱术由于患者术后生活质量高，近 10 年内已被很多的治疗中心作为尿流改道的首选术式。此术式主要优点是不需要腹壁造口，患者可以通过腹压或间歇清洁导尿排空尿液。缺点是夜间尿失禁和需要间歇性的自我导尿。原位新膀胱主要包括回肠原位新膀胱术、回结肠原位新膀胱术、去带回盲升结肠原位新膀胱术。

（四）腹腔镜手术

腹腔镜手术已应用于多种尿流改道术。现多采用在腹腔镜下行膀胱切除术后通过小切口在腹腔外行尿流改道术。目前的技术条件下是否有必要完全在腹腔镜下完成尿流改道仍存在争议。腹腔镜下尿流改道方式选择原则与开放性手术基本相同。腹腔镜下膀胱全切 - 尿流改道术可在熟练掌握腹腔镜技术，掌握严格的适应证并且在患者的意愿下选择。

综上所述，应与患者充分沟通，取得一致意见后再决定尿流改道术式，应重视保护肾功能、提高患者生活质量。推荐采用原位新膀胱术。如行不可控尿流改道术推荐使用回肠膀胱术。原位新膀胱术推荐使用回肠行原位新膀胱术。原位新膀胱术术前男性患者应常规行前列腺尿道组织活检，女性应行膀胱颈活检，或者术中行冷冻切片检查，术后应定期行尿道镜检和尿脱落细胞学检查。

六、膀胱癌的化疗与放疗

（一）膀胱癌的化疗

肌层浸润性膀胱癌行根治性膀胱切除术后，高达 50% 的患者会出现转移，5 年生存率为 36%～54%。对于 T_3～T_4 和（或）$N+M_0$ 膀胱癌高危患者，5 年生存率仅为 25%～35%。膀胱癌对含顺铂的化疗方案比较敏感，总有效率为 40%～75%，其中 12%～20% 的患者局部病灶获得完全缓解，约 10%～20% 的患者可获得长期生存。

1. 新辅助化疗　对于可手术的 T_2～T_{4a} 期患者，术前可行新辅助化疗。新辅助化疗的主要目的是控制局部病变，使肿瘤降期，降低手术难度和消除微转移灶，提高术后远期生存率。新辅助化疗的疗程尚无明确界定，但至少要用 2～3 个周期基于顺铂的联合化疗。

2. 辅助化疗　对于临床 T_2 或 T_3 期患者，根治性膀胱切除术后病理若显示淋巴结阳性或为 pT_3，术前未行新辅助化疗者术后可采用辅助化疗。膀胱部分切除患者术后病理若显示淋巴结阳性或切缘阳性或为 pT_3，术后亦可采用辅助化疗。

3. 对于临床 T_{4a} 及 T_{4b} 患者，若 CT 显示淋巴结阴性或发现不正常淋巴结经活检阴性，可行化疗或化疗 + 放疗，或手术 ± 化疗（仅限于选择性 T_{4a} 患者）。CT 显示有肿大淋巴结经活检阳性的，则行化疗或化疗 + 放疗。

4. 转移性膀胱癌应常规行全身系统化疗，尤其是无法切除、弥漫性转移、可测量的转移病灶。身体状况不宜或不愿意接受根治性膀胱切除术者也可行全身系统化疗 ± 放疗。

5. 动脉导管化疗　通过对双侧髂内动脉灌注化疗药物，达到对局部肿瘤病灶的治疗作用，对局部肿瘤效果较全身化疗好，常用于新辅助化疗。化疗药物可选用 MTX/CDDP 或单用 CDDP 或 5-Fu + ADM + CDDP + MMC 等。

6. 化疗方案

（1）GC（吉西他滨和顺铂）方案：此联合化疗方案被认为是目前标准一线治疗方案，可被更多患者选用。吉西他滨800～1000mg/m²。第1、8、15天静脉滴注，顺铂70mg/m²。第2天静脉滴注，每3～4周重复，共2～6个周期。

（2）MVAC（氨甲蝶呤、长春碱、阿霉素、顺铂）方案：是传统上膀胱尿路上皮癌标准一线治疗方案。氨甲蝶呤30mg/m²第1、15、22天静脉滴注，长春碱3mg/m²第2、15、22天静脉滴注，阿霉素30mg/m²第2天静脉滴注，顺铂70mg/m²第2天静脉滴注，每4周重复，共2～6个周期。

（3）其他化疗方案：TC（紫杉醇和顺铂）方案，TCa（紫杉醇和卡铂）方案，DC（多西紫杉醇和顺铂）3周方案，GT（吉西他滨和紫杉醇）方案，以及CMV（氨甲蝶呤联合长春碱和顺铂）方案和CAP（环磷酰胺联合阿霉素和顺铂）方案。

（二）膀胱癌的放疗

1. 根治性放疗　膀胱外照射方法包括常规外照射、三维适形放疗及调强适形放疗。单纯放射治疗靶区剂量通常为60～66Gy，每天剂量通常为1.8～2Gy，整个疗程不超过6～7周。目前常用的放疗日程为：

（1）50～55Gy，分25～28次完成（>4周）。

（2）64～66Gy，分32～33次完成（>6.5周）。

放疗的局部控制率约为30%～50%，肌层浸润性膀胱癌患者5年总的生存率约为40%～60%，肿瘤特异生存率为35%～40%，局部复发率约为30%。

2. 辅助性放疗　根治性膀胱切除术前放疗无明显优越性。膀胱全切或膀胱部分切除手术未切净的残存肿瘤或术后病理切缘阳性者，可行术后辅助放疗阻引。

3. 姑息性放疗　通过短程放疗（7Gy×3天；3～3.5Gy×10天）可减轻因膀胱肿瘤巨大造成无法控制的症状，如血尿、尿急、疼痛等。但这种治疗可增加急性肠道并发症的危险，包括腹泻和腹部痉挛疼痛。

综上所述，化疗和放疗主要作为膀胱癌的辅助性治疗。全身化疗是转移性膀胱癌的标准治疗。化疗应选择含铂类的联合化疗方案，MVAC方案和GC方案为一线化疗方案。化疗或放疗可作为根治性手术的选择性替代方式，但疗效次于根治性手术。

（王志平）

【参考文献】

[1] 那彦群，孙则禹，叶章群，孙颖浩. 中国泌尿外科疾病诊断治疗指南. 北京：人民卫生出版社，2007.

[2] Mungan NA，Aben KK，Schoenberg MP，et al. Gender differences in stage-adjusted bladder cancer survival. Urology，2000，55：876-880.

[3] Cantor KP，Lynch CF，Johnson D. Bladder cancer，parity，and age at first birth. Cancer Causes Control，1992，3：57-62.

[4] Reid LM，Leav I，Kwan PW，et al. Characterization of a human，sex steroid-responsive transitional cell carcinoma maintained as a tumor line（R198）in athymic nude mice. Cancer Res，1984，44：4560-4573.

[5] Lynch CF，Cohen MB. Urinary system. Cancer，1995，75（suppl）：316-328.

[6] Kirkali Z，Chan T，Manoharan M，et al. Bladder cancer：epidemiology，staging and grading，and diagnosis. Urology，2005，66（Suppl 6A）：4-34.

[7] 夏溟，臧美孚，李汉忠，等. 中国职业性膀胱癌的生物学监测及其意义. 中华泌尿外科杂志，2003，24：684-685.

[8] Bosetti C，Pira E，Vecchial CL. Bladder cancer risk in painters：a review of the epidemiological evidence，1989-2004. Cancer Causes and Control，2005，16：997-1008.

[9] Marrett LD，Hartge P，Meigs JW. Bladder cancer and occupational exposure to leather. Br J Ind Med，1986，43：96-100.

[10] Sturgeon SR，Hartge P，Silverman DT，et al. Associations between bladder cancer risk factors and tumor stage and grade at diagnosis. Epidemiology，1994，5：218-225.

[11] Epstein JI，Amin MB，Reuter VR，et al. The World Health Organization/International Society of Urological Pathology consensus classification of urothelial（transitional cell）neoplasms of the urinary bladder. Bladder Consensus Conference Committee. Am J Surg Pathol，1998，22：1435-1448.

[12] 顾方六. 尿路上皮肿瘤的诊断和治疗. // 吴阶平. 吴阶平泌尿外科学. 济南：山东科学技术出版社，2004：959-980.

[13] Goessl C，Knispel HH，Miller K，et al. Is routine excretory urography necessary at first diagnosis of bladder cancer?. J Urol，1997，157：480-481.

[14] Wang D，Zhang WS，Xiong MH，et al. Bladder tumors：dynamic contrast-enhanced axial imaging，multiplanar reformation，three-dimensional reconstruction and virtual cystoscopy using helical CT. Chin Med J（Engl），2004，117：62-66.

[15] Deserno WM，Harisinghani MG，Taupitz M，et al. Urinary bladder cancer：preoperative nodal staging with ferumoxtran-10-enhanced MR imaging. Radiology，2004，233：449-456.

[16] Messing EM，Catalona W. Urothelial tumors of the urinary tract.// Walsh PC，Retik AB，Vaughan ED Jr，Wein AJ. Campbell's urology. 7th ed. Philadelphia（PA）：W. B. Saunders，1998：2327-2408.

[17] 叶敏，沈海波，黄云腾，等. 几种新瘤标对膀胱癌早期诊断价值的比较. 临床泌尿外科杂志，2004，19：151-153.

[18] Toma MI，Barak V，Hautmann SH，et al. Comparison of the immunocyt test and urinary cytology with other urine tests in the detection and surveillance of bladder cancer. World J Urol，2004，22：145-149.

[19] Coleman J，Franks ME，Grubb LR，et al. Highlights from the society of urologic oncology 4th annual meeting. J Urol，2005，173：938-941.

[20] 王春荣，林宗明. 膀胱肿瘤标记物的研究进展. 国际泌尿系统杂志，2006，26：12-15.

[21] Serretta V，Pomara G，Rizzo L，et al. Urinary BTA-Stat，BTA-Trak and NMP22 in surveillance after TUR of recurrent superficial transitional cell carcinoma of the bladder. Eur Urol，2000，38：419-452.

[22] Waters WB. Invasive bladder cancer-where do we go from here? Editorial. J Urol，1996，155：1910-1911.

[23] 顾方六. 尿路上皮肿瘤的诊断和治疗. // 吴阶平. 吴阶平泌尿外科学. 济南：山东科学技术出版社，2004. 961-980.

[24] Divrik RT，Yildirim U，Zorlu F，et al. The effect of repeat transurethral resection on recurrence and progression rates in patients with T1 tumors of the bladder who received intravesical mitomycin：a prospective，randomized clinical trial. J Urol，2006，175：1641-1644.

[25] Oosterlinck W，Kurth KH，Schroder F，et al. A prospective European Organization for Research and Treatment of Cancer Genitourinary Group randomized trial comparing transurethral resection followed by a

single intravesical instillation of epirubicin or water in single stage Ta，T1 papillary carcinoma of the bladder. J Urol，1993，149：749-752.

[26] Bouffioux CH，Kurth KH，Bono A，et al. Intravesical adjuvant chemotherapy for superficial transitional cell bladder carcinoma：results of 2 European Organization for Research and Treatment of Cancer randomized trails with mitomycin C and doxorubicin comparing early versus delayed Instillations and short-term versus long-term treatment. J Urol，1995，153：934-941.

[27] Martinez-Pineiro JA，Martinez-Pineiro L，Solsona E，et al. Has a 3-fold decreased dose of bacillus Calmette-Guerin the same efficacy against recurrences and progression of T1G3 and Tis bladder tumors than the standard dose? Results of a prospective randomized trial. J Urol，2005，174（4 Pt 1）：1242-1247.

[28] Bohle A，Bock PR. Intravesical bacille Calmette-Guerin versus mitomycin C in superficial bladder cancer：formal meta-analysis of comparative studies on tumor progression. Urology，2004，63：682-686；discussion 686-687.

[29] Malmstrom PU，Wijkstrom H，Lundholm C，et al. 5-year followup of a randomized prospective study comparing mitomycin C and bacillus Calmette-Guerin in patients with superficial bladder carcinoma. Swedish-Norwegian Bladder Cancer Study Group. J Urol，1999，161：1124-1127.

[30] Sylvester RJ，van der Meijden AP，Witjes JA，et al. Bacillus calmette-guerin versus chemotherapy for the intravesical treatment of patients with carcinoma in situ of the bladder：a meta-analysis of the published results of randomized clinical trials. J Urol，2005，174：86-91.

[31] Steinberg G，Bahnson R，Brosman S，et al. Efficacy and safety of valrubicin for the treatment of Bacillus Calmette-Guerin refractory carcinoma in situ of the bladder. The Valrubicin Study Group. J Urol，2000，163：761-767.

[32] Serretta V，Pavone C，Ingargiola GB，et al. TUR and adjuvant intravesical chemotherapy in T1G3 bladder tumors：recurrence，progression and survival in 137 selected patients followed up to 20 years. Eur Urol，2004，45：730-735.

[33] Gschwend JE，Vieweg J，Fair WR，et al. Early versus delayed cystectomy for invasive bladder cancer：impact of disease specific survival? J Urol，1997，157：1507a.

[34] Kuczyk M，Turkeri L，Hammerer P，et al. Is there a role for bladder preserving strategies in the treatment of muscle-invasive bladder cancer?. Eur Urol，2003，44：57-64.

[35] 王章才. 全膀胱切除术治疗膀胱癌手术时机的探讨. 临床泌尿外科杂志，2000，15：283.

[36] Lerner SP，Skinner DG，Lieskovsky G，et al. The rationale for en bloc pelvic lymph node dissection for bladder cancer patients with nodal metastases：long-term results. J Urol，1993，149：758-765.

[37] Danesi DT，Arcangeli G，Cruciani E，et al. Conservative treatment of invasive bladder carcinoma by transurethral resection，protracted intravenous infusion chemotherapy，and hyperfractionated radiotherapy：long term results. Cancer，2004，101：2540-2548.

[38] 周祥福，梅骅. 尿流改道与膀胱替代. // 吴阶平. 吴阶平泌尿外科学. 济南：山东科学技术出版社，2004：2057-2082.

[39] 薛圣留，潘宏铭. 晚期膀胱癌的化疗进展. 国外医学泌尿系统分册，2004，24：350-354.

[40] Logothetis CJ，Dexeus FH，Finn L，et al. A prospective randomized trial comparing MVAC and CISCA chemotherapy for patients with metastatic urothelial tumours. J Clin Oncol，1990，8：1050-1055.

[41] Loehrer PJ Sr，Einhorn LH，Elson PJ，et al. A randomized comparison of cisplatin alone or in

combination with methotrexate, vinblastine, and doxorubicin in patients with metastatic urothelial carcinoma: a cooperative group study. J Clin Oncol, 1992, 10: 1066-1073.

[42] Mark Schoenberg. Management of invasive and metastatic bladder cancer. In: Campbell's Urology, 8th ed. Walsh PC, eds. Philadelphia (PA): W.B. Saunders, 2002. 2803-2819.

[43] Rodel C, Grabenbauer GG, Kuhn R, et al. Combined-modality treatment and selective organ preservation in invasive bladder cancer: long-term results. J Clin Oncol, 2002, 20: 3061-3071.

[44] Kachnic LA, Kaufmann DS, Heney EM, et al. Bladder preservation by combined modality therapy for invasive bladder cancer. J Clin Oncol, 1997, 15: 1022-1099.

[45] Culp DA. The histology of the estrophied bladder. J Urol, 1964, 91: 538-548.

[46] Grignon DJ, Ro JY, Ayala AG, et al. Primary adenocarcinoma of the urinary bladder: a clinicopathologic analysis of 72 cases. Cancer, 1991, 67: 2165-2172.

[47] El-mekresh MM, El-Baz MA, Abol-Eniein H, et al. Primary adenocarcinoma of the urinary bladder: a report of 185 cases. Br J Urol, 1998, 82: 206-212.

[48] Malek RS, Rosen JS, O'Dea MJ. Adenocarcinoma of the bladder. Urology, 1983, 21: 357-359.

[49] Abenoza P, Monivel C, Fraley E. Primary adenocarcinoma of the bladder: a clinico-pathologic study of 16 cases. Urology, 1987, 31: 9-14.

[50] Zaghloul MS, Nouh A, Nazmy M, et al. Long-term results of primary adenocarcinoma of the urinary bladder: a report on 192 patients. Urologic Oncology: Seminars and Original Investigations, 2006, 24: 13-20.

第四章

泌尿系统梗阻

第一节 肾 积 水

尿液从肾盂排出受阻，导致肾盂内压力增高，肾盂肾盏扩张，肾实质萎缩，肾功能减退，称肾积水（hydronephrosis）。其容量超过1000ml或小儿超过24小时尿量总合时为巨大肾积水。尿路任何部位梗阻，最终均可发生肾积水。

一、肾 脏 生 理

肾血流占心血量20%，肾脏收集系统起源于肾皮质肾单位的鲍曼囊（Bowmans capsule）。原尿经鲍曼囊入肾小管（近端小管、髓袢、远端小管和集合管），经过肾小管重吸收、分泌和浓缩形成尿液，经集合管形成的乳头管、肾乳头、肾小盏（7～9）、肾大盏（2～3）进入肾盂。尿液从集合管进入肾盏后，肾盏即出现有规律的收缩与舒张，将尿液送到肾盂。尿液的产生有赖于滤过压。

有效滤过压＝肾小球毛细管血压（内压）－（肾小囊内压＋肾小球血浆胶体渗透压）

入球端有效滤过压为2.0kPa，出球端为0。

正常肾小球滤过率（GFR）约为120～140ml/min。

正常双肾血流量为120ml/min，其中94%流经肾皮质，6%经肾髓质。

起搏细胞（pacemaker cell）：肾集合系统近端（肾小盏和肾大盏部）。

（一）梗阻对肾脏的影响

1. 对肾血流影响 梗阻初期3小时内，机体为克服梗阻平面输尿管收缩力的丧失，增加肾血流量。梗阻引起肾间质内压力升高，前列腺素E2和一氧化氮合成增加，肾小球小动脉扩张，肾血流量增加约25%。

梗阻后5小时内，肾血流量下降至原有水平。

梗阻5小时后肾血流量持续下降。18小时降为正常的40%～50%。8周时肾血流量降至正常的12%。机体为保护肾功能及正常肾结构而收缩入球小动脉，降低了肾血流量。入球小动脉的收缩可能与血管紧张素Ⅱ和血栓烷A2（TxA2）有关。

2. 对肾小球滤过率的影响 入球小动脉收缩，肾有效血流量和肾小球毛细血管压下降，肾小球滤过率降低。梗阻后肾小管和肾小囊内压升高，有效滤过压降低，肾小球滤过率降低。

3. 对肾浓缩功能的影响　早期，肾小管尿液浓缩功能受损引起低钠低渗尿。梗阻于1周后解除，产生低渗尿；2周后解除，尿浓缩功能可基本恢复；4周后尿浓缩功能几乎丧失。

（二）纤维化机制

肾小管功能受损与肾小管周围间质纤维化相关。纤维化机制：

1. 梗阻3～5天肾小管细胞Ⅳ型胶原表达增加。
2. 梗阻后肾小管细胞TNFα表达增加。
3. 单核细胞、T淋巴细胞可分泌细胞因子刺激成纤维细胞增殖和分泌Ⅰ、Ⅲ、Ⅳ型胶原。
4. 梗阻后血管紧张素Ⅱ合成增加，可刺激TGFβ_1合成增加，后者有刺激胶原合成作用。
5. 梗阻后肾小管细胞凋亡增多，肾小管萎缩。
6. 氧化反应物质在肾间质内增加，具有诱导细胞释放细胞因子，诱导凋亡、促进细胞外基质表达作用。

二、肾积水病理生理

肾积水时肾脏破坏的主要原因是压力与缺血。肾积水进展出现的病变是进行性肾实质破坏和萎缩。

各种原因引起梗阻，导致肾盂内压力增加，肾内出现一系列包括形态及功能的改变。这些病变进展与否主要取决于梗阻的部位、程度、时间和有无合并症。

早期肾盂肌层代偿性肥厚，肾盂内形成较高的压力以推动尿液通过梗阻部位。失代偿时，肌层变薄，产生动力弛张性肾盂扩张。在肾积水的发展过程中，初期肾血流及肾小球滤过率维持不变，肾盂内积存尿量逐渐增多。同时肾盂代偿性张力增高导致肾盂内压力增高，进而引起肾血流降低，肾小球滤过率降低，尿量减少。积水进一步加重，管腔内压持续上升可引起肾盂逆流、尿外渗。

肾盂失代偿性扩张，肾盂膨胀成囊状，逐渐扩大，肾实质伸长变薄，肾盏扩张，肾锥体和肾柱受压变薄或几乎消失。

积水肾在形态发生变化的同时也有相应的功能改变，并且在发展过程中可能出现血管活性物质如肾素、血管紧张素、内皮素等及细胞因子的激活，间质炎性细胞的浸润，某些生长因子表达的改变，某些抗氧化酶活性的降低等，这些不但本身可产生影响，且均能加重肾脏病变的发展，最终导致受累肾脏功能丧失。

（一）肾盂逆流现象

正常肾盂压力为1～10cmH_2O，梗阻后可达60～90cmH_2O以上，肾盂压力超过100～130cmH_2O后，即可出现逆流。逆流现象可视为一种保护性机制或是缓冲作用。

逆流有4种方式：

1. 肾盂静脉逆流　尿液经肾盂、肾盏穹隆部、进入邻近静脉使肾盂压力降低。对延缓疾病的发展有重要意义。
2. 肾盂肾小管逆流　有利于缓解肾实质病理改变。行逆行造影时可见此现象。
3. 肾盂淋巴逆流　肾盂积水时，主要靠肾盂淋巴回流维持部分肾功能。部分肾盂尿流入淋巴系统，可调节肾小球的滤过和肾间质液的流出，延缓病变发展。
4. 肾盂间质逆流　肾盂内压增高，液体可逆流至肾实质，可外渗至肾周围软组织中。

（二）梗阻解除后肾功能的恢复

目前，临床上尚无可靠和精确评估肾功能预后的方法。影响因素：梗阻造成肾功能损伤程度，患者的年龄；梗阻期的长短，梗阻程度，有无对侧肾及功能，有无感染等。

梗阻期长短：愈长则肾小球滤过率和肾小管功能损伤愈重。梗阻 2 周，肾小球滤过率和肾小管功能约恢复 50%。完全梗阻 6 周，肾功能基本不能恢复。

酸化能力、溶酶体酶和肌酸酐：解除梗阻前，肾小管酸化能力较好，尿液 pH 低于 6 时梗阻肾恢复能力较好。尿液中溶酶体酶浓度判断，N- 乙酰氨基葡萄糖酶（NAG）是近端小管上皮细胞内的一种溶酶体酶，可判断肾小管细胞功能。NAG 在尿中显著升高提示大量功能性肾单位受损。

间质纤维化：是肾脏发生不可逆损害的病理学指标。其程度是评价肾损伤程度和肾功能破坏程度的最佳指标。

对侧肾脏与梗阻后肾功能恢复有关：对侧肾存在，积水侧肾功能丧失快。患侧肾积水严重，对侧肾功能正常，梗阻解除后，患肾功能不改善。

感染：加速肾功能破坏。

梗阻发生的年龄：新生儿期发生输尿管梗阻对肾功能损害大，影响肾脏发育。可造成肾小管细胞凋亡。可发生肾小管萎缩。

三、病　　因

先天性：盂管连接部狭窄，肾盂旁囊肿，异位血管，迷走神经压迫，腔静脉后输尿管，输尿管高位开口，输尿管瓣膜，巨输尿管症，输尿管膀胱反流，后尿道瓣膜，尿道狭窄，包茎等。

肿瘤性：肾细胞癌，Wilms 瘤，肾盂肿瘤，输尿管肿瘤，后腹壁肿瘤，盆腔肿瘤，膀胱癌（颈口、输尿管开口处），前列腺癌，尿道肿瘤，阴茎肿瘤。

炎症性：肾结核，输尿管结核，输尿管炎性狭窄，脓肿，膀胱结核。

医源性：后腹膜及盆腔手术损伤输尿管，腔内器械检查和治疗引起尿道损伤，输尿管损伤。

其他：肾损伤，肾结石。后腹膜纤维化，输尿管损伤，输尿管结石，前列腺增生，前列腺癌，神经性膀胱，尿道结石，尿道狭窄。

四、临 床 表 现

因病因、部位、程度、时间长短不同、有无并发症，临床表现不同或无症状。

1. 隐痛、不适。肾积水达严重程度时，腰部可出现包块。

急性梗阻可出现明显的腰疼。典型的症状为肾绞痛，可间歇性发作。发作时，患侧腰部剧烈疼痛，常伴恶心、呕吐，疼痛可向会阴部和大腿内侧放射。腰部可出现肿块。

泌尿系各部位结石、肿瘤、炎症、结核引起的肾积水，多表现为原发病症状和体征。结石出现疼痛、血尿。肿瘤出血，血凝块或坏死组织引起绞痛。肾或输尿管结核可有严重尿系刺激症状，可有结核病症状。

2. 肾脏肿大与腹块　上尿路梗阻引起的肾积水，肾脏体积常增大，较早出现腹部包块。可无症状，常在体检时 B 超发现，婴幼儿洗澡时发现腰部隆起。

3. 尿量改变　慢性梗阻导致肾功能受损可出现多尿。双侧完全梗阻，孤立肾或仅一个肾脏有功能者可发生无尿。

4. 血尿　肾积水血尿较少。肿瘤，结石引起者可出现血尿。

5. 胃肠道症状　恶心，呕吐，食欲减退等。原因一是急性梗阻时反射性胃肠道反应，另一种是梗阻后期肾功能不全引起的胃肠道症状。

6. 其他　肾积水并发感染，出现寒战、高热、尿痛和尿路刺激症状等肾盂肾炎表现。可发展为脓肾。肾积水出现肾功能不全时，可有贫血、乏力、食欲不振、恶心等尿毒症症状。

五、诊　断

诊断要确定有无肾积水，程度、部位、原因、单或双侧，有无感染及肾功能状况。

(一) 病史

早期或隐性慢性梗阻可无症状。患者的敏感程度与症状的发展有密切关系。

(二) 体查

出现肾区叩痛，腰部肿块或腹部肿块应进一步检查有无肾积水存在。

(三) 实验室检查

1. 尿常规　可正常。双侧肾积水晚期可有蛋白尿等。

2. 肾功能测定　单侧肾积水总肾功能可正常。严重双侧肾积水可出现肾功能异常。肌酐升高。

3. 贫血　双肾积水肾功能减退时出现，患肾肾小球滤过率降低。

(四) 影像学检查

主要诊断手段：X 线，B 超，CT 和 MRI。

1. X 线检查　肾积水须经静脉肾盂造影（IVP）确诊。可显示有无结石，双肾功能，肾脏大小，肾积水程度，梗阻部位，有无肿瘤，结核。肾功能减退显示不清时，采用大剂量延时造影。静脉尿路造影不能确诊时，行逆行肾盂造影。双侧肾积水时，忌双侧同时行逆行造影。

2. B 超　无创。判断增大的肾脏是实性肿块或肾积水。可确定肾积水程度和肾皮质萎缩情况。

3. CT　无创。病变为积水或实性肿块。肾积水程度，肾实质萎缩情况，梗阻部位和原因。

4. MRI　无创。可代替逆行肾盂造影和肾穿刺造影。

5. 放射性核素肾显像　肾图、利尿肾图。可显示分肾功能。

六、治　疗

主要是病因治疗。解除梗阻，改善肾功能，缓解症状，控制感染，尽可能修复正常解剖结构。

肾盂输尿管连接部狭窄（UPJ）：切除狭窄段，肾盂成形术。

肾结石：ESWL，经皮肾镜或输尿管镜碎石、取石。肾盂切开取石。

结核：抗结核治疗。抗结核期间，可逆行置双 J 管预防输尿管狭窄。一侧结核，对侧肾积水，行患肾切除，积水侧多为输尿管膀胱入口处狭窄及反流，行输尿管膀胱再植。

肿瘤：肾、输尿管肿瘤行根治性治疗。

患者情况危重，不宜行较大手术或梗阻暂时不能解除，B 超引导下行经皮肾穿刺造瘘。

重度肾积水，肾实质严重破坏，萎缩或合并严重感染，肾脏无功能，对侧肾功能正常时，行患肾切除。

（段建敏）

【参考文献】

[1] 高继学，冯继周，贺晓龙. 成年人先天性肾积水的诊治. 延安大学学报（医学科学版），2006，4（2）：33.

[2] 那彦群. 中国泌尿外科疾病诊断治疗指南（第1卷）. 北京：人民卫生出版社，2006.

[3] 孙劲松，林涛. 先天性肾盂输尿管连接部梗阻致肾积水的研究进展. 临床小儿外科杂志，2010，9（2）：138.

[4] 石美鑫，熊汝成，李鸿儒，吴肇光. 实用外科学. 北京：人民卫生出版社，1992.

[5] 易东旭. 巨大肾积水12例治疗体会. 中国现代临床医学杂志，2006，4（21）：1937.

第二节　前列腺增生

一、概　　述

前列腺增生（benign prostate hyperplasia，BPH）是老年男性的常见病，增生的前列腺腺体压迫膀胱颈部和后尿道造成尿路梗阻，从而引起尿急、尿频、排尿困难等症状，严重者还会出现尿潴留、充盈性尿失禁、血尿等。长期的尿路梗阻可引起上尿路扩张、积水，最终可引起肾衰竭。人类从40岁开始，在尿道周围组织及移行区内就有结节形成。一般50岁起开始出现组织学上的前列腺增生，发生率随着年龄的增长而增加，80岁以上的男性，超过80%在组织学上有BPH表现。在我国，随着生活水平的提高，BPH发病率有增高的趋势。

（一）病因

前列腺增生的病因及发病机制仍未完全阐明，近年来对其研究进展主要有四个方面。

1. 性激素

（1）雄激素：前列腺是激素依赖器官，雄激素可维持前列腺生长、结构和功能的完善。前列腺内雄激素90%来自睾丸，10%来自肾上腺。年龄和具有功能的睾丸是前列腺增生发病的基本条件。雄激素在前列腺须与核膜结合的5α-还原酶作用转变成双氢睾酮（DHT）后方能发挥生物效应。

双氢睾酮学说：前列腺增生的发生与双氢睾酮在腺体内的积聚有关，功能性睾丸的存在为前列腺增生发生的必要条件。睾酮进入前列腺细胞以后，被微粒体中的5α-还原酶转化为5α-DHT，后者可与特殊受体结合形成复合物进入细胞，再与核受体连接并与染色质结合进而影响RNA及DNA的合成。前列腺组织中5α-还原酶为Ⅱ型。

（2）雌激素：有研究表明，雄激素并不是BPH发生惟一重要的因素。雌激素具有重要作用。提出雌/雄激素的协同作用与BPH产生相关。人的前列腺间质细胞中存在雌激素受体，浓度不高，但具有足够的生物活性。雌激素是前列腺纤维基质生长的刺激因子。雌激素与性激素结合蛋白（SHBG）结合成复合体后进入前列腺间质细胞，经核膜上雌激素受体识别，进入细胞核与相关基因结合，促进基因转录和表达，促进前列腺间质细胞增殖。

2. 细胞凋亡　正常前列腺的大小能维持恒定有赖于前列腺腺体内细胞的增殖与死亡保持平衡。研究发现前列腺增生细胞DNA合成率并未增加，前列腺增生标本中难发现有丝分裂细胞，提示前列腺增生是细胞程序性死亡减少引起。

细胞凋亡从形态学和生物化学特征上均不同于细胞坏死。细胞坏死是其在外因作用下发生的细胞被动性死亡，细胞凋亡是一主动过程，凋亡细胞有其明显的形态学和生物化学特征。其形态学特点是形成凋亡小体(apoptotic body),最后,这些凋亡小体从上皮细胞表面脱落,被吞噬细胞所吞灭,经溶酶体酶溶解,不留任何痕迹,因此又称细胞程序性死亡(programmed cell death)。

3. 间质 - 上皮细胞相互作用 Franks 等(1970)发现上皮细胞的生长有赖于基质细胞的存在。Mc Neal 提出 BPH 的"胚胎再唤醒学说"。认为在成熟前列腺内局部某一克隆基质细胞发生逆转使之具有胚胎期细胞的特征,可重新激活基质细胞诱导上皮细胞增生,上皮细胞可促使基质细胞成熟,形成 BPH 结节,若此过程中无上皮细胞的参与,就只能形成单纯的基质结节。在前列腺的分化中,间质 - 上皮细胞间的相互作用十分重要。前列腺间质 - 上皮细胞间的相互作用需通过各种生长因子介导。

4. 生长因子 在基质 - 上皮间反应起枢纽作用的是各类生长因子,生长因子直接调控前列腺的生长。在与前列腺生长有关的因子中,包括表皮生长因子、成纤维细胞生长因子、角化生长因子、转化生长因子能刺激前列腺细胞增殖,TGF-β 抑制前列腺上皮细胞的增殖。

(二)前列腺增生发病的危险因素

年龄和有功能的睾丸的存在是前列腺增生发病的主要条件。

1. 吸烟 轻度嗜烟者(<1 包 / 天),不易伴发中重度下尿路病状;中度嗜烟(1～1.4 包 / 天)与前列腺增生无明显相关;重度嗜烟(≥1.5 包 / 天)发生下尿路症状的机会增多。

2. 饮酒 大量饮酒可以降低血清睾酮水平,减少睾酮的产生和增加睾酮的清除。

3. 肝功能不全 肝功能不全也可使血清睾酮和双氢睾酮下降。

4. 遗传 同卵孪生同时发生前列腺增生的程度(14.76%)明显高于异卵双生同时发生前列腺增生的程度(4.5%)。

5. 饮食 高蛋白、高脂肪、高热量的饮食促进 BPH 的发生,而多吃蔬菜(如番茄等)可预防 BPH。

6. 其他 泌尿系感染史、人种差异(尤其是犹太人)、糖尿病、性活动度、低身体质量指数等也被认为是可能的危险因素,但尚存在争论。

(三)病理

正常的前列腺分为内、外两层:内层为围绕尿道的尿道黏膜腺及黏膜下腺,称移行带,外层为周边带,两层之间由纤维膜分隔。

Mc Neal(1972)将前列腺功能、病理与形态学联系起来,对前列腺各部重新命名,腺体分为三部分,最大的部分为周边区(peripheral zone),其次为中央区(central zone),两者占腺体的 95%,其余 5% 腺体为移行区(transitional zone)。周边区为前列腺癌最常发生区域,而移行区是前列腺增生发生部位。

Frank(1975)根据前列腺增生腺体成分,将前列腺增生分为五种类型:基质增生、纤维肌肉增生、肌肉增生、纤维腺瘤增生和纤维肌肉腺瘤增生,其中以纤维肌肉腺瘤增生为主。

Bartsch(1979)的显微立体研究证实,在正常前列腺中,纤维肌肉基质占 45%,前列腺增生后占 60%,腺上皮细胞仅占 12%。前列腺增生后,增生的结节将腺体的其余部分压迫形成灰白色坚硬假膜,即所谓的外科包膜,两者分界清楚。增生部分经手术摘除后,遗留下受压腺体,因此术后经直肠指诊仍可触及增大的腺体。

增生的前列腺引起下尿路梗阻,从而引起尿路一系列病理改变。首先累及膀胱,输尿管间嵴向两侧延伸,输尿管口向后方移位,三角区后方及后外方出现小梁、小室及憩室。膀胱逼尿肌发生代偿性肥厚。梗阻长期未解除,膀胱逼尿肌失去代偿能力,膀胱壁变薄,无张力而扩张。膀胱逼尿肌增厚可使输尿管膀胱段延长、僵硬，引起输尿管机械性梗阻，导致输尿管扩张。膀胱失代偿后又可导致输尿管膀胱壁段缩短，加之膀胱内高压，可出现输尿管反流。最终经过反压作用引起肾积水及肾功能不全。

（四）临床表现

前列腺增生的症状是由前列腺和膀胱间复杂的相互作用所引起的膀胱刺激症状和梗阻症状。

1. 膀胱刺激症状　尿频、尿急、夜尿及急迫性尿失禁。为逼尿肌不稳定所引起。逼尿肌不稳定亦称不稳定膀胱，指膀胱充盈时病人企图抑制排尿，但仍出现自然或激发的逼尿肌收缩。前列腺增生引起膀胱出口部梗阻时，逼尿肌不稳定的发生率为52%～80%。目前称为膀胱过度活动症（OAB）。

2. 梗阻症状　排尿踌躇，排尿困难，排尿时间延长，尿线变细，尿流无力，间断性排尿，终末尿滴沥，尿潴留及充盈性尿失禁。逼尿肌功能受损是产生梗阻症状的主要原因。

（五）前列腺增生并发症

1. 急性尿潴留　膀胱突然胀满致剧烈疼痛。急性尿潴留并不意味着逼尿肌代偿不全已发展至终末期，代偿良好的膀胱可因口服α-肾上腺素能药物、前列腺感染以及膀胱过度膨胀所诱发。留置导尿管可使膀胱功能恢复，及早手术解除梗阻可完全复原。

2. 血尿　前列腺腺体表面毛细血管充血及小血管扩张，并受到增大腺体的牵拉，当膀胱收缩时可引起镜下或肉眼血尿，是老年男性血尿常见原因之一。

3. 泌尿系感染　下尿路梗阻易导致泌尿系感染，发生膀胱炎时，尿急、尿频、排尿困难等症状加重，且伴有尿痛。继发上尿路感染时，出现发热、腰痛及全身中毒症状，肾功能会进一步受到损害。

4. 膀胱结石　下尿路梗阻特别是有残余尿时，尿液中小的晶粒在膀胱内停留时间延长，成为核心形成结石。

5. 肾功能损害　下尿路长期梗阻未及时解除，导致上尿路积水，出现肾功能不全症状。

6. 其他　长期排尿困难可引起腹压增高，患者可出现腹股沟疝、脱肛或内痔等。长期慢性梗阻可发生慢性尿潴留，患者可出现下腹部肿块，应仔细询问病史。

（六）临床进展性

前列腺增生是一种缓慢进展的良性病变。其症状随着年龄的增加而进行性加重并出现相应的并发症。前列腺增生临床进展包括下尿路症状加重致使患者生活质量下降，最大尿流率进行性下降，急性尿潴留，反复血尿，反复发作尿路感染，肾功能不全。患者接受外科治疗是疾病进展的最终表现。

1. 前列腺增生临床进展性评价指标

（1）LUTS症状加重。

（2）最大尿流率下降。

（3）相关并发症。尿潴留，反复血尿，经常发生尿路感染，并发结石，肾功能损伤等为病变进展指标。

（4）手术治疗几率上升。升高的手术率是前列腺增生症的临床进展性标志。

2. 前列腺增生临床进展危险因素

（1）年龄：是临床进展高危因素。

（2）血清PSA：是临床进展风险预测因素之一。

（3）前列腺体积：可预测 BPH 患者发生尿潴留的危险和需要手术的可能性。随着前列腺体积的增大，发生尿潴留和手术需要可能性增大。

（4）最大尿流率：最大尿流率 <10.6ml/s 患者出现临床进展性可能性更大。

（5）残余尿量：残余尿量可预测 BPH 临床进展。残余尿量 ≥139ml 的患者发生临床进展性的可能性更大。

（6）症状评分：以 7 分为界，I-PSS >7 分的患者出现尿潴留的风险明显大于 I-PSS <7 分的患者。

（七）诊断

诊断包括有无前列腺增生，有无并发症，评估膀胱逼尿肌功能，是否需要外科治疗。以下尿路症状为主诉的 50 岁以上男性应考虑有前列腺增生的可能性。

前列腺增生早期症状隐匿，随着下尿路梗阻加重，症状逐渐明显。

1．主要症状　尿频，排尿踌躇，排尿困难，排尿时间延长，尿线变细，尿流无力，间断性排尿，终末尿滴沥，尿不净，严重时出现充盈性尿失禁及尿潴留。有些患者可出现无痛性血尿。晚期可出现上尿路积水，出现肾功能不全症状。进行性排尿困难是其主要症状。

2．体检　直肠指检和神经系统检查，注意前列腺大小、硬度，有无结节、粘连，精囊可否触及，直肠内有无异常肿块。注意肛门括约肌张力，以排除引起相似症状的神经系统疾患。直肠指检若发现前列腺有可疑硬结，应行前列腺穿刺活检明确诊断。临床上用不同方式描述前列腺增大的程度。简易标准：正常前列腺为栗子大小，前列腺为鸽蛋大时为Ⅰ度，鸡蛋大为Ⅱ度，鸭蛋大为Ⅲ度，再大为Ⅳ度。Rous（1985）提出直肠指诊前列腺大小分度及估重法。Ⅰ度腺体大小达正常 2 倍，估重 20～25 克，Ⅱ度腺体为正常 2～3 倍，估重为 25～50 克，Ⅲ度腺体为正常 3～4 倍，估重 50～75 克，Ⅳ度腺体超过正常 4 倍，估重为 75 克以上。

3．尿动力学检查　尿流率指单位时间内排出的尿量，以 ml/s 为计量单位。尿流率是能真实反映尿道阻力的一项指标，对 BPH 的诊断有重要意义，可确定梗阻程度，前列腺部尿道及内、外括约肌阻力，逼尿肌的功能状态。

尿流率有四项主要数据，最大尿流率（Q_{MAX}），平均尿流率，排尿时间和尿量。其中最大尿流率为最重要的诊断指标。50 岁以上男性 $Q_{MAX}\geq15$ml/s 为正常。15～10ml/s 之间可能有梗阻，<10ml/s 梗阻存在。尿量对 Q_{MAX} 干扰较大，测定时排尿量应在 200～500ml 的 Q_{MAX} 有诊断意义。

4．残余尿测定　出现残余尿是膀胱逼尿肌失代偿的结果。方法有导尿和经腹 B 超等。残余尿大于 50ml 提示膀胱逼尿肌开始失代偿。

5．B 型超声波检查　前列腺 B 超检查有经腹部耻骨上和经直肠途径。可观察前列腺大小、形态、结构、测量体积和重量。可早期发现前列腺癌。B 超检查还可计算残余尿量。若腺体出现低回声区，应疑有前列腺癌，可在超声引导下穿刺活检。

超声测出前列腺的前后、左右、上下三径线，按圆球体体积计算公式可计算出前列腺体积。按前列腺比重 1.05 计算，可得出前列腺重量。

$$\text{前列腺体积}=0.52\times(\text{三径线之乘积})$$

$$\text{前列腺重量}=0.546\times(\text{三径线之乘积})$$

6．泌尿系造影　不作为必要检查。患者出现血尿，疑梗阻已累及上尿路或病变不典型时，应行静脉尿路造影。

7．膀胱镜检查　为有创检查，可引起大出血，应慎重选择。多用于伴有血尿疑有膀胱肿瘤患者。

8. CT/MRI 不宜作为常规检查。CT 对晚期前列腺癌的侵犯范围有诊断意义，对小的癌灶无价值。MRI 可清晰显示前列腺内部结构，在 T2 加权显示周围带为高信号区，尿道周围结构（BPH）为低信号区。多数肿瘤是位于周围区的低信号灶，但特异性低。目前 MRI 主要用作前列腺癌分期。

9. 血清 PSA PSA 是对前列腺癌最有价值的瘤标。前列腺增生与前列腺癌下尿路症状相似。PSA 对前列腺组织有特异性，但对前列腺癌并无特异性。各种良性病变如 BPH、前列腺炎亦可有 PSA 增高。在前列腺增生患者血清 PSA 明显增高时，应检查有无前列腺癌或合并有前列腺癌。近年来对“游离 PSA”、“PSA 速度”、“PSA 密度”、“PSA 与年龄的关系”作了详细分析，对早期诊断前列腺癌更有价值。

（1）影响血清 PSA 浓度因素：直肠指检、膀胱镜检查、前列腺穿刺活检后血清 PSA 浓度可升高。前列腺活检或 TURP 后至少等待 6 周才作血清 PSA 检查。

（2）前列腺增生的诊断

必查：病史，直肠指诊，国际前列腺症状评分。

推荐检查：肾功能测定，血 PSA，尿流率，残余尿，经腹或经直肠前列腺 B 超。

选择性检查：膀胱动力学检查（压力 - 尿流率检查），上尿路 B 超，静脉肾盂造影，下尿路内腔镜检查。

不宜作为常规检查：逆行性尿路造影，尿道压力图测定，尿道外括约肌肌电图。

（八）症状评估

联合国世界卫生组织（WHO）根据美国泌尿外科学会（AUA）拟订的前列腺症状指数，制订了全球通用的前列腺症状的评估标准，即国际前列腺症状评分（IPSS）。IPSS 客观记录 7 类症状发生的频率，总分为 35 分。症状总分 0～7 分为轻度，8～19 分为中度，20～35 分为重度。生活质量评估 0～6 分评分度。0 分表示生活质量最好，6 分表示生活质量最差。对前列腺增生患者应进行前列腺症状指数评分和生活质量评分。

（九）相关鉴别诊断

1. 膀胱颈部挛缩 DRE，前列腺 B 超，膀胱镜等可协助鉴别。

2. 前列腺癌 血清 PSA，DRE，γ- 骨扫描，前列腺穿刺可鉴别。

3. 膀胱癌 尿脱落细胞学，B 超，CT，IVP，膀胱镜可鉴别。

4. 膀胱结石 KUB，IVP，B 超，CT 等可鉴别。

5. 神经源性膀胱功能障碍 临床表现与 BPH 的症状相似。神经源性膀胱功能障碍多有神经损害的病史和体征，常同时伴有下肢感觉和（或）运动障碍，常伴有肛门括约肌松弛和反射消失。

不稳定膀胱：又称逼尿肌不稳定。指膀胱充盈过程中自发或被诱发、不能被主动抑制的逼尿肌不自主收缩。其临床表现与 BPH 相似。不稳定膀胱的原因包括 BPH，约占 50%～80%；神经系统疾病和特发性（原因不明）。确诊需尿动力学检查。由于神经源性膀胱所致的逼尿肌反射亢进与不稳定膀胱有类似的临床表现和治疗原则，目前将两者统称为膀胱过度活动症（OAB），但原则上膀胱过度活动症的诊断应不包括下尿路梗阻和膀胱局部病变（感染和结石等）所引起的不稳定膀胱。

逼尿肌和尿道括约肌协同失调：主要见于脊髓病变或损伤患者。本症是由于逼尿肌反射性收缩时，尿道与尿道周围的骨骼肌不协调。DRE，B 超，尿动力学可辅助诊断。

6. 尿道狭窄　有尿道炎，尿道损伤或尿道内器械治疗史。DRE，B 超，尿道造影等可辅助诊断。

（十）治疗原则

前列腺增生的治疗包括：观察待机处理，药物治疗，微创治疗和手术治疗。

IPSS 可协助参考治疗选择。IPSS 为 0～7 分可待机处理，8～19 分可考虑药物治疗，10～25 分可能需要手术治疗。

膀胱残余尿以往作为手术治疗的选择指标。但现在存在有不同意见，残余尿不能说明是由于 BPH 导致的膀胱出口梗阻（BOO）引起，还是膀胱逼尿肌收缩功能障碍所引起，但目前对 BPH 患者采取何种治疗方法，仍然认为残余尿量有重要参考意义。认为残余尿量 110～130ml，可能是 BPH 患者待机处理的极限。

1. 前列腺增生症的药物治疗　前列腺增生的药物治疗目前主要有三类，5α- 还原酶抑制剂，α- 肾上腺素能受体阻滞剂，植物药。

（1）5α- 还原酶抑制剂：人体内的雄激素主要有睾酮和双氢睾酮两种，其中双氢睾酮能刺激前列腺组织增生。睾酮转变为双氢睾酮的催化酶是 5α- 还原酶。5α- 还原酶抑制剂的作用机制是抑制睾酮转变成双氢睾酮而抑制前列腺体的增生。

代表药物为非那雄胺。本药是 5α- 还原酶Ⅱ抑制剂，能缩小前列腺体积，增加尿流率，改善梗阻症状并保留睾酮的生理功能。该药起效较慢，需终身服用。药的不良反应主要表现在性功能方面，个别患者出现阳痿、性欲减退和精液量减少。依立雄胺（爱普列特）是具有高选择的非竞争性 5α- 还原酶抑制剂，通过与甾体 5α- 还原酶和 NAD + 形成复合物抑制睾酮向双氢睾酮的转化，降低血清中双氢睾酮的浓度，抑制前列腺增生。其不良反应主要有口干、头晕、失眠、乏力、皮疹、性欲减退、勃起功能障碍、射精量下降、耳鸣及一些胃肠道反应。

（2）α- 肾上腺素能受体拮抗剂：α 肾上腺素能受体拮抗剂可作用于膀胱颈括约肌上的 α 肾上腺素能受体，抑制去甲肾上腺素对平滑肌收缩作用，从而减轻患者排尿困难的症状，也作用于前列腺和前列腺尿道 α 肾上腺素能受体，抑制平滑肌的收缩。α 肾上腺素能受体拮抗剂包括非选择性（酚苄明）、选择性（特拉唑嗪，阿夫唑嗪：α_1）和超选择性 α 肾上腺素能受体拮抗剂（坦索罗辛：α_{1a}）。具有临床意义的不良反应包括无力、直立性低血压、头晕、嗜睡、鼻充血、鼻炎、阳痿、视物模糊等，严重的不良反应是意外的低血压及伴有心动过速的晕厥。

（3）联合治疗：5α- 还原酶抑制剂联合 α- 肾上腺素能受体拮抗剂治疗前列腺增生症。

2. 前列腺增生外科治疗

（1）手术途径：耻骨上经膀胱前列腺摘除术。耻骨后前列腺摘除术，经会阴前列腺切除术，经尿道前列腺电汽化术。

（2）适应证

1）前列腺增生引起明显的尿路梗阻症状，经药物治疗无效或改善不明显，已严重影响患者工作和生活质量。

2）反复发作尿潴留。

3）前列腺增生出现并发症：膀胱结石，膀胱憩室，反复尿路感染，腹股沟疝等。

4）引起上尿路积水，出现肾功能异常。

5）反复发作血尿。

6）残余尿量 > 60ml。

3. 手术并发症及其处理

（1）出血：术后继发出血多发生在术后 1～3 周内，多由于膀胱颈口或前列腺窝内结扎缝合止血线脱落或感染、坏死组织脱落或用力过度引起，可立即置三腔气囊尿管压迫膀胱颈，清理血块，膀胱冲洗。出血严重应输血。出血仍然不能控制，需再次手术进行止血。

（2）尿漏：少数患者因导尿管引流不畅，或全身营养条件差，拔除膀胱造瘘管后漏尿，可再插一尿管保持引流通畅。长期不愈合的瘘管可行清创缝合。

（3）尿失禁：病人在拔除尿管后可出现暂时性尿失禁，经过一段时间可恢复，极少数患者可出现永久性尿失禁，应采取其他治疗措施。

（4）急性附睾炎：在前列腺手术后几天至数周，都有可能发生急性附睾炎。手术中结扎双侧输精管可明显降低附睾炎的发生率，发生附睾炎主要是抗感染治疗，形成脓肿者应切开引流。

（5）排尿困难：前列腺手术后可发生尿道狭窄和膀胱颈挛缩，造成排尿困难，常见原因有：缝合前列腺窝缘时，使用了不易吸收的铬制肠线；局部缝合过多、过紧；前列腺摘除后对于增高的后唇未做楔形切除，或切除不够，形成“门槛样”狭窄；术中损伤尿道，多见于增生腺体小或有慢性炎症或做过局部注射的患者，手术中因剥离困难而强行牵拉损伤尿道。

二、前列腺增生的微创治疗

BPH 微创治疗包括破坏前列腺组织、扩大后尿道和保留前列腺组织、扩大后尿道两种。前者利用热效应破坏前列腺组织，扩大后尿道。保留前列腺组织主要是用支架或气囊扩张后尿道，不破坏前列腺组织，利用机械力扩张后尿道通路。

（一）微波治疗 BPH

原理是当微波照射人体组织时，组织中的极性分子主要是水分子旋转震动而产生热效应。各种微波治疗仪原理相似，超过 45℃为高温疗法，低温治疗效果差。微波治疗前列腺增生大致有三种形式：经尿道前列腺热疗、经直肠前列腺热疗和体外进行治疗。治疗效果不能与手术相比。

（二）聚焦超声治疗

高强度聚焦超声治疗前列腺增生症是在体外冲击波碎石基础上发展起来的一项新技术。可破坏前列腺组织而不损伤尿道周围组织。聚焦热疗机可产生高频超声波，并集中传导至聚焦区产生高温达到治疗目的。临床常用温度范围是 80～120℃。

（三）其他微创治疗方法

1. 支架治疗　支架的材料有不锈钢，记忆合金，聚氨酯等。目前临床常用的支架为钛镍记忆合金网状支架。主要适应于有严重下尿路梗阻，药物治疗无效，不能耐受手术的高危患者。禁忌证有尿道狭窄，急性尿路感染，前列腺中叶增生明显者。

2. 导管扩张治疗　经尿道前列腺球囊扩张术主要是用气囊扩张前列腺部尿道，可暂时缓解因前列腺增生所造成的后尿道狭窄，使尿流顺畅。此方法简易，可立即见效，病人不必住院、恢复快，但缺点是短期内有效。

3. 电化学治疗　在直流电的作用下，人体的体液可发生电解、电渗、电泳等一系列化学反应和电荷移动现象。通过利用直流电改变体液的 pH，促使离子不正常移动，导致细胞死亡，破坏前列腺组织是应用 BCEC（生物闭合电路）和 VICC（血管 - 间质闭合电路）学说治疗前列腺增生的基本构想。前列腺电化学治疗对组织的损伤是不可逆的，因此治疗中治疗探头要准确固定在前列腺尿道部位。

4. 经尿道前列腺针刺消融治疗 经尿道前列腺针刺消融术通过穿刺针将前列腺加热至 100℃，而在针的周围产生凝固坏死，形成 1cm 以上的空腔。治疗后由于前列腺组织肿胀，患者可发生高热和尿潴留，可对症治疗。

（四）激光治疗

激光治疗前列腺增生是利用其热能进行凝固、坏死、汽化，达到使组织逐渐脱落或汽化、切除目的。疗效肯定的方式有经尿道钬激光前列腺剜除术，经尿道前列腺激光汽化术和经尿道前列腺激光凝固术。

1. 经尿道钬激光前列腺剜除术（HoLRP） HoYAG 能在几乎无出血的状态下切除增生的前列腺组织，取得近似 TURP 的腔道，具有出血少、住院时间短、早期拔管、立即改善症状和可取得组织进行病理检查的优点。钬激光能像开放式前列腺切除术那样剥离或剜除肥大的前列腺，使前列腺增生达到根治性治疗。

2. 经尿道激光汽化术 与前列腺电汽化术相似，利用激光能量汽化前列腺组织。

（五）等离子双极汽化治疗

1998 年应用于临床前列腺切除。双极汽化不产生热能。其特点是靶组织表面温度达 40～70℃，对周围组织没有损伤。等离子双极汽化由等离子汽化发生器和前列腺切割器组成。操作与 TURP 相似。灌流液体可使用生理盐水。

三、经尿道前列腺电（汽化）切除术

自 20 世纪 70 年代，经尿道前列腺电切术（TURP）在我国普遍开展。TURP 具有无开放手术切口，适应证广，疗效高，病人痛苦小，恢复快等优点。是手术治疗前列腺增生病人的常规方法和“金标准”。但 TURP 仍有一定的并发症，如出血，电切综合征（水中毒），尿失禁，阳痿等。体积较大的前列腺及合并膀胱结石，膀胱憩室的病人并不适合 TURP。

经尿道前列腺电汽化术（TUVP）结合了经尿道前列腺电切术和激光凝固汽化前列腺的优点，通过汽化电极，切割功率达 300W，使前列腺组织汽化，并在组织汽化层下形成凝固层，深达 3～7mm 的组织发生凝固、坏死，可有效地减少术中和术后出血，具有出血少，切除快，TURP 综合征发生率低，留置导尿管时间短，安全可靠的优点，是腔内泌尿外科手术的重大进展。

（一）手术适应证

与开放前列腺切除术基本相同。

1. 尿潴留 多次发作急性尿潴留、慢性尿潴留、充盈性尿失禁。
2. 梗阻症状明显 如尿频，排尿困难，已严重影响患者生活质量。
3. 残余尿量增多 大于 60ml。
4. 尿流率检查有异常 最大尿流率小于 10ml，可作为手术参考指标。
5. 血尿 由前列腺增生引起的出血。
6. 前列腺增生引起并发症 膀胱结石、憩室等。
7. 梗阻已引起上尿路积水，影响或未影响肾功能。

（二）手术禁忌证

以下禁忌证不是绝对的，而是相对的，在适当条件下，同样可以进行 TURP 手术。

1. 严重的心脑血管疾病和呼吸等重要器官病变，严重糖尿病未控制。

2. 未控制的全身感染性疾病。

3. 严重的肝肾功能异常。

4. 全身出血性疾病未控制。

5. 精神障碍，不能配合治疗者。

6. 带心脏起搏器者一般不宜作 TURP 手术。现可通过调节起搏器频率使心脏起搏器携带者不再是手术禁忌证。

7. 局部性病变　尿道炎、尿道狭窄及各种原因电切镜不能置入者。

8. 合并症　合并巨大膀胱憩室或继发较大膀胱结石应视结石及憩室情况，决定是与 TURP 同时处理或分期处理。可经尿道激光碎石加 TURP 或 TURP 后分期处理结石或憩室。合并膀胱肿瘤：小的肿瘤可同时行肿瘤激光或电汽化术。体积较大，呈浸润性生长的膀胱肿瘤，应先切除肿瘤后再考虑作 TURP 术。

9. 肢体畸形不能取截石位者。

10. 前列腺腺体过大（>80 克）　原则上不适宜 TURP。随着技术的成熟及术者经验的积累，已不是绝对禁忌证。

（三）术前准备

1. 积极纠正心脑血管、肺、肝及糖尿病等全身性疾患。

2. 积极控制泌尿系感染及全身感染性疾病。

3. 治疗尿道原有疾病，尿道狭窄者可行尿道扩张术。

4. 有肾功能不全者，纠正肾功能不全，待肾功能改善后再行 TURP 术。

（四）手术方法

1. 一般采用硬膜外麻醉或腰麻，截石位。

2. 冲洗液及冲洗法　理想的冲洗液应做到无菌，无毒性，透明性好，能维持机体渗透压，不溶血，低导电性，有利尿作用，对血液稀释作用小，能使切面的血管收缩，代谢产物少而无害。

冲洗液：一般采用 3%～5% 甘露醇溶液，亦可用 5% 葡萄糖溶液或 3%～5% 山梨醇溶液等。现多采用等渗电切液。

冲洗方法：应低压冲洗（<30～40cmH_2O），需用连续冲洗式切除镜鞘或经耻骨上膀胱穿刺造瘘口持续引流，膀胱造瘘可达到真正低压灌注引流。

3. 置入电切镜　插入电切镜时切勿用暴力。可直视下将切除镜送入膀胱。电切镜入膀胱后应检查膀胱和后尿道。观察有无合并症及三角区和左右输尿管口位置与前列腺腺体的关系。观察前列腺与精阜和外括约肌的关系。

4. 切除顺序　无特殊要求或规定。

总体上分 3 个区切除：

（1）膀胱颈区。

（2）前列腺中区。

（3）尖区。切除尖部组织，这一步骤很重要，应小心操作，切除不足时会影响手术效果，切除过多时则有损及外括约肌引起尿失禁的危险。

一般，依术者习惯，自 5～7 点处切出灌洗道，将切出区延伸到精阜处。深度：灌洗道近端显露内括约肌纤维，余处达包膜。从 5～7 点切开区标志开始向左侧叶或右侧叶切除，直到前列腺尖部。将切除镜倒转 180°，切除方法也是先显露内括约肌，然后延伸至近尖部。

切割完后，常规 Ellik 排空器吸出切除前列腺组织块、止血。

检查膀胱：注意三角区和输尿管口有无损伤，检查前列腺窝内有无残余腺体和外括约肌功能。检查外括约肌功能状况，退出切除镜，如有液体不断地从尿道口流出，暗示有外括约肌损伤的可能；压迫膀胱有尿流喷出，停止压迫时尿流中断，暗示外括约肌功能良好。

5. 术后留置 F22 号 Foley 三腔气囊导尿管。

（五）术后处理

1. 持续冲洗　术后持续冲洗以防止创面渗血形成血块堵塞引流管，冲洗速度与时间视情况决定。

2. 观察病情变化　因 TURP 术病人多是高龄，常合并心血管、肺等全身疾患，术后应严密观察生命体征变化。复查血常规、电解质等。

3. 适当应用抗生素预防感染。

4. 术后活动　如无出血现象，术后第 1 天就可下地适当活动。

5. 导管拔除　如有耻骨上膀胱造瘘，停止膀胱冲洗后即可拔除尿管，一般导尿管术后 3～5 天即可拔除，少数病例可适当延长至一周拔除。

（六）TURP 并发症及处理

1. 尿道损伤　操作技术不熟练，置入电切镜时粗暴，有可能损伤尿道，严重者可造成尿道穿孔、假道等。插入器械一定要动作轻巧，可直视下将切除镜导入膀胱。

2. 出血　TURP 术中及术后大出血时有发生。术中要彻底止血。术后出血严重者需要再次电切镜止血。手术结束时可将 Foley 气囊置于前列腺窝内。持续冲洗膀胱。

3. 穿孔与外渗　术中切忌穿通外科包膜，大量冲洗液经穿孔外渗，易发生 TURP 综合征。应尽快结束手术，并行下腹壁局部切开引流。给予呋塞米，高渗盐水等处理。

4. TURP 综合征　是由于电切时大量冲洗液进入静脉系统而引起以血容量过多、血液稀释和低钠血症为主要特征的临床综合征，治疗不及时可导致病人死亡。其发生与前列腺包膜穿孔、前列腺周围静脉窦被切开、冲洗液压力过高，手术时间太长等因素有关。

（1）临床表现：一般在手术接近完毕到术后数小时内出现。早期血压升高，心率加快，随着病情的进展，后期血压下降，常伴有心动过缓，呼吸困难，头痛，烦躁不安，恶心，呕吐，视力模糊，意识障碍。实验室检查显示血钠降低及血浆渗透压下降。

（2）预防：术中、术后应注意防止 TUPR 综合征的发生，而预防的关键在于减少冲洗液的过量吸收，其措施有：

1）采用低压冲洗，即使采用连续灌注，也应经常触摸膀胱，如膀胱过度充盈应及时排空。

2）电切时应避免切穿前列腺包膜及切破静脉窦。尽量缩短手术时间，不要超过 90 分钟。

3）术前给予地塞米松 10mg 和呋塞米 20mg。

4）术中监测血糖、电解质和血生化，了解血清钠是否正常。

5）应用等渗电切液。

（3）治疗：立即吸氧，静脉推注地塞米松 10mg 及利尿剂进行利尿，必要时可重复使用。纠正低钠血症，静脉滴注 3%～5% 的高渗氯化钠溶液 100～500ml，视情况可应用血浆或白蛋白提高血浆胶体渗透压，同时应密切监测心脏及肺部情况，防止肺水肿、脑水肿及心力衰竭的发生，可给予脱水剂。根据复查血清钠的结果、肺水肿及心衰有无和改善情况再调整剂量。同时加强抗感染治疗。

5. 感染　术后可发生尿道炎、膀胱炎、附睾炎、菌血症甚至败血症。术前已有感染者应做尿培养与药敏试验。术中注意无菌操作，术后应用抗生素并及早拔除导尿管。

6. 三角区和输尿管口损伤　一般无需特殊处理。

7. 外括约肌损伤　预防损伤方法为切除尖部时作小块薄层切除，确保在腺体或被膜内切除。如发现有外括约肌损伤，术后切忌大气囊置在前列腺窝内和加压牵引导尿管。治疗可试用药物治疗，姑息疗法是使用阴茎夹或尿袋，也可考虑行尿道悬吊术、膀胱颈重建术、尿道周围注射术或人工括约肌手术等。

8. 尿道狭窄　是 TURP 术后晚期并发症。狭窄可发生于尿道任何部位，常见部位：

(1) 尿道外口。

(2) 舟状窝与尿道阴茎部交界处。

(3) 阴茎阴囊角。

(4) 膜部与前列腺部尿道交界处。

(5) 尿道内口。

处理方法：①尿道扩张效果常满意；②经尿道狭窄内切开术；③膀胱颈 Y-V 成形术等。

9. 尿失禁　尿失禁是 TURP 术后重要的并发症，大部分患者为暂时性尿失禁，少数患者为永久性尿失禁。解剖标志不熟或术中出血视野模糊造成括约肌损伤、膀胱反射亢进和影响外括约肌机制的残余梗阻为 3 种最常见原因。

预防：①术中反复确认精阜及外括约肌位置尤为重要，切除前列腺尖部时应固定外鞘，小块薄层切除，避免电切袢停留时间过长，以免损伤外括约肌；②术后导尿管牵引压迫时间不宜过长，牵力不宜过大；③暂时性尿失禁患者术后可做盆底肌肉收缩训练和应用药物，如麻黄碱、丙米嗪等，M 受体阻滞剂，如托特罗定也有一定效果。

10. 膀胱颈挛缩　膀胱颈挛缩是 TURP 术后比较麻烦的并发症，表现为排尿困难，尿道变细、无力，甚至尿潴留。其发生可能与前列腺慢性炎症、术中炎性腺体组织残留，膀胱颈部切除范围过深、过广、尿道黏膜愈合欠佳以及留置导尿时间过长、牵引过度、局部感染有关。治疗上单纯行尿道扩张术不能治愈，宜早期充分切除膀胱颈瘢痕组织，并切除残留前列腺组织，彻底切断膀胱颈部环状纤维瘢痕组织，使后尿道与膀胱三角区在同一平面上。

11. 性功能障碍　主要表现为阳痿和逆行射精。成因主要是 TURP 过程中的热损伤。其治疗是一个非常复杂的问题。应针对不同病因，采取相应的治疗措施：包括心理治疗、阴茎海绵体内注射罂粟碱类药物或阴茎假体等方法。

（段建敏）

【参考文献】

[1] 余清平，余清华，张清武，等. 电化学治疗前列腺增生症 10 例报告. 中华泌尿外科杂志，1999，20（2）：76.

[2] 王少华，王建业，钟晨阳，等. 组织内消融治疗良性前列腺增生症的远期疗效. 中华泌尿外科杂志，1997，18（4）：233.

[3] 田建海，方玉林，冯建华，等. 良性前列腺增生症微创治疗进展. 中国基层医药，2006，13（10）：1741.

[4] 那彦群. 中国泌尿外科疾病诊断治疗指南（第 1 卷）. 北京：人民卫生出版社，2006.

[5] Verhamme KMC，Dieleman JP，Bleumink GS，et al. Incidence and prevalence of lower urinary tract symptoms suggestive of benign prostatic hyperplasia in primary care. Eur Urol，2002，42：323-328.

[6] Lee AJ, Russell AW, Garraway WM, Prescott RJ. Three-year follow up of a community based cohort of men with untreated benign prostatic hyperplasia. Eur Urol, 1996, 30: 11-17.

[7] Roberts RO, Jacobsen SJ, Jacobson DJ, et al. Longitudinal changes in peak urinary flow rates in a community-based cohort. J Urol, 2000, 163: 107-113.

[8] Roehrbohn CG, McConnell JD, Saltzman B, et al. Storage (irritative) and voiding (obstructive) symptoms as predictors of benign prostatic hyperplasia progression and related outcomes. Eur Urol, 2002, 42: 1-6.

[9] Jacobsen SJ, Jacobson DJ, Girman CJ, et al. Treatment for benign prostatic hyperplasia among community dwelling men: the Olmsted County study of urinary symptoms and health status. J Urol, 1999, 162: 1301-1306.

[10] McConnell JD, Roehrborn CG, Bautista OM, et al. The long-term effect of doxazosin, finasteride, and combination therapy on the clinical progression of benign prostatic hyperplasia. N Engl J Med, 2003, 349: 2387-2398.

[11] Jacobsen SJ, Jacobson DJ, Girman CJ, et al. Natural history of prostatism: risk factors for acute urinary retention. J Urol, 1997, 158: 481-487.

[12] Marberger MJ, Andersen JT, Nickel JC, et al. Prostate volume and serum prostate-specific antigen as predictors of acute urinary retention. Combined experience from three large multinational placebo-controlled trials. Eur Urol, 2000, 38: 563-568.

[13] 王寅，黄长海，高广智，等. 前列腺增生症病人待机处理期间剩余尿量测定的临床意义. 中华泌尿外科杂志，2000，21: 621-623.

[14] 洪伟平，袁子彦. 良性前列腺增生症发病机理和治疗的研究进展. 广东医学院学报，2000，18(1): 64.

[15] 段建敏，刘国栋，陈一戎，等. 性激素对良性前列腺增生的作用. 中华实验外科杂志，1998，6: 59.

[16] 秦大山，段建敏，王家吉，等. 经尿道非接触式 Nd: YAG 激光照射加电切术治疗前列腺增生症. 中国激光医学杂志，1998，7(1): 23.

[17] 徐惟永，陈自敏. 良性前列腺增生症治疗进展. 老年医学，2007，16(3): 188.

[18] 高社全，霍韶军，雷庆华，等. 钬激光前列腺剜除术治疗良性前列腺增生 38 例分析. 河北医药，2009，31(16): 2089.

第五章

泌尿系统结石诊治

泌尿系结石是泌尿外科的常见病之一，在泌尿外科住院病人中占居首位。我国泌尿系结石发病率为 1%～5%，南方高达 5%～10%；我国人群中尿石症患病率约为 120/10 万～6020/10 万。其中 25% 的患者需住院治疗。近年来，我国泌尿系结石的发病率有增加趋势。

泌尿系结石中，草酸钙结石占 65%，其他成分的结石所占比例依次减少（尿酸结石 5%～10%，磷酸钙结石 5%，磷酸铵镁和碳酸磷灰石 1.5%，胱氨酸结石 1%），混合结石也常出现。近年来，随着泌尿系结石病因研究的深入，结石的代谢危险因素越来越为泌尿外科医生所重视。体外冲击波碎石术（extracorporeal shock wave lithotripsy，ESWL）、经皮肾镜取石术（percutaneous nephrolithotripsy，PNL）、输尿管肾镜取石术（ureterorenoscope lithotripsy，URL）、腹腔镜取石术（laparoscope lithotomy）的陆续出现，使泌尿系结石的治疗逐渐向微创方向发展。此外，结石复发的预防工作已经成为了泌尿外科工作者关注的重点。

第一节　肾　结　石

一、临 床 表 现

本病男性比女性多见，在中国男比女多 3～9 倍，多发生在中壮年。肾结石约占上尿路结石的 35%，左右侧发病相似，双侧结石占 10%。肾结石可能长期存在而无症状，特别是较大的鹿角状结石。小结石进入肾盂输尿管连接部或输尿管时，则引起肾盂内压力增高和输尿管剧烈的蠕动，以促使结石排出，于是出现绞痛和血尿。肾结石引起的疼痛可分为钝痛和绞痛。大约 40%～50% 的病人，都有间歇发作的疼痛史。疼痛常位于脊肋角、腰部和腹部，多数呈阵发性，亦可为持续性疼痛。疼痛时，可能仅表现为腰部酸胀或不适，活动或劳动可促使疼痛发作或加重。肾结石绞痛呈严重刀割样痛，常突然发作，疼痛常放射至下腹部、腹股沟、股内侧，女性则放射至阴唇部位。肾绞痛发作时，患者呈急性病容，蜷曲在床，双手紧压腹部或腰部，甚至在床上翻滚，呻吟不已。发作常持续数小时，但亦可数分钟即可缓解。肾绞痛严重时，患者面色苍白，全身出冷汗，脉细而速，甚至血压下降，呈虚脱状态，同时多伴恶心呕吐，腹胀便秘。绞痛发作时，尿量减少，绞痛缓解后，可有多尿现象。肾绞痛经对症治疗后缓解，也可自行停止。患者既往常有同样发作史。

血尿是肾结石另一主要症状，疼痛时，往往伴发肉眼血尿或镜下血尿，以后者居多，大量肉眼血尿并不多见，体力活动后血尿可加重。肾结石病人偶可因无痛血尿而就医。近年常规体检，经尿常规及B超发现无症状肾结石者明显增多。肾结石的常见并发症是梗阻和感染，不少病例因尿路感染症状就医。梗阻则可引起肾积水，出现上腹部或腰部肿块。孤立肾或双肾结石因梗阻而引起无尿，即所谓结石性无尿。

二、诊 断

肾结石的诊断一般不难，通过病史，体格检查和必要的X线照片、化验检查，多数病例可以确诊。但不能满足于诊断肾结石，同时应了解结石大小、数目、形态、部位、有无梗阻或感染、肾功能情况、结石成分及潜在病因。

（一）病史

仔细询问病史，例如疼痛的性质、位置和放射的部位，腹痛后尿化验有无红细胞等。患者可能有各种代谢性疾病的病史，例如痛风、胱氨酸尿、慢性泌尿系感染及肾钙质沉着等病人需做深入的代谢检查，有人估计35%～40%肾结石的病史不够清楚，症状也不明显。有患肾结石病家庭史的患者值得注意，其发病率较正常人多4倍。

（二）体检检查

无尿路感染者一般无发热。肾绞痛发作静止期，仅有患侧脊肋角叩击痛。绞痛发作时，患者身体屈曲，腹肌紧张，脊肋角可有压痛、叩击痛明显及局部肌紧张，并发肾积水者于腹肌放松时可触及肿大而有压痛的肾脏。

（三）泌尿系影像学检查

泌尿系X线检查可以了解肾脏外形、结石大小、数目、形态、部位、肾盂形状、大小、估计肾结石成分、肾功能及骨骼改变等。

1. B超　可以发现5mm以上X线阳性及阴性结石。此外，B超检查有助于对囊性、占位性、积水、结石等病变的诊断，特别是对无症状而较大的鹿角状结石及X线不显影的尿酸结石意义更大。但是，由于受肠道内容物的影响，超声波检查诊断输尿管中下段结石的敏感性较低。超声可作为泌尿系结石的常规检查方法，应与其他检查方法配合应用。

2. 尿路平片（KUB平片）　尿路平片必须包括全泌尿系统。可以发现90%左右X线阳性结石，能够大致地确定结石的位置、形态、大小和数量，提示结石的化学性质。它是检查结石的必要手段，也可以用于判断先前X线可视的结石是否粉碎或排出。在尿路平片上，不同成分的结石显影程度依次为：草酸钙、磷酸钙和磷酸镁铵、胱氨酸、含钙尿酸盐结石。单纯性尿酸结石和黄嘌呤结石能够透过X线（X线阴性），胱氨酸结石的密度低，后者在尿路平片上的显影比较淡。结石在平片上显影程度受到很多因素的影响，如结石小、肠气多、肥胖患者，显影常不满意，当然与投照技术也有关系。在判断结石时应注意与腹腔内其他钙化灶相鉴别。腹腔内肠系膜钙化的淋巴结通常为多发、散在，很少局限在肾脏部位，钙化影不均匀，呈斑点状，在不同时间钙化影的位置变化很大，侧位X线片可见钙化斑在腰椎前方。

3. 静脉尿路造影（IVU）　不仅可进一步明确结石的诊断以及了解尿路梗阻和肾功能损害的程度，也可发现导致结石形成的局部因素，可了解肾盏、肾盂形态及肾功能状态，有助于判定肾内（外）肾盂类型、肾盂输尿管连接部狭窄、多囊肾、蹄铁形肾、海绵肾及肾积水等。在肾功能较差，采用加大造影剂剂量（双剂量或大剂量）或者延迟拍片的方法，即在注入造影剂后20、40、60、120分钟拍片，甚至24小时拍片。往往可以达到肾脏显影的目的。应当注意的是，肾绞痛发作之后，患肾可能会发生一过性的功能性无尿，并可能在2周左右恢复。因此，IVU应在肾绞痛2周后施行为宜，以免患肾显影不佳或不显影，造成误诊。

4. CT　由于CT扫描不受结石成分、肾功能和呼吸运动的影响，而且螺旋CT还能够同时对所获取的图像进行二维及三维重建，因此，能够检出其他常规影像学检查中容易遗漏的小结石，诊断结石的敏感性比尿路平片及静脉尿路造影高。螺旋CT平扫是急性腹部疼痛迅速明确诊断的“标准”方法。它能迅速完成，不需要行肠道准备或静脉给造影剂，对结石有高度的敏感性和特异性，也能够发现非泌尿系统引起的类似于肾绞痛的腹部疼痛。尤其适用于急性肾绞痛患者的诊断，可以作为X线检查的重要补充。另外，结石的成分及脆性可以通过不同的CT值改变来进行初步的评估，从而对治疗方法的选择提供参考。增强CT能够显示肾脏积水的程度和肾实质的厚度，从而反映了肾功能的改变情况。

5. 逆行或经皮肾穿刺造影　属于创伤的检查方法，不作为常规检查手段，仅在静脉尿路造影不显影或显影不良以及怀疑是X线阴性结石、需要作进一步的鉴别诊断时应用。

6. 肾动脉造影　仅个别病人需要做肾动脉造影检查。例如先天性蹄铁形肾或融合肾并发结石拟行手术取石时，肾动脉造影可显示畸形动脉，有助于拟订手术方案。

7. 放射性核素扫描及肾图　放射性核素检查不能直接显示泌尿系结石，但是能表明泌尿系统的形态，提供肾脏血流灌注、梗阻和肾功能损害的程度；肾图可提示梗阻。此外，肾动态检查可显示双肾结石时双侧分肾功能并可以用于评估体外冲击波碎石对肾功能的影响情况。一般认为分肾功能结果，如一侧肾功能只有10%而对侧正常时可考虑患肾切除，但如患者仍保持20%功能时应行手术取石并保留该肾脏。

8. 磁共振水成像（MRU）　一般不用于结石的检查。但是，能够了解上尿路梗阻的情况，而且不需要造影剂即可获得与静脉尿路造影同样的效果，不受肾功能改变的影响。因此，对于不适合做静脉尿路造影的患者可考虑采用。

（四）实验室检查

对肾结石病因的诊断极为重要，对一次发作的含钙肾结石，尤其是一侧输尿管单个结石时，常只需做简易检查。而对双肾多发结石、复发结石以及尿酸、胱氨酸和感染结石常需要做深入检查。

1. 血清检查　钙、磷、尿酸、血浆蛋白、血二氧化碳结合力、钾、钠、氯、尿素氮、肌酐等。

2. 尿液检查

（1）尿常规：蛋白阴性或微量，酸碱度因结石成分不同而异。镜检可见红细胞，如合并感染，可见到脓细胞，有时尿中可见到肾结石的特殊结晶和结晶团块。

（2）尿培养及细菌药物敏感试验。

（3）24小时尿定量分析：测定尿总量、钙、磷、尿酸、草酸、胱氨酸、镁、钠、氯化物、枸橼酸、硫酸盐、pH等。

（五）结石成分分析：结石成分分析是制定预防措施的依据。

（六）特殊代谢检查：甲状旁腺激素测定等。

三、治　　疗

（一）肾绞痛的治疗

1. 药物治疗　肾绞痛是泌尿外科的常见急症，一般需急诊对症处理，应用药物前注意与其他急腹症仔细鉴别。

（1）非甾体类镇痛抗炎药物：能够抑制体内前列腺素的生物合成，降低痛觉神经末梢对致痛物质的敏感性，具有中等程度的镇痛作用。双氯芬酸钠还能够减轻输尿管水肿，减少疼痛复发率，常用方法为 50mg，肌内注射。吲哚美辛用法为 25mg，口服，或者吲哚美辛栓剂 100mg，肛塞。

（2）阿片类镇痛药：能缓解疼痛感，具有较强的镇痛和镇静作用，常用药物有二氢吗啡酮（5～10mg，肌内注射）、哌替啶（50mg～100mg，肌内注射）、强痛定（50mg～100mg，肌内注射）和曲马朵（100mg，肌内注射）等。在治疗肾绞痛时不应单独使用，一般需要配合阿托品、654-2 等解痉类药物一起使用。

（3）解痉药

1）M 型胆碱受体阻断剂：常用药物有硫酸阿托品和 654-2，可以松弛输尿管平滑肌，缓解痉挛。通常剂量为 20mg，肌内注射。

2）黄体酮：可以抑制平滑肌的收缩而缓解痉挛，对止痛和排石有一定的疗效。

3）钙离子阻滞剂：硝苯地平 10mg 口服或舌下含化，对缓解肾绞痛有一定的作用。

4）α- 受体阻滞剂：缓解输尿管平滑肌痉挛，治疗肾绞痛中具有一定的效果。对首次发作的肾绞痛治疗应该从非甾体抗炎药开始，如果疼痛持续，可换用其他药物。吗啡和其他阿片类药物应该与阿托品等解痉药一起联合使用。当预计输尿管结石有自行排出的可能时，可给予双氯芬酸钠片剂或栓剂 50mg，2 次 /d，3～10 天。

2．外科治疗　当疼痛不能被药物缓解或结石直径大于 5mm 时，应考虑采取外科治疗措施。其中包括：

（1）体外冲击波碎石治疗（ESWL）。

（2）输尿管内放置支架。

（3）经输尿管镜碎石取石术。

（4）经皮肾造瘘引流术。

（二）排石治疗

只有少数比较小的尿路结石可以选择药物排石。

1．排石治疗的适应证

（1）结石直径小于 0.5cm。

（2）结石表面光滑。

（3）结石以下尿路无梗阻。

（4）结石未引起尿路完全梗阻，停留于局部少于 2 周。

（5）特殊成分的结石，对尿酸结石和胱氨酸结石推荐采用排石疗法。

（6）经皮肾镜、输尿管镜碎石及 ESWL 术后的辅助治疗。

2．排石方法　包括一般方法、中医中药、溶石疗法和中西医结合等方法。

（1）每日饮水 2000～3000ml。

（2）双氯芬酸钠栓剂肛塞。

（3）口服 α- 受体阻滞剂或钙离子通道拮抗剂。

（4）中医中药：治疗以清热利湿，通淋排石。

（5）溶石疗法：应用于尿酸结石和胱氨酸结石。尿酸结石：口服别嘌呤醇，根据血、尿的尿酸值调整药量；口服枸橼酸氢钾钠或碳酸氢钠片，以碱化尿液维持尿液 pH 值在 6.5～6.8。胱氨酸结石：口服枸橼酸氢钾钠或碳酸氢钠片，以碱化尿液，维持尿液 pH 值在 7.0 以上。

（6）适度运动根据结石部位的不同，选择体位排石。

（三）肾结石的治疗

1．治疗选择 目前常用的治疗方法包括体外冲击波碎石术（ESWL）、经皮肾镜取石术（PNL）、输尿管镜、腹腔镜取石术以及开放手术等。对于具体的患者来说，应该根据结石在肾脏内的具体位置，选择损伤相对更小、并发症发生率更低的治疗方式。

2．体外冲击波碎石术（ESWL）

（1）适应证

1）单个结石≤2cm。

2）结石2～3cm，碎石前可留置双J管。

3）铸型或多发结石，综合治疗时，即经皮肾镜碎石取石术（PCNL）+体外冲击波碎石术（ESWL）+经尿道输尿管镜取石术（URS）。

4）肾下盏结石≤1cm。

5）难碎结石（透钙磷、胱氨酸、水草酸钙结石）<1.5cm。

6）孤立肾结石>1.5cm，术前放置双J管。

（2）禁忌证

1）结石远端尿路梗阻。

2）基质结石。

3）肾盏憩室结石。

（3）相对禁忌证

1）肾下盏结石>2cm。

2）肥胖者（体重超过标准体重的1倍以上）。

3）患者伴有脊椎畸形或肢体挛缩不能按要求摆体位。

4）患者结石嵌顿。

5）伴有不能治愈的出血性疾病。

6）心、肝功能严重不全。

7）血肌酐>265μmol/L。

8）传染性疾病活动期。

9）糖尿病未控制。

10）妊娠期。

ESWL的疗效除了与结石的大小有关外，还与结石的位置、化学成分以及解剖异常有关。大部分长径<1cm的肾结石患者，无论其结石成分或部位不同，都能经体外冲击波碎石术（ESWL）治疗成功。较大的结石ESWL后往往需要放置输尿管导管，防止碎石片经过输尿管引起梗阻。ESWL也能应用于绝大多数长径在1～2cm之间的结石，但结石的成分和位置（如肾下盏）能显著影响ESWL的成功率。肾下盏的解剖结构被认为是该部位结石ESWL成功率低的主要因素，特别是盏口的宽度、深度以及与肾盂输尿管的角度。磷酸铵镁和二水草酸钙结石容易粉碎，尿酸结石可配合溶石疗法进行ESWL，一水草酸钙和胱氨酸结石较难粉碎。ESWL治疗次数不超过3～5次，治疗的间隔时间以10～14天为宜。

（4）并发症及其处理。

1）血尿：通常无须处理。

2）绞痛：解痉，应用止痛药。

3）发热：静脉使用抗生素，注意尿路梗阻，应积极处理。

4）石街形成：要积极处理，包括行石街的 ESWL、URS、经皮肾穿刺造口术（PCN）等，解除梗阻，保护肾功能。

5）急性肾损伤：包括严重血尿、肾包膜下血肿、肾周血肿、肾挫裂伤等，须严密监测患者的生命体征，详细检查及积极处理。

6）消化道出血、穿孔及咯血、腹主动脉瘤破裂：少见。

7）其他：皮肤瘀斑、尿潴留等，无须特殊处理或做对症处理。

3. 经皮肾镜取石术（PNL） 现今，经皮肾镜取石技术在上尿路结石的治疗中发挥着越来越重要的作用。

（1）适应证

1）广义地讲，所有不能排出的肾结石都是 PCNL 的适应证。由于 ESWL 的广泛应用，目前，PCNL 主要用于不适合应用 ESWL 或应用 ESWL 治疗效果不好的结石患者。

2）铸型结石或多发结石可以先行 PCNL，残余结石再行 ESWL。

3）开放手术取石术后残留结石，手术中可以留置肾造瘘管，术后经造瘘管进行取石碎石术。

4）孤立肾、蹄铁形肾和移植肾结石等特殊类型的结石。

5）有症状的肾盏憩室内结石、基质结石和胱氨酸结石。

6）第 4 腰椎水平以上的输尿管结石，梗阻时间长合并肾积水，ESWL 和输尿管镜手术不成功者，可以考虑行 PCNL。

7）肾结石合并肾盂输尿管连接部狭窄，可以碎石取石与肾盂输尿管连接部切开取石同时进行。

（2）禁忌证

1）未纠正的全身出血性疾病。

2）严重糖尿病、高血压、心肺功能不全，无法耐受手术者。

3）结石合并同侧肾肿瘤。

4）盆腔游走肾或重度肾下垂者。

5）脊柱严重后凸或侧弯畸形、极肥胖或不能耐受俯卧位者。

6）肾内或肾周围急性感染未能有效控制或合并有肾结核者。

7）脾脏或肝脏过度肿大，穿刺建立通道过程中有可能引起损伤的患者。

（3）操作方法与技巧：经皮肾穿刺是经皮肾镜取石术一个很关键的过程，采用 B 超或 X 线 C 臂机下定位。术前先行患侧输尿管逆行插管，目的是在穿刺前逆行注入生理盐水，造成人为的肾积水，同时可以逆行注入造影剂了解肾集合系统。这对肾积水不严重者尤为重要。穿刺点选择的原则是考虑被穿中肾盏能最大限度观察各个肾盏和尽可能取出其他肾盏的结石。通常是 12 肋下腋后线向患者脊柱近乎垂直方向、与地平 30～60 度角进针，穿刺中盏最为常用，经后组肾盏入路。肾穿刺通道可以用筋膜扩张器、Amplatz 扩张器、高压球囊扩张器或金属扩张器扩张。利用激光、气压弹道、超声、液电碎石等有效的腔内碎石器，尽量粉碎结石，使碎石的直径小于取石通道，利于灌注泵和逆行导管注水的脉冲水流把结石冲洗出来。巨大的肾结石和鹿角状结石，用双穿刺通道冲洗可以加快取石速度，缩短手术时间，可以减少取石钳的损耗。手术结束时留置肾造瘘管可以压迫穿刺通道、引流肾集合系统、减少术后出血和尿外渗，有利于再次处理残石。

（4）术后处理

1）术中应用抗生素，术后继续应用 3～5d，根据情况可以使用 1～3d 止血药物（多数不用），如果术后出现发热，注意及时退热。肠蠕动恢复后恢复饮食。

2）术后卧床 3d，做 KUB 或 B 超检查显示无残留结石，可以拔除导尿管、输尿管导管和肾造瘘管，2 周内尽量减少活动。

（5）常见并发症及其处理

1）术中出血：术中出血影响操作时，可以暂停手术，封闭操作鞘，使用止血药物，必要时输血，10～20 分钟后再行手术。如果出血不能停止，应该终止手术，留置肾造瘘管，并夹闭 30～60 分钟，待二期再行 PCN。

2）肾集合系统损伤：肾盂和肾盏的黏膜损伤一般不严重，出血多能自行停止，在肾穿刺扩张时，注意宁浅勿深，碎石时要视野清晰，与黏膜始终保持一定的距离，肾盏结石不易暴露时，不必勉强，以免损伤盏颈血管。碎输尿管结石时，注意不要暴力进入输尿管，可以沿输尿管导管逐渐进入，以免损伤输尿管。

3）术中寒战：由于结石合并感染、灌注液压力高造成细菌或毒素进入血液，引起菌血症或毒血症，导致患者出现寒战。注意术中应用抗生素，灌洗液压力不要过大，注意出水通畅，一旦出现寒战，可以静脉推注 10～20mg 地塞米松，注意灌洗液的加温和手术室保暖。

4）术中邻近脏器损伤：术中胸膜损伤可能与穿刺点选择过高有关，穿刺时注意不要过高，在呼气末屏气后进针，能够减少胸膜损伤的机会，如果出现液气胸，需要放置胸腔闭式引流。肝、脾和结肠损伤的机会不大，术前注意有无肝脾大，手术操作时注意穿刺和扩张不要太深，必要时辅以 X 线或 B 超等检查，避免肝脾结肠的损伤，一旦出现损伤，须行开放手术。

5）术后出血：少量出血多数是由于输尿管导管和肾造瘘管刺激或术中的轻微损伤造成的，无须处理。大量出血可能是由于假性动脉瘘或动静脉瘤形成，应及早行放射介入做高选择性肾动脉栓塞止血。

6）肾盂输尿管连接部狭窄：手术中如果损伤肾盂输尿管连接部，术后可能引起狭窄，如果出现损伤，应留置双 J 管，定期复查，如果出现狭窄，可以行肾盂输尿管内切开。

7）尿外渗，多为尿液经穿刺扩张的皮肾通道渗至肾周，少量外渗可自行吸收，大量需做肾周引流，术后输尿管内留置双 J 管。造瘘管宜在术后 7～10 天拔除。

4. 开放性手术　开放性手术治疗肾结石的术式较多，很难用一种术式去解决各种各样的病例。术前应根据影像学资料针对结石的部位、大小、数量、形态以及肾脏积水和功能情况、有无其他合并症，而初步拟定一种术式，在术中根据实际情况进行适当的调整。

虽 PNL、ESWL 等新技术的出现使肾结石治疗发生了革命，开放性手术在肾结石治疗中的运用已经显著减少。肾结石病例中开放手术仅占 1%～5.4%。但随着对肾脏解剖研究的深入、手术操作技术的创新和改进，开放性手术取石在某些情况下仍具有极其重要的临床应用价值。

（1）适应证

1）ESWL、URS 和（或）PNL 作为肾结石治疗方式存在禁忌证。

2）ESWL、PNL、URS 手术治疗失败，或上述治疗方式出现并发症需开放手术处理。

3）存在同时需要开放手术处理的疾病，例如肾内集合系统解剖异常、漏斗部狭窄、肾盂输尿管交界处梗阻或狭窄、肾脏下垂伴旋转不良等。

（2）手术方式

1）单纯性肾盂或肾窦内肾盂切开取石术。肾窦内肾盂“V”或“Y”形切开能取出大多数鹿角状结石，是治疗中小鹿角状结石的较好途径。

2）肾盂肾实质联合切开取石术。适用于巨大鹿角状结石或合并多发结石。

3）无萎缩性肾实质切开取石术。适用于合并肾盏结石、肾盏扩张积水的鹿角形结石。

4）放射状肾实质切开取石术。适用于合并肾盏结石、肾盏扩张积水的鹿角形结石。

5）肾脏部分切除术和全切除术。适用于肾积水较明显，肾皮质变薄的多发性或鹿角形结石或合并脓肾、肾功能严重破坏，对侧肾功能良好。结石引起癌变或癌合并结石。

6）自体肾移植术。

5．结石治疗的注意事项

（1）双侧上尿路结石的处理原则：双侧上尿路同时存在结石约占结石患者的15%，传统的治疗方法一般是对两侧结石进行分期手术治疗，随着体外碎石、腔内碎石设备的更新与泌尿外科微创技术的进步，对于部分一般状况较好、结石清除相对容易的上尿路结石患者，可以同期微创手术治疗双侧上尿路结石。

双侧上尿路结石的治疗原则为：①双侧输尿管结石，如果总肾功能正常或处于肾功能不全代偿期，血肌酐值＜178.0μmol/L，先处理梗阻严重一侧的结石；如果总肾功能较差，处于氮质血症或尿毒症期，先治疗肾功能较好一侧的结石，条件允许，可同时行对侧经皮肾穿刺造瘘，或同时处理双侧结石。②双侧输尿管结石的客观情况相似，先处理主观症状较重或技术上容易处理的一侧结石。③一侧输尿管结石，另一侧肾结石，先处理输尿管结石，处理过程中参考总肾功能、分肾功能与患者一般情况。④双侧肾结石，一般先治疗容易处理且安全的一侧，如果肾功能处于氮质血症或尿毒症期，梗阻严重，建议先行经皮肾穿刺造瘘，待肾功能与患者一般情况改善后再处理结石。⑤孤立肾上尿路结石或双侧上尿路结石致急性梗阻性无尿，只要患者情况许可，应及时外科处理，如不能耐受手术，应积极试行输尿管逆行插管或经皮肾穿刺造瘘术，待患者一般情况好转后再选择适当治疗方法。⑥对于肾功能处于尿毒症期，并有水电解质和酸碱平衡紊乱的患者，建议先行血液透析，尽快纠正其内环境的紊乱，并同时行输尿管逆行插管或经皮肾穿刺造瘘术，引流肾脏，待病情稳定后再处理结石。

（2）合并尿路感染的结石处理原则：由于结石使尿液淤滞易并发感染，同时结石作为异物促进感染的发生，感染可加速结石的增长和肾实质的损害，两者形成恶性循环，对肾功能造成严重破坏，在未去除结石之前感染不易控制，严重者可并发菌血症或脓毒血症，甚至危及生命。所有结石患者都必须进行菌尿检查，必要时行尿培养。当菌尿试验阳性，或者尿培养提示细菌生长，或者怀疑细菌感染时，在取石之前应该使用抗生素治疗，对于梗阻表现明显、集合系统有感染的结石患者，需进行置入输尿管支架管或经皮肾穿刺造瘘术等处理。

上尿路结石梗阻并发感染、尤其是急性炎症期的患者不宜碎石，否则易发生炎症扩散甚至出现脓毒血症，必须先控制感染，而此类患者单用抗生素治疗又难以奏效，此时亦不易行输尿管镜取石。通过经皮肾微穿刺造瘘及时行梗阻以上尿路引流可减轻炎症，使感染易于控制，避免感染及梗阻造成肾功能的进一步损害。经皮肾微穿刺造瘘术的应用扩大了体外冲击波碎石及腔镜取石的适应证，可减少并发症，提高成功率，两者合并应用是上尿路结石梗阻伴感染的理想治疗方法。

（3）残石碎片的处理：残石碎片常见于 ESWL 术后，也可见于 PNL、URS 术以及复杂性肾结石开放取石术后，最多见于下组肾盏。结石不论大小，经 ESWL 治疗后都有可能形成残石碎片。结石残余物的直径不超过 4mm，定义为残余碎片，大于或者等于 5mm 的结石则称为残余结石。

残石碎片可导致血尿、疼痛、感染、输尿管梗阻及肾积水等并发症的发生。无症状的肾脏残余结石增加了结石复发的风险，残石可以为新结石的形成提供核心。感染性结石的患者在进行治疗后，如伴有结石残留，则结石复发的可能性更大。

对于无症状、残石不能自行排除的患者，应该依据结石情况进行相应的处理。有症状的患者，应积极解除结石梗阻，妥善处理可能出现的问题；同时应采取必要的治疗措施以消除症状。有残余碎片或残余结石的患者应定期随访以确定其致病因素，并进行适当的预防。

（4）石街的治疗：石街为大量碎石在输尿管与男性尿道内堆积没有及时排出，堆积形成石街，阻碍尿液排出，以输尿管石街为多见。

输尿管石街形成的原因有：①一次粉碎结石过多；②结石未能粉碎为很小的碎片；③两次碎石间隔时间太短；④输尿管有炎症、息肉、狭窄和结石等梗阻；⑤碎石后患者过早大量活动；⑥ ESWL 引起肾功能损害，排出碎石块的动力减弱；⑦ ESWL 术后综合治疗关注不够。如果石街形成 3 周后不及时处理，肾功能恢复将会受到影响；如果石街完全堵塞输尿管，6 周后肾功能将会完全丧失。

在对较大的肾结石进行 ESWL 之前常规放置双 J 管，石街的发生率大为降低。对于有感染迹象的患者，给予抗生素治疗，并尽早予以充分引流。通过经皮肾穿刺造瘘术放置造瘘管通常能使结石碎片排出。对于输尿管远端的石街，可以用输尿管镜碎石以便将其最前端的结石击碎。URS 治疗为主，联合 ESWL、PNL 是治疗复杂性输尿管石街的好方法。

第二节 输尿管结石

输尿管结石 90% 以上是在肾内形成而降入输尿管，所以输尿管结石的病因与肾结石相同，但结石进入输尿管后逐渐变成枣核形。输尿管有 5 个狭窄部位：①肾盂输尿管连接部；②输尿管与髂血管交叉处；③输尿管与男性输精管或女性阔韧带底部交叉处；④输尿管与膀胱壁外侧缘交界处；⑤输尿管的膀胱壁内段。在这 5 个部位结石容易停滞或嵌顿。根据国内的统计，输尿管结石在治疗时约 70% 位于盆腔，15% 位于输尿管中 1/3，在上 1/3 的最少，可能与上述 5 个生理性狭窄有关。由于输尿管的蠕动和管内尿流速度较快，直径小于 0.4cm 的小结石比较容易自动降入膀胱而随尿排出。

一、临 床 表 现

男性多于女性，20～40 岁发病率最高。这些特点和肾结石完全相同。输尿管结石和肾结石的症状基本相同，输尿管上中段结石引起的输尿管绞痛的特点是一侧腰痛和镜下血尿，疼痛多呈绞痛性质，可放射到下腹部、睾丸或阴唇。血尿一般较轻微，大多数仅有镜下血尿，但疼痛发作后可加重，约半数病人发生肉眼血尿，恶心呕吐也是常见的症状。输尿管膀胱壁段结石可引起尿频，尿急，尿痛，这可能与输尿管下段肌肉和膀胱三角区肌肉相连并直接附着于后尿道有关。如有肾积水和感染，体检可能触及肾脏并可有压痛，有时沿输尿管走行部位有压痛。直肠指诊可能触及输尿管下段结石。

二、诊　断

输尿管结石诊断中应注意的问题和肾结石相同，一侧肾绞痛发作和显微镜下发现尿内有少量红细胞是一重要表现，如继发感染则很快破坏肾功能，同时血白细胞升高。X线检查时，90%以上输尿管结石均能在X线片上显影。结石有时需与腹内淋巴结钙化、盆腔内静脉石、阑尾内粪石等相鉴别。断层X线片对钙化定位最佳，近年来有采用螺旋CT摄影，能更精确地测定阴性结石及显影不良的输尿管结石。B超检查，可发现肾积水甚至肾皮质变薄。偶有输尿管结石因常规体检发现肾积水才来就诊。静脉尿路造影对诊断帮助最大，能了解结石部位，肾功能损坏程度及梗阻情况，并且可了解对侧肾脏功能。若常规剂量显影不良时，采用大剂量造影剂常能确定患肾功能，此对选择治疗方法有一定价值。

一般不需要膀胱镜检查，但有以下情况时仍需采用：①如静脉尿路造影不能确定梗阻部位，则应行膀胱镜检查和逆行插管，输尿管导管可插到结石旁，再拍摄X线平片或双曝光平片。如钙化阴影移动的距离和导管完全一致，即表示阴影在导管的同一平面，有助于输尿管结石的诊断。②可以鉴别输尿管下段结石是否已降入膀胱。③经膀胱镜剪开输尿管口以利结石排出。④经膀胱镜可先插入导丝扩张输尿管，利用导丝插入输尿管镜。逆行输尿管造影可显示X线不显影的结石、肿瘤或息肉，也可帮助了解结石的梗阻程度，甚至粉碎或钳出结石。

输尿管结石最多见于下1/3段，摄X线片时必须包括耻骨联合上缘，否则易漏诊。输尿管结石阴影与骨骼重叠时易被忽略，必须注意。此外同位素肾图检查对输尿管结石具有特殊诊断意义且可测定肾功能情况，特别是对碘过敏的患者。CT检查对X线平片不显影的尿酸结石可以确诊，磁共振及动脉造影对结石的诊断帮助不大。

三、治　疗

（一）非手术治疗

输尿管结石的病因治疗与肾结石相同，大多数直径小于0.4cm的结石常能自行排出，直径0.4～0.6cm或个别达1.0cm的结石，经采用中西医结合疗法，有可能排出。平均服药4周后，70%较小的输尿管结石可能排出。值得注意的是，只有纯尿酸结石才能通过口服碱性溶石药物溶石，而那些含有尿酸铵或尿酸钠的结石则不行。

（二）体外冲击波碎石术（ESWL）

大多数输尿管结石行原位碎石治疗即可获得满意疗效，并发症和副作用的发生率较低。由于输尿管结石在尿路管腔内往往处于相对嵌顿的状态，其周围缺少一个有利于结石粉碎的液体环境。因此，ESWL治疗输尿管结石通常需要较高的冲击波能量和更多的冲击次数。对于复杂的结石（结石过大或包裹很紧），需联合应用ESWL和其他微创治疗方式（如输尿管支架或输尿管镜碎石术）。

双侧输尿管结石若按手术原则，应该首先处理梗阻严重的一侧，以拯救该侧肾脏功能。但是ESWL有失败甚至加重梗阻的可能，故应首先处理易于粉碎和排空的一侧，以尽早解除该侧的梗阻，使其一侧的肾脏在无结石梗阻的环境下正常发挥功能，然后再处理对侧，从而提高ESWL的安全性。若双侧输尿管结石的其他条件相同，依次优先处理症状严重的一侧，如发生肾绞痛的一侧；结石近期有位移或停留时间较短的一侧；位置较低的一侧。对直径≤1cm 上段输尿管结石首选 ESWL，> 1cm 的结石可选择 ESWL、输尿管镜（URS）和 PNL 取石；对中下段输尿管结石可选用 ESWL 和 URS。

有些输尿管结石则需放置输尿管支架管，支架管通过结石或者留置于结石的下方而行原位碎石。上段输尿管结石也可以将结石逆行推入肾盂后再行碎石治疗。

（三）输尿管镜取石术

输尿管镜碎石术应用的优点是对输尿管中、下段结石的疗效佳。术中可以使用多种输尿管镜取石技术和器械来进行治疗。对 ESWL 治疗输尿管结石无效者是比较好的选择。它可以同时处理双侧输尿管结石。与 ESWL 联合能扩大它的适应证范围。治疗结石的同时能处理输尿管的息肉、狭窄等病变。

1. 适应证

（1）输尿管下段结石。

（2）输尿管中段结石。

（3）ESWL 失败后的输尿管上段结石。

（4）ESWL 后的“石街”。

（5）结石并发可疑的尿路上皮肿瘤。

（6）X 线阴性的输尿管结石。

（7）停留时间长的嵌顿性结石而 ESWL 困难。

2. 操作方法　目前使用的输尿管镜有硬性、半硬性和软性三类。硬性和半硬性输尿管镜适用于输尿管中、下段结石的碎石取石，而输尿管软镜则多适用于输尿管中、上段结石特别是上段或者肾结石的碎石及取石。

（1）进镜方法：病人腰麻或硬膜外麻醉取截石位（也有用全麻或尿道表面麻醉的），在连续滴溜瓶注水或灌流泵冲洗下，直视进入尿道。顺腔进入膀胱，检查膀胱后，将输尿管口置入视野中央，轻挑上唇直视下进入输尿管腔，直视下顺腔缓慢进入。退镜时也要直视下缓慢退出，退出后要观察输尿管口情况。

（2）辅助手段：遇到输尿管口进镜困难或输尿管内进镜困难时可采用辅助手段。

1）导丝引导：置入导丝引导，顺导丝进入。也可抬高术侧腰部。

2）可控液压扩张法：增加注水压力，可用注射器脉冲式注水，也可使用可控性灌流泵，产生脉冲式灌流。但灌流压力不宜过大，以免造成肾实质逆流。

3）扩张器的使用：需先在输尿管内置入导丝，取用不同型号的扩张器顺序扩张输尿管口。由于目前输尿管镜已较以前变细，扩张器已不常用。

4）气囊导管扩张：气囊插至要扩张部位，囊内注水。

（3）视野不清的处理：当输尿管屈曲或镜端贴近管壁会出现白视现象，可将镜体稍微后退或上下左右移动镜端。当血色影响视野时，可放水冲洗使视野变清。

（4）经输尿管镜见到结石后，利用碎石设备将结石粉碎成 3mm 以下的碎片。

1）液电碎石：利用电极水中放电，使电极附近的水迅速气化，压力和温度急剧升高，放电通道内的液体因高温急剧膨胀，突发推动周围液体介质产生冲击波碎石。但由于液电碎石需要结石周围有一定空间，为减少周围软组织损伤，必须降低使用电压，使用单脉冲而不是连续脉冲，必然降低其碎石效率。

2）超声碎石：由超声波产生的机械震动，通过一个中空的超声探头长轴传输，通过探头顶端的振动将结石震碎。中空的超声探头与负压泵连接，保持灌注液的连续冲洗和负压吸引，既可保持视野的清楚，又可起到降温作用，保护周围组织。由于超声探头口径较粗，仅能通过较大口径的输尿管镜，限制了它的应用范围。

3）气压弹道碎石：在内镜直视下利用一金属探头像气锤一样在1mm距离内的机械冲击作用，直接将结石击碎。金属探头由空气压缩机提供能源，碎石可选单次脉冲和连续脉冲，探头口径0.8～2mm，碎石效果佳，效果相当于超声碎石的50倍，安全无损伤。

4）激光碎石：20世纪90年代钬激光的出现，显示了其广阔的应用前程，有报告认为其效果已超过了气压弹道碎石。钬激光为高能脉冲式固体激光，足以粉碎各种成分的结石，包括ESWL无效的胱氨酸结石。钬激光的组织穿透深度仅为0.4mm，很少发生输尿管穿孔。钬激光可经软光纤传输，尤其是可用于输尿管软镜，创伤轻，痛苦小。钬激光具有切割、气化、凝血功能，可同时处理肉芽、息肉和输尿管狭窄。

（5）术后放置双J管：输尿管镜下碎石术后是否放置双J管，目前尚存在争议。遇有下列情况，建议放置双J管：①较大的嵌顿性结石（>1cm）；②输尿管黏膜明显水肿或有出血；③输尿管损伤或穿孔；④伴有息肉形成；⑤伴有输尿管狭窄，有（无）同时行输尿管狭窄内切开术；⑥较大结石碎石后碎块负荷明显，需待术后排石；⑦碎石不完全或碎石失败，术后需行ESWL治疗；⑧伴有明显的上尿路感染。一般放置双J管1～2周，如同时行输尿管狭窄内切开术，则需放置4～6周。

3．并发症及其处理　并发症的发生率与所用的设备、术者的技术水平和病人本身的条件等有明显关系。目前文献报告并发症的发生率为5%～9%，较为严重的并发症发生率0.6%～1%。

（1）近期并发症及其处理

1）感染：输尿管内导管的置入引流和严格的无菌操作是预防的关键，应用敏感抗生素积极抗感染治疗。

2）黏膜下损伤：放置双J支架管引流1～2周。

3）假道：放置双J支架管引流4～6周。

4）输尿管穿孔：由于用力或操作不当所致，熟悉器械、直视下操作和忌用暴力可以预防。输尿管穿孔表现为输尿管内出血，管腔塌陷，结石从视野中消失，可看到管壁上穿孔的小洞或脂肪组织，造影剂外渗等。发生输尿管穿孔，应立即停止手术，输尿管内置入导管引流，如穿孔较大或置入导管失败，需立即开放手术。

5）输尿管黏膜撕脱：应积极手术重建（自体肾移植、输尿管膀胱吻合术或回肠代输尿管术等）。

6）输尿管断裂、套叠、坏死：也和操作暴力有关，有报告将输尿管拉断脱入膀胱者。因此退镜时也要直视下缓慢退出，一旦发生要立即开放手术。

7）输尿管镜及其附件断裂、脱落于输尿管内：一旦发生也常需开放手术。

（2）远期并发症及其处理：输尿管狭窄为主要的远期并发症之一，其发生率约为0.6%～1%，输尿管黏膜损伤、假道形成或者穿孔、输尿管结石嵌顿伴息肉形成、多次ESWL致输尿管黏膜破坏等是输尿管狭窄的主要危险因素。轻柔的操作和预防损伤、感染是防止输尿管狭窄发生的方法。

远期并发症及其处理如下：①输尿管狭窄：输尿管狭窄内切开或狭窄段切除端端吻合术；②输尿管闭塞：狭窄段切除端端吻合术或输尿管膀胱再植术；③输尿管反流：轻度：随访；重度：行输尿管膀胱再植术。

（四）输尿管结石的开放手术和腹腔镜治疗

手术治疗的适应证：

1. 输尿管镜取石发生并发症（穿破输尿管或造成狭窄）。

2. 输尿管憩室并发结石。

3. 结石直径超过 1.0cm 或表面粗糙呈多角形者。

4. 结石嵌顿过久，输尿管发生严重梗阻及上尿路感染。

5. 非手术治疗失败。约 10% 的患者因体外冲击波碎石或内镜取石失败时，仍需行手术治疗。

根据输尿管结石的部位，采取经腰、经腹或经耻骨上切口，暴露输尿管，取石后，用输尿管导管上下探查其通畅程度，然后缝合输尿管，放烟卷引流。术前须再拍泌尿系平片以便确定结石部位和选择最佳手术切口。对输尿管积水严重或怀疑结石移位，术中应再拍 X 线片，以明确结石位置。输尿管上中段结石取出术比下段者简便，并发症也较少。输尿管下段结石，如嵌顿日久，粘连过多时，手术径路可经腹膜外切口切开取石，也可切开膀胱，再经输尿管切开取石，或切开膀胱前后壁，暴露输尿管下端取石；双侧输尿管结石患者，可经腹腔行双侧输尿管切开取石，其并发症少，患者恢复亦较快。手术取石术的优点是手术小，可将结石完整取出，术后立即解除梗阻。

后腹腔镜下的输尿管切开取石可以作为开放手术的另一种选择。

第三节　膀胱和尿道结石的治疗

一、膀 胱 结 石

（一）病因

1. 营养　小儿膀胱结石与婴幼儿喂养方式和营养有关。

2. 下尿路梗阻　不少小的肾结石和输尿管结石以及在过饱和状态下形成的尿盐沉淀排入膀胱后，在膀胱排尿无梗阻的情况下，均可随尿排出。但当有下尿路梗阻时，如尿道狭窄、先天畸形、前列腺增生、膀胱颈部梗阻、膀胱膨出、憩室、肿瘤等，均可使小结石和尿盐结晶沉积于膀胱而形成结石。这也是现今膀胱结石在男性小儿及老年人常见的原因。

3. 膀胱异物　膀胱异物可作为核心使尿盐沉积于其周围形成结石。

4. 感染　继发于下尿路梗阻或膀胱异物的感染，尤其是尿素分解细菌的感染，可使尿 pH 升高，促使尿磷酸钙、铵和镁盐的沉淀而形成膀胱结石。

5. 代谢性疾病　代谢性膀胱结石有胱氨酸、尿酸和黄嘌呤结石。

6. 手术后合并膀胱结石　如妇科手术和膀胱手术，术后缝线残留、膀胱悬吊物、手术引流管等均可成为结石核心而形成膀胱结石。尿感染、尿滞留，更加重其结石形成的危险因素。

7. 寄生虫　在血吸虫流行区可发生血吸虫病伴发的膀胱结石，其核心为虫卵。

8. 其他

（二）诊断

膀胱结石的诊断，主要是根据病史、体检、B 超、X 线检查，必要时做膀胱镜检查。虽然不少病例可根据典型症状，如疼痛的特征，排尿时突然尿流中断和终末血尿，可做出初步诊断，但这些症状绝非膀胱结石所独有。体检时，结石较大者，男性经直肠和下腹部、女性经阴道和下腹部的双合诊，可摸到结石。实验室检查可发现尿中有红细胞或脓细胞。超声检查对诊断膀胱结石很有价值。当体位改变时，实时显像式超声仪可见到结石在膀胱内滚动的情况。X线检查是诊断膀胱结石的可靠手段，大多数结石不透X线，平片上不仅可知有无结石，且可显示出结石的大小、数目、形状和位置。但有时尚需与盆部静脉石、输尿管壁段结石、膀胱肿瘤表面钙盐沉积、肠道肿物或粪石及子宫肿瘤相鉴别。必要时行尿路造影以了解上尿路情况。膀胱镜检查是诊断膀胱结石最可靠的方法。不论结石是否透X线，均可一查便知，不仅可查清结石的具体特征，并可发现有无其他病变，如前列腺增生、膀胱憩室、炎症改变及癌变等。

（三）治疗

膀胱结石外科治疗的方法包括内腔镜手术、开放性手术和ESWL。

1. 体外冲击波碎石术　膀胱结石也可行俯卧位冲击波碎石治疗。

2. 腔内治疗　经尿道膀胱结石的腔内治疗方法是目前治疗膀胱结石的主要方法，可以同时处理下尿路梗阻病变，例如尿道狭窄、前列腺增生等。

（1）经尿道激光碎石术：激光碎石是目前治疗膀胱结石有效的方法，目前使用较多的是钬激光碎石。钬激光还能同时治疗引起结石的其他疾病，如前列腺增生、尿道狭窄等。

（2）经尿道气压弹道碎石术：气压弹道碎石时结石在膀胱内易活动，较大的结石碎石时间相对比较长，碎石后需要用冲洗器冲洗干净或用取石钳将结石碎片取出膀胱。

（3）经尿道机械碎石术：膀胱镜直视下用特制的碎石钳将结石抓住并用机械结石钳碎石。经尿道机械碎石治疗适用于2cm左右的膀胱结石。

（4）经尿道膀胱超声碎石术：带超声和吸引作用的弹道碎石器兼有气压弹道碎石、超声碎石以及同时吸出结石碎片的功能。

3. 开放手术治疗　不应作为膀胱结石的首选治疗方法，但是耻骨上膀胱切开取石术简单易行，安全可靠，不需特殊设备，且能同时处理膀胱内其他病变，因而对广大基层医院仍不失为一治疗选择。

开放手术治疗的相对适应证：①较复杂的儿童膀胱结石；②巨大结石；③严重的前列腺增生或尿道狭窄者；④膀胱憩室内结石；⑤膀胱内围绕异物形成的大结石；⑥同时合并需开放手术的膀胱肿瘤。

合并严重内科疾病的膀胱结石患者，可以先行导尿或耻骨上膀胱穿刺造瘘，待内科疾病好转后再行腔内或开放取石手术。

二、尿道结石

尿道结石比较少见，多以男性为主。常见于膀胱结石排出时停留嵌顿于尿道，好发部位为前列腺部尿道、球部尿道、舟状窝及尿道外口。少数为发生于尿道狭窄处、尿道憩室中的原发性尿道结石。

（一）症状

主要症状为排尿困难，排尿时费力，可呈滴沥状，有时出现尿流中断及尿潴留。排尿时有明显的疼痛，且放射至阴茎头部。后尿道结石有会阴和阴囊部疼痛。阴茎部结石在疼痛部位可摸到肿物。完全梗阻则发生急性尿潴留。并发感染者尿道有脓性分泌物。男性尿道憩室中结石除尿道有分泌物及尿痛外，在阴茎下方可出现一逐渐增大且较硬的肿物，有明显压痛但无排尿梗阻症状。

（二）诊断

男性前尿道结石在阴茎或会阴部可摸到结石，后尿道结石可经直肠摸到。女性病人经阴道可摸到结石及憩室，X线摄片可显出结石阴影，尿道金属探条有特殊的感觉和声响，尿道镜能直接观察到结石。

（三）治疗

随着碎石技术的发展，腔内手术已经取代了开放手术，具有相同的治疗效果，减少了手术并发症和病人的痛苦。

大部分尿道的结石可以采取类同膀胱结石的腔内治疗方法，目前使用较多的是钬激光或气压弹道碎石，在钬激光碎石的同时还可以气化切除尿道中的瘢痕组织，解除尿道狭窄。尿道结石一般不适合采用ESWL，后尿道结石可先推至膀胱再行碎石治疗。

（四）并发症

开放手术和腔内技术治疗尿道结石术后的主要并发症是尿道狭窄，术后留置导尿管可以减少尿道狭窄的发生。

（左陵君）

【参考文献】

[1] 那彦群，等. 中国泌尿外科疾病诊断治疗指南. 北京：人民卫生出版社，2009.

[2] 梅骅. 泌尿外科手术学. 第3版. 北京：人民卫生出版社，2008.

[3] 叶章群. 泌尿系结石. 第2版. 北京：人民卫生出版社，2010.

[4] 谷现恩. 尿石症的诊断与治疗. 北京：人民卫生出版社，2008.

第六章

男性不育症诊治指南

世界卫生组织（WHO）规定，夫妇同居一年以上，未采取任何避孕措施，由于男方因素造成女方不孕者，称为男性不育。生育与不育是一对矛盾的统一体，任何疾病或因素干扰了男性生殖的环节，均可造成男性不育。凡是在精子发生、成熟、排出、受精等环节中受到疾病或某些因素的干扰和影响，都可发生不育，因此男性不育症不是一种独立的疾病，而是由某一种或很多疾病与因素造成的结果。

男性不育症根据临床表现，可分为绝对不育和相对不育两种。前者是指完全没有生育能力，如无精子症患者就属这一类。后者指有一定的生育能力，但生育力低于怀孕所需的临界值，如少精子症患者、精子活力低下症患者等。严格地讲，只要射精，排出的精液还有活动精子，就有生育可能。根据发病过程，又分为原发不育和继发不育，前者指夫妇双方婚后从未受孕者，后者指双方有过生育史（包括怀孕和流产史），但以后因疾病或某些因素干扰了生殖的某些环节而导致连续三年以上未采用任何避孕措施而不孕者。

据世界卫生组织统计，世界发达国家5%～8%的育龄夫妇可能有不育问题，而发展中国家的某些地区可高达30%，各个国家的不育发病率不同，病因也不同。所以国外不育年限标准定为婚后1年，而国内多数学者主张定为2年。

第一节　男性不育的病因及诊断

男性不育不是一种独立的疾病，而且约40%以上的不育男子精液检查异常，但却找不到确切病因，有些病例长期不育，但常规精液检查正常。因此对男性不育的病因分类，根据诊断和治疗选择的需要，有各种不同的办法。

一、世界卫生组织（WHO）推荐的男性不育诊断分类

为了提高诊断的正确性，改善治疗效果和降低诊疗费用，世界卫生组于1978年成立了不育诊治工作课题研究组，由25个国家33个中心参与了上述研究，积累了9000对不育夫妇的诊治经验，于1993年出版了《世界卫生组织关于不育症夫妇标准化检测和诊治手册》，该手册对男女不育症的检查程序，立足于确定随后的诊断方案。根据WHO见解，男性不育病因诊断可分为16类。

二、性功能障碍

包括阳痿、性交过频或过少、不射精、早泄（包括因解剖异常，如尿道下裂而使精液不能排入阴道）、逆行射精（精液不排出体外而逆行进入膀胱，这些病人收集性交后的尿液检查可发现活精子）。

三、根据精子和精浆检查来确定诊断

（一）男性免疫性不育

50% 活动精子被抗精子抗体包裹，这类病人要做其他辅助检查。

（二）不明原因不育

性功能正常，精子和精浆检查正常。

（三）单纯精浆异常

这些病人未发现有附属性腺感染或其他病变，目前此类不育的意义尚不清楚。

四、具有肯定病因的男性不育患者分类

具有影响男性生殖的肯定病因而精液检查又属无精子症或精子和（或）精浆异常者。

（一）医源性因素

由于药物或手术等医疗的原因造成精子异常。

（二）全身性原因

由于全身性疾病、酗酒、吸毒及环境因素，或有慢性上呼吸道疾病等病史而致精子活力差（纤毛不动综合征），近期有发热（体温曾 > 38℃）。

（三）先天性异常

如隐睾，或细胞核型分析异常引起精子异常，以及因先天性精囊和（或）输精管道发育不全引起的无精子症，以及其他影响生育能力的先天性疾病。

（四）后天性睾丸损害

因腮腺炎性睾丸炎、外伤等其他引起睾丸损害致睾丸萎缩、睾丸体积 < 15ml，同时出现少或无精子、精子活力差、有抗精子抗体者。

（五）精索静脉曲张

同时伴有精子数量及活力异常和（或）精浆异常造成不育者，如有精索静脉曲张而精液常规检查正常者则按不明原因不育分类。

（六）男性附属性腺感染不育

若患者精子数量及活力异常或畸形精子增多而且同时符合下列标准时，可诊断。

1. 病史和体征　尿路感染的病史；及（或）附睾炎病史；及（或）附睾检查发现增厚或触痛；及（或）输精管增粗；及（或）肛门检查异常。

2. 前列腺液检查　前列腺按摩液异常；及（或）前列腺按摩后尿液异常。

3. 精液检查表现为　白细胞 $> 1 \times 10^6$/ml；及（或）精液培养出现致病菌显著生长；及（或）精液检查出现外观异常；及（或）黏度、pH、生化检查异常。

具备以上各项检查，且存在下列任何组合，可诊断为男性附属性腺感染不育：前列腺炎的病史或体征；或精液检查异常的病史或体征；或前列腺炎表现伴随射精精液异常；或每份精液检查中至少两种异常。也就是：1 和 2 中之一；或 1 和 3 中之一；或 2 和 3 中之一；或在

每次射精时存在3中之二。

（七）内分泌原因

可能有性腺功能低下的体征，血性激素测定FSH正常，而睾酮低或PRL测定反复增高。这些病例须进一步检查以明确诊断，如视野、蝶鞍扫描、LHRH、TRH等。

五、其　　他

没有查出肯定的病因而仅出现精液检查异常的。如少或无精子症、弱精子症、畸形精子增多症，按下列标准诊断。

（一）特发性少精子症

精子密度 $<20\times10^6$/ml。

（二）特发性弱精子症

快速向前运动的精子<25%，但精子密度正常。

（三）特发性畸形精子症

精子头部形态正常者<30%，但精子密度和活力正常。

（四）梗阻性无精子症

精液分析无精子，而睾丸活检证明有生精小管及精子发生，若不做睾丸活检则可凭睾丸体积≥30ml而血FSH正常来作出初步诊断。

（五）特发性无精子症

无确切原因性无精子，同时伴有睾丸总体积<30ml且血FSH增高，或做睾丸活检证实生精小管无精子发生。

以上16类男性不育诊断分类可按下述程序进行（图3-6-1）。

六、男性不育的临床及检查

（一）诊断男性不育症，至少须明确以下几点

1. 是男方不育还是女方不育，或双方都存在不育因素？

2. 如为男方不育，是属于绝对不育，还是相对不育？

3. 是原发不育还是继发不育？

4. 如为男性不育，应尽可能查明引起男性不育的确切病因，以便针对病因采用有效的治疗措施。

男性不育症的检查与诊断的方法一般包括详细的病史询问、体格检查、精液检查、内分泌检查、免疫学检查、染色体检查、X线检查、睾丸活组织检查、精液的生化检查及其他检查等。通过以上各项男性不育的临床和实验评估，然后按1999年世界卫生组织关于男性不育的诊断标准进行诊断分类。

（二）病史

详细而完整的病史在男性不育的诊断中具有重要的地位。通过病史，临床医生可确诊一部分不育症病例，即便不能确诊，也可以为临床医生提供进一步检查的线索，为治疗提供线索和依据。

病史采集根据WHO于1992年制定的一套病史问卷由病人来门诊时请不育夫妇填写与不育有关的详细问题，只要拥有初中以上文化程度的病员都能顺利回答填写这些问题。采集病史时夫妇双方必须同时在场。如有可能体格检查应在分隔开的房间中进行，因为这

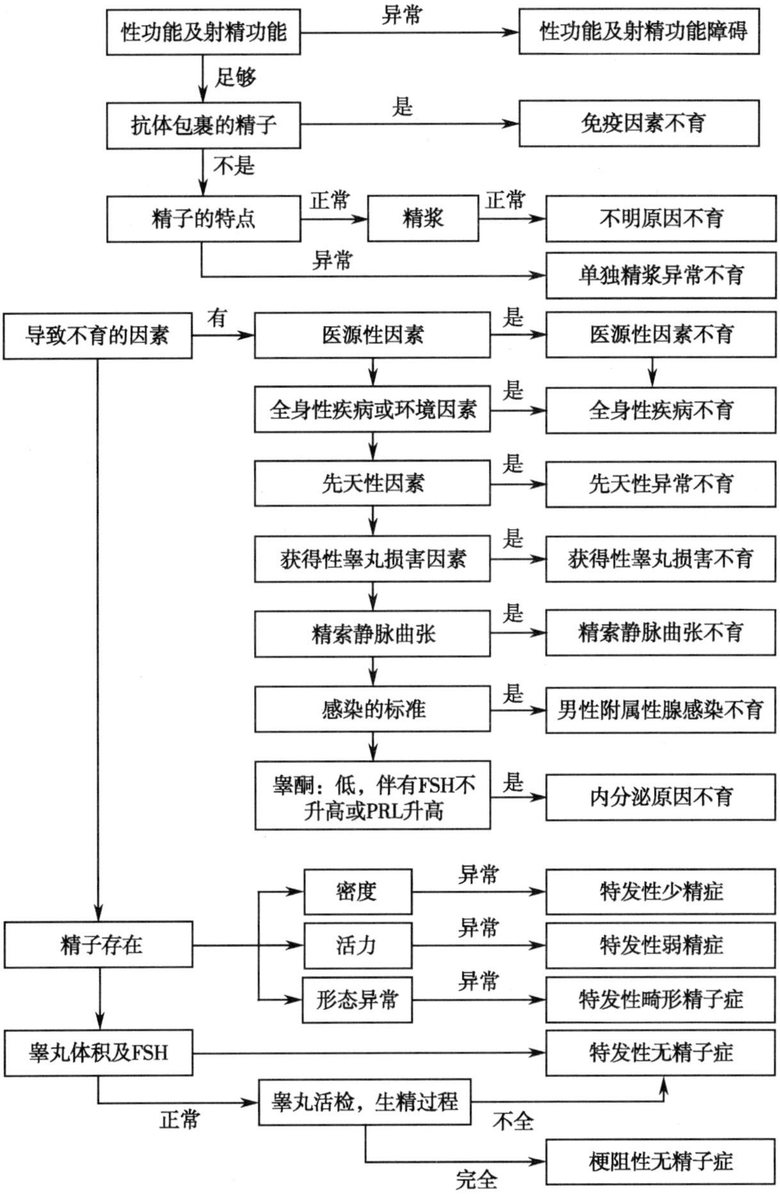

性功能及射精功能 —异常→ 性功能及射精功能障碍
性功能及射精功能 —足够→ 抗体包裹的精子
抗体包裹的精子 —是→ 免疫因素不育
抗体包裹的精子 —不是→ 精子的特点
精子的特点 —正常→ 精浆 —正常→ 不明原因不育
精子的特点 —异常→ 单独精浆异常不育
导致不育的因素 —有→ 医源性因素 —是→ 医源性因素不育
全身性疾病或环境因素 —是→ 全身性疾病不育
先天性因素 —是→ 先天性异常不育
获得性睾丸损害因素 —是→ 获得性睾丸损害不育
精索静脉曲张 —是→ 精索静脉曲张不育
感染的标准 —是→ 男性附属性腺感染不育
睾酮：低，伴有FSH不升高或PRL升高 —是→ 内分泌原因不育
精子存在 → 密度 —异常→ 特发性少精症
精子存在 → 活力 —异常→ 特发性弱精症
精子存在 → 形态异常 —异常→ 特发性畸形精子症
精子存在 → 睾丸体积及FSH → 特发性无精子症
睾丸体积及FSH —正常→ 睾丸活检，生精过程 —不全→ 特发性无精子症
睾丸活检，生精过程 —完全→ 梗阻性无精子症

图 3-6-1　男性不育症诊断流程图

样可为患者提供了一个有利于述说任何敏感的过去史的环境，如性传播性疾病史或婚前生育史。结合这套病史，临床医生应注意以下信息。

1. 家族史　询问父母身体健康情况，是否近亲婚配，有无先天性遗传性疾病的家谱，母亲是否有早产、流产、死胎和堕胎史，以及兄弟姐妹的健康、生育情况等。通过家族史的询问，可以为诊断影响生育力的先天性遗传性疾病提供线索。

2. 生育史　应当确定男方是否从未使一个女子受孕（原发不育），还是曾经使一个女子受孕，而不关这个女子是否是他现在的配偶（继发不育）。一般来说，患继发不育的男性有较多机会恢复生育力。病史中还要说明不育夫妇的不育期限（不包括婚后避孕期），因为不育期限在预测不育夫妇的预后起着重要的作用。如果不育期限为 3 年或不足三年，以后有较多机会自然受孕，如果不育期限超过 3 年，患者则有可能存在严重的不育症。另外，不育男性的年龄往往关系不大，而不育女性年龄在 30 岁以后生育力下降。在病史中了解既往的检查和治疗也十分重要，因为这样可省去不必要的重复。

3. 既往史

(1) 生长发育史：应当了解男性的青春期发育史。如果男性在 10 岁以前就已出现青春期发育，出现男性第二性征者称为男性青春期早熟。在男性假性青春期早熟中，由于青春期不是通过促性腺激素释放激素（GnRH）启动的，因此，患者往往伴有睾丸萎缩而导致不育。

男性 14 岁睾丸还不发育，16 岁尚未进入青春期发育，可考虑青春期发育延迟。青春期发育延迟的病因主要有：下丘脑 - 垂体 - 性腺轴的内分泌疾病、甲状腺功能低下、缺乏生长激素、染色体疾病或慢性疾病。这些疾病往往也可以损伤睾丸功能而导致不育。

(2) 过去史及个人史：神经系统疾病可造成勃起功能障碍及射精功能障碍，并可损害生精功能及附属性腺功能而导致不育。结核可造成附睾炎和前列腺炎，并造成输精道梗阻而导致梗阻性无精子症。慢性呼吸道疾病包括支气管扩张、慢性副鼻窦炎和慢性支气管炎，这些疾病有时与精子纤毛异常（如纤毛不动综合征）或附睾分泌障碍（如 Young 综合征）有关，在患有这些疾病的男性中输精管发育不全或输精管缺如的发病率也增高。对于消耗性疾病，如肾衰竭、肝脏疾病等，可导致营养不良而影响到生精功能。

超过 38℃的高温可抑制精子发生长达六个月之久。有关导致高体温的疾病或情况，它的持续时间及治疗须详细地记录下来。

某些医疗措施可导致暂时或永久的生精功能损害。睾丸肿瘤、霍奇金病、非霍奇金淋巴瘤和白血病，这些疾病本身或对他们的治疗对生育将有有害的影响。生殖区域的放射治疗最有可能导致不可逆的生精障碍，从而导致不育。只要有可能，在治疗前应行精液储存。

任何手术后都有可能暂时抑制生殖功能。除此之外，尿道手术可导致射精管口而影响到男性生育功能。腹膜后及盆腔手术可导致不育。疝修补手术后都有可能造成输精管损伤而造成部分或全部阻塞，或发生免疫反应而产生抗精子抗体。阴囊手术可因血管损伤而导致睾丸萎缩并引起不育。

泌尿生殖系统感染性疾病可通过以下途径损害男性生殖功能：①通过病原体直接影响精子功能而导致不育（如支原体、衣原体等）；②导致梗阻性无精子症；③通过影响附属性腺分泌而导致不育；④刺激抗精子抗体产生；⑤引起尿道炎、尿道狭窄和射精障碍；⑥通过白细胞及其代谢产物损害精子功能。

青春期患腮腺炎约 20% 伴发睾丸炎，大约 70% 是单侧的，其中 50% 病人出现某种程度的睾丸萎缩，造成生精障碍。

某些内分泌疾病，如由垂体前叶和下丘脑病变而引起的生长激素和 GnRH 分泌不足所导致的巨人症、生长激素缺乏性侏儒症、肢端肥大症、成人脑垂体功能减退症等，都可能引起性腺功能低下而导致男性不育。肾上腺疾病，如库欣综合征、艾迪生病可造成睾丸生精功能障碍，以及先天性肾上腺增生症，出现男性假性青春期早熟。糖尿病造成糖代谢紊乱，影响睾丸生精过程，且造成神经病变和动脉硬化。进而引起勃起功能及射精功能障碍而导致不育。甲状腺功能亢进及减退的患者也可出现睾丸生精功能障碍。

睾丸损伤及睾丸扭转并不经常导致不育症，但如果因损伤睾丸血液供应引起睾丸萎缩，则有可能导致男性不育症。隐睾症由于其发病原因很复杂，常常与其他先天性异常或染色体异常有关，可因睾丸损害而导致不育。

克氏综合征患者表现为青春发育延迟，睾丸小，约 80% 有男性女性化表现，核型为 47XXY，这些患者通常因无精子而不育，但在极少数嵌合型克氏征患者中（核型为 46XY/47XXY），精液中尚可找到极少数精子。

（3）勃起功能及射精功能：以不育症为调查目的，只要阴茎能勃起并能进行性交就认为是正常的。正常的射精应发生于阴道内。病史记录时应同时记录性生活频率。平均性交频率，如每月两次或更少，则因作为性交次数过少而记录下来。有些夫妇，性生活集中于女方排卵期，这种情况下，即便性生活频率较低，也应认为是足够的。

（4）其他：酗酒可通过抑制睾酮的生物合成而影响生精过程和降低性功能。吸烟在男性不育中是否是一重要的因素，关于这点仍不清楚，在文献中曾有与之相抵触的观点。曾有报道关于吸毒可降低生育力。吸毒者经常患败血症，体质差，很难判断他们的生育力的损害是由药物直接导致还是体质性因素。

（三）其他对生育可造成影响的因素

某些环境和职业因素可能会影响正常的生精过程。食用粗制生棉籽油，由于棉籽油中含有棉酚，有强力抑制睾丸生精作用而引起睾丸生精障碍，并由此导致不育症，故要问及。

（四）体格检查

1. 全身检查　除一般体检内容外，还要了解体毛分布情况，以及皮肤是干而粗糙（男性型），还是脂润而皮下脂肪丰富（女性型），检查体态、外型及男性第二性征，有无男性女性化和男性乳房发育等表现，有无男性内分泌功能紊乱体征等。

2. 生殖器官检查　一般处于站立位进行，检查睾丸的位置、硬度、大小、附睾、输精管有无结节或缺如，阴囊内有无精索静脉曲张、鞘膜积液等。

（1）阴茎检查：阴茎发育不良，阴囊后阴茎，双阴茎以及小阴茎，都属罕见的先天性阴茎畸形。应该注意阴茎的大小有明显的个体差异。在中国，具有生育力男性非勃起时阴茎的长度（从耻骨到阴茎头）范围为 4.1～12cm，平均 8cm，直径（阴茎冠状沟下 1cm 处）范围为 2.1～3cm，平均 2.6cm。某些被测对象阴茎虽然很小，但仍具有正常性功能及生育能力。因此，不要因初看起来很小就下“小阴茎”的诊断。阴茎硬结症患者阴茎勃起或性交时成弯曲状态，可因疼痛而造成性交困难，甚至勃起功能障碍。包皮过长，特别是包茎，引起尿道外口针孔样狭窄，可造成射精困难。尿道下裂、尿道上裂和膀胱外翻，由于阴茎弯曲不发育，尿道开口异常，可造成性交困难和精液外漏。

（2）阴囊及腹股沟部位的检查：有无手术瘢痕及结核或其他炎症后形成的窦道瘢痕。阴囊是否有异常肿块和阴囊象皮肿。

（3）睾丸检查：测量睾丸大小对男子生育力的估价有重要意义。睾丸质地较软通常伴有精子发生下降，软而小的睾丸通常提示预后不良。睾丸的大小，可用睾丸体积测量模型作比拟法进行测量。能生育者睾丸容积为 15～26ml，平均为 19.5ml。如睾丸小于 11ml 以下，则往往预示睾丸功能不佳。睾丸平均体积与精子密度的对数值及活动精子百分率之间有非常显著的正相关。

（4）精索检查：精索静脉曲张可使睾丸温度升高，且由于睾丸缺氧及受到精索静脉反流血液中毒性物质的影响，引起睾丸变小而软。精索静脉曲张分类如下：

亚临床：无临床表现，但经阴囊皮肤测量或多普勒超声检查可显示精索静脉曲张。

Ⅰ度：仅当患者增加腹压时才能被发现。

Ⅱ度：阴囊内可扪及曲张的静脉，但不可见。

Ⅲ度：可见扩张的静脉丛凸出于阴囊皮肤，且很容易扪及。

睾丸和精索鞘膜积液对生育力也有一定的影响。小的睾丸鞘膜积液，可在检查时被忽视，鞘膜积液可引起睾丸温度升高而损害睾丸精子的发生。

（5）附睾的检查：由于附睾炎症，结核或先天发育不良，以及输精管梗阻而造成少精或无精症。检查时可发现在梗阻的近侧（附睾头部）饱胀，肿大，有些呈硬结节状，表面光滑，系为附睾管扩大所致。

（6）肛门检查：为检查前列腺大小，硬度，有否结节、结石及其他前列腺病变，可做肛门检查。性腺功能低下者，前列腺小，但质地一致。慢性前列腺炎患者，前列腺可增大，正常或缩小，但质地不一，正常精囊在肛门检查时不能扪及，慢性炎症时可扪及精囊肿大，在做前列腺检查时可得到证实。

（五）精液检查

通过精液检查，可以了解睾丸的生精功能，精子数量和质量等多种参数以及附属性腺的分泌功能，精液分析是男子生育力估价的重要依据（表 3-6-1）。

表 3-6-1 精液分析正常值范围

颜色 *	乳白色或白色，长期未排精者可呈浅黄色	
量	2.0ml 或更多	
pH	7.2 或更多	
液化	少于 60 分钟（一般 5～20 分钟）	
气味	栗子花味，也有描述罂粟碱味	
渗透压	356.17±32.12mOsm/（kg•H_2O）	
精子密度	≥20×10^6ml	
精子总数	≥40×10^6/ 整份精液	
活动精子数（采集后 60 分钟后）	射精后 60 分钟内向前运动（A 级和 B 级）的精子率≥50%	
	或快速向前运动（A 级）的精子比率≥25%	
存活率	≥50% 精子存活（伊红染色法）	
形态	≥30% 正常形态（巴氏染色法）	
白细胞数	<1×10^6/ml	
培养	菌落数<1000/ml	
	黏度	40.21±19.11 秒（管径 0.672mm，长 93mm 毛细管黏度计）
	SVT	33.49±12.65μm/s
	精子活力得分	>150 分

（六）精液的生化检查

附属性腺分泌功能的生化标志有许多，如柠檬酸，锌，γ- 谷氨酰转氨酶和酸性磷酸酶的含量可用来估计前列腺功能，果糖和前列腺素是精囊功能的标志，游离 L- 肉毒碱和 A- 糖苷酶则可反映附睾的功能。常见一些精液生化正常值见下表（表 3-6-2）。

表 3-6-2　精液生化的正常值

中性核苷酸	每份精液≥20mIU
酸性磷酸酶	总量每份精液≥200IU
锌（总量）	每份精液≥2.4μmol
柠檬酸（总量）	每份精液≥52μmol
果糖（总量）	每份精液≥13μmol
肉毒碱（DTNB 法）	0.319mmol
精子顶体酶（BAEE 法）	5.2～8.9mIU/10^6（顶体酶活性是代表每 10^6 精子每毫克蛋白每分钟水解 BAEE 的微克分子量）
透明质酸酶	45～89mIU/mg 蛋白
前列腺素（放免法）	411.5mg/ml
镁	13～430μg/ml
精氨酸	925μg/ml
甘油磷酸胆碱	0.85mmol/L

（七）男性生殖系统细菌学和脱落细胞学检查

男性生殖系统的非特异性感染，也会影响男子生育力。一般认为，尿道炎，前列腺炎和精囊炎患者，精子活动力下降，特别是精子存活时间降低，排除精液 4 小时死精子率可达 50% 以上，并出现盘绕状的精子尾部高于 20%，以及较多的白细胞。前列腺精囊炎患者，还可以引起精浆成分的改变，即精液量、精液 pH、液化时间及精液黏度都会发生改变，这些都是引起男子生育力降低的原因。据统计，有明显附属性腺炎症者，不育症要增加 4 倍；精浆生化检查表明，有男性附属性腺功能减退者，约 25% 为不育症。因此对生殖系统感染的诊治应予重视，如怀疑为前列腺或精囊感染者，可做前列腺按摩液显微镜检查。如前列腺液培养细菌数＞5000/ml，可诊断细菌性前列腺炎。如前列腺液按摩收集不到分泌液，可收集精液做细菌培养，若细菌数＞1000/ml，可诊断为生殖道感染。此外，性传播性疾病患者，如支原体、衣原体、淋球菌感染患者，应对夫妇双方进行检查。

进行精液的脱落细胞学检查时，如精液中出现较多的脱落生精细胞，可判断睾丸生精小管有损害。在无精子病例的精液中找到脱落生精细胞，即说明无精子症是由生精功能障碍而不是输精管梗阻引起。前列腺脱落细胞检查，对前列腺疾病的诊断有重要意义，临床上对前列腺结石、结核、良性增生和前列腺癌的鉴别诊断有一定的诊断价值。

（八）内分泌检查

睾丸具有内分泌功能，在垂体的调控下，睾丸间质地细胞可分泌雄激素，主要是睾酮。临床上见的睾丸功能减退者往往与体内激素改变密切相关。许多内分泌疾病可引起男性不育。测定血浆中生殖激素含量和动力学的变化对判断丘脑 - 垂体 - 性腺轴的生殖调节功能状态以及对男性生殖疾病的诊断，治疗以及治疗效果的判断均有重要意义。

男性的生殖激素主要包括血浆睾酮（T）、卵泡刺激素（FSH）、黄体生成素（LH）、雌二醇（E2）、催乳素（PRL）。检查主要包括以上生殖激素以及克罗米酚刺激实验、GnRH 刺激实验和 HCG 刺激实验等（表 3-6-3）。

生殖激素在血清中的浓度较低，检测方法主要有同位素方法、酶联免疫吸附方法等。检测血清中的生殖激素可对下丘脑，垂体和睾丸功能做出估价，并为分析睾丸功能衰竭的原因提供可靠的判断依据。

表 3-6-3 不同病因所致男性性激素的变化

病因	FSH	LH	T	E2
1. 原发性性功能减退	很高	很高	正常或低	低
2. 促性腺功能低下的性腺功能低下症	很低	很低	低	很低
3. 特发性少精子症（生精阻滞于精母细胞阶段）	正常	正常	低	高
4. 左侧精索静脉曲张	正常	正常	正常	正常
5. 少精症（睾丸功能障碍）	高	很高	低	高
6. 唯支持细胞综合征	高	正常	正常	正常

促性腺功能减退型性腺功能减退症患者，除了应查 LH 和 FSH 外，还应测定垂体和其他激素功能，如 ACTH、TSH 和生长激素等。甲状腺功能异常导致不育极为罕见，因此没有必要做常规甲状腺功能筛选实验。高催乳素血症虽可引起少精子症而导致不育，但只有同时出现性欲减退，勃起功能障碍，男性乳房增生症和性腺功能低下症表现时，测定血催乳素（PRL）才有诊断学意义。

（九）免疫学检查

免疫学因素是男性不育症的原因之一。免疫学检查的适应证为：

1. 不明原因不育。
2. 性交后试验或宫颈黏液分析质量差。
3. 自发性精子凝集现象。
4. 输精管再通术后。
5. 慢性生殖道感染等。

检测材料为夫妇双方的血清，精液和排卵期的宫颈黏液，假如宫颈黏液量少者，可给予雌激素以增加宫颈黏液的分泌量。检测的目的是了解夫妇双方有无抗精子抗体，对循环抗精子抗体测定的临床意义尚存在不同看法，有许多学者认为测定局部抗精子抗体比测定血清中抗精子抗体更重要。

（十）染色体检查

染色体畸变可引起不育或生育能力减弱。畸变分数目和结构二大类，数目畸变指 46 条染色体数目上的变化。由染色体畸变而引起的男性不育病例中，绝大多数是染色体增多，如 Klinefelter 综合征，其典型核型是 47，XXY。先天愚型即使能成活到成年，也几乎无生育能力，其核型为 47，+G，即 G 组中第 22 对染色体多了一条。结构畸变是指染色体有断裂，缺如，倒立，易位等。到目前为止，文献报道有染色体畸变的男性不育或生育力减弱的病例，大都是染色体易位。另外，某些人虽无染色体的数目或结构畸变，但核型和表现精子型不符合，也没有生育力。如男性假两性畸形的常见类型睾丸女性化症，其表现型为女性，但核型为 46，XY；反之，表现型为男性但核型为 46，XX 者也非罕见，对这种病例也要做染色体分析来进行诊断。近年来从分子水平检测 Y 染色体长臂（Yq）某段基因微缺失在导致非梗阻性无精子或少精子症中大约占 8%～13%，Yq 上 *DAZ* 基因和 *HFSY* 基因缺失使生精受到抑制，也可致精子不液化等多种男性不育症。

（十一）X 线检查

1. 输精管精囊造影　为了诊断输精管和射精管梗阻部位和范围，并进一步判断精囊是否存在发育上的问题时采用。这种方法对输精管的损害较大，容易导致医源性输精管梗阻，所以在阴囊探察术时进行，一般不单独检查。

2. 尿道造影　对下列情况的男性不育症可考虑做尿道造影。

（1）先天性尿道异常。

（2）射精功能障碍。

（3）持久性复发性前列腺炎和尿道炎。

（4）前列腺和精囊在直肠指诊时有异常发现者。

3. 头颅摄片　为了排除垂体肿瘤或脑内占位性病变而影响到垂体的功能，应该做头颅摄片观察蝶鞍的结构和容量。对所有青春期延迟、睾丸软小、血中促性腺激素低下的性腺功能低下症都应该做头颅摄片。伴有促性腺激素减低的性腺功能低下症也应注意嗅觉的检查，因为生殖腺功能不足常与各种不同的中枢神经缺损同时存在，最显著的是嗅觉缺失。

（十二）阴囊探查术和睾丸组织病理检查

阴囊探查术　精液检查为无精子症，体检发现睾丸容积在16ml以上，输精管扪摸正常，性激素测定T、FSH、LH在正常范围者，为了鉴别是梗阻性无精子症，还是睾丸生精功能障碍的无精子症，以及检查梗阻性无精子症的梗阻部位，范围以及引起梗阻的性质，可选择做阴囊探查术。

于阴囊前方无血管处切开阴囊壁各层，将睾丸挤出切口并切开睾丸鞘膜。看附睾从头部到尾部有无扩张、管腔内有无充满黄色精液。若有，说明梗阻部位可能在输精管，此时可在睾丸后上方分离输精管。

用9号针头刺破输精管壁，然后由该穿刺孔向附睾方向插入连硬导管或6号钝针头，抽吸附睾精液，若附睾内无阻塞病灶，则可抽出精液。若仍无精液取出，可用0.2ml生理盐水做附睾内灌洗，并将洗涤附睾所取出的液体做镜检。若可查及精子，则说明从睾丸输出管到附睾段是通畅的，不必对睾丸、附睾做进一步检查。接下来可做输精管远端探查。从穿刺孔向精囊方向插入钝针头或连硬导管。先以生理盐水3ml加4万单位庆大霉素做灌洗。若远端输精管有阻塞，一般液体就不能注入。此时可用2-0医用尼龙线插入导管内，若尼龙线插到腹股沟部位受阻，则可在腹股沟部位做小切口显露输精管探查，找到输精管梗阻部位，再在其远端向精囊方向做穿刺灌注生理盐水＋庆大霉素液体实验。若灌注通畅，然后分别在左右两侧用亚甲蓝及刚果红等染料向精囊方向注射，然后插导尿管收集膀胱尿，观察尿液的颜色以证明输精管是否通畅。若尿液显示蓝色或红色，则说明输精管一侧通畅，若显示棕色，说明输精管两侧均通畅；若尿液无色，说明输精管两侧均梗阻。

为了判断输精管盆腔段，射精管的梗阻及精囊是否存在发育上的问题，可进一步做输精管精囊造影术。

通过上述检查可明确从输精管到射精管段的梗阻状况，并采取相应的治疗措施。

若附睾端输精管内抽取输精管附睾液检查时未找到精子，则应从附睾尾开始在手术显微镜下观察附睾管的情况，一般来说在阻塞远端的附睾管变细，近端的附睾管膨胀，内有精液淤滞。在扩张的附睾管内穿刺抽吸液体可查及精子者，即表明附睾管内有梗阻。此时按前述情况检查输精管远端的通畅性，若输精管远端通畅者，可考虑做输精管附睾吻合术；若输精管远端长段梗阻者，可做附睾异质精液囊肿术。

附睾管不扩张，此时可抽取附睾头部液做显微镜检查，若未找到精子，可做睾丸活检。活检组织分二份：一份送病例切片，另一份剪成碎片，在显微镜下找精子。假如找到精子，则说明梗阻在睾丸输出管部位。这种情况从理论上来说可做睾丸输出管吻合术，但这种手术成功率很低，目前多数生殖中心采用卵细胞浆内单精子注射（ICSI）等方法来治疗这种疾病。

（十三）睾丸活检

1. 睾丸活检的指征　睾丸活检会带来一定的损伤。因此，如何正确选择病例相当重要。对精液分析为无精子患者，睾丸容积小于12ml，且FSH测定明显升高者，已能确定睾丸原发性萎缩，不必活检。如睾丸容积大于12ml，为了鉴别梗阻性无精子症或原发性睾丸萎缩，可做活检。对重度少精子症的病人，经一段时间治疗后精子质量不能提高者，可考虑做睾丸活检。对大部分患者来说，两侧睾丸有相似的组织结构，通常做一侧睾丸活检，且为经体检认为是质量较好的一侧。对疑一侧睾丸生精功能正常而输精管阻塞，另一侧睾丸生精功能异常但输精管通畅的少精子患者，应做双侧睾丸活检。此外，对隐睾和静索静脉曲张不育时也可考虑做睾丸活检。切开阴囊皮肤1cm，逐层分离阴囊壁个层组织，切开睾丸鞘膜壁层，用小拉钩显露切口，可见睾丸白膜。用小缝针细丝线在睾丸白膜上缝一针做牵引，并在此处睾丸白膜上切一“L”形小切口，将睾丸内生精小管组织从小切口中挤出，直接用锐利的小剪刀剪下一小块凸出白膜外的睾丸组织，大小为4mm^{3}左右，不可小于1.5mm^3，为了不损伤睾丸组织结构，不宜钳夹睾丸组织。睾丸组织一般用Bouin液，而不可用甲醛溶液固定。因为甲醛溶液可造成睾丸组织收缩及变形，不能保持原有形态。如要进行电镜观察，睾丸组织可置于戊二醛内固定。染色一般采用苏木素-伊红染色。采用Masson三色染色可显示生精小管壁及周围结缔组织和间质细胞结构。通过睾丸活检的生殖病理观察，能直接判断精子发生的功能或精子发生障碍的程度，同时能对睾丸合成类固醇激素的能力及其障碍进行定量评分，从而对男子不育症的诊断提供直接资料，对治疗措施的选择和预后的评估提供可靠依据。

2. 睾丸活检的临床意义

（1）睾丸活检正常：而精液检查为无精子症，首先考虑梗阻性无精子症。此外，尚应考虑是否有逆行射精的存在。

（2）生精功能低下型：生精小管存在各级生精细胞，但数量减少，生精上皮变薄，管腔相对增大，但精原细胞基本正常，且生精小管基底膜没有纤维样变和透明样变，这种病人睾丸损伤比较轻微，精液检查往往属少精子症。

（3）成熟障碍型或生精阻滞型：睾丸生精功能阻滞，可分别发生于精原细胞，初级精母细胞和精子细胞阶段，其特点是生精细胞仍然存在，虽不能发育成为精子，但仍可见到脱落的生精上皮细胞（说明并非梗阻性无精子症）和精原细胞仍正常，故只要去除引起睾丸损害的因素，常能取得良好的效果。

（4）睾丸病变严重：即使用各种方法治疗仍难以恢复生育力的情况有以下几种：①唯支持细胞综合征：睾丸生精功能停止，生精小管内只含支持细胞，偶尔出现有少数有生殖细胞的生精小管，间质细胞都有明显增生，这类病变一般都是由先天性异常引起，这种病理改变已不可能恢复生精功能，没有治疗指征；②克氏综合征：睾丸病变表现为生精小管直径细小，其内无生精细胞而仅有支持细胞，其基底膜增厚或呈透明样变。间质细胞过度增生，染色体检查多为47，XXY。这种综合征即使治疗也不可能恢复生精功能；③严重生精功能障碍型：各重损害睾丸功能的因素，到后期都会引起睾丸严重萎缩，其早期的损害表现为多样性变化。例如，精索静脉曲张引起不育的病人，在睾丸活检显示生精小管的生殖上皮不完全成熟，睾丸病变呈现多样性变化。即在同一组织可有生精小管透明样变、界膜纤维增生、生精上皮脱落、生精上皮排列紊乱等。这类病人精液检查仍有少量精子，做精索静脉高位结扎后，精液量可以改善，约 30% 的患者可以获得生育能力。但精索静脉曲张造成严重的睾丸病理改变，出现局灶性纤维化及透明样变，生精小管基底膜呈带状增厚，透明变性可向间质蔓延，则属不可逆性改变。另外前述 *DAZ*、*HFSY* 基因缺失时睾丸生精上皮也呈中、重度损害。

第二节　男性不育的临床治疗

一、不育夫妇双方共同治疗

对不射精、无精子症，在男方进行治疗前也应对女方检查生育力；据 WHO 多中心临床研究显示，特发性或继发性少精子症，精子活力低下症和畸形精子增多症，约 26% 女性配偶也同时存在生育问题，所以这些男性不育者配偶也需要同时治疗。

二、预防性治疗

为了防止以后引起男性不育应着重注意以下几点。

1. 积极预防性传播性疾病，因为某些性病如梅毒、淋病等可引起不育症。

2. 睾丸下降不完全者，应在 2 岁前行手术治疗。

3. 安全的环境，要避免或消除对睾丸有害因子及化学物品的接触。

4. 如采用有损睾丸功能的治疗，如肿瘤放、化疗等，在用药及放疗前取病人一些精液冷藏以备日后生育用。

三、非手术治疗

（一）特异性治疗

在病因明确的前提下针对其病因进行治疗，其效果是令人满意的，如用促性腺激素替代治疗促性腺激素低下的性腺功能低下症所致男性不育以及其他内分泌疾病所致不育等。

1. 促性腺激素治疗　目前临床上使用的促性腺激素都是替代品：人绒促性激素（HCG）和尿促性素（HMG），前者具有突出的 LH 样作用，而后者则具有 FSH 样作用。促性腺功能减退型性腺功能低下症用外源性促性腺激素替代治疗最为理想。但如果是颅咽管或垂体瘤所致，则必须先手术摘除肿瘤，然后考虑纠正促性腺激素缺陷。青春期后发生的促性腺功能低下型性腺功能减退症，用 HCG 可促进精子的发生，因为睾丸于青春期前已和足够的 FSH 发生过作用，而于青春期前发生的则须加用 HMG。慢性肾功能不全引起的男性不育症患者，主要是下丘脑 - 垂体 - 性腺功能紊乱，可出现不同程度的性腺功能减退。据此，Canale 用 HCG 治疗不需透析的慢性肾衰竭的患者，改善了其勃起功能和生精功能，精子数由治疗前的 800 万 /ml 增至治疗后的 2600 万 /ml。选择性 FSH 缺陷症可长期大剂量的 HCG/HMG 治疗，其效果与氯米芬相似。

关于 HCG 和 HMG 的剂量，多数人主张 HCG 剂量为 1500～2000IU，每周 2 次，HMG 剂量为 75～150IU，每周 2 次。但要注意，长期或过量使用 HCG 或 HMG 会造成睾丸 LH 和 FSH 受体减少而导致对促性腺激素的敏感度降低。

2. 脉冲式 GnRH 治疗——“人工下丘脑”　HCG/HMG 治疗因其不能模拟 LH/FSH 生理性脉冲，故不能发挥最佳效应。近代人工下丘脑的新技术，可以模拟 GnRH 脉冲释放，用一个便携式微量输液泵，可定时、定量地向体内注入 LHRH 类似物。Kallmann 综合征的发病机制是下丘脑不能形成 GnRH 脉冲，因而用该法治疗最理想。应用 LHRH 类似物剂量要小，一次脉冲量为 25ng/kg，频率为每 2 小时 1 次。治疗后血 LH 和 FSH 水平逐渐进行性升高，血清睾酮水平达到正常，生精功能也可以恢复，但往往要一年的时间。

3. 促进内源性促性腺激素分泌　枸橼酸克罗米芬是非甾体类雌激素拮抗剂，通过竞争结合下丘脑胞浆内雌激素受体，反馈性增加下丘脑 GnRH 的脉冲释放，使 LH 和 FSH 分泌增加，从而提高睾酮和雌二醇水平。其有效剂量为 25～50mg，每日 1 次，或 100mg，隔日一次，连服 3 个月。

他莫昔芬的化学结构与氯米芬相似，也是雌激素的拮抗剂，所不同的是雌激素效应比氯米芬为弱，因此被认为更合适于男性不育症的治疗。他莫昔芬仅对精子密度低于 2000 万 /ml，以及血清 FSH 水平低的患者有效。应用剂量为 20mg/d，5 个月后精子数量可增加。

4. 胰激肽释放酶　激肽酶 - 激肽系统为具有广泛性生理作用和代谢过程，已证明可促进精子生成和排出，刺激精子活动，改善精子活动力，临床上用以治疗原发性精子减少症、精子活力和活动度减低的不育症，口服剂量为每日 600IU；肌内注射每次 40IU，每周 3 次，疗程为 3 个月。

5. 睾酮反跳治疗　睾酮反跳治疗是通过给予外源性雄激素，先将垂体促性腺激素水平抑制到正常水平以下，停用雄激素后，反跳性促进 LH 和 FSH 分泌增加以刺激生精作用。一般用药 10 周后常出现生精抑制现象，精子数减少或下降至 0。但停药后 3～4 个月，精子数可增加甚至超过治疗前水平，精子活力也增加。但是这种反跳想象是暂时的，数月内精子数可下降到治疗前水平。掌握好这种反跳时期，常可使女方怀孕生育。治疗方法有肌内注射庚酸睾酮 200mg，每周 1 次，10 周为一疗程。不过雄激素治疗引起的持续勃起、肝功能损害、乳房增生等副作用应注意监测。

6. 其他内分泌治疗　由高催乳素血症引起的男性不育症可用溴隐停。溴隐停是麦角酸的衍生物，为多巴胺受体激动剂，与多巴胺受体有很高的亲和力，能直接抑制垂体 PRL 的分泌。但只有当血清 PRL 水平显著于正常值时才有效。因为催乳素是一种“应激”激素，一般静脉穿刺就可使其水平上升。溴隐停的常用剂量 1.25～2.5mg，每日 2 次或 3 次。用这种方法不仅能使血清 PRL 水平降至正常，血清雄激素水平升高，继而改善性功能和生精作用，还可以使分泌 PRL 的垂体腺瘤缩小或消失。

由于甲状腺分泌异常可改变下丘脑 - 垂体 - 性腺轴功能，因此积极治疗同时存在的甲状腺功能亢进或减退症，不仅有助于改善性功能，还可提高精液质量，提高受孕率。

由 21- 羟化酶缺陷引起的先天性肾上腺皮质增生症，雄激素分泌过多。过多的雄激素可反馈性抑制垂体促性腺激素的分泌因而导致少精子症，应用肾上腺糖皮质激素抑制治疗可使其发生逆转。

由于人的生精周期为 74 天，因此改善生精功能的药物治疗至少应维持 3 个月以上，首次复查精液时间为用药后 90 天时，如果此时出现精液参数恶化，则调整治疗方案；如果精液无变化或仅轻度得到改善，则继续原方案治疗，以后每隔 2 个月复查一次精液。一般来说，精液质量要在持续治疗后的 7～9 个月才有明显改善。

（二）半特异性治疗

虽然导致不育的原因比较明确，但其引起不育的机制尚未阐明，故治疗措施也不够完善，治疗效果不够满意，代表性的半特异性治疗包括用抗生素治疗男性附属性腺感染，以及对抗精子抗体阳性的免疫不育采用免疫抑制制剂治疗。

1. 免疫性不育治疗

(1) 避孕套：这是一种传统的治疗方法。通过消除精子抗原对女性的刺激，可降低女性对抗精子抗体的滴度。此法仅用于宫颈黏液存在抗精子抗体引起的不育。

(2) 洗涤精子行人工授精：1978 Kremer 年等报道过洗涤精子上的抗体，将处理过的丈夫精子行人工宫内授精，能使不育妇女怀孕。但是由于抗精子抗体难于洗干净，且产生抗精子同种免疫的妇女宫颈黏液以外的生殖分泌物中也含有很高的抗体，因此价值有限。

(3) 肾上腺糖皮质激素：肾上腺糖皮质激素是免疫性疾病的主要治疗药物，这类药物亦被用于免疫性不育的治疗。使用的药物有泼尼松、泼尼松龙、甲泼尼龙、地塞米松和倍他米松，治疗方案开始主张小剂量长期给药，如用泼尼松龙 5mg，3 次 / 每日，疗程 3～12 个月。以后提出小剂量短期给药。而现在基本倾向于大剂量短期给药方案，时间于女性排卵期前后给药。无论何种方案都有成功的报道，但均有一定的副作用。

2. 对男性附属性腺炎症与不育的关系上存在争议，这是由于对非致病性感染和病理性感染之间往往难以区分，并且有些致病微生物如衣原体和支原体的培养有一定难度。然而许多报道证明抗生素治疗细菌性附属性腺炎症引起不育得到良好效果，有条件的医院对男性附属性腺分泌物致病微生物的培养和药敏试验还是能办到的。选择可通过血 - 前列腺屏障的脂溶性抗生素，如罗红霉素、强力霉素、喹诺酮类药物，或磺胺甲基异噁唑（SMZco）。慢性前列腺炎患者由于前列腺腺泡类脂膜和脓腔周围纤维化的屏障作用，使水溶性、酸性、低离解常数和与蛋白结合的抗生素不易进入前列腺，前列腺内的药物浓度比血浆内的低约三分之二，不能达到杀菌浓度。内服脂溶性抗生素（如红霉素）和 SMZco，需与碳酸氢钠并用，以增强药物活性，但治愈率仍低。喹诺酮类药物有良好的药代动力学特点和较宽的抗菌谱，对大肠埃希菌和其他肠道细菌所致的慢性前列腺炎疗效较好，但对肠球菌感染疗效不佳，将抗生素注射入前列腺可以克服屏障作用，不受 pH 影响，达到有效的杀菌浓度。加入激素、透明质酸酶或鱼精蛋白有助于药物在腺体内弥散、抗炎和防止纤维化，获得较好疗效。Shafik 主张直肠黏膜下注射抗生素，如庆大霉素，可通过痔生殖静脉单向输入至尿殖丛，使前列腺内的药物浓度达血中的 3 倍。但正如前述抗炎治疗并不能使所有男性附属性腺炎症伴不育的人生育。

3. 硫酸锌　硫酸锌与雄激素结合可促进生精功能，对精液锌含量低者有效。内服硫酸锌 140～440mg/d，持续数月至 2 年，可使精子活动力及密度显著改善。

(三) 非特异性治疗

大量的特发性少精子症和精子活动率低下症病人的病因不能得到确切诊断。虽然有很多经验性的治疗方法，但不能肯定这些方法的确切疗效。英国 Hargreave 连贯性临床观察氯米芬、1- 甲氢睾酮和他莫昔芬组病例的治疗效果，并与应用维生素 C、维生素 E 的病人进行对照，于用药开始 3、6、9 个月分析怀孕率，其结果在三组间没有明显区别，由此可见，只有对不育做出更正确的诊断情况下，才能对不育治疗得到更大进步。

1. α_1- 阻滞剂和 β- 兴奋剂可使生精小管松弛，管腔扩大，腔内流动液体增加，从而可增加精子的产生和活动率。

2. 甲基黄嘌呤衍生物己酮可可碱可通过抑制环核苷酸磷酸二酯酶的作用，增加 AMP 数量，而增加精子活力。常用的剂量为 1.0～1.2g/d，连用 3～6 个月。

3. 维生素 E　通过清除氧自由基，保护精子膜的脂质过氧化，治疗弱精子症和精子功能缺失。口服100mg每日3次持续6个月，可改善精子与卵子结合的能力，使体外受精（IVF）成功率增高。

4. 其他药物　如精神治疗药阿米替林通过改善附睾、精囊及附属性腺平滑肌收缩功能以及影响脑内多巴胺受体，改善男子生育力。20～50mg/d治疗2～3个月，50%精子计数增加，35%精子活力改善。Pardron等应用前列腺素合成酶抑制剂吲哚美辛口服，75mg/d，长期治疗严重少精症，可使精子质量改善。还有报道应用核苷酸治疗少精症，可使精子计数增加，活力改善。这是由于ATP在生殖细胞代谢过程中为精子提供能量，GTP、UTP在精子生成期可提供蛋白合成所必需的能量，并可增加精子活力，尤其是增加精子鞭毛的运动及为减数分裂提供基质。此外，还应辅助应用维生素A、C等。

当前在国内外非特异性的治疗方法还很多，特别是祖国医学在治疗不育中积累了丰富的经验。祖国医学将精液异常分四种类型，即命门火衰、阴虚火旺、湿热内蕴、气带血虚。治疗以补肾益精药为基本方，即五子衍宗丸、四君子汤、四物汤等。药物有当归、党参、茯苓、枸杞子、菟丝子、五味子、女贞子、车前子、覆盆子、熟地黄、杭白勺、白术等，辨证为命门火衰加附子、肉桂、淫羊霍、巴戟天；有阴虚火旺者加知母、黄柏、牡丹皮、地骨皮、旱莲草；有气滞血虚者加路路通、桃仁、红花、牛膝等。这些治疗目前还处于经验性治疗阶段，有待用现代医学进行验证，总结提高。

四、手术治疗

（一）提高睾丸精子发生和活力的手术

如曲张的精索静脉高位结扎和隐睾睾丸下降固定的手术。精索静脉曲张症和男性不育之间的关系尚有争议，WHO同过世界多中心随机对照研究，1996年报道，精索静脉曲张不育手术对提高睾丸的精子发生和改善精液质量确实有效。

（二）解除输精管的梗阻

附睾或输精管局限性缺如或纤维化阻塞，可采用显微外科技术做输精管-输精管吻合术，或输精管附睾吻合术。若附睾体部局限性发育不全，有人采用附睾管-附睾管吻合术。若局限性射精管口阻塞，可尝试在尿道镜下扩张或切开射精管口，偶尔会取得成功。输精管精囊缺如引起的无精子症，目前尚无特效的治疗方法。近年来发展的配子显微操作技术，直接从附睾或睾丸抽取精子做卵细胞浆内精子注射而使女方成功怀孕。

（三）解除其他导致精液难以进入女性生殖道因素的手术

如包皮致尿道口狭窄手术、逆向射精病人做膀胱颈部紧缩术、尿道狭窄的手术及尿道下裂和尿道上裂的整形手术。

（四）其他全身疾病而致男性不育的手术

如垂体肿瘤手术和甲状腺功能亢进不育，做甲状腺次全切除术等。

五、医疗辅助受孕技术

自从第一例试管婴儿路易丝•勃朗于1978年诞生在英国以来，世界上各生殖中心开展了一系列医学辅助受孕技术的实验室研究和临床应用，特别是近年来显微操作辅助受精技术的应用，使男性不育在治疗效果上有了突破性的进展。

（一）丈夫精液人工授精（AIH）

1. 性交障碍，精液不能进入阴道，如勃起功能障碍及不射精症病人，在非性交情况下可排精者，可收集精液做人工授精。逆向射精者收集膀胱内精子做宫腔内人工授精（IUI）。

2. 精子在女方生殖道内运行困难，如精子－宫颈黏液间不相容，或宫颈黏液中存在抗精子体等。

3. 精液检查为少精子症或精子活力低下症，可做精子体外处理提高精子密度和及精子活力，再做AIH。

4. 精液量多，可先行分步射精检查，然后再取精子质量较好的一部分做人工授精。

5. 丈夫精液中含有抗精子抗体，采用精子洗涤后去除覆盖精子表面的免疫复合物再做IUI。

6. 用于男性生殖保险，如双侧睾丸肿瘤切除前，或应用有碍精子发生药物、放射等治疗之前，或男性输精管结扎术前，收集精子冷藏，为日后生育提供保证。

通过常规检测精液正常者做宫腔内人工授精（IUI），成功率为4.1%，其结果不比自然受精好，而有精子中等损害将其精液行体外处理后再做IUI，成功率为6.4%；严重损害者精液处理后再做IUI，成功率为5.6%，比自然受精要好。若精子存活率<20%，因成功率低，不主张做IUI。宫腔内人工授精前必须对女方生育力进行检查，如证实输卵管正常而月经不规则者，则可在月经第5天开始，口服氯米芬，每日一次，当卵巢中有1～2个优势卵泡直径达16～18mm时，用HCG 5000～10 000IU肌内注射，然后36～48小时做IUI。连续2周期IUI不成功应暂停，并检查原因。

（二）体外受精胚胎移植术（IVF-ET）

每周期成功率为20%左右，主要用于：

1. 双侧输卵管梗阻、切除、伞端粘连，或输卵管炎症引起输卵管蠕动障碍，或盆腔内粘连影响了输卵管和卵巢间的联系。

2. 子宫颈黏液阻碍精子的进入；IUI多次失败者。

3. 免疫性不育。

4. 不明原因　各项检查未见异常，其他助孕方法都失败。

配子输卵管移植每周期成功率为24%～30%，主要用于男方精液检查未见异常的夫妇。

（三）显微操作辅助受精技术

1980年代开始的部分透明带切除（PZD）和透明带下受精（SUZI）成功率低，1992年应用于临床的卵细胞浆内单精子注射（ICSI）是治疗男性不育症的一个突破性进展。对不同来源精子，如严重的少精症或梗阻性无精子症抽取睾丸精子者做ICSI技术可使约70%的卵子成功受精，每次移植2个胚胎，受孕率可达30%以上。对梗阻性无精子症从睾丸取精有可能对睾丸造成损害，对血FSH高的病人来说睾丸取得精子受精机会不大。研究显示睾丸或附睾取精与手淫射精后的精子做ICSI所得到的冷冻胚胎怀孕率无区别，且与常规IVF-ET技术冷冻保存胚胎也无区别。从已成功怀孕并生育的1160例体外受精婴儿分析来看，用ICSI技术成功分娩的婴儿中有畸形婴儿18例，与自然分娩的畸形婴儿发生率无明显差异。

（四）供者精液人工授精

男性不育虽经多方治疗无效而其配偶生育力正常者，为了生育目的可采用供精者精液人工授精。

（五）目前研究状况

如胚胎活检可在胚胎移植前做出遗传学诊断；胚胎增殖技术可增加胚胎移植数；胚胎冷藏技术可提供多次胚胎移植；而胚胎捐献、精子库、卵子库和胚胎克隆技术等许多研究目前还处于实验阶段，其目的不外乎为了提高成功率，以及减少出生后代的异常率。另外，辅助受孕技术会涉及更广泛的伦理和法律方面的争议，因此在实验和临床研究中还必须持十分审慎的态度。

（六）其他治疗

阴囊低温疗法以治疗阴囊温度增高或不明原因精子异常的男性不育。这些病人每天得穿阴囊降温装置12～16小时，但其效果尚不肯定。

（王家吉）

【参考文献】

[1] 吴阶平. 吴阶平泌尿外科学. 济南：山东科学技术出版社，2004.

[2] 郭应禄. 男科学. 北京：人民卫生出版社，2004.

第四篇　心 胸 外 科

第一章
胸 部 损 伤

目前，胸部损伤的病因绝大部分属于交通事故、坠落和刀刺伤。胸部的骨性胸廓支撑并保护胸内脏器，参与呼吸和循环功能。创伤时骨性胸廓的损伤范围与程度往往反映暴力的大小。钝性暴力可破坏骨性胸廓的完整性，并使胸腔内的组织和脏器发生碰撞、挤压、旋转和扭曲，造成组织广泛挫伤。继发于挫伤的组织水肿可能导致器官功能障碍或衰竭。

一、分类及损伤机制

胸部损伤可累及胸壁软组织、骨性结构和胸内重要脏器，而且常为多发性损伤，常常合并头颅、腹部和肢体的联合伤。根据损伤暴力的性质不同，胸部损伤可分为钝性伤和穿透伤；根据损伤是否造成胸膜腔与外界相通，分为闭合性胸部损伤和开放性胸部损伤两类。心包压塞在急诊时只在穿透伤后碰见，但钝性损伤也可引起心脏破裂，未送医院之前均已死亡。同样，车轮造成的钝性损伤也可引起膈、食管、支气管和主动脉破裂以及穿透伤常见的并发症。正常双侧均衡的胸膜腔负压维持纵隔位置居中，胸骨上窝气管的位置有助于判断纵隔是否移位。胸部损伤可使胸膜腔负压的均衡被破坏，导致纵隔移位，肺受压，并影响腔静脉血回流，产生呼吸、循环功能改变。

探查伤道可初步了解穿透伤所造成的影响。由穿透伤引起的血胸和心包压塞，是胸部损伤后进行急诊开胸探查术的主要指征。钝性胸部损伤可由于各种直接暴力或间接力引起。典型的直接暴力引起的损伤范围与作用力的大小和时间长短有关，也与作用力的加速和衰减的频率及作用力的接触面积有关。间接力损伤时，外力在胸内传导变为加速和减速，挤压、撞击、扭转和剪切力。冲击波是造成肺爆震伤的主要因素。在现代战争中使用的特殊弹头，射入胸腔后可改变方向，损伤邻近器官或在胸内自爆造成更严重的损伤，包括热传导引起脊髓损伤。总之，对各种类型的胸部损伤，研究其发生机制，才能全面了解被伤及的脏器及其受损的严重程度。认识胸部损伤的特点，可提高医师的“警惕性”，增长救治经验，提高救治成功率。

二、胸部损伤的院前急救处理

院前急救处理的原则是：维持呼吸道通畅、给氧、控制外出血、补充血容量，止痛、固定长骨骨折、保护脊柱，并迅速转运；威胁生命的严重胸外伤应在现场施行特殊急救处理。张力性气胸需放置具有单向活瓣作用的穿刺针或行胸腔闭式引流术。开放性气胸应迅速盖住胸壁吸气性的创口，使其在功能上变为相对易耐受的闭合性气胸。对连枷胸的病人，可牢靠地压迫胸壁软化的部位，有人建议作气管插管连接呼吸器给正压呼吸，住院后再作进一步处理。

三、胸部损伤的检查诊断

在急诊室接诊胸部损伤的病人，要特别重视合并有呼吸和循环功能紊乱的伤员。要排除下列6种损伤：开放性气胸、气管梗阻、连枷胸、张力性气胸、大量血胸和心包压塞。

有些损伤在住院时，只引起轻度心肺功能不全，一般查体难以作出诊断，但有潜在致死的危险，包括主动脉部分撕裂或破裂、膈肌破裂、食管破裂、支气管撕裂或破裂、肺挫伤和心肌挫伤。一般情况允许的条件下，通过作站立位X线胸片，有可能对上述前5种损伤做出初步诊断，最少也应高度疑诊。心电图检查血清酶学检查可为诊断心肌挫伤提供线索。

在检查胸部损伤病人时，首先应大体评价其呼吸和循环功能受损的程度。某些损伤主要引起通气不足（连枷胸、张力性气胸），另一些损伤造成循环障碍（大量血胸、心包压塞）。检查者应细心观察其胸壁活动情况，触诊病人大动脉的搏动，可获得许多有用的信息。一般认为，呼出强大的气流可排除通气不足的可能，如果病人处于休克状态，应首先考虑心包压塞或大量血胸。

开放性气胸较易诊断。反常呼吸会严重损害呼吸功能，特别当软化部位于前胸壁和外侧胸壁时。有些病员虽有对称的呼吸运动，即使用力呼吸，而气体交换仍很弱，则呼吸道梗阻可能存在。一侧胸壁隆起，肋间隙增宽，呼吸运动减弱，则可能有大量气胸或血胸。一侧胸腔容量减少，呼吸运动减弱，可能由于肋骨骨折引起的疼痛，使病人不敢做深呼吸或有肺不张。在进一步检查胸部之前，应常规检查气管的位置、有无皮下气肿、病人不用力时颈静脉充盈情况。张力性气胸和大量血胸可使一侧呼吸运动减弱，呼吸音减弱或消失，气管向对侧移位。张力性气胸多伴有皮下气肿和颈静脉怒张，叩击时高度鼓音是最重要的体征，诊断性胸膜腔穿刺有高压气体。大量血胸时后胸壁叩诊呈实音，颈静脉不充盈。由于血胸病人大多合并不同程度的气胸，因此只作前上胸部叩诊，极易漏诊血胸。

如果病人心前区有刺伤口，则要高度怀疑心包压塞。心包压塞的病人，在出现大量血胸之前通气功能不受干扰。Beck三联征并不一定出现，而低血压在许多创伤病人是一个常见的体征，病人挣扎可以导致颈静脉怒张而误诊为心包压塞。心音遥远的体征在急诊室嘈杂的环境中难以判断。左侧张力性气胸可使纵隔移位引起颈静脉怒张，心前区听不到心音或心音减弱，容易与心包压塞相混淆。

四、胸部损伤的院内急救措施

在急诊室初步作出诊断后，应尽早采用最简单而又有效的急救措施。

交通事故引起的胸部损伤常合并头颅损伤。意识障碍、过量饮酒和任意使用麻醉药是造成气管梗阻的三个最常见原因。上呼吸道梗阻常由舌后坠、口腔和咽喉部被异物、泥土、血液或脱落的牙齿堵塞引起。气管和支气管多由于分泌物和血液堵塞而造成梗阻。如果气管梗阻继发于舌后坠和下颌的肌肉松弛，则用手托起下颌，将舌头向前拉出，即可暂时缓解症状。然后使用咽通气管，甚至可行气管插管。在临床症状出现之前，如果能有效控制胸痛，恢复胸廓的完整性，及时经鼻气管吸引排除血液及分泌物，及时排除胸膜腔的积血，能防止并发症的发生。鼻气管吸引术是胸部损伤后保持气道清洁通畅的有效方法，吸痰管成功插入气管后，即反射性的使病人暴发持续的呛咳，除非其咳嗽反射已受抑制。将吸痰管连接吸引装置作间断吸引，持续吸引不超过 10 秒钟，禁忌更长时间的吸引，以免将病人吸入的空气全部吸出。即使未能将导管插入气管内，但由于插管操作引起的阵发性咳嗽，也可达到部分的排痰目的。对于严重病例，必须行气管切开，才能排除分泌物和维持气道通畅。

张力性气胸经前胸壁肋间放置具有单向活瓣作用的穿刺针，使其变为开放性气胸，经单向活瓣与大气压平衡，但严重缺氧是此类病人后期的特点，可用面罩给氧，争取及早放置胸腔闭式引流管。

胸部穿透伤或钝性伤均可引起胸壁和胸腔内器官受损出血，血液积聚在胸膜腔内形成血胸。血的来源包括：①肺组织撕裂伤出血，由于肺循环压力低、肺组织内凝血物质含量较高和损伤周围肺组织的萎陷，一般可自行停止；②肋间动、静脉和胸廓内动、静脉损伤出血，出血量多，不易自行停止；③心脏大血管和肺门血管受损，出血量大而凶猛，很快进入休克状态，病人往往得不到抢救而死亡；④膈肌和心包血管出血，中量至大量血胸，病人除失血性休克的表现外，还可见伤侧呼吸运动明显减弱，肋间隙饱满，胸部叩诊浊音，气管、纵隔向健侧移位，伤侧呼吸音明显减弱或消失。胸膜腔穿刺抽出不凝血即可明确诊断。处理大量血胸的病人，必须及早恢复血容量，应建立至少两路有效静脉输液通道，有条件时深静脉穿刺置中心静脉导管，监测中心静脉压，以便调整输血、补液量。同时应行胸膜腔闭式引流术。待病情改善后再行进一步辅助检查，以确定出血程度，明确是否合并其他损伤。有下列征象则提示进行性血胸，应及时开胸探查手术：①持续脉搏加快、血压降低，或虽经补充血容量血压仍不稳定；②胸腔闭式引流量每小时超过 200ml，持续 3 小时；③血红蛋白量、红细胞计数和血细胞比容进行性降低，引流胸腔积血的血红蛋白量和红细胞计数与周围血相接近，且迅速凝固。手术取后外侧切口第五肋间进胸，对于危重病人先不考虑胸壁出血而在心脏和大血管区域寻找出血部位，如能压迫控制出血，则快速输血使血压回升至正常水平，处理出血点。肋间动脉或胸廓内动脉出血时用手指压迫控制的同时，缝扎出血部位的远、近端。肺组织撕裂不能自行停止出血时，通常用缝合修补术。除非肺组织严重撕裂或大的肺血管破裂，尽量不作肺叶切除。电视胸腔镜手术（VATS）适用于胸廓及肺表面活动性出血和凝固性血胸的早期清除。其优点为操作简便，视野好，损伤小，并可缩短住院时间，但需相应的设备。

早期做心包穿刺，即使抽出 100ml 血液，也会减轻心包压塞的症状。可在心包腔内留置一根引流导管，除引流外，还可观察出血情况。此类病人应立刻送手术室进行抢救，不必在急诊室停留作过多检查。有些病人左前胸有刀刺伤口，到急诊室时已处于濒危状态，无血压和脉搏，心跳、呼吸极微弱或停止不久，应立刻在急诊室开胸手术进行抢救。急诊室开胸探查手术的指征：①穿透性胸伤重度休克者；②穿透性胸伤濒死者，且高度怀疑存在急性心包压塞。手术在气管插管下经前外侧开胸切口进行。手术抢救成功的关键是迅速缓解心脏压塞、控制出血，之后快速补充血容量。救治成功率与受伤得到有效处理的间隔时间显著负相关。

胸部损伤病人有严重疼痛者，可以给予吗啡缓解疼痛。

当早期对病人进行检查和急救措施完成且病人病情稳定后，立刻作一立位 X 线正侧位或伤侧在上的侧位胸片。接诊医师应亲自阅读胸片，不能只凭放射科报告而作出诊断。

严重钝性胸部损伤的病人，来急诊时已处于休克状态并有左侧血胸，X线胸片显示纵隔影增宽，可能是主动脉破裂的线索，足以构成紧急开胸探查的指征；如纵隔影模糊，尚难确定是否增宽，或是否合并血胸，即使病情稳定，也应通知手术室做好急诊手术准备，仍怀疑有主动脉破裂时，应作诊断性主动脉造影。

食管破裂较为少见，当X线胸片显示纵隔气肿或左侧气胸，而伤侧无穿透性伤口和肋骨骨折时，应高度怀疑此症。多数食管破裂继发于钝性损伤。为证实诊断，应吞咽泛影葡胺作食管造影，这是简单而有效的方法。据报道延误诊断死亡率可高达80%。

X线胸片显示左膈升高或胃泡影上升时，应怀疑是否有膈肌破裂和外伤性膈疝，特别是胸腹联合伤后有呼吸困难的病例。此时行胸腔闭式引流术应十分慎重。

连枷胸胸壁固定纠正反常呼吸运动是非常重要的手段，近年我们采用肋骨记忆合金环状接骨板内固定治疗浮动胸壁取得良好疗效。

早期X线检查还可发现早期查体时漏诊的较小的损伤，也可作为后来X线检查的对比资料。侧位X线胸片有助于诊断和定位胸骨骨折。

在早期检查、急救措施和早期X线检查完成回到急诊室后，应该再次详细检查病人，判断其心肺功能是否恶化，还是经过适当的急救治疗病情已趋于平稳。应监测其生命体征，有心动过速、呼吸困难和口渴，但血压不低，这并不意味病人无低血容量问题，丧失15%～25%的血容量，病人可能还会耐受；另一方面，胸部损伤后的低血压，并非全部由低血容量引起，心包压塞、严重的酸中毒、呼吸衰竭以及因胸膜腔负压均衡的破坏而阻碍静脉血回流至心脏等原因，均可引起低血压。监测中心静脉压是一个很有价值的方法，在急诊条件下，可经颈内静脉或锁骨下静脉穿刺置中心静脉导管到上腔静脉内，连接测压装置测压。除了血压和中心静脉压外，尿量也是反映组织灌注的良好指标。在急诊条件下，通过上述三种监测指标，足以判断胸部损伤病人的血流动力学情况。

可根据病人的口唇和甲床颜色，胸廓活动幅度，呼吸的力量、频率和气体交换量，以及末梢氧饱和度，对呼吸功能损害的情况作出大体的判断，必要时作动脉血气分析，根据其结果，及早决定是否需要呼吸机辅助呼吸。

如果病人已安置胸腔闭式引流管，则要细心动态观察胸膜腔内压力的变化、漏气的程度、出血的量及速度，以便决定是否要行急诊开胸探查手术。

随时观察病人，必要时复查X线胸片，分析各项监测指标是判断和评价严重胸部损伤病人救治效果的关键，如果病情对各种治疗措施只是暂时的缓解，不久又继续恶化，就有必要气管插管呼吸机辅助呼吸或行急诊开胸探查手术。急诊开胸探查手术的指征：①胸膜腔内进行性出血；②心脏大血管损伤；③严重肺裂伤或气管、支气管损伤；④食管破裂；⑤大面积胸壁缺损；⑥胸内残留较大的异物；⑦创伤性膈破裂；⑧胸腹联合伤。

五、胸部损伤后期的问题

创伤是现代社会对人类致残和致死的主要原因之一。随着现代科学和医学技术的不断进步，对严重创伤病人救治的存活率不断提高，这使创伤遗留下来的后期问题也在不断增加。

（一）疼痛

约30%的病人有胸部慢性疼痛的症状。除少数由于创伤性神经瘤、瘢痕和骨折不连接引起外，大多数病因仍不清楚。如果疼痛持续存在，治疗的方法包括非特异性止痛药和功能锻炼，除非有明确的神经瘤，不主张行肋间神经切断术。

（二）胸壁感染

常见于穿透性损伤、异物残留、挫伤引起的肋软骨区的血运障碍。伤口长期流脓、不愈合，进一步的手术清创，清除异物，切除感染的肋软骨是必需的。必要时需用肌瓣填塞，或行胸廓成形术。

（三）骨折处不连接

骨折处不连接多发生在肋软骨区、肋骨胸骨区。病人主述胸廓活动时疼痛，治疗包括肋软骨切除，胸骨骨折不连接可行钢丝再固定。

（四）脓胸

多由血胸引流不适当、引流过晚或未能完全引流，异物在胸腔存留造成的胸腔感染化脓造成。此外，血行播散也是原因之一。少数病人可以用胸腔闭式引流治疗，但对于由血胸引起的感染，应尽早开胸清除血块，冲洗和引流胸腔，以促进肺的完全膨胀。

（五）乳糜胸

在创伤的当时多难以发现有胸导管的损伤，大多在伤后出现大量胸水，应想到乳糜胸的存在。胸腔穿刺液呈白色乳糜样，含有脂肪滴，以及胸水的实验室检查易作出诊断。治疗包括胸腔闭式引流，补充容量和蛋白质，停止经口进食，如胸水引流量在2～3周仍不见减少，应考虑开胸结扎胸导管。偶见外伤后迟发性乳糜心包者，应心包穿刺引流。

（六）创伤性肺动静脉瘘

胸部的挫伤或穿透伤，当伤及肺的血管时，可引起肺的动静脉瘘，有造成脑栓塞的危险和长期低氧血症，应择期手术治疗，结扎累及的血管或行肺段或肺叶切除术。

（七）外伤性室间隔缺损

心脏损伤室间隔穿孔应待病情稳定后2～3个月修补。

（八）胸内异物残留

胸部穿透伤后留在胸腔或肺内的异物一般不需常规作预防性的手术取出。但当异物具有腐蚀性时，可引起咯血、肺炎和肺脓肿。异物具有移行性，以及异物较大、边缘锐利、接近大血管、大气管或其他重要脏器时应手术取出。

（张建华）

【参考文献】

[1] 戈烽，Ming Liu，李琦．基础胸外科学．北京：协和医科大学出版社，2003：512-538.

[2] 孙衍庆．现代胸心外科学．北京：人民军医出版社，2000：495-541.

[3] 吴在德，吴肇汉．外科学．北京：人民卫生出版社，2008：316-319.

[4] Balci AE，Eren N，Eren S，Ulku R. Surgical treatment of post-traumatic tracheobronchial injuries：14-year experience. Eur J Cardiothorac Surg，2002，22（6）：984-989.

[5] Roques X，Remes J，Laborde MN，et al. Surgery of chronic traumatic aneurysm of the aortic isthmus：benefit of direct suture. Eur J Cardiothorac Surg，2003，23（1）：46-49.

[6] 张建华，李斌，曹学文．外伤后迟发性乳糜心包1例．中华胸心血管外科杂志，2004，20（2）：86.

[7] 于增峰，顾春雷，冯朋坤，等．电视胸腔镜在创伤性血气胸治疗中的应用．中国胸心血管外科临床杂志，2008，15（6）：410.

[8] Pettiford BL，Luketich JD，Landreneau RJ. The management of flail chest. Thorac Surg Clin，2007，17

(1)：25-33.

[9] 刘朝普，张连阳，王如文，等. 肺挫伤的救治经验. 创伤外科杂志，2009，11(2)：317-319.

[10] 康建毅，彭承琳，赖西南，等. 密闭舱室内冲击波作用下胸部动态响应规律的研究. 第三军医大学学报，2009，31(1)：60-63.

[11] 梁贵有，石应康，杨建，等. 胸部穿透伤严重度新评分方法初探. 中华创伤杂志，2005，21(2)：112-115.

[12] 杨建，石应康，冯锡强，等. 胸伤合并多发伤的临床特征与分型救治——10 738 例创伤住院患者回顾研究. 中华创伤杂志，2002，18(5)：283-286.

[13] 李可可，宋庆青，刘文峰，等. 胸部创伤损伤严重度评估及死亡原因分析. 中国胸心血管外科临床杂志，2008，15(6)：428-431.

[14] Hazelrigg SR，Cetindag IB，Fullerton J. Acute and chronic pain syndromes after thoracic surgery. Surg Clin North Am，2002，82(4)：849-865.

第二章

原发性支气管肺癌

肺癌(lung cancer)起源于支气管黏膜上皮。癌肿可向支气管腔内或(和)邻近的肺组织生长,并可通过淋巴、血行或经支气管转移扩散。癌肿的生长速度和转移扩散的情况与癌肿的组织学类型、分化程度等生物学特性有一定关系。癌肿的分布以右肺、上肺多见。

一、病　　因

肺癌的病因至今不完全明确。主要与以下因素相关:

1. 长期大量吸烟是肺癌的一个重要致病因素。
2. 工业污染,工作职业(长期接触致癌物)。
3. 大气污染和烟尘(致癌物质含量较高)。
4. 人体内在因素(如免疫状态、代谢活动、遗传因素、肺部慢性感染等)。
5. 基因表达的变化与基因突变。

二、病　　理

(一) 分型

1. 中心型肺癌　起源于主支气管、肺叶支气管的肺癌,位置靠近肺门者。
2. 周围型肺癌　起源于肺段支气管以下的肺癌,位置在肺的周围部分者。

(二) 分类

1. 鳞状细胞癌(鳞癌)　最为常见,约占50%,多为男性,常为中心型肺癌。生长速度尚较缓慢,病程较长,对放射和化学疗法较敏感。通常先经淋巴转移,血行转移发生较晚。

2. 小细胞癌(未分化小细胞癌)　发病年龄较轻,多见于男性,大多为中心型肺癌。小细胞癌恶性程度高,生长快,较早出现淋巴和血行广泛转移,对放射和化学疗法虽较敏感,但在各型肺癌中预后最差。

3. 腺癌　发病年龄较小,女性相对多见,多为周围型肺癌。X线检查较易发现,一般生长较慢,但有时在早期即发生血行转移。

4. 大细胞癌　细胞大,胞浆丰富,胞核形态多样,排列不规则。大细胞癌分化程度低,常在发生脑转移后才被发现。预后很差。

5. 混合型肺癌　少数肺癌病例同时存在不同类型的癌肿组织。

三、肺癌的扩散和转移

1. 直接扩散
2. 淋巴转移
3. 血行转移

四、临床表现

（一）肺癌的临床表现与癌肿的部位、大小、是否压迫、侵犯邻近器官以及有无转移等情况有着密切关系。

（二）早期肺癌特别是周围型肺癌往往没有任何症状，大多在胸部X线检查时发现。

（三）中期典型症状

1. 刺激性咳嗽、痰中带血是两个主要症状。
2. 部分病人因伴有阻塞性肺炎或肿瘤中心坏死而有发热、胸闷、哮喘、气促、咯脓痰、胸痛等。

（四）晚期症状

随着病变的增大到晚期压迫侵犯邻近器官、组织或发生远处转移时，可以产生下列症状：

1. 矛盾运动　压迫或侵犯膈神经引起同侧膈肌麻痹。
2. 声音嘶哑　压迫或侵犯喉返神经引起声带麻痹。
3. 上腔静脉压迫综合征　面部、颈部、上肢和上胸部静脉怒张，皮下组织水肿，上肢静脉压升高。
4. 胸膜腔积液　侵犯胸膜可引起胸膜腔积液，往往为血性；大量积液，可以引起气促。
5. 持续性剧烈胸痛　癌肿侵犯胸膜及胸壁。
6. 吞咽困难　癌肿侵入纵隔，压迫食管。
7. 颈交感神经综合征　常见于上叶顶部肺癌（肺上沟瘤），亦称Pancoast肿瘤，可以侵入纵隔和压迫位于胸廓上口的组织、臂丛神经、颈交感神经等，产生剧烈胸肩痛、上肢静脉怒张、水肿、臂痛、上肢运动障碍、同侧上眼睑下垂、瞳孔缩小、眼球内陷、面部无汗等颈交感神经综合征。
8. 肺癌血行转移后按侵入的器官而产生不同症状。

（五）非转移性全身症状

亦称肺癌的肺外表现（由于癌肿产生内分泌物质所致）。

1. 骨关节病综合征　杵状指、骨关节痛、骨膜增生等。
2. Cushing综合征。
3. 重症肌无力。
4. 男性乳腺增大。
5. 多发性肌肉神经痛。

这些症状在切除肺癌后可能消失。

五、诊　断

目前，大部分的肺癌病例在明确诊断时，已失去外科手术的治疗机会。因此，早期诊断具有重要意义。只有在病变的早期得到诊断，早期治疗，才能获得较好疗效。对40岁以上成人应定期普查，如出现久咳不愈或痰中带血，应高度重视，尽早作相关检查。

辅助检查（主要检查方法）

1. 影像学检查

（1）X线检查：胸部正侧位片是最基本的检查方法。

（2）电子计算机断层扫描（CT）可更清楚显示纵隔内或近纵隔的肿物及肿大淋巴结，更清楚显示肺内较小病变（1cm直径），病灶与胸壁的关系，并作为制定治疗方案的重要依据。

（3）磁共振断层扫描（MRI）可帮助了解病变与胸内大血管的关系，但不作为常规检查。影像学诊断图片如图4-2-1～图4-2-4。

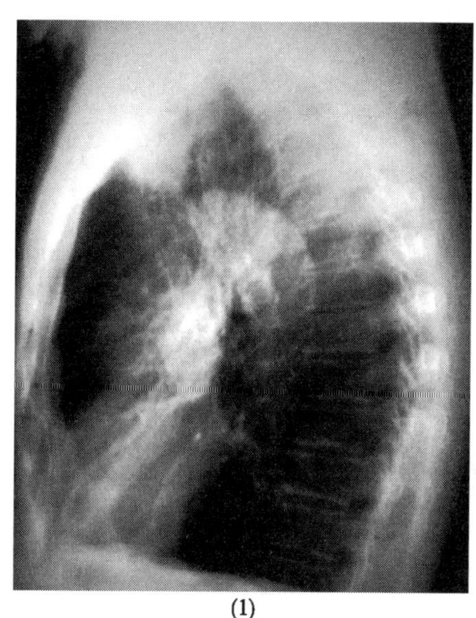

(1)

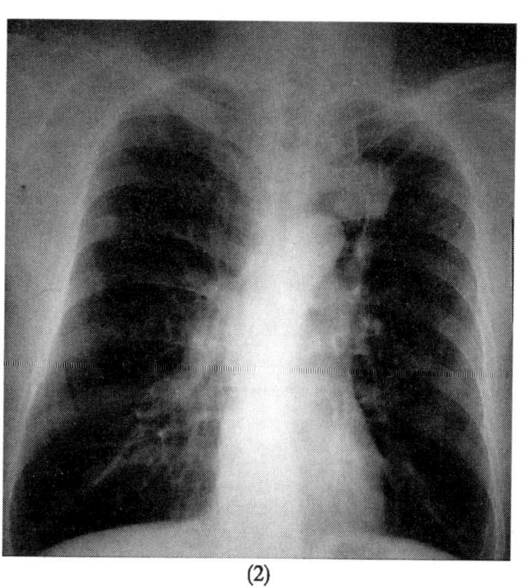

(2)

图4-2-1　左上肺周围型肺癌正侧位X线片

2. 痰液脱落细胞学检查　阳性率可达80%以上，是确诊肺癌的简易而重要的手段。但要注意痰液标本采集的方法和质量（尤适合中心型肺癌伴咯血者）。

3. 纤维支气管镜检查　不仅可直接看到病变并采集标本做病理检查，还可了解病变与支气管开口或隆突的距离，以决定手术方式和切除范围。一般应列为常规检查。

4. 经皮肺穿刺活检　可在透视、CT或超声定位引导下进行穿刺活检，阳性率可达80%以上，对周围型病变更具诊断意义。气胸发生率低于10%，故仍为相对安全的诊断方法。

六、治　　疗

（一）非小细胞肺癌的治疗

非小细胞肺癌（nonsmall cell carcinoma，NSCLC）约占肺癌总数的80%，就诊时多数患者已失去手术机会，仅有20%可以接受手术治疗，术后复发和转移率仍高达50%以上。单纯放疗3年生存率大约为10%。联合化疗已成为治疗NSCLC的趋势。

1. 手术治疗（surgical treatment）　外科切除肺癌及其转移淋巴结与受侵犯的邻近组织是目前治疗非小细胞肺癌的最有效办法。

手术治疗效果（现状）：术后总的5年生存率一般在30%～40%左右（Ⅰ期术后5年生存率可达70%以上，Ⅱ、Ⅲ期生存率则明显降低）。手术切除率为85%～97%。

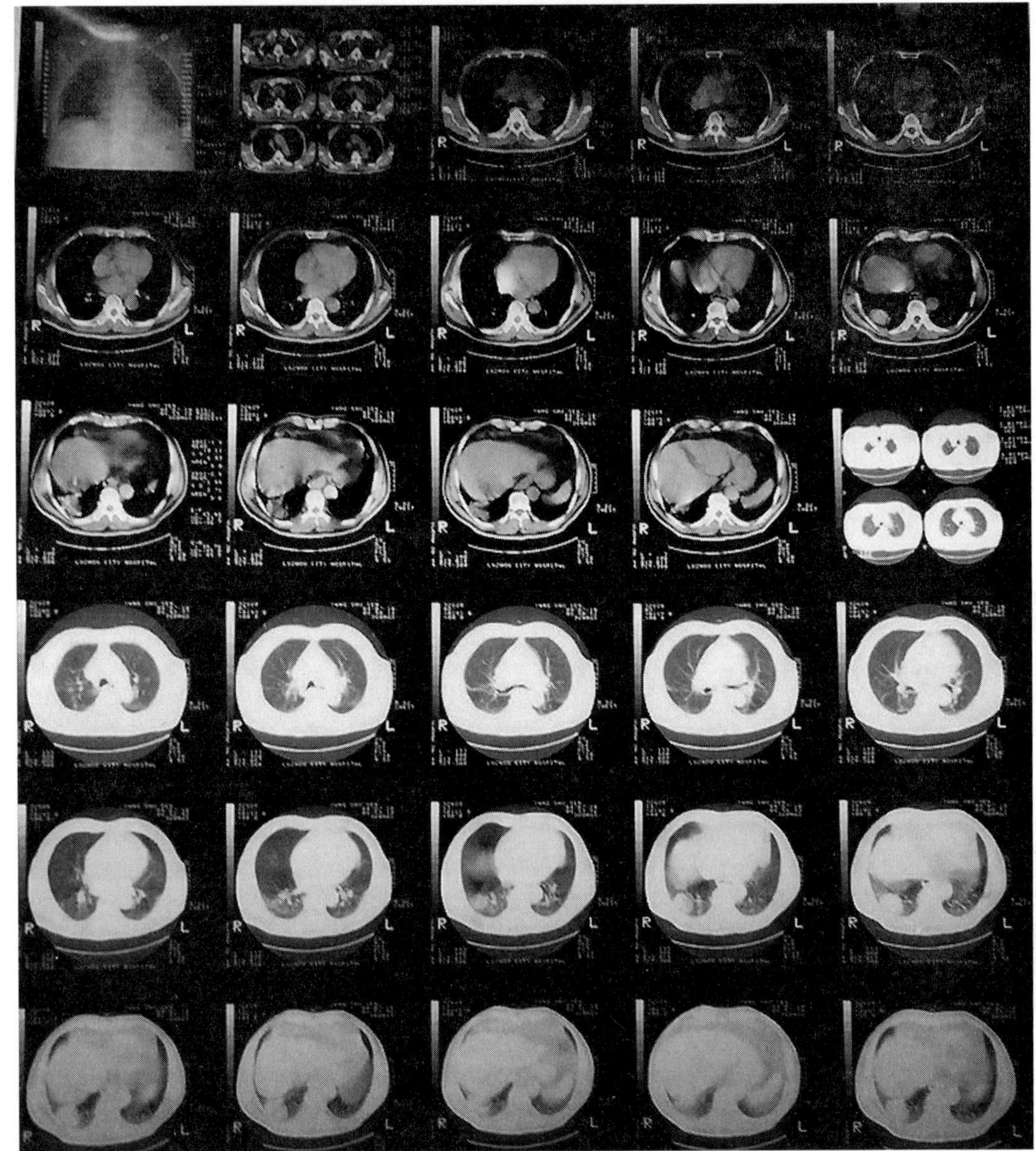

图 4-2-2 右下肺周围型肺癌 CT 表现

2. 手术适应证

(1) 对有手术切除可能的病例（0～Ⅲa 期），只要无手术禁忌证，其全身情况及生理功能可以耐受预期手术，临床上未见远处转移者，原则上均应及时手术。

(2) 对临床上高度怀疑肺癌或不能排除肺癌可能，又不能获得病理或细胞学等肯定诊断，并具有上述条件者，为了不耽误治疗时机，也应手术探查，明确诊断及作相应处理。

3. 手术禁忌证

(1) 远处转移，如脑、骨、肝等器官转移（即 M_1 病例）。

(2) 心、肺、肝、肾功能不全，全身情况差的病人。

(3) 广泛肺门、纵隔淋巴结转移，无法清除者。

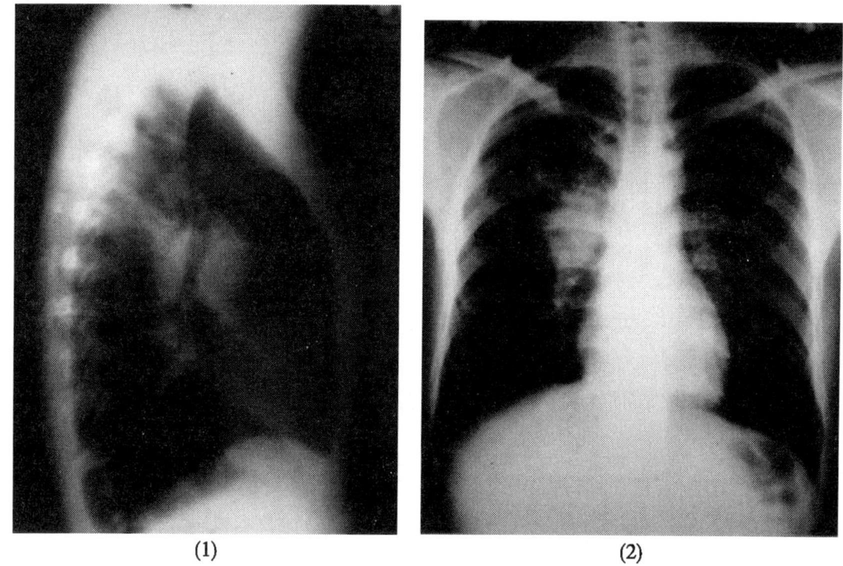

(1)　　(2)

图 4-2-3　右肺上叶中心型肺癌正侧位 X 线片

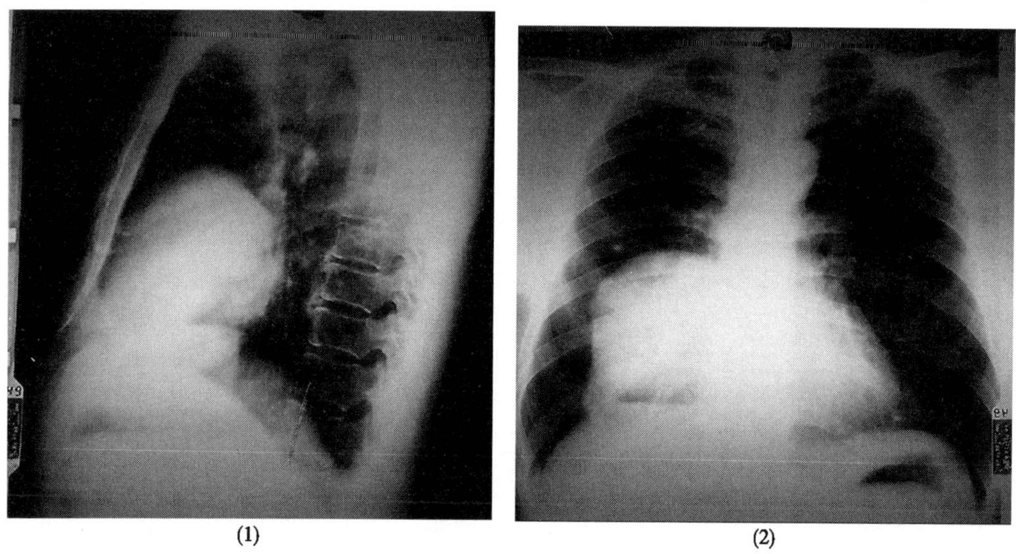

(1)　　(2)

图 4-2-4　右下肺巨大中心型肺癌正侧位 X 线片

（4）严重侵犯周围器官及组织，估计切除困难者。

（5）胸外淋巴结转移，如锁骨上（N_3）等。

4. 手术治疗原则及处理

（1）尽可能完全切除肿瘤及所有局部淋巴结，并尽可能保留健康肺组织。

（2）手术过程中应减少对肿瘤组织挤压，避免瘤体脱落、转移。

（3）整块切除肿瘤及邻近组织以及被侵犯组织，不要分割切除。

（4）有可能时，应对支气管切缘、血管切线及任何靠近肿瘤的切缘作快速冰冻切片，如发现切缘有癌细胞，应重新切除。

(5) 对可以取到的纵隔淋巴结，均应切除送病检。

(6) 先行结扎肺静脉，后行肺动脉结扎。

5. 手术后肺的并发症

(1) 肺水肿：主要由于毛细血管压力的改变和毛细血管通透性的改变造成。患者可以出现气急、浅快呼吸、端坐呼吸、不能平卧、咳嗽伴有大量泡沫痰甚至痰中带血、严重时可有发绀。肺部听诊可能闻及水泡样啰音。治疗可以采用对症治疗和对因治疗。

(2) 肺扭转：术后早期出现高热、心率加快、持续的不可缓解的胸部疼痛等症状。胸片及支气管镜检查可以明确诊断。一旦确诊，尽快二次手术。

(3) 肺漏气：大多来源于破损的肺泡和细支气管，导致肺泡胸膜瘘或支气管胸膜瘘。术后应注意努力促进残肺的复张，肺表面与脏层或壁层胸膜形成粘连后，大多数漏气在术后24～48小时停止。如未停止，可以采用负压吸引，促使肺复张。

6. 化疗　联合化疗是目前治疗NSCLC较为常用的一种手段。目前，仍然以铂类药物为基础的方案为首选。使化疗真正个体化，才能提高NSCLC化疗的反应率和存活率。目前的化疗方案主要有：NP方案：NVB 25mg/m^2 + 生理盐水40ml静脉推注，10min，d1.d8；DDP 30mg/m^2 静脉滴入，d1～d3；MVP方案：MMC 6mg/m^2 静脉推注，d1；VDS 3mg/m^2 静脉推注，d1；DDP 30mg/m^2 静脉滴注，d1～d3；ICE方案：IFO 1.2g/m^2 静脉滴注，d1～d3；美安（Mesna）以IFO20%的剂量在化疗同时及化疗后4h、8h静脉推注，d1～d3；Vp-16 100mg/m^2 静脉滴注，d1～d3；CBP 300mg/m^2，d1。以上3种方案均21天为1个周期。

7. 放疗　目前认为放射治疗是仅次于手术治疗NSCLC的最有效的局部治疗手段。与手术相比，它具有不开刀、无痛苦、治疗时间短、风险小，容易被患者所接受。采用钴-60治疗机和直线加速器等，局部消灭肺癌病灶。可分为术前放疗、术后放治、姑息性放疗。

8. 分子靶向药物治疗　分子靶向药物是利用肿瘤细胞与正常细胞之间分子细胞生物学上的差异，采用封闭受体、抑制血管生成、阻断信号传导通路等方法作用于肿瘤细胞特定的靶点，特异性地抑制肿瘤细胞的生长，促使肿瘤细胞凋亡。药物通过定向运输到达病灶。

9. 介入疗法　经支气管动脉灌注化疗可有效提高肿瘤局部药物浓度，提高抗癌药物的作用。另外，在CT引导下经皮穿刺植入 ^{125}I 粒子治疗，对于各种原因不能或不愿意手术的周围型或中心型NSCLC患者有治疗作用。

10. 免疫治疗　目前肺癌的免疫治疗主要选择如卡介苗、短小棒状杆菌、左旋咪唑、细胞因子如白介素-2、白介素-4、白介素-12、干扰素、肿瘤坏死因子等。

11. 中西医结合治疗　中西医结合治疗在改善症状、提高生存质量、延长生存期等方面对于NSCLC都有帮助。

12. 基因治疗　基因治疗目前基本上是限于实验研究性阶段，尚未真正应用于临床。

（二）小细胞肺癌的治疗

小细胞肺癌（small cell carcinoma，SCLC）占新发肺癌的15%～20%，具有分化差、恶性程度高、进展快、转移早、预后差的特点。不治疗的患者平均生存期为6个月以下。SCLC较其他类型肺癌对放化疗更为敏感。对于局限期SCLC可行手术 + 放疗 / 化疗的综合治疗。而对于广泛期的SCLC的治疗主要以化疗或化疗 + 放疗为主。EP方案（依托泊苷 + 顺铂）为SCLC化疗的常用一线方案，效果确切。

（杨永珠）

【参考文献】

[1] 潘铁成，等. 肺癌外科临床手册. 北京：人民卫生出版社，2009：105-420.

[2] 吴在德，等. 外科学. 第7版. 北京：人民卫生出版社，2008：110-350.

[3] 支修益，等. 临床诊疗指南——胸外科分册. 北京：人民卫生出版社，2008：15-136.

第三章

食　管　癌

一、概　　述

我国是世界上食管癌（esophageal carcinoma）死亡率最高的国家之一，占全世界食管癌发病率的约60%，其死亡率世界第一，约占癌症死亡人数的23.53%。农村居民是城市居民的两倍多，高发地区分布在太行山区东南部区域、河南、广东东部、四川西部和苏北地区，我国河南林州市为131.79/10万，发病年龄以高年龄组为主。男女发病率之比平均为2∶1。食管癌以中段最为多见，其次为食管下段，而上段食管癌较少。

二、病　　因

研究认为食管癌发生与以下因素有关：

1. 主导因素　可能与摄入亚硝胺及其前体物和真菌污染的食物有关。
2. 物理因素及饮食习惯　如吸烟、嗜酒及喜食热、粗、硬食物。
3. 缺乏微量元素　如硒、锌、钼等。
4. 食管慢性炎症的刺激　如反流性食管炎等。
5. 环境因素　水及食物的污染。
6. 性别因素　男性多见，男比女：2～5∶1，最高可达15∶1。
7. 遗传因素　我国高发区60%的患者有家族史。

三、扩散和转移

（一）直接浸润

最先侵及黏膜下层，然后向周围扩散，侵及黏膜、肌层、外膜及邻近器官。

（二）淋巴转移

主要途径，可以较早经淋巴管转移到食管旁淋巴结，再向远处淋巴结转移。因食管淋巴回流以纵行为主，食管癌的纵向淋巴结转移可以远远超出肿瘤的部位，30%的胸上段癌有腹部淋巴结转移，10%的胸下段癌有上纵隔淋巴结转移，20%～30%的胸段食管癌有颈部淋巴结转移。

（三）血行转移

常见部位是肝，肺，胸膜，骨，皮肤等。

四、临 床 分 期

UICC（国际抗癌联盟）食管癌 TNM 分期：

0 期　Tis N_0 M_0（Tis）

Ⅰ期　T_1 N_0 M_0（T_1）

Ⅱa 期　T_2 N_0 M_0 或 T_3 N_0 M_0（T_2，T_3）

Ⅱb 期　T_1 N_1 M_0 或 T_2 N_1 M_0（$T_{1,2}$ N_1）

Ⅲ期　T_3 N_1 M_0 或 T_4 任何 N M_0（T_3 N_1，T_4N）

Ⅳ期　任何 T　任何 N M_1（TNM$_1$）

五、临 床 表 现

（一）首发症状

1. 胸骨后疼痛、特别在吞咽时明显，进食时有哽噎感。

2. 咽部异物感。

3. 剑突下或上腹部进食后饱胀不适、疼痛，症状可以逐渐加重，也可持续数年而无明显变化。首发症状可以是以上任何一种。

（二）典型症状

进行性吞咽困难或伴有胸骨后疼痛；如癌组织坏死脱落，梗阻症状可暂时减轻。

（三）晚期症状

1. 远处转移　锁骨上淋巴结转移，原发灶可不大；肝脏转移可有多发结节性肿块；骨转移，转移部位有剧痛。

2. 癌肿侵犯气管引起咳嗽、呛咳、肺炎等。

3. 食管气管瘘表现为进食后呛咳不止、呼吸困难、肺炎、高热。

4. 喉返神经受累有声音嘶哑，多发生在左侧。

5. 膈神经受累有膈肌麻痹。

6. 恶病质。

六、诊　　断

（一）高发地区、高危人群早期普查，食管拉网细胞学诊断。

（二）食管吞稀钡 X 线双重对比造影

1. 早期食管癌的钡餐表现　管壁僵直，张弛度差，钡剂停顿感，其黏膜增粗或黏膜连续性中断、迂曲、紊乱或充盈缺损。

2. 中、晚期食管癌的钡餐表现

（1）食管壁僵硬、扩张受限。

（2）黏膜紊乱、皱襞消失。

（3）管腔缩窄、钡剂通过受阻，近端食管扩张。

（4）不规则充盈缺损或龛影，并可见溃疡。

（三）食管镜检查

对临床已有症状或怀疑而又未能明确诊断者，尽早作纤维食管镜检查：

1. 早期食管鳞癌内镜下常见的形态：黏膜局限性充血、糜烂、粗糙、浅凹、灰白色、边缘不规则。

2. 中、晚期食管鳞癌的内镜下表现：管壁僵硬，黏膜破坏，充血、糜烂或溃疡，缺乏光泽，灰白色，呈突起样肿物，触之易出血，狭窄严重时镜体通过受阻。

3. CT 和超声内镜检查，判断食管癌浸润及转移情况。

4. 食管分段拉网脱落细胞学检查，筛选等，可用于早期诊断。

七、鉴别诊断

1. 无咽下困难，与食管炎、食管憩室和食管静脉曲张鉴别；

2. 有咽下困难，与食管良性肿瘤、贲门失弛症和食管良性狭窄鉴别。

鉴别方法：吞钡 X 线食管造影和纤维食管镜检查。

八、治　疗

（一）手术治疗

1. 适应证

（1）术前估计肿瘤可切除，无远处转移，且患者一般情况允许。

（2）复发性食管残端癌，其他部位无转移灶。

（3）放射治疗后复发，一般情况好，无远处转移者；一般而言，食管癌上、中、下病变局限于 3cm、5cm、7cm 以上者，均可行手术治疗。

2. 手术禁忌证

（1）有明显外侵及远处转移。

（2）心、肺、肝等重要脏器功能不全，全身状况差不能耐受手术。

3. 手术方法

（1）常见手术径路：①单一左胸切口；②右胸、腹部二切口；③颈、胸、腹三切口。

（2）切除范围：①食管大部：长度距肿瘤上、下 5～8cm；②切除广度：肿瘤周围纤维组织及所有淋巴结。

（3）消化道重建：①胃代食管术；②横结肠代食管术；③空肠代食管术。

（4）姑息性手术：对晚期食管癌、不能根治或放射治疗、进食困难者。①食管腔内置管术，腔内支架植入术；②食管胃转流吻合术；③食管结肠转流吻合术；④胃造瘘术。

（二）放射治疗

用于手术禁忌证的最终治疗、术前、术中、术后治疗，食管上段癌首选放射治疗。术前放疗主要是减少残端阳性率，减少手术操作中分离肿瘤的危险及肿瘤局部散播。术后放疗适用于残端阳性或局部淋巴结转移而不能清扫者。

（三）化学治疗

化学治疗是治疗局部进展及转移的晚期食管癌的主要方法；常用化疗方案采用顺铂为基础的二联或顺铂 + 5-FU 为主体的三联方案。近年来，新药紫杉醇被认为治疗食管鳞癌或腺癌最有效的药物之一。

（四）生物治疗

肿瘤的生物治疗指通过生物反应增强剂直接或间接增强机体自身的抗肿瘤能力。生物反应增强剂能通过调整宿主对肿瘤的反应，使二者之间的相互作用向有利于治疗肿瘤的方向发展。

（五）其他治疗

其他较少应用的食管癌治疗方法还包括中医中药治疗、内镜治疗、光动力治疗、电化学治疗、激光治疗等。

（苏云峰　王志强）

【参考文献】

[1] 孙衍庆，等. 现代胸心外科学. 北京：人民军医出版社，2000：860.

[2] 刘桂亭，杨胜利. 河南林州食管癌病因的探索历程. 中国肿瘤，2008，17（6）：456.

[3] 李辉，等. 现代食管外科学. 北京：人民军医出版社，2004：332.

[4] 吴在德，等. 外科学. 第7版. 北京：人民卫生出版社，2008：350.

[5] 戈烽，等. 基础胸外科学. 北京：中国协和医科大学出版社，2003.

第四章

纵隔疾病

纵隔是左右纵隔胸膜之间的器官、结构和结缔组织的总称。正常情况下纵隔的位置固定。一侧发生气胸时，纵隔向对侧移位。纵隔内有心脏、大血管、食管、气管、胸导管、神经、淋巴和脂肪组织等。

纵隔分区：以胸骨角与第4胸椎下缘平面为界，分为上、下纵隔。下纵隔又以心包前后壁为界分前、中、后纵隔。

一、常见纵隔疾病

（一）纵隔炎

由各种原因引起的纵隔腔内感染。急性纵隔炎系指外伤、手术和血行感染引起的纵隔腔内结缔组织的化脓性炎症。大多数急性纵隔炎为继发性，病因包括器械操作、异物、穿通伤及钝性损伤所致的食管穿孔、自发性食管破裂、食管吻合口瘘、气管支气管穿孔。急性纵隔炎的治疗首先需要大量广谱抗生素控制感染，然后再根据细菌培养和药敏试验结果选择适当的抗生素。纵隔感染与脓胸、颈部脓肿或膈下脓肿相通时，应对脓肿进行引流的同时，积极治疗原发病。

（二）纵隔气肿

气体在纵隔内结缔组织间隙内集积。多因胸腔纵隔含气器官（气管、食管）的破裂而造成纵隔气肿。体格检查可无明显体征，也可发现颈部、胸骨上窝有皮下气肿，颈部增粗，严重者皮下气肿可扩展至胸壁、腹部和双上肢，累及部位的皮下有握雪感、捻发音。心脏浊音界缩小。CT影像可以确定纵隔气肿的范围。单纯性轻度原发性纵隔气肿，一般只需对症处理。由创伤引起的纵隔气肿，应根据伤情制定治疗方案，如支气管断裂，应尽早施行支气管对端吻合术；张力性气胸，应进行患侧胸腔闭式引流，减压、排气，或行肺大疱切除、肺破损修补术；气管切开后并发纵隔气肿，须立即拆开皮肤和皮下的缝线，使气体外逸。

二、原发纵隔肿瘤

纵隔原发肿瘤的种类繁多。据国内报道发病率居前六位的有：神经源性肿瘤、恶性淋巴瘤、胸腺瘤、畸胎瘤、胸内甲状腺肿、支气管囊肿。

（一）神经源性肿瘤

多起源于交感神经节，少数起源于外周神经，可为良性和恶性。良性者有神经鞘瘤、神经纤维瘤和神经节瘤；恶性者有恶性神经鞘瘤和神经纤维肉瘤。大多数神经源性肿瘤位于后纵隔脊柱旁沟内，有时也可位于中纵隔，以单侧多见，多数有被膜。X线征象为光滑，圆形的孤立性肿块。巨大的肿块迫使肋间隙增宽或椎间孔增大。有时肿瘤呈哑铃伸进椎间孔，侵入脊椎管，引起脊髓压迫症状。神经纤维瘤多见于青壮年，通常无症状。肿瘤较大可产生压迫症状，如肩胛间或后背部疼痛、气急等。神经源性肿瘤的诊断主要依靠放射学检查。纵隔神经源性肿瘤无论有无压迫症状、无论良恶性均应考虑手术治疗。神经源性肿瘤往往与神经纤维相延续，手术时要注意避免损伤相应的神经纤维。恶性神经母细胞瘤常不能经手术完全切除，术后需辅以化疗和放疗。

（二）恶性淋巴瘤

恶性淋巴瘤是发生在淋巴结的全身性恶性肿瘤。病理上包括淋巴肉瘤、霍奇金病等。多以中纵隔淋巴结肿大为特征，但也可侵入肺组织形成浸润性病变。本病病程短，症状进展快，常伴有周身淋巴结肿大、不规则发热、肝脾肿大、贫血等。X线检查示肿大淋巴结位于气管两旁及两侧肺门。淋巴瘤对放射治疗敏感，经小剂量照射即可明显缩小，但不能完全治愈。淋巴瘤不宜手术，多采用放射治疗或化学药物治疗。

（三）胸腺瘤

胸腺瘤多位于前上纵隔，约占原发性纵隔肿瘤的1/4，男女发病相等。多为良性。包膜完整。一般无症状，偶在X线检查时发现。若肿瘤体积较小，密度较低，紧贴于胸骨后，X线检查颇难发现。胸腺瘤约15%合并重症肌无力，重症肌无力患者中约有半数以上有胸腺瘤或胸腺增生异常。若手术切除不彻底，有复发和浸润转移之可能。术后应给予放射治疗。恶性胸腺瘤易侵犯周围组织，可发生程度不等的胸骨后疼痛和气急，晚期患者可产生血管、神经受压的症状。胸腺瘤一经发现，应及早手术。并彻底切除肿瘤及胸腺组织，包括纵隔内脂肪组织。不能手术切除、切除不彻底或术后复发者，可行放疗、化疗及免疫治疗。

重症肌无力是一种神经性疾病，临床上主要表现为肌肉无力或易疲劳，休息后症状缓解。治疗包括药物治疗和外科手术治疗，各有优缺点，通常认为仅早期可以采取非手术疗法，一旦病情加重或发展为全身性重症肌无力，则以选择胸腺切除术为最佳。药物治疗方面，抗胆碱酯酶药物：最常用的药物为新斯的明和溴吡斯的明，其他如利用皮质类固醇进行的药物治疗或利用血浆置换法去除患者血浆中的特异性血浆因子以及乙酰胆碱抗体，以及联合或单独使用免疫抑制剂等常能获得一定的临床疗效。

（四）畸胎瘤

多位于前纵隔，为一种实质性混合瘤。由外、中、内三胚层组织构成，内有软骨、平滑肌、支气管、神经血管等成分。根据胚层来源可分为表皮样囊肿、皮样囊肿和畸胎瘤。畸胎瘤恶变常可变为表皮样癌或腺癌。体积小者，常无症状，多在X线检查中发现。若瘤体增大压迫邻近器官，则可产生相应器官的压迫症状。囊肿向支气管溃破，可咳出含毛发、皮脂的胶性液。胶性液吸入肺内，可发生间质性肺炎和类脂性肉芽肿。囊肿有继发感染时，可出现发热和全身中毒症状。囊肿若在短期内迅速增大，应想到恶变、继发感染或瘤体出血的可能。化脓性囊肿破入胸腔或心包时，可发生脓胸或心包积液。CT检查有助于诊断。10%畸胎瘤为恶性。治疗主要以手术为主，早期易于切除，若系恶性畸胎瘤，术后应行放化疗等综合治疗。

（五）胸内甲状腺肿

包括先天性迷走甲状腺和后天性胸骨后甲状腺。前者少见，为胚胎期残留在纵隔内的甲状腺组织，发育成甲状腺瘤，完全位于胸内，无固定位置。后者为颈部甲状腺沿胸骨后伸入前上纵隔，多数位于气管旁前方，少数在气管后方，胸内甲状腺肿大多数为良性，个别病例可为腺癌。肿块牵引或压迫气管，可有刺激性咳嗽，气急等。这些症状可能在仰卧或头颈转向侧位时加重。偶可出现甲状腺功能亢进症状。出现剧烈咳嗽、咯血、声音嘶哑时，应考虑到恶性甲状腺肿的可能。约有半数病人可在颈部摸到结节样甲状腺肿。多数病例有气管受压移位和肿瘤阴影随吞咽向上移动的征象。CT 检查和放射性 ^{131}I 检查有助于诊断。一经确诊，应积极手术治疗。

（六）支气管囊肿

是胚胎期原始前肠的气管芽突脱落的胚胎组织演变而成。囊壁由软骨、黏液腺、平滑肌和纤维组织构成，其内膜为纤毛柱状上皮。可发生在纵隔的任何部位，多半位于气管、支气管旁或支气管隆突附近。通常无症状，若与支气管或胸膜相通，则形成瘘管。继发感染时则有咳嗽、咯血、咳脓痰，甚至发生脓胸。CT 检查有助于诊断。手术治疗效果良好，但术中如残留囊壁可致术后复发。支气管囊肿有恶变的可能性。

（高秉仁　曹学文）

【参考文献】

[1] 徐恩多. 局部解剖学. 北京：人民卫生出版社，2006.

[2] 吴在德，吴肇汉. 外科学. 北京：人民卫生出版社，2008.

[3] 周乃康，张涛，等. 纵隔肿瘤与囊肿的诊断及外科治疗. 中华医学杂志，2007，87.

[4] 陈武，魏健体，等. 纵隔神经源性肿瘤的诊断与治疗. 中华实用诊断与治疗杂志，2008，22.

第五章

心脏外科学进展

第一节 先天性心脏病

出生时就有心脏结构的异常称为先天性心脏病（congenital heart disease，CHD），简称先心病。根据病症的病理改变，先心病大体分为三类。第一类是肺循环血流增多，即左向右分流的非发绀型先心病，如左右心房之间隔有缺损称房间隔缺损、右心室与左心室之间的隔有缺损称室间隔缺损、还有动脉导管未闭和主动脉窦瘤破裂等。第二类是肺循环血流减少，即右向左分流的发绀型先心病，如法洛四联症、完全性肺静脉畸形引流、完全性大动脉转位合并肺供血障碍等。第三类是体循环血流梗阻，见于主动脉缩窄、主动脉瓣狭窄、主动脉弓中断、左心发育不良等复合先天性畸形。也可能多种畸形同时存在。

一、动脉导管未闭

孩子出生时在主动脉和肺动脉之间都有正常通道，即动脉导管。动脉导管未闭（patent dutus arteriosus，PDA）通常是在婴儿出生后最初几周或数月内发现的疾病。在心血管系统发育正常者，动脉导管在 8 周内闭合。当闭合过程最终失败者，则称其为动脉导管未闭。造成部分富含氧的血液未能进入全身循环，而是经过动脉导管再次回流到肺部，增加心脏的负担。

（一）临床表现

1. 一般症状　临床症状的轻重与导管粗细有关。大多数病例导管较细，症状很轻或无症状，在健康检查时方被发现。重症病例常有呼吸急促、心悸，幼年期易有呼吸道感染，甚至早年即发生心力衰竭，体循环血量减少则引起发育迟缓。临床多无发绀，但若合并肺动脉高压，发生右向左分流时，即出现发绀。开始常见活动后下半身发绀（差异性发绀），严重者左上肢也可发生发绀，偶因扩张的肺动脉压迫喉返神经而引起声音嘶哑。

2. 体征　典型体征是在胸骨左缘第 2 肋间闻及响亮的连续性杂音，收缩期增强，在杂音最响处可扪及收缩期或收缩、舒张两期性的震颤。这是本病的特征。从心音图上可见，杂音的特点是在肺动脉瓣区第一心音之后，有收缩期递增型杂音，与第二心音相连，有时掩盖第二心音，再继之以舒张期递减型杂音。杂音向外侧、颈部和背部肩胛间区传导。若分流量超过肺循环量 50% 以上，则往往在心尖区闻及低频舒张中期杂音，此系自肺循环回流至左心房的血量增加，引起相对性二尖瓣狭窄所致。心脏大小依导管的粗细和病程长短而定，有时心脏扩大使左胸前隆起，心尖搏动强烈弥散。

周围血管征：脉压增大为本病临床诊断重要依据之一。收缩压多正常，而舒张压很低，因而脉压增大。导管直径越大，自主动脉分流入肺循环的血量越多，舒张压越低。当脉压很大时，可有毛细血管搏动、水冲脉及枪击音等。

3. X线检查　导管直径较小者，心脏大小形态可正常。最常发现的是心脏轻度扩大，以左心室增大为主。左房有时也可增大，肺动脉段膨隆。分流量大的病例肺门阴影扩大，透视下可见搏动（肺门“舞蹈征”），肺野充血。升主动脉及主动脉弓影增宽显著，搏动明显增强，导管区的主动脉有时呈漏斗状突起。若伴有肺动脉高压，则右心室也增大，肺门处近端血管阴影增宽显著，肺野远端血管狭窄细小，显示肺动脉压增高。

4. 心电图检查　左向右分流量少的患者，心电图基本无变化。分流量较大的有左心室肥大、电轴左偏。若心电图呈双心室肥大或右心室肥大，说明肺动脉压力已有较明显增高。

5. 超声心动图检查　左侧心房和心室有不同程度的增大。二维超声心动图可以直接探查到未闭合的动脉导管，常选用胸骨旁肺动脉长轴观或胸骨上主动脉长轴观。脉冲多普勒在动脉导管开口处也可探测到典型的收缩期与舒张期连续性湍流频谱，叠加彩色多普勒可见红色流柱来自降主动脉，通过未闭导管沿肺动脉外侧壁流动；在重度肺动脉高压，当肺动脉压超过主动脉时，可见蓝色流柱自肺动脉经未闭导管进入降主动脉。

6. 心导管检查　一般病例不一定都要作心导管检查。如果临床杂音不典型，或疑为合并其他畸形时，应作右心导管检查。心导管检查可进一步明确分流的部位，是否有肺动脉高压以及估计动脉导管的粗细。

（二）治疗

1. 非手术疗法

（1）药物法：早产儿PDA特别是妊娠不足30周者，动脉导管关闭延迟，出生后如有气急、心力衰竭可先给予辅助呼吸、控制液量和利尿药物治疗，以改善心肌功能；并试行吲哚美辛治疗，以促使动脉导管闭合。吲哚美辛抑制环氧合酶，有阻止各类前列腺素的合成和抵消扩张动脉导管的作用。

（2）介入堵闭和电视胸腔镜法。

2. 手术疗法

（1）手术适应证：凡是非手术疗法无效，病程发展迅速，易于发生肺部感染或心力衰竭者，宜选用手术疗法关闭PDA。对发生细菌性心内膜炎的患者，要先采用抗生素治疗，控制2～3个月后，才能施行手术。对少数患者药物治疗不能控制感染，特别是有赘生物脱落，反复发生动脉栓塞，或有假性动脉瘤形成时，应及时手术治疗。对有严重肺动脉高压或心力衰竭者需给予内科治疗，待病情好转后，再施行手术。

（2）手术禁忌证：①合并严重肺动脉高压，形成右向左分流为主，已发生艾森曼格综合征，临床上出现差异性发绀的病人；②复杂先天性心脏病中，PDA作为代偿通道而存在者，如法洛四联症、主动脉弓中断等，在其根治手术前，动脉导管不能单独行闭合治疗。

（3）术后主要并发症：①喉返神经损伤；②动脉导管破裂出血；③ PDA再通；④血压升高；⑤乳糜胸已罕见。

二、房间隔缺损

房间隔缺损（atrial septal defect，ASD）是左、右心房之间的间隔发育不全，遗留缺损造成血流可相通的先天性畸形。房缺可单独存在，也可与其他心血管畸形合并存在。房缺是最常见的先心病之一。

（一）病理改变及临床表现

房缺最基本的血流动力学改变是心房水平的左向右分流。分流量视缺损的大小和左右房压力差有所不同。绝大部分患儿在早期没有症状，活动量不减少，仅表现为生长较慢，易患呼吸道感染。长时间的大量左向右分流，肺小动脉逐渐产生内膜增生和中层肥厚，形成肺动脉高压，右心负担逐渐加重，患者一般在青年期后症状逐渐明显，可出现活动后心慌气短，易疲劳，咳嗽等症状。随着肺动脉压越来越高，右心负担逐渐加重，心房水平即可出现右向左分流，可出现活动后昏厥、右心衰竭、咯血、发绀，发展为艾森曼格综合征。

（二）临床检查

体征　胸骨左缘第 2～3 肋间可听到 2～3/6 级收缩期杂音，性质较柔和为吹风样。肺动脉瓣区第 2 心音亢进，伴有固定分裂，一般无震颤可及。当肺动脉高度扩张，可出现肺动脉瓣关闭不全的舒张早期叹息样杂音。晚期可出现发绀、杵状指（趾）以及肝大、水肿等心衰体征。

心电图　电轴右偏，P 波高，大部分患者伴有不完全性右束支传导阻滞，甚至右室肥厚。电轴左偏和逆钟向的向量环常提示为原发孔房缺。

X 线　肺血增多，右心房室增大，肺动脉段突出，主动脉结缩小。大量分流者透视下可见肺门舞蹈。

超声心动图　右心房室内径增大，主肺动脉内径增宽，室间隔与左室后壁同向运动。房间隔部分回声脱失。超声造影可见右房内负性显影区。

右心导管　心房水平血氧含量超过上下腔静脉平均血氧含量。肺动脉压力有不同程度增高。不少病例心导管可通过缺损进入左房和肺静脉。

（三）诊断

典型病例只需经过心脏听诊、X 线、心电图和超声心动图无创检查就能明确诊断，无需进行右心导管或心脏造影检查，但当合并肺动脉高压时应作右心导管检查测定肺动脉压力，估计手术危险性和预后。

（四）鉴别诊断

需要与房间隔缺损鉴别的心脏畸形主要是：

1. 部分型房室通道（或称部分型心内膜垫缺损）　前者与房缺的鉴别点是，在患者心前区常能听到二尖瓣反流的收缩期杂音，心电轴左偏，P-R 间期延长和 AVF 主波向下的心电图改变，以及两维超声心动图示原发孔处房间隔回声脱失，常伴有二尖瓣前叶中间裂隙。

2. 肺静脉畸形引流　分部分型和完全型，部分型肺静脉畸形引流常合并房缺，临床症状常较单纯房缺为重，因左向右分流量大容易合并肺动脉高压。右心导管检查时，心导管从右房进入右肺上或下静脉。但有时心导管通过房缺后从左房进入肺静脉，透视下很难分清。好在单纯房缺的手术修补方法和部分型肺静脉畸形引流合并房缺的手术方法大同小异，故鉴别诊断意义并不太大。完全型肺静脉畸形引流也常合并房缺临床表现更为严重，患者常有轻到中度发绀、杵状指（趾）、发育差，有时心脏示“雪人征”，超声心动图能发现垂直静脉，心脏后的肺静脉共干和扩大的冠状静脉窦口。必要时行肺动脉造影明确肺静脉畸形引流部位和有否肺静脉狭窄存在。

（五）外科治疗

手术适应证　少量左向右分流的房缺在出生后一年内有可能自行闭合。1岁之后自行闭合可能性很小，为诊断明确就应争取早日手术以及时中止左向右分流、避免引起肺动脉高压和心内膜炎。手术年龄以3岁左右最为理想。但缺损大的幼儿期即有充血性心力衰竭者应不受年龄限制及早手术。

手术禁忌证　病情进入晚期，造成右向左分流，即出现艾森曼格综合征均应禁忌手术。房缺合并肺动脉高压的手术适应证的掌握比室缺合并肺动脉高压应更加严格。年龄大或合并三尖瓣或二尖瓣关闭不全并不是手术禁忌证。合并心内膜炎者必须充分控制后3～6个月才考虑手术治疗。合并心力衰竭者先内科治疗尽力控制心衰，病情稳定后再行手术。如内科治疗效果不佳者亦应争取手术。

手术方法　在体外循环下行房间隔缺损修补术。近年来对缺损不大的中央型继发孔缺损应用介入伞堵法。

三、室间隔缺损

心脏室间隔在胚胎期发育不全，形成异常交通，在心室水平产生左向右的血流分流，即为室间隔缺损（ventricualr septal defect，VSD）。它有多种类型，通常是单独存在，但也可是某种复杂心脏畸形的组成部分。

（一）病理生理

正常情况下，左室收缩压可达120mmHg，而右室收缩压仅30mmHg，因此，左室部分血液通过缺损进入右室产生左向右分流。分流量的大小和分流方向取决于缺损的大小和两室间的压力差。小的室间隔缺损，左向右分流量少，很少造成明显的血流动力学障碍，不易发生肺动脉高压，为低阻力小分流状态，临床上可长期无症状或仅有轻微症状。中等的或较大的室间隔缺损产生大量的左向右分流，肺血增多，肺血管痉挛，肺血管阻力轻度增高，为低-中阻力、大分流状态。巨大的室间隔缺损，由于左向右分流量大，肺血管阻力增高，内膜及中层增厚、管腔部分阻塞而发生器质性改变，随着右室压力增高，左向右分流逐渐减少为高阻力、小分流状态。随着病情发展，左向右分流更少，甚至双向分流，最后形成右向左分流，即出现艾森曼格综合征，临床出现发绀和右心衰竭。

（二）诊断检查

典型病例可在胸骨左缘第3～4肋间闻及响亮而粗糙的全收缩期杂音，伴有震颤。分流大的缺损于肺动脉瓣听诊区可闻及第二心音增强或亢进。有大量左向右分流的室间隔缺损，由于大量血流流过二尖瓣口，常可在心尖部听到轻而短促的舒张期隆隆样杂音。随着病情发展，肺动脉阻力不断升高，左向右分流减少，收缩期杂音也随之减弱甚至消失，而肺动脉瓣听诊区可闻及第二心音明显亢进，缺损的不同类型也会影响到心脏听诊。

心电图检查　小缺损的心电图多为正常或左室高电压。中等缺损心电图示左室肥厚，并随着肺血管阻力的逐步增高，心电图也由左室肥厚转变为双室肥厚。巨大缺损则表现为右室肥厚、心房扩大及右束支传导阻滞的心电图，隔瓣下型缺损常有不完全性右束支传导阻滞及类似心内膜垫缺损心电图的特殊所见，即电轴左偏，AVF主波向下和I度房室传导阻滞。

X线检查　轻症缺损的胸部平片示心肺基本正常，肺纹理正常或稍增粗增多，肺动脉段平直或轻突，心脏不大或左室稍圆隆。中等缺损有大量分流者肺纹理明显增粗增多，肺动脉段突出，肺门动脉扩张，搏动增强，甚至呈“肺门舞蹈”征，左右心室增大。巨大缺损并发重度肺动脉高压者，肺动脉段明显突出，甚至呈瘤样扩张；肺门血管呈“残根状”，而肺野外围血管纤细，肺血流量减少。

超声心动图检查 可探及室间隔回声中断的征象，还可根据中断的部位确定缺损的类型。

心导管检查 能更好地判断缺损的部位、直径、分流量，并了解心腔各部压力和肺血管阻力，对病情估价，手术适应证选择及手术方法的决定等提供进一步资料。

（三）鉴别诊断

典型室间隔缺损的诊断并不困难，但对临床表现不十分典型的病例常易与其他先天性心脏病相混淆：

1. 轻症肺动脉瓣狭窄 小的室间隔缺损其肺血流量增多不明显，干下型室间隔缺损杂音位置高且第二音易被掩盖，因而易与轻症肺动脉瓣狭窄混淆。鉴别点是肺动脉瓣狭窄的心电图示右室肥厚，X线示肺动脉段突出明显，右心导管无血氧差而有右室-肺动脉压力差。

2. 房间隔缺损 隔瓣下型室间隔缺损可呈右房扩大，且可有右束支传导阻滞，而有的房间隔缺损在心导管检查时由于层流关系而示室水平的左向右分流，二者需作鉴别。房间隔缺损杂音位置较高且柔和，大多无震颤，大分流量者可听到相对性三尖瓣狭窄的舒张期杂音，右心导管检查时若导管能经缺损进入左房则可明确房间隔缺损的诊断。超声心动图对鉴别诊断具重要价值。

3. 心内膜垫缺损 较大隔瓣下型室间隔缺损可有同心内膜垫缺损相似的心电图表现，即电轴左偏，AVF主波向下和I度房室传导阻滞。而心内膜垫缺损的杂音位置也较低，二者易于混淆。但心内膜垫缺损于心尖部可闻及二尖瓣关闭不全的收缩期杂音，左室造影可见二尖瓣反流征，及具特征性的“鹅脖征”。

（四）手术适应证和禁忌证

小型缺损而无临床症状，分流量少，或随访中无肺动脉高压趋势，手术可推迟到学龄前。中等及大型缺损，伴有严重的肺充血，及慢性心功能不全，易发生肺动脉高压，主张早期手术。一般手术年龄在6个月～2岁，以防止肺血管不可逆性病变的发生。对于6个月以下，严重充血性心衰及反复呼吸道感染，药物不能控制者，应及时手术治疗。艾森曼格综合征为手术禁忌证。

手术方法：在体外循环下行室间隔缺损修补术。

四、法洛四联症

法洛四联症（tetralogy of fallot，TOF）是最常见的发绀型先天性心脏病，约占先天性心脏病的12%～14%，占发绀型先天性心脏病的50%～90%，占出生婴儿的0.03%～0.06%。近年来，对本病的认识和治疗方面有不少进展，几乎所有TOF患者均可采用手术治疗。

（一）形态学、病理解剖学

1. 一个位于漏斗部室间隔与隔缘束之间的缺损。

2. 漏斗部的壁束较正常向前、向上、向左移位，与右心室游离壁相连接，从而导致右心室流出道漏斗部水平狭窄和主动脉骑跨，右心室肥厚是右心室流出道狭窄的结果。这些情况见于典型的法洛四联症。其他经常见到的狭窄位于右室流出道的其他部位。极端情况下肺动脉闭锁，主肺动脉与右室流出道仅有纤维连接。这种病人，肺血流是通过未闭锁的动脉导管或（和）多支残存的胚胎发育中主动脉与肺动脉的侧支血管供应的。TOF伴随畸形较多，以右位主动脉弓最多见，其他较常见的有房间隔缺损，永存左上腔静脉，冠状动脉左前降支起源于右冠状动脉，动脉导管未闭，多发性室缺，完全性房室管畸形，主动脉关闭不全等。

（二）临床表现

1．症状 发绀随肺动脉狭窄程度而变化。肺动脉闭锁患儿出生头几天即有明显发绀，随动脉导管变窄或闭合，发绀更趋严重。有严重肺动脉狭窄及右室流出道弥漫性发育不良，出生即有发绀，但不发展为心衰，缺氧性发作亦罕见，发绀持续进行性加重。与此相反，以漏斗部狭窄为主的婴儿，发绀出现晚，并因漏斗部痉挛引起肺部血流突然减少，而致缺氧性发作，表现为呼吸困难，发绀加重，晕厥，有时甚至产生脑损害、昏迷和抽搐致命。其特点是缺氧性发作频率随年龄增长而减少。多数病例在生后3～6个月出现发绀，也有推迟至儿童或成人期才出现，晚期出现发绀往往与随年龄增长右室流出道阻塞加重有关。发绀在运动和哭闹时加重，平静时减轻。少数病例休息时无发绀，活动时有轻度发绀，是因为肺动脉狭窄轻，右向左分流少的缘故。由于组织缺氧，体力及活动耐力均较同年龄者差，故患儿多举止缓慢，喜独处。蹲踞是TOF的特征性姿态。发绀常伴有蹲踞，蹲踞使发绀和呼吸困难减轻，并可防止缺氧性发作，其机制可能是体循环阻力增加，右向左分流量减少，同时因回心血量增加，肺循环血流量增加，低血氧状态得到缓解，结果症状减轻。呼吸道感染可增多，但达不到大室缺患儿的程度，生长迟缓亦不比大室缺患儿更重。此外，TOF可发生一些并发症，如严重发绀及红细胞增多的患者，在各种年龄均可突然发生脑血栓致半身瘫痪（特别在任何原因引起脱水的情况下）。亦可发生脑栓塞或脑脓肿。大咯血可发生在大龄患者，可能是支气管侧支血管破裂所致。

2．体征 发育不良、杵状指（趾）是TOF常见体征。发绀与肺动脉狭窄严重程度相一致。心前区多无畸形，胸骨左缘扪诊有抬举感，示有右室肥厚。心脏听诊特点是肺动脉区第二心音明显减弱，甚至消失及右室流出道狭窄所致的收缩期杂音。右室流出道狭窄产生的典型收缩期射血性杂音，在胸骨左缘3～4肋间最响。杂音高低与狭窄严重程度有关，狭窄愈重，杂音愈低、愈短。肺动脉极度狭窄或闭锁者，杂音很轻或无杂音。

3．实验室检查 红细胞计数、血红蛋白和血细胞比容均升高，并与发绀程度呈正比。严重发绀病例，血小板计数及全血纤维蛋白原减少，血块收缩功能差，有时凝血和凝血酶原时间延长。动脉血氧饱和度下降至0.90～0.40。

4．心电图检查 均显示电轴右偏和右室肥厚，常有右房肥大。TOF心电图特点是右室肥厚多年无进展，而单纯性肺动脉狭窄则进行性加重。

5．X线检查 后前位胸片显示肺血管纹理细小，肺野清亮，心腰凹陷，右室肥大，心尖上翘，显示“靴型心”。侧位片显示心前间隙缩小或消失。

6．超声心动图检查 M型超声心动图可显示主动脉骑跨、主动脉前壁与室间隔的连续性中断。B型超声心动图可显示室缺的数量、大小、位置；右室流出道狭窄部位、程度，有无肺动脉瓣缺如或肺动脉闭锁，主动脉骑跨程度，主动脉和肺动脉直径，右室壁肥厚程度，各腔室大小、各瓣膜状态、二尖瓣与主动脉瓣是否有纤维连接（与右室双出口鉴别）等。多普勒检查可测量肺动脉狭窄程度和跨右室流出道狭窄的压差。此外，超声心动图可发现并存的心内畸形等。

7．心导管及选择性心血管造影检查 该项检查对病例选择、手术计划、术后评估等均提供重要依据。

（三）诊断与鉴别诊断

诊断一般不难，如生后早期出现发绀，呼吸困难，活动耐力差，喜蹲踞，胸骨左缘收缩期杂音及肺动脉第二心音减弱，红细胞计数、血红蛋白、血细胞比容升高，动脉血氧饱和度减低，胸片示肺血减少，靴型心，心电图示右室肥大等，即可做出诊断。确诊依据超声心动图、心导管及心血管造影检查。需鉴别的发绀型心脏畸形有：大动脉转位，三尖瓣闭锁，单心室合并肺动脉狭窄，右室双出口，永存动脉干，法洛三联症等。主要依靠超声心动图、心导管和心血管造影检查进行鉴别。

（四）手术适应证

TOF矫治手术效果良好，所以就是否进行矫治手术这一问题几乎没有争议。

其手术适应证：

1. 诊断明确，不合并其他严重心内畸形的TOF，可在生后3～24个月行一期根治手术。
2. 生后反复出现缺氧发作，检查证实流出道病变局限且不合并其他严重畸形，可在3个月内行一期根治手术。
3. 生后6个月内行姑息手术，而后在6～24个月期间行二期矫治手术，总的结果与起初就行一期矫治术相似。
4. 年龄不足3个月，右室流出道狭窄严重且广泛，发绀明显，肺血管阻力较高，宜先行姑息手术，术后肺血管发育增快，阻力多可降低，然后再行二期矫治手术。
5. 当冠状动脉前降支发自右冠状动脉，只要不需要跨瓣环补片，仍可在生后早期进行一期矫治手术；若需跨瓣环补片，宜先行分流手术，待略发育后再行根治手术。预计根治术需植入外通道者，应将二期根治手术推迟至3～5岁后。
6. 多发性室缺早期行一期矫治术危险，可先行姑息手术，术后以介入方法闭合肌部多发室缺，然后行二期矫治手术。
7. 肺动脉闭锁，应早期行姑息分流手术，待3～5岁后行二期矫治手术。
8. 严重红细胞增多症、高血压、蛋白尿和心力衰竭不是手术禁忌，更应提早手术。

（五）手术方法

锁骨下动脉-肺动脉吻合术，主动脉-肺动脉吻合术，TOF根治术。

第二节　心脏瓣膜病

心脏瓣膜病（valvular heart disease）是由于炎症、黏液样变性、退行性改变、先天性畸形、缺血性坏死、创伤等原因引起的单个或多个瓣膜结构（包括瓣叶、瓣环、健索或乳头肌）的功能或结构异常，导致瓣口狭窄及（或）关闭不全。心室和主、肺动脉根部严重扩张也可产生相应房室瓣和半月瓣的相对性关闭不全。二尖瓣最常受累，其次为主动脉瓣。风湿性心脏病（rheumatic heart disease）简称风心病，是风湿性炎症过程所致瓣膜损害，主要累及40岁以下人群。

一、二尖瓣狭窄

（一）病因和病理

风湿性二尖瓣狭窄是我国主要的瓣膜病。二尖瓣狭窄（mitral stenosis，MS）的最常见病因为风湿热。二尖瓣狭窄常伴有二尖瓣关闭不全，主动脉瓣常同时受累。慢性二尖瓣狭窄可导致左心房扩大及左心房壁钙化，尤其在合并房颤时左心耳及左心房内可形成附壁血栓。

（二）病理生理

正常人的二尖瓣口面积为 4～6cm²，瓣口面积 1.5cm² 以上为轻度、1～1.5cm² 为中度、小于 1cm² 为重度狭窄。重度二尖瓣狭窄时跨瓣压差显著增加，测量跨瓣压差可判断二尖瓣狭窄程度。左房压升高致肺静脉压升高，肺顺应性减低，从而发生劳力性呼吸困难。心率增快时舒张期缩短，左房压更高，任何增加心率的诱因均可促使急性肺水肿的发生，如房颤、妊娠、感染或贫血等。由于左房压和肺静脉压升高，引起肺小动脉反应性收缩，最终导致肺小动脉硬化，肺血管阻力增高，肺动脉压力升高。重度肺动脉高压可引起右室肥厚、三尖瓣和肺动脉瓣关闭不全和右心衰竭。

（三）临床表现

1．症状　一般在二尖瓣中度狭窄时方有明显症状。呼吸困难为最常见的早期症状。患者首次呼吸困难发作常以运动、精神紧张、性交、感染、妊娠或心房颤动为诱因，且多先有劳力性呼吸困难，随狭窄加重，出现静息时呼吸困难、端坐呼吸和阵发性夜间呼吸困难，甚至发生急性肺水肿。咯血有以下几种情况：

（1）突然咯大量鲜血，通常见于严重二尖瓣狭窄，可为首发症状。

（2）阵发性夜间呼吸困难或咳嗽时的血性痰或带血丝痰。

（3）急性肺水肿时咳大量粉红色泡沫状痰。

（4）肺梗死伴咯血，为本症晚期并发慢性心衰时少见的情况。其他症状有咳嗽、声嘶、心悸、心前区闷痛、乏力等症状。

2．体征　重度二尖瓣狭窄常有二尖瓣面容。心尖搏动正常或不明显，心尖区可闻及第一心音亢进和开瓣音；如瓣叶钙化僵硬，则第一心音减弱，开瓣音消失；心尖区有隆隆样舒张中晚期杂音、局限、不传导。常可触及舒张期震颤。窦性心律时，由于舒张晚期心房收缩促使血流加速，使杂音相应增强，心房颤动时，由于无有效的心房收缩，故不再有杂音的舒张晚期加强。右心室扩大时可见心前区心尖搏动弥散，肺动脉高压时肺动脉瓣区第二心音亢进或伴分裂。当肺动脉扩张引起相对性肺动脉瓣关闭不全时，可在胸骨左缘第 2 肋间闻及舒张早期吹风样杂音，称 Graham Steell 杂音。右心室扩大伴相对性三尖瓣关闭不全时，在三尖瓣区闻及全收缩期吹风样杂音，吸气时增强。

3．X 线检查　左心房增大，后前位见左心缘变直，右心缘有双心房影，左前斜位可见左心房使左主支气管上抬，右前斜位可见增大的右心室，增大左房压迫食管下段后移。其他 X 线征象包括右心室增大、主动脉结缩小、肺动脉干和次级肺动脉扩张、肺淤血、间质肺水肿（如 Kerley B 线）和含铁血黄素沉着等征象。

4．心电图　重度二尖瓣狭窄可有二尖瓣型 P 波，P 波宽度 $>0.12s$，伴切迹。QRS 波群示电轴右偏和右心室肥厚表现。病程长者有心房颤动。

5．超声心动图　M 型示二尖瓣城墙样改变（EF 斜率降低，A 峰消失），后叶向前移动及瓣叶增厚。二维超声心动图可显示狭窄瓣膜的形态和活动度，测绘二尖瓣口面积。典型者为舒张期前叶呈圆拱状，后叶活动度减少，交界处粘连融合，瓣叶增厚和瓣口面积缩小。用连续多普勒测二尖瓣血流速度计算跨瓣压差和瓣叶面积。彩色多普勒血流显像可实时观察二尖瓣狭窄的射流，有助于连续多普勒测定的正确定向。经食管超声有利于左心耳及左心房附壁血栓的检出。超声心动图还可对房室大小、室壁厚度和运动、心室功能、肺动脉压、其他瓣膜异常和先天畸形等方面提供信息。

6．心导管检查　二尖瓣狭窄病例一般不需要心导管检查，如症状、体征与超声心动图测定和计算二尖瓣口面积不一致，在考虑介入或手术治疗时，应经心导管检查同步测定肺毛细血管压和左心室压以确定跨瓣压差和计算瓣口面积，正确判断狭窄程度。怀疑同时有冠心病者可行冠状动脉造影。

7. 并发症　心房颤动为相对早期的常见并发症，可能为患者就诊的首发症状。急性肺水肿为重度二尖瓣狭窄的严重并发症。血栓栓塞，血栓来源于左心耳或左心房。心房颤动、大左心房（直径 > 55mm）、栓塞史或心排血量明显降低为发生体循环栓塞的危险因素。80% 的体循环栓塞患者有心房颤动。2/3 的体循环栓塞为脑动脉栓塞，其余依次为外周动脉和内脏（脾、肾和肠系膜）动脉栓塞。1/4 的体循环栓塞为反复发作和多部位的多发栓塞。偶尔左心房带蒂球状血栓或游离漂浮球状血栓可突然阻塞二尖瓣口，导致猝死。心房颤动和右心衰竭时，可在右房形成附壁血栓，可致肺栓塞。右心衰竭为晚期常见并发症。肺部感染较常见。感染性心内膜炎较少见，在瓣叶明显钙化或心房颤动患者更少发生。

（四）诊断

根据病史体征 X 线心电图和超声心动图检查即可确诊。

（五）治疗

1. 内科治疗　预防风湿热复发；预防感染性心内膜炎；无症状者避免剧烈体力活动，定期复查；呼吸困难者应减少体力活动，限制钠盐摄入，口服利尿药，避免和控制诱发急性肺水肿的因素，如急性感染、贫血等。处理并发症。

2. 介入和手术治疗　为治疗本病的有效方法。当二尖瓣口有效面积 $< 1.5cm^2$，伴有症状，尤其症状进行性加重时，应用介入或手术方法扩大瓣口而积，减轻狭窄。如肺动脉高压明显，即使症状不重，也应及早干预。

经皮球囊二尖瓣成形术为缓解单纯二尖瓣狭窄的首选方法。系将球囊导管从股静脉经房间隔穿刺跨越二尖瓣，用生理盐水和造影剂各半的混合液体充盈球囊，分离瓣膜交界处的粘连融合而扩大瓣口。

3. 闭式分离术　经开胸手术，将扩张器由左心室心尖部插入二尖瓣口分离瓣膜交界处的粘连融合。适应证和效果与经皮球囊二尖瓣成形术相似，目前临床已很少使用。

4. 直视分离术　适于瓣叶严重钙化、病变累及腱索和乳头肌、左心房内有血栓的二尖瓣狭窄的患者。在体外循环下，直视分离融合的交界处、腱索和乳头肌，去除瓣叶的钙化斑，清除左心房内血栓。

5. 人工瓣膜置换术　对严重瓣叶和瓣下结构钙化、畸形，二尖瓣狭窄合并明显二尖瓣关闭不全者做人工瓣膜替换术。

二、主动脉瓣关闭不全

（一）病因和病理

由主动脉瓣和（或）主动脉根部疾病所致。

约 2/3 的主动脉瓣关闭不全（aortic regurgitation）为风心病所致。由于瓣叶纤维化、增厚和缩短，影响舒张期瓣叶边缘对合。风心病时单纯主动脉瓣关闭不全少见，常因瓣膜交界处融合伴不同程度狭窄，常合并二尖瓣损害。感染性心内膜炎感染性赘生物致瓣叶破损或穿孔引起关闭不全。

其他病因：主动脉瓣先天性畸形，主动脉瓣黏液样变性，强直性脊柱炎，梅毒性主动脉炎，马方综合征（Marfan 综合征），升主动脉弥漫性扩张，特发性升主动脉扩张，严重高血压和(或)动脉粥样硬化导致升主动脉瘤，主动脉夹层等。

(二) 病理生理

主要的血流动力学改变是舒张期血流从主动脉反流入左心室。左心室同时接纳左心房充盈血流和从主动脉返回的血流，左心室容量负荷增加。左心室能较长期维持正常心排血量和肺静脉压无明显升高。失代偿的晚期心室收缩功能降低，直至发生左心衰竭。左心室心肌重量增加使心肌氧耗增多，主动脉舒张压低使冠状动脉血流减少，二者引起心肌缺血，促使左心室心肌收缩功能降低。

(三) 临床表现

1. 症状　急性主动脉瓣关闭不全，轻者可无症状，重者出现急性左心衰竭和低血压。慢性主动脉瓣关闭不全，可多年无症状，甚至可耐受运动。最先的主诉为与心搏量增多有关的心悸、心前区不适、头部强烈搏动感等症状。晚期出现左心室衰竭表现。心绞痛较主动脉瓣狭窄时少见。常有体位性头晕，晕厥罕见。

2. 体征　收缩压升高，舒张压降低，脉压增大。周围血管征常见，包括随心脏搏动的点头征(De MLlsset 征)、颈动脉和桡动脉扪及水冲脉、股动脉枪击音(Traube 征)、听诊器轻压股动脉闻及双期杂音(Duroziez 征)和毛细血管搏动征等。主动脉根部扩大者，在胸骨旁右第 2、3 肋间可扪及收缩期搏动。心尖搏动向左下移位，呈心尖抬举性搏动。第二心音主动脉瓣成分减弱或缺如(但梅毒性主动脉炎时常亢进)；第二心音多为单一音。心底部可闻及收缩期喷射音，与左心室心搏量增多突然扩张已扩大的主动脉有关。由于舒张早期左心室快速充盈增加，心尖区常有第三心音。主动脉瓣关闭不全的杂音为与第二心音同时开始的高调叹气样递减型舒张早期杂音，坐位并前倾和深呼气时易听到。

3. X 线检查　左心室增大，可有左心房增大。升主动脉继发性扩张并可累及整个主动脉弓；左心衰竭时有肺淤血征。

4. 心电图　电轴左偏，左心室肥大、劳损。

5. 超声心动图　二维超声可显示瓣膜和主动脉根部的形态改变，有助于病因确定。M 型显示舒张期二尖瓣前叶或室间隔纤细扑动、为主动脉瓣关闭不全的可靠诊断征象。脉冲式多普勒和彩色多普勒血流显像在主动脉瓣的心室侧可探及全舒张期反流束，为最敏感的确定主动脉瓣反流方法，并可通过计算反流血量与搏出血量的比例，判断其严重程度。经食管超声有利于主动脉夹层和感染性心内膜炎的诊断。

6. 主动脉造影　当无创技术不能确定反流程度，并考虑外科治疗时，可行选择性主动脉造影，半定量反流程度。

(四) 诊断

根据病史体征 X 线心电图和超声心动图检查即可确诊。

(五) 外科治疗

人工瓣膜置换术为严重主动脉瓣关闭不全的主要治疗方法，主动脉根部扩大者，如 Marfan 综合征，需行主动脉根部带瓣人工血管移植术。

第三节　慢性缩窄性心包炎

慢性缩窄性心包炎(chronic constrictive pericarditis)是由于心包慢性炎症所导致心包增厚、粘连甚至钙化，使心脏舒张、收缩受限，心功能减退，引起全身血液循环障碍的疾病。主要原因是急性心包炎未及时或未彻底治疗。最常见是结核性，其次是化脓性，此外创伤或心脏手术后心包积血，以及肿瘤的心包浸润等也可导致心包缩窄。

一、临 床 表 现

（一）症状和体征

主要是重度右心功能不全的表现，常见的主要症状为易倦、乏力、咳嗽、呼吸困难、腹胀、消化功能失常和水肿。如长期消耗出现低蛋白血症，水肿尤其是腹水进一步加重。慢性缩窄性心包炎使回心血流受阻，静脉压升高，如浅静脉充盈，颈静脉怒张。因心脏活动受限，心脏排血量减少，动脉压下降，静脉压升高（20～30cmH_2O以上）、脉压缩小、脉搏细速、出现奇脉。多数病例心尖搏动减弱或消失，心界叩诊偏小、稍宽或正常，心音减弱而遥远或为正常。

（二）化验检查

总血清蛋白降低，特别是白蛋白降低，造成白 / 球蛋白比例失常；红细胞计数增加而白细胞无变化；血小板正常或减少。红细胞沉降率常增加，有的病例也可正常，肝功能受损。尿素氮和肌酐可能升高。

（三）X 线检查

胸部后前位 X 线摄片及左侧位摄片；心影大小正常或偏小或扩大，心脏轮廓不规则，多呈三角形。左右心缘变直、僵直，主动脉弓小而平坦或极不明显。侧位有时可见钙化条状影像。上纵隔影增宽，以右上纵隔更为明显，两肺淤血。X 线透视见心脏搏动减弱或消失，以右心缘更为明显，心脏左右缘僵硬感，呈三角形多见。除两肺淤血外，往往有少量胸腔积液，以右则多见。CT 检查：心包膜及心包内钙化，钙化可很不规则；心包厚度超过 5～20mm，尤其是与限制性心肌的鉴别诊断时有一定意义。

（四）MIR 检查

主要表现为心包增厚、机化与纤维化，心室腔明显缩小，右心房扩大等特征。

（五）心电图检查

心电图示 QRS 波低电压，T 波低平或倒置，部分病人可有心房颤动。

（六）超声心动图检查

可显示心包增厚、粘连或积液，心房扩大，心室缩小和心功能减退。

（七）心导管及心血管造影检查

可查及心房压力曲线呈 M 型或 W 型；心室压力曲线呈典型的舒张期早期低垂，晚期呈高压波。心血管造影也助于与限制性心肌病的鉴别诊断。

（八）胸膜外心包组织活检

可经左第 4 或 5 肋间切口，并切除一段肋骨，发现心包增厚或取心包组织活检，证实后立即横断胸骨作心包切除术。

二、诊断和鉴别诊断

根据病史、体征、X 线、心电图和超声心动图检查大多数病人可确诊。需与肝硬化、结核性腹膜炎、心力衰竭、心肌病相鉴别。必要时作 CT 和 MRI 检验有助于诊断。

三、手 术 治 疗

手术剥脱缩窄的心包，是解除心脏机械性压迫唯一有效的方法。一般认为，心包剥脱应在急性心包炎后发生缩窄后3～6个月为宜，如延误过久，不但增加剥离心包难度，并可导致心肌变性和肝硬化。特别是晚期衰竭症状出现时，不但手术危险大，手术效果也差。在心肌发生萎缩之前，应不失时机地施行心包剥脱术。对病因为结核者继续抗结核治疗。

第四节　冠状动脉粥样硬化性心脏病

冠状动脉粥样硬化性心脏病（atherosclerotic coronary artery disease）简称冠心病，它是因供应心脏本身的冠状动脉管壁形成粥样斑块造成血管腔狭窄所致心脏病变。由于冠状动脉狭窄的支数和程度的不同，其临床症状也有不同。

一、病理生理

正常人在静息时冠脉血流量每分钟为250ml，占心排血量的5%。冠脉循环的另一特点是舒张期动脉血流量最多，而在心脏收缩期由于心肌血管受挤压，冠脉循环血流量反而减少。心肌摄氧能力强，能从毛细血管中摄取约65%～75%的氧。在正常情况下，每100g心肌每分钟摄氧8～10ml。运动时，心排血量显著增多，心脏工作量加大，心肌需氧量增加，由于进一步从血液中提高摄氧量的余地不多，必须通过扩大冠状动脉管腔，增加冠脉循环血流量以适宜需氧量增加的要求。冠脉循环具有灵敏的调节能力，调节冠脉循环血流量的因素有：动脉灌注压，冠脉血管阻力，心率，心脏舒缩时限，血液CO_2张力，O_2张力，酸碱度以及神经体液因素等。

在冠脉循环血供不足，心肌处于缺氧代谢的情况下，葡萄糖和糖元分解后所能供应的能量仅为有氧代谢下的一小部分。心肌持续缺血缺氧超过20分钟即可造成线粒体不可恢复的变质，心肌细胞坏死，心肌酶的活性丧失，临床上呈现心绞痛、心律失常和心力衰竭等症状。

二、临床表现

（一）症状和体征

冠状动脉粥样硬化性心脏病的主要症状是心肌氧供需失衡引起一时性缺血而产生的心绞痛，大多在劳动、情绪激动、饱餐或受冷时突然发作。常见的疼痛部位是胸骨后或心前区，可放射到左臂内侧、肩部、肩胛间区、颈、喉和下颌，有时位于上腹部。痛的性质可为剧烈的绞痛、挤压痛、压迫痛、紧束痛，或疼痛很轻，仅感到胀闷不适。偶或剧痛发作时伴出汗和濒死的恐惧感。疼痛一般历时1～10分钟，休息或含用硝酸甘油片后消失。急性心肌梗死发病早期可有恶心、呕吐、呃逆或上腹胀痛，心绞痛程度剧烈，持续时间可长达数小时，休息或含服硝酸甘油片未能缓解，常伴有休克、心律失常和心力衰竭。

冠状动脉粥样硬化性心脏病患者平时常无特殊体征，心绞痛发作时血压可略增高或降低，心率可正常、增速或减慢。疼痛程度严重者表情焦虑、烦躁、肤色苍白、出汗，偶然呈现房性或室性奔马律。伴有乳头肌功能失调者，心尖区可听到收缩期杂音。心肌梗死病例，心率可增快或减慢、血压下降，心浊音界可稍增大，心尖区第一心音减弱，有时出现第3、4心音或舒张期奔马律，可有各种心律失常、休克或心力衰竭征象。

（二）X线检查

胸部X线检查一般无异常发现。伴有高血压病例可显示左心室增大，主动脉增宽、扩大、迂曲延长。并发心力衰竭者则心脏明显增大，肺部淤血。

（三）心电图检查

心电图检查是反映心肌缺血的重要方法之一。心绞痛发作时，常显示 ST 段降低，T 波低平或倒置。发作后数分钟内逐渐恢复，有时可伴有心律失常。平时心电图无明显异常改变的病人可做负荷试验，增加心脏负荷，增大心肌耗氧量，暂时诱发心肌缺氧的电生理改变。心电图负荷试验可采用双倍二级梯运动试验、活动平板运动试验、蹬车运动试验和葡萄糖负荷试验等，亦可用 Holter 心电监测仪作动态心电图持续记录。急性心肌梗死病例的心电图特征为深的 Q 波或 QS 波，ST 段明显抬高，弓背向上和 T 波倒置。根据呈现上述特征性改变的导联，可作出心肌梗死的定位诊断。

（四）血清酶学检查

急性心肌梗死的早期，血清谷草转氨酶、肌酸磷酸激酶、肌酸激酶同工酶、乳酸脱氢酶均升高，其动态变化有助于判断病情演变情况。

（五）其他诊断方法

有切面超声心动图检查、放射性核素心脏显影等，对诊断冠心病及心肌梗死、了解左心室运动功能均很有价值。

（六）选择性冠状动脉造影和左心室造影检查

选择性冠状动脉造影可清楚地显现左、右冠状动脉及其分支，不仅可以为确诊粥样硬化病变引起的冠状动脉狭窄提供证据，而且可以观察到病变的确切部位、范围、病变血管的狭窄程度和侧支循环的情况。左心室造影尚可用以诊断心肌梗死引起的室壁瘤、心室间隔缺损和二尖瓣关闭不全。对于考虑施行外科治疗的冠心病病例术前必须进行选择性冠状动脉造影和左心室造影，以明确手术适应证和制订手术方案。

三、治　疗

目前，冠心病的治疗可分为内科药物治疗、介入治疗、外科治疗三类。冠心病的外科治疗主要是应用冠状动脉旁路移植术（CABG），也称冠脉搭桥术。术前应行冠状动脉造影，明确狭窄的部位、范围及远侧端冠状动脉通畅情况。手术可选用不停跳（Off-Pump）冠脉搭桥术，也可在体外循环下进行，通常采用乳内动脉、自体大隐静脉作为血管桥，除此以外，尚可用胃网膜动脉、桡动脉作为血管桥。架桥的数目应根据冠状动脉受累情况而定。

杂交手术（镶嵌治疗技术，Hybird procedure）适用于介入或外科手术单独无法取得满意结果的病种和情况。近年来由于“一站式”杂交手术室的建立，这项新技术得到迅速发展。

Hybird 手术是国际心血管病领域发展的最新趋势，其核心是打破学科壁垒，创新医疗服务模式，提供完整系统的科学治疗，杂交技术是内、外科结合的产物，它凝结了微创心脏外科和介入技术的优势，减少了治疗的侵入性，提高了治疗效果，被视为现代医学治疗方式中最具革命性的突破，将成为复杂冠状动脉病变治疗的重要方向。

（高秉仁）

【参考文献】

[1] 吴在德，吴肇汉．外科学．第 6 版．北京：人民卫生出版社，2007.

[2] 王培林．遗传病学．北京：人民卫生出版社，2000.

[3] 高秉仁，岳凤珍．甘肃省六地市先天性心脏病流行病学调查研究．中国循环杂志，2000，15（5）：

298-299.

[4] 高燕，黄国英. 先天性心脏病病因及流行病学研究进展. 中国循证儿科杂志，2008，3(3)：213-222.

[5] 钱明阳. 先天性心脏病的合理治疗. 实用儿科临床杂志，2008，23(13)：978-980.

[6] 杨雷一，黄建民，张金华. 心脏瓣膜手术体外循环 640 例临床体会. 中国实用医药，2009，4(1)：65-66.

[7] 李强，岑忠，丁勇，等. 心脏微创换瓣技术探索. 检验医学与临床，2008，5(24)：1532-1533.

[8] Bingren Gao，Yongshong Li. Transplantation of Neonatal Cardio- myocytes plus Fibrin sealant Restore Myocardium Infarction In Rats. Chin Med J，2007，120：2022.

[9] 赵云，段贵新，李晓红，等. 冠状动脉旁路移植术中桥血管的保护. 中华全科医学，2009，7(1)：102-103.

第五篇 神经外科

第一章 颅内压与颅内压增高

颅内压（intracranial pressure，ICP）是指颅腔内容物对颅腔内壁的压力。脑脊液循环通畅时，通常以侧卧位腰段蛛网膜下腔穿刺所测的脑脊液静水压力为代表，成人的正常颅内压为 0.7～2.0kPa（70～200mmH_2O）。临床上颅内压还可以通过采用颅内压监测装置进行持续动态观察。

颅内压增高（increased intracranial pressure）是神经外科常见临床病理综合征，是颅脑损伤、脑肿瘤、脑出血、脑积水及颅内炎症等所共有的征象，多为颅腔内容物的体积增加并超出颅内压调节代偿范围，导致颅内压持续在 2.0kPa（200mmH_2O）以上，即为颅内压增高。各种类型的颅内压增高所表现的基本临床症状是头痛、呕吐、视盘水肿，特称为“颅内压增高的三主征”。

一、引起颅内压增高的原因

引起颅内压增高的原因可分为三大类：

1. 颅腔内容物的体积增大如脑组织体积增大、脑脊液增多、颅内静脉回流受阻或脑血流量增加，使颅内血容量增多。

2. 颅内占位性病变使颅内空间相对变小如颅内血肿、脑肿瘤、脑脓肿等。

3. 颅腔的容积变小如狭颅症、颅底凹陷、颅骨凹陷性骨折等。

二、颅内压增高的类型

（一）按病因分类

1. 弥漫性颅内压增高　多由颅腔狭小或脑实质普遍性的体积增加所引起。它的特点是颅腔内各部位及各分腔之间不存在明显的压力差，因此在颅脑 CT、MR 等检查上，脑组织及中线结构显示没有明显移位。临床常见各种原因引起的弥漫性脑膜炎、弥漫性脑水肿、交通性脑积水等造成的颅内压增高都属此种类型。这类病人对颅内压增高的耐受性较大，释放出部分脑脊液后增高的颅内压可见到明显下降，颅内压增高症状可明显好转，压力解除后神经功能恢复也较快。

2. 局限性颅内压增高　多因颅内某一部位有局限性的扩张病变引起，在病变部位压力首先增高，促使它附近的脑组织受到来自病灶的压力而发生移位，并把压力传向远处，在颅内各分腔之间存在着压力差，这种压力差是导致脑室、脑干及中线结构移位的主要动力。神经外科临床上见到的颅内压增高大多数属于此种类型。其原因常见有颅内各种占位性病变，如肿瘤、脓肿、囊肿、肉芽肿等。病人对这种类型颅内压增高的耐受力较低，压力解除后神经功能的恢复较慢且常不完全，这可能与脑移位和脑受压引起的脑血管自动调节功能损害和血-脑屏障的局部破坏有关。由于脑局部受压较久，局部的血管长期处于张力消失状态，血管壁肌层失去了正常的舒缩能力，因此血管腔被动地随颅内压的降低而扩张，血-脑屏障破坏，血管壁通透性增加并有渗出，甚至发生脑实质的出血和水肿，所以即使压力已被解除，神经功能在短期内仍不易恢复。

（二）按发生速度分类

1. 急性颅内压增高　常见于急性颅内出血、神经系统的急性炎症和中毒等。其特点为早期出现剧烈的头痛，烦躁不安，频繁呕吐，继而出现意识障碍，表现为嗜睡或神志恍惚，逐渐陷入昏迷。有时出现频繁的癫痫样发作。抽搐的主要原因是脑组织缺血、缺氧，刺激大脑皮层的运动中枢所引起的，脑干网状结构受到刺激或损害时，则出现间歇性或持续性肢体强直；其他生命体征如体温、脉搏、血压、瞳孔等变化也较明显。急性颅内压增高时，眼底可表现为小动脉痉挛，视盘水肿往往不明显，或只有较轻度的静脉扩张淤血，以及视盘边界部分欠清。有部分急性颅内血肿的病人，可于短时间内出现眼底视盘水肿、出血等。

2. 亚急性颅内压增高　病情发展较快，但没有急性颅内压增高那么紧急，颅内压增高的反应较轻或不明显。亚急性颅内压增高多见于发展较快的颅内恶性肿瘤、转移瘤及各种颅内炎症等。

3. 慢性颅内压增高　病情发展缓慢，可长期无颅内压增高的症状和体征，常见于颅内发展缓慢的局限性病变，如肿瘤、肉芽肿、囊肿、脓肿等。

急性或慢性颅内压增高均可导致脑疝发生。脑疝发生后，移位脑组织被挤进小脑幕裂孔、硬脑膜裂隙或枕骨大孔中，压迫脑干，产生一系列危急症状。脑疝发生又可加重脑脊液和血液循环障碍，使颅内压力进一步增高，从而使脑疝更加严重。

三、颅内压增高的临床表现

1. 头痛　慢性颅内压增高所致的头痛，其特点是头痛常表现为持续性钝痛，伴有阵发性加剧，常因咳嗽、打喷嚏等用力动作而加重。头痛常是慢性颅内压增高的唯一的早期症状，初期多不严重，随着病变的发展头痛逐渐加剧。但应注意与神经血管性头痛或神经官能性头痛相区别，该类头痛常为阵发性发作，在缓解期间可完全正常。头痛一般位于双颞侧与前额。后颅窝占位性病变时，头痛则常位于枕部。头痛的原因是颅内痛觉敏感结构（颅底硬脑膜、大血管及第Ⅴ、Ⅸ、Ⅹ对脑神经感觉纤维）受到牵扯或挤压所致。

2. 呕吐　常出现于晨起时头痛加重，典型表现为与饮食无关的喷射性呕吐，吐后头痛可略减轻。呕吐前常伴恶心，早期常只有恶心而无呕吐，晚期则在呕吐前不一定有恶心。恶心、呕吐是因高颅压时刺激了迷走神经核团或其神经根所引起的。脑干肿瘤起源于迷走神经核团附近者，呕吐有时是早期唯一的症状，可造成诊断上的困难。

3. 视盘水肿　视盘水肿是颅内压增高的主要客观体征。颅内压增高过程的早期，先出现视网膜静脉回流受阻，静脉淤血，继而出现视盘周围渗出、水肿、出血，甚至隆起。早期一般视力正常，晚期则出现继发性视神经萎缩，视力明显障碍，视野向心性缩小，最后可导致失明，一旦失明，恢复几乎是不可能的。因此，早期及时处理颅内压增高，对于保存视力是很重要的。肿瘤病人，70%以上有视盘水肿，婴儿几乎完全不发生视盘水肿，幼儿也少见。

上述三者被称为颅内压增高三主征，为颅内压增高的典型表现。

4. 其他症状 一侧或双侧展神经麻痹、复视、黑蒙、头晕、耳鸣、猝倒、精神迟钝、智力减退、记忆力下降、情绪淡漠或欣快、意识模糊等症状亦不少见。如病变位于功能区还可伴有相应的体征出现。

5. 颅内压增高的晚期可出现生命体征的明显改变，如血压升高、心率缓慢、脉搏徐缓、呼吸慢而深等，这些变化是中枢神经系统为改善脑循环的代偿性功能表现。最后导致呼吸、循环功能衰竭而死亡。

四、引起颅内压增高的疾病

引起颅内压增高的常见中枢神经系统疾病有：

1. 颅脑外伤 颅内血肿和脑挫裂伤等。

2. 颅内肿瘤和颅内转移瘤等。

3. 脑血管病 脑出血、蛛网膜下腔出血和脑梗死等。

4. 颅内炎症和脑寄生虫病 各种脑炎、脑膜炎、脑脓肿、脑囊虫病、脑肺吸虫病、脑包虫病等。

5. 颅脑畸形 如颅底凹陷、狭颅症、导水管发育畸形、先天性小脑扁桃体下疝畸形等。

6. 良性颅内压增高 良性颅内压增高是一组病因和发生机制尚未完全清楚的症候群，具有颅内压增高的症状，脑脊液化验正常，无神经系统的其他阳性体征，预后较为良好。

7. 脑缺氧 心搏骤停、肺性脑病、癫痫连续状态等。

五、颅内压增高的诊断

颅内压增高有急性、亚急性和慢性之分。一般病程缓慢的疾病多有头痛、呕吐、视盘水肿等症状，初步诊断颅内压增高不难。而急性、亚急性脑疾病由于病程短，病情发展较快，多伴有不同程度的意识障碍，且无明显视盘水肿，此时确诊有无颅内压增高常较困难，需要进行下列检查予以确定。

1. 眼底检查 在典型的视盘水肿出现之前，常有眼底静脉充盈扩张、搏动消失，眼底微血管出血，视盘上下缘可见灰白色放射状线条等改变。

2. 婴幼儿颅内压增高早期可发现前囟的张力增高，颅缝分离，叩诊如破水壶声音。

3. 脱水试验治疗 20%甘露醇250ml快速静脉滴注或呋塞米40mg静脉推注后，若头痛，呕吐等症状减轻，则颅内压增高的可能性较大。

4. 影像学检查 头颅平片可发现颅骨内板压迹增加或（和）鞍背吸收等某些原发病的征象。脑血管造影对脑血管病，多数颅内占位性病变有相当大的诊断价值。有条件可行头颅CT扫描和MRI（磁共振）检查，它对急性、亚急性颅内压增高而无明显视盘水肿者，是安全可靠的显示颅内病变的检测手段。对疑有严重颅内压增高，特别是急性，亚急性起病有局限性脑损害症状的患者，切忌盲目腰穿检查。

六、脑 疝

脑疝（brain herniation）是颅内压增高的严重后果，部分脑组织因颅内压力差而造成移位，当移位超过一定的解剖界限，从而出现一系列严重临床症状和体征时则称之为脑疝。颅脑外伤、脑肿瘤、脑脓肿及脑血管疾病等病程发展的最后结局往往是因脑疝而死亡。临床最常见、最重要的是小脑幕切迹疝与枕骨大孔疝，也可见大脑镰下疝和蝶骨嵴疝。

1. 小脑幕切迹疝　又称天幕疝或小脑幕裂孔疝，根据疝出的内容物及发生脑疝的动力学改变又分为小脑幕切迹上疝和小脑幕切迹下疝。小脑幕切迹下疝是小脑幕切迹疝中最常见的类型，多见于幕上占位性病变，幕下病变引起梗阻性脑积水时亦可发生。靠近幕孔区的幕上结构（海马旁回、钩回等）随大脑、脑干下移而被挤入小脑幕孔。小脑幕切迹上疝多为后颅凹病变引起，并多与枕骨大孔疝同时存在。但后颅凹病变行侧脑室体外引流时，幕上压力突然降低，小脑蚓部易于由幕下向幕上移位。

2. 枕骨大孔疝　后颅凹容量较小，对颅压增高缓冲力有限，较小的压力差即可造成小脑扁桃体被推挤入小脑延髓池，进而挤入枕骨大孔突入椎管内，压迫延髓和上颈髓形成枕骨大孔疝。枕骨大孔疝可分为急性和慢性两种，慢性枕骨大孔疝见于后颅凹占位病变和长期颅内压增高的患者，临床症状相对较轻；急性枕骨大孔疝多突然发生，或在慢性脑疝的基础上由某些诱因，如排便用力、不当腰穿等使疝出程度加重，以致使延髓生命中枢受到急性压迫而功能衰竭。

七、颅内压增高的治疗原则

1. 一般处理　凡有颅内压增高的病人，均应留院观察。病情稳定者需尽早查明病因以明确诊断，尽快施行祛除病因的治疗。

2. 病因治疗　颅内占位性病变，首先考虑做病变切除术。颅内压增高引起急性脑疝时，应争分夺秒进行紧急抢救或手术处理。

3. 降低颅内压治疗　脱水疗法是降低颅内压、减轻脑组织水肿、防止脑疝形成的有效手段。常用药物有50%甘油盐水溶液、呋塞米、甘露醇及人血白蛋白等。

4. 激素应用　激素可减轻脑水肿，有助于缓解颅内压增高。

5. 冬眠低温疗法或亚低温疗法　可降低脑代谢，减少脑组织氧耗量，防止脑水肿的发生发展。常用脑局部降温，用冰帽或冰袋、冰槽头部降温。

6. 脑脊液体外引流　经脑室释放适量脑脊液可有效缓解颅内压增高。

7. 巴比妥治疗　可降低脑代谢，减少氧耗及增加脑对缺氧的耐受力。

8. 辅助过度通气　可使脑血流减少，从而使颅内压相应下降。

9. 抗生素治疗　控制颅内感染和预防感染。

10. 症状治疗　镇痛剂、镇静剂及抗癫痫药物等。

（高俊玮）

【参考文献】

[1] 王忠诚. 神经外科学. 第2版. 北京：人民卫生出版社，1979.

[2] 赵继宗. 神经外科学. 北京：人民卫生出版社，2007.

[3] H. Richard Winn，Michel Kliot，L.Dale Lunsford，et al. 尤曼斯神经外科学. 第5版. 北京：人民卫生出版社，2009.

第二章 颅脑损伤

颅脑损伤是指颅脑在外力的作用下所致的损伤，可分为颅部和脑部损伤，颅部包括头皮和颅骨，脑部包括脑组织、脑血管和脑脊液。其发生率居创伤第二位，仅次于四肢骨折。由于伤及中枢神经系统，其死亡率和致残率均很高，为创伤中首位。

第一节　头皮损伤

一、头皮血肿

（一）临床分型及表现

按血肿存在部位可分为：

1. 皮下血肿　位于皮下组织致密层之间，不易扩散，体积小，周围组织肿胀增厚，血肿部位疼痛明显，触之中心有凹感。

2. 帽状腱膜下血肿　多因小动脉或头皮导血管破裂所致，此层组织疏松、血肿易扩散，疼痛不如皮下血肿明显。

3. 骨膜下血肿　多因颅骨变形，颅骨与骨膜分离、骨折等所致，如新生儿产伤、凹陷性颅骨骨折、骨膜撕脱等，血肿范围常受颅缝限制，局限于某一颅骨表面。

（二）治疗

1. 皮下血肿无需特殊处理。

2. 帽状腱膜下血肿、骨膜下血肿，小者可自行吸收，较大者需无菌穿刺加压包扎，穿刺无效有感染者须切开引流。

二、头皮裂伤

（一）临床表现

多由锐器所伤。帽状腱膜裂开时伤口常裂开，因头皮血运丰富，帽状腱膜与头皮致密层之间的血管断裂时不易回缩，故出血较多，可引起失血性休克。

（二）治疗

1. 检查伤口的深度，是否合并凹陷骨折，发现有脑脊液和脑组织外溢，按开放性颅脑损伤处理。

2. 争取短时间内清创（24 小时内），裂口较长者需缝合帽状腱膜或全层缝合。对有头皮缺损者可行修补，感染严重者，放置引流并分期缝合。

三、头皮撕脱伤

（一）临床表现

创伤使大块头皮自帽状腱膜下或连同骨膜一并撕脱所致，伤口往往出血多而发生失血性休克。

（二）治疗

1. 压迫止血、防止休克、清创、抗感染。

2. 争取 12 小时内清创、植皮、条件允许可采用显微技术吻合血管。

3. 头皮坏死者待感染控制后植皮。

第二节 颅 骨 损 伤

颅骨损伤系暴力作用所致颅骨结构的改变，可合并脑组织，脑膜、神经、血管等损伤。颅骨骨折按部位可分为颅盖和颅底骨折；按形态分为线形与凹陷性骨折；按骨折与外界是否相通，分为开放性与闭合性骨折。

一、颅 盖 骨 折

（一）临床分型

1. 线形骨折　可单发或多发，需经 X 线证实，但要警惕合并颅内出血及脑损伤。

2. 颅骨凹陷骨折

（1）粉碎性凹陷骨折：多见于成人，颅骨全层或内板深入颅腔，甚至刺破脑膜、脑组织。

（2）乒乓球样骨折：一般见于小儿，凹陷颅骨一般不刺破硬膜。

（二）治疗

1. 闭合性线形骨折无需特殊处理。骨折线通过脑膜血管沟或静脉窦者，须注意有无硬膜外血肿的可能。合并头皮破裂时，颅腔开放，颅内感染的可能性增加，需加强抗炎治疗。婴幼儿伴硬膜撕裂的开放性线形骨折可能逐渐增宽，造成所谓的“生长性骨折”，继发囊性脑膨出，需手术治疗，修补破裂的脑膜。否则囊肿增大可使脑组织移位或受压，引起相应症状。

2. 骨折凹陷深度 $<1cm$，脑组织未受压时，保守治疗。手术指征：

（1）骨折深入颅腔 1cm 以上。

（2）骨折片使脑受压引起神经功能障碍，如偏瘫、癫痫等。

（3）合并脑损伤或大面积的骨折陷入颅腔，导致颅内压增高，CT 示中线结构移位，有脑疝可能者，应行凹陷骨折整复术或去骨瓣减压术。

（4）非功能部位的小面积凹陷骨折，无颅内压增高，深度超过 1cm 者，可考虑择期手术。

（5）大静脉窦处的凹陷骨折，如未引起神经体征、无颅压增高者可不手术，若必须手术，术前和术中都须防止大出血。

（6）开放性骨折的碎骨片易致感染，需全部取出，脑膜破裂应予以缝合或修补。

二、颅底骨折

（一）临床分型

1. 前颅凹骨折　常累及眶顶及筛骨，常伴有鼻出血、脑脊液鼻漏、球结膜下出血、眼眶周围淤血（熊猫眼）、外伤性气颅，甚至损伤嗅神经、视神经。

2. 中颅凹骨折　若蝶骨骨折伴脑膜破裂时，血液和脑脊液经蝶窦从鼻腔流出，若颞骨岩部骨折伴中耳鼓膜破裂时，脑脊液经外耳道流出，若鼓膜完整时脑脊液经耳咽管鼻腔流出、常合并第Ⅷ颅神经周围性损害，若骨折波及破裂孔时常导致致命性的大出血。

3. 后颅凹骨折　骨折累及颞骨岩部后外侧时，伤后2日出现乳突皮下淤血，如骨折在枕骨基底部，可有枕下淤血肿胀，如累及枕骨大孔区可有后组颅神经的损害。

颅底X线拍片仅三分之一颅底骨折呈阳性，三分之二的颅底骨折显示不清。头颅螺旋CT扫描对诊断有帮助。

（二）治疗

伴有脑脊液漏的颅底骨折，应视为开放伤，重点在预防颅内感染，一般应采用以下方法：

1. 鼻漏或耳漏任其外流，禁用物品堵塞。耳漏时用酒精消毒耳部，外耳道旁放置消毒纱布，浸湿后更换。

2. 禁止冲洗外鼻腔或外耳道，以防逆行感染。

3. 出现早期脑膜炎表现时，应尽早给予抗生素治疗。

4. 大多数脑脊液漏能在两周左右自行停止，如果脑脊液漏持续一个月以上，或伴颅内积气经久不消时，即需要手术修补破损的硬脑膜缺口。常用额部冠状切口行颅前窝探查或颞部入路，探查颅中窝。发现硬脑膜缺口后，以颞肌筋膜、骨膜或附近的硬脑膜修补，小漏口亦可采用经鼻蝶生物胶黏合剂闭合漏口。

5. 口鼻大出血　及时气管切开，植入带气囊的气管套管。如系颈内动脉颅底段损伤出血，可采用紧急颈内动脉结扎术或介入导管技术行颈动脉球囊闭塞术。

6. 脑神经损伤　视神经管骨折压迫视神经时应争取在72小时内开颅行神经管减压术。严重面神经损伤时可将眼睑暂时性缝合，以防止暴露性角膜炎及溃疡。后组脑神经损伤出现吞咽困难者可暂置入鼻饲管。

第三节　脑　损　伤

脑损伤可分为原发性脑损伤和继发性脑损伤。原发性脑损伤指暴力作用于头部时立即发生的脑损伤，主要有脑震荡、脑挫裂伤及原发性脑干损伤等。继发性脑损伤指受伤一定时间后出现的脑受损病变，主要有脑水肿和颅内血肿。脑水肿继发于脑挫裂伤，颅内血肿因颅骨、硬脑膜或脑的出血而形成，与原发性脑损伤可相伴发生，也可单独发生。原发性脑损伤无需开颅手术，其预后主要取决于伤势轻重；继发性脑损伤尤其是颅内血肿往往需及时开颅手术，其预后与处理是否及时、正确有密切关系。

一、发病机制

（一）损伤方式

1. 直接暴力作用

（1）加速性损伤：处于相对静止状态的头部被运动着的物体打击时所发生的颅骨变形

和脑组织在颅腔内运动而产生的脑损伤。损伤处多位于受冲击部位，故又称冲击伤。

（2）减速性损伤：处于运动状态的头部突然撞击于坚硬相对静止的物体时，除着力部位可发生颅骨变形和脑组织在颅腔内移动直接造成冲击性损伤外，在着力点对冲部位的脑组织常可发生不同程度的挫裂伤、血管撕裂和血肿形成。这种损伤又称对冲性损伤。多见于跌伤和坠落伤。

（3）挤压伤：头部两侧同时受到外力的夹持，造成严重的颅骨变形、脑膜撕裂、血管和脑组织损伤。

2. 间接暴力作用

（1）传递性损伤：高处坠落时臀部和足跟着力，冲击力由脊柱上传至颅底，颅腔内脑组织发生移动引起脑挫伤和桥静脉撕裂。上颈椎尚可向前后滑动或突入颅底引起寰枕部骨折、脱位，此时颈髓、延髓和脑桥均可发生损伤。

（2）挥鞭样损伤：当躯干突然遭到向前、向后的冲击时，由于惯性作用使头部落后于躯干运动，寰枕关节和颈椎发生过伸、过屈运动或旋转运动，犹如挥鞭样运动。除寰枕区可发生骨折脱位外，颈髓、下脑干和脑组织都可因为在颅腔内发生移动而造成损伤。

（3）胸部挤压伤时脑损伤：胸腔内压力突然急剧上升使上腔静脉回流受阻，颈静脉压力及颅内静脉窦和脑内小静脉压力骤然升高，导致颜面部和颅内的小静脉破裂、出血和水肿。脑内也可产生类似的小点状出血和水肿。

（二）损伤机制

闭合性颅脑损伤主要是由颅骨变形和脑组织在颅腔内的运动所引起。

1. 颅骨变形和骨折的作用　当外力作用于头颅时，着力部位颅骨可在瞬间向内凹陷，同时由于弹力反应又瞬间向外膨出，颅内压在10～50ms内可产生133kPa（1000mmHg）以上的压力；随之当颅骨恢复原形时颅内压突然下降又可产生一种相应强大的负压吸力，这两种力量均能使着力部位脑膜分离、血管撕裂和产生不同程度的脑组织挫裂伤。

2. 脑组织在颅腔内发生移位的作用　头部遭到外力冲击后脑组织在颅腔内发生大块移动使受制于颅骨结构的各脑神经、脑血管受到严重的牵拉而断裂、损伤及出血，常见的移动方式有两种。

（1）直线运动：暴力作用方向与颅腔的轴向相一致时即发生直线加速或减速运动。加速运动多为冲击伤，造成着力部位骨折变形，导致脑挫裂伤。减速运动多产生对冲伤，减速时脑组织在颅内发生大块移动，与对冲部位的骨壁、凹凸不平的颅底、锐利的蝶骨嵴、大脑镰下缘、小脑幕游离缘处的坚硬组织摩擦、撞击而产生的脑挫裂伤或硬膜下血肿。对冲部位产生的负压吸引力，还可产生吸引力伤。枕部着力的减速伤因后枕部脑组织在光滑的小脑天幕上滑动，无过多的牵拉，所以很少发生枕部对冲伤。

（2）旋转运动：当外力作用于头颅非轴线部位时，脑内容物会发生旋转运动，除了脑表面与颅骨发生摩擦致伤外，脑组织深层与浅层之间以及相对活动与相对固定的交界处，如颅颈交界处的颈延髓等处产生扭转和剪切力，导致脑深部的损伤。此种损伤主要涉及脑的中轴包括大脑半球白质、胼胝体、脑干和小脑脚等处，可产生广泛的挫裂伤、出血、水肿和轴索损伤，称为弥漫性脑损伤或弥漫性轴索损伤（diffuse axonal injury，DAI），它是脑损伤中最严重的一型，多见于交通事故。

（3）头部着力点与脑损伤的关系：着力部位和脑挫裂伤的部位有关：①额部着力几乎全部为额叶的冲击性挫裂伤；②颞部着力，冲击伤约占36%，对冲伤为44%，二者并存约20%；

③顶部着力，冲击伤占20%，对冲伤约80%；④枕部着力，对冲伤占96%，混合型伤为4%；⑤着力点不论位于额部还是枕部，愈近中线，产生双侧性损害的机会愈多；一侧枕顶部着力，对冲伤多数位于对侧的额颞部，但少数亦可位于同侧的额颞部。

二、脑损伤程度的分类及分级

（一）格拉斯哥昏迷评分（glasgow coma scale，GCS）（表5-2-1）

表5-2-1 格拉斯哥昏迷评分表

睁眼反应	言语反应	运动反应
正常睁眼 4	回答正确 5	遵命动作 6
呼唤睁眼 3	回答错误 4	定位动作 5
刺激睁眼 2	含混不清 3	肢体回缩 4
无反应 1	唯有声叹 2	肢体屈曲 3
	无反应 1	肢体过伸 2
		无反应 1

（二）分类及分级

1. 根据格拉斯哥昏迷分级

（1）轻型脑损伤 GCS：13～15分。

（2）中型脑损伤 GCS：9～12分。

（3）重型脑损伤 GCS：3～8分。

2. 根据脑组织是否与外界相通 一般可分为：

（1）闭合性损伤（跌坠伤、钝器伤）。

（2）开放性损伤（火器伤、枪伤、锐器伤）。

3. 脑损伤又分为局灶性和弥漫性脑损伤，前者包括脑挫裂伤、颅内血肿及由于脑疝或颅压高所引起的损害，后者包括：

（1）弥漫性轴索损伤。

（2）弥漫性脑肿胀。

（3）弥漫性血管损伤。

（4）缺氧性脑损害。

三、原发性脑损伤的类型

（一）脑震荡

1. 病理 脑震荡后脑组织肉眼和镜下观察无病理改变，但可见到组织功能紊乱。

2. 临床表现 伤后立即出现短暂的意识障碍或完全昏迷，但一般的说意识障碍的时间不超过半小时，醒后对受伤当时情况或伤前一段时间内情况不能记忆，称逆行性遗忘。较重者在意识障碍期间出现皮肤苍白、出汗、血压下降、呼吸浅慢、心跳慢、肌张力降低、各种生理反射消失。意识恢复后以上情况消失，可有头痛、头昏、恶心、呕吐等症状，一般在短期内恢复，神经系统检查无阳性体征，腰穿脑压正常，脑脊液中无红细胞。

3. 诊断及鉴别诊断 脑震荡的诊断主要以头部损伤后有短暂的意识丧失和近事遗忘，以及神经系统体检和脑脊液检查正常作为依据。临床上与轻度脑挫伤很难鉴别，可依据脑电图或CT检查来鉴别，但两者的治疗原则基本一致。

4. 治疗　一般无需特殊治疗。适当卧床休息，给予一定的精神安慰剂对症治疗。头痛者，可给予止痛药，恶心、呕吐者给予止吐药；焦虑失眠者可给予安定类药。所有的病人均予应常规留院观察2～3天，予以排除颅内其他继发病变的可能。

（二）脑挫裂伤

1. 病理　肉眼可见皮质下或深部脑组织内许多大小不等的出血灶，聚合成一大片、呈紫红色。镜下可见软膜裂伤，皮层失去正常结构，神经细胞大块缺失、轴突断裂、髓鞘消失，胶质细胞变性，血管玻璃样变性，血浆及血细胞溢入血管外间隙。脑组织碎烂及坏死，周围脑组织水肿，水肿一般3～7天达高峰，后渐好转恢复，损伤处最终以胶质增生修复形成瘢痕。

2. 临床表现　意识障碍多较脑震荡严重，而且持续时间长，多在半小时以上，但亦有个别特殊情况的脑挫裂伤受伤时并无意识障碍。有的甚至昏迷乃至死亡。意识恢复后常有较严重的头痛、恶心、呕吐及自主神经功能紊乱等情况。继发脑水肿、出血（血肿形成）、出现颅内压增高时，常表现为症状进行性加重，应警惕颅内血肿形成。

3. 体征　脑膜刺激征（颈强直、克氏征阳性）、偏瘫、单瘫、失语及颅神经的改变、癫痫发作等。

4. 影像学检查

（1）头颅X线平片：多数脑挫裂伤有颅骨骨折（颅盖或颅底），头部X线摄片可以显示骨折线、骨折碎片或凹陷骨折等情况。

（2）头颅CT扫描：①脑实质变化损伤早期，脑挫裂伤的脑组织CT扫描呈现密度改变，形状多不规则，其中灶形出血可见点状和片状高密度；如出血较多或相互融合，则形成大片高密度区。随着血块逐渐吸收，其密度也相应降低，呈现混杂密度影，在损伤和出血周围因脑水肿其低密度区域逐渐扩大。在中期和后期坏死脑组织及血块吸收，显示出低密度的软化灶或与脑室相同，相邻的脑组织萎缩、脑沟变宽、变深。②蛛网膜下隙变化在侧裂池、纵裂池、脑基底池内可见高密度、不规则的线条状或片状积血。局部脑压升高时相邻脑池、脑沟消失，颅内压显著升高时所有脑池均可消失。③脑室及中线结构变化：脑挫裂伤时因脑室壁或胼胝体损害，脑室内可见高密度出血影。一侧大脑半球压力升高时，同侧侧脑室受压变小，并有变形和移位；可见钙化的松果体，及大脑镰也向对侧移位。有弥漫性颅内压增高者，双侧脑室均变小或消失，但中线结构无明显移位。

5. 诊断和鉴别诊断　根据外伤史，伤后有较长时间的昏迷，存在神经系统阳性体征和脑脊液呈血性，诊断基本成立。但对于一些受伤程度轻或受伤很重，持续昏迷的病人，神经系统的阳性体征很难被确定，仍需依靠CT、MRI等辅助诊断手段与脑震荡或脑内血肿鉴别。

（1）与脑震荡鉴别：脑挫裂伤的昏迷时间较长，神经系统有阳性体征，脑脊液呈血性，而脑震荡昏迷时间短，无神经系统阳性发现，头颅CT扫描无异常。

（2）与颅内血肿鉴别：脑挫裂伤发生后即可昏迷，如不伴有其他损伤，症状和体征在伤后可逐渐好转，趋于稳定，而颅内血肿发生后可有“中间清醒期”，症状体征进行性恶化。头颅CT、MRI对两者可作出明确的判断。

6. 治疗

（1）保守治疗：①轻者卧床休息，留院观察，以防发生继发性颅内血肿及其他并发症。

②注意生命体征的改变，血压下降者及时抗休克治疗，排除有无其他部位的合并伤，维持呼吸道的通畅，给足氧气。③有颅内压增高者，尽早脱水治疗，控制脑水肿的进一步发展。④发热病人应用物理降温，以保护脑组织。重症病人用冰帽等降温，或行亚低温治疗。维持水电解质及血糖的平衡。⑤蛛网膜下腔出血较严重者，可行腰椎穿刺，引流脑脊液，以减轻头痛，促进脑脊液循环。

(2) 手术治疗：手术治疗主要解决颅内压顽固性增高，可行去骨瓣减压术并清除挫伤灶及脑内血肿。适应证：①脑挫裂伤严重，头颅 CT 扫描显示脑内血肿达 30ml。②额叶区或颞叶前区严重脑组织碎裂，其间有多个大小不等的血块，血肿量 20ml 左右，周围脑组织水肿严重，同侧脑室前角或下角受压或消失，中线移位近 0.5cm 以上。③一侧额叶和颞叶脑挫裂伤并弥漫性点状和片状出血，脑组织水肿，同侧脑室受压和移位，中线偏移近 1cm，临床已出现小脑幕切迹疝表现。④中央区附近脑挫裂伤并脑室内出血达 15ml 以上。⑤小脑挫裂伤并出血达 10ml 以上，或因水肿压迫导水管、第四脑室，甚至发生梗阻性脑积水。⑥双侧额叶和颞叶广泛性脑挫裂伤，经非手术治疗意识障碍加重，颅内压监护压力大于 5.33kPa (40mmHg) 时。

手术采用标准外伤大骨瓣或双额冠状瓣，降低颅内高压，彻底止血及清除坏死的脑组织。近年研究表明，标准外伤大骨瓣减压术疗效要优于常规骨瓣，作为脑挫裂伤首选术式。行标准外伤大骨瓣减压术同步术中行硬膜减张缝合修补亦较传统手术取得较好的疗效。

(3) 亚低温治疗：亚低温可降低脑组织氧耗量，减少脑组织乳酸堆积；保护血 - 脑屏障，减轻脑水肿；抑制内源性毒性产物对脑细胞的损害作用，促进脑细胞结构和功能修复。

1) 亚低温治疗的临床实施方法：直肠温度比脑温低 0.33～1.5℃，实用且易推广，临床上可替代脑温监测。公认降温程度是直肠温度 32.5～33℃，低于 30℃，易发生并发症。

2) 降温的时间窗：伤后及早实施亚低温治疗（24 小时内），维持时程一般为 24～72 小时，但也可根据病情维持 4～5 天或到 7～14 天。对于重型颅脑创伤有颅内压增高者，应在颅内压降至正常水平后再维持 24 小时。

3) 降温方法：单纯物理降温或药物降温均难以取得良效。有效的全身性降温方法是物理降温与冬眠肌松合剂相结合。

4) 主要步骤：①深昏迷患者作气管插管或切开；②呼吸机辅助呼吸；③静脉滴注冬眠肌松合剂，即生理盐水 100ml + 维库溴铵 100mg（5～15ml/h），和生理盐水 100ml + 盐酸吗啡 100mg（10ml/h）；④使用冰毯降温。降温及维持治疗时间，应根据血压、心率、肌张力情况进行调整。血管内降温方法，其安全有效，无需肌松剂，无副作用，值得推广。该治疗完成后停止亚低温治疗使患者自然复温，大约每 4～6 小时复温 1℃，12～20 小时内使其体温恢复至正常。复温过程中，适当肌注肌松剂及镇静剂，以防肌颤和颅内压增高。

5) 亚低温治疗的并发症及其防治：亚低温治疗可并发心率减慢、血压下降及各种心律失常，复温性低血压；复温速度过快易引起颅内压“反跳”增高；血黏度增加和凝血功能障碍；低钾血症；低温期间免疫功能受抑制；低温使促肾上腺皮质激素、肾上腺素和皮质激素的分泌等均受抑制；低温致胰酶活性增加和血小板降低。正确的亚低温方法和全面监测，上述并发症则不会发生或能被及时纠正，并不影响其治疗作用。

(4) 高压氧治疗：高压氧治疗是指周期性呼吸超过一个大气压纯氧的治疗，国内外大量临床及实验研究表明其对严重颅脑损伤具有治疗意义。其机制可能是高压氧治疗可以使一些休眠细胞的功能得以恢复，通过有效增加氧的弥散力，增加脑组织对氧的利用从而纠正脑缺氧并能增强神经细胞对葡萄糖的利用从而维持脑细胞的能量代谢，通过提高神经细胞代谢从而提供蛋白合成所必需的能量，抑制颅脑外伤后的脂质过氧化反应并能减少氧自由基的产生等。高压氧治疗是一种治疗中重度颅脑损伤的有效手段。

（5）对症治疗及并发症的处理

1）高热：常因为下丘脑、脑干及中枢神经、呼吸、泌尿系统感染引起。高热造成脑组织相对性缺氧、加重脑的损害，需采取积极措施及时降温。常用物理降温法。如体温过高或持续39℃以上，需采用冬眠疗法。常采用异丙嗪、氯丙嗪各25mg或50mg肌注，4～6h 1次，用药20分钟后开始物理降温，保持直肠温度34～36℃，一般维持3～5d。冬眠药物可使咳嗽反射减弱，常需行气管切开及吸痰以保证呼吸道通畅，随时观察体温的变化。

2）外伤性癫痫：脑损伤可发生癫痫，一般多见于大脑皮层运动区、额叶、顶叶皮层区受损。给予苯巴比妥钠0.1g肌内注射每天3次，清醒可进食的病人口服苯妥英钠、卡马西平、丙戊酸镁等抗癫痫药，早期癫痫发作的原因常是颅骨凹陷骨折、脑挫伤、颅内血肿和蛛网膜下腔出血等；晚期癫痫发作主要由感染、脑萎缩、蛛网膜炎、脑瘢痕及异物等引起。癫痫大发作时用地西泮2～5mg静脉缓慢推注，如未能制止抽搐，重复推注。也可将安定加入10%葡萄糖溶液内静脉滴注，每日用量不超过100mg。癫痫完全控制后，应继续服药1～2年，必须逐渐减量后才能停药。脑电图尚有棘波、棘慢波或阵发性慢波存在时，不应减量或停药。

3）高血糖：脑损伤患者的高血糖是因为机体应激反应，肾上腺素水平增高，代谢加快引起血糖增高。大量输注糖或过于强调伤后营养补充，使其配方中糖成分过多加重血糖升高。密切观察其变化，按时进行血糖、尿糖测定，可给予胰岛素皮下注射或胰岛素泵注入。

4）蛛网膜下腔出血：为脑挫裂伤所致。常引起头痛、发热等表现，而且可引脑积水。当伤情趋于稳定后，尽早性腰穿或腰大池引流，放出血性脑脊液。颅内压很高时禁忌作腰椎穿刺，以免促使脑疝形成。

5）消化道出血：为脑损伤引起应激性溃疡所致，行抑酸止血治疗。胃管注入冰盐水、凝血酶、云南白药，静脉注射奥美拉唑40mg静脉注，每天1～3次直至出血停止后每日1次，连续3天～5天。

6）尿崩：垂体后叶及下丘脑损伤所致，排除脱水剂的原因，连续2小时，每小时尿量超过200ml，尿比重<1.005。给予垂体后叶素3～6U皮下注射。也可采用口服醋酸去氨加压素。较长时间不愈者，可肌注长效的鞣酸加压素油剂。多尿期间，定时监测血电解质，防止酸碱电解质平衡紊乱。

7）急性神经源性肺水肿及肺部感染：可见于脑挫伤、脑干及下丘脑损伤，肺实质多有淤血、水肿、吞咽、咳嗽反射减弱或消失，颅底骨折引起的血性液及呕吐胃内容物误吸、气道内容物不能排除，极易并发肺部感染。主要表现为呼吸困难、痰多，血气分析显示 PaO_2 降低和 $PaCO_2$ 升高。气管切开，翻身拍背及时吸痰保证呼吸道通畅，必要时使用呼吸机辅助呼吸，行呼气末正压通气。

（三）脑干损伤

1. 病理　脑干神经组织结构紊乱，轴突断裂，挫伤或软化等。

2. 表现　伤后持续昏迷，有相应脑干损伤的症状，如去大脑强直、锥体束征，以及相应损伤脑干处的颅神经症状，但相当一部分病人预后不良，部分损伤较轻的病人昏迷可达数月，也有一部分最后形成植物人状态。

3. 影像学检查 头颅CT、MRI检查可清楚的显示脑干挫伤的部位及范围。

4. 诊断及鉴别诊断 原发性脑干损伤与继发性脑干损伤的区别在于症状、体征出现的早晚。

5. 治疗 对于脑干损伤的病人，可按脑挫裂伤治疗，可使部分患者获得良好的疗效。若为重症患者、死亡率高，所以救治工作应仔细认真，且护理工作显得尤为重要。

(1) 保护中枢神经系统，酌情采用冬眠疗法，降低脑代谢；积极抗脑水肿；使用激素及神经营养药物。

(2) 全身支持疗法，维持营养，预防和纠正水、电解质紊乱。

(3) 积极预防和处理并发症，最常见的是肺部感染、尿路感染和褥疮。加强护理，严密观察，早期发现，及时治疗。对于意识障碍严重、呼吸功能紊乱的病人，早期实施气管切开至为必要。

(4) 对于继发性脑干损伤应尽早确诊，及时去除病因，若拖延过久，则疗效不佳。

(四) 弥漫性轴索伤

弥漫性轴索损伤是一种闭合性、原发性弥漫性脑损伤。目前认为弥漫性轴索伤是一种由轻到重，不同程度的连续性病理改变。轻者为脑震荡，重者为脑干损伤，一般认为很难存在孤立的原发性脑干损伤，所谓的原发性脑干损伤，实质上是重型弥漫性轴索伤。弥漫性轴索损伤是导致颅脑创伤病人死亡和致残的主要原因，也是导致颅脑伤病人长期昏迷的唯一确切因素。近二十年来，弥漫性轴索伤的发病过程得到广泛研究，但至今仍缺乏突破性成果以有效地指导临床治疗。

1. 病理 脑白质广泛性轴索损伤，多见于带有旋转外力作用的交通事故(86%)，坠落伤少见。损伤主要在胼胝体、脑室旁、基底节、上脑干背侧及小脑脚处，表现为脑组织局限性挫伤灶，或点片状出血，白质的轴索有广泛性损害显微镜下所见为轴突断裂的结构改变。

病理分级：第一级为大脑半球、胼胝体、脑干和小脑的弥漫性轴索伤；第二级为除第一级改变外还有胼胝体的局部出血和坏死；第三级为除上述改变以外还伴有脑干出血坏死。

2. 临床症状及体征 主要表现为受伤当时立即出现的昏迷时间较长。昏迷原因主要是广泛的轴索损害，使皮层与皮层下中枢失去联系。如累及脑干，病人可有一侧或双侧瞳孔散大。光反应消失，或同向凝视等。神志好转后，可因继发性脑水肿而再次昏迷。

3. 影像学检查 头颅CT扫描可见大脑皮质与髓质交界处，胼胝体、脑干、内囊区域或三脑室周围有小于2cm的多个点状或小片状出血灶；头颅MRI能提高小出血灶的检出率。

4. 治疗 可按脑挫裂伤的治疗原则。

(1) 保持呼吸道通畅和充分给氧：必要时作气管切开，有呼吸功能衰竭者使用呼吸机。氧饱和度维持在100%左右，有肺部感染者应积极应用合适抗生素。

(2) 降颅压：由于脑组织和轴突的创伤、肿胀，颅内压可急剧增高，行脱水降颅压治疗。

(3) 亚低温治疗：降低全身代谢，增加脑组织氧供。

(4) 维持水电解质及血糖平衡。

(5) 高压氧治疗。

(6) 手术治疗：对于颅内压顽固性增高可行去骨瓣减压术。

(7) 神经生长因子和神经营养因子的应用。

(五) 下丘脑损伤

1. 病理 常与弥漫性轴索伤并存。病理表现同脑挫伤。

2. 临床表现

（1）意识障碍：受伤早期的意识或睡眠障碍、轻者表现为睡眠节律紊乱，重者陷入深度昏迷。

（2）体温调节障碍：丘脑下前部损伤出现高热，丘脑下后部损伤出现低温。

（3）尿崩症：昼夜尿量4000ml以上，尿比重固定在1.005以下，意识清醒者烦渴多饮。

（4）水与电解质紊乱：主要表现为高钠、低氯。

（5）应激性溃疡、急性肺水肿等引起消化道出血或穿孔以及呼吸困难等。这些表现出现在伤后晚期，则为继发性脑损伤所致。

3. 诊断　外伤后出现意识障碍、尿崩症、持续高烧（39℃以上）或低温、消化道出血等临床症状即可诊断下丘脑损伤。

4. 治疗　治疗原发脑损伤的同时，对症处理体温紊乱、尿崩症、电解质紊乱等。

第四节　颅内血肿

颅内血肿是继发性脑损伤，血肿可使脑严重受压，如不及时处理可危及病人生命。死亡的颅脑损伤患者中约有50%存在颅内血肿，因此，及早诊治颅内血肿是提高颅脑损伤患者治疗效果的关键。

一般来说，幕上超过30ml，幕下超过10ml的急性颅内血肿量，即可引起颅内压增高。因脑实质不能被压缩，故颅内压调节主要在脑脊液和脑血容量之间进行。若颅内压增高较为缓慢，颅腔容积代偿力可以充分发挥。若颅内压增高十分急骤，超出容积代偿力，则可很快进入失代偿期，此时颅腔容积的顺应性极差，即使从脑室引出1ml脑脊液，亦可使压力下降3mmHg以上。若颅内压增高接近平均动脉压，脑灌注压已少于20mmHg，则脑血管趋于闭塞，中枢血液供应濒临中断，患者将陷于脑死亡状态。

一、颅内血肿的类型

（一）按血肿的来源和部位分类

可分为硬脑膜外血肿、硬脑膜下血肿及脑内血肿。

（二）按颅脑损伤后颅内血肿形成时间，及引起颅内压或早期脑疝症状所需时间分类

1. 急性血肿　伤后3小时～3天内出现的颅内血肿。
2. 亚急性血肿　伤后4天～3周内出现的颅内血肿。
3. 慢性血肿　伤后3周以上出现的颅内血肿。

（三）按出血部位分类

可分为额叶血肿、顶叶血肿、颞叶血肿、脑室血肿、颅后凹血肿等。

二、临床表现

症状和体征

1. 头痛、恶心、呕吐　血液对脑膜的刺激或颅内血肿引起颅内压增高所致脑膜刺激所引起的头痛、恶心和呕吐较轻，若症状逐步加重，出现剧烈头痛、恶心和频繁呕吐时，可能有颅内血肿，应结合临床症状或必要时采用辅助检查加以确诊。

2. 意识改变　进行性意识障碍为颅内血肿的主要症状之一。意识变化与原发脑损伤

的轻重有密切关系。原发脑损伤较轻，可见到典型的“中间清醒期”（昏迷→清醒→再昏迷）；昏迷出现的早晚与损伤血管的大小或出血的急缓有关，短者仅20～30分钟，长者可达数日，但一般多在24小时内。伤后无昏迷，经过一段时间后出现昏迷→清醒→昏迷，多见于小儿，容易导致漏诊；若原发脑损伤较重，则常表现为昏迷程度进行性加深；若原发脑损伤过于严重，可表现为持续性昏迷。原发性昏迷时间的长短取决于原发脑损伤的轻重，而继发性昏迷出现的迟早主要取决于血肿形成的速度和量。所谓中间清醒期或中间好转期，实质上就是血肿逐渐增大，脑受压逐渐加重的过程。因而，此期内伤员常有躁动、嗜睡、头痛和呕吐加重等症状。在排除了由于药物引起的嗜睡或由于尿潴留等原因引起的躁动后，即应警惕有并发颅内血肿的可能。

3. 瞳孔改变　一侧瞳孔进行性散大，光反应消失，是小脑幕切迹疝的重要征象之一。瞳孔散大之前常有短暂的瞳孔缩小，这是动眼神经受刺激的表现。瞳孔散大多出现在血肿的同侧，但约有10%的伤员发生在对侧。若脑疝继续发展，则脑干受压更加严重，中脑动眼神经核受损，可出现两侧瞳孔均散大，表明病情已进入垂危阶段。或由于病程已近晚期，脑干已发生缺血性软化。若术前两侧瞳孔均散大，将血肿清除后，通常总是对侧瞳孔先缩小，然后血肿侧缩小；若术后血肿侧瞳孔已缩小，而对侧瞳孔仍然散大，或术后两侧瞳孔均已缩小，但经过一段时间后对侧瞳孔又再次散大，多表示对侧尚有血肿；如术后两侧瞳孔均已缩小，病情一度好转，但经一段时间后手术侧的瞳孔再度散大，则有可能复发血肿或术后脑水肿，应及时处理。瞳孔散大的早晚，也与血肿的部位有密切关系。颞区血肿，瞳孔散大通常出现较早，额极区血肿则出现较晚。

4. 生命体征变化　血肿引起颅内压增高时，可出现Cushing反应，血压代偿性增高，脉压增大，脉搏徐缓、充实有力，呼吸减慢、加深。血压升高和脉搏减慢常较早出现。颅后窝血肿时，呼吸减慢较多见。随着压力的不断增高，延髓的代偿功能衰退，出现潮式呼吸乃至呼吸停止，随后血压逐渐下降，并在呼吸停止后一段时间心跳亦停止。如经复苏抢救，心跳可恢复，但如血肿未及时清除，则呼吸恢复困难。并发胸腹腔脏器损伤发生休克时，常常出现血压偏低、脉搏增快，此时颅内血肿的生命体征变化容易被掩盖，必须提高警惕。

5. 躁动　常见于颅内血肿伤员，容易被临床医师所忽视，或不做原因分析即给予镇静剂，以致延误早期诊断，躁动常发生在中间清醒期的后一阶段，即在脑疝发生前出现。

6. 偏瘫　幕上血肿形成小脑幕切迹后，疝出的脑组织压迫同侧大脑脚，引起对侧中枢性面瘫和对侧上下肢瘫痪，同时伴有同侧瞳孔散大和意识障碍，有少数伤员的偏瘫发生在血肿的同侧，这是因为血肿将脑干推移至对侧，使对侧大脑脚与小脑幕游离缘相互挤压，这时偏瘫与瞳孔散大均发生在同一侧。若血肿仅压迫大脑运动区，瘫痪的范围也多较局限。

7. 去脑强直　在伤后立即出现此症状，应考虑为原发性脑干损伤。如伤后观察过程中出现此症状，则为颅内血肿或脑水肿等继发性脑损害所致。

三、影像学检查

（一）颅骨X线平片

确定有无骨折及其类型，根据骨折走行判断颅内可能出现的损伤。若骨折线经过脑膜中动脉沟、静脉窦走行区时，应注意有无硬脑膜外血肿。

（二）头颅CT扫描

是目前诊断颅脑损伤最理想的检查方法。可以准确地判断损伤的类型及血肿的大小、数量和位置。脑挫裂伤区可见点、片状高密度出血灶或为混杂密度；硬脑膜外血肿在脑表面呈现双凸镜片形高密度影；急性硬脑膜下血肿则呈现新月形高密度影；亚急性或慢性硬脑膜下血肿表现为稍高密度、等密度或稍低密度影。

（三）头颅MRI扫描

较少用于急性颅脑损伤的诊断。对脑外伤急性出血显示头颅CT较MRI为佳，对于亚急性、慢性血肿及脑水肿的显示，MRI常优于CT。急性血肿在T_1及T_2加权像上均呈现等信号强度，但亚急性和慢性血肿在T_1加权像上呈高信号，慢性血肿在T_2加权像上可见低信号边缘，血肿中心呈高信号。应注意血肿与脑水肿的MRI影像鉴别。

四、诊断依据

1. 病史。
2. 受伤方式。
3. 着力部位。
4. 伤后出现的症状。
5. 意识变化。
6. 锥体束征　运动、感觉、肌张力、反射、病理征。
7. 瞳孔　大小、形状、对光反应
8. 生命体征的变化。
9. 辅助检查　X线摄片、头颅CT、MR等。

五、治　疗

（一）一般处理

严密观察血压、脉搏、呼吸等生命体征变化，意识及瞳孔的变化，重型病人应采取头高位15°～30°，保持呼吸道通畅和水电解质酸碱平衡等。

（二）降颅压处理

1. 脱水剂的应用。
2. 脑脊液持续引流。
3. 冬眠亚低温疗法。
4. 激素疗法。

（三）手术治疗

1. 颅内血肿的手术指征

（1）意识障碍程度进行性加深。

（2）颅内压检测压力在270mmH_2O以上，并呈进行性升高表现。

（3）有局灶脑损害体征。

（4）尚无明显意识障碍颅内高压症状，但头颅CT检查血肿较大（幕上>40ml，幕下>10ml），或血肿小，或中线结构移位明显（移位>1cm）、脑室、脑池受压明显者。

（5）在非手术治疗过程中病情恶化者。颞叶血肿因易导致小脑幕切迹疝，手术指征应放宽；硬膜外血肿应不易吸收，也应放宽手术指征。

2. 手术方式

（1）早期手术：对颅内血肿伤员应积极术前准备，一侧瞳孔散大的脑疝伤员即刻手术。

对双侧瞳孔散大、病理呼吸甚至呼吸停止的伤员，抢救更应该争分夺秒，在辅助呼吸下，迅速钻孔排除部分积血，再行去骨瓣减压、血肿清除术。

(2) 钻孔探查：病情危重，未行头颅 CT 扫描，血肿部位不明确者，应分析损伤机制，参考瞳孔散大的侧别、着力点、颅骨骨折的部位、损伤的性质等可先做钻颅探查。

(3) 开颅血肿清除术：根据血肿的部位和数量选择开颅血肿清除的部位和方法。

(4) 应注意多发血肿的存在：清除一个血肿后，如颅内压力仍很高，应注意寻找是否还有其他部位的血肿，如对冲血肿、深部的血肿和邻近部位的血肿等。

(四) 腰穿放血性脑脊液，有脑脊液漏或有高颅压、脑疝者禁行腰穿。

(五) 抗感染对症治疗。

六、临 床 类 型

(一) 急性、亚急性硬膜外血肿

在颅脑损伤中占 30% 左右，可发生在任何年龄，以 15～30 岁的青年多见，小儿则很少见。与小儿的脑膜中动脉与颅骨尚未紧密靠拢有关。血肿好发于幕上半球的凸面。

1. 出血来源

(1) 脑膜中动脉：是最为常见的动脉破裂出血点。脑膜中动脉经棘孔进入颅腔后，沿脑膜中动脉沟走行，在近翼点处分为前后两支，当动脉主干及分支被撕破出血，可造成硬膜外血肿。前支一般大于后支，骨沟也较深，较后支更容易遭受损伤，发生血肿的机会更多，而且血肿形成的速度也较快。

(2) 静脉窦：骨折若发生在静脉窦附近，可损伤颅内静脉窦引起硬膜外血肿，血肿多发生在矢状窦和横窦，通常位于静脉窦一侧，也可跨越静脉窦而位于两侧，称为骑跨性血肿。

(3) 脑膜中静脉：与脑膜中动脉伴行，较少损伤，出血较缓慢，容易形成亚急性或慢性血肿。

(4) 板障静脉或导血管：颅骨板障内有网状的板障静脉和穿通颅骨的导血管。骨折时出血，流入硬膜外间隙形成血肿，系静脉性出血，形成血肿较为缓慢。

2. 出血部位　常位于头部直接损伤处，颅骨骨折及颅骨变力变形复位时与硬膜分离导血管破裂，多见于颞部、额顶区和颞顶区。

3. 症状与体征

(1) 颅内压增高：血肿形成造成颅内压增高，患者在中间清醒期，颅内压增高症状更为明显，常有剧烈头痛、恶心、呕吐、血压升高、呼吸和脉搏缓慢等表现，并在再次昏迷前患者出现躁动不安。

(2) 意识障碍：一般情况下，急性硬膜外血肿的临床表现以脑膜中动脉出血者比较典型。患者常为一侧头部受伤，先出现短暂昏迷，然后意识恢复。随着血肿量增加，出现颅内压增高症状并有血压逐渐增高和脉搏缓慢，由清醒转变为嗜睡，直到再次昏迷。两次昏迷间隔时间长短决定于出血的速度。有 1/3 左右硬膜外血肿的病例缺乏上述典型的表现。

(3) 神经损害及脑疝症状：若脑受压体征进行性加重，可出现单瘫、偏瘫、浅反射减弱或消失、病理反射阳性。发生颞叶沟回疝时表现为血肿侧瞳孔逐渐散大及对光反射消失，对侧肢体偏瘫，锥体束征阳性。继而出现血肿对侧瞳孔逐渐散大，最后发生呼吸功能障碍、血压下降，直至心搏骤停。

4. 影像学检查

(1) 颅骨 X 线平片：硬膜外血肿约有 95% 显示颅骨骨折，绝大多数发生在着力部位。

以线形骨折最多，凹陷骨折少见。骨折线往往横跨脑膜血管及静脉窦。

（2）头颅CT或MRI检查：对重症患者检查迅速准确，能清楚显示血肿发生的位置，为手术提供准确参考。早期CT的阳性率发现优于MRI。

（3）脑血管造影：在血肿部位显示典型的双凸形无血管区，并有中线移位等影像。

5．诊断

（1）颅内压增高症状。

（2）局灶症状。

（3）脑疝症状。

（4）头颅CT、MR为主要确诊手段。

6．鉴别诊断　与硬膜下血肿、脑挫伤的鉴别的主要依据是头颅CT、MRI表现。

7．治疗

（1）保守治疗，适于无症状的颅内小硬膜外血肿，主要为脱水对症处理，但需密切观察生命体征的变化，及时复查头颅CT。

（2）对老弱患者，可行血肿穿刺，置管尿激酶溶血引流。

（3）手术治疗：适用于有症状的颅内血肿，具体根据颅内血肿手术适应证。

（4）其他治疗同脑挫伤。

（二）急性、亚急性硬膜下血肿

在颅内血肿中最常见，占50%～60%，是颅脑伤患者死亡的原因之一。大多数血肿的出血来源为脑皮质的静脉和动脉。血肿发生在着力部位的脑凸面、对冲部位或着力部位的额、颞叶底区和颞极区，多与脑挫裂伤同时存在。硬膜下血肿多局限在挫裂伤部位，与挫裂伤组织混杂在一起。如果硬膜下桥静脉被撕裂或静脉窦被撕裂可形成单纯性硬膜下血肿，血肿除位于大脑凸面外，也可位于两大脑半球间的纵裂内；如果回流到横窦或岩上窦的脑底区静脉撕裂，则血肿也可位于脑底区。单纯性硬膜下血肿伴有脑损伤多较轻，出血量一般较多，如及时将血肿清除，多可获得良好的效果。

1．出血来源　脑挫裂处，脑表面大血管破裂处，桥静脉或静脉窦。

2．临床表现　临床表现除脑挫裂伤症状，又有脑受压的表现。

（1）意识障碍：表现与脑挫裂伤相似，有持续性昏迷，或意识障碍逐渐加重，中间清醒期或中间好转期者较少，如有、时间也比较短暂。单纯性硬膜下血肿由于出血速度较慢，多有中间清醒期。

（2）瞳孔改变：若病情进展迅速，血肿多很快出现一侧瞳孔散大，随之对侧瞳孔亦散大；若病情进展较慢，瞳孔变化多较慢。

（3）偏瘫：主要原因有：脑挫裂伤致伤后立即的偏瘫；在伤后一段时间小脑幕切迹疝的瘫痪，常同时出现一侧瞳孔散大和意识进行性障碍；血肿压迫运动区，也在伤后逐渐出现瘫痪。复合型血肿时，前两种原因同时存在；而单纯性则主要为后两种原因。

（4）颅内压增高和脑膜刺激症状：出现头痛、恶心、呕吐、躁动和生命体征的变化，颈强直和克氏征阳性等刺激症状也比较常见。

3．影像学检查

（1）头颅CT扫描既可了解脑挫裂伤情况，又可明确有无硬膜下血肿。

（2）颅骨X线平片可显示骨折。

（3）头颅MR能直接显示损伤程度和范围，对等密度的血肿有独到的效果。

(4) 脑超声波检查和脑血管造影检查，对硬膜下血肿亦有定侧和定位价值。

4. 诊断 颅脑损伤后意识不清进行性加重，伴有颅高压及局灶性体征，应高度怀疑急性硬膜下血肿。头颅CT表现为高密度、新月形影覆盖于脑表面，可伴有严重的脑挫伤和脑内血肿。

5. 治疗 急性硬膜下血肿病情发展急重，常需手术清除。血肿的大小、颅内压的高低、合并损伤的程度及病人的临床表现均是手术与否的指征。临床表现轻、病情发展缓慢的病例，亦可在颅内压监护和CT动态扫描下保守治疗。对老弱高龄患者，可行锥颅血肿穿刺，置管尿激酶溶血引流。高密度CT影像在临床上并非都为凝血块，可因为老年人蛛网膜下腔增宽，有大量脑脊液存在所致。

（三）慢性硬膜下血肿

慢性硬膜下血肿是指头部受伤后3周以上出现症状者，血肿位于硬脑膜与蛛网膜之间，具有包膜。好发于小儿及老年人，占颅内血肿的10%，占硬膜下血肿的25%。起病隐匿，临床表现多不明显，容易误诊。从受伤到发病的时间，一般在1～3个月。

一般将硬膜下血肿分为婴儿型及成人型。成人型绝大多数都有头部轻微外伤史，老年人额前及枕后着力时，脑组织在颅腔内的移动较大，易撕破脑桥静脉，其次是静脉窦、蛛网膜颗粒等也可受损出血。非损伤性慢性硬膜下血肿十分少见，可能与动脉瘤、脑血管畸形或其他脑血管疾病有关。慢性硬膜下血肿扩大的原因，可能与患者脑萎缩、颅内压降低、静脉张力增高及凝血机制障碍等因素有关。婴幼儿慢性硬膜下血肿以双侧居多，除产伤和创伤引起外，营养不良、维生素C缺乏病、颅内外炎症及有出血性素质的儿童，甚至严重脱水的婴幼儿，也可发生本病。出血来源大多为大脑表面汇入上矢状窦的脑桥静脉破裂所致。

1. 临床表现可分为三种类型。

(1) 发病以颅内压增高症状为主者，表现为头痛、呕吐、复视和视盘水肿，但缺乏定位症状。

(2) 发病以智力和精神症状为主者，表现为头昏、耳鸣、记忆力减退、反应迟钝或精神失常，易误诊为神经官能症或精神失常病。

(3) 发病以神经局灶症状和体征为主者，如出现局限性癫痫、偏瘫失语等。婴幼儿性慢性硬膜下血肿，常表现为前囟突出，头颅增大类似脑积水的征象，常伴有贫血等症状。

2. 影像学检查

(1) CT扫描不仅能从血肿的形态上估计其形成时间，而且能从密度上推测血肿的期龄。一般血肿从新月形演变成双凸形，需3～8周左右，血肿平均在3.7周时呈高密度，6.3周时呈低密度，至8.2周时则为等密度。但对某些无占位效应或双侧慢性硬膜下血肿的患者，必要时尚需采用增强后延迟扫描的方法，提高分辨率。

(2) MRI对CT呈等密度时的血肿或积液均具有良好的图像显示优势。

3. 诊断 有轻微的外伤史，逐渐出现颅内压增高症状，老年病人以痴呆、精神异常为多，有的病人以一侧肢体运动障碍，失语为首发。CT表现为等密度、低密度、高密度影。

4. 治疗

(1) 婴幼儿慢性硬膜下血肿可反复前囟穿刺，无效可开颅手术。

(2) 成人可选择锥颅和钻孔冲洗引流手术，部分血肿机化、血肿腔分隔的病人选择开颅血肿清除术。但应注意血肿内膜剥离常引起顽固性持续性癫痫。

（四）颅后窝血肿

颅后窝血肿包括小脑幕下的硬膜外、硬膜下、脑内及多发性血肿。按其出现症状的时间可分为急性、亚急性和慢性，占颅内血肿的2.6%～6.3%，颅后窝容积最小，代偿能力最差，易引起小脑扁桃体疝及中枢性呼吸、循环衰竭，病情极为凶险，病死率达15.6%～24.3%。颅后窝血肿常由枕部着力的损伤引起。颅后窝血肿中，以硬脑膜外血肿多见，出血多来自横窦，也可来自窦汇、脑膜血管、枕窦或乙状窦等。临床以亚急性表现者为多见；硬脑膜下血肿为少见，常伴有小脑、脑干出血，血肿主要源于小脑表面的血管或注入横窦的静脉破裂，亦可源于横窦和窦汇的损伤。小脑内的血肿罕见，多因小脑半球挫伤引起。血肿范围以单侧者多见，双侧者少见。颅后窝血肿约有1/3合并其他部位的颅内血肿，以对冲部位的额叶底区和颞极区的硬膜下血肿为多见。颅后窝硬膜外血肿亦可伴发横窦上方的枕区硬膜外血肿，称骑跨型血肿。

1. 临床表现

（1）枕部头皮伤：大多数颅后窝血肿在枕区着力部位有头皮损伤，在乳突区或枕下区可见皮下瘀斑（Battle征）。

（2）颅内压增高和脑膜刺激症状：可出现剧烈头痛，频繁呕吐，躁动不安，亚急性或慢性血肿可出现视盘水肿。

（3）意识改变：约半数有明显中间清醒期，继发性昏迷多发生在受伤24小时以后，若合并严重脑挫裂伤或脑干损伤时则出现持续性昏迷。

（4）小脑、脑干体征：意识清醒的伤员，半数以上可查出小脑体征，如肌张力低下、腱反射减弱、共济失调和眼球震颤等。部分患者可出现交叉性瘫痪或双侧锥体束征，或出现脑干受压生命体征改变，如发生呼吸障碍和去皮质强直，提示血肿对脑干压迫严重，必须迅速治疗，以免脑干发生不可逆的损害。

（5）眼部症状：可出现两侧瞳孔大小不等，眼球分离或同向偏斜。如伴有小脑幕切迹上疝，则可产生眼球垂直运动障碍和瞳孔对光反射消失。

（6）其他：有时可出现展神经和面神经瘫痪以及吞咽困难等。强迫头位和颈部强直，提示有可能发生枕骨大孔疝。

2. 影像学检查

（1）X线额枕前后位平片：多数可见枕骨骨折。

（2）头颅CT扫描：可见颅后窝高密度血肿影像。

3. 诊断及鉴别诊断　对脑外伤后出现头痛剧烈、呕吐频繁，出现小脑共济失调，意识进行性恶化的患者应考虑有后颅窝血肿的可能。CT可以迅速做出诊断。

4. 治疗　原则上后颅窝血肿 > 10ml需手术治疗。

（五）多发性颅内血肿

颅脑损伤后颅内同一部位或不同部位形成两个以上相同或不同类型的血肿称为多发性血肿，占颅内血肿的14.3%～21.4%。以减速性损伤和枕部侧面着力较额区着力者多见。

1. 根据部位和类型的不同将血肿分为：

（1）同一部位不同类型的多发血肿。其中以硬膜外和硬膜下血肿、硬膜下和脑内血肿较多见；硬膜外和脑内血肿较少见。

（2）不同部位同一类型的多发血肿较多见。多数以一侧额底（极）区和颞极（底）区或双侧半球凸面硬膜下血肿，多发性硬膜外血肿则很少见。

（3）不同部位不同类型的多发性血肿，较少见。以着力部位和对冲部位的硬膜下血肿及脑内血肿为常见。

2. 临床表现

（1）伤后持续性昏迷或意识障碍进行性加重者较多见，很少有中间清醒期。

（2）伤情变化快，脑疝出现早，通常一侧瞳孔散大后不久对侧瞳孔也散大。

（3）颅内压增高：生命体征变化和脑膜刺激症状等都较明显。

3. 影像学检查

（1）颅骨 X 线片提示有跨越静脉窦的和血管压迹的骨折线。

（2）头颅 CT、MR 提示多发血肿的部位和量。

4. 诊断

（1）受伤方式复杂。

（2）头皮多处受伤或多处颅骨骨折。

（3）对冲性脑损伤存在，手术清除一侧血肿后，颅内压未见降低，或一度降低后又见升高。

（4）相应的临床表现和体征。

（5）头颅 CT、MRI 可确诊。

5. 治疗　对于可疑病例，必须全面分析，及早行头颅 CT、MRI 检查作出诊断。合理设计手术入路、方法及次序，争取一次手术清除全部血肿。双侧瞳孔散大，自主呼吸停止 1 小时以上，经积极脱水、降颅压治疗无好转者为手术禁忌证。

（六）脑室内血肿

脑室内出血在重型颅脑损伤中，发生率为 1.5%～5.7%，在头颅 CT 检查的颅脑损伤患者中，占 7.1%。外伤性脑室出血大多数伴有脑挫裂伤，出血来源多为脑室附近的脑内血肿，穿破脑室壁进入脑室，或室管膜下静脉撕裂出血。

1. 临床症状

（1）大多数患者在伤后有意识障碍，昏迷程度重、持续时间长。

（2）瞳孔呈多样变化，如出现两侧缩小，一侧散大或两侧散大，对光反射迟钝或消失。

（3）神经局灶体征比较少见，部分患者可有轻偏瘫，有的患者呈去皮质强直状态。

（4）出现明显的脑膜刺激征，呕吐频繁、颈强直和克匿征阳性比较常见。

（5）常有中枢性高热。

2. 影像学检查　头颅 CT 扫描可见明显的高密度影充填脑室系统，一侧或双侧，有时可见脑室铸型。

3. 诊断　外伤后有颅内压增高症状，合并脑膜刺激症状，CT 提示脑室高密度影。

4. 治疗

（1）脑室内穿刺，双管血肿引流术或钻孔脑室穿刺引流，生理盐水冲洗。

（2）骨瓣开颅脑室内血肿清除术。

（3）其余治疗同脑挫裂伤。

（张建生）

【参考文献】

[1] 史玉泉. 实用神经病学. 第 2 版. 上海：上海科学技术出版社，1994：24.

[2] 张赛. 神经创伤新进展(一). 天津：南开大学出版社，2005：275.

[3] 易声禹，只达石. 颅脑损伤诊治. 北京：人民卫生出版社，2000：591.

[4] 杨鉴. 外伤性张力性气颅的诊治体会. 苏州大学学报，2004，24(4)：545.

[5] 李军，郑虎林，高建忠. 外伤性颅内积气附56例报告. 中国微侵袭神经外科杂志，2003，8(1)：341.

[6] 薛庆澄. 神经外科. 天津：天津科学技术出版社，1991：251.

[7] Kelly DF，Nikar DL，Becker DP. Diagnosis and treatment of morderate and severe head injuries. In：youmans JR et al. Neurollogical surgery. 4th ed. Philadelphia：WB Sauners Comp，1996.1618.

[8] 侯立军，江基尧，卢亦成，等. 平时颅脑火器伤108例预后分析. 中华创伤杂志，2002，18(4)274.

[9] 谢倍增，董文度，袁驾南. 颅脑开放性损伤的处理. 中华神经外科杂志，1993，9(6)：347.

[10] 刘敬业，张塞，只达石，等. 急性外伤性颅内血肿1441例临床分析. 中华神经外科杂志，1998，14：2.

[11] 李家亮. 外伤性后颅凹硬膜外血肿的诊治探讨. 中国临床医生，2004，32(2)：31.

第三章

颅内肿瘤

第一节　颅内肿瘤概述

颅内肿瘤是中枢神经系统最常见的疾病，分为原发性和继发性两大类。原发性颅内肿瘤是发生于脑组织、脑膜、颅神经、垂体、颅内血管和胚胎组织的肿瘤；继发性颅内肿瘤则是身体其他部位的恶性肿瘤转移或侵入颅内形成的转移瘤。

一、病　因　学

颅内肿瘤的病因目前尚不清楚，分子和细胞生物学以及遗传学的研究新进展，加深了对肿瘤发生、发展和转归的认识。多数学者目前倾向用体细胞突变学说和肿瘤发生的“二次打击”学说来解释肿瘤发生的原因。

体细胞突变学说认为：“每种肿瘤最初是来自一个单细胞，这个最初细胞必须获得异常的染色体组并且赋有肿瘤的全部特征”。分子生物学研究表明有两类基因与肿瘤的发生、发展密切相关。一类是癌基因，另一类是抑癌基因。癌基因的活化和过度表达诱发肿瘤形成，抑癌基因的存在和表达有助于抑制肿瘤发生。在自然或实验条件下，癌基因是有潜能诱导细胞癌变的基因。癌基因可存在于正常细胞中，细胞可不表达癌肿特性。当这种细胞受到致癌因素作用时，细胞中的癌基因被活化，细胞表型发生改变，肿瘤性状得以表达。这些癌变的细胞可迅速扩增形成真正的肿瘤实体。抑癌基因对细胞的增殖有抑制性调节作用。

肿瘤发生的“二次打击”学说认为：恶性肿瘤是由单个细胞染色体发生两次突变事件所引起。对于家族型肿瘤，第一次突变发生于生殖细胞，以后形成的个体中所有细胞均携有这种突变基因，因此具有遗传性。这种基因的携带者可以不发生肿瘤，表现为隐性携带。当这种基因携带者受到外界致癌因素影响时，体细胞发生第二次突变，从而导致肿瘤的发生。对于非家族型的散发肿瘤，二次突变发生于同一体细胞的染色体上。肿瘤发生的“二次打击”学说已被细胞遗传学和分子生物学的研究所证实，并可解释视网膜细胞瘤、神经纤维瘤病、神经母细胞瘤和肾母细胞瘤的发生。

另外，目前认为诱发肿瘤发生的因素有：遗传因素、物理因素、化学因素和致瘤病毒。

1. 遗传因素　颅内肿瘤中，神经纤维瘤病、血管网状细胞瘤和视网膜母细胞瘤等有明显的家族发病倾向，这些肿瘤常在一个家族的几代人中出现。胚胎原始细胞在颅内残留和异位生长也是颅内肿瘤形成的重要原因，如颅咽管瘤、脊索瘤、皮样囊肿和表皮样囊肿及畸胎瘤。作者临床上曾收治三对夫妇所生6名儿童，每对夫妇的2名子女在生后3～9年间陆续患脑肿瘤，后经手术证实为恶性星形细胞瘤或髓母细胞瘤，提示遗传因素在脑肿瘤发生中起重要作用。

2. 物理因素　现已肯定电离辐射能增加肿瘤发病率。颅内肿瘤接受放射治疗，多年后在照射区可发生纤维肉瘤和脑膜瘤。有垂体腺瘤术后行放射治疗而出现鞍区脑膜肉瘤的个案报告。儿童头癣行放射治疗与日后发生脑瘤之间有肯定关系。外伤与颅内肿瘤发生的关系尚难确定。

3. 化学因素　多环芳香烃类化合物和亚硝胺类化合物均可诱发实验动物产生中枢神经系统肿瘤。将多环芳香烃类化合物种植到脑的不同部位，可以诱发不同类型的脑肿瘤。亚硝胺类化合物口服和静脉注射都容易使神经系统产生肿瘤，其诱发的肿瘤好发于大脑脑室周围及皮层下白质内、三叉神经和脊神经根；怀孕后半期，单次用亚硝胺类化合物，可使其后代产生神经系统肿瘤；成年鼠静脉内反复注射亚硝胺类化合物可诱发脑、脊髓及三叉神经形成恶性肿瘤。

4. 致瘤病毒　将腺病毒接种到动物脑内，可诱发多种肿瘤。乳头状瘤空泡病毒种植于动物脑室内可诱发髓母细胞瘤、胶质母细胞瘤、乳头状室管膜瘤、脑膜瘤和脉络丛乳头状瘤。鸟的肉毒病毒接种到鼠脑内，可诱发出合乎实验要求的动物脑瘤模型。

二、发病特点

调查显示原发性颅内肿瘤的发病率为7.8/10万～12.5/10万，脑转移瘤为2.1/10万～11.1/10万。颅内肿瘤平均年发病率为10/10万，即每1万人中，每年约有1名颅内肿瘤的新发病例。国内统计颅内肿瘤以胶质瘤最多，约占35.26%～60.96%（平均44.69%），脑膜瘤占9.17%～22.64%（平均15.83%），垂体瘤占5.00%～16.09%（平均9.43%），先天性肿瘤占1.01%～10.30%（平均6.93%），血管肿瘤占3.05%，转移瘤占4.69%～12.02%（平均6.71%）。近年国内外资料表明脑转移瘤的发病率呈上升趋势。

颅内肿瘤以男性多见，尤以颅咽管瘤、畸胎瘤、转移瘤为明显，男女之比大于3∶1。成人患者以多形性胶质母细胞瘤、脑膜瘤、转移瘤、垂体瘤等多见；而儿童患者则以髓母细胞瘤、幕下室管膜瘤、生殖细胞瘤、颅咽管瘤、小脑及视神经胶质瘤等多见。颅内肿瘤大部分发病高峰在30～40岁之间。胶质瘤的一个发病高峰是30～40岁，另一发病高峰是10～20岁。髓母细胞瘤、室管膜瘤、颅咽管瘤和畸胎瘤的发病高峰均在10岁以前；松果体瘤发病高峰是10～20岁之间；颅内转移瘤发病高峰是40～50岁。60岁以上的年龄组颅内肿瘤的发生率明显降低。70岁以后，颅内肿瘤的发生率降至最低水平。总体上颅内肿瘤发生率随年龄增加而增加，40岁以后逐渐下降。不同类型的颅内肿瘤好发于一定年龄。成人以大脑半球肿瘤最多见，而老年人以胶质母细胞瘤占多数。脑中线部肿瘤、后颅窝肿瘤和先天性颅内肿瘤多发生于儿童和青少年。

三、临床表现

（一）一般症状和体征

颅内肿瘤病例90%以上有颅内压增高。颅内压增高症状通常呈慢性进行性加重，少数有中间缓解期。颅内肿瘤囊性变或瘤内出血时，可出现急性颅内压增高，严重者常有脑疝形成，这是导致病人死亡的直接原因。颅内肿瘤的部位、性质和患病年龄不同，颅内压增高症状的进展速度和严重程度亦不同。

1．中线部脑室系统肿瘤的颅内压增高症状出现较早，并且程度比较严重。肿瘤部位邻近室间孔，导水管和正中孔等生理狭窄时，颅内压增高症状出现更早，这些部位的肿瘤还可在脑室系统生理狭窄区造成活瓣性梗阻，进而引起阵发性急性颅内压增高，表现为发作性剧烈头痛或眩晕，喷射状呕吐，发作常随体位改变加重或缓解，有的病人被迫使头部维持一种不自然的姿势，称强迫头位。

2．位于脑实质的恶性肿瘤体积增长较快，其周围脑组织水肿较严重，常出现头痛，呕吐和精神异常症状。眼底检查可有明显的视盘水肿或眼底出血。颅内良性肿瘤体积增长较慢，脑组织水肿反应轻，头痛，呕吐症状轻，视盘水肿早期难被察觉，一部分患者于视力明显减退时方来就诊，此时肿瘤体积已较大。

3．婴幼儿颅缝尚未闭合，患颅内肿瘤早期可出现代偿性颅腔容积扩大，晚期肿瘤体积较大时多出现脑积水。老年人多有脑萎缩，颅内空间可代偿肿瘤体积的增长，患颅内肿瘤较长时间内可无颅内压增高表现，待有颅内压增高症状时，肿瘤体积已较大，病情已严重；此外，老年人因有动脉硬化，脑血流量减少以及脑血管通透性降低等因素，肿瘤周围脑水肿反应较轻，颅内压增高也不易出现视盘水肿，加之老年人头痛、呕吐反应较迟钝，因而不易早期发现。

（二）局部症状与体征

颅内肿瘤可对周围脑组织造成压迫或破坏，从而表现出特有的神经系统症状和体征，根据脑局部受压表现的发展顺序，特别是首发症状和体征的特点，可作出肿瘤的定位诊断。典型部位的颅内肿瘤的局部和特异症状常对提示诊断有启示价值。

1．大脑半球肿瘤临床症状　大脑半球功能区附近的肿瘤可表现有神经系统定位体征，发病早期可出现局部刺激症状，如癫痫发作、幻嗅、幻听、幻视等，晚期或肿瘤位于功能区脑内则出现破坏症状，如感觉减退、肌力减弱、视野缺损等。大脑半球肿瘤常见临床表现主要有：

（1）精神症状：主要表现为记忆力减退，最常见于额叶肿瘤，特别是双侧额叶肿瘤，精神症状更为明显。病人多表现为反应迟钝，生活懒散，近记忆力减退甚至丧失，严重者丧失自知力及判断力，可表现为欣快、脾气暴躁或易激动，很少见的有幻觉和妄想。

（2）癫痫发作：可表现为全身大发作和局限性发作，后者对脑肿瘤的诊断更有意义，局限发作可由一侧肢体开始，甚至局限在单个手指或足趾，或者一侧口角。额叶肿瘤诱发的癫痫最常见，颞叶次之，顶叶又次之，枕叶最少见。癫痫发作前可有感觉先兆，如颞叶肿瘤所致癫痫发作前常有幻嗅、眩晕等，顶叶肿瘤所致癫痫发作前可有肢体麻木等。

（3）感觉障碍：脑皮层感觉障碍表现为肿瘤对侧肢体的位置觉、两点分辨觉、图形觉、质地觉、实体觉的障碍。顶叶肿瘤所致痛觉和温觉障碍多不明显，多发生于肢体远端，并且非常轻微。

（4）锥体束损害症状：可因肿瘤对运动区损害程度不同而异，表现为肿瘤对侧单一或半身肢体瘫痪或力弱，最早可发现一侧腹壁反射减弱或消失，继而该侧腱反射亢进，肌张力增加，病理反射阳性。

（5）失语：可表现为运动性和感觉性失语两种基本类型，偶尔可表现为混合性失语，见于优势大脑半球肿瘤。优势大脑半球额下回后部的Broca区受侵犯时，病人丧失语言表达能力，保留语言理解能力，称运动性失语。优势大脑半球颞上回后部受侵犯时，病人保留语言表达能力，但不能理解语言，无法和别人交谈，称感觉性失语。

(6) 视野改变：枕叶和颞叶深部肿瘤影响视放射神经纤维，可出现视野缺损，最初可表现为同向性视野缺损，随肿瘤体积增大，视野缺损的范围也增大，最后可形成同向偏盲。

2. 蝶鞍区肿瘤临床症状　蝶鞍区肿瘤较早出现视力视野改变和内分泌功能紊乱，易于引起病人注意，故可及早就诊，而颅内压增高症状相对少见，只有在肿瘤晚期导致脑积水时，才有颅内压增高表现。蝶鞍区肿瘤症状和体征与肿瘤病理性质关系密切，主要包括两类：

(1) 视觉障碍：蝶鞍区肿瘤向鞍上发展压迫视交叉引起视力减退和视野缺损，眼底检查可发现原发性视神经萎缩。视力减退多呈进行性加重，两眼视力可有大差异，可导致两眼相继失明。视野缺损的典型表现为双颞侧偏盲，因肿瘤压迫视神经和视交叉的部位不同，视野缺损可不对称，可出现一眼失明，另一眼颞侧偏盲或正常；肿瘤压迫视束时，表现为同向偏盲。

(2) 内分泌功能紊乱：在垂体功能低下者，男性表现为阳痿、性欲减退，女性表现为经期延长或闭经；生长激素分泌过盛在发育成熟前可导致巨人症，在发育成熟后表现为肢端肥大症。

3. 松果体区肿瘤临床症状　松果体区肿瘤因位于中脑导水管附近，早期可引起脑脊液循环障碍，故颅内压增高常为首发症状，有时是唯一的临床表现。松果体区肿瘤可向周围扩张压迫四叠体、中脑、下丘脑结构以及小脑而引起相应的局部症状。

(1) 四叠体受压症状：可表现为上视障碍和瞳孔对光反应及调节反应障碍。上视障碍有时合并下视障碍，但少见双眼侧视觉障碍。瞳孔变化表现为对光反应迟钝或消失，调节反应障碍及阿罗瞳孔。肿瘤压迫四叠体下丘和内侧膝状体可发生耳鸣或耳聋。此外还可能出现滑车神经不全麻痹，眼睑下垂等。

(2) 中脑受压表现：肿瘤累及脑干皮质脊髓束时可出现肢体不全麻痹，锥体束、中脑网状结构受侵犯时，病人可有意识障碍。

(3) 下丘脑损害症状：可出现尿崩症、嗜睡、肥胖，全身发育停顿，也可有性早熟表现。

(4) 小脑体征：肿瘤可压迫小脑上蚓部或中脑的皮质桥脑束，表现为持物不稳，步态蹒跚和水平眼球震颤。

4. 后窝肿瘤的临床表现　颅后窝肿瘤较大时可有颅内压增高表现，肿瘤引起的局部症状可分为小脑半球、小脑蚓部、脑干和小脑桥脑角四组症状。

(1) 小脑半球症状：主要表现为患侧肢体共济失调，指鼻试验和跟膝胫试验不准确，轮替试验幅度增大、缓慢、笨拙，步行时手足运动不协调，常向患侧倾斜。可有患侧肌张力减退或无张力，腱反射迟钝或出现钟摆样膝反射。小脑性眼球震颤多以水平性震颤为主，也可出现垂直或旋转性眼颤。有时可有小脑性爆破式语言。

(2) 小脑蚓部症状：主要表现为躯干性下肢远端的共济失调，行走时两足分离过远，步态蹒跚或左右摇晃，Romberg 征为阳性。

(3) 脑干症状：典型表现为交叉性麻痹，即病变节段同侧颅神经损害及节段下对侧的锥体束征。中脑病变多表现为患侧动眼神经麻痹，桥脑病变可表现为病侧眼球外展及面肌麻痹，同侧面部感觉障碍以及听觉障碍，延髓病变可出现病变侧舌肌麻痹，咽喉麻痹，舌后 1/3 味觉消失等。

(4) 小脑桥脑角症状：表现为病变同侧中后组颅神经症状及小脑症状。颅神经损害可出现耳鸣，听力下降，眩晕，颜面麻木，面肌抽搐，面肌麻痹以及声音嘶哑，食水呛咳等；小脑损害可见病变同侧共济失调及水平性眼颤。

四、临床诊断和鉴别诊断

（一）临床诊断

颅内肿瘤诊断包括定位和定性诊断。为此，首先应详细了解病史，进行全面的全身和神经系统检查，根据病人的症状特征，凡是有进行性颅内压增高并伴有局灶性神经系统体征者，应首先考虑颅内肿瘤，必要时有针对性地选择一种或几种辅助性检查方法确定诊断。慢性进行性颅内压增高者，可能并没有定位体征，也应通过辅助检查确定有无颅内肿瘤。此外，为早期发现颅内肿瘤，应特别注意患者有无某些神经系统症状，如晚发癫痫，特别是局限性发作；育龄妇女非妊娠性闭经、泌乳、单眼突出、视野缺损；成人一侧听力逐渐减退等，以便及时检查，尽早确诊或排除颅内肿瘤。

（二）影像学诊断

头颅 X 线片，脑血管造影，脑室和脑池造影，CT，MRI 及 PET 等。这些影像学方法具有直观的特点，故在颅内肿瘤诊断中具有重要意义，甚至常起决定性作用。

1. 头颅 X 线片　可显示某些颅内压增高征象以及肿瘤的定位和定性征象。颅内生理性钙化斑移位对定位诊断有帮助；病灶钙化对肿瘤定位和定性诊断都有意义。局限性颅骨改变多见于生长接近脑表面的肿瘤，对确定颅内肿瘤有很大价值，如垂体腺瘤病人蝶鞍可呈球形扩大，颅咽管瘤除蝶鞍骨质破坏外还可有鞍区钙化斑，一侧内听道扩大是诊断听神经瘤的可靠证据。

2. 脑血管造影　近年多行 DSA 检查，包括颈动脉造影和椎动脉造影，其病理征象可分为两类：一类是正常血管移位或曲度改变；另一类是可见新生血管网，即病理性血循环。根据脑血管造影的病理征象，可做出病灶的定位诊断和（或）定性诊断。额叶病变可见大脑前动脉呈弧形移向对侧，大脑中动脉起始部及颈内动脉鞍上段向后下移位，额顶升支呈弧形向后移位。颞叶病变则见大脑前动脉垂直部移向对侧，大脑中动脉呈弧形向内上移位，侧位像还可见脉络膜前动脉拉直。枕叶病变时大脑前动脉可无移位，大脑中动脉末梢抬高并被向前压缩。鞍区病变可使颈内动脉鞍上段向外上移位，虹吸部可张开，大脑前动脉脑底段呈弧形抬高。斜坡肿瘤可压迫基底动脉使之与斜坡的距离增宽，甚至向后呈弧形移位。桥脑小脑角肿瘤可压迫小脑前下动脉使之呈弧形，小脑上动脉及大脑后动脉近端向内上移位，基底动脉亦可移向对侧。

脑血管造影定性诊断的主要依据是病灶的病理性血循环。如脑膜瘤有特殊的发生部位，显示脑外肿瘤的特点；脑膜瘤病理性血循环丰富，肿瘤多由颈外或脑膜动脉供血，肿瘤新生血管排列比较规则，多呈放射状，静脉期肿瘤“着色”比动脉期更明显，呈雪团状密度增高影，引流静脉通常包绕在肿瘤表面。胶质瘤的病理血循环随肿瘤恶性程度的增加而愈趋丰富，供血动脉通常不明显，无颈外动脉供血，肿瘤新生血管不规则，可为斑点状或窦性间隙，恶性胶质瘤常有早期静脉引流，即动脉期出现引流静脉。脑转移瘤血循环类似胶质瘤，可为单发或多发病灶，多数有清晰轮廓，如果肿瘤侵犯硬脑膜也可有颈外动脉供血。

3. 脑室和脑池造影　该检查对脑室和脑池肿瘤定位诊断价值很高，诊断准确率高于脑血管造影，CT 也不能完全取代之。其病理征象一是脑室和脑池系统移位或变形，即占位征象；二则是肿物阴影，即所显示的充盈缺损或囊腔充盈。但该检查需要脑室或脑池穿刺并注射造影剂，为有创检查，随着螺旋CT和MRI的临床应用，脑室和脑池造影已很少应用。

4. CT扫描 CT可清晰显示脑室和脑池系统，灰质和白质结构以及病变组织，故对颅内肿瘤的诊断有很大价值。CT诊断颅内肿瘤的主要依据是肿瘤病理组织形成的异常密度区以及肿瘤对脑室和脑池系统或脑中线的压迫移位。依据肿瘤组织阴影与周围脑组织的密度对比，可将其分为高密度病变，等密度病变和低密度病变。实质性肿瘤常为高密度病变。某些颅内肿瘤普通CT扫描时密度对比不显著或显示为等密度病灶，静脉注射造影剂后病变区密度显著增高；脑膜瘤注射造影剂后病灶密度显著增强。上皮样囊肿、皮样囊肿及蛛网膜囊肿等在普通CT扫描显示为低密度，增强CT扫描无强化效应。低度恶性胶质瘤普通CT扫描为低密度病变，一般轮廓不清，静脉注射造影剂后病变区影像略有增强。

5. 磁共振成像 简称MRI，是一种新的性能优良的成像技术，对不同神经组织和结构的细微分辨能力远胜于CT，具有良好的对比度，无射线辐射，可同时进行多方向多层面扫描。此外，磁共振血管成像（magnetic resonance angiogram，MRA）技术可不向血管内注射造影剂而清楚地显示血管状况，特别是近年来应用功能磁共振成像（fMRI）和磁共振波谱分析（MRS），可对颅内肿瘤的性质做出倾向性诊断。因此，MRI是有重要价值的神经影像检查手段，在颅内肿瘤诊断中具有不可替代的重要作用。

6. 正电子发射断层显像 简称PET，与CT和MRI成像原理和临床应用显著不同。CT和MRI只能提供组织结构的解剖信息，是关于组织的成像；PET则提供组织代谢变化的生理信息，是关于组织和细胞功能的成像。肿瘤细胞的糖酵解作用较正常细胞增高，PET通过测定组织的糖酵解程度，以区分和鉴别肿瘤组织和正常组织。PET在临床的应用可帮助医师了解脑肿瘤的恶性程度，有利于制定治疗方案和评估治疗效果，并可动态监测肿瘤恶变或复发时程。

（三）鉴别诊断

颅内肿瘤通常应与以下几种疾病进行鉴别。

1. 脑脓肿 常有耳源性，鼻源性或外伤性原发性感染灶。可有急性炎症的全身表现，如高热、畏寒、脑膜刺激症状、血沉快、血和脑脊液白细胞增多等；脓肿成熟后，则表现为慢性颅内压增高，或伴有局灶性神经系统体征，病人可有较严重的精神迟钝。脑血管造影显示为无血管性占位病变，其周围脑血管呈弧形移位及包绕。CT扫描常显示为典型的圆形或卵圆形低密度阴影，CT增强扫描见病灶边缘明显强化，呈壁薄而光滑的环形增高影，病灶周围有明显的低密度脑水肿带。

2. 脑结核瘤 有结核感染史，发病年龄较低，多见于30岁以下。幕上病灶多见于额顶叶皮层或皮层下较表浅的部位，幕下病灶多见于小脑半球，单发者居多，呈圆形或卵圆形，中心常有干酪样坏死，CT显示常为高密度病变而中心为低密度区。

3. 慢性硬膜下血肿 多发生于轻微外伤后数周或数月的老年人。临床表现以亚急性或慢性颅内压增高为主要特征，并呈进行性加重趋势，少数可有局灶性体征如轻偏瘫，晚期可导致小脑幕裂孔疝而出现意识障碍。脑血管造影和CT及MRI可帮助确定诊断。

4. 良性颅内压增高 又称为“假性脑瘤”，指患者仅有颅内压增高症状和体征，但无占位性病变存在。一般无局灶性神经系统体征。病因可能是蛛网膜炎，耳源性脑水肿，静脉窦血栓等，有时病因不清。经辅助检查排除颅内占位性疾病后方可诊断良性颅内压增高。

5. 脑寄生虫病

（1）脑囊虫病：多表现为颅内压增高和癫痫发作，局灶体征少见。有食用“米猪肉”史，大便发现虫卵，可见皮下囊虫结节，血液和脑脊液囊虫补体结合试验或酶联免疫吸附试验呈阳性。脑实质型囊虫病 CT 可见脑内多发性斑点状小病灶，周边可有低密度水肿带。脑室型囊虫病常见于第四脑室和侧脑室，CT 仅可见梗阻性脑积水，脑室造影可显示脑室内充盈缺损。

（2）脑包虫病：常为大脑半球单发病灶，病人可表现为局灶性癫痫、轻瘫等，大的病灶可引起颅内压增高。皮内试验和血清补体结合试验阳性率可达 80%。CT 显示为大脑半球低密度病变，边缘光滑，无增强效应。

（3）脑型肺吸虫病：患者多有头痛、癫痫发作、肢体瘫痪，少数有视野缺损，失语或脑膜刺激征，也可有颅内压增高。有吃生蝲蛄史且大多数有肺部感染史，肺吸虫补体结合试验和皮内试验阳性。

（4）脑型血吸虫病：见于血吸虫病流行区，急性感染后 1 个月左右呈类似脑炎或脑脊髓炎的表现，颅内压增高少见；慢性发病则表现为进行性加重的局灶体征。

6. 脑血管畸形　多见于青少年，发病高峰年龄在 30 岁左右。发生急性脑内出血时需要和“肿瘤卒中”鉴别。脑血管造影可见脑畸形血管团。CT 和 MRI 也可帮助明确诊断，尤其 MRA 能清楚显示畸形血管，有利于确定诊断。

五、颅内肿瘤的治疗

颅内肿瘤的治疗以手术为主，但大多常难以根治肿瘤。随着对颅内肿瘤研究的深入，放疗、化疗和免疫治疗等疗法不断取得成效。目前对大部分颅内肿瘤，综合治疗是较为合适的治疗方案。

（一）降颅内压治疗

颅内压增高是产生临床症状并危及病人生命的直接原因，因此降低颅内压治疗在颅内肿瘤的整个治疗过程中始终是个中心问题。降低颅内压最根本的办法是彻底摘除肿瘤。有的肿瘤无法手术根治而给予化学药物治疗或放射治疗，在此治疗过程中乃至手术过程中为了缓解颅内压增高的症状，赢得治疗时机，采取一些临床降低颅内压的措施是十分必要的。降低颅内压的临床措施就其作用机制而言可分为两类：一类是针对脑水肿采取的药物治疗，即脱水治疗；一类是针对脑脊液通路（主要是脑室系统）梗阻采取的临时措施，即脑脊液外引流。

1. 综合治疗措施　不应看做是单纯使用脱水药物的问题，而应看做是一组综合的治疗措施。

（1）合理体位：除合并休克者外，治疗时应将床头抬高 15～30℃，避免颈部扭曲及胸部受挤压，以利于颅腔静脉回流。

（2）限制水入量：对于需要强烈脱水的病人应严格限制入量，不能进食者每天输液量应限制在 1500～2000ml（小儿按 60～80ml/kg 计算）之间。钠盐的供给应限制在体内需要的最低限度，以防由于水、钠潴留而致的脑水肿。

（3）保持呼吸道通畅：对于昏迷病人是至关重要的，因为缺氧可使脑水肿加重。气管切开同时吸氧通常是必要的。对严重的患者有条件时还可用高压氧舱治疗，一般在 3 个大气压下吸氧，每次 45 分钟，每日 2～3 次，可预防和治疗脑水肿。

（4）冬眠降温：可以降低脑组织的代谢率，从而提高脑神经细胞对缺氧的耐受力，改善脑血管及神经细胞膜的通透性，减少脑水肿的发生。通常体温每降 1℃，脑组织基础代谢率降低 6%～7%，颅内压下降 5%～6%。当冬眠体温下降到 32℃时，脑组织代谢率可降低至正常时的 50%。冬眠降温多用于高热、躁动及有去大脑强直的病人，持续时间不宜过长，一般为 3～5 天。

（5）激素应用：肾上腺皮质激素有调节血 - 脑屏障、改善脑血管通透性、抑制垂体后叶抗利尿激素、减少储钠和排钾以及促进细胞代谢、增强机体对伤病的应激能力等，因而对防治脑水肿起作用。常用的肾上腺皮质激素为地塞米松和氢化可的松。地塞米松成年人首次用量 10mg 静脉点滴，以后每 6 小时肌内注射 5mg，或维持静脉点滴，每天总量 20mg。氢化可的松稀释后静脉点滴，100～200mg/d，最大可达 300mg。应用肾上腺皮质激素治疗应注意预防感染，大剂量用药还应注意水、电解质平衡失调问题。一般大剂量用药时间不可持续过久，以 3～5 天为宜。

（6）中药治疗：根据临床表现亦即证型选择不同治法。如对气血郁结型，治法以活血化瘀、攻逐血积、软坚散结为主，可用血府逐瘀汤加减；痰湿内阻型治法以燥湿去痰为主。可用涤痰汤加减；肝肾阴虚型，肝血不足为主者以一贯煎加减，肝肾阴虚者以杞菊地黄丸加减；热毒内蕴型治法以清热解毒为主，可用清瘟败毒饮或龙胆泻肝汤加减。

2. 脱水治疗　常用脱水药物按其药理作用可分为两类：渗透性脱水药物和利尿性脱水药物。前者利用高浓度药物溶液或药物的大分子，使血液渗透压增高，从而造成水分由脑组织向血管内转移，达到组织脱水的目的。后者则是通过促进水分由体内向体外排泄，使血液浓度增加，因而增加从组织间隙吸收水分的能力。

脱水药物的作用时间有一定限度，一般不超过 6 小时，以后颅压还可能回升，甚至达到比用药前更高的水平，这种现象称为“反跳”。一般脱水作用越强的药物，“反跳”作用也越强，因此必须重复使用。持续用药的时间间隔和剂量，随选用药物和需要脱水程度的不同而异。

脱水药物的用法可分为强烈脱水和一般脱水两类，前者又可分为一次性脱水和持续性脱水。一次性脱水用于脑疝的急救，应选用药理作用最强的药物，采用静脉注射，如静脉快速滴注或推入 30% 尿素溶液 200ml，或 20% 甘露醇 250～500ml。持续性强烈脱水也应选择脱水作用较强的药物，以静脉给药为好，如使用 20% 甘露醇或 50% 葡萄糖溶液，每隔 4～6 小时重复 1 次；亦可使用呋塞米肌内注射。一般性脱水治疗应以口服药物为主，必要时辅以肌肉或静脉注射药物。

强烈脱水时应特别注意防止水、电解质平衡的紊乱。对于老弱病人及小儿应注意勿因脱水导致休克、虚脱。休克及严重脱水患者未得到纠正前不能应用脱水药物。肾功能不全者忌用利尿性脱水剂及尿素。

3. 脑脊液外引流　对于因梗阻性脑积水引起的颅内压增高，脑室穿刺排放脑脊液能够收到迅速降低颅内压的作用，此外脑脊液持续外引流还可以起到监视颅内压的作用，故常用于脑疝急救及开颅手术前后监护期。

（1）侧脑室穿刺：为急救或持续引流脑脊液的目的，通常穿刺侧脑室额角。穿刺点选择在额部发际内中线旁 2～2.5cm 处。颅骨钻孔后以脑针向假想之两侧外耳孔连线中点方向穿刺，直到有脑脊液流出。一般只需在一侧穿刺，如有室间孔梗阻，则应分别穿刺两侧侧脑室。排放脑脊液的速度不可过快，防止因颅内压骤然下降造成脑室塌陷或桥静脉撕裂引起颅内出血。

（2）脑脊液持续外引流：多用开颅术前、后暂时缓解症状及监视颅内压增高，在此期间由于脑室系统对外界开放，应特别注意预防感染，如采取专室隔离、更换引流器皿时严格无菌操作等。持续脑脊液外引流还应注意避免颅内压过低的问题，尤其是颅后窝肿瘤，急剧或过度引流脑脊液有可能诱发小脑幕切迹上疝，或使局部脑压迫症状明显加重，因此引流期间脑脊液压力应维持在不低于正常的水平。

（二）颅内肿瘤的手术治疗

手术是治疗颅内肿瘤最常用也是最有效的方法，良性肿瘤经手术大多可治愈；恶性肿瘤通过手术治疗，可以收到延长寿命的效果。有关颅内肿瘤的手术指征，一般传统认为应具备颅内压增高或局部脑 / 神经受压。这种观念虽已不适应显微神经外科和功能神经外科的要求，但仍可作为手术治疗最基本的出发点。因为颅内肿瘤手术如果没有起到降低颅内压和局部减压的作用，手术就是没有意义的。此外，对于那些本身无分泌功能，又不造成脑压迫症状、小的良性颅内肿瘤，过分积极手术不一定会有好的效果，何况这样的肿瘤可能并不影响带瘤者的寿命，故恰当的手术方可取得良好的效果。

颅内肿瘤手术类型可分为肿瘤切除、内减压、外减压和捷径手术。

1. 肿瘤切除手术　肿瘤切除手术按切除的范围可分为肿瘤全切除手术和部分切除手术或姑息手术。肿瘤全切除手术除切除肿瘤外，还应切除肿瘤周围一切可能受侵犯的脑组织，但为防止出现严重神经功能缺损，有时很难达到对肿瘤及受侵犯脑组织的彻底切除。只有当肿瘤局限在非重要脑功能区或主要侵犯颅盖部脑膜或颅骨时，才有可能施行全切手术。如果肿瘤呈侵袭性生长而无明确界限、肿瘤部位深在而影响重要脑功能区时，则不宜行全切手术。依据肿瘤切除程度又可分为近全切除（90% 以上）、大部切除（60% 以上）、部分切除和活检，近全切除和大部切除肿瘤可起到局部减压作用。

2. 内减压手术　当颅内肿瘤不能全切除时，可将肿瘤周围非重要脑组织切除，以达到降低颅内压的目的；有时为暴露脑深部肿瘤，手术中需要切除一些非重要脑组织，切除的脑组织应是无重要功能的额极、颞极和枕极以及小脑半球外 1/3。内减压手术须注意：减压部位应在肿瘤周围；切除范围必须在非重要脑功能区内；减压应充分。例如对额叶肿瘤，如做额极切除应在前中央沟以前、额下回以上；向内暴露出大脑镰，但不超过叩带沟；向前暴露至前颅窝底，但不累及嗅神经。

3. 外减压手术　是指切除颅骨并剪开硬膜，使颅腔容积扩大，以达到降低颅内压的目的。常用的手术有：颞肌下减压、枕肌下减压及大骨瓣减压。颞肌下减压手术多在大脑半球肿瘤不能手术切除或仅行活检时采用；枕肌下减压手术在后颅窝胶质瘤手术时几乎常规采用；大骨瓣减压可影响病人容貌，并且手术后头皮与表浅部肿瘤接触易增加肿瘤血运，促使肿瘤生长或浸润，故除非术前病人已形成严重脑疝，该手术应尽量少用。

4. 捷径手术　即脑脊液分流手术，目的是为解除脑脊液梗阻，缓解颅内高压和神经功能障碍。第三脑室后部肿瘤常致中脑导水管堵塞，可行侧脑室 - 枕大池分流术；有室间孔梗阻时，应同时行两侧侧脑室分流术。终板造瘘（Stookey 手术）虽可分流脑脊液，但易形成硬膜下积液使分流失效，若同时行第三脑室底部造瘘（Scarff 手术），分流效果会显著改善。颅内肿瘤造成的脑脊液循环障碍也可行侧脑室 - 心耳或腹腔分流手术，但有增加恶性肿瘤颅外转移的危险，应慎重选用。

（三）放射治疗

用手术方法不能彻底切除的肿瘤，术后辅以放射治疗可推迟肿瘤复发，延长病人寿命。另外一些肿瘤或因其部位深而不宜手术，或因肿瘤浸润重要功能区手术会带来严重的神经系统功能缺损，或因病人全身状况不允许手术，且肿瘤对放射线敏感者，放射治疗可作为首选治疗方法。

近年来颅内肿瘤放射治疗的效果不断提高，放射治疗的适应证范围日趋扩大，对颅内恶性肿瘤如某些胶质瘤、转移瘤等，甚至已取代了手术疗法。

放射线可致正常脑组织水肿及脑实质的急性炎性反应，因而能够加重颅内压增高症状，严重时甚至可形成脑疝而死亡。故在放射治疗早期应特别注意观察。为防止放射治疗加速颅内压增高进程，治疗期间可辅以脱水药物，对颅内压很高又不能切除的肿瘤，最好在放射治疗前施行减压或脑脊液分流手术。

颅内肿瘤放射治疗大体上有体内照射法和体外照射法，分别介绍如下。

1. 体内照射法　即将放射性同位素植入肿瘤组织内进行照射，又称间质内放疗。这种方法可以减少对正常脑组织的放射性损伤。亦可以将同位素胶体液吸附在吸收性明胶海绵上术中直接插入肿瘤实质。

2. 体外照射法　现普遍采用高能辐射，如 ^{60}Co 产生γ射线、高能电子束、中子等。高能辐射比普通 X 线穿透力强，有皮肤剂量低、骨吸收量小和旁向辐射少等优点。高能电子束和快中子更适合治疗颅内肿瘤，因为它在组织中具有一定射程，放射剂量可集中在病变需要的深度，从而减少对正常脑组织的损伤。目前，体外放射治疗主要有普通放射治疗、等中心直线加速器治疗和γ- 刀治疗三种方法。

（1）普通放射治疗：普通放疗的放射源有 X 线机、^{60}Co 和加速器。在颅外远距离照射，每天病人接受 1.8～2.0Gy 的放射剂量，常规治疗剂量为 50～60Gy（5000～6000rad）。提高肿瘤放射剂量，虽然可以更多地杀伤肿瘤细胞，但是又不可避免地引起肿瘤周围及浅层正常脑组织的坏死、全身性造血组织的抑制等并发症。因此使肿瘤组织得到最大剂量的照射，同时又保证正常脑组织受到最低程度的损害是一直困扰放射治疗的中心问题。立体定向放射神经外科的发展很好地解决了上述问题，成为目前引人注意并且很有前途的放射治疗方法。

（2）等中心直线加速器治疗：等中心直线加速器又称 X 线刀（X- 刀），在 CT 或 MR 成像及计算机辅助下，利用立体定向技术，使照射源围绕病人头部和颅内肿瘤部位做等中心移动旋转，将 X 射线聚焦肿瘤靶点。X- 刀的治疗原理与γ- 刀相似，即将多源的放射线聚焦于某一靶点，造成靶点组织变性、坏死，而其周围组织所受到的辐射剂量不大。能用于 X- 刀治疗的疾病不仅有脑深部肿瘤、中小型脑血管畸形、垂体腺瘤、脑转移瘤、听神经瘤以及脑内神经核团和神经通路的定向毁损，还可以用于脊髓肿瘤和其他颅外肿瘤。X- 刀的优点能较好地解决射线对肿瘤靶点聚焦问题。其缺点在于，使用时间尚短，治疗效果有待证实；其控制系统复杂，需不断校正光束投照偏差；光束照射散点较大，精度不如γ- 刀。

（3）γ- 刀放射治疗：1968 年世界上第一台γ- 刀问世，为神经外科的颅内病变治疗提供了一条崭新途径。1974 年第二代γ- 刀改进了设备精确度，有 179 个 ^{60}Co 射线源，神经外科长期临床使用，证明是一种安全、有效的治疗方法，对于某些病变，甚至可以替代常规手术治疗。第三代γ- 刀是由 ^{60}Co 放射源、准直器和滑动床三大部件组成，辅助设备有 Lekeell 立体定向仪和电子计算机等。准直器是一个金属的半球形壳状结构，有直径不等的 201 个小孔。利用立体定向技术和计算机辅助，将从 201 个小孔中射出的γ射线聚焦在颅内某一靶点。从每一小孔射出的γ射线不会给脑组织和血管造成明显的损伤，聚焦后会产生相当大的能量，足以使肿瘤细胞退变、坏死。其聚焦精度为 0.1mm。遗憾的是γ- 刀价格昂贵，每隔

5～8年需补充一次钴源，因此，难以普及使用。

适合γ-刀治疗的肿瘤有：①听神经瘤。②鞍内垂体腺瘤。③鞍区及颅底的脑膜瘤。④Ⅲ脑室后及脑干内肿瘤。

（四）化学治疗

在颅内恶性肿瘤的综合治疗中，化学药物治疗已成为重要的治疗手段，逐渐受到重视并取得了一定的疗效。

1．颅内肿瘤化疗药物的选用原则　中枢神经系统肿瘤在生物学行为和生长环境等方面与颅外其他部位的肿瘤有着很大的差异。因此，在化疗药物的选择方面，有着自己的特点。其原则为：

（1）选择脂溶性高、分子量小、非离子化、对正常脑组织毒性较小的药物。

（2）对于不能通过血-脑屏障的药物，应选择适用于瘤腔内放置或鞘内给药。此外，还可以经动脉用高渗性药物或罂粟碱开放血-脑屏障，随后动脉内注射化疗药物。

（3）根据肿瘤细胞动力学原理，选择作用于不同周期的药物联合应用。可先选用对增殖期细胞和非增殖期细胞均有杀伤作用的细胞周期外非特异性药物，行大剂量短期突击疗法，然后再改用细胞周期特异性药物，交替使用，以提高疗效。

（4）对脑转移癌病人，可参考原发肿瘤的病理类型，选择合适的化疗药物。

2．几种常用的化疗药物　化疗药物按其作用机制分为细胞周期特异性和细胞周期非特异性药物。脑瘤常用的化疗药物有亚硝基脲类、抗代谢类、抗生素类、植物类等药物。

（1）卡氮芥（BCNU）：为亚硝基脲类药物。该药为高度脂溶性，能通过血-脑屏障进入脑内和脑脊液。在脑脊液中，BCNU的浓度为血浆浓度的50%。BCNU对恶性脑瘤的总有效率为40%～50%，目前被认为是对颅内恶性肿瘤，特别对恶性胶质瘤最好的化疗药物。肾上腺皮质激素可以加强BCNU的抗肿瘤效果，同时减轻其毒性反应。BCNU在室温下不稳定，在碱性环境和光照下易分解而失效。静脉注射时如药液漏出血管外，会对血管外组织产生较强的腐蚀作用，因此，BCNU禁止肌内注射。BCNU的主要毒性作用是对骨髓功能有明显延迟性抑制作用，多在停药后4～6周内出现。

（2）环已亚硝脲（CCNU）：亚硝基脲药物，高度脂溶性，能通过血-脑屏障，口服后，脑脊液中药物浓度为血浆浓度的50%。CCNU与BCNU有交叉耐药性，其毒性作用有胃肠道反应和延迟性骨髓抑制。

（3）甲环亚硝脲（Me-CCNU）：作用机制与CCNU相似，但溶解度大于BCNU和BCNU，毒性仅为CCNU的一半。

（4）嘧啶亚硝脲（ACNU）：为水溶性药物，因其在体内可生成有一定脂溶性的游离盐，故能穿透血-脑屏障，在脑内形成较高的药物浓度。ACNU对星形细胞瘤和胶质母细胞瘤具有较高的疗效。因有较强的腐蚀性，只能静脉和动脉内给药。其副作用有延迟性骨髓抑制、肝脏损害和皮肤过敏等。

（5）氨甲蝶呤（amethopterin）：又称氨甲基叶酸（methotrexate，MTX），抗代谢类药物，水溶性，不易通过血-脑屏障，常用于鞘内注射和动脉内给药。MTX对髓母细胞瘤、颅内转移癌，特别是绒癌颅内转移效果较好。毒性反应为胃肠道反应和骨髓功能抑制。联合应用甲酰四氢叶酸可以减轻MTX的毒性反应。

（6）阿霉素（adriam ycin，ADM）：抗生素类药物，为细胞周期非特异性化疗药，对G_2期敏感。ADM对神经母细胞瘤、恶性胶质瘤和转移癌效果较好，可静脉给药或局部用药。其副作用为骨髓抑制、肝功能损害和心脏毒性。

(7) 卡铂(carboplatin paraplatin):卡铂是继顺铂之后第二代铂类抗肿瘤药物,中度水溶性,不易透过血-脑屏障。卡铂在血浆中化学性质稳定,对颅外多种实体性肿瘤的抗癌效力高于顺铂,而且对顺铂耐药的肿瘤也有效果。对于颅内肿瘤特别是转移瘤,经开放血-脑屏障后,动脉内注射卡铂,具有一定的治疗效果。

(8) 长春新碱(vincristine,VCR):是一种较好的植物类抗肿瘤药物,对多种颅内恶性肿瘤有较好的疗效,特别是对髓母细胞瘤效果更佳。VCR 主要作用于肿瘤细胞的 M 期,抑制肿瘤细胞纺锤丝形成,使肿瘤细胞停滞在分裂中期,从而抑制细胞增殖。大剂量 VCR 对 S 期细胞也有杀伤作用。VCR 疗效优于长春碱,二者之间无交叉耐药。因此,VCR 在中枢神经系统肿瘤化疗中,是优先选择的化疗药物之一。VCR 可以静脉注射,也可以动脉注射,但是禁止鞘内注射和脑室内注射。

3. 化疗药物的给药途径　化疗药物的给药途径大体上有全身给药和局部给药。全身给药包括口服、肌注和静脉注射等。其优点是方法简单、便于掌握和使用,其缺点是药力作用分散,在肿瘤局部不能形成较高的药物浓度,且全身毒性反应较重。因此,全身给药途径不太适宜颅内肿瘤。局部给药途径有鞘内给药、瘤腔内给药和动脉内给药。局部用药不仅可以提高中枢神经系统,特别是肿瘤局部的药物浓度,还可以减轻全身用药所引起的多器官毒副作用。局部用药目前被认为是中枢神经系统化疗中较好的给药途径。

(1) 鞘内给药:鞘内给药指经腰椎穿刺将化疗药物注入腰蛛网膜下腔,利用脑脊液的流动,将化疗药物播散至脊髓、颅内的蛛网膜下腔和脑室内系统,并通过脑室壁渗入脑实质。也可以通过脑室穿刺或脑室置管向脑室内注入药物,达到鞘内给药。不是所有化疗药物都可以采取鞘内给药,如长春新碱禁止鞘内给药。每次鞘内给药不宜过浓过快,必要时联合应用地塞米松 5～10mg,减少或防止蛛网膜下腔或脑室内化学炎症。常用的鞘内注射药物有 MTX0.15～3mg/m^2、阿糖胞苷 50～70mg/m^2、噻替哌每次 10mg、博莱霉素 0.05mg/kg。

(2) 动脉内给药:动脉内给药有颈动脉内注射和经股动脉插管颈内动脉超选择灌注。颈动脉给药为经皮穿刺,直接将化疗药物注入颈动脉内,利用血流,将化疗药物送至颈动脉的供应区域,提高局部化疗药物浓度。经该途径的给药,化疗药物不可避免地进入眼动脉,引起严重的视网膜毒性反应;同时化疗药物不能选择性地进入肿瘤的供血区。经股动脉行颈内动脉超选择灌注,直接将化疗药物注入向肿瘤供血的大脑前动脉或大脑中动脉,最大程度地提高了肿瘤供血区的药物浓度,同时可以避免化疗药物的眼毒性作用,被认为是较好的化疗药物给药途径,但效果与静脉给药并无差异,目前不作为首选推荐。

(3) 瘤腔内给药:术中将装有化疗药物的硅胶囊置入肿瘤残腔,而后将 Ommaya 化囊导管一端放入瘤腔,Ommaya 化囊体置于头皮下并固定。定期向头皮下的 Ommaya 化囊注入化疗药物,轻压囊体,将药物泵入肿瘤腔,从而达到局部治疗的目的。该方法使化疗药物直接作用于肿瘤细胞并且在肿瘤腔保持持续的高浓度。在操作方面简单、易行,并且易于反复给药。因此,该方法在恶性脑肿瘤化疗中也是一种有效且有一定前途的治疗方法。

4. 化疗药物的联合应用　化疗药物的联合应用可以提高疗效,协同加强化疗药物的抗肿瘤作用,减少毒性反应和耐药性。联合应用化疗药物应根据肿瘤细胞的细胞动力学特点和不同化疗药物的作用机制合理配用,并非越多越好。选择药物时应选用作用于不同的细胞周期,影响核酸代谢的不同环节,而且毒性作用不同的药物;同时,给药的顺序应符合细胞增殖动力学规律。因此,有人主张化疗时先用长春新碱或秋水仙碱等使细胞增殖同步化,停滞于分裂中期。随后再用较大剂量的细胞周期特异性或非特异性药物，提高对肿瘤细胞的杀伤作用。下面简单介绍几种常用的恶性胶质瘤联合化疗方案。

（1）PCV方案：即PCB（甲基苄肼）、CCNU（环己亚硝脲）、VCR（长春新碱）联合应用。据Levin的PCV方案，第一天应用CCNU 110mg/m^2，第8～21天连续应用PCB 60mg/m^2，同时第8天和第21天分别应用VCR 1.4mg/m^2 1次。每6周重复1次，连续应用数个疗程。经过临床应用，认为该方案毒性反应小，抗肿瘤效果较好，对CCNU无效的病人，应用此方案有效。此外，不同学者对PCV方案有不同用药剂量和用药顺序。

（2）MCV方案：为MTX、CCNU和VCR联合应用。主要应用于原发性或转移性肿瘤。具体用法：CCNU 100mg/m^2，每6周1次；VCR 2mg/m^2，开始时每周静脉注射1次，连续4周，以后每4周1次；MTX 25mg/m^2，用法同VCR，在VCR用后2小时开始静脉注射。

5．化学治疗与放射治疗的配合　由于多数胶质瘤细胞对放射线不太敏感，而增加放疗剂量，又不可避免地引起正常脑组织的损害。因此，如何提高胶质瘤细胞对放射线的敏感性就成为既实际又重要的问题。已知有些药物可以提高放射治疗的效果，如5-溴尿嘧啶脱氧核苷、羟基脲、MTX、BCNU、5-Fu、PCB和放线菌素D等。其具体方法是：在手术后2～4周内，经颈内动脉持续滴注5-溴尿嘧啶600～1000mg/m^2，同时用MTX 0.5～3.0mg/d。对于脑室系统肿瘤，可应用动脉内和脑室同时滴注，脑室内剂量为动脉剂量的1/10～1/5。采用动脉给药时，同时辅以肝素抗凝。动脉给药后7～14天开始放疗，^{60}Co外照射，剂量45～60Gy。该疗法效果较好，大多数胶质瘤患者的平均生存期明显延长。由于化疗药物的副作用与放射治疗有相同之处，故这两种治疗相距时间不宜太近。

6．副作用及注意事项　脑肿瘤药物治疗后可出现短期颅内压增高，有必要辅以降颅内压的药物。有的患者在药物治疗过程中突然昏迷，可能系肿瘤坏死或出血所致，应及时采取手术措施。抗肿瘤药物多数对骨髓造血功能有抑制作用，故在疗程当中以及疗程后的一定时期，应密切监视末梢血象变化，必要时停止用药。

（五）其他治疗

1．免疫治疗　以免疫学为基础，包括主动免疫和被动免疫疗法，目前对颅内肿瘤的治疗尚未达到令人满意的效果。

（1）细胞因子治疗，包括干扰素（IFN-α，IFN-β，IFN-γ），白细胞介素（IL-2，IL-4），肿瘤坏死因子（TNF）。

（2）被动免疫治疗，如单克隆抗体和免疫交联剂。

（3）过继免疫治疗，如IL-2，淋巴细胞活化的杀伤细胞和肿瘤浸润细胞，细胞因子诱导的杀伤细胞（CIK细胞）等。

（4）主动免疫治疗，如卡介苗，小棒状杆菌和自身肿瘤细胞等。在临床实践中结合病人肿瘤特点和免疫状态评估，可酌情选用。术后瘤腔内局部免疫治疗已显示了较满意的控瘤效果，但该方法对那些术后瘤腔与脑室和珠网膜下腔相通的病例并不适用。

2．光动力学治疗　利用肿瘤摄取光敏剂血卟啉衍生物（HPD）的特性，在手术前24小时左右静脉注射HPD，手术切除肿瘤后，瘤床经激光照射，产生光动力学效应，其特点是对肿瘤细胞有选择性杀伤作用，可达到提高疗效的目的，副作用较小。接受光动力学治疗的患者需避光2～4周。

3．中药治疗　对颅内肿瘤尚无肯定疗效，仍不失为一种值得继续探索的疗法。

（周旺宁）

【参考文献】

[1] ACS（American Cancer Society）. Cancer factor and figures. Atlanta：American Cancer Society，2002.

[2] Brenner AV，Linet，MS，Fine HA，et al. History of allergies and autoimmune diseases and risk of brain tumors indults. Int J Cancer，2002，99：252-259.

[3] 赵继宗. 微创神经外科学. 北京：人民卫生出版社，2005.

[4] Grabb PA，Lunsford LD，Albright AL，et al. Stereotactic radiosurgery for glial neoplasms of childhood. Neurosurgy，1996；38：696-702.

[5] Soffietti R，Ruda R，Bradac GB，et al. PCV chemotherapy for recurrent oligodendrogliomas and oligoastrocytomas. Neurosurgy，1998，43（5）：1066-1073.

[6] Hayes RL.The cellular immunotherapy of primary brain tumors. Rev Neurol，1992，148：454-466.

[7] Muller PJ，Wilson BC. Photodynamic therapy for malignant newly diagnosed supratentorial gliomas. J Clin Laser Med Surg，1996，14（5）：263-170.

[8] 周旺宁，陈忠平. 胶质瘤的循证 - 个体化综合治疗. 澳门医学杂志；2003，3（2）：91-94.

第二节 脑胶质瘤

胶质瘤是最常见的原发性脑肿瘤，其发生率约为 12/10 万，在颅内各种肿瘤中占 50%～60%。WHO 将胶质瘤分为Ⅰ～Ⅳ级。其主要特点有：

1．肿瘤具有异质性（heterogeneity），即在不同个体和（或）同一肿瘤的不同区域可有不同的分子表型，导致肿瘤对治疗的敏感性不同。肿瘤中约 30% 的细胞参与增殖，70% 的细胞不参与增殖活动，但具有增殖能力，可转入增殖群，细胞周期时间约 2～3 天。

2．肿瘤呈浸润性生长，与周围脑组织没有明显界限，肿瘤细胞可侵袭到远离肿瘤灶的脑白质中。

3．肿瘤周围存在血 - 脑屏障（BBB），肿瘤边缘存在血瘤屏障（BTB），致使一些化疗药物不能到达肿瘤之中。

4．肿瘤细胞可处于不同的分裂周期，对放射线敏感性不一致，并存在一定的放疗抗拒。

5．肿瘤向中枢神经系统以外转移极为罕见，但一些肿瘤可沿脑脊液循环通路播散，如室管膜瘤和髓母细胞瘤；高度恶性星形细胞瘤也可向大脑半球对侧浸润，或向脑室系统和蛛网膜下腔播散。

目前治疗胶质瘤的主要手段是手术、放疗和化疗，其他辅助治疗包括免疫治疗、抗血管生成治疗和靶向治疗还处于临床前研究阶段。恶性胶质瘤具有侵袭性生长特性或位于脑重要功能区，神经导航显微手术也难以彻底切除肿瘤；又因胶质瘤存在放疗抗拒或对化疗药物耐药，术后放、化疗尚不能全部杀灭残余的肿瘤细胞，术后肿瘤复发是制约胶质瘤远期疗效的瓶颈。应用目前任何单一的治疗手段多难以根治胶质瘤，特别是恶性胶质瘤，故根据肿瘤具体特点的个体化综合治疗对提高疗效和改善生命质量有实际意义。

一、临床表现

（一）症状和体征

1．颅内压增高症状　胶质瘤所致颅内压增高通常呈慢性进行性加重，少数有中间缓解期。颅内肿瘤囊性变或瘤内出血时，可出现急性颅内压增高，严重者常有脑疝形成。肿瘤的部位和患病年龄不同，颅内压增高进展速度和严重程度亦不同。

2. 一般症状和体征

（1）大脑半球肿瘤临床症状：主要表现有精神症状、癫痫发作、感觉障碍、锥体束损害症状、失语、视野改变或缺损。

（2）松果体区肿瘤临床症状：因肿瘤位于中脑导水管附近，早期可引起脑脊液循环障碍，故颅内压增高常为首发症状，有时是唯一的临床表现。肿瘤可向周围扩张压迫四叠体、中脑、下丘脑结构以及小脑而引起相应的局部症状。

（3）后窝肿瘤的临床表现：肿瘤较大时可有颅内压增高表现，肿瘤引起的局部症状可有小脑半球、小脑蚓部、脑干和小脑桥脑角症状和体征。

二、诊断和鉴别诊断

（一）诊断依据

1. 临床诊断　胶质瘤诊断必须明确：颅内有无肿瘤；肿瘤在什么部位；肿瘤的病理性质如何。确定颅内存在肿瘤后须进一步明确肿瘤的定位和定性诊断。典型和特异症状及体征是提示胶质瘤的有效线索。为此，首先应详细了解病史，进行全面的全身和神经系统检查。凡是有进行性颅内压增高并伴有局灶性神经系统体征者，应首先考虑颅内肿瘤，可有针对性地选择一种或几种辅助性检查方法确定诊断。慢性进行性颅内压增高没有定位体征者，也应通过辅助检查确定有无颅内肿瘤。此外，为早期发现颅内肿瘤，应特别注意患者有无某些神经系统症状，如继发癫痫，以便及时检查，尽早确诊或排除颅内肿瘤。

2. 影像学诊断

（1）头颅平片：可显示某些颅内生理性钙化（如松果体钙斑）移位对定位诊断有帮助；病灶钙化对肿瘤定位和定性诊断都有意义。

（2）脑血管造影：全脑血管造影可显示的病理血循环随肿瘤恶性程度的增加而愈趋丰富，供血动脉通常不明显，无颈外动脉供血，肿瘤新生血管不规则，可为斑点状或窦性间隙，恶性胶质瘤常有早期静脉引流，即动脉期出现引流静脉。少数肿瘤侵犯硬脑膜也可有颈外动脉供血。

（3）脑室和脑池造影：可显示和脑池系统移位或变形、或是肿物阴影，即充盈缺损。但该检查需脑室穿刺并注射造影剂，有创伤性。现被螺旋CT和MRI所取代。

（4）CT扫描：CT可清晰显示脑室和脑池系统、灰质和白质结构以及病变组织，CT诊断颅内肿瘤的依据是肿瘤组织形成的异常密度区以及肿瘤对脑室和脑池系统或脑中线的压迫移位。依据肿瘤组织与周围脑组织的密度对比，可将其分为高密度病变、等密度病变和低密度病变。某些胶质瘤普通CT扫描显示为等密度病灶，静脉注射造影剂后病灶密度显著增高。低度胶质瘤普通CT扫描为低密度病变，一般轮廓不清，增强CT扫描病灶不增强或略有增强；恶性胶质瘤普通CT扫描为低密度病变或混杂密度病变，增强CT扫描后病变区影像可有增强。

（5）磁共振成像（MRI）：对不同神经组织和结构的细微分辨能力远胜于CT，磁共振血管成像（MRA）技术可不向血管内注射造影剂而清楚地显示血管状况，特别是近年来应用功能磁共振成像（fMRI）磁共振波谱分析（MRS），可对胶质瘤做出倾向性诊断。故MRI是十分重要而有价值的神经影像检查手段，在胶质瘤诊断中具有不可替代的重要作用。

（6）正电子发射断层成像：简称PET，与CT和MRI成像原理和临床应用显著不同。CT和MRI只能提供组织结构的解剖信息，是关于组织的成像；PET则提供组织代谢变化的生理信息，是关于组织和细胞功能的成像。肿瘤细胞的糖酵解作用较正常细胞增高，PET通过测定组织的糖酵解程度，以区分和鉴别肿瘤组织和正常组织。PET在临床的应用可帮助医师了解脑肿瘤的恶性程度，有利于制定治疗方案和评估疗效，并可动态监测肿瘤恶变或复发时程。

（二）鉴别诊断

胶质瘤应与下列几种疾病进行鉴别：

1. 脑脓肿　可分为耳源性、鼻源性、外伤性及原发性脑脓肿。可有急性炎症的全身表现、血和脑脊液白细胞增多等；脓肿成熟后，可有慢性颅内压增高伴局灶性神经系统体征，或较严重的精神迟钝。CT扫描常显示为典型的圆形或卵圆形低密度阴影，CT增强扫描见病灶边缘明显强化，呈壁薄而光滑的环形增高影，病灶周围有明显的低密度脑水肿带。

2. 脑结核瘤　常有结核感染史，发病年龄较低，多见于30岁以下。幕上病灶多见于额顶叶皮层或皮层下表浅部位，幕下病灶多见于小脑半球，单发者居多，呈圆形或卵圆形，中心常有干酪样坏死，CT显示常为高密度病变而中心为低密度区。

3. 慢性硬膜下血肿　多见于较轻微外伤后数周或数月的老年人，以亚急性或慢性颅内压增高为主要特征，可有局灶性体征如轻偏瘫，晚期可导致小脑幕裂孔疝而出现意识障碍。CT及MRI可帮助确定诊断。

4. 良性颅内压增高　又称为“假性脑瘤”，患者仅有颅内压增高症状和体征，但无颅内占位性病变存在。一般无局灶性神经系统体征。病因可能是蛛网膜炎、耳源性脑水肿、静脉窦血栓等，有时病因不清。经辅助检查排除颅内占位性疾病后方可诊断良性颅内压增高。

5. 脑寄生虫病

（1）脑囊虫病：多表现为颅内压增高和癫痫，局灶体征少见。有食用“米猪肉”史，大便发现虫卵，可见皮下囊虫结节，血液和脑脊液囊虫补体结合试验或酶联免疫吸附试验呈阳性。CT可显示脑实质型囊虫病灶及其周边水肿带，也可显示脑室型囊虫病及梗阻性脑积水，脑室造影可显示脑室内充盈缺损。

（2）脑包虫病：常为大脑半球单发病灶，可表现为局灶性癫痫、轻瘫等，大的病灶可引起颅内压增高。皮内试验和血清补体结合试验阳性率可达80%。CT显示为大脑半球低密度病变，边缘光滑，无增强效应。

（3）脑型肺吸虫病：患者多有头痛、癫痫或肢体瘫痪，少数有视野缺损、失语或脑膜刺激征，也可有颅内压增高。病人大多有生蝲蛄肺部感染史。

（4）脑型血吸虫病：见于血吸虫病流行区。急性发病表现类似脑炎或脑脊髓炎，慢性发病则表现为进行性加重的局灶体征。

6. 血管畸形　多见于青少年，发病高峰年龄在30岁左右。发生急性脑内出血时需要和“肿瘤卒中”鉴别。脑血管造影可见脑畸形血管团。CT和MRI也可帮助明确诊断，尤其MRA能清楚显示畸形血管，有利于确定诊断。

三、治疗与预防

（一）手术治疗

1. 手术策略　手术是治疗胶质瘤的最主要方法，也是其他辅助治疗的基础。肿瘤切除程度与病人生存时间呈显著正相关，尽可能彻底切除肿瘤也是防止复发的最重要手段。手术治疗的策略包括：

（1）术前研究肿瘤的影像学特征，对病灶准确定位，选择适宜的手术入路。避免损伤运动、语言和其他重要功能区。

（2）显微手术、神经外科导航技术、术中唤醒麻醉和脑电生理监测，有利于更彻底切除肿瘤。

（3）术中脑皮质电图的应用和对癫痫灶的彻底切除或处理，有利于消除肿瘤引起的癫痫发作。

（4）术中妥善保护肿瘤周围和穿越肿瘤的重要血管。

（5）对特定重要脑功能区胶质瘤，慎重选择手术，以保全神经功能。尽可能在首次手术时消除迁徙潜伏的肿瘤细胞是提高临床疗效的关键，最大限度切除肿瘤而不影响生命质量。

2．个体化手术方法　胶质瘤手术治疗的现代理念是尽可能遵循微创原则，确保神经功能，最大限度切除肿瘤，以达到良好的手术效果。手术前综合分析病人和肿瘤具体特征，依据影像学资料明确肿瘤的病理解剖特点，为每例病人制定个体化手术方案。脑重要功能区手术可借助 MR 弥散张量成像（DTI）资料设计适宜的手术入路，应用神经电生理监测技术确定脑重要功能区，以保护脑重要功能皮层和神经纤维束。手术中常涉及的重要的脑皮层血管主要有侧裂静脉、中央沟静脉和上吻合静脉，它们走行于蛛网膜和软脑膜之间，邻近的肿瘤主要侵犯脑白质和脑皮层，但一般不突破软脑膜，故手术操作时宜在软脑膜下切除肿瘤，尽量保留软脑膜完整性，就可以完整保留邻近肿瘤的血管，从而保护脑重要功能。

胶质瘤手术治疗方法可因肿瘤部位不同而有所不同。①低级别胶质瘤手术中应用皮层脑电图有效保护脑重要功能区，可获得良好的手术效果。②对特定区域胶质瘤，例如语言、运动和视觉中枢区胶质瘤，应充分评估手术的收益 / 风险比率，慎重选择手术以提高病人的生命质量；应用神经导航和清醒开颅技术，保全神经功能，尽可能最大限度地切除肿瘤；确无手术适应证者，力争立体定向活检以明确其病理性质，作为下一步治疗的决策基础。③位于额极、颞极和枕极的胶质瘤，适宜做包括肿瘤在内的脑极或大部脑叶切除术。④部分脑室胶质瘤适合做肿瘤全切术；位于第三脑室、丘脑和脑干胶质瘤，如果肿瘤质地较软，可做部分切除，一些外生型肿瘤甚至可做大部切除，弥漫浸润型肿瘤只适合活检术。⑤四叠体区生殖细胞瘤，对放疗敏感，不必强求全切，以免损害神经功能，手术明确了病理性质，术后放疗可获良好效果。⑥位于四脑室的肿瘤如果与四脑室底粘连紧密，宜残留部分肿瘤，以免造成脑干功能损害而致病人残废甚至死亡。这种肿瘤易经脑脊液在脑和脊髓播散，手术后配合放 / 化疗以期延长生命。

此外，脑胶质瘤手术治疗在不增加神经功能障碍的前提下，操作应遵循无瘤原则，最大限度减低瘤负荷。对位于中线结构影响脑脊液循环的瘤灶或瘤周水肿明显的病例或复发性恶性脑胶质瘤病例，如手术后仍有颅内高压，应行脑脊液分流手术或去骨瓣颅腔外减压术，以便进行放、化疗，提高生命质量。对于恶性星形细胞瘤复发的病人，慎重选择二次手术对延长生命和改善生存仍然有价值。

3．手术目标　胶质瘤的手术治疗应达到的目标：

（1）尽可能彻底地切除肿瘤，减少肿瘤体积和肿瘤细胞数量，缓解颅内压增高，延长生命并为随后的辅助治疗创造时机。

（2）脑重要功能区得到妥善保护。

（3）获取足够的病理学标本，明确病理诊断学诊断，为手术后辅助治疗提供依据。

（4）力争解除肿瘤引起的梗阻性脑积水，如确有困难，可行脑脊液分流手术以缓解颅内压增高。

（5）通过手术改善病人的临床症状，提高病人生命质量。

（二）术后个体化治疗

1．治疗决策　胶质瘤手术后应依据分子病理学特征，结合肿瘤特点和临床治疗实际，进行科学而有效的治疗决策。

（1）病理学诊断和分级、基因表达和分子生物学特征是制订术后个体化治疗方案的基础。

（2）低级别胶质瘤（WHO Ⅰ～Ⅱ级），手术切除彻底，基因检测提示无恶性变者，术后对症治疗，严密随访。

（3）低级别胶质瘤，手术切除彻底，基因检测提示有恶性变者，术后则需根据肿瘤对放射线敏感性辅以放疗，体外发现有肿瘤敏感药物者还应辅以化疗，同时配合支持治疗。

（4）低级别胶质瘤，手术有残留，基因检测有/无恶性变，肿瘤均有复发可能，应推荐术后放疗，依据药敏试验和基因表达行个体化的化疗。

（5）高级别胶质瘤（WHO Ⅲ～Ⅳ级），手术有/无残留，术后应辅以放疗，综合体外药敏试验结果和耐药基因表达给予个体化的化疗，另外还应配合免疫治疗和其他辅助治疗。

2．降颅内压治疗　颅内压增高是胶质瘤治疗过程中的中心问题。无法手术根治的肿瘤给予化学药物治疗或放射治疗，此时缓解颅内压增高，可赢得治疗时机。降低颅内压的临床措施可分脱水治疗和脑脊液外引流。

（1）降低颅内压的一般措施：①除合并休克者外，应将床头抬高15～30度，避免颈部扭曲及胸部受挤压，以利于颅腔静脉回流。②限制水入量：不能进食者每天输液量应限制在1500～2000ml（小儿按60～80ml/kg计算）之间。钠盐的供给应控制在体内需要的最低限度，以防由于水、钠潴留而致的脑水肿。③保持呼吸道通畅：对于昏迷病人是至关重要的，因为缺氧可使脑水肿加重，故气管切开同时吸氧通常是必要的。

（2）脱水治疗：常用脱水药物按其药理作用可分为两类：即渗透性脱水药物和利尿性脱水药物。脱水药物的作用时间有一定限度，一般不超过6小时，以后颅压还可能回升，甚至达到比用药前更高的水平，这种现象称为"反跳"。强烈脱水时应注意防止水、电解质紊乱。对于老弱病人及小儿应注意勿因脱水导致休克、虚脱。休克及严重脱水患者未得到纠正前不能应用脱水药物。肾功能不全者忌用利尿性脱水剂及尿素。

（3）冬眠降温：可以降低脑组织的代谢率，提高脑神经细胞对缺氧的耐受力，改善脑血管及神经细胞膜的通透性，减少脑水肿的发生。通常体温每降1℃，脑组织代谢率降低6%～7%，颅内压下降5%～6%。当冬眠体温下降到32℃时，脑组织代谢率可降低至正常时的50%。冬眠降温多用于高热、躁动及有去大脑强直的病人，持续时间不宜过长，一般为3～5天。

（4）激素治疗：肾上腺皮质激素可调节血-脑屏障、改善脑血管通透性、抑制垂体后叶抗利尿激素、减少储钠和排钾以及促进细胞代谢、增强机体对伤病的应激能力，因而可防治脑水肿。常用的肾上腺皮质激素为地塞米松和氢化可的松。地塞米松成年人首次用量10mg静脉点滴，以后每6小时肌内注射5mg，或维持静脉点滴，每天总量20mg。氢化可的松稀释后静脉点滴，100～200mg/d，最大可达300mg。应用肾上腺皮质激素治疗应注意预防感染，大剂量用药还应注意水、电解质平衡。一般大剂量用药时间不可持续过久，以3～5

天为宜。

（5）引流脑脊液：对于因梗阻性脑积水引起的颅内压增高，脑室穿刺排放脑脊液可迅速降低颅内压。脑脊液持续外引流还可监视颅内压，故常用于脑疝急救及开颅手术前后监护期。①侧脑室穿刺：为急救或持续引流脑脊液，通常穿刺侧脑室额角。排放脑脊液的速度不可过快，防止因颅内压骤然下降造成脑室塌陷或桥静脉撕裂引起颅内出血。②脑脊液持续外引流：多用开颅术前、后暂时缓解症状及监视颅内压增高，此时因脑室系统对外界开放，应特别注意预防感染。持续脑脊液外引流还应注意避免颅内压过低，尤其是颅后窝肿瘤，急剧或过度引流脑脊液有可能诱发小脑幕切迹上疝，或使局部脑压迫症状明显加重，因此脑脊液压力应维持在不低于正常的水平。

（三）放射治疗

一定剂量的放射线在正常脑组织可耐受的情况下，能最大限度杀灭肿瘤细胞。对手术不能彻底切除胶质瘤，术后辅助以放射治疗可控制或推迟肿瘤复发，延长病人寿命。另外一些肿瘤或因其部位深而不宜手术，或因肿瘤浸润重要功能区手术会带来严重的神经系统功能缺损，或因病人全身状况不允许手术，且肿瘤对放射线敏感者，放射治疗可作为首选治疗方法。

1. 放疗方法　颅内肿瘤放射治疗大体上有体内照射法和体外照射法。

（1）体内照射法：可通过皮下 Ommaya 囊穿刺将 ^{32}P 的制剂磷酸铬悬胶液直接注入肿瘤囊腔，或将同位素胶体液吸附在吸收性明胶海绵上，术中直接插入肿瘤实质。这种方法对正常脑组织的放射性损伤虽小，但因操作较为复杂，又需要专用放射粒，限制了临床应用而难以推广。

（2）体外照射法：目前体外放射治疗主要有普通放射治疗、等中心直线加速器治疗和γ-刀治疗三种方法。①普通放射治疗：放射源有 X 线机、^{60}Co 和加速器。因不可避免地引起肿瘤周围及浅层正常脑组织坏死、造血功能抑制等并发症，现已较少应用；② X- 刀：治疗原理与γ- 刀相似，即将多源的放射线聚焦于某一靶点，造成靶点组织变性、坏死，而其周围组织受到的辐射剂量不大。脑深部肿瘤适宜 X- 刀治疗，其优点是价格较低，便于推广。其缺点是光束照射的散点较大，照射精度不如γ- 刀；③ γ- 刀放射治疗：γ- 刀经神经外科长期临床使用，证明是一种安全、有效的治疗方法，对于某些病变，甚至可以替代常规手术治疗。利用立体定向技术和计算机辅助，将从 201 个小孔中射出的γ射线聚焦在颅内某一靶点。从每一小孔射出的γ射线不会给脑组织和血管造成明显的损伤，聚焦后会产生相当大的能量，足以使肿瘤细胞退变、坏死。其聚焦精度为 0.1mm。遗憾之处是价格昂贵，难以普及使用。

（3）放射治疗的适应证、禁忌证和时机

适应证：①高级别胶质瘤手术后；②低级别胶质瘤手术后有残留；③肿瘤位置深在或肿瘤侵犯重要功能区而不能手术切除者；④患者全身状况不能耐受手术或患者拒绝手术者。

禁忌证：①病人有严重心、肺、肝、肾功能损害或有恶病质，不能耐受放疗者；②手术伤口尚未愈合或有感染者；③有骨髓抑制者；④曾接受过放射治疗，放射窗内脑组织不允许再次放疗者。

放疗时机：一般手术切口愈合后即可开始放疗。有手术并发症者（如颅内出血、颅内压增高和肺部感染等），需先处理后才可放疗。

（4）放射治疗的方法选择：①普通放射治疗是最常用的、也是最重要的放射治疗技术，适用于术后需要补充放疗或不能手术者。分次剂量一般为1.8～2.0Gy/天，每周5天，总剂量约为50～60Gy。但全脑和（或）全脊髓照射应适当降低剂量，推荐总剂量为30Gy，以后再缩野局部照射。有条件的单位可采用CT模拟定位，进行三维适形放射治疗（3D-CRT）和调强放射治疗（IMRT）。②立体定向放射治疗（SRT）主要是X-刀和γ-刀治疗。SRT可以为分次照射或单次大剂量照射，SRT适合于治疗边界清楚的小体积实性肿瘤（一般以直径≤4cm为宜），可作为常规普通放疗后的补充治疗手段，原则上不作为首选的放疗手段。根据现有临床研究结果，对有下列情况者才可考虑采用SRT治疗：a）对位于脑深部和（或）重要功能区（如脑干、丘脑）的小体积且边界清楚的实性低级别胶质瘤，可单纯采用SRT治疗，以降低正常脑组织的放射损伤；b）对某些放疗敏感性差的高级别胶质瘤（如间变性星形细胞瘤、胶质母细胞瘤等），可用SRS作为常规普通放疗后的推荐治疗，有助于增加肿瘤组织的放射剂量，提高局部控瘤率；c）对于放疗后复发且体积较小的低/高级别胶质瘤，可考虑单纯采用SRS治疗。

（5）放射治疗的并发症及其处理：脑肿瘤放射治疗的主要并发症是脑水肿和放射性脑坏死，可引起颅内压增高或神经功能损害症状。放疗引起的脑水肿应用CT/MRI易于明确诊断，放射性脑坏死则需借助MRI或MRS与肿瘤复发进行鉴别诊断，确立诊断后，经脱水、激素治疗一般可控制和消除临床症状，必要时行颅腔减压手术控制颅内压增高。

（四）化学治疗

化疗是胶质瘤重要的治疗手段。目前化疗效果较差的主要原因是肿瘤对化疗剂耐药，故克服耐药是提高化疗效果的重要途径。另外，传统化疗药物缺乏特异性，取得疗效的同时，常对正常组织和器官有较严重的毒性。在胶质瘤的化疗中，周期性化疗可保证药物对肿瘤细胞持续打击，有利于控制肿瘤，防止复发。近来针对肿瘤细胞的分子靶向治疗药物可提高胶质瘤的化疗效果。

1．胶质瘤化疗药物的选用原则　胶质瘤化疗药物选择的原则：

（1）选择脂溶性高、分子量小、非离子化、对正常脑组织毒性较小的药物。

（2）对于不能通过血-脑屏障的药物，应选择适用于瘤腔内放置或鞘内给药。也可药物开放血-脑屏障，随后动脉内注射化疗药物。

（3）选择作用于不同周期的药物联合应用。

2．常用的化疗药物　胶质瘤常用的化疗药物按其作用机制分为细胞周期特异性和细胞周期非特异性药物。

（1）卡氮芥（BCNU）：亚硝基脲类药物。该药为高度脂溶性，能通过血-脑屏障进入脑内和脑脊液。BCNU对恶性脑瘤的总有效率为40%～50%，目前被认为是对颅内恶性肿瘤，特别对恶性胶质瘤最好的化疗药物。

（2）环己亚硝脲（CCNU）：亚硝基脲药物，高度脂溶性，能通过血-脑屏障，口服后，脑脊液中药物浓度为血浆浓度的50%。CCNU与BCNU有交叉耐药性。

（3）甲环亚硝脲（Me-CCNU）：作用机制与CCNU相似，但溶解度大于BCNU和BCNU，毒性仅为CCNU的一半。

（4）嘧啶亚硝脲（ACNU）：为水溶性药物，在体内可生成有一定脂溶性的游离盐，故能穿透血-脑屏障，在脑内形成较高的药物浓度。ACNU对星形细胞瘤和胶质母细胞瘤具有较高的疗效。需静脉和动脉内给药。

（5）氨甲蝶呤（MTX）：抗代谢类药物，水溶性，不易通过血-脑屏障，常用于鞘内注射和动脉内给药。MTX 对髓母细胞瘤效果较好。联合应用甲酰四氢叶酸可以减轻 MTX 的毒性反应。

（6）阿霉素：抗生素类药物，为细胞周期非特异性化疗药，对 G_2 期敏感。对神经母细胞瘤和恶性胶质瘤效果较好，可静脉给药或局部用药。

（7）卡铂：卡铂是继顺铂之后第二代铂类抗肿瘤药物，中度水溶性，不易透过血 - 脑屏障。卡铂在血浆中化学性质稳定，对颅外多种实体性肿瘤的抗癌效力高于顺铂，而且对顺铂耐药的肿瘤也有效果。开放血 - 脑屏障后，动脉内注射卡铂，具有一定的治疗效果。

（8）长春新碱（VCR）：是一种较好的植物类抗肿瘤药物，对多种颅内恶性肿瘤有较好的疗效，特别是对髓母细胞瘤效果更佳。VCR 在中枢神经系统肿瘤化疗中，是优先选择的化疗药物之一，可以静脉或动脉注射，但是禁止鞘内注射和脑室内注射。

3. 化疗药物的给药途径　化疗药物可全身给药或局部给药。局部用药目前被认为是颅内恶性肿瘤化疗中较好的给药途径。

（1）鞘内给药：鞘内给药指经腰椎穿刺将化疗药物注入腰蛛网膜下腔。利用脑脊液的流动，将化疗药物播散至脊髓、颅内的蛛网膜下腔和脑室内系统，并通过脑室壁渗入脑实质。

（2）动脉内给药：动脉内给药有颈动脉内注射和经股动脉插管颈内动脉超选择灌注。因难以避免严重的视网膜毒性反应，故不推荐使用。

（3）瘤腔内给药：术中将装有化疗药物的硅胶囊置入肿瘤残腔，Ommaya 囊导管一端置于头皮下并固定。定期向头皮下的 Ommaya 化囊注入化疗药物，轻压囊体，将药物泵入肿瘤腔，化疗药物直接作用于肿瘤细胞并且在肿瘤腔保持持续的高浓度。可反复给药。

4. 化疗药物的联合应用　化疗药物的联合应用可以提高疗效，协同加强化疗药物的抗肿瘤作用，减少毒性反应和耐药性。联合应用化疗药物应根据肿瘤细胞动力学特点和不同化疗药物的作用机制合理配用。选择药物时应选用作用于不同的细胞周期，影响核酸代谢的不同环节，而且毒性作用不同的药物；同时，给药的顺序应符合细胞增殖动力学规律。常用的恶性胶质瘤联合化疗方案有 PCV 和 MCV 方案。

5. 化疗方案的优化　新近研究的一些方法可提高胶质瘤的化疗效果：①化疗药敏试验：进行肿瘤药物敏感试验，选择对肿瘤细胞敏感的化疗药，可增强化疗效果；②化疗增敏多药耐药基因（MD）：谷胱甘肽巯基转移酶（GST）等与化疗耐药密切相关；MGMT 在胶质瘤对烷化剂耐药中起主要作用，抑制肿瘤细胞中 MGMT 基因表达及其活性可逆转耐药，可作为化疗增敏的措施之一；③局部缓释化疗：多聚体（polymer）药物缓释是理想的局部缓慢给药方式，对脑胶质瘤化疗有明显的优越性。骨髓移植有利于采用大剂量化疗，也是一种提高化疗效果的有效措施。

烷化剂化疗新药替莫唑胺（TMZ）对多形胶质母细胞瘤（GBM）和复发性星形细胞瘤（AA）有肯定疗效。其特点是口服用药方便，易透过血 - 脑屏障（BBB）而在肿瘤局部达到有效药物浓度。多中心随机对照研究和疗效评价结果表明，TMZ 显著增加了这些病人生存的中位数，显著改善了病人的生存质量。

6. 化疗与放疗的配合　多数胶质瘤细胞对放射线不太敏感，增加放疗剂量不可避免地引起正常脑组织的损害。如何提高胶质瘤细胞对放射线的敏感性是个现实问题。已知 5-溴尿嘧啶脱氧核苷、羟基脲、MTX、BCNU、5-Fu 等可以提高放射治疗的效果。一般应在放射治疗前一定时间给药，持续到放疗将近结束。对于脑室系统肿瘤，可应用动脉内和脑室同时滴注，脑室内剂量为动脉剂量的 1/10～1/5。采用动脉给药时，同时辅以肝素抗凝。动脉给药后7～14天开始放疗，^{60}Co照射，剂量45～60Gy。两种治疗相距时间不宜太近，以减少化疗药物与放射治疗的副作用。

7. 化疗的时间、周期和疗程　手术后在二周左右就可以行化疗。放射治疗结束后即可化疗。化疗周期根据方案不同有别。至少每两个周期后要评价一次化疗效果（与化疗前2周内的影像学比较），以调整治疗方案。客观评价指标最好采用MRI，但至少是CT影像。有效者可以进行4～6个疗程化疗，无效者要及时更换化疗方案。

8. 化疗副作用及注意事项　脑肿瘤药物治疗后应关注颅内压增高，必要时辅以降颅内压治疗。若患者在药物治疗过程中突然昏迷，可能系肿瘤坏死或出血所致，应及时采取手术措施。抗肿瘤治疗当中以及疗程后的一定时期，应密切监视末梢血象变化，必要时停止继续用药。

（五）其他辅助治疗方法的选择

手术、放疗、化疗是胶质瘤的常规治疗手段，在常规治疗失败后可尝试进行其他辅助治疗。

1. 免疫治疗　对有免疫功能降低的颅内肿瘤病人可选择应用，效果尚难令人满意。

2. 光动力学治疗　对恶性脑胶质瘤病人，手术前24小时左右静脉注射HPD，手术切除肿瘤后，瘤床经激光照射，产生光动力学效应，选择性杀伤肿瘤细胞，可达到提高疗效的目的。患者手术后需避光2～4周。

3. 中药治疗　可改善某些颅内肿瘤病人的症状。

对晚期脑胶质瘤病人，临床处理应视具体情况而定。对肿瘤复发者，若可耐受，应再次手术治疗；若病人情况虽较差，神经功能有缺损，肿瘤复发后局部浸润，谨慎的二次手术对改善临床不适，提高病人生命质量仍有价值。如果晚期脑胶质瘤病人神经功能有缺损严重，极度营养不良或恶病质，则只适宜对症支持治疗。对晚期脑胶质瘤病人，不适宜再次手术或追加放疗者，若对化疗有效，在对症支持治疗的同时，严密监测下化疗也是一种重要手段。

（六）预防

避免接触化学致癌剂和放射线。

（周旺宁）

【参考文献】

[1] 陈忠平，周旺宁．我国胶质瘤的诊断治疗现状和努力方向．中国肿瘤，2005，14(2)：78-81.

[2] 陈忠平，周旺宁．胶质瘤的分子病理学特征与个体化综合治疗决策．中华神经外科疾病研究杂志，2004，3(5)：385-388.

[3] 周旺宁，陈忠平，游潮，等．星形细胞瘤的个体化治疗：显微手术、放疗、化疗及其结果．癌症，2004，23(11S)：1555-1560.

[4] Chamberlain MC，Kormanik PA. Practical guidelines for treatment malignant gliomas.West-J-Med，1998，168(2)：114-120.

[5] Larson D，Gutin PH，McDermott M，et al. Gamma Knife for glioma：selection factors and survival. Int J Radiat Oncol Biol Phys，1996，36：1045-1053.

[6] Linassier C，Frappaz D，Cure H，ET AL. High-dose BCNU in patients after complete resection of glioblastoma mutifomr：retrospective results in 107 patients from 3 french ceners.，2002，38：1146-1154.

[7] Lisa M，DeAngelis MD. Chemotherapy for Brain Tumors - A New Beginning. The New England Journal of Medicine，2005，352：1036-1038.

[8] Trippoli S，Pelagotti F，Messori A，et al. Survival of patients with recurrent malignant glioma treated with temozolomide：a retrospective observational study. Drugs R D，2003，4（5）：285-291.

[9] Chang SM，Parney IF，McDermott M，et al. Perioperative complications and neurological outcomes of first and second craniotomies among patients enrolled in the Glioma Outcome Project. J Neurosurg，2003，98（6）：1175-1181.

第三节 脑 膜 瘤

一、概 念

脑膜瘤（meningioma）是起源于脑膜及脑膜间隙的衍生物。可能来自硬膜的成纤维细胞和软膜细胞，大部分来自蛛网膜细胞。脑膜瘤的人群发生率为 2/10 万，Cushing 报告脑膜瘤占颅内肿瘤的 13.4%，北京市神经外科研究所报告脑膜瘤占同期颅内肿瘤的 19.2%。其中女性多于男性，约为 2∶1。发病的高峰年龄在 45 岁左右，16 岁以下病人少于 1.3%。

脑膜瘤的发生与蛛网膜有关，可发生于任何有蛛网膜细胞的部位（脑与颅骨之间、脑室内、沿脊髓），特别是与蛛网膜颗粒集中分布的区域相一致（图 5-3-1，图 5-3-2）脑膜瘤多与硬脑膜相粘连，但亦可硬脑膜无关联，如发生在脑室内的脑膜瘤。

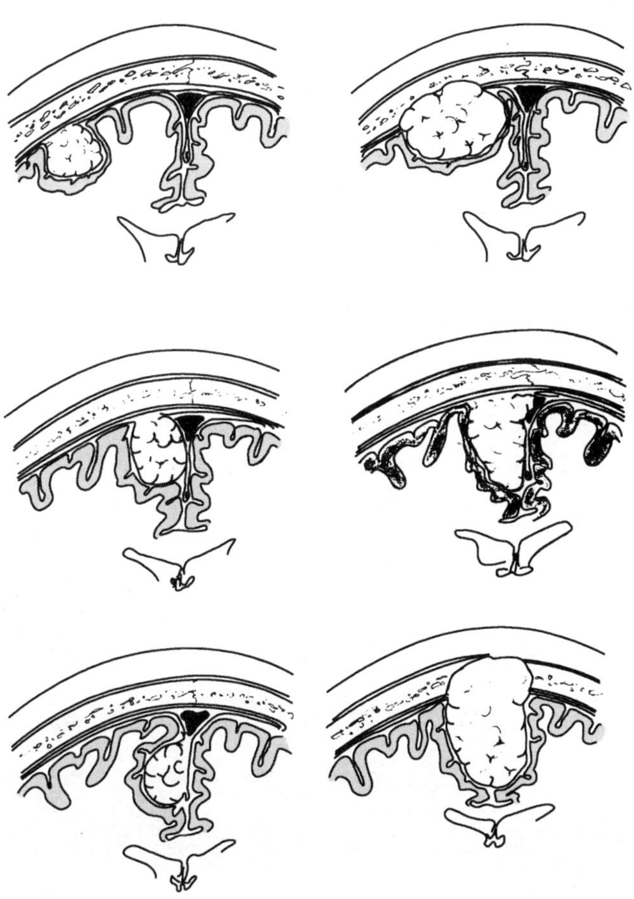

图 5-3-1 大脑凸面、矢状窦旁及大脑镰旁脑膜瘤模式图

脑膜瘤通常为生长缓慢、边界清楚(非侵袭性)的良性病变。少数可呈恶性和(或)快速生长。8% 的病人多发，在神经纤维瘤病病人中尤为多见(图 5-3-3)。偶尔肿瘤呈大片匍匐状生长(斑块状脑膜瘤)。

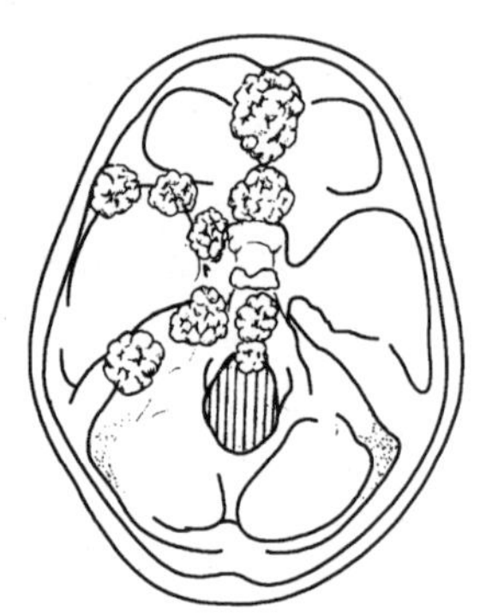

图 5-3-2 颅底脑膜瘤模式图

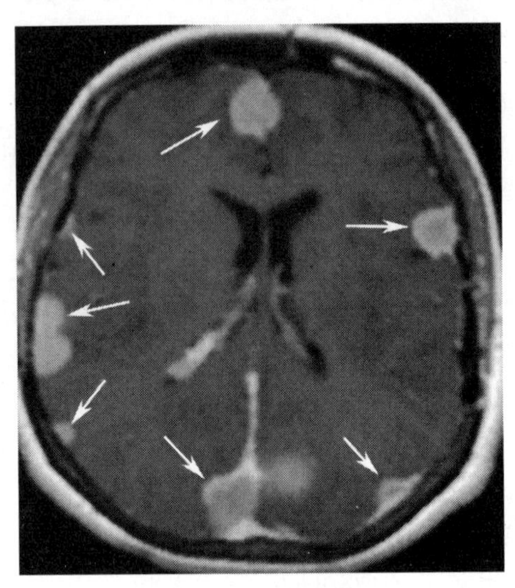

图 5-3-3 多发脑膜瘤

常见发病部位包括：矢状窦旁(图 5-3-4)、半球凸面(图 5-3-5)、大脑镰(图 5-3-6)、侧脑室(图 5-3-7)、嗅沟(图 5-3-8)、鞍结节(图 5-3-9)、蝶骨嵴、海绵窦(图 5-3-10)、小脑幕、颅中窝、眼眶、小脑桥脑角、枕骨大孔(图 5-3-11)和岩斜坡(图 5-3-12)。大约 60%～70% 沿大脑镰(包括矢状窦旁)、蝶骨或凸面生长，28% 发生于脑室内。侵犯颅底的脑膜瘤几乎占颅内脑膜瘤的一半，其中 35% 位于蝶骨嵴，20% 位于嗅沟，20% 位于鞍区，后颅窝占 20%，5% 位于 Meeckel 腔。颅底脑膜瘤男性多于女性，约为 2.5∶1。

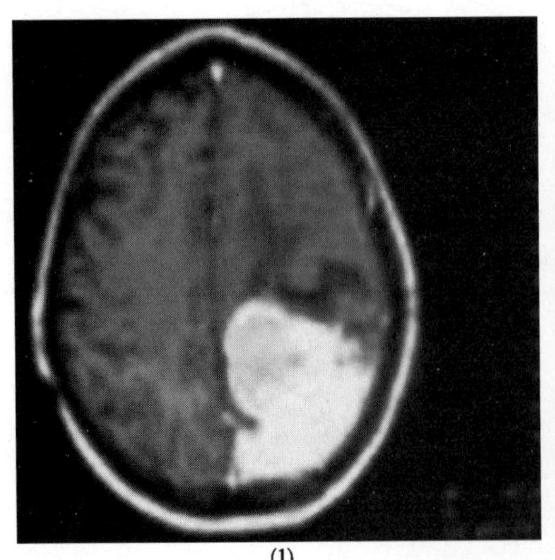

(1)

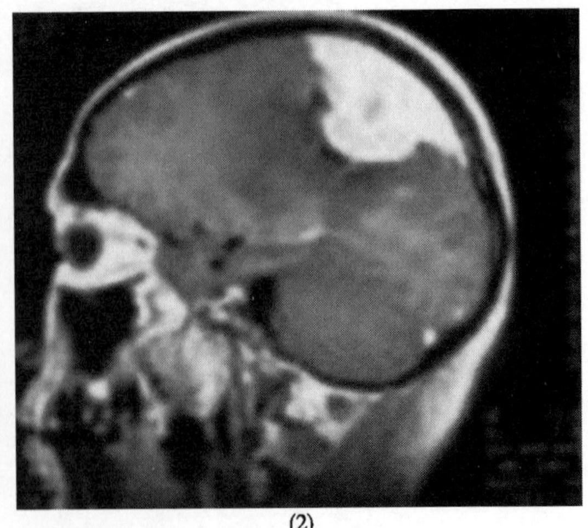

(2)

图 5-3-4 矢状窦旁脑膜瘤

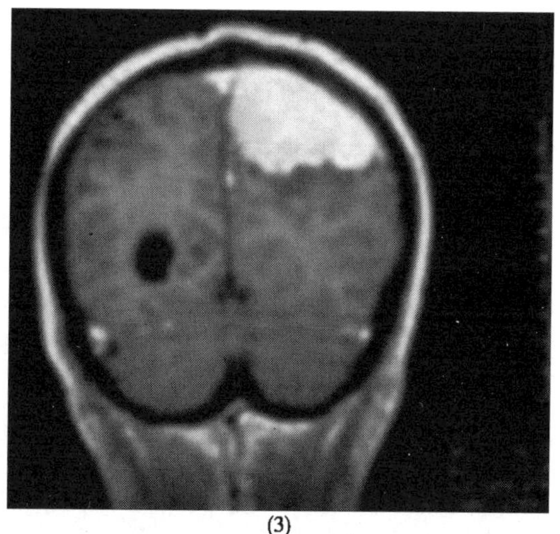

(3)

图 5-3-4 矢状窦旁脑膜瘤(续)

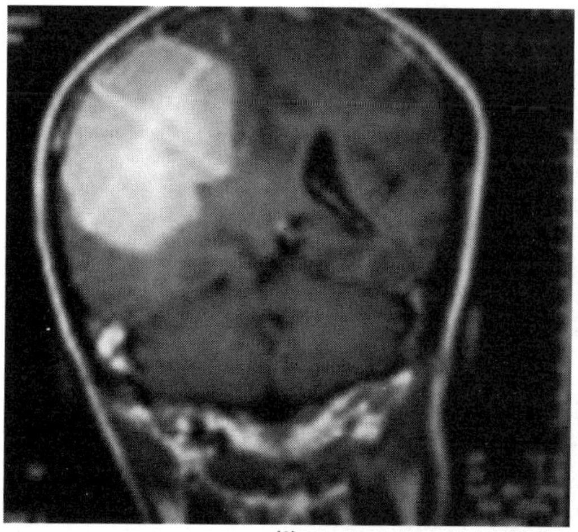

(1)

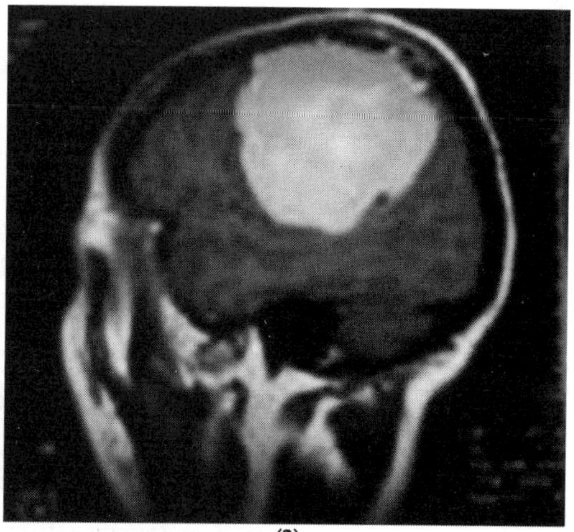

(2)

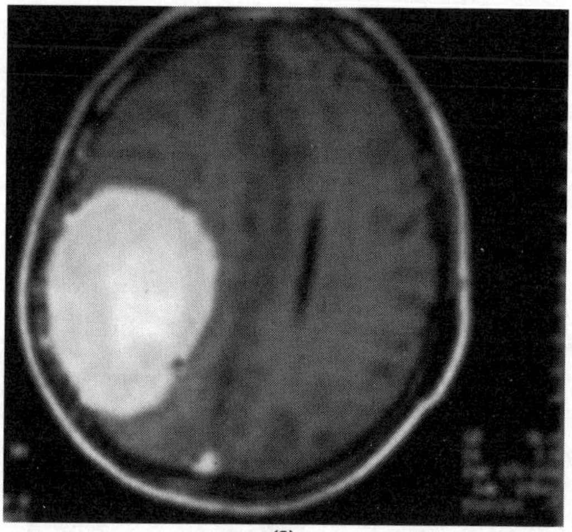

(3)

图 5-3-5 大脑凸面脑膜瘤

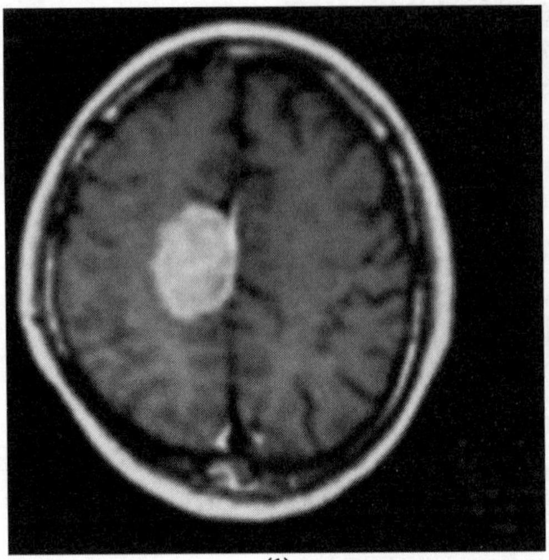

(1) 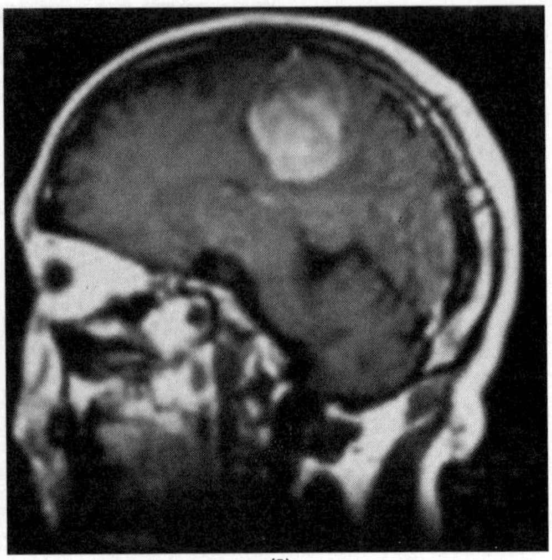 (2)

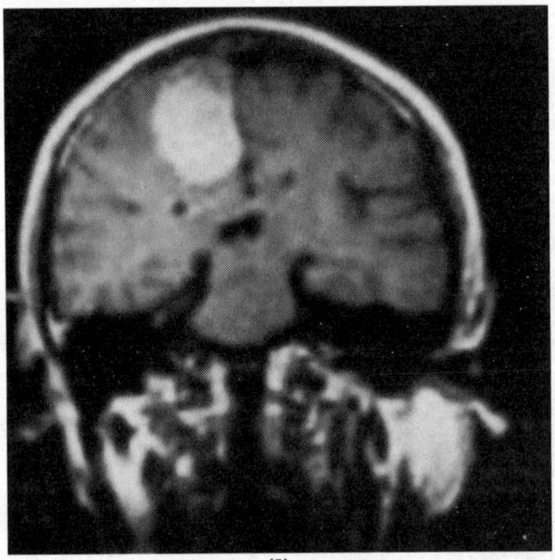

(3)

图 5-3-6 大脑镰旁脑膜瘤

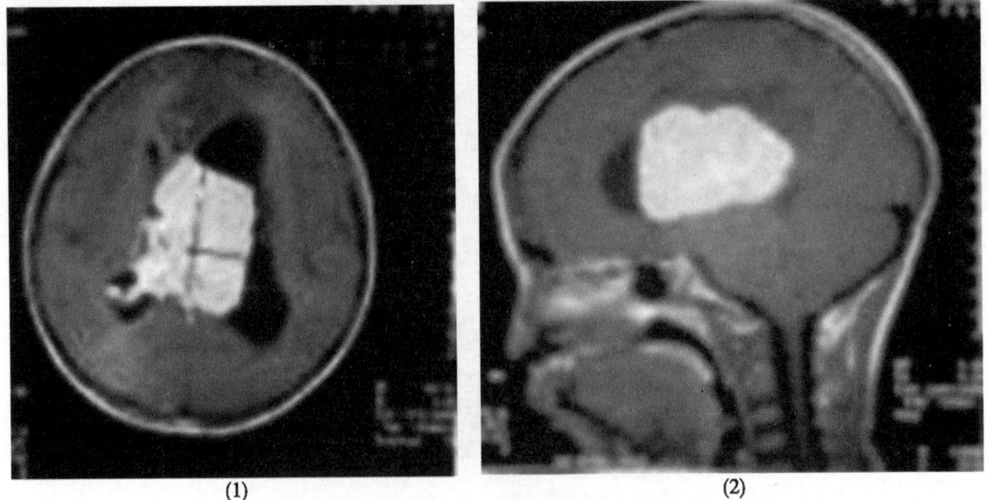

(1) (2)

图 5-3-7 脑室内脑膜瘤

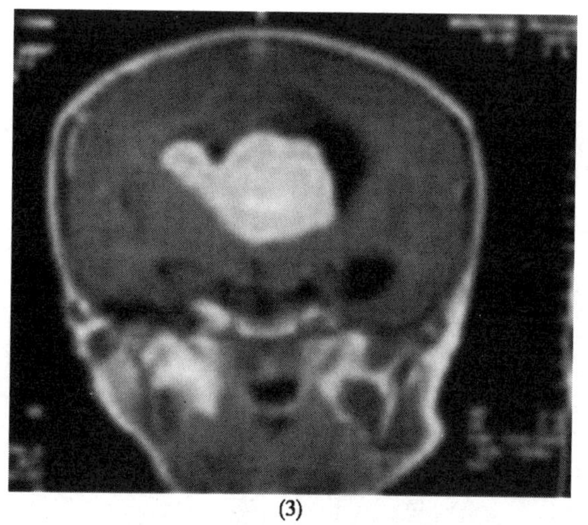

(3)

图 5-3-7 脑室内脑膜瘤(续)

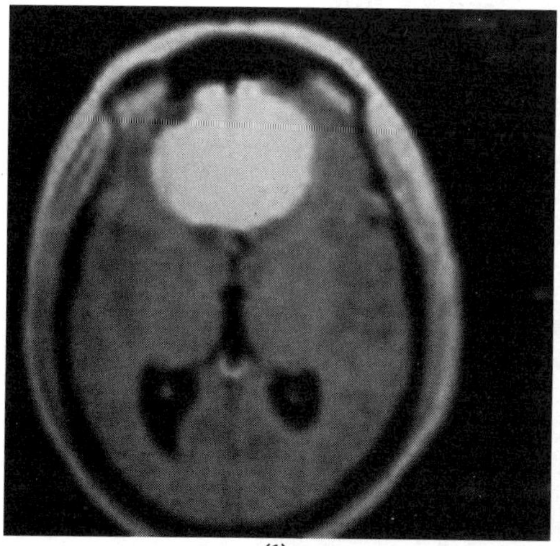

(1)

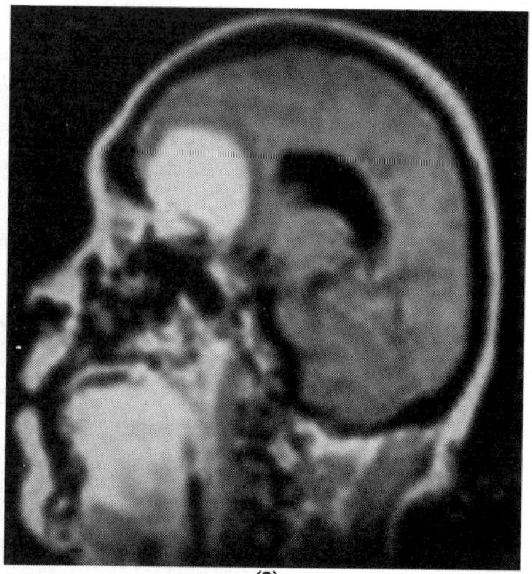

(2)

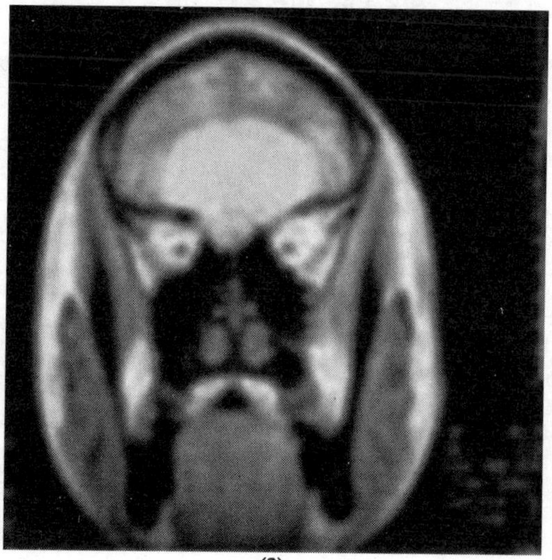

(3)

图 5-3-8 嗅沟脑膜瘤

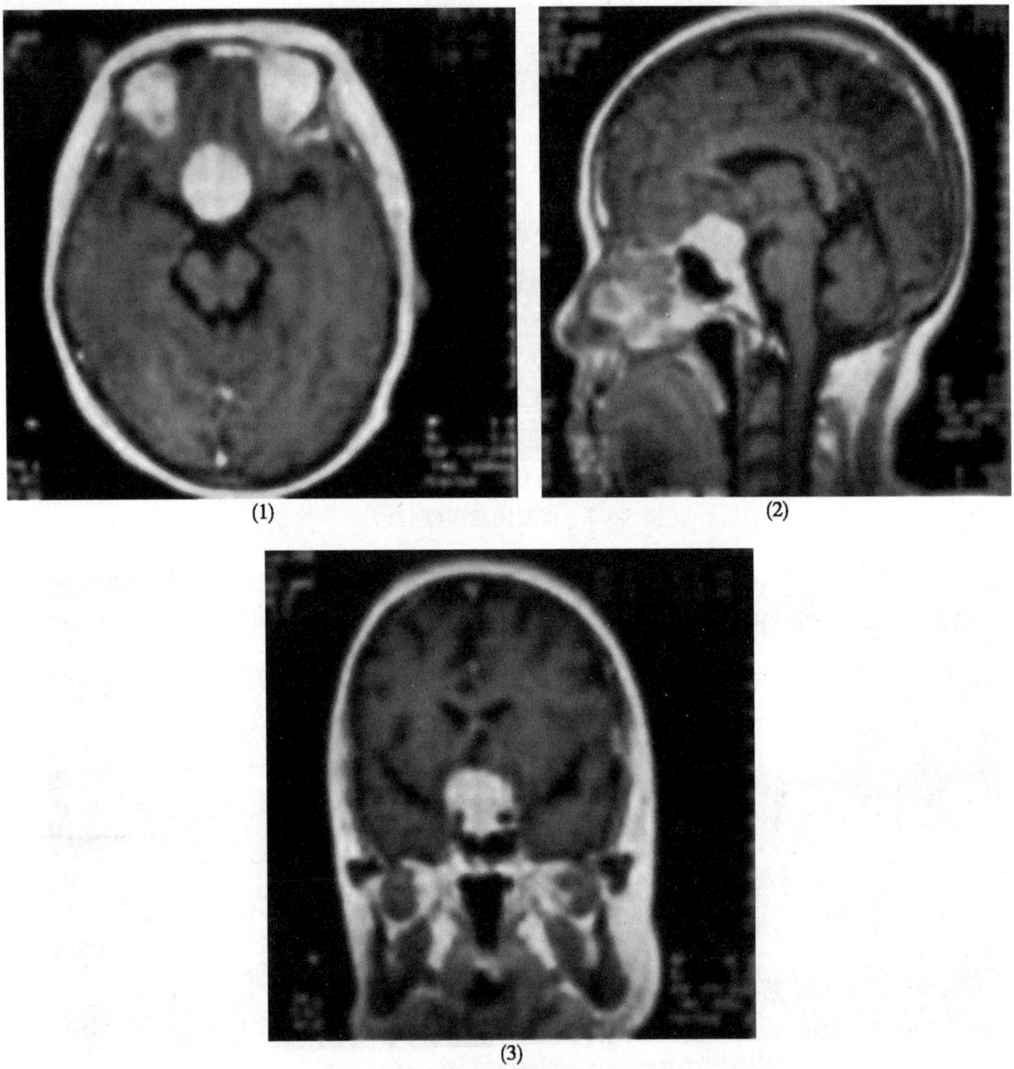

(1) (2)

(3)

图 5-3-9 鞍结节脑膜瘤

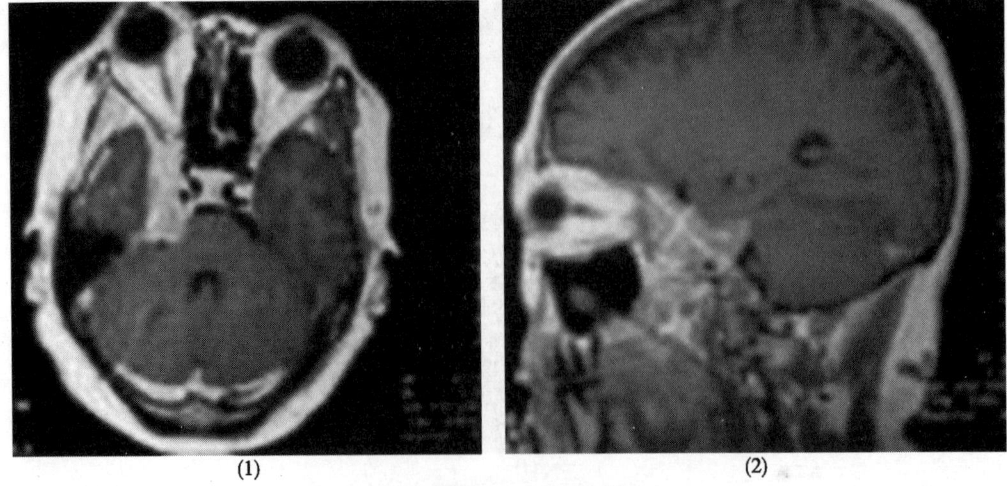

(1) (2)

图 5-3-10 海绵窦脑膜瘤

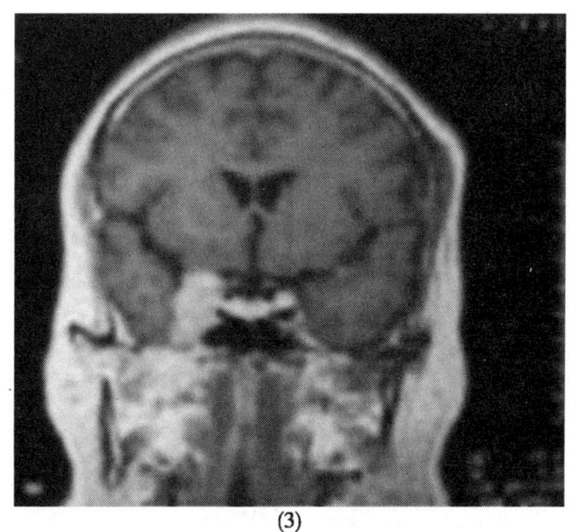

(3)

图 5-3-10 海绵窦脑膜瘤（续）

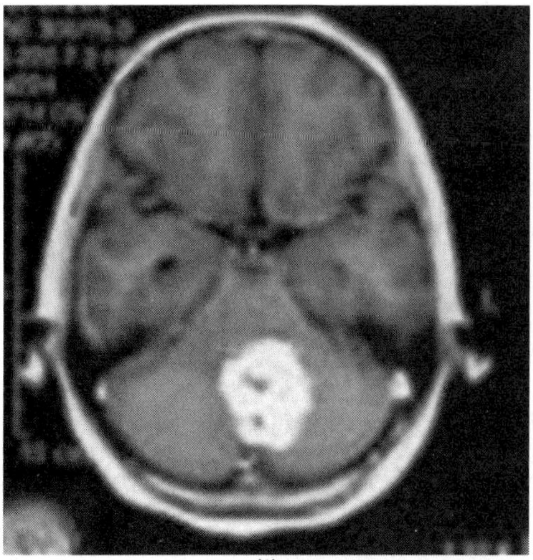

(1)

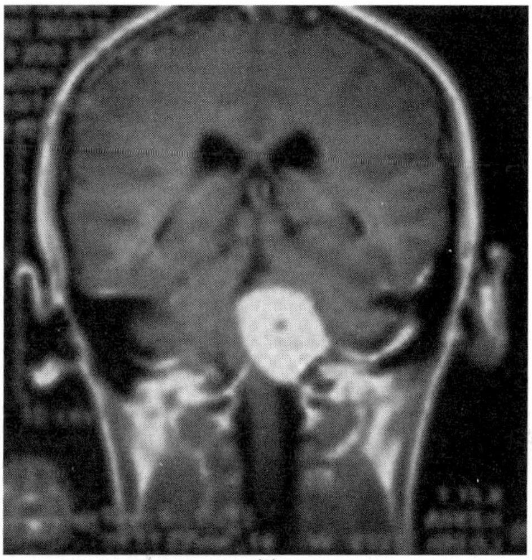

(2)

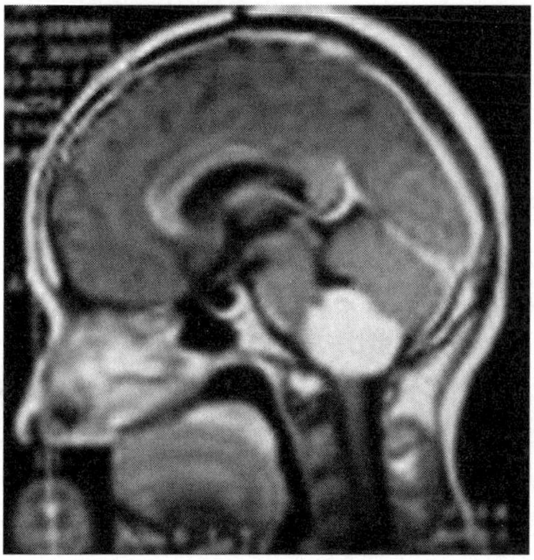

(3)

图 5-3-11 枕大孔区脑膜瘤

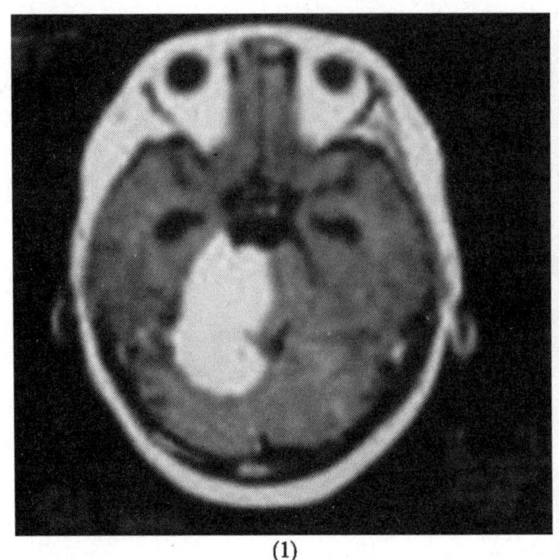
(1)

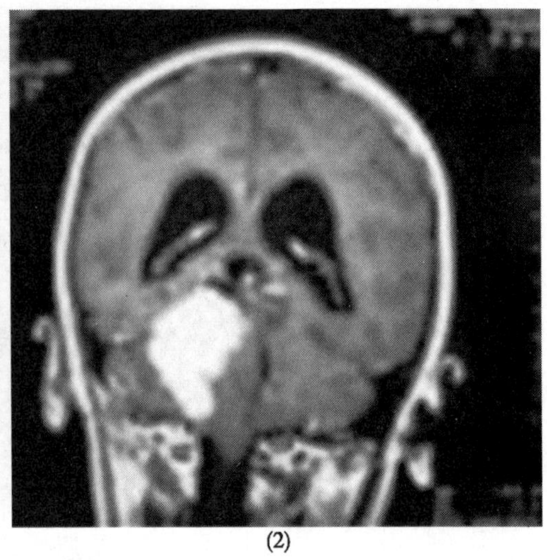
(2)

图 5-3-12 岩斜区脑膜瘤

二、病因和发病机制

(一) 病因

脑膜瘤的发生是多种因素共同作用的结果。可能与内环境的改变和基因的突变有关，也可能与颅脑外伤、放射性照射、病毒感染以及合并多发性神经纤维瘤病等有关。这些病理因素可能使细胞染色体突变，或细胞分裂速度增快。通常蛛网膜细胞的分裂速度很慢，上述因素加速了细胞分裂速度，这可能是导致细胞变性的重要早期因素。

脑膜瘤的发病率女性多于男性。女性病人在妊娠期及月经黄体期，肿瘤生长加速，症状加重，分娩后症状改善。乳腺癌并发脑膜瘤的几率是一般人群的 3.5 倍。性别与脑膜瘤的发生部位也有一定的关系，如鞍区脑膜瘤女性较男性多 3～4 倍。这些现象表明，脑膜瘤可能为性激素的靶器官。目前的研究表明，脑膜瘤可在性激素的影响下增生。泌乳素可刺激脑膜瘤生长，而多巴胺拮抗剂可明显抑制脑膜瘤细胞增殖。黄体酮和雌激素受体的测定有助于诊断。此外，脑膜瘤内含有高亲和力的特异性孕激素受体，在内皮型脑膜瘤中的表达阳性率（96%）高于纤维型脑膜瘤（48%）。

分子生物学的研究表明，在很多肿瘤，某个染色体水平的 DNA 结构的保护已经被证实。高剂量或低剂量的放射线，可以使 DNA 的结构发生改变。同样，神经纤维瘤病病人也合并有特殊的遗传变化。脑膜瘤的病人体内存在许多的内环境和遗传因素，所有这些因素均对人的染色体的改变起作用。

遗传学的研究证实，脑膜瘤病人的染色体存在异常。最常见的是在第 22 对染色体长臂基因片段缺失。位于 22 号染色体长臂的 *NF2* 基因是与Ⅱ型神经纤维瘤病发病相关的抑癌基因。由于每个人染色体上的基因成千上万，一个染色体 DNA 的缺失导致数目极其可观的基因信息的丢失。依据以往的研究推测，所有脑膜瘤都可能存在染色体基因的缺失。这些核型的巨大变化，可发生于 22 对染色体中的一条，而这染色体在传统的核型上又看起来很小。发展能在人染色体中证实极小变化的技术，是辨清脑膜瘤的分子生物学的关键。一旦脑膜瘤在 22 对染色体基因的缺失被确定后，选择基因治疗方法治疗脑膜瘤将成为可能。

（二）病理学特点

脑膜瘤边界清楚、包膜完整，是质地坚韧的良性肿瘤，通常不侵犯脑组织，常对脑造成压迫。有人估计，无症状的脑膜瘤的年增长率为 2.4mm。脑膜瘤的外部有时被神经和血管所包绕。有时肿瘤内含有钙化，与肿瘤接触的颅骨可增生肥厚，脑膜瘤病灶可浸润并破坏颅骨。

脑膜瘤瘤体常呈球形、锥形、扁平形或哑铃形，瘤体剖面呈致密的灰色或暗红色的组织，有时瘤内含有砂粒体。肿瘤内坏死可见于恶性脑膜瘤。

脑膜瘤的病理分类有多种，在主要类型之间存在过渡型，在同一个肿瘤中可见一种以上的病理学特征。常见的脑膜瘤分型如下：

1. 内皮型　又称合体细胞性，最常见，有大量多角细胞。有人将有密集血管的内皮型脑膜瘤称为血管瘤型脑膜瘤。

2. 纤维或成纤维细胞型　细胞被结缔组织分隔，质地较内皮型和过渡型脑膜瘤坚韧。

3. 过渡型　介于内皮型和纤维型之间，细胞呈纺锤体形，部分区域可见典型的脑脊膜瘤细胞，呈漩涡状排列，部分有钙化。

4. 血管母细胞型　不同的作者有不同的称谓。有人称其为“血管外膜细胞瘤”，也有人称为“血管母细胞瘤”，因为在病理学方面类似于成血管细胞。

5. 非典型脑膜瘤　包括具有一个以上下列特征：有丝分裂活动增强，细胞密度升高，局灶坏死。细胞多形性多见，但本身无重要意义。随非典型性升高，肿瘤的侵袭性增强。

6. 恶性脑膜瘤　又称间变性、乳头型或肉瘤型脑膜瘤，特征性改变为有丝分裂常见、侵入皮质，即使全切除肿瘤，也会很快复发。极少数发生转移。大量有丝分裂象或出现乳头样改变强烈提示恶性。可能年轻病人多见。与其他类型相比，血管母细胞型脑膜瘤表现更为恶性的临床特征。

脑膜瘤的中枢神经系统外转移极为少见，多为血管母细胞型或恶性，常见转移部位为肺、肝、淋巴结和心脏。

三、临床表现

1. 脑膜瘤因属良性肿瘤，生长缓慢，病程长。

2. 颅内压增高症状　可不明显。许多病人仅有轻微的头痛，甚至经 CT 扫描偶然发现脑膜瘤。因肿瘤生长缓慢，所以肿瘤往往长得很大，而临床症状还不严重。有时病人眼底视盘水肿已相当明显，甚至出现继发视神经萎缩，而头痛并不剧烈，无呕吐。当非功能区（哑区）的肿瘤长得很大，无法代偿而出现颅内压增高时，病情会突然恶化，甚至会在短期内出现脑疝。

3. 局部神经功能障碍　根据肿瘤生长的部位及邻近神经血管结构的不同，可有不同的局部神经功能障碍。如：蝶骨翼（或嵴）脑膜瘤外侧型的表现与大脑凸面脑膜瘤类似；内侧型（床突型）多因包绕颈内动脉（ICA）、大脑中动脉（MCA）、眶上裂部位的脑神经和视神经，而出现相应的脑缺血表现和脑神经功能障碍。嗅沟脑膜瘤多长到很大时才出现症状，包括：嗅觉障碍，Foster-Kennedy 综合征，精神改变，视野缺损等。

4. 颅骨变化　脑膜瘤常可造成邻近颅骨骨质的变化，表现为骨板受压变薄、破坏，甚至穿破骨板侵蚀至帽状腱膜下，头皮局部可见隆起（图 5-3-13）。有时，肿瘤也可使颅骨内板增厚，增厚的颅骨内可含肿瘤组织。

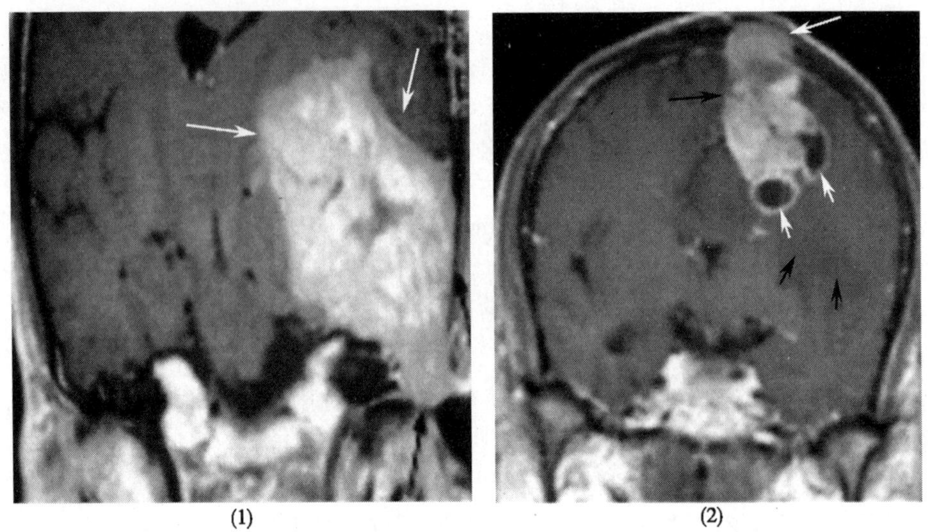

图 5-3-13 肿瘤侵蚀硬脑膜、颅骨及头皮

5. 癫痫 位于额部或顶部的脑膜瘤易产生刺激症状，引起局限性癫痫或全身发作。

四、辅助检查

(一) 脑电图

因脑膜瘤发展缓慢，并呈局限性膨胀生长，脑电图检查一般无明显慢波。但当肿瘤生长相当大时，压迫脑组织，引起脑水肿，此时脑电图可呈慢波，多为局限性异常 Q 波，棘波为主，背景脑电图的改变较轻微，脑膜瘤的血管越丰富，δ 波越明显。大脑半球凸面或矢状窦旁脑膜瘤的病人可有癫痫病史，脑电图可辅助诊断。

(二) 头颅 X 线平片

由于脑膜瘤与颅骨关系紧密，以及共同的供血途径，容易引起颅骨改变，头颅平片的定位征出现率可达 30%～60%，颅内压增高征可达 70% 以上。主要表现有：

1. 局限性骨质改变 可出现内板增厚，骨板弥漫增生，外板骨质呈针状放射增生。一般认为，肿瘤细胞到达硬脑膜后，通过血管途径进入颅骨，引起周围或骨细胞的增生反应。无论有无肿瘤细胞侵入，肿瘤增生部位都提示为肿瘤的中心位置。脑膜瘤引起局部骨板变薄和破坏的发生率为 10% 左右。肿瘤内钙化约占 10%。

2. 颅板的血管压迹增多 可见脑膜动脉沟增粗扭曲，最常见于脑膜中动脉沟。局部颅骨板障静脉异常增多。

(三) 头颅 CT 和 MRI

1. CT 可见病变密度均匀，增强后强化明显，基底宽附着于硬脑膜上。CT 非增强扫描值为 60～70 者常伴沙样瘤钙化。一般无明显脑水肿，少数也可伴有明显的瘤周水肿，有时范围可达整个大脑半球。脑室内脑膜瘤半数可出现脑室外水肿。CT 的优点在于可明显显示肿瘤的钙化（图 5-3-14）和骨质改变（增生或破坏）。

2. MRI 上一般表现为等长或稍长 T_1、T_2 信号，T_1 像上 60% 肿瘤与灰质为等信号，30% 为低于灰质的低信号。在 T_2 像上，50% 为等信号或高信号，40% 为中度高信号，也可能为混杂信号。肿瘤边界清楚，圆形或类圆形，多数边缘有一条低信号带，呈弧形或环形，为残

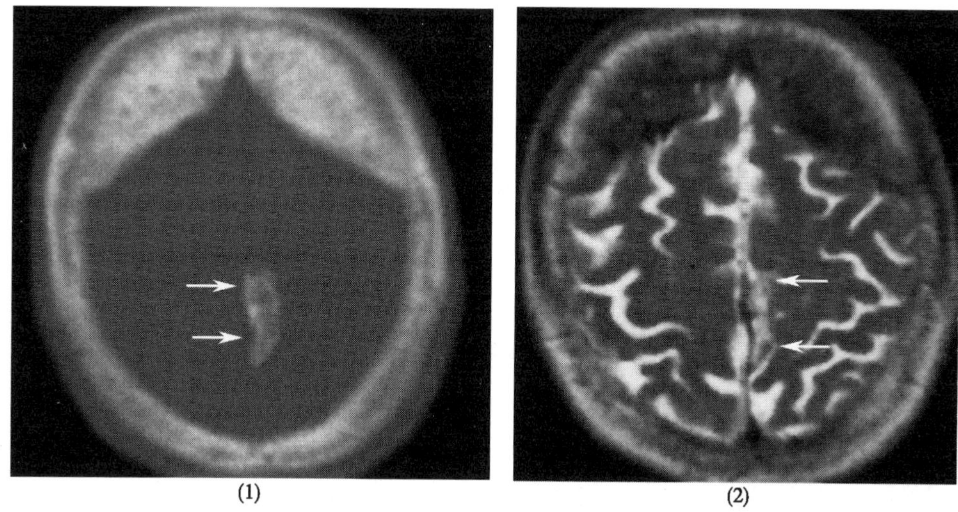

(1)　(2)

图 5-3-14　脑膜瘤钙化

存蛛网膜下腔(脑脊液)。肿瘤实质部分经静脉增强后呈均匀、明显强化。肿瘤基底硬脑膜强化可形成特征性的表现——“脑膜尾征”,对于脑膜瘤的诊断有特殊意义。MRI 的优点是可清晰显示肿瘤与周围软组织的关系。如果脑膜瘤与脑之间的蛛网膜下腔界面消失,说明肿瘤呈侵袭性生长,手术全切除较困难。

3. 肿瘤基底硬脑膜强化可形成“脑膜尾征”,又称“鼠尾征”(图 5-3-15),是脑膜瘤较为特征性的表现,但并不是脑膜瘤所特有的影像表现。邻近硬脑膜的其他病变,如转移癌和胶质瘤等也可有类似的影像特点。

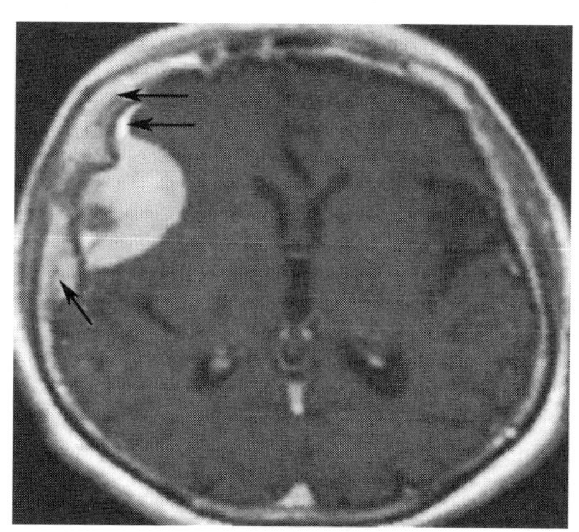

图 5-3-15　脑膜瘤“鼠尾征”

4. 同时进行 CT 和 MRI 增强扫描,对比分析,能得到较正确的定位及定性诊断。

(四) 脑血管造影

可了解肿瘤供血、肿瘤与重要血管的关系,以及硬脑膜静脉窦的情况。同时,脑血管造影也为手术前栓塞提供了条件。约一半的脑膜瘤脑血管造影可显示肿瘤阴影。通常脑膜瘤在脑血管造影像上特征性表现为;

1. 脑膜血管呈粗细均匀、排列整齐的小动脉网，轮廓清楚呈包绕状（图 5-3-16）。

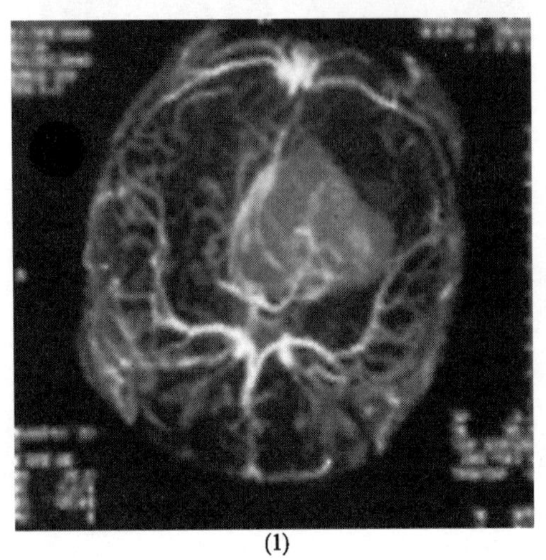
(1)

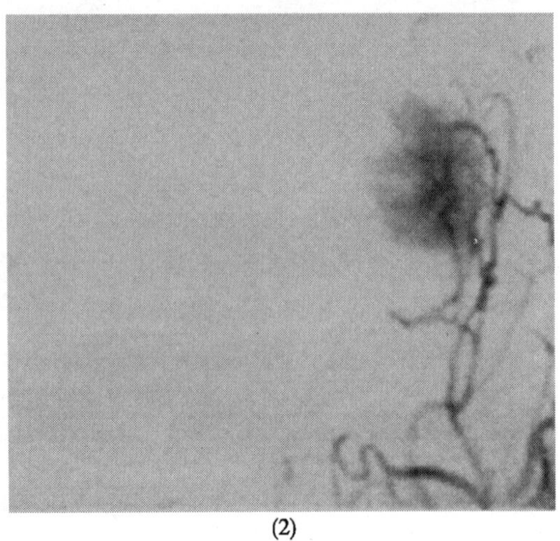
(2)

图 5-3-16　肿瘤血管染色

2. 肿瘤同时接受来自颈外、颈内动脉或椎动脉系统的双重供血。位于颅前窝底的脑膜瘤可接受眼动脉、筛动脉和大脑前动脉分支供血；位于颅中窝底的脑膜瘤可接受脑膜中动脉、咽升动脉供血；位于颅后窝底的脑膜瘤可由枕动脉、椎动脉脑膜前支、脑膜后动脉供血。

3. 脑血管造影还可以显示硬脑膜窦的受阻情况，尤其是矢状窦 / 大脑镰旁脑膜瘤，评估上矢状窦的通畅程度较可靠。

4. 肿瘤的循环速度比脑血流速度慢，造影剂常在肿瘤中滞留。在脑血管造影的静脉期甚至窦期，仍可见到肿瘤染色。肿瘤血管明显且均匀一致延迟充盈的特点有助于确诊。

5. 脑膜瘤周围脑血管呈包绕状移位。

五、诊断和鉴别诊断

（一）诊断依据

1. 病史　由于脑膜瘤生长缓慢，几乎所有病人都有长期的或轻或重的头痛，并可伴发恶心及呕吐。因肿瘤部位的不同，病人可在疾病发展过程中具有不同的局灶症状，如偏瘫、失语、视力障碍和精神改变等。有的病人可有癫痫发作。

2. 临床表现

（1）颅内压增高：由于脑膜瘤生长缓慢，病人表现为慢性颅内压增高，出现头痛、恶心、呕吐、视盘水肿或视神经萎缩。90% 的脑膜瘤病人发现有视盘改变，病人发生视力障碍，表现为视力下降甚至失明。

（2）局灶症状：因肿瘤部位不同，其表现方式各异。

3. 辅助检查

（1）形态学：即肿瘤的生长部位、外形以及占位效应。

（2）肿瘤在 CT 上的密度及 MRI 上的信号强度，以及增强后的表现。

（3）其他发现：如颅骨受累、钙化，血管扩张受压，确认供瘤动脉和引流静脉。在颅底脑膜瘤，MRI 的图像较 CT 清楚，在显示肿瘤与重要血管的毗邻关系方面 MRI 也优于 CT。

（二）鉴别诊断

1. 颅骨骨瘤　颅骨骨瘤为良性肿瘤，可发生于颅骨的任何部位，以颅盖部多见并多发于额骨，无性别差异，青春期前发病者居多。小的骨瘤临床上无任何症状，偶被发现，较大者常有颅骨改变。骨瘤呈半圆形，与头皮无粘连，一般无不适感。X 线颅骨平片显示颅骨外板隆起呈半球形的致密影或骨密度减低区。与脑膜瘤所致的弥漫性骨质增生或骨刺形成、板障静脉扩张、颅内压增高征象明显不同。

2. 骨纤维异常增生症　为不明原因的多发性骨纤维增殖性疾病，表现为颅骨骨质的破坏和纤维结缔组织的增生，以青年人和幼儿多见。颅骨增殖一般向颅外突出，对脑组织不产生压迫，累及面部出现畸形称“狮面”。蝶鞍区受累后影响垂体出现行早熟，有的病人眼眶受累出现眼球突出。颅骨 X 线平片早期可见小的孤立的囊样变，晚期或颅底病变者可出现骨质增厚畸形，其密度高，多呈“象牙质”样，与脑膜瘤所致的骨质增生和破坏不难鉴别。

3. 胶质细胞瘤　胶质细胞瘤为脑内肿瘤，呈浸润性生长，与正常脑组织无明显界限，有时可通过胼胝体扩展至对侧半球，一般生长较快，病程短。胶质瘤可发生于脑组织的任何部位，明显为不同的神经系统症状。不同类型的胶质瘤有其好发部位和好发年龄，如髓母细胞瘤多发于儿童且多位于小脑，星形细胞瘤多发于大脑半球，室管膜瘤好发于脑室内。颅骨平片显示颅内压增高征象，CT、MRI 征象与脑膜瘤容易鉴别。

4. 脑脓肿　脑脓肿是由于病原体侵入脑组织后形成的脓腔。其病原体来源有五个方面，即耳源性、鼻源性、血源性、外伤性和隐源性。发生部位以颞叶最多，其次见于额叶和小脑。临床上病人一般有原发感染的症状，如中耳炎、乳突炎、鼻窦炎以及其他感染灶症状。在脑脓肿的急性脑炎期病人有发热、头痛、恶心与呕吐等全身症状，囊肿形成后依其大小和脑水肿的情况出现不同程度的高颅压症状，同时因脓肿所在部位出现不同的神经系统症状，如额叶者出现精神和性格改变，小脑脓肿出现眼球震颤、步态不稳和共济失调，颞叶脓肿出现同向偏盲和感觉性失语。颅骨 X 线平片可见岩骨骨质破坏和乳突气房消失。

5. 脑结核瘤　脑结核瘤为中枢神经系统结核性肉芽肿，多继发于身体其他部位的结核。以 30 岁以下病人为多，无性别差异。好发于幕下，以小脑半球多见，幕上则好发于额叶和顶叶。临床上病人有原发性结核病灶的表现，如肺结核病人有咳嗽、低热和盗汗等。因结核瘤所在部位不同而出现不同的局灶体征。CT、MRI 有助于诊断。

六、治　疗

（一）手术治疗

手术切除脑膜瘤是最有效的治疗手段。随着显微外科技术的发展，脑膜瘤手术效果不断提高，使大多数病人得以治愈，但并不能排除复发的可能性。

1. 手术前准备

（1）如果脑水肿严重，手术前 3 天给予激素治疗。

（2）手术前有癫痫发作者应给予抗癫痫治疗。病史中无癫痫发作但肿瘤位于易引起癫痫部位者，手术前 1 周口服抗痫药物，手术当天静脉给予，如丙戊酸钠，以预防癫痫发作。

（3）肿瘤供血动脉栓塞：对于颈外动脉参与供血的富于血运的肿瘤，术前可行供血动脉栓塞。

2. 手术原则

（1）体位：根据肿瘤的部位，侧卧位、仰卧位、俯卧位都是经常使用的体位。①头位应稍高于身体水平线，可减少手术中出血。②应将肿瘤中心的位置尽可能位于术野最高点。③旋转头部时切勿过度，以免颈静脉和(或)气道受阻，造成颅内压增高。

(2) 切口设计：①根据影像学资料提供的肿瘤位置，结合翼点、冠状缝、外侧裂和中央沟等结构的体表投影，设计手术切口。②手术入路应尽量选择到达肿瘤距离最近的路径，同时应避开重要神经和血管；颅底肿瘤的入路还应考虑到对脑组织的最小牵拉。③对于表浅病变如凸面脑膜瘤设计切口，关键是将肿瘤恰位于骨窗的中心。对于深部病变应同时考虑是否可早期处理肿瘤基底。④皮瓣基底要足够宽，保障适当的血液供应。⑤切口应尽量设计在发际内，保障良好的外观效果。⑥骨瓣大小要保证可充分显露肿瘤并切除受累的硬脑膜。⑦如采用微骨孔入路，可借助手术导航技术确定手术切口的部位。手术前一天在肿瘤的头皮投影附近放置一个标记物作为参照点，行头颅 CT 或 MRI 扫描定位，根据 CT 或 MRI 结果设计切口。

(3) 为减少手术中对脑组织的牵拉，剪开硬脑膜后，缓慢放出脑脊液 30～40ml。对脑水肿明显者，切开头皮时，可给予甘露醇静脉内滴注，剂量为 1～2g/kg 体重。

(4) 手术显微镜的应用：手术显微镜下分离肿瘤，使操作更细致，能最大限度地保护脑组织及重要的神经血管。

(5) 对受肿瘤侵蚀的硬脑膜、颅骨在可能的情况下应一并切除，以防术后复发。对于无法切除的受侵硬脑膜，可行电灼等方法处理。经造影并在术中证实已闭塞的静脉窦也可以切除。以自体筋膜或其他硬脑膜修补材料、钛板等修补缺损的硬脑膜和颅骨。

3. 术后处理

(1) 手术后应将病人送往 ICU 监护 24～48 小时。

(2) 术后脑水肿严重者应静脉给予脱水药和糖皮质激素。

(3) 病人麻醉苏醒后，立即进行神经功能评估，并做好记录。如出现神经功能缺损，须进一步分析原因；疑为颅内血肿形成者，需立即行 CT 检查或直接送手术室开颅探查，清除血肿。

(4) 抗癫痫治疗：肿瘤累及运动、感觉皮质时，或手术前病人有癫痫发作史，手术中和手术当天需静脉应用抗痫药物，预防癫痫发作。手术后第 1 日病人可进食后恢复手术前的(口服)抗癫痫治疗方案。手术后抗癫痫治疗至少 3 个月，无癫痫发作者可逐渐减少药量，直到停止用药。手术前有癫痫病史的病人，抗癫痫治疗时间应适当延长，一般建议 1～2 年。

(5) 脑脊液漏：术后有脑脊液漏可能者，可取头高位，腰椎穿刺持续引流 2～3 日；出现脑脊液漏时可持续 5～7 日，一般可自愈。若脑脊液漏仍不缓解，应考虑二次手术修补漏口。

4. 脑膜瘤切除分级　目前，国际应用较多的脑膜瘤切除分级法为 Simpson 分级法(表 5-3-1)。这一分类法对统一切除标准、评定脑膜瘤的手术效果有重要的参考价值。但有人

表 5-3-1　脑膜瘤切除 Simpson 分级法

级别	切除程度
Ⅰ级	手术显微镜下全切除受累的硬脑膜及颅骨一并处理(包括受侵的硬脑膜窦)
Ⅱ级	手术显微镜下全切除受累的硬脑膜，并电凝或激光处理
Ⅲ级	手术显微镜下全切除受累的硬脑膜及硬脑膜外扩展病变(如增生颅骨)未处理
Ⅳ级	肿瘤部分切除
Ⅴ级	肿瘤单纯减压[和(或)活检]

认为此分类法对于凸面脑膜瘤较为适用，对脑室内和颅底脑膜瘤未必适用，如侧脑室三角区脑膜瘤，无硬脑膜和颅骨的附着，颅底脑膜瘤手术很难做到受累颅骨甚至硬脑膜的切除。

（二）非手术治疗

对于不能全切的脑膜瘤和恶性脑膜瘤，手术后需放射治疗。放射治疗对恶性脑膜瘤和血管外皮型脑膜瘤有一定疗效。但应注意避免放射性损伤等不良反应。

（三）脑膜瘤的复发及处理

与任何肿瘤一样，脑膜瘤首次手术后，如在原发部位有少许残留，则很可能发生肿瘤再生长复发。恶性和非典型脑膜瘤的 5 年复发率分别为 38% 和 78%。造成良性脑膜瘤复发的原因有两个：一是由于肿瘤侵犯或包裹重要神经和血管组织时未能完全切除而残留，如海绵窦脑膜瘤；二是由于肿瘤局部浸润生长，靠近原发灶周边或多或少残存一些瘤细胞。脑膜瘤术后复发多见于被肿瘤侵犯的硬脑膜。

1. 放射治疗　放射治疗可能有效，平均复发时间延长，考虑到放射治疗可能引起的放射治疗损伤和坏死等不良反应，对肿瘤可能复发的病人也可行 CT 或 MRI 随访，发现明确复发迹象时再行放射治疗。

2. 手术切除　根据病人年龄、身体状况、症状和体征以及影像学资料等，决定是否再次手术。再手术的结果不仅取决于病人的年龄和一般状态，还取决于肿瘤的部位，如蝶骨嵴脑膜瘤，复发时若已长入海绵窦，再次手术的困难会更多；但复发的上矢状窦旁脑膜瘤，如已侵犯并阻塞上矢状窦，二次手术可将肿瘤及闭塞的上矢状窦一并切除而获得治愈。

（潘亚文）

【参考文献】

[1] 王忠诚. 神经外科学. 武汉：湖北科学技术出版社，1998.

[2] Sekhar LN，Swamy NKS，Jaiswal，et al. Surgical excision of meningiomas involving the clivus：Preoperative and intraoperative features as predictors of postoperative functional deterioration. J Neurosurg，1994，81：860.

[3] Spetzler RF，Daspit CP，Pappas CTE.. The combined supra-and infratentoral approach for lesions of the petrous and clival regions；Experience with 46 cases，J Neurosurg，1992，76：588.

[4] Iwai Y，Yamanaka K，Yasui T，et al. Gamma Knife surgery for skull base meningiomas：the effectiveness of low-dose treatment.Surg Neurol，1999，52：40.

[5] Tucha O，Smely C，Preier M，et al. Preoperative and postoperative cognitive functioning in patients with frontal meningiomas. J Neurosurg，2003，98：21.

[6] 赵继宗. 颅脑肿瘤外科学. 北京：人民卫生出版社，2004.

第四节　垂体腺瘤

一、概　　念

垂体腺瘤是一种常见发生于脑垂体前叶的良性脑肿瘤，它的发病率大约在 1/10 万～7/10 万，20～50 岁人群多见，男女发病无显著差异，占颅内肿瘤的 10%～15%，仅次于胶质瘤和脑膜瘤。

二、丘脑-垂体的生理及调节

下丘脑-垂体系统与其他激素分泌系统、免疫系统和神经系统一起，在调节全身功能中起重要作用。下丘脑-垂体系统将大脑的信号传递给外周内分泌组织，如肾上腺、性腺和甲状腺。这些腺体再通过所分泌的激素来控制靶组织的基因表达。另外一些脑垂体细胞通过其激素作用在靶细胞表面的受体来传递大脑的控制信号，如催乳素、生长激素、胰岛素样生长因子I(IGF-I)轴或加压素。该系统还存在自分泌和旁分泌现象。在神经垂体和正中隆起神经信号直接促使或调节其激素的分泌。内分泌轴可通过反馈调节和脉冲分泌行为来调节。垂体主要分泌六种激素：催乳素(PRL)、生长激素(GH)、促甲状腺素(TSH)、促肾上腺皮质激素(ACTH)、卵泡刺激素(FSH)和黄体生成素(LH)(图5-3-17)。

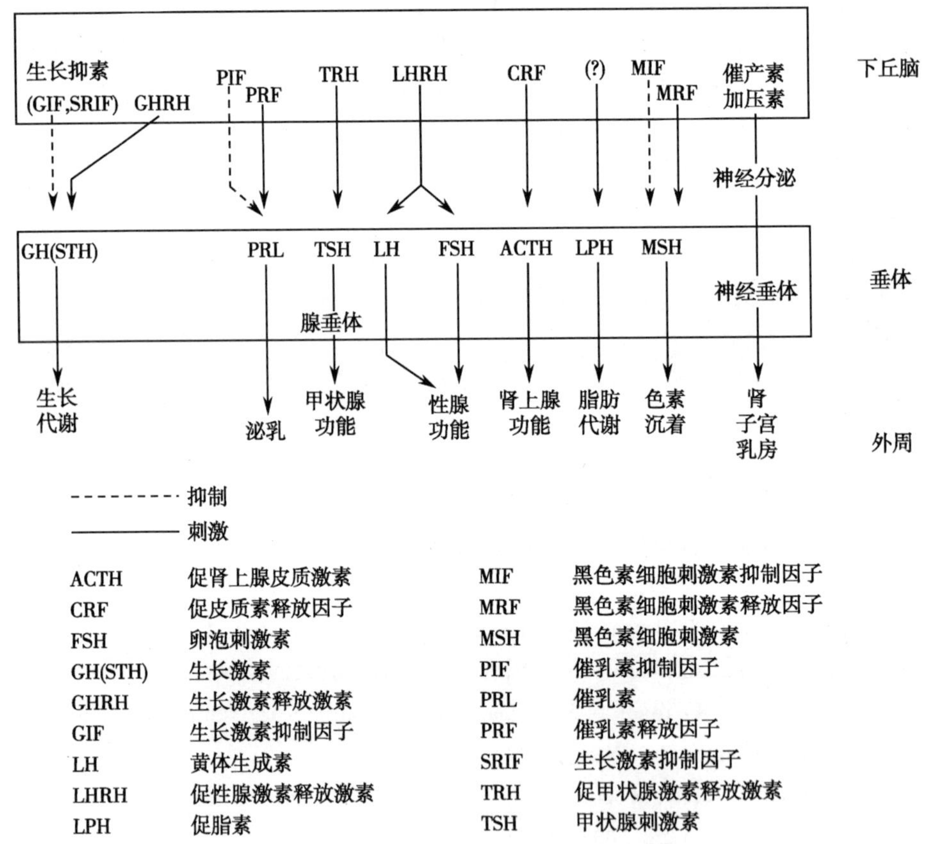

ACTH	促肾上腺皮质激素	MIF	黑色素细胞刺激素抑制因子
CRF	促皮质素释放因子	MRF	黑色素细胞刺激素释放因子
FSH	卵泡刺激素	MSH	黑色素细胞刺激素
GH(STH)	生长激素	PIF	催乳素抑制因子
GHRH	生长激素释放激素	PRL	催乳素
GIF	生长激素抑制因子	PRF	催乳素释放因子
LH	黄体生成素	SRIF	生长激素抑制因子
LHRH	促性腺激素释放激素	TRH	促甲状腺激素释放激素
LPH	促脂素	TSH	甲状腺刺激素

图5-3-17 下丘脑和垂体的内分泌调节示意图

三、病因和发病机制

病因不明，主要有两种不同的论点：①垂体本身的缺陷；②下丘脑功能紊乱致激素分泌功能失调。前者纯粹由于局部因素，垂体细胞处于功能亢进状态并进而形成腺瘤，因此，早期治疗微腺瘤有望获得根治。后者由于下丘脑功能紊乱继发垂体病变形成腺瘤，因此，垂体腺瘤只是下丘脑内分泌功能紊乱中的一个阶段而已，亦是垂体前叶功能亢进或低减的重要原因之一。故切除垂体腺瘤只能治标，不能治本，术后须辅以下丘脑区放疗或药物治疗，且易复发。

四、分　类

1. 按肿瘤大小，分为：微腺瘤（直径 < 1.0cm）、大腺瘤（直径 > 1.0cm）、巨大腺瘤（直径 > 3.0cm）。

2. 按细胞染色及形态，可分为：嗜酸性、嗜碱性、嫌色性及混合性腺瘤。

3. 按分泌激素的功能和种类，可分为：功能性或无功能性腺瘤，以及某种激素分泌瘤[泌乳素（PRL）细胞腺瘤；生长激素（GH）细胞腺瘤；促肾上腺皮质激素（ACTH）细胞腺瘤；促甲状腺素（TSH）细胞腺瘤；促性腺激素（LH、FSH）细胞腺瘤；多分泌功能细胞腺瘤（混合性垂体腺瘤）；无内分泌功能（NFPA）细胞腺瘤；恶性垂体腺瘤]。

五、临 床 表 现

（一）功能性垂体腺瘤的临床表现

1. 泌乳素（PRL）细胞腺瘤　是最常见的垂体腺瘤，占功能性垂体腺瘤的 40%～60%。主要以泌乳素（PRL）增高，雌激素减少所致闭经、溢乳、不育为临床特征。垂体功能低下可表现乏力，易倦、嗜睡，头痛、性功能减退，精神异常，腋毛脱落，皮肤苍白细腻、皮下脂肪增多，肥胖等。男性则表现为性欲减退、阳痿、乳腺增生、胡须稀少、重者生殖器官萎缩、精子数目减少、不育等，PRL > 100μg/IL（正常，男性 < 20μg/L，女性 < 30μg/L）。

2. 生长激素（GH）细胞腺瘤　由于生长激素（GH）持续分泌过多，早期仅数毫米微腺瘤可致代谢紊乱，引起骨骺、软组织和内脏过度生长等一系列变化，病程缓慢，进行性发展，在青春期前，骨骺尚未融合起病者，可发生生长过速，甚至发育成巨人，表现为巨人症，成年人骨骺融合者，为肢端肥大的表现。如面容改变，额头变大，下颌突出、鼻大唇厚、四肢末端肥大，手指变粗、穿鞋戴帽感觉变紧，数次更换较大的型号，甚至必须特地制作，有的病人并有饭量增多，毛发皮肤粗糙，桶状胸，色素沉着，手指麻木等。表现为肢端肥大症。重者伴全身乏力，头痛、关节痛，性功能减退，闭经、不育，半数病人可合并糖尿病或糖耐量减低；睡眠时由于肥厚的舌和咽喉等塌陷引起睡眠呼吸暂停综合征，GH 5～10μg/L，90% 高于 10μg/L（正常 2～4μg/L）。

3. 促肾上腺皮质激素细胞腺瘤　由于垂体腺瘤持续分泌过多促肾上腺皮质激素（ACTH），引起肾上腺皮质增生促使皮质醇分泌过多，即皮质醇增多症（Cushing's syndrome）。导致一系列物质代谢紊乱和病理变化，并出现许多临床症状和体征。90% 为直径 < 10mm 的微腺瘤，表现为 Cushing 综合征：身体向心性肥胖，满月脸、水牛背，多血质、腹部大腿部皮肤有紫纹、毳毛增多等重者闭经、性欲减退、全身乏力，甚至卧床不起。有的病人并有高血压、糖尿病等。ACTH > 46μg/L（正常 46μg/L 以下）；尿游离皮质醇（UFC）> 100μg 即有诊断意义（正常 20～80μg/24h）。

4. 促甲状腺素细胞腺瘤　少见，由于垂体甲状腺刺激素（TSH）分泌过多，介导 T_3、T_4 增高、临床表现为甲亢症状，在垂体瘤摘除后甲亢症状即消失。另有继发于甲低甲状腺机能低下（如甲状腺炎，同位素治疗后）负反馈引起垂体腺发生局灶增生，渐渐发展成 TSH 腺瘤。腺瘤长大后也可引起蝶鞍扩大，鞍上发展，出现附近组织受压迫的症状，视功能障碍等。

5. 促性腺激素腺瘤　罕见。由于促性腺激素（LH、FSH）分泌过多，早期可无症状，晚期有性功能减低、闭经、不育、阳痿、男性睾丸萎缩、精子数目减少。肿瘤长大可出现视功能障碍。也有人将其分为FSH细胞腺瘤和LH细胞腺瘤。

6. 多激素分泌功能细胞腺瘤　又称为混合性垂体腺瘤，可有多类激素分泌过度后所致相应临床症状与体征，肿瘤压迫可致其他垂体激素低下，引起相应靶腺的功能低下，以及周围组织结构功能障碍。

（二）无内分泌功能细胞腺瘤（NFPA）

占垂体腺瘤将近30%。多见中年男性和绝经后女性，以往称垂体嫌色细胞腺瘤，缺乏血浆激素水平增高的阳性检出，早期临床症状不显著。但实际上肿瘤细胞大多具有分泌颗粒或具有激素分泌功能。临床上NFPA包括4种类型：

1. 有高分泌激素功能，但只达到极低程度故无明显临床症状。
2. 有高分泌生物活性激素，但并不引起临床症状。
3. 有高分泌生物激素功能，但激素无生物学活性，不引起内分泌症状。
4. 不分泌任何激素的垂体瘤。

早期病人无特殊感觉，当瘤体长大压迫视交叉和垂体组织表现为头痛，视功能障碍和垂体功能低下（依次为性腺、甲状腺、肾上腺功能减低或混合性症状体特征）的临床表现。

（三）侵袭性垂体腺瘤

指垂体腺瘤生物学上表现有侵及海绵窦硬脑膜、蝶骨、蝶窦、浸润血管壁、静脉窦或脑组织，75%有功能性垂体腺瘤的内分泌临床表现；介于垂体瘤和垂体癌之间的过渡型，在组织学或生物学行为上仍属良性肿瘤。

（四）恶性垂体腺瘤（垂体腺癌）

垂体腺瘤中，大约有0.2%最终会发展成为脑脊液/脑转移，或系统播散，即“垂体癌”，可与周围邻近组织浸润性生长，有远处转移，其表现如功能性垂体腺瘤。恶性垂体瘤：病史短，病情进展快，不只是肿瘤长大压迫垂体组织，并且向四周侵犯，致鞍底骨质破坏或浸入海绵窦，引起动眼神经麻痹或外展神经麻痹。有时肿瘤穿破鞍底长至蝶窦内，短时期内神经症状暂不明显。

（五）临床表现的共同特征

1. 头痛　早期2/3患者有头痛，可程度不同，多位于前额部或双颞侧，间歇性发作，系垂体瘤向上生长，压迫鞍隔，刺激分布于鞍隔硬脑膜的三叉神经第1支发出的痛觉神经纤维，故而诱发头痛。当肿瘤生长突破鞍隔后，往往表现为头痛减轻或缓解。另外，继发脑积水引起颅内压增高，也是引起头痛的原因之一。

2. 视力视野障碍　垂体腺瘤早期阶段常无视力视野障碍。当肿瘤长大，突破鞍隔向上伸展，则压迫视交叉，出现视野缺损，外上象限首先受影响，红视野最先表现出来。以后病变增大，压迫加重，则白视野也受影响，渐渐缺损可扩大至双颞侧偏盲。如果未及时治疗，可导致视神经萎缩，视野缺损可再扩大，并且视力开始减退，渐致失明。若病情严重或垂体瘤卒中时，视力视野障碍可突然加剧，短期内失明。如果肿瘤偏于一侧，可致单眼偏盲或失明。

3. 其他神经系统症状和体征

（1）垂体瘤向后上生长压迫垂体柄或下丘脑，可致多饮多尿，表现为尿崩症，下丘脑功能障碍。

（2）向后上生长阻塞第三脑室前部和室间孔，产生脑积水，则出现头痛、呕吐、视神经乳头水肿等颅内压增高症状。

（3）肿瘤向侧方生长侵犯海绵窦壁，则出现动眼神经或外展神经麻痹等海绵窦综合征。

(4) 肿瘤穿过鞍隔再向上生长至额叶腹侧部，有时引起精神症状、癫痫、嗅觉障碍等。

(5) 肿瘤向后生长，可压迫大脑脚，累及动眼神经，进一步压迫脑干致昏迷、瘫痪或去大脑强直等。

4. 垂体腺瘤主要从下列几方面危害人体：

(1) 垂体激素过量分泌引起一系列的代谢紊乱和脏器损害。

(2) 肿瘤压迫使其他垂体激素低下，引起相应靶腺的功能低下。

(3) 压迫蝶鞍区结构，如视交叉、视神经、海绵窦、脑底动脉、下丘脑、第三脑室、甚至累及额叶、颞叶、脑干等，导致相应功能的严重障碍。

六、实验室和其他检查

(一) 内分泌学实验室检查

正常垂体激素基值为：血清　GH≤5μg/L；PRL≤20μg/L；ACTH<46ng/L；TSH1～5μg/L；FSH20～80μg/L（女），70～180μg/L（男）；LH 30μg/L（女），34～58μg/L（男）。但由于各种垂体激素分泌呈脉冲样释放，并受昼夜节律变化及内、外环境因素的影响，因此在同一天内所测的数据可有较大的波动，在一天内多次测定并取平均值较为可靠。

(二) 其他检查

1. X线检查　可见蝶鞍球形扩大、鞍底下移呈双边、后床突和鞍背骨质吸收变薄。

2. 垂体CT扫描　能发现直径3mm以上的微腺瘤（水平位、冠状位薄层扫描）。

3. 磁共振检查　MRI可以清楚显示肿瘤与视神经、视交叉、颈内动脉、海绵窦等周围主要解剖结构的关系，对选择手术入路有重要价值。

七、诊断和鉴别诊断

(一) 诊断

综合临床表现、血中垂体及靶腺激素水平、下丘脑-垂体-靶腺轴功能测定以及影像学和视力、视野检查结果进行诊断。

(二) 鉴别诊断

1. 颅咽管瘤　多发生在儿童及年轻人，发病缓慢，除视力和视野障碍外，还有发育停滞，性器官不发育，肥胖和尿崩等垂体功能减低和丘脑下部受累的表现，体积大的肿瘤出现颅内压增高症状。肿瘤多主要位于鞍上影像学表现，多数病例肿瘤有囊变、钙化。

2. 鞍结节脑膜瘤　多发生在中年人，病情进展缓慢，初发症状为进行性视力减退伴有不规则的视野缺损，头痛，内分泌症状不明显。影像学表现肿瘤形态规则，增强效果明显，肿瘤位于鞍上，可有脑膜伪征。

3. 拉克司囊肿　发病年龄轻，多无明显临床表现，少数出现内分泌紊乱和视力减退。影像学可见体积小的囊肿位于垂体前后叶之间。大型囊肿垂体组织被推挤到囊肿的下、前、上方，易误诊为垂体瘤。

4. 生殖细胞瘤　多发生在儿童，病情发展快，多饮多尿，性早熟，消瘦。影像学表现病变多位于鞍上，增强效果明显。

5. 视交叉胶质瘤　多发生在儿童及年轻人，以头痛、视力减退为主要表现，影像学表现病变多位于鞍上，病变边界不清，为混杂信号，增强效果不明显。

6. 上皮样囊肿　青年人多见，发病缓慢，视力障碍，影像学表现为低信号病变。

八、治　　疗

垂体瘤的治疗主要有手术治疗、放射治疗和药物治疗三种，但由于垂体肿瘤的大小不同，各种垂体瘤对以上治疗方法的效果不同以及病人年龄和一般情况不同，所以，在针对每一个病人制订治疗方案时，必须考虑各种因素的影响，以求得最佳效果。一般来说，手术适用于各种类型较大垂体瘤，微腺瘤中的ACTH型、GH型以及药物治疗不能耐受或治疗不敏感的PRL瘤；药物治疗适用于PRL微腺瘤、TSH微腺瘤以及部分分泌性大腺瘤术后的病人；放射治疗适用于术后肿瘤残留的病人，或不愿意手术的ACTH或GH微腺瘤病人。高龄患者，身体情况差者可选择药物治疗或放射治疗。

（一）手术治疗

1. 经颅垂体瘤切除术

(1) 经额叶入路：本手术适应证主要是晚期较大的垂体瘤且向鞍上发展，有视力功能障碍者，可在直视下切除肿瘤，对视交叉减压较彻底。但对视交叉前置者和肿瘤位于蝶鞍内困难较大，对微腺瘤手术更为困难。

(2) 经蝶骨翼入路（前外侧）：本术式适宜于垂体腺瘤向视交叉后上方、向旁发展者或侵入海绵窦者。既可探察视交叉前，视神经旁，又可经视交叉和颈内动脉之间向视交叉下、后方探查。肿瘤易于切除，效果良好。本手术较复杂，要处理好颅底静脉，避免损伤视神经、视交叉、颈内动脉及其后交通动脉、脉络膜上动脉和供应垂体瘤、下丘脑的小动脉，以免引起不良后果和严重并发症。

(3) 经眉入路或经翼点入路（锁孔入路）：利用“门镜”原理，经蛛网膜下腔和解剖学腔隙，在显微镜下，手术切除肿瘤实质、电灼鞍内及鞍上肿瘤壁，手术全切率达86.1%。适于中小型垂体腺瘤。

2. 经蝶垂体瘤切除术　目前治疗垂体腺瘤的主流术式，经蝶窦入路切除垂体腺瘤具有创伤小、垂体功能保护好、恢复快等优点。经蝶入路已有多种术式，如：

(1) 经口鼻蝶入路。

(2) 经鼻蝶（单侧或双侧）入路。

(3) 经筛窦蝶窦入路。

(4) 上颌窦蝶窦入路。

(5) 内镜下经鼻-蝶手术。

近年来，由于微侵袭理念的建立，显微神经外科技术的成熟，越来越多的垂体腺瘤以不同方式的经蝶手术获得切除。内镜辅助可改善鞍区内的可视性，并提高安全性，但对于某些质地硬韧的垂体腺瘤，或当某些巨大垂体腺瘤超出内镜可视范围时，处理病变仍感困难。应以有利于正常垂体功能为原则。

经蝶手术适应证：①蝶窦发育良好的垂体微小腺瘤。②肿瘤局限于鞍内。③明显侵犯蝶窦，无鞍上生长或轻度鞍上生长的垂体腺瘤。④肿瘤质地柔软的大腺瘤或巨大腺瘤（大小＜4cm），形态钝圆，无明显鞍口狭窄及鞍前、鞍旁、鞍后扩展。而肿瘤质地硬韧，鞍口狭窄及巨大垂体腺瘤（＞4cm），明显鞍前、鞍旁、鞍后扩展者应采用经颅手术。除主要侵犯蝶窦者外，垂体腺瘤的侵袭性不作为该术式选择的主要依据。

（二）放射治疗

1. 常规放疗　常规放射治疗适于手术不彻底或可能复发的垂体腺瘤病例，一般来说，常规放射治疗有一定效果，其中以实质性者较有囊变者敏感。它可以控制肿瘤发展，有时使肿瘤缩小，使视力视野有所改进，但是不能根本治愈。但脱发、视神经损害、垂体功能低下等并发症的发生率较高。

2．立体定向放射外科　利用立体定向技术，将高能射线汇聚于颅内靶灶，一次或多次毁损靶灶组织，周围组织因射线剂量锐减而免受损害。其中γ-刀以定位精确、精度高、并发症极低的优点日益受到人们重视。对于原发以及手术后残留和复发的，距离视路 $>0.3mm$，直径 $<4cm$ 的肿瘤均可直接应用γ-刀治疗，与显微外科手术结合可大大提高垂体腺瘤治愈率。

（三）药物治疗

药物治疗包括溴隐亭治疗PRL腺瘤、GH腺瘤和ACTH腺瘤。生长抑制素或雌激素治疗GH腺瘤。赛庚啶、氨基导眠能、甲吡酮、依托米酯、氮基苯乙哌啶酮治疗ACTH腺瘤。无功能腺瘤及垂体功能低下者，采用各种激素替代治疗。其中除溴隐亭治疗PRL腺瘤及生长抑制素治疗GH腺瘤有部分疗效外，其他药物对控制肿瘤疗效尚不肯定。适应证：垂体微腺瘤，手术治疗有肿瘤残留，肿瘤切除后激素水平下降延缓和垂体功能延迟恢复者，年轻有生育要求者，年老体弱无法接受其他治疗方法者。

（丁永忠）

【参考文献】

[1] Odell WD. Pituitary Tumirs. 垂体瘤．赵雅度，译．北京：人民卫生出版社，1988.

[2] Peter McL. Black：secretory tumors of the pituitary gland. New York：Raven Press，1985.

[3] Robert W. Rank：Microneurosurgery. ST.LOUIS. The C.V.Mosby Company. 1985：113-186.

[4] 惠国桢．垂体瘤．北京：人民军医出版社，2004.

[5] 赵继宗．颅脑肿瘤外科学．北京：人民卫生出版社，2004：837-935.

[6] 王忠诚．神经外科学．武汉：湖北科学技术出版社，2005：620-651.

[7] Michael P. Powell，Stafford L. Lightman，Edward R. Laws，Jr. Management of pituitary tumors. 垂体腺瘤临床治疗指南．第2版．王任直，译．北京：人民卫生出版社，2005.

[8] Kaptain GJ，Vincent DA，Sheehan JP，Laws JP，Laws ER Jr. Trans-sphenoidal approaches for the extracapsular resection of midine suprasellar and anterior cranial base lesions.Neurosurgery，2001，49：94-101.

[9] Cappabianca P，Cavallo LM，Valente V，et al. Sellar repair with fibrin sealant and collagen fleece after endoscopic endonasal transsphenoidal surgery. Surg Neurol，2004，62：301-303.

第四章

脑血管疾病的外科治疗

脑血管疾病的发病率、致残率和死亡率都很高，严重地威胁着人类健康，它与恶性肿瘤和冠心病构成人类死亡的三大疾病，是我国居民疾病第一位死亡原因。

脑血管疾病的病因、发生机制、病变性质、病理类型、临床表现等复杂多样。辅助检查和治疗方法较多，其结果及评价不一，有的差异较大，甚至因处理不当造成不良后果。本章对常见几类脑血管病的外科治疗提出普遍采用的方法及日常医疗中可采用的措施。探索符合客观实际的综合个体化治疗方案。

第一节　脑血管疾病分类

一、短暂性脑缺血发作

（一）颈动脉系统

（二）椎-基底动脉系统

二、脑　卒　中

（一）蛛网膜下腔出血

1. 动脉瘤破裂引起

（1）先天性动脉瘤。

（2）动脉硬化性动脉瘤。

（3）感染性动脉瘤。

2. 血管畸形

3. 颅内异常血管网症

4. 其他

5. 原因未明

（二）脑出血

1. 高血压脑出血

2. 继发于梗死的出血

3. 肿瘤性出血

4. 血液病引起
5. 淀粉样脑血管病
6. 动脉炎引起
7. 药物引起
8. 脑血管畸形或动脉瘤引起
9. 其他
10. 原因未明

（三）脑梗死

1. 动脉粥样硬化性血栓性脑梗死
2. 脑栓塞
（1）心源性。
（2）动脉源性。
（3）其他。
3. 腔隙性梗死
4. 出血性梗死
5. 无症状性梗死
6. 其他
7. 原因未明

三、椎-基底动脉供血不足

四、脑血管性痴呆

五、高血压脑病

六、颅内动脉瘤

（一）先天性动脉瘤
（二）动脉硬化性动脉瘤
（三）感染性动脉瘤
（四）外伤性假性动脉瘤
（五）其他

七、颅内血管畸形

（一）脑动静脉畸形
（二）海绵状血管瘤
（三）静脉性血管畸形
（四）Galen 静脉瘤
（五）颈内动脉海绵窦瘘
（六）毛细血管扩张症
（七）毛细血管瘤
（八）脑-面血管瘤病

（九）颅内-颅外血管交通性动脉畸形

（十）其他

八、脑 动 脉 炎

（一）感染性动脉炎

（二）大动脉炎（主动脉弓综合征）

（三）系统性红斑狼疮

（四）结节性多动脉炎

（五）颞动脉炎

（六）闭塞性血栓性脉管炎

（七）其他

九、其他动脉疾病

（一）脑动脉盗血综合征

（二）颅内异常血管网症

（三）动脉肌纤维发育不良

（四）淀粉样血管病

（五）动脉壁夹层病变

（六）其他

十、颅内静脉病、静脉窦及脑部静脉血栓形成

（一）海绵窦血栓形成

（二）上矢状窦血栓形成

（三）直窦血栓形成

（四）横窦血栓形成

（五）其他

第二节　颅内动脉瘤

颅内动脉瘤是脑动脉的局限性异常扩大，以囊性动脉瘤最为常见，其他还有梭形动脉瘤、夹层动脉瘤、假性动脉瘤等。通常位于颅内大动脉的分叉处，尤以脑底动脉环（Willis环）多见，即血管壁受血流动力学冲击力最大的部位。颅内动脉瘤是引起自发性蛛网膜下腔出血（subarachnoid hemorrhage，SAH）最常见的原因，约占85%。

一、诊　　断

（一）临床表现

1. 出血症状　表现为蛛网膜下腔出血、脑内出血、脑室出血等。其中以蛛网膜下腔出血（SAH）最为常见。典型症状和体征有剧烈头痛、呕吐甚至昏迷等。

（1）SAH症状：突发剧烈头痛是最常见的症状，可被描述为“从未经历过的炸裂样疼痛”，见于97%的病人。通常伴呕吐、意识障碍甚至呼吸骤停、晕厥、颈部及腰部疼痛（脑膜

刺激征）及畏光。可伴发局灶性颅神经功能障碍，如动眼神经麻痹而导致复视和（或）上睑下垂。

（2）SAH 体征

1）脑膜刺激征：颈项强直、Kernig 征阳性或 Brudzinski 征阳性。

2）血压升高，呼吸深大，脉搏徐缓的颅内压升高征象。

3）局灶性神经功能缺损，如动眼神经麻痹、偏瘫等。

4）意识障碍。

（3）脑血管痉挛：脑血管痉挛分为早期和迟发性血管痉挛。早期血管痉挛，发生于出血数小时之内，多因机械性反应性因素引起。迟发性脑血管痉挛发生于 SAH 的 3～5 天以后，也称为“症状性血管痉挛”，是 SAH 后病情加重的原因之一。临床表现为精神错乱或意识障碍加深，伴局灶性神经功能缺损。称为“迟发性缺血性神经功能缺失（DIND）”。

2. 非出血症状　包括：

（1）占位效应

1）巨大动脉瘤：可压迫周围脑组织产生偏瘫和颅神经障碍。

2）颅神经障碍：主要有动眼神经麻痹、视力下降。

（2）内分泌紊乱：鞍内或鞍上动脉瘤压迫垂体及垂体柄所致。

（3）脑梗死或短暂性缺血发作：包括一过性黑蒙、同向偏盲等。

（4）癫痫发作。

（二）SAH 分级

临床常用的是 Hunt-Hess 分级法（表 5-4-1）。

表 5-4-1　Hunt-Hess 分级法

分类	标准
0 级	未破裂动脉瘤
Ⅰ级	无症状或轻微头痛
Ⅱ级	中～重度头痛、脑膜刺激征、颅神经麻痹
Ⅲ级	嗜睡、意识混浊、轻度局灶神经体征
Ⅳ级	昏迷、中或重度偏瘫、有早期去脑强直或自主神经功能紊乱
Ⅴ级	深昏迷、去大脑强直、濒死状态

（三）辅助检查

1. 头颅 CT 和 CT 血管成像（CTA）　头颅 CT 主要用于 SAH 的诊断，为首选检查。SAH 后 48 小时内进行 CT 扫描，超过 95% 的 SAH 病人可确诊 SAH。多排螺旋 CT 的使用使 CTA 的检查质量得到了显著提高，由于扫描能够在很短的时间内完成，在急诊情况下有很大的优势。CTA 也能显示动脉瘤和颅底骨质之间的解剖关系，有利于外科开颅手术的分析。

2. 腰椎穿刺　被认为是诊断 SAH 最敏感的检查方法，但目前已不常用。由于降低脑脊液压力有可能由于增加跨壁压力而促使动脉瘤再出血。所以建议仅用于 CT 不能证实而临床又高度怀疑 SAH 的病例，放出少量脑脊液（几毫升）即可，同时应用较细的腰椎穿刺针。

3. 数字减影脑血管造影　是诊断颅内动脉瘤的“金标准”，大部分病人可显示出动脉瘤的部位、大小、形态、有无多发动脉瘤。脑血管造影还可以显示是否存在血管痉挛及其程度。

4. MRI 及 MRA　MRA 作为无创检查对诊断脑动脉瘤有一定参考价值，可作为辅助诊断方法之一。新的扫描技术（如梯度回波 T_2 加权成像）的使用提高了磁共振检查对急性出血的敏感性。

二、治疗原则

颅内动脉瘤的治疗关键是病因治疗，即针对颅内动脉瘤的手术或血管内栓塞的病因治疗；其次是 SAH 及其并发症的对症治疗。动脉瘤的治疗取决于病人的身体状况、动脉瘤的大小及其解剖位置、外科医师的手术处理能力以及手术室的设备水平等。对于大多数破裂的动脉瘤而言，最佳的治疗是手术夹闭动脉瘤颈或行血管内栓塞动脉瘤腔，使之排除于循环外而不闭塞正常血管，从而阻止动脉瘤再出血和增大。对症治疗可以概括为“三降”（降颅压、降血压、降体温）、“两抗”（抗脑血管痉挛、抗感染）、“一引流”（脑池或脑室外引流或腰池引流）。

（一）病因治疗

包括直接手术夹闭动脉瘤颈与血管内栓塞动脉瘤腔。

1. 手术夹闭治疗

（1）动脉瘤手术治疗的时机：颅内动脉瘤手术依据手术时间可分为：“早期手术”（SAH 后 6～72 小时内）和“晚期手术”（SAH 后 10～14 日以上）。在 SAH 后的 4～10 日（血管痉挛期）手术效果较差，不如早期或晚期手术效果好。

（2）手术适应证：对无明显手术禁忌证的病人（并征得病人同意的情况下）均可开颅手术。

（3）术前准备

1）及时向家属交代，病人在住院期间随时可能因动脉瘤再次破裂出血而死亡。

2）绝对卧床，在 ICU 观察神志、血压、脉搏、呼吸等生命体征；给予镇静、止痛、止血、脱水、软化大便等对症治疗；钙离子拮抗剂（如尼莫地平等）；防止应激性溃疡等。

（4）手术方式

1）夹闭术（clipping）：用动脉瘤夹直接夹闭动脉瘤颈部是最为理想的治疗方法。对于有占位效应的动脉瘤在夹闭成功后，应尽可能切除瘤体以缓解占位效应。

2）孤立术（trapping）：通过手术（结扎或用动脉瘤夹闭塞）或结合介入栓塞的方法有效阻断动脉瘤近端和远端载瘤动脉，也是疗效确切的手术方式。

2. 血管内栓塞治疗动脉瘤　通过血管内介入技术将栓塞材料填入动脉瘤腔内闭塞动脉瘤；放置支架等改变血流动力学防止动脉瘤出血，促进血管重建动脉瘤愈合；闭塞载瘤动脉等多种方式达到治疗动脉瘤的目的，随着栓塞技术与栓塞材料的不断进展，已成为脑动脉瘤血管内治疗的重要手段。

（1）主要方法

1）单纯动脉瘤囊内填塞：通过置于动脉瘤腔内的微导管，采用各种类型的可脱性弹簧圈闭塞动脉瘤囊腔，从而达到闭塞动脉瘤和防止动脉瘤破裂（或再破裂）出血的目的。

2）载瘤动脉闭塞术：对于无法采用手术夹闭或瘤囊内栓塞的动脉瘤，可考虑载瘤动脉闭塞术，但必须能够很好耐受 BOT 试验，甚至是 BOT 加强试验。

3）球囊辅助动脉瘤栓塞术：对于宽颈动脉瘤可采用球囊辅助弹簧圈栓塞技术来达到闭塞动脉瘤的目的。

4）支架辅助动脉瘤栓塞术：适合于特别宽颈的动脉瘤，也适合于夹层、梭形等动脉瘤。

5）单纯支架植入术：可以采用覆膜支架或重叠多支架，可用于未破裂动脉瘤或动脉瘤复发等病例治疗中。

（2）适应证：颅内所有动脉瘤均可采用介入方法进行治疗，也适用于手术夹闭困难或夹闭失败的动脉瘤、老年病人或身体状况不能很好耐受的手术者、宽颈的动脉瘤，复杂动脉瘤（如后循环动脉瘤，梭形动脉瘤和巨大动脉瘤等）、夹层动脉瘤及假性动脉瘤。

（3）并发症包括：术中动脉瘤破裂出血；材料脱落导致远端栓塞；血管痉挛；血栓形成；动脉瘤闭塞不全，术后再出血或动脉瘤再生或增大等。

（二）SAH的治疗

1．一般性治疗

（1）卧床休息，床头抬高15°，减少外界刺激，限制探视。

（2）神志和生命体征监测。

（3）昏迷或呼吸道不通畅的病人（如哮喘）可行气管内插管或气管切开。

（4）预防深静脉血栓和肺梗死：可给予弹力袜等。

（5）补液，注意水电解质平衡。

（6）吸氧。

2．脑血管痉挛的预防和治疗　病因治疗后，尽快引流血性脑脊液，这是防治脑血管痉挛的根本，“防重于治”。

（1）钙通道阻滞剂：可阻滞钙离子流入从而降低平滑肌和心肌的收缩。理论上可缓解引起血管痉挛的异常血管平滑肌收缩。

（2）“3H”治疗：高血容量、高血压和血液稀释。在痉挛之后实施该疗法可降低脑血管痉挛的致残率。

（3）血管内介入治疗：对于严重的局限性脑血管痉挛，可采用球囊扩张血管成形术；而对于较为弥散的脑血管痉挛，可考虑通过动脉内灌注罂粟碱、尼莫地平、尼卡地平、法舒地尔等药物。

（4）血管痉挛因素的清除：包括手术中清除血凝块，经腰椎穿刺或持续脑室引流或术后脑池引流血性脑脊液等。

3．SAH后脑积水的处理　SAH后脑积水可分为急性和慢性脑积水两种。急性脑积水通常是由于血凝块阻塞脑脊液循环通路而导致的梗阻性脑积水。慢性脑积水通常发生在SAH后期阶段，可能由于血液分解造成蛛网膜炎症、粘连，通常为交通性脑积水。

（1）脑室外引流：适用于SAH后急性脑积水，或严重的脑室内出血造成脑室铸型。连续腰椎穿刺脑脊液引流可作为脑室外引流的替代方法，但应谨慎，防止诱发急性脑疝的危险。

（2）脑脊液分流术：常用脑室-腹腔分流术，适用于SAH后的慢性脑积水。

第三节　脑动静脉畸形

脑动静脉畸形（AVM）是脑血管畸形中的一个主要类型，是动脉与静脉间形成直接通路或动脉与静脉间毛细血管失用，动脉血直接从动脉流入静脉，形成血流短路，而引起脑血流动力学改变。是一种先天性的疾病。

一、诊　断

（一）临床表现

1. 出血　最常见的临床表现，约占 AVM 病人的 50%～60%，多数出血位于脑实质。常因体力活动、情绪激动等因素诱发。表现为突发剧烈头痛、呕吐、意识障碍和脑膜刺激征。

2. 癫痫　约 1/3 以上的病人以癫痫发作起病，多呈局限性发作。

3. 局限性神经功能障碍及智力减退　由于脑盗血现象或静脉压力升高，可引起局限性的神经功能损害。

4. 头痛　比较少见。

5. 颅内杂音　当畸形体积大、部位表浅，特别是伴有脑膜脑动静脉畸形时可能听到颅内杂音。

（二）辅助检查

1. 脑血管造影　是确诊本病的主要手段。造影可显示扩张的供血动脉、畸形血管团、引流静脉，可伴有动脉瘤或静脉扩张狭窄。

2. 头颅 MR　在显示 AVM 病灶上优于头颅 CT，但 CT 对于 AVM 的急性出血诊断有优势。

二、治　疗

（一）治疗方法选择

1. 手术切除　是一种根治性的治疗方法。对于非功能区和较浅表的中、小型 AVM，显微手术治疗能够完全切除病变，达到很好的治疗目的。但对于大型和巨大型 AVM，多主张采用血管内栓塞再手术或再立体定向放射外科的联合治疗方案。

2. 血管内治疗　其治愈率日渐提高，一些较小和简单的 AVM 能够获得完全治愈。对于大型与巨大型 AVM 常先采用血管内栓塞，使其血流变慢，体积变小后再手术，或立体定向放射治疗。

3. 立体定向放射治疗（γ- 刀，X- 刀）　适用于小的病灶（畸形团小于或等于 2.5～3cm）及深部 AVM，或栓塞后对残余的 AVM 进行治疗。

第四节　烟　雾　病

烟雾病（moyamoya disease）病因不明，其病理解剖基础表现为颈内动脉末端及其分支大脑前、中动脉起始段进行性狭窄或闭塞，伴大脑基底异常新生血管网形成，以及广泛的颅内动脉之间和颅内外动脉之间形成的血管吻合为特征的脑血管病。

一、诊　断

（一）临床表现

1. 青少年型　缺血症状常见，包括短暂性脑缺血发作（TIA）、可逆性缺血性神经功能缺损（RINDs）、脑梗死、肢体偏瘫、感觉障碍等缺血症状。也可表现为癫痫发作、智力迟钝和头痛。

2. 成人型　出血症状常见。多发生在基底节、丘脑或脑室出血。

（二）辅助检查

1. 神经影像学检查

（1）全脑血管造影（DSA）：是确诊本病的主要检查方法。

（2）头颅 CT 和 MRI：CT 显示脑缺血及异常血管不如 MRI，约 40% 有缺血症状的病人 CT 表现正常。在 MRI 上，脑梗死区常位于分水岭的皮质及皮质下，一般为多发病灶。

（3）脑灌注检查：主要手段有 CT 灌注，MRI 灌注，ECT，氙 CT，用于评估脑组织的血流灌注。

（4）脑电图（EEG）：在少儿病例中：休息时可见高电压慢波，主要在枕叶和额叶。过度换气可产生一种单相慢波（delta- 爆发）并在过度换气 20～60 秒后恢复正常。

二、治　　疗

由于对烟雾病的发病机制了解不多，目前还没有有效的针对病因的治疗。多种直接颅外 - 颅内脑血管吻合术或间接颅外 - 颅内脑血管吻合术（血管重建术）可以用于烟雾病的治疗，特别是儿童缺血性烟雾病的治疗。

（一）药物治疗

采用抗血小板聚集、抗凝、钙离子拮抗剂扩张血管等改善脑供血，防止脑梗死，但这些治疗都缺乏可靠的临床证据，特别是对表现为出血的成人型烟雾病的治疗。

（二）手术治疗

1. 血管搭桥术　主要是颞浅动脉与大脑中动脉吻合术。

2. 脑 - 颞浅动脉贴敷术、脑 - 颞肌贴敷术、脑 - 硬脑膜动脉贴敷术（EDAS）、大网膜颅内移植术等。

第五节　海绵状血管畸形

海绵状血管畸形（cavernous malformation，CM）也称海绵状血管瘤，是一种血管畸形而非肿瘤。它由形状不规则、厚薄不一的窦状血管性腔道组成。多位于脑内，通常没有大的供血动脉或大的引流静脉。大多数位于幕上，可有出血、钙化或栓塞。

一、诊　　断

（一）临床表现

1. 癫痫发作　最多见，约占 60%。

2. 进行性神经功能缺损　约占 50%。

3. 出血　明显出血约占 20%，此类病灶倾向于反复发作的少量出血，极少出现灾难性的大出血。

（二）辅助检查

CM 的诊断主要依靠头颅 CT 和 MRI 检查。DSA 检查通常为阴性。

1. 头颅 CT　诊断 CM 的敏感性为 70%～100%，可清楚显示病变的出血和钙化。

2. 头颅 MRI　是本病高敏感和较特异性的辅助检查方法，CM 具有比较特征性的磁共振影像学特点：在 T_1 和 T_2 加权上病变呈类圆形混杂信号，周边为低信号环（含铁血黄素沉积环），T_2 加权最为敏感。增强后病灶不强化或轻度强化。

二、治　疗

CM 的治疗方法主要有保守治疗、手术治疗和放射治疗。

1. 保守治疗　基于本病的自然病程，对于无症状或症状轻微（如头痛、偶发癫痫）、深部的 CM，可采取 CT 和 MRI 随访下保守治疗，并给予对症治疗，如药物控制癫痫。

2. 手术治疗　手术切除病变是根本的治疗方法。有明显症状如进展性神经功能缺损、反复出血、难治性癫痫、病灶增大或颅内压增高者，均应行手术治疗。

3. 立体定向放射外科治疗　尚仍存在争议，是否能够降低 CM 的出血风险需要更多研究的支持。目前仅认为对于部位深在、手术难以达到部位的病变，或者患者拒绝手术治疗的病变，可以考虑立体定向放射外科治疗。

第六节　颈动脉 - 海绵窦瘘

颈动脉 - 海绵窦瘘（CCF，carotid cavernous fistula）是常见的动静脉瘘之一，可分为创伤性和自发性两种。血管内栓塞技术是目前的首选治疗方法。

1. 创伤性　占颅脑外伤病人的 0.2%。

2. 自发性　颈内动脉与海绵窦间直接沟通的高流量分流，常由于海绵窦内颈内动脉动脉瘤的破裂引起。

一、诊　断

（一）临床表现

CCF 的典型临床表现包括单或双侧搏动性突眼、球睑结膜充血水肿外翻和颅内杂音三联征，其他常见症状还有复视、眶周疼痛、视力下降等，少见的症状还包括鼻衄和颅内出血。

（二）影像学检查

1. 头颅 CT　可见患侧或双侧眼球突出；眼静脉增粗迂曲，注射对比剂后更明显；注射对比剂后可表现为海绵窦增强。

2. 头颅 MRI　能更好地显示眼球突出、眼静脉充血、眼部肌肉充血等软组织改变；注射对比剂后可显示充血的皮层静脉。

3. 脑血管造影　确诊 CCF 的“金标准”。可借以显示瘘口、脑血流和侧支循环、静脉引流等信息，为诊断和治疗提供参考。

二、治　疗

（一）一般原则

CCF 的治疗力争达到闭塞瘘口、保留颈内动脉、改善脑部循环、消除眼部症状的最佳目的。治疗方法均选择血管内栓塞治疗。

（二）可脱球囊栓塞术

可脱球囊栓塞术是治疗 CCF 的首选方法。80% 可达到既闭塞瘘，又保留颈内动脉的目的。对于球囊闭塞试验阴性的患者，在不得已的情况下也可脱球囊闭塞瘘的同时闭塞颈内动脉。

（三）经动脉或静脉弹簧圈栓塞术

所有 CCF 均可选择弹簧圈栓塞术。弹簧圈栓塞 CCF 必须致密地栓塞，疏松填塞往往无法治愈患者。

（四）覆膜支架隔绝术

利用覆膜支架置入颈内动脉，可以覆盖瘘口同时保持颈内动脉通畅。尽管很有应用前景，但缺乏长期的随访。

（五）经动脉或静脉入路液态栓塞剂栓塞术

通过微导管将 Onyx 胶注入海绵窦内，逐渐通过造影确认动静脉瘘消失，同时保留颈内动脉。这是上述方法无法施行或失败才考虑的备用方法，Onyx 的神经毒性也值得关注。

第七节 颈动脉粥样硬化狭窄

动脉粥样硬化是颈动脉狭窄或闭塞的主要原因。作为主要的脑供血动脉，颈动脉狭窄或闭塞可引起缺血性脑卒中，严重者甚至导致死亡。循证医学证据表明，颈动脉狭窄达到一定程度，单纯内科治疗无法降低脑卒中的发生，此时便需要外科手术切除硬化斑块，或行支架置入，扩张狭窄的血管，恢复受损的动脉血流。

一、诊 断

（一）临床表现

可分为两类，一类是由于轻度短暂的供血不足引起暂时性神经功能缺失，可无明显脑梗死存在，缺血症状在 24 小时内完全恢复，多数患者的症状持续不超过 10 分钟，即短暂性脑缺血发作（TIA）；另一类缺血程度较重，持续时间超过 24 小时，造成脑梗死，即卒中（stroke）。

颈动脉系统缺血症状表现为病变对侧肢体突然发作的麻木、感觉减退和（或）感觉异常、上肢和（或）下肢无力、面瘫（中枢性）或单眼黑蒙，如病变在优势半球常伴有语言障碍。

（二）辅助检查

头颅 CT、MRI 适合于急性期脑梗死的诊断，排除脑出血。颈部血管的超声多普勒检查、CT 血管造影（CTA）、磁共振血管造影（MRA）和脑血管造影（DSA）检查血管的狭窄程度。DSA 用于确诊。SPECT、CT 灌注、MR 灌注、氙 CT 等分析狭窄远端脑组织血流的灌注情况。

二、治 疗

（一）保守治疗

包括扩血管、抗血小板聚集、降脂、稳定斑块、改善脑血流和脑代谢的药物治疗等。

（二）外科手术治疗

颈动脉内膜切除术（CEA）是疗效确切的治疗方法。

CEA 的手术指征：

（1）症状性（反复发作性的大脑半球或视网膜短暂性缺血发作（TIA），或轻度无残疾的完全性卒中）狭窄大于 50%；无症状狭窄大于 70%。

（2）狭窄部位在下颌角以下，手术可及者。

（三）颈动脉支架成形术（carotid artery stenting，CAS）

CAS 已经成为治疗颈动脉狭窄的主要方法之一，其创伤小且疗效肯定，可达到手术不能到达的部位，同时可以治疗颅内动脉狭窄；可以治疗许多不能耐受 CEA 外科手术的高危患者。

CAS 手术指征：

（1）无症状血管管径狭窄程度大于 70%，有症状血管管径狭窄程度大于 50%。

（2）虽然血管管径狭窄程度小于 50%，但有溃疡性斑块形成造成缺血症状。

（3）某些肌纤维发育不良者，大动脉炎稳定期有局限性狭窄。

（4）放疗术后或内膜剥脱术后、支架术后再狭窄。

（5）由于颈部肿瘤压迫等受压而导致的狭窄。

（6）急性动脉溶栓后残余狭窄。

第八节　高血压脑出血（HICH）

脑出血（intracerebral hemorrhage，ICH）是神经外科常见疾病之一，高发年龄为 50～68 岁，男性发病率略高于女性。高血压是原发性脑出血最常见的危险因素。

一、临床表现

基底节是 HICH 最常见的出血部位，40% 的首次 HICH 发生在基底节；基底节和丘脑出血可破入侧脑室内，成为脑室内出血或脑室内外混合性血肿。

（一）基底节区出血（最常见）

症状有：头痛，恶心，呕吐，对侧肢体偏瘫，病情急剧发展可形成严重颅内高压导致昏迷甚至死亡。

（二）丘脑出血

一般出现对侧半身感觉障碍。

（三）脑叶出血

1. 额叶　可出现对侧偏瘫。偏瘫多发生于上肢，下肢和面部较轻微。

2. 顶叶　对侧半身感觉障碍。

3. 枕叶　同侧眼痛和对侧同向偏盲。

4. 颞叶　在优势半球者，出现感觉性失语，命名性失语，象限盲等临床征象。

（四）小脑出血

表现为头痛、恶心、呕吐及共济失调，常可早期出血脑干受压表现或颅内高压症状。

（五）脑干出血

脑干出血是 HICH 中最危重的类型，临床表现为突发意识障碍，生命体征紊乱，常伴有颅内高压症、肢体瘫痪、消化道出血、中枢性高热、应激性高血糖等。

（六）脑室出血

脑室出血大多数由于大脑基底节区尾状核头或丘脑出血后破入到脑室而产生，单纯较小出血可表现为头痛、恶心、呕吐及偏瘫；血肿充满整个脑室系统可导致脑室铸型或梗阻性脑积水，甚至形成脑疝。

二、诊 断

HICH是一种急重症，早期常有持续性出血，病情可进展性恶化，残疾率和病死率很高，应迅速识别和诊断。

CT：CT诊断脑出血的敏感性最强。CT扫描可以快速且清楚显示出血灶，血肿为高密度。

MRI：不作为首选检查。脑出血的MRI表现非常复杂，它根据血凝块吸收缩小的时间长短（血块寿命）而有所不同。

对于怀疑是非高血压性脑出血者，应尽快行CTA、MRA或DSA检查，以明确诊断。

三、治 疗

总体原则是在发病后最初数小时内阻止或减慢原发出血；清除有占位效应的脑实质或脑室内血肿以缓解颅内高压；针对脑内血肿引起的并发症的处理；对严重脑损伤患者进行全面支持治疗。

（一）一般治疗

1．控制血压　应用药物控制血压，但要避免下降过快、过低（降幅应低于基础血压的20%），一般维持收缩压在140～160mmHg，舒张压在90～100mmHg左右。

2．积极控制颅内压增高、脑水肿，减轻血肿占位效应，如果需要手术治疗，早期手术。

3．意识障碍或昏迷患者应考虑插管或气管切开，保持呼吸道通畅，加强排痰防治肺部感染。

4．防治应激性溃疡。

5．预防癫痫治疗。

6．激素治疗　尚有争议。

7．维持水和电解质平衡、控制血糖。

8．体温控制　体温控制在38°以下，在HICH中是否运用亚低温治疗尚需进一步总结和研究。

9．体位　抬高床头至30°能改善颈静脉回流和降低ICP。

（二）保守治疗

1．血肿量较小　大脑半球出血量小于30ml，小脑出血小于10ml，患者意识清醒，GCS评分大于13分。但应强调个体化设计（年龄、部位等）。

2．脑室出血或丘脑出血血肿量较小，无颅内高压症状，无梗阻性脑积水表现者。

3．有严重的手术禁忌证者（凝血功能障碍，多器官衰竭）。

4．年龄大的患者（>80岁）。

（三）手术治疗

基底节区、脑叶较大血肿（超过30ml），有严重颅内压增高或早期脑疝患者，出血量较大或伴有脑干压迫或脑积水形成的小脑出血患者，脑室出血有铸型或脑积水者，持续颅内压增高非手术治疗措施无效者，采取手术治疗。

（1）颅骨开瓣（开窗）血肿清除术：无论开瓣还是开窗都尽可能地减少手术创伤，特别是减少对重要脑组织的损伤。对晚期脑疝有可能行外减压者，应设计大骨瓣开颅。

（2）脑室外引流术：适用于脑室内出血或脑实质血肿大部分破入脑室、合并梗阻性脑积水患者。

（3）穿刺血肿碎吸术：常用立体定向辅助定位，血肿碎吸后引流。适用于血肿相对较小、不能耐受开颅手术或无开颅条件者。

（任　军）

【参考文献】

[1] Thorvaldsen P，Asplund K，Kuulasmaa K，et al. Stroke incidence，case fatality，and mortality in the WHO MONICA project. World health organization monitoring trends and determinants in cardiovascular disease. Stroke，1995，26（3）：361-367.

[2] 李文慧. 各类脑血管疾病诊断要点. 中华神经科杂志，1996，29（6）：379.

[3] Mead G E，Murray H，Farrell A，et al. Pilot study of carotid surgery for acute stroke. Br J Surg，1997，84（7）：990-992.

[4] Sacco R L，Kargman D E，Gu Q，et al. Race-ethnicity and determinants of intracranial atherosclerotic cerebral infarction. The Northern Manhattan Stroke Study. Stroke，1995，26（1）：14-20.

[5] Meairs S，Hennerici M. Four-dimensional ultrasono- graphic characterization of plaque surface motion in patients with symptomatic and asymptomatic carotid artery stenosis. Stroke，1999，30（9）：1807-1813.

[6] Lovett J K，Coull A J，Rothwell P M，et al. Early risk of recurrence by subtype of ischemic stroke in population- based incidence studies. Neurology，2004，62（4）：569-573.

[7] Akins P T，Pilgram T K，Cross D T Ⅲ，et al. Natural history of stenosis from intracranial atherosclerosis by serial angiography. Stroke，1998，29（2）：433-438.

[8] Komotar R J，Wilson D A，Mocco J，et al. Natural history of intracranial atherosclerosis：a critical review. Neurosurgery，2006，58（4）：595-601.

[9] 董强. 磁共振弥散加权成像和灌注加权成像在缺血性脑血管病中的诊断价值. 中国实用内科杂志，2005，25（5）：391-393.

[10] Mintz B L，Hobson R W 2ND. Diagnosis and treatment of carotid artery stenosis. J Am Osteopath Assoc，2000，100（Suppl 11）：22-26.

[11] Schmiedek P，Pidpgras A，Leinsinger G，et al. Improvement of cerebrovascular reserve capacity by EC-IC arterial bypass surgery in patients with ICA occlusion and hemodynamic cerebral ischemia. J Neurosurg，1994，81（2）：236-244.

第五章

脑囊虫病

囊虫病（cysticercosis）是链状带绦虫（猪带绦虫，*Taenia Solium*）的幼虫（囊尾蚴，cysticercus）寄生于机体所引起的一种常见的人畜共患寄生虫病，囊虫病可累及全身各器官组织，但以皮下组织、骨骼肌及中枢神经系统（CNS）感染最为常见。囊虫病侵犯 CNS 者称脑囊虫病（cerebral cysticercosis），又称神经囊虫病（neurocysticercosis），占全身感染者的 50%～70%，是最常见的 CNS 寄生虫病，广泛流行于世界各地，据估计全球有 2000 万以上患者，且年病死者多达 50 000 人。尤其以发展中国家和地区较多，在拉丁美洲、非洲、亚洲流行最广，墨西哥、智利、巴西和哥伦比亚是拉丁美洲发病率最高的国家，我国及周边地区，包括俄罗斯、印度、巴西、菲律宾和印度尼西亚也广泛流行。本病在我国也流行广泛，以东北、华北、西北、西南、内蒙古和山东较多，据估计我国约有 120 余万绦虫病人和约 300 万囊虫病人，为严重的公众健康问题。

（一）寄生虫及感染途径

1. 猪带绦虫生活史　猪带绦虫在其发育过程中需要两个宿主，即中间宿主和终末宿主。

家猪和野猪是最重要的中间宿主，其食入绦虫卵后，卵胚膜在消化酶和胆汁的作用下解聚，24～72 小时后六钩蚴溢出，借其节律运动以及小钩和分泌物的作用，1～2 天后钻入小肠，继而进入血液循环，到达寄生部位后，六钩蚴迅速发生结构改变，表现为细胞迅速增殖、小钩退化变性消失、肌肉萎缩，中央形成空腔，随后变为一充满液体的囊泡，约 20 日后囊壁上出现凹陷，2～3 个月后在该处形成头节，以后头节进一步发育出现吸盘和小钩。囊尾蚴的大小、形态可因寄生部位、营养条件和组织反应的差异而不同，囊尾蚴通常大小为数毫米至十数毫米，也有达数厘米者。在疏松组织与脑室内多呈圆形，较大，在肌肉中略长，较小。人类是猪带绦虫最重要的终末宿主，其他灵长类偶然也可成为终末宿主。人食入含活囊尾蚴的猪肉后，在消化液的作用下，头节翻出，以吸盘和小钩吸附于肠壁，约 2～3 个月发育为成虫，即可有成熟的孕节和虫卵随粪便排出。

2. 人体囊虫的感染途径　人体感染囊虫病的方式有三种（图 5-5-1）：

（1）异体感染：主要由摄入带有虫卵的食物感染。

（2）自体感染，肛门 - 口腔途径：自体患有绦虫病，粪便含有大量虫卵和孕节，摄入后常致严重感染，人体荷虫量大。

（3）自体感染，小肠 - 胃途径：自体患有绦虫病，小肠内容物经反流入胃，常重复感染，故常为严重感染。

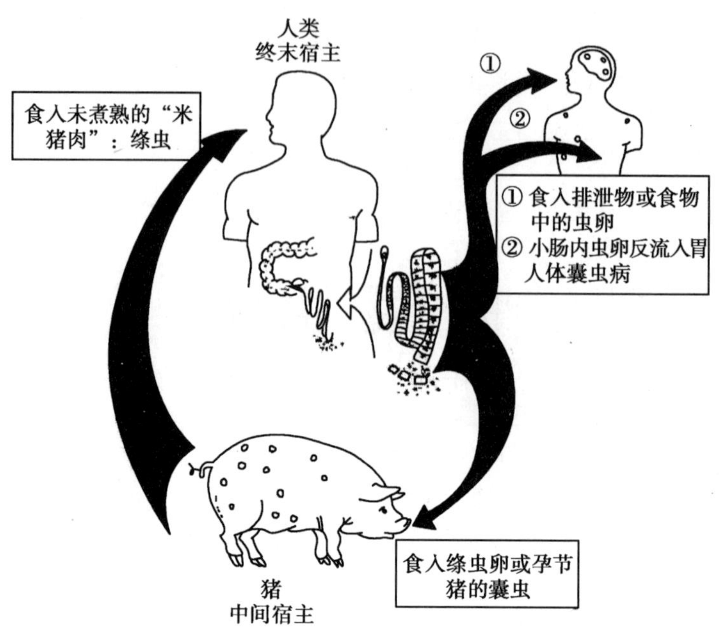

图 5-5-1 猪带绦虫生活史及人类囊虫感染途径

（二）病理学

1. 病理分期 囊虫寄生于脑组织，自然情况下经历从定植发育至衰老死亡的一系列动态变化，是人体对囊虫免疫应答与囊虫免疫逃避相互作用的结果，根据不同时期的病理特征，通常将其概括为四期，即活囊期、变性期、肉芽肿期和钙化纤维化期。有时同一宿主脑内的多发性囊虫，由于其感染时期不同，或由于滞育现象，同时可见上述两期以上的病理改变，称为混杂期。

（1）活囊期：活的囊虫头节和囊泡完整，囊泡内含透明的囊液，囊壁菲薄呈灰白色，分三层，由内而外依次为细胞层、纤维层、绒毛层，绒毛层自周围组织汲取营养。周围组织反应较少。有人认为脑室内和葡萄型囊虫的特点是囊膜生长而头节变性。此种变性囊虫，虽是不育的，但可能是“活着的”，其囊壁的离体培养能增殖与生长，且能重新成囊。

（2）变性期：囊虫在人体内寄生数年后开始自然变性。此时，囊液变为混浊，或呈凝胶样，囊壁变厚，故也称为胶囊期，早期囊壁和头节结构尚存，后期则裂解。由于囊虫死亡，其抗原物质短期内大量释放，导致周围组织严重的免疫反应，炎性细胞和炎性因子聚集，脑组织出现水肿、变性、坏死和凋亡，呈局灶性脑炎样变化。如果短期内有大量囊虫变性坏死，则导致广泛严重的脑水肿和高颅压，形成所谓囊虫性脑炎，后果严重。此期一般历时数十天至数月。

（3）肉芽肿期：此期囊虫头节和囊膜裂解，由炎性细胞和结缔组织替代，囊壁更增厚，囊泡中心成为微腔，形成肉芽肿，周围脑组织炎性反应消退，水肿减轻消失，此期可持续数年。以后，部分囊虫可被机体完全吸收或纤维化，影像上不可见，另一部分则进入钙化期。

（4）钙化期：囊虫头节吸收消失，肉芽组织被胶质化和矿物化，病变组织皱缩，最后形成钙化结节，灶周水肿完全消失。脑室内囊虫除钙质沉着的纤维囊外，显示无定形结构。

2. 病理类型 病理学和临床研究发现，脑实质内的囊虫与蛛网膜下腔和脑室囊虫在病理演变和临床表现以及预后等方面均有明显差异，故常依据囊虫感染脑的部位，分为脑实质型、脑室型、脑池蛛网膜下腔型和混合型。又据囊虫量的多少，分为轻度（少于 5 个）、中度（5～100 个）和重度（多于 100 个）感染。

（1）脑实质型：囊虫虽可寄生于脑实质的任何部位，包括大脑半球、间脑、小脑和脑干等处，但由于颈内动脉最为粗大，故大脑半球的囊虫最为多见。又因灰白质交界处的小动脉处存在一个 90 度的弯曲，所以该处易于使囊虫滞留。还有认为灰质结构具有精细的毛细血管床，因而囊虫特别倾向于在灰质发育。脑实质型囊虫因感染的途径和方式不同而荷虫量有极大差异，通常为多发性，数百至上千个囊虫感染者并不少见，称为“粟粒型”（图 5-5-2），通常为自体感染所致，单个囊虫感染者也常能见到。

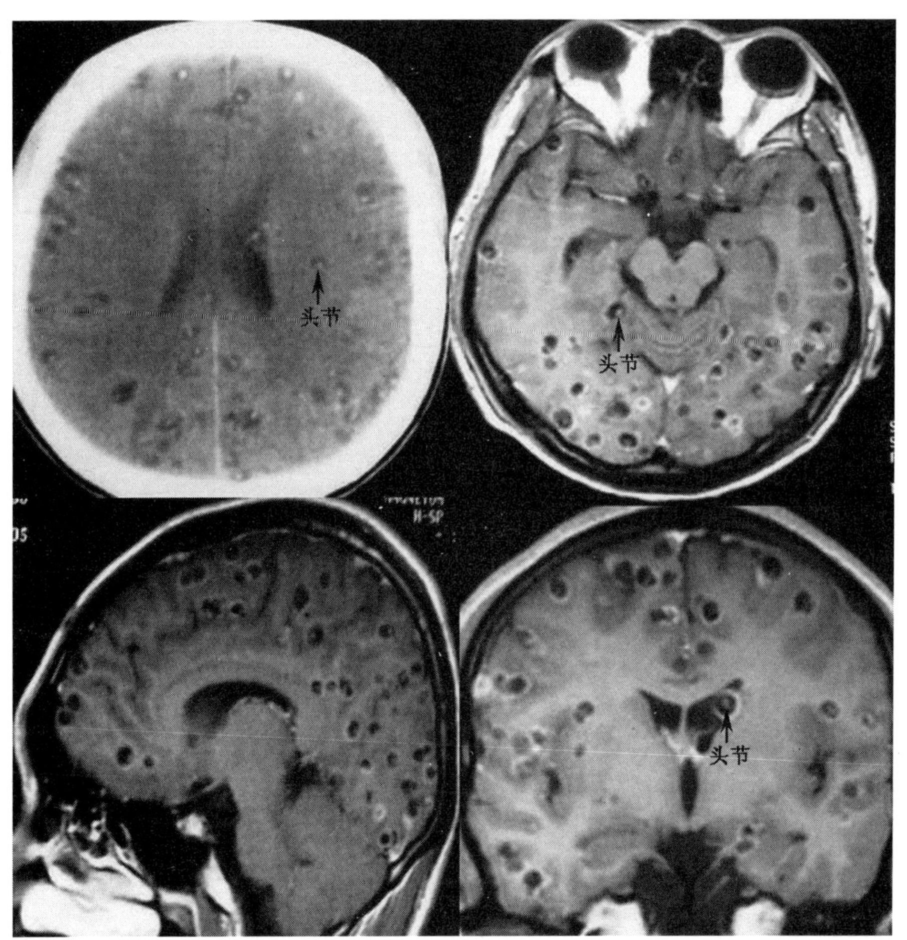

图 5-5-2　粟粒型脑囊虫病患者以癫痫发作起病，无局灶神经体征，无明显高颅压症状。血液囊虫抗体（+）。CT 和 MR 显示脑内粟粒型囊虫，数以百计

多发囊虫通常显示不同的期龄，从活虫期至钙化期均可见到。活虫期囊虫由于免疫逃避机制的存在，组织的炎性反应很轻微，有时即使虫体很多，也不产生明显水肿和占位效应，临床上也表现为与虫体数量不相称的轻微症状，甚至全无症状，呈亚临床或隐匿状态。但如果变性期开始，即使是单个囊虫，也常产生局限性脑炎，形成致痫灶，常引起癫痫样发作。如果虫体数量多，又在短期内同时或相继发生变性坏死，则引起严重免疫反应，导致广泛脑水肿和严重急性颅内压增高，难以控制，预后不良。

（2）脑室型：脑室内囊虫经脉络丛进入脑室，可随脑脊液的流动方向而移动，脑室空间较大对囊虫限制较少，虫体较大，可达 3～5cm。初期寄生于侧脑室的囊虫体积较小，易随脑脊液流动进入第三、四脑室。如囊虫在进入第三脑室后体积已较大，则不易通过导水管。当进入四脑室后，囊虫体积又增加，通过四室正中孔和侧孔较为困难，故脑室系统囊虫以第四脑室最为多见。侧脑室内的囊虫，常见脑室局部膨大变形，可堵塞室间孔形成单侧脑室积水；第三脑室和第四脑室的囊虫，梗阻性脑积水是常见的病理变化。脑室囊虫也可因脑室炎性粘连或囊虫代谢产物刺激脑脊液分泌增多，形成交通性脑积水。

（3）脑池 - 蛛网膜下腔型：较小的囊虫经四室正中孔或侧孔进入脑池后，可以在脑池、脑蛛网膜下腔和脊髓蛛网膜下腔，常形成葡萄状（蔓状）囊虫。蛛网膜下腔囊虫也起源于定植部位。侧裂池囊虫有形成数厘米（3～10cm）巨囊的条件，似瘤样病变，常引起占位效应，有时与蛛网膜囊肿不易鉴别。鞍上池、环池、桥前池、小脑桥脑角池等颅底脑池的囊虫常成串状、簇状、蔓状或葡萄状，多发者多见。引起囊虫性脑膜炎者多见，也常引起梗阻性或交通性脑积水。另外，有研究认为，部分蔓状或葡萄状囊虫变性后，囊壁部分增厚，迂行、卷曲和隆起，形似脑回、肠曲，影像上常呈“钱币样”强化病灶，易误诊为结核瘤。有人发现蔓状囊虫的囊壁可有特征性的萌芽状增长，其生物学行为颇似“恶性”。

（三）神经影像学

MRI 和 CT 检查是脑囊虫病最有价值的神经影像学检查手段。脑囊虫病不同的病理分期和病理类型在 MRI 和 CT 均有特征性的影像表现，二者结合可更加全面反映疾病的演变过程。

1. 脑实质囊虫　脑实质囊虫的 MRI 分期及影像特征：

（1）活囊期：脑实质内者表现为类圆型小囊状，直径数毫米至数厘米，囊液信号同 CSF，长 T_1 长 T_2 信号，壁薄光滑均匀，偏心性头节大部分清晰可见，呈等 T_1 等 T_2 信号，虫体周围无脑水肿，注射 Gd-DTPA 后无强化。脑室和脑池蛛网膜下腔囊虫多为葡萄状或串珠状，虫体多大于脑实质内者，头节大多不可见，但其囊膜仍有活性增生，非增强检查虫体不易与脑脊液区分，有时仅仅显示脑室（池）局部变形，囊膜多半可增强，此时显示脑室（池）内囊性病变。

（2）变性死亡期：脑实质内虫体开始发生变性死亡，抗原物质释放，机体对其产生免疫反应，MRI 表现为虫体周围长 T_1 长 T_2 信号水肿，程度重范围广，有占位效应，似与虫体大小不相称，非增强检查常误诊为胶质瘤等病变。此期囊壁增厚，出现薄壁环状强化，头节仍可见，但变小有点状增强，囊液信号高于脑脊液。需与小的脑脓肿相鉴别。

（3）变性死亡后期（肉芽肿期）：囊虫体死亡崩解，抗原物质释放已尽，免疫反应显著减轻，虫体周围脑水肿基本消失。囊壁呈厚环状或结节状增强，囊腔缩小或消失，头节不可见。此期较大的虫体表现为“靶环征”，与结核瘤之“牛眼征”类似，需与之鉴别。

（4）钙化 - 纤维化期：肉芽肿期以后，脑实质内虫体纤维化或钙化。钙化者钙化灶呈点状或斑点状，偶尔呈环状或半环状，约 2～10mm，MR 表现为长 T_1 短 T_2 信号，有人称为空灶（Void）征象，需与血管流空现象鉴别。虫体抗原引起的免疫反应消失，通常无脑水肿，偶尔可见轻度钙化灶周围水肿。纤维化者多在影像上不可见，或呈隐约的增强病灶，无脑水肿。

（5）混杂期：具有上述两期以上的特点。脑实质囊虫的 CT 特征 CT 在显示脑囊虫虫体特征及其周围水肿方面与 MRI 类似，但分辨率较低。能清晰显示钙化斑点是其一大优势。

2．非脑实质囊虫

MRI/CT 特征：脑室和脑池蛛网膜下腔囊虫多为葡萄状或串珠状，虫体多大于脑实质内者，头节大多不可见，但其囊膜仍有活性增生，非增强检查虫体不易与脑脊液区分，囊膜多半可增强，此时显示脑室（池）内囊性病变。另外，有时仅仅显示脑室（池）局部变形、扩张、圆钝，当伴有梗阻性脑积水时，或有其他部位脑实质囊虫征象时，往往可能有脑室（池）囊虫存在，此时增强 MRI 可能发现病变。但有时仍需行有创性检查，如 CT 脑室造影。

CT 脑室造影：MRI/CT 显示梗阻性脑积水，但未见脑室（池）病变，同时具有其他部位脑实质囊虫征象（如钙化点等），可行 CT 脑室造影，往往可以显示脑室系统内的充盈缺损（虫体），如图 5-5-3。

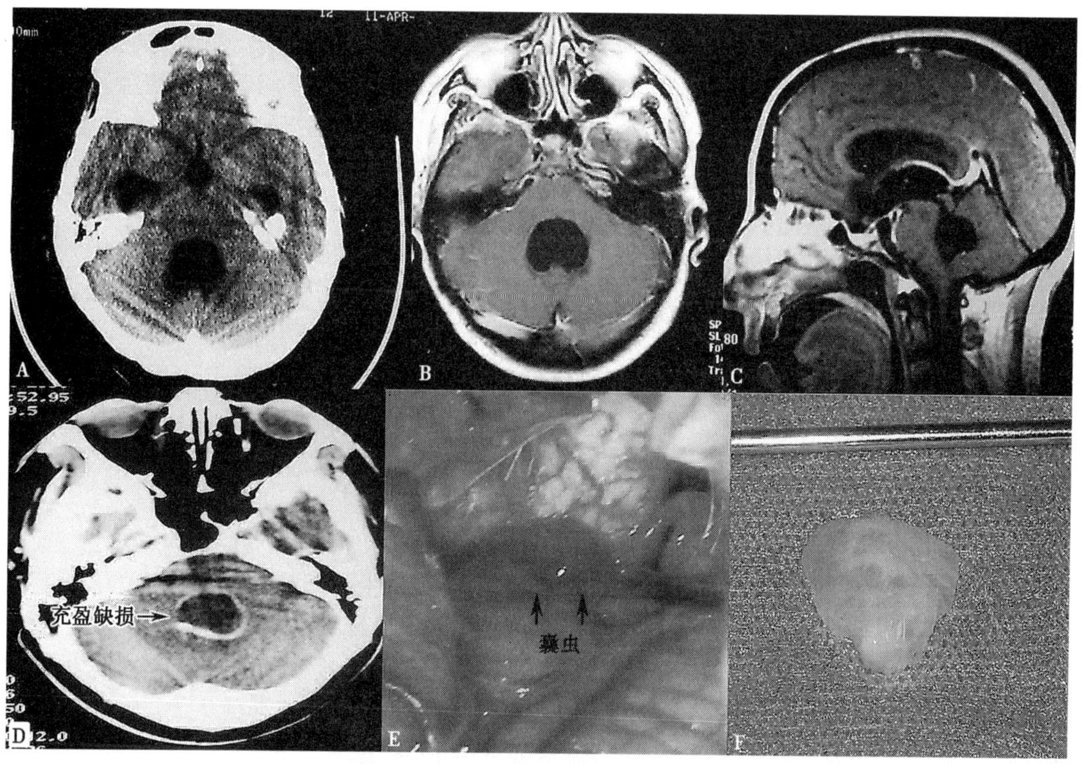

图 5-5-3　四脑室囊虫病——活囊期

A：CT 示四脑室囊性膨胀；B、C：MR T_1 像增强所见，未显示虫体；D：CT 脑室造影，显示四脑室内充盈缺损，为虫体；E：术中所见；F：囊虫囊肿破裂后的囊膜形态

（四）免疫学检查

1．循环抗体检测

（1）特异性 IgG 抗体和特异性 IgG_4 抗体：虽然人体感染囊虫后血清中多种抗体升高，但临床实践中检测的囊虫抗体主要是囊虫特异性 IgG 抗体。通常感染囊虫后 10 天即可测到抗体，约 7 周抗体达高峰，可持续数月至数年，甚至达 10 年。抗体阳性表明正在患病，或近期内感染过囊虫。但不能及时反应虫体在宿主体内的演变过程，治疗后变化也不明显。

特异性 IgG_4 抗体是 IgG 抗体的亚类，囊虫从感染、发病到死亡变性，宿主体内特异性 IgG_4 也发生由出现、升高到逐渐下降的动态变化过程。囊虫死亡后，非特异性 IgG_4 有所下降，而特异性 IgG_4 则大幅下降，甚至难以检出。另外，特异性 IgG_4 的水平也与囊虫感染的严重程度密切相关，感染越重水平越高。因此，特异性 IgG_4 常用来评价囊虫的感染程度，也用来评价治疗效果。

（2）检测方法：检测抗体所用方法很多，包括间接血球凝聚试验（IHA）、酶联免疫吸附试验、酶联免疫电泳印迹试验、斑点酶联免疫吸附试验（Dot-ELISA）、胶体金试验（CG）和单克隆抗体酶联免疫吸附试验（McAb-ELISA）等，但临床最常用者为酶联免疫吸附试验（ELISA）和酶联免疫电泳印迹试验（EITB）。

酶联免疫吸附试验（ELISA） 所用抗原种类较多，包括囊虫粗抗原、尿素溶性抗原、囊尾蚴糖蛋白抗原及抗人特异性 IgG_4 抗体等作为抗原检测抗体。应用最广泛，重复性好，但特异性和敏感性均不是最好。因操作简便易行、用时少、费用低廉，适宜于初步筛查和流行病学调查。本法血清特异性和敏感性分别可达 80%～95%，脑脊液阳性率低于血清。

酶联免疫电泳印迹试验（EITB） 用纯化的囊尾蚴糖蛋白抗原检测相应的抗体。特异性和敏感性均很高，分别达 100% 和 94%～98%。近年来国内外均已广泛应用，有取代 ELISA 法之趋势。本试验最重要的缺陷是有一定数量的假阴性结果，尤其对单个病灶的脑囊虫病人而言，其阳性率不足 50%。单纯钙化型病人则特异性和敏感性均较低。

2. 循环抗原检测

（1）循环抗原（circulating antigen，CAg）：是指囊虫的分泌物及其代谢产物中的抗原成分，又称分泌 / 排泄抗原，其半衰期短，只有体内有活虫存在时才能检测到，虫体死亡后或抗囊虫治疗后迅速消失。因此常用于判定体内是否有活虫或用以评价疗效。

（2）检测方法：常用囊虫囊液提纯抗原免疫动物制备抗体，用单克隆抗体酶联免疫吸附试验（McAb-ELISA）、双抗体夹心酶联免疫吸附试验和反相间接血凝试验（RIHA）等方法检测 CAg。病人未分期检测 CAg 血清阳性率在 64%～94% 之间，脑脊液阳性率 77%～88%，分期检测的资料较少。

（五）临床表现

脑囊虫病的临床表现复杂多样，缺乏特征性，依赖于囊虫寄生的部位、数量和囊虫所处的病理时期，以及宿主对寄生虫的免疫反应状态。通常，活囊期病人可以相当长时间无症状，称为亚临床型或“安静型”、“隐匿型”，一旦虫体开始变性，症状随即出现。但临床上也能见到有些病人一直为亚临床型，偶尔行神经影像检查时发现已处于钙化期，具体所占比例不祥。临床上脑实质型和非脑实质型（包括脑室、脑池和蛛网膜下腔）囊虫病表现差异较大，也与治疗的方法的选择密切相关，故予以分类叙述。

1. 脑实质囊虫病

脑实质囊虫病主要的临床表现有：癫痫发作、颅内压增高、局灶性神经功能缺损、精神、智能、认知、行为障碍以及学习能力下降等。

（1）癫痫发作：是最常见的临床表现，占 70%～90%。儿童所占比例更高，一组 500 例的儿童临床报告显示可达 94.8%。发作的形式多种多样，以全身性强直 - 阵挛发作最为常见，在一组成人病例中，全身性发作占 60%，单纯部分性占 38%，复杂部分性占 2%。儿童病例部分性发作多于全身性发作，占 84%～87%，其中大多数为复杂部分性发作，单纯部分性发作仅占约 1/4。癫痫持续状态出现的比率各组变化较大，在 1.7%～32% 之间。

（2）颅内压增高：主要与囊虫性脑水肿有关，单纯活囊期、钙化期病人即使病灶很多，也可无颅内压增高，或仅有轻度增高。脑水肿发展到一定程度、或有巨囊型病灶、或合并出现囊虫性脑膜炎脑积水时，临床才表现颅内压增高。

（3）囊虫性脑炎：脑实质内存在的多个或大量囊虫，由于众多囊虫在短期内同时或相继出现变性死亡，同时人体对囊虫具有高免疫反应性，导致多个局灶性脑炎病灶同时出现，总体表现为严重的全脑炎。是脑实质囊虫最重要的致死致残原因，也是临床灭囊治疗过程中最严重、最值得警惕的并发症。临床主要表现为急性弥漫性脑水肿、急性重度高颅压，类似急性脑炎，常表现为不同程度意识障碍、重度颅内压增高、进行性视力下降和癫痫发作等四联症。病情常进行性发展，短期内可出现高颅压危象。如有位于重要功能区（如脑干、间脑和下丘脑等）的病变，则病情更为严重。病情反复多变，弥漫性脑水肿短者持续10数日，长者可达数月，抢救治疗极为困难。水肿消退后，常出现不同程度的脑萎缩，导致认知和行为障碍，学习记忆能力下降，严重者引起精神衰退和痴呆。

（4）局灶性神经功能缺损：与虫体所在部位有关，表现复杂多样，出现率约15%～20%，儿童较少约5%。虫体位于相对“静区”时可无定位体征，在功能区时出现相应的体征，如感觉运动障碍、语言障碍、视力视野障碍和锥体束征等，特殊部位的出现相应的神经综合征。位于脑干、间脑和下丘脑等特殊部位时尚可有意识障碍及内分泌紊乱等，但少见。近期，也有人注意到虫体也可侵犯脑血管，出现卒中样表现，但极少见。大囊型脑囊虫病虫体直径巨大（3～10cm），似肿瘤样使邻近结构移位，有不同程度的颅内压增高症状、局灶性神经功能缺损和长束症状。

2．非脑实质囊虫

（1）脑室囊虫病：占脑囊虫病的17%～26%，其中四脑室是脑室囊虫最多见的部位，占70%～80%，其次为侧脑室、室间孔、三脑室和导水管。单纯脑室囊虫病在无脑积水时常缺乏局灶性神经症状，表现为非特异性头痛、头昏、恶心、呕吐，常诊断为血管性或神经性头痛。合并脑实质囊虫时则有相应的临床表现，如癫痫发作等。脑室囊虫病常因为出现梗阻性脑积水而引起注意，此时则有高颅压症状，急性进展性脑积水则可在短期内高颅压危象甚至致死，侧脑室内虫体活动进入室间孔区、三脑室和导水管，造成急性梗阻性脑积水时可出现此种情况。四脑室囊虫可出现独特的Bruns征，即重复出现的体位性头痛、呕吐、眩晕等，系囊虫体活瓣样堵塞四脑室出口引起。如病程较长，症状迁延渐重，则出现近记忆减退、认知障碍，步态不稳，步距增宽，二便障碍等慢性脑积水症状，进一步加重则出现高颅压危象。

（2）脑池-蛛网膜下腔囊虫病：临床常表现为头痛、恶心、呕吐、头昏、眩晕等非特异症状，癫痫发作、颅神经损害和椎体束征也是常见的临床表现，合并脑积水者多有视盘水肿、颅内压升高、共济失调、认知障碍和意识障碍。

脑池-蛛网膜下腔囊虫或称葡萄状（蔓状）囊虫，约占脑囊虫病的10%。常位于侧裂池、基底池（含视交叉池、环池、鞍上池、四叠体池）、桥脑前池、桥小脑角池、枕大池、纵裂池以及额顶颞枕凸面蛛网膜下腔。可以单发，但以多个脑池受累者更为多见。

根据临床表现和处理方式的差别，我们将脑池-蛛网膜下腔囊虫分为两个类型：外周脑池型：位于侧裂池、纵裂池和凸面蛛网膜下腔囊虫，通常不伴有脑积水；中线脑池型：位于基底池、桥脑前池、桥小脑角池等中线脑池的囊虫，与前者相反，通常伴有不同程度的梗阻性脑积水。

（六）诊断与鉴别诊断

1．诊断标准　2000年8月在秘鲁利马举行的研讨会上，专家小组对脑囊虫病的诊断提出严密的修订标准（Del Brutto等，2001），见表5-5-1、表5-5-2，包括绝对标准、主要标准、辅助标准及流行病学标准。

表 5-5-1 脑囊虫病诊断标准(Brutto 等,2001 年)

类别	标准
绝对标准	1. 脑或脊髓内病变大体及组织学切片检查发现头节 2. CT 或 MRI 显示带头节的囊性病灶 3. 检眼镜检查看到视网膜下的囊虫(视网膜被认为是 CNS 的一部分)
主要标准	1. 影像学见典型的囊性病变及特征性的表现(CT 或 MRI 显示无头节可强化环型病灶,或脑实质有典型的钙化点) 2. 血清囊虫 EITB 阳性 3. 囊性病灶经阿苯达唑或吡喹酮治疗后消失 4. 小的单个病灶自然消失或转为钙化(类固醇治疗后影像学上消失不是脑囊虫病的特征)
辅助标准	1. 影像学检查怀疑脑囊虫(CT 或 MRI 显示脑积水,或软膜异常强化) 2. 临床表现高度怀疑脑囊虫(癫痫,局灶的神经系统体征,高颅压,智能减退)。 3. 脑脊液囊虫 ELISA 囊虫抗体或囊虫抗原阳性 4. CNS 以外存在囊虫(组织学确诊皮下或肌肉囊虫,X 线平片显示软组织钙化点)
流行病学标准	1. 日常有接触猪绦虫的机会 2. 病人来自或生活在囊虫流行区 3. 经常去猪绦虫流行区旅行

表 5-5-2 不同诊断等级的条件

诊断等级	条件
确定诊断	一个绝对标准 两个主要标准加一个辅助标准及一个流行病学标准
可能诊断	一个主要标准加两个辅助标准 一个主要标准加一个辅助标准及一个流行病学标准 三个辅助标准及一个流行病学标准

2. 鉴别诊断 脑囊虫病需与其他疾病相鉴别,有时特殊的检查结果即可获得具有重要鉴别意义的信息,有时则极为困难,需要组织学检查,诊断性治疗等措施,极少数情况下则难以鉴别。常需要与脑囊虫病鉴别的疾病有胶质瘤、转移瘤、脑脓肿(肉芽肿)、结核瘤(肉芽肿)、结节性硬化以及其他寄生虫病(如弓形虫病、细粒棘球蚴、包虫病、血吸虫病等)。

(七)治疗

1. 治疗原则 脑囊虫病的治疗,包括抗蠕虫、抗癫痫、控制高颅压、手术治疗和对症治疗等方面,近来更加注重在脑保护基础上的抗蠕虫治疗,把防治继发性脑损害放在更加重要的地位。总体应遵循以下原则:

(1) 基于病变的部位、囊虫的多少、虫体的存活状态、脑炎脑水肿及颅内压的情况,遵循个体化的治疗原则。

(2) 活的寄生虫应积极治疗,依据情况应用药物或手术方法,但应以减轻继发性脑损害为首要原则。预防和减轻囊虫变性坏死过程中免疫反应性脑损伤至关重要。

(3) 伴有高颅压的病人,应优先处理高颅压,然后进行其他治疗,包括抗蠕虫治疗。

(4) 抗癫痫治疗是癫痫型病人的基本治疗。通常,按照其他原因引起的继发性癫痫处理,但由于病灶可能较长时间存在,故可能要长期用药。EEG 表现可以作为是否停药的重要参考依据。

(5) 手术病人应有微创理念，遵循微创原则。

2. 非手术治疗

(1) 抗蠕虫治疗：杀灭囊虫是活虫期和变性期脑囊虫病人的主要治疗目标之一，但由于脑囊虫变性坏死过程中免疫反应常常导致局灶性或广泛性的脑炎脑水肿，加重神经功能损害或导致高颅压，也常使人投鼠忌器。一些大的治疗中心于 2002 年讨论制定了一个治疗指南，如表 5-5-3，可作为参考。阿苯达唑(albendazole，ADZ)和吡喹酮(praziquantel，PZQ)治疗囊虫病非常有效，是最常用的灭囊药物(表 5-5-3)。

表 5-5-3　脑囊虫病治疗指南

临床病理类型	分期	感染程度	建议	证据类别
脑实质囊虫	活虫期	轻度(1～5 个囊)	a. 抗蠕虫加激素	Ⅱ-3
			b. 抗蠕虫，治疗出现副作用时加激素	Ⅱ-3
			c. 不抗蠕虫；影像随访	Ⅱ-3
		中度(5～100 个囊)	公认：抗蠕虫加激素	Ⅱ-3
		重度(>100 个囊)	a. 抗蠕虫加大剂量激素	Ⅲ
			b. 激素治疗时间延长，不予抗蠕虫治疗，影像随访	Ⅲ
	变性期(增强病灶)	轻中度	a. 不抗蠕虫，影像随访	Ⅰ
			b. 抗蠕虫加激素	Ⅱ-3
			c. 抗蠕虫，当副作用出现或加重时加激素	Ⅱ-3
		重度(囊虫性脑炎)	公认：不抗蠕虫，大剂量激素加脱水剂	Ⅲ
	钙化期	无论多少	公认：不抗蠕虫	
非脑实质囊虫				
脑室囊虫			公认：神经内镜手术。(如无条件，可选开放手术)	Ⅲ
			a. 脑脊液分流，抗蠕虫加激素	Ⅲ
			b. 开放手术(针对脑室囊虫)	Ⅲ
蛛网膜囊虫	包括巨囊型、葡萄状囊虫、慢性脑膜炎		公认：抗蠕虫加激素，有脑积水者行脑室分流术	Ⅱ-3
影像不可见囊虫	伴有脑积水		公认：脑室分流术，不抗蠕虫	Ⅲ
脊髓囊虫			公认：手术摘除	Ⅲ
眼囊虫			公认：手术摘除	Ⅱ-3

1) 阿苯达唑：阿苯达唑在人或动物体内经肝脏代谢成有活力的砜和亚砜后，抑制虫体对糖元的吸收和利用，进而导致 ATP 生成障碍，虫体无法生存而死亡。阿苯达唑血液浓度个体间差异很大，但能很好地穿透血 - 脑屏障进入脑脊液，血浆半衰期为 8 小时 38 分，故应每 8 小时用药一次。常用剂量为 15～30mg/(kg•d)，持续 3～30 日。效果不佳者，可重复治疗 2～3 个疗程。对于脑实质外囊虫，即脑池 - 蛛网膜型和脑室型，应延长疗程，不推荐短程疗法。

2）吡喹酮：吡喹酮为广谱抗寄生虫药，能增加细胞膜对钙离子的通透性而导致虫体挛缩和麻痹，可直接破坏囊虫头节结构而杀死囊虫，杀虫作用迅速而强烈。口服吸收迅速，1～2小时血液浓度达峰值，半衰期1～1.5小时。吸收后在组织分布较广，以肝、肾、脂肪含量最高，心、肺、脑等均有分布。主要经肝脏代谢，由肾脏排出，在体内的转化和排泄较快，多次给药也无明显蓄积。人体对吡喹酮有很好的耐受性。吡喹酮50mg/（kg•d），每日分3次给药，持续2周的方案应用最多，效果也很好。

（2）糖皮质激素的应用：抗蠕虫治疗后2～5天，由于囊虫死亡导致的局灶性脑炎或广泛性脑炎（依活虫多少而不同），通常出现神经症状恶化，甚至出现恶性高颅压，招致严重残废或死亡。如何预防和减轻抗蠕虫治疗后的免疫反应性脑炎，预见性地减轻脑损害，加强脑保护，已成为共识。García等推荐的治疗指南中也充分考虑到这一问题。常用的药物有泼尼松、甲泼尼龙和地塞米松，剂量文献报告差异很大，通常泼尼松1mg/（kg•d），地塞米松0.25～0.75mg/（kg•d）。

（3）抗癫痫治疗：脑实质囊虫和混合性囊虫病人继发性癫痫发生率高达50%～90%，因此抗癫痫在脑囊虫病人的临床治疗中有重要意义。通常选用一线抗癫痫药物，治疗半年后即能停药，可达到不再发作的疗效，但有人主张即使半年内再无发作，应用抗癫痫药物的时间也不应短于一年。有研究认为，在抗癫痫治疗的同时，加用抗蠕虫药物和激素更有助于控制癫痫发作，尤其是全身性发作，也能减少后遗症期癫痫发作病人的数量。

（4）脱水剂的应用：脑囊虫病人治疗中脱水剂的应用依具体情况而定，轻中度局灶性脑水肿者常不需应用，或需少量短期用药，而严重脑水肿和高颅压病人必须应用，有时甚至需大剂量联合用药。常用的药物有甘露醇、甘油果糖、3%～10%的高张盐水、白蛋白等可酌情选用。

3．手术治疗

（1）手术治疗主要适应于以下情况：

1）难治性严重高颅压脑实质囊虫，如广泛囊虫性脑炎。

2）巨囊型囊虫，占位效应明显，有高颅压或神经功能缺损。

3）脑室系统囊虫，伴有脑积水和高颅压。

4）脑池-蛛网膜囊虫，伴有脑积水和高颅压。

5）囊虫性脑膜炎，伴有脑积水和高颅压。

（2）采用的手术方式主要有：

1）减压性手术，如额颞部去骨瓣减压术，颞肌下减压术等。

2）开颅囊虫摘除术，针对脑室、脑池和巨大占位性囊虫（图5-5-4）。

3）神经内镜手术，包括内镜下脑室脑池囊虫摘除术和脑室造瘘术等。

4）脑脊液分流或脑室外引流术。

（八）预防

绦虫-囊尾蚴病是一种人畜共患寄生虫病，它既是一个医学问题，也是一个畜牧兽医问题，更是一个社会经济问题。防控囊虫病的流行需注意以下方面。

1．彻底控制消除中间宿主　杜绝囊虫猪的生产、屠宰、销售和食用对控制囊虫病流行具有决定性意义。在流行区，应做到杜绝家猪放养，消除人畜共厕，加强家庭及饲养场猪的检疫检测，杜绝“米猪肉”上市流通。

2．积极防治终末宿主　对囊虫-绦虫病患者应积极治疗，有条件时应在流行区实行普

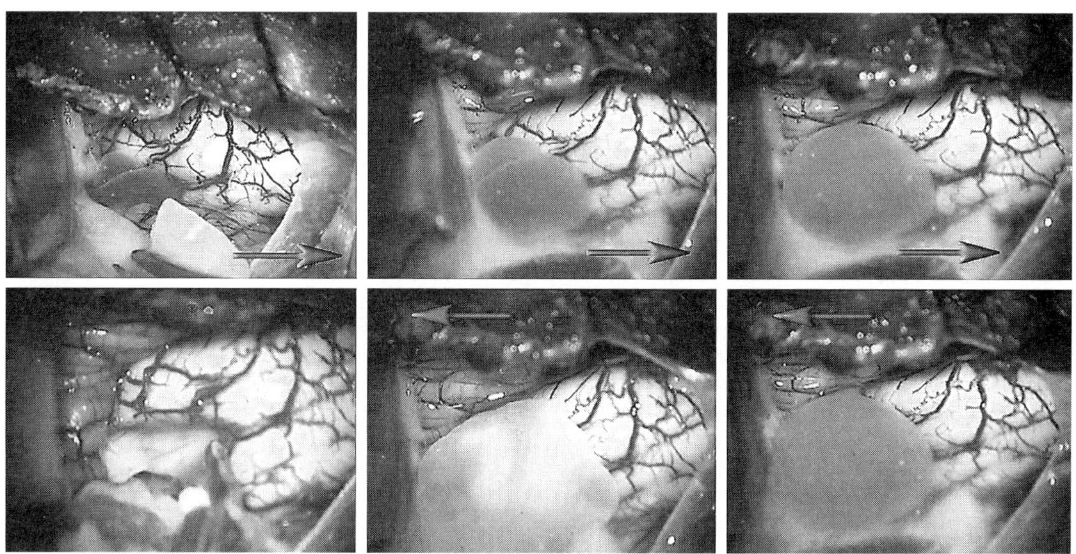

图 5-5-4 四脑室囊虫摘除术箭头方向显示虫体“娩出”过程

查普治。对于高危感染人群，如屠宰业者、生猪贩运者、餐饮业者等，应加强疾病监测治疗，防止成为传染源头。

3．切断各种传播途径 广泛宣传，加强疾病防控教育，改善环境卫生，改变生活生产习惯。生猪饲养、屠宰、交易等场所要经常消毒处理，防止虫卵污染。

（张新定）

【参考文献】

[1] 裘明德．神经外科新的进展．兰州：兰州大学出版社，2003：335-354.

[2] 冯伟，张新定．脑囊尾蚴病诊断和治疗进展．国际医学寄生虫病杂志，2008，35（2）：78-81.

[3] 冯伟，张新定，原睿智，等．脑囊尾蚴病神经影像学表现与循环抗原相关性研究．神经疾病与精神卫生，2008，8（3）：176-178.

[4] Bergsneider M，Holly LT，Lee JH，et al. Endoscopic management of cysticercal cysts within the lateral and third ventricles. J Neurosurg 2000，92：14-23.

[5] Bueno EC，dos Ramos Machado L，Livramento JA，et al. Cellular immune response of patients with neurocysticercosis（inflammatory and non-inflammatory phases）. Acta Trop，2004，91（2）：205-213.

[6] Carpio AF，Santillan P，Leon C，et al. Is the course of neurocysticercosis modified by treatment with antihelminthic agents? Arch Intern Med 1995，155：1982-1988.

[7] Del Brutto OH，Sotello I，Aguirre R，et al. Albendazole therapy for giant Subarachnoid cysticerci. Arch Neurol 1992，49：535-538.

[8] Escobar A，Vega J：Syringomyelia and syringobulbia secondary to arachnoiditis and fourth ventricle blockage due to cysticercosisi；a case report. Acta Neuropath（Suppl）1981，7：389-391.

[9] Ferrante L，Mariottini A，Santoro A，et al. Cysticercosis cerebri：report on seven cases. Acta Neurochir（Wien）1985，76：28-35.

[10] García HH，Evans CAW，Nash TE，et al. Current Consensus Guidelines for Treatment of Neurocysticercosis. Clinical Microbiology Reviews，2002，（4）：747-756.

[11] Garcia HH, Gonzalez AE, Evans CAW, et al. Taenia solium cysticercosis, Lancet 2003, 362: 547-556.

[12] Garcia HH, Pretell EJ, Gilman RH, et al. A trial of antiparasitic treatment to reduce the rate of seizures due to cerebral cysticercosis. N Engl J Med 2004, 350: 249-258.

[13] Garg RK. Diagnostic criteria for neurocysticercosis: some modifications are needed for Indian patients. Neurol India. 2004 Jun; 52(2): 171-177.

[14] Ghohs D, Dubey TN, Prabhakar S. Brain parenchymal, subarachnoid racemose, and intraventricular cysticercosis in an Indian man. Postgrad Med J 1999, 5: 164-166.

[15] Martinez HR, Rangel-Guerra R, Elizondo G, et al. MR imaging in neurocysticercosis; a study of 56 cases. AJNR 1989, 10: 1011-1019.

[16] McCormick GF, Giannotta S, Zee CS, et al. Carotid occlusion in cysticersosis. Neurology 1983, 33: 1078-1080.

[17] McCormick GF. Cysticercosis; review of 230 patients. Bull Clin Neurosci 1985, 50: 76-101.

[18] Miller B, Grinnell M, Goldberg A, et al. Spontaneous radiographic disappearance of cerebral cysticercosis: three cases. Neurology 1983, 33: 1377-1379.

[19] Mitchell WG, and Crawford TO. Intraparenchymal cerebral cysticercosis in children: diagnosis and treatment. Pediatrics 1988, 82: 76-82.

[20] Mitre E, Talaat KR, Sperling MR, et al. Methotrexate as a corticosteroid-sparing agent in complicated neurocysticercosis. Clin Infect Dis. 2007, 44(4): 549-553.

[21] Pittella J E. Neurocysticercosis. Brain Pathol 1997, 7: 681-693.

[22] Proano JV, Madrazo I, Avelar F, et al. Medical treatment for neuroeysticercosis characterized by giant subazachnoid cyst. N Eng J Med 2001, 345: 879-885.

[23] Proano JV, Madrazo I, Garcial L, et al. Albendazole and praziquantel treatment in neurocysticercosis of the furth ventricle. J Neurosurg 1997, 87: 29-33.

[24] Rangel R, Torres B, Del Bruto O, et al. Cysticereotic encephalilia: a severe form in young females. Am J Trop Med Hyg 1987, 36: 387-392.

[25] Salazar A, Sotelo J, Martinez H, et al. Differential diagnosis between ventriculitis and fourth ventricle cyst in neurocysticercosis. J Neurosurg 1983, 59: 660-663.

[26] Sander HW, Castro C. Neurocysticercosis. N Engl J Med 2004, 350: 266.

[27] Suss RA, Maravilla KR, Thompson J. MR imaging of intracranical cysticercosis: comparison with CT and anatomopathologic features. AJNR 1986, 7: 235-242.

[28] Tsang VCW, AND Gilman RH. New concepts in the diagnosis and management of neurocysticercosis (Taenia Solium). Am J Trop Med Hyg, 2005, 72(1): 3-9.

第六章 脑复苏

一、概述

为了防止心脏停搏后缺氧性脑损伤而采取的措施称为脑复苏。脑是一种特殊的器官，按重量计算它只占全身重量的2%，但血流量却占心排出量的15%～20%，需氧量占全身需氧量的20%～25%，葡萄糖消耗量占65%。可见脑组织的代谢率高，氧消耗量大，但能量储备却很有限。当大脑完全缺血10～15秒钟，脑的氧储备就被完全消耗，病人意识丧失；20秒钟后自发和诱发脑电活动停止，细胞膜离子泵功能开始衰竭；1分钟后脑干的活动消失，呼吸几乎停止，瞳孔散大；4～5分钟内脑的葡萄糖及糖元储备和三磷酸腺苷即被耗竭。大脑完全缺血5～7分钟以上者发现有多发性、局灶性脑组织缺血的形态学改变。

据报道：院外心搏骤停的发生率约为每年36/10万～128/10万。其中，大部分患者在院前或急症室接受了心肺复苏，但仅有不到一半的患者恢复了自主循环。并且这部分恢复了自主循环的患者中，大脑的缺氧-缺血性损伤是导致其死亡和致残的主要原因。在心肺复苏后存活的患者中，多数都经历了不同时间的昏迷，其中近一半的患者进入了持续植物状态，绝大多数患者在1年内死亡，完全的脑功能恢复很少见。心肺复苏成功后，虽然自主循环重新恢复，但缺血缺氧后继发的脑再灌注损伤和易损神经元的死亡，可使大脑功能进一步恶化，导致患者预后不良。随着现代医学的飞速发展，使得心肺复苏技术和急救体系不断普及和完善，心搏骤停后得到早期救助的患者越来越多，但心肺复苏的成功仅是恢复自主循环，其最重要地目的是尽可能恢复完整的脑功能。因此，脑复苏是心肺复苏的成功的关键。

二、病理生理学变化

（一）缺血性脑损伤的病理生理学机制

心搏骤停引起的缺血性脑损伤主要经历两个阶段：缺血期和再灌流期，后者又可分为再灌流早期和再灌流后期。

1. 缺血期　心搏骤停后，脑灌流迅速停止，缺血期的损伤主要涉及能量衰竭，离子泵衰竭，无氧酵解产生的乳酸中毒，兴奋性氨基酸引起的某些神经元毒性。

2. 再灌流期　再灌流期氧自由基主要来源有：脂肪酸代谢，腺嘌呤核苷酸，噬菌细胞（中性粒细胞和巨噬细胞）。再灌流后期主要是过氧化物和自由基引起的损伤，造成许多细胞功能的损伤和结构的破坏。缺血性损伤直接的原因是能量耗竭，由此又触发一系列的病理生理改变，进而加快了细胞结构的解体或引发其他破坏性反应。神经元损伤的特点是细胞内酸中毒，细胞膜功能失常，释放兴奋性神经介质，细胞内钙负荷增加和细胞毒性水肿。血管性损伤则引起血浆外渗（血管性水肿），这与血小板积聚、血管痉挛以及血 - 脑屏障破损导致的血管阻力增加有关。

脑内神经元对于缺氧的敏感性有很大的差异。大脑的结构性损伤，主要集中在大脑的易损区，包括大脑皮层的第三层，海马下的 CA1 和 CA4 区，纹状核背外侧，以及高血糖状态下的黑质网状部分。传统认为缺血引起的细胞死亡是细胞的坏死。

（二）缺血性脑损伤的病理生理学过程

1. 脑循环变化　动物实验表明心搏骤停后，脑血流迅速降为零。胸外心脏按压可以产生一定的血压，但产生的脑血流量只相当于正常值的 30% 左右。应用血管加压药可以明显提高动脉压和脑血流量，有时可以达到或接近正常值，但是，持续时间很短，只有 1～2 分钟。自发循环恢复（ROSC）后的早期，有一个短时间的高血压期，可持续 5～15 分钟，动脉压和脑血流量一般可达正常值的 150%～200%。此后，进入低血压和低灌流期，血压只有正常值的 30%～50%，一般持续 1～2 小时。然后逐渐恢复正常。动脉、静脉和颈内静脉的血气分析和酸碱平衡也逐步恢复正常。

临床病人也经历类似的过程。10～15 分钟的缺血后，尽管将平均动脉压控制在正常水平，整个大脑的血流量仍然经历以下几个阶段：多部位的无再灌流现象；短时间的大脑充血；复苏后 2～12 小时，发生延迟性大脑低灌流状态，整个大脑的血流量和颅内压减低；同时伴有脑摄氧量升高或正常，使氧的供需失衡；大脑不同部位的血流量差异明显。

2. 脑复苏后综合征　心搏骤停复苏后，病人会发生多器官功能衰竭，称为复苏后综合征，大脑是主要的受累器官又称作复苏后脑综合征或复苏后脑病。即使是在 ICU 中严格控制了血压，血气以及血液成分后，也会不同程度的发生，对脑复苏预后影响最大。

复苏后综合征的发生机制尚不完全清楚。血流动力学紊乱和代谢紊乱是导致复苏后综合征的主要病理生理因素，也是脑复苏的两个制约因素。提高内脏器官的血液灌流，避免发生多器官功能衰竭是复苏后早期治疗的重点和关键。

三、脑复苏的监护项目

（一）神经系统监护项目

1. 意识状况

（1）目前通常将意识分为：清楚、嗜睡、朦胧、昏迷。

（2）GCS 评分：最低 3 分（深昏迷、脑死亡），最高 15 分（神智清楚），≤8 分，为意识障碍的严重病例。

（3）脑死亡：诊断要点：①深昏迷：GCS 评分 <3 分，对疼痛刺激无任何反应；②自主呼吸停止；③瞳孔散大固定或瞳孔固定，对光反射消失；④脑干反射消失包括瞳孔固定，对光反射消失；⑤脑电图平波。

2. 神经系统检查

（1）瞳孔及其对光反应。

（2）颅神经检查。

（3）肢体神经系统检查（运动、感觉、张力、反射和病理征）。

3. 颅内压检测

4. ①脑电图监护；②脑诱发电位。

5. 头部CT、MRI、TCD、SPECT、PET等。

6. 颅脑温度。

7. 持续颈内静脉氧饱和度测定（SjO_2）和脑局部氧饱和度测定（rSO_2）。

（二）全身系统监护（ICU监护）

1. 基本监护项目 ①生命体征：血压、脉搏、呼吸、体温；②心电图；③血气分析；④中心静脉压；⑤血红蛋白、红细胞压；⑥尿：尿量、尿比重、渗透压；⑦胸部X线片；⑧体重。

2. 循环系统监护

3. 呼吸系统监护

4. 体液和电解质监测

四、治 疗

心肺复苏后病人的神经功能预后和整体恢复情况，有赖于缺血损伤的严重程度和损伤的时间，能否尽快和高效率地实施急救复苏的抢救措施，以及尽早开始脑复苏的时间和复苏后的监护治疗。高效率的急救医疗体系和标准的初期复苏和进一步复苏，对大脑的保护和促进脑复苏比任何复苏药物更有效。

脑复苏的适应证一方面取决于初期复苏是否及时和有效，另一方面更应参照复苏过程中神经系统的体征。心脏停搏距心肺复苏开始的时间一般常难估计准确，而神经系统的体征对于此段时间的推断更具有意义。体温升高及肌张力的亢进、痉挛、抽搐乃至惊厥，都是脑缺氧性损伤的体征，说明脑缺氧的时间较长。复苏过程中应对这些体征进行监测和观察。体温的上升常先于肌张力的改变，但如不连续监测，则未必能及时发现。对肌张力的改变也应反复检查。估计心肺复苏不够及时者，且已呈现明显的脑缺氧性损伤体征时，应立即进行脑复苏。对心脏停搏时间很短（4分钟以内）的病人盲目地进行脑复苏，很可能使本来能自然恢复的病程复杂化，甚至丧失恢复的机会。如果脑损伤的程度已使病人的肌张力完全丧失（即“软瘫”）时，病情往往已接近“脑死亡”的程度，目前的脑复苏措施还无法使其恢复。

治疗原则 脑复苏的原则在于防止或缓解脑组织肿胀和水肿。脱水、降温和肾上腺皮质激素治疗是现今较为行之有效的防治急性脑水肿的措施。尽可能缩短脑缺血的时间，是脑复苏的关键。从初期复苏，进一步复苏到复苏后的治疗应当连续性的采取促进脑复苏的措施，包括促进脑血流和迅速实施复苏性脑部浅低温，减缓缺血和缺血后造成的原发性和继发性脑损伤。积极预防和治疗复苏后综合征，采取综合方法和措施促进脑功能恢复。鉴于缺血性脑损伤复杂的病理生理机制，目前还没有一种治疗方法和措施像“青霉素”那样取得突破性进展，事实上，也不可能依靠单一的药物或方法来达到完全性脑复苏。针对已经提出的缺血性损伤的病理生理机制，可以从以下几个方面进行治疗：增加脑血流，改善血液流变学，控制体温，应用钙离子阻断剂，自由基清除剂，抑制脂质过氧化、兴奋性氨基酸，抑制代谢，防治抽搐，控制血液中葡萄糖含量等。

以下介绍的治疗方法和措施主要来自动物实验的结果。临床上有许多未知因素和不可控制的已知因素影响着病人的脑复苏结果，致使许多动物实验结果未被临床所证实。

（一）尽快实施心肺复苏措施

临床上任何耽搁或抢救措施不利，都会降低复苏的成功率，加重脑损伤。明显延误实施心肺复苏（CPR）和除颤的时间，会引起不可逆的神经损伤，甚至脑死亡。迅速实施初期心肺复苏，可以明显提高复苏率，有时甚至可以使心跳恢复。因为许多病人的心脏“状态尚好，而不应该死亡”；大脑作为继发性损伤，更是“功能状态良好，而不应当死亡”。成功的 CPR 和脑复苏有赖于现场人员对初期复苏的了解和技术的掌握，包括应用自动除颤器。初期复苏能够恢复自主循环和呼吸，则脑功能完全恢复的几率就非常大。脑复苏应当强调“四早”：即早诊断，早实施 CPR，早除颤和早转入进一步复苏。早期除颤无疑是促进自发循环恢复最重要的治疗措施，也是改善脑复苏的重要措施。进一步复苏应当积极地呼吸支持和循环支持，应用各种药物。

（二）低温

大量的低温实验和部分临床试验表明，浅低温具有脑保护和脑复苏作用，而且安全。复苏治疗性低温可以分为三个水平：浅低温（34～36℃）、中度低温（28～32℃）和深度低温（15～25℃）。降温的方法包括物理方法和药物方法；实施部位可分为体表降温和体内降温。根据不同的疾病状态，不同临床情况和条件，可采用缓慢降温，应用降温毯或冰袋在头-颈-躯干表面的大血管部位降温；应用鼻咽部冷灌注、胃和静脉冷液体灌注快速降温；应用腹腔内或颈内静脉内冷林格液灌注，体外循环机等方法迅速降温；我国采用的冰帽（包括化学冰帽和电冰帽）和颈内静脉体表头部局部降温，配合冬眠药物是很好的低温治疗方法。此外，还有风扇吹风降温，全身浸泡降温等方法。低温治疗持续多长时间最好尚无定论，一般要维持至少 24 小时。我国一般是直到病人的听力恢复，有疼痛反射和瞳孔对光反射恢复为止。低温治疗后复温，一般采取自然复温方法，使体温逐渐升高，恢复正常。

低温脑复苏的机制　已经提出的机制包括保护 ATP；减轻乳酸中毒；减少游离脂肪酸的产生；促进葡萄糖的利用；缓解异常的离子移动；降低氧的需要；减少兴奋性中毒、自由基反应以及有害酶的反应；加固细胞膜以及改善微循环。还可以缓解蛋白质合成的抑制，促进脑细胞的功能和结构的恢复，虽然不能恢复正常大脑的组织学结构。

低温的副作用　凝血功能异常；心律失常；心功能受损；心输出量减少；感染机会增加，血液黏滞性增加。这些副作用和并发症的发生率和严重程度与低温的程度和时间成正比。浅低温很少发生副作用和并发症。

低温反应处理　低温校正后的 pH 经常高于 7.4，$PaCO_2$ 低于 5.3kPa，不应认为呼吸性碱中毒而增加 CO_2 的重吸收。降温过程中要注意预防寒战，对寒战和抽搐应根据具体原因给予镇静剂和解痉剂，如氯丙嗪等，并注意监测。

（三）促进脑灌流压和脑血流

增加脑灌流压和脑血流量可以减缓无再灌流现象，有利于脑复苏和脑功能恢复。心肺复苏期间，如果能使脑灌流压维持在 35mmHg 以上，则可以维持大脑的氧供和 ATP 水平。临床病人的结果表明，脑灌流压高者预后较好，而脑灌流压低者预后较差。因此，增加脑灌流压和脑血流量可以作为心肺脑复苏的治疗措施之一。

1. 物理学方法　主要是各种新的 CPR 方法，包括不同的挤压频率、深度、挤压周期和挤压的力量等。这些方法和措施包括：开胸心肺复苏；紧急体外循环；主动脉气囊阻塞；间断逆向腹腔挤压；气垫背心；主动挤压和减压；周期性胸腔混合腹腔挤压；微创伤性直接心脏按压，改进心肺复苏方法目的是提高血压和心、脑等重要器官的灌流压和灌流量，以提高心肺脑复苏的成功率，缓解复苏后低灌流或无灌流现象。

2. 药物学方法　肾上腺素是进一步复苏时促进 ROSC 的首选药物，实验表明它可以增加脑血流量。目前推荐的用量为 1mg/70kg 体重。大剂量肾上腺素（10 倍于常用量）可以提高 ROSC 的成功率，但是，也容易引起血管收缩，减少大脑皮层的血流量，导致 ROSC 后早期的死亡率增加，而且也不能改变 24 小时的存活率和神经功能的恢复。

血管加压素是体内的自然性抗利尿激素，在异常情况下，表现为非肾上腺素能末梢血管收缩作用。在 CPR 抢救期间，复苏病人的内源性血管加压素水平明显高于未复苏者。动物实验表明血管加压素不仅可以升高血压，尤其可以提高冠状动脉和脑血管的灌流压和血流量。促使心室细颤转为粗颤，提高了除颤成功率。临床试验表明，血管加压素（0.4U/kg）明显提高冠状动脉和脑动脉的灌流压，作用持续时间比肾上腺素（1mg）长。目前正在进行血管加压素对神经功能影响的动物实验和临床试用，临床上尚未推荐取代肾上腺素。

3. 其他　钙离子阻断剂以及血液稀释和高渗性扩容。

（四）脑保护和脑复苏

临床上主要是对缺血期和缺血后的治疗。针对脑复苏至少可以从以下的病理生理紊乱进行治疗：能量衰竭；离子泵损伤；组织酸中毒；再灌流衰竭，氧供缺乏；神经元的兴奋性中毒；自由基触发的化学性反应，导致再氧化损伤；组织的炎症反应；大脑以外器官的功能紊乱，包括内脏和血液的毒性产物。许多治疗脑缺血和促进脑复苏的药物和治疗措施已经用于临床或正在进行动物实验。这些方法和措施包括：

（1）增加脑血流：血液稀释；改变血液流变学；减少脑血管扩张；抑制血栓形成。

（2）降低脑氧耗：防治抽搐；低温；电生理抑制。

（3）减轻脑水肿，降低颅内压。

（4）减少细胞膜损伤。

（5）拮抗细胞内钙离子超载。

（6）减轻细胞内酸中毒。

（7）拮抗兴奋性氨基酸。

（8）逆转内源性吗啡类物质的作用。

（9）清除自由基。

（10）促进细胞恢复 - 神经节苷脂。

（11）中医中药等。

（五）复苏后综合征的防治

复苏后综合征的治疗可以针对以下几个方面进行治疗：能量衰竭；离子泵损伤；组织酸中毒；再灌流衰竭、缺氧；神经元兴奋性中毒；自由基触发的化学反应，再氧化性损伤；组织的炎症反应；脑外器官的功能紊乱，包括缺血缺氧后内脏和血液的毒性产物。应当指出，心肺复苏后的治疗不能完全改变最初的脑缺血性损伤，而是针对再灌流和再氧化后继发性重要器官的功能紊乱，即复苏后综合征。即或有现代化的 ICU 病房，许多复苏后的病人仍然会在几天内发生继发性的脑死亡或循环衰竭。复苏后综合征演化为 SIRS 和 MODS 是导致病人死亡的重要原因。能够长期幸存的病人中也有 10%～40% 遗留下永久性脑损伤，包括功能性的和器质性的损伤。

脑复苏离不开脑外器官的功能恢复和功能状态。遗憾的是，临床上除了对脑外器官的一般性复苏治疗以外，尚无预防和逆转心搏骤停后脑损伤的确切治疗方法和措施。

五、脑复苏的预后与脑死亡

心搏骤停复苏后，脑功能是否能够早期恢复决定了以后神经功能预后和恢复程度。心搏骤停和心肺复苏后3～7天，病人持续性无反应状态，预示着永久性脑损伤，或脑死亡，可以考虑停止生命支持。但创伤性脑损伤，偶有数月，甚至数年后恢复意识者。

许多方法用于预测心搏骤停复苏后昏迷病人的神经功能预后，其中包括Glasgow Coma Scale（GCS），脑电图，诱发电位等，这些辅助检查的结果需要与临床体征和其他实验结果综合判断。脑死亡的神经系统体征通常表现为对血管加压药无反应的顽固性低血压状态。

传统概念认为死亡是指生物体的呼吸和循环停止，而没有考虑大脑的功能，当然评价大脑功能是非常困难和复杂的。现代脑死亡的概念借用了现代生物学的结论：中枢神经系统，包括脑干，是控制生命体的中枢；中枢神经系统的功能丧失代表了生命体的结束；因为没有中枢神经系统的控制，生命体只不过是简单活细胞的集合体。脑死亡系指完全性的、不可逆的脑功能丧失；脑功能系指除脊髓以外的所有中枢神经系统的功能。

评价脑死亡，应当从呼吸、循环、体温调节、丘脑-垂体的内分泌以及免疫等方面综合判断，并且要除外异常的血压、体温以及药物的影响。

一般来说，以下四方面的功能丧失，基本可以断定脑死亡：①意识丧失；②脑干发射消失；③无脑电活动；④无自主呼吸。

当然，还应当结合实验室检查，包括体感诱发电位和听觉诱发电位，测定脑血流，脑血管造影，脑CT，磁共振以及经颅多普勒超声和PET等的辅助检查。脑死亡的确定一定要结合病人的具体情况，包括：①病史和体检证实有明确的脑概念丧失的病因；②除外任何困难混淆大脑皮层或脑干神经功能检查的情况；③进行全面的神经功能检查；④根据需要和要求进行必要的辅助检查；⑤需要进行重复性检查；⑥需要权威专业人员的最后确定。尽可能向家属解释，取得理解和支持。脑死亡确定后，可以停止各种治疗措施，实施器官移植等进一步的措施；在这些方面我国尚未立法，因此临床应用上应当慎重。

（任海军）

【参考文献】

[1] 覃炳军，江东新，曾晖. ICU综合治疗脑复苏的临床分析. 实用临床医学，2006，6（6）：30-31.
[2] 于士芳，王可富，周炜，等. 机械通气与脱水对脑复苏的影响. 山东大学学报，2004，42（4）：419-421.
[3] 刘丽旭，董为伟，史若飞. 脑复苏临床处理的新途径. 中华医学杂志，2006，36（29）：2069-2071.
[4] 梁路，于学忠. 脑复苏的临床研究进展. 中国全科医学，2006，9（20）：1664-1667.
[5] 彭社月. 脑复苏研究现状. 内科学. 中国医学文摘，2005，26（4）：504-505.
[6] 边革元，郝江. 脑复苏治疗进展. 中国康复理论与实践，2005，11（12）：1009-1010.
[7] 黄子通. 提高我国心肺脑复苏的措施与对策. 中华急诊医学杂志，2004，13（3）：153-154.
[8] 闫素英. 提高心肺脑复苏成功率. 中华急诊医学杂志，2005，14（8）：701-702.
[9] 薛慎伍. 现代脑复苏治疗. 中国老年医学杂志，2004，24（1）：89-90.
[10] 严相默. 心肺脑复苏. 中国实用妇科与产科杂志，2003，19（5）：270-272.
[11] 柴伟利，于士芳，于春宝，等. 心肺脑复苏常见不足与缺陷. 中国误诊学杂志，2004，4（3）：461-462.
[12] 倪海滨，刘汉，张铮. 心肺脑复苏规则新进展. 中国综合临床，2006，22（1）：94-96.
[13] 方向超. 心肺脑复苏研究的现状和对策. 中华急诊医学杂志，2007，16（1）：7-9.
[14] 楼枫. 心肺脑复苏药物治疗新进展. 基层医学论坛，2006，10（6）：556-558.

第六篇　骨　　科

第一章

骨 折 概 论

第一节　骨折的定义、成因、分类与骨折断端的移位

一、定　　义

骨骼的连续性或完整性发生完全性或部分性中断称为骨折。

二、原　　因

（一）直接遭受外来暴力

骨折发生在暴力接触的部位，如棍棒打伤，砸伤及火器伤等，多为开放性、粉碎性骨折，软组织损伤较重。

（二）间接遭受暴力

骨折距暴力接触点较远，一般由传达暴力、剪切力引起，大多为闭合骨折，软组织损伤较轻。如跌倒时膝部无着地手掌着地引起的髌骨横断骨折，手掌着地引起的上肢桡骨远、近端骨折或锁骨骨折等。

三、分　　类

分类的目的在于明确骨折的部位，受力的程度、稳定程度、受伤的时间，软组织损伤情况，骨折断端的移位方向及几何形状，骨组织是否存在自身的病变等，有利于临床上诊断、鉴别诊断及正确处置。每一种分类只是偏向一个侧面，不能包罗万象。

（一）根据骨折是否与外界相通（骨折断端附近的皮肤和黏膜是否完整或破裂）分类

1. 开放性骨折

2. 闭合性骨折

（二）根据骨折的程度分类

依据骨骼的完整性或连续性，是完全中断还是部分中断分为：

1. 完全性骨折。

2. 不完全性骨折，如颅骨、肩胛骨的裂缝骨折，儿童特有的青枝骨折等。

（三）根据骨折的几何形态分类

1. 横形、斜形及螺旋形骨折多发生于骨干部位。

2. 粉碎性骨折　骨折碎裂块在两块以上，称为粉碎性骨折；此类骨折愈合慢，处理棘手。骨折线呈“T”、“Y”，又称“T”、“Y”形骨折，多发生于干骺端。

3. 压缩骨折　松质骨因压缩而变形，无法复原，如椎体及胫骨平台骨折等。

4. 嵌插骨折　多发生于长管状骨干骺端皮质和松质骨交接处，骨折线处皮质骨嵌入松质骨内，骨折较稳定，如股骨颈及肱骨外科颈的嵌插骨折。

5. 裂纹骨折　如长骨干或颅骨受外伤后可有骨折线，但未通过全部皮质，骨折无错位，位置良好。

6. 青枝骨折　小儿特有的骨折，与小儿发育骨骼成骨骨化不全有关，骨质部分断裂，骨膜及部分骨质未断裂。

7. 骨骺分离　多发生于儿童及青少年，是一种通过骨骺线的骨折，骨骺的断面可带有数量不等的骨组织，处理时尽量用微创技术，保护骨骺；骨骺损伤后可引起迟发性骨骼发育畸形，往往需二期矫形处理。

（四）根据解剖部位分类

如上肢骨折、下肢骨折、骨盆骨折、关节内骨折、关节外骨折、干骺端骨折、骨骺分离、脊柱椎体骨折、附件骨折等。

（五）根据骨折后的时间分类

1. 新鲜骨折　一般指三周以内的骨折。新发生的骨折和尚未充分纤维连接的骨折，容易进行手法复位及微创治疗。

2. 陈旧性骨折　一般指三周以上的骨折，三周的时限只是大致而定，如儿童骨折超过10天可产生大量骨痂，手法整复很难成功。

（六）根据骨折稳定性程度分类

1. 稳定性骨折　骨折整复后经适当的外固定不易发生再移位者称为稳定性骨折。如裂纹骨折、青枝骨折、嵌插骨折、长骨干横形骨折（股骨干除外）。

2. 不稳定性骨折　骨折整复后虽经适当的外固定，但仍易于发生再移位者，称为不稳定性骨折，如斜形骨折、螺旋骨折、粉碎性骨折、儿童肱骨髁上骨折，股骨颈骨折等。

（七）根据骨折前骨组织是否正常分类

1. 外伤性（生理性）骨折　骨骼结构正常，因暴力及外伤引起的骨折，称为外伤性骨折。

2. 病理性骨折　在发生骨折前，骨骼本身即存在着影响其结构坚固性的内在因素及病变，这些内在因素使骨结构变得薄弱，在不足以引起正常骨骼发生骨折的轻微外力下，即可造成骨折，称为病理性骨折。如骨髓炎、骨囊肿、骨纤维异样增殖症及骨肿瘤引起的骨折等。

四、骨折断端的移位

（一）骨折断端移位的原因

大多数骨折均有移位，其发生的因素有：

1. 暴力的大小、作用方向和性质。

2. 肢体远侧段的重量。

3. 肌肉牵拉力，此种力量经常存在，可因疼痛肌肉发生痉挛而增强。

4. 搬运及治疗不当。

（二）骨折断端移位的类型

一般有五种不同的移位，临床上常合并存在。

1. 侧方移位　远侧骨折端移向侧方。一般以近端为基准，以远端的移位方向称为向前、向后、向内或向外侧方移位。

2. 成角移位　两骨折段之轴线交叉成角，以角顶的方向称为向前、向后、向内或向外成角。

3. 旋转移位　骨折段围绕骨的纵轴而旋转。

4. 分离移位　骨折断端在同一纵轴上互相分离。

5. 缩短移位　骨折断端互相重叠或嵌插，骨长度因而缩短。

第二节　骨折的修复

一、骨折的愈合

骨折愈合可看成是骨骼生长的重演。骨折愈合有两个重要因素，一是血运，二是固定。缺血的骨折断端不会愈合，而具有良好血供的骨折断端，如无合适固定也不会愈合。骨折的愈合有两种形式，即一期愈合与二期愈合。

一期愈合　也称直接愈合。在没有纤维组织和结缔组织参与下，新生骨直接沉着获得愈合。只有骨折断端稳定，对位对线好，断端紧密接合时，才能达到一期愈合。骨表面的相对移位小于2%，即可发生直接愈合。

二期愈合　也称间接愈合，在愈合前先有生骨性肉芽组织及暂时性骨痂，后者随后被移除而变为永久性骨痂。

二、影响骨折愈合因素

（一）年龄

儿童生长活跃，骨折愈合较成人快。例如同样是股骨干骨折，新生儿一般3～4周即坚固愈合，成人则需三个月左右。

（二）全身健康情况

病人的一般情况不好，如患营养不良、糖尿病、钙磷代谢紊乱、恶性肿瘤等疾病时，均可使骨折延迟愈合。

（三）局部因素

1. 引起骨折的原因　电击伤和火器引起的骨折愈合较慢。

2. 骨折的类型　嵌插骨折、斜形骨折、螺旋形骨折因接触面积大，愈合较横形、粉碎性骨折快。闭合性较开放性快。

3. 骨折部的血运情况　此因素对骨折愈合甚为重要。长骨的两端为松质骨，血液循环好，愈合较骨干快。一些由于解剖上的原因，血液供应不佳，骨折愈合较差，如胫骨下1/3骨折，腕舟骨、距骨和股骨颈的囊内骨折愈合均差。

4. 软组织损伤的程度　火器伤时，枪弹、弹片等穿入体内引起的骨折，软组织广泛损伤、坏死、缺损，骨折处缺乏软组织保护均影响骨折的愈合。

5. 感染　开放性骨折，若发生感染，可形成骨髓炎、死骨及软组织坏死，影响骨折愈合。

6. 神经供应的影响　截瘫、小儿麻痹和神经损伤的病人肢体骨折，愈合较慢。

7. 软组织的嵌入　两骨折断端间若有肌肉、肌腱、骨膜、韧带等软组织嵌入，骨折可发生不愈合。

（四）治疗方法不当

1. 复位不及时或复位不当　没有及时将骨折复位，复位时方法不当，特别是手法复位粗暴以及多次复位，均可进一步破坏局部血运，从而影响骨折愈合。

2. 过度牵引　过度的牵引可以使两骨折断端间的距离增大，骨痂不能跨越断端，影响骨折愈合，牵引过度也可使机化的毛细血管发生狭窄，影响血运，从而影响骨折的愈合。

3. 不合理的固定　固定范围不够、位置不当、过于松动及时间过短，都会在不同的阶段增加骨折断端应力的干扰，或者造成骨折断端接触不良均可影响骨折的正常愈合。

4. 手术操作的影响　切开复位内固定时造成骨膜的广泛剥离，不仅影响了骨膜的血运，也可导致感染。在开放骨折中，过多地去除碎骨片，可以造成骨缺损，影响骨折愈合。

5. 不正确的功能锻炼　违反原则的功能锻炼，可以使骨折断端间产生剪力、成角或扭转应力，均可影响骨折的顺利愈合。

三、骨折愈合的标准

（一）临床愈合标准

1. 骨折部位无压痛及沿肢体纵轴无叩击痛。

2. 自行抬高患肢无不适感。

3. 用适当力量扭转患肢，骨折处无反常活动。

4. X线片显示骨折线模糊，有连续性骨痂通过骨折线。

5. 外固定解除后伤肢能满足以下要求：上肢能向前平举1kg重量达1分钟。下肢能不扶拐在平地连续步行3分钟，并不少于30步。

6. 连续观察两周骨折处不变形。

3、5两项的测定必须慎重，可先练习数日，然后测定，以不损伤骨痂发生再骨折为原则。

（二）骨折愈合标准

1. 具备临床愈合标准。

2. X线片显示骨折线消失或近似消失。

第三节　骨折的临床表现及诊断

诊断骨折主要是根据病史、症状、体征和X线片检查，进行细致的分析和判断。

一、外 伤 史

询问病史涉及的方面虽然很多，但为了能及时而较明确地作出诊断，应该主要抓住三个方面的问题：①受伤情况（时间、地点、部位、姿势、暴力的性质、方向和大小）；②疼痛（什么部位疼痛）；③功能障碍（运动障碍、感觉障碍、排尿障碍等）。

二、症状和体征

（一）全身表现

1. 休克　多见于多发性骨折、股骨骨折、骨盆骨折、脊柱骨折和严重的开放性骨折。病人常因广泛的软组织损伤、大量出血、剧烈疼痛或并发内脏损伤等引起休克。

2. 体温增高　一般骨折后体温正常，只有在严重损伤如股骨骨折、骨盆骨折有大量内出血，血肿吸收时，体温略有升高，通常不超过38℃。开放性骨折伤后体温升高时，应考虑感染的可能性。

（二）局部表现

1. 骨折的专有体征

（1）畸形：长骨骨折，骨折断端移位后，受伤体部的形状改变，并可出现特有畸形，如Colles骨折的“餐叉”畸形。

（2）反常活动：在肢体非关节部位，骨折后出现不正常的活动。

（3）骨擦音或骨擦感：骨折断端接触及互相摩擦时，可听到骨擦音或摸到骨擦感。

以上三种体征只有发现其中之一，即可确诊。但未见此三种体征时，也可能有骨折，如青枝骨折、嵌插骨折、裂缝骨折。骨折断端间有软组织嵌入时，可以没有骨擦音或骨擦感。

反常活动及骨擦音或骨擦感两项体征只能在检查时加以注意，不可故意摇动患肢使之发生，以免增加病人的痛苦，或使锐利的骨折端损伤血管、神经及其他软组织，或使嵌插骨折松脱而移位。

2. 骨折的其他体征

（1）疼痛与压痛：骨折处均感疼痛，在移动肢体时疼痛加剧，骨折处有直接压痛及间接叩击痛。

（2）肿胀及瘀斑：因骨折发生后局部有出血，创伤性炎症和水肿改变，受伤一、二日后有更为明显的肿胀，皮肤可发亮，产生张力性水疱。浅表的骨折及骨盆骨折皮下可见淤血。

（3）功能障碍：由于骨折后失去了骨骼的支架和杠杆作用，活动时引起骨折部位的疼痛，使肢体活动受限。

以上三项可见于新鲜骨折，也可见于脱位、软组织损伤和炎症。有些骨折，如嵌插、不完全骨折，可仅有一些临床表现，此时需X线片检查才能确诊。

三、骨折的X线检查

诊断骨折主要依据病史和体征、X线片检查进行诊断。用X线片或透视来确定骨折类型和移位情况，为骨折诊断提供依据，一些骨折必须拍X线才能确诊。对于骨折一般要求是拍正、侧位片，同时包括一个邻近的关节，有些骨折还需加拍特殊的投照位置，如腕舟骨的45°位拍片。

第四节　骨折的治疗

一、骨折的急救

骨折急救的目的　采取简单而有效的方法，抢救生命保护肢体，妥善固定防止再损伤发生，预防感染；争分夺秒，安全而迅速的转运伤员，以便进行及时、有效的治疗。在急救中要特别注意颅脑外伤，内脏脏器损伤，注意保护脊柱、脊髓。

（一）急救的步骤

原则是就地包扎、止血、固定，上止血带时要标记时间；应尽快判断伤员有无紧急情况发生，如心脏骤停，窒息，颅脑损伤，大出血，休克，血气胸，脊柱，脊髓损伤等，应按照轻重缓急有序的处理，伤员的生命体征平稳后再考虑处理骨折。

（二）出血的处理

1. 加压止血法　宜用较厚的无菌大纱垫或无菌纱布展开衬垫，用绷带或三角巾加压包扎，一般即可止血。

2. 止血带止血法　如大出血不能用加压包扎止血时，应在标准部位或伤处的附近上端，加适当衬垫后，用充气或橡皮止血带止血。

3. 钳夹或结扎止血法　如转送时间过长或开放性损伤后，可先清创后将血管结扎或钳夹，然后运送进一步处理，可以避免长时间使用止血带带来的合并症和伤口的感染，结扎线应留足够的长度及标记。

（三）固定

将伤肢固定，有减少疼痛，保持骨折位置及防止骨断端损伤血管及神经的作用。固定肢体时应做到固定牢靠，松紧适当。一般可用预制的夹板，固定伤肢的上下关节，无预制器材，应就地取材，如木板、树枝、枪支，上肢可贴胸固定，下肢可采用和健侧下肢一起固定患侧下肢等。

（四）安全迅速地转运

开放性骨折的处理，应尽快送到医院进行外科处理。战时分类时应先送重伤员，特别是上止血带的大动脉损伤伤员，要争取时间做清创术及血管修复术。

（五）治疗休克

给氧、保暖，迅速输全血，恢复血循环，必要时先给血浆或代血浆或其他液体。

（六）止痛

剧烈疼痛可引起休克。因此，对有剧痛的伤员给予止痛剂，吗啡 0.01 克或哌替啶 50～100mg 肌内注射，同时需将患肢固定。

（七）预防感染

早期应用抗生素，但伤口内不要撒磺胺、涂甲紫、红汞等药物。注射破伤风抗毒血清 1500～6000 单位。

二、闭合性骨折的治疗原则及治疗

治疗原则：复位、固定、功能锻炼。

（一）骨折的复位

1. 复位的时间　骨折整复越早越好，早整复比较容易，也易获得满意的对位。

2. 复位标准　解剖复位是指完全的复位，是最有利于功能恢复的，但在实际工作中往往达不到解剖复位，若强求解剖复位常需多次手法复位或手术才能达到，其结果造成创伤大，合并症多，功能恢复并不一定满意。功能复位称为不完全复位。复位治疗骨折的目的是争取功能最大限度恢复，而不是最大限度复位（解剖复位）。

3. 复位的方法　主要有三种：手法复位、牵引复位、手术复位。可根据不同的骨折选用合适的治疗方法。

（1）手法复位：凡能手法达到功能复位和用外固定保持复位位置的，都应采用手法复位。如胫腓骨横形骨折，桡骨下段骨折，肱骨髁上骨折，指骨骨折等。

（2）持续牵引复位：多用于肌肉较强有移位的骨折，如股骨骨折；或用于手法复位困难，局部肿胀较重的情况，如小儿肱骨髁上骨折，以及不能用外固定保持对位的骨折，如胫腓骨斜形、螺旋形或粉碎性骨折。持续牵引使肌肉松弛，恢复骨骼的长度及轴线，达到逐渐复位的目的。持续牵引有一定的固定作用，在牵引期间，也可辅以手法整复取得较好的复位。有一定的骨痂形成后，可去除牵引，用小夹板或石膏固定，也可继续牵引至骨折愈合。

（3）手术切开复位：切开复位及内固定指征：①骨折断端间有肌肉，骨膜或肌腱等软组织嵌入。②关节内骨折手法复位后对位不良，将影响关节功能者。③手法复位与外固定未能达到功能复位的标准而将严重影响功能者。④骨折并发主要的血管损伤，在处理血管时，宜同时切开复位与内固定手术。⑤多处骨折为了便于护理及治疗，防止并发生症，可选择适当的部位切开复位和内固定。⑥局部血运不佳，如股骨颈骨折。⑦陈旧性骨折，骨折已畸形愈合。

切开复位也有不少的缺点，应引起重视。①切开复位必须分离一定的软组织和骨外膜，可以影响骨折的血液供应，导致骨折延迟愈合，甚至不愈合。②骨折周围的软组织受暴力作用后已有严重损伤，切开复位将加重软组织的损伤，致使局部抵抗力降低，若无菌技术操作不严，易发生感染，引起化脓性骨髓炎。③内固定器材质量不佳者，可因生锈和电解的作用，发生无菌性炎症，使骨折延迟愈合或不愈合。④内固定器材规格选择要求较严，如选择不当，可在术中发生困难，或影响固定效果。⑤骨折愈合后，某些内固定需拔除，还要再做一次手术。切开复位因有上述各种的优缺点，故应严格掌握指征，能不用手术解决的问题就不做手术，能用简单方法解决的则不用复杂的方法。

（二）骨折的固定

固定的目的：整复骨折使骨折对位接触，是愈合的开始，固定是维持已整复的位置，是骨折愈合的必要条件。

常用固定方法有以下几种：

1. 石膏外固定　优点是有良好的塑形，与肢体接触面积大，造成皮肤压疮的机会少，干燥后比较坚固，不易变形松散。固定应包括骨折处上下关节，固定作用可靠，利于搬运伤员和运送。缺点是石膏管型坚硬，如不切开松解，就会影响肢体的血液循环，肢体肿胀消退后易使骨折再移位；上下关节长期固定，易发生肌肉萎缩及关节僵硬，骨折愈合较慢。

2. 小夹板固定　中西医结合治疗四肢闭合性骨折，复位后采用不同材料如柳木制成适用于各种部位的夹板作固定物。这种夹板不超过骨折上、下关节，用夹板的弹性和布带约束力，对骨折形成三点挤压的杠杆作用，保持骨折对位。

3. 牵引固定法　持续牵引既可用于复位，也可用来固定。应用牵引时，必须注意按病人年龄、性别、肌肉发达程度及软组织损伤的情况，随时调整牵引的重量，既要达到复位和固定的目的，又要防止过牵和畸形愈合。

4. 手术复位内固定法　手术暴露骨折部位，在直视下复位，同时做内固定。

5. 其他　如经皮外固定器和外展固定架等。

（三）功能锻炼

骨折或关节损伤后，骨折附近的关节早期在相当一段时间内暂时不能主动锻炼。随着损伤的恢复，骨折的愈合，肢体可以慢慢进行功能锻炼。骨折治疗后的功能锻炼有利于损伤后所出现的一系列病理反应的消退，促进骨折部位附近关节功能的恢复，促进局部血循环，促进骨折愈合。但功能锻炼要循序渐进，防止意外发生（内固定断裂，骨折错位）。

1. 骨折早期　伤后两周内，患肢肿痛明显，易发生骨折错位，应进行患肢肌肉伸缩运动；有利于消肿，促进局部血循环，防止肌肉萎缩，关节僵硬。

2. 骨折中期　两个月以后患肢肿胀消退，疼痛减轻，骨折断端纤维连接并有少量骨痂形成，骨折部位日趋稳定，此时应在健肢或康复师的帮助下逐步、循序渐进地活动骨折部位的上下关节。

3. 骨折后期　骨折临床愈合后，功能锻炼的主要目的是加强患肢的主动锻炼，使关节功能及肌力迅速恢复到正常范围。

三、开放性骨折的治疗

防止开放性骨折发生感染最根本的措施是清创术，在此基础上采取可靠的手段固定骨折断端，闭合伤口或清创创面。要做到彻底清创，必须对局部皮肤的损伤有确切的判断。

开放骨折的治疗原则：

1. 正确辨认开放骨折的皮肤损伤。
2. 彻底清创。
3. 采取可靠的手段固定骨折断端。
4. 采取有效的方法闭合伤口，消灭创面。
5. 合理使用抗生素。

第五节　骨折合并症及治疗

一、早期合并症

（一）血管损伤

骨折附近的大血管可被骨折断端的锐利尖端刺破或压迫，引起肢体循环障碍，如骨盆耻骨支骨折损伤股动、静脉，肱骨髁上骨折损伤肱动脉。

（二）神经损伤

一些骨折常常伴有神经损伤，如不认真检查肢体的运动感觉常常漏诊，错失治疗时机，引起医患纠纷。如肱骨干骨折可伴有桡神经损伤，腓骨颈骨折可伴有腓总神经损伤；锁骨骨折及同侧上肢多发骨折伴有臂丛神经损伤等。骨折合并神经损伤，一般情况下神经损伤三周后可进行肌电图检查，根据肌电图提示决定下一步的诊治。

（三）骨筋膜室综合征

骨筋膜室由骨、骨间膜、肌间隔和深筋膜构成，其内肌肉和神经因急性缺血而产生的一系列早期症候群称为骨筋膜室综合征，多见于前臂掌侧和小腿，常由创伤骨折的血肿和组织水肿使其筋膜室内容物体积增加或外包扎过紧，局部压迫使骨筋膜室容积减少而导致骨筋膜室内压力增高所致。当压力达到一定程度（前臂 65mmHg，小腿 55mmHg）可使供应肌肉的小动脉关闭，形成缺血 - 水肿 - 缺血的恶性循环，根据其缺血的不同程度而分为：

1. 濒临缺血性肌挛缩　缺血早期，及时处理恢复血液供应后，可不发生或仅发生极小量肌肉坏死，对肢体功能影响不大。

2. 缺血性肌挛缩　较短时间或程度较重的不完全缺血，恢复血供后大部分肌肉坏死，形成挛缩畸形，严重影响患肢功能。

3. 坏疽　广泛、长时间完全缺血，大量肌肉坏疽，常需截肢。如有大量毒素进入血循环，还可导致休克，心律不齐和急性肾衰竭。

(四) 感染

开放性骨折易发生感染，与开放伤口污染严重程度及清创不彻底有关。这就要求伤后及时彻底做好清创术及使用有效抗生素，预防和控制感染，若已发生感染要及时引流。

(五) 内脏脏器损伤

骨折发生后其断端锐利部可刺伤内脏脏器；如骨盆骨折引起膀胱、尿道和直肠损伤，肋骨骨折引起胸膜和肺损伤，造成血气胸；颅骨骨折引起颅脑损伤。对内脏脏器损伤，要采取紧急处理，待患者生命体征平稳，全身情况好转后再处理骨折。

(六) 关节损伤

骨折穿入关节或关节内骨折，可引起关节内出血，关节面不平，可形成关节内粘连和关节功能障碍，使关节活动度减少或形成创伤性关节炎等。

(七) 脂肪栓塞

多发生于成人，多见于长骨干骨折。由于骨折处髓腔内血肿张力过大，骨髓被破坏，脂肪滴进入破裂的静脉窦内，可引起肺、脑脂肪栓塞。对脂肪栓塞尚无特效疗法，应注意预防，急救时要妥善固定骨折，髓内钉扩髓复位时手法要轻柔。已发生者采取对症治疗。

(八) 静脉栓塞

少见，因血管挫伤引起，多发生在股骨骨折，有股静脉或髂外静脉栓塞。临床表现为肢体肿胀，侧支循环建立后，肿胀逐渐消退。

(九) 坠积性肺炎

年老体弱的病员，翻身困难，尤其是用大型石膏固定，不能翻身，易发生坠积性肺炎。应注意多翻身，鼓励病人咳嗽和深呼吸运动。如已发生，除上述措施外，应给予抗生素，吸氧，作雾化吸入等。

二、晚期合并症

(一) 一般合并症

1. 肾结石　长期卧床可引起全身骨骼废用性脱钙，尿钙量增加，可引起肾结石及泌尿系感染。应注意早期活动，多饮水，以防止其形成。

2. 压疮　多由于长期卧床，自己不能翻身或石膏压迫引起。脊柱骨折合并截瘫时更易发生。压疮的发生与否是评价医疗作风与医护质量的指标之一。压疮的预防方法在于勤检查，勤翻身，勤按摩和保持局部清洁、干燥。

(二) 局部合并症

1. 关节僵硬与骨质脱钙，长期固定可引起关节僵硬，骨质脱钙和肌肉萎缩，造成肢体功能严重障碍。

2. 骨化性肌炎，骨折后骨膜被撕裂移位，其下有血肿形成，机化成肉芽组织，然后骨化，又称损伤性骨化。X线片上相当于肌肉位置显示骨化阴影。

骨化性肌炎肘部最为多见，如肱骨髁上骨折或肘关节脱位。肘部损伤后如活动过早，尤其是被动活动，血肿扩散，形成广泛的骨膜下血肿骨化，终致关节僵硬。因此，肘部伤后，禁忌被动活动。股四头肌髌骨上附着撕脱处及髋关节周围均可发生骨化性肌炎。关节脱位后若复位过迟，创伤较大，亦可发生。预防方法是早期复位，避免早期活动。如骨化已成熟，对肢体功能影响严重，在骨化范围已局限致密时，可考虑切除骨化部分，以改进关节的活动度。

3. 骨无菌性坏死　又称骨缺血性坏死，即骨折后因循环障碍引起骨质坏死，如腕舟状骨骨折后舟状骨坏死，股骨颈骨折后股骨头坏死及距骨骨折后距骨体坏死等。处理方法是早期复位，固定较长时间，在骨坏死现象消失前不负重。若无菌坏死不能愈合，应考虑手术，如腕舟骨坏死可考虑关节融合。

4. 畸形愈合和生长畸形　骨折对位不良，有重叠及成角畸形，如不纠正，将发生畸形愈合。骨骺损伤后，由于骨骺生长的速度不同而出现畸形，如股骨下端骨骺端损伤后，可出现膝内翻或膝外翻畸形。

5. 骨折延迟愈合和骨不连　在应愈合的时间内骨折尚无愈合称为延迟连接。继续固定并加强功能锻炼，可望愈合。因固定不当，骨折局部经常活动，长时间后骨折修复活动停止，骨折断端平滑，骨折间隙变宽，骨折断端硬化成假关节，骨髓腔闭塞，叫做骨不连；活动时虽然不痛，但肢体功能丧失。治疗的方法是：部分切除硬化骨质，钻通髓腔，植骨及内固定。如骨缺损较长，可采用带血管骨移植修复。

（汪玉良）

【参考文献】

[1] 邱贵兴. 四肢长骨干骨折的治疗进展. 中华创伤骨科杂志，20041(6)：8.

[2] 侯树勋，章亚东，王富. 交通伤中四肢骨折的诊治. 中华创伤杂志，2002，3(18)：143.

[3] 周东生，李连欣. 手术治疗四肢骨折后骨不连263例. 中华创伤骨科杂志，2006，7(8)：653.

[4] Kwong FN，Harris MB. Recent developments in the biology of fracture repair. J Am Acad Orthop Surg，2008，16(11)：619.

第二章
脊柱骨折合并脊髓损伤的诊治进展

脊柱骨折合并脊髓损伤是骨科常见的损伤，脊髓严重损伤者（如严重的脊髓挫伤以及脊髓断裂）即使进行了积极的外科手术、药物治疗以及其他相关治疗，仍不能恢复脊髓功能，造成终生截瘫或死于其他并发症。因此，脊髓损伤仍是威胁人类健康的顽疾。

第一节　颈 椎 损 伤

颈椎骨折合并脊髓损伤者占39%～50%，颈椎骨折合并脊髓损伤对患者本人及家庭、社会都产生很大的影响。颈椎骨折合并脊髓损伤好发于青年男性，其高峰在30岁左右。颈椎损伤好发部位是C_1、C_5、C_6或C_7。大约40%的患者呈现完全性脊髓损伤，20%的患者神经系统完好。颈脊髓损伤住院病死率最高的发生于$C_{4\sim5}$水平。

一、上颈椎损伤的机制和分类

上颈椎是指C_2以上的枕-寰-枢椎复合体以及枕颈关节的损伤。

（一）寰枕损伤

此种损伤临床很少见，机制不明，损伤后如果合并脊髓较重的损伤则患者生存机会甚微。

（二）寰椎骨折——Jefferson骨折

1．损伤机制　一般认为轴向压缩暴力是其损伤机制。

2．骨折分类

Ⅰ型　双侧后弓骨折，多由过伸位下的垂直压缩暴力所致。

Ⅱ型　爆裂性骨折，多由垂直压缩暴力引起，可导致双侧前后弓的骨折。

Ⅲ型　前弓前下缘撕脱骨折，由过伸暴力引起，临床较少见。

Ⅳ型　侧块粉碎性骨折，侧屈压缩暴力导致的骨折。

Ⅴ型　单侧前后弓骨折。

Ⅵ型　单侧前弓骨折。

Ⅶ型　单侧侧块骨折。

Ⅷ型　横突骨折。

（三）寰枢关节旋转性半脱位

1. 损伤机制　多见于儿童由于上呼吸道感染后韧带松弛、先天性齿状突缺如或病变破坏了 C_1、C_2 韧带结构而引起的 C_1、C_2 椎体旋转性半脱位。

2. 损伤分类（Fielding 分类）

Ⅰ型　最常见类型，儿童最易发生。侧方寰齿间隙通常不超过 3mm。

Ⅱ型　由于寰椎横韧带松弛或功能不全导致一侧 C_1 侧块向前移位 3～5mm。

Ⅲ型　双侧的 C_1、C_2 半脱位大于 5mm，而有一侧的半脱位程度更严重。

Ⅳ型　C_1 向后半脱位。寰枢椎之间移位达 50%。

（四）齿状突骨折

1. 损伤机制　多数认为是轴向负荷下水平剪切力所致。

2. 损伤分类

Ⅰ型　齿突尖端撕脱性骨折。

Ⅱ型　基底部或腰部骨折。

Ⅲ型　齿状突骨折附带部分 C_2 椎体骨质。

（五）枢椎狭部骨折——Hangman 骨折

1. 损伤机制　过伸暴力或伸展牵张力所致。

2. 骨折分类——Levine 和 Edwards 分类

Ⅰ型　骨折经两侧狭部或经邻近的上或下关节间隙，骨折移位小于 3mm。

Ⅱ型　骨折移位大于 3mm，骨折明显向上成角畸形，可伴有 C_3 椎体前上部分的压缩性骨折或 C_2 椎体后下部分的撕脱性骨折。或是骨折移位不明显而成角畸形明显。

Ⅲ型　由单纯屈曲力量导致的单侧或双侧的移位，或是 C_2、C_3 间关节骨折脱位，而狭部中份骨折或后结构骨折。

（六）单纯枢椎侧块、椎体和椎板骨折

枢椎侧块骨折是由于轴向压缩和侧向屈曲所致。椎体骨折认为是压缩性或牵张性暴力所致。椎板损伤机制是过伸或压缩性暴力，常伴有邻近的骨折或颈颅间韧带的损伤。

二、下颈椎损伤的机制和分类

（一）下颈椎损伤的受力机制

1. 屈曲压缩暴力
2. 垂直压缩暴力
3. 屈曲牵张暴力
4. 伸展压缩暴力
5. 过伸牵张暴力
6. 侧屈暴力

旋转垂直暴力也是下颈椎损伤机制之一，水平剪切暴力是下颈椎骨折脱位的主要机制。

（二）根据损伤机制分类

1. 过屈性损伤

（1）椎后韧带损伤：在头部急剧加速或减速时过屈和牵张暴力使得椎后复合结构产生张力性损伤。

（2）单侧小关节脱位：屈曲旋转暴力所致。

(3) 双侧小关节脱位：椎后复合结构在张力性损伤时合并少量旋转所致。

2. 轴向负荷损伤

(1) 压缩性骨折：轴向负荷若压缩性 / 屈曲性较小时，则产生楔形骨折。

(2) 爆裂性骨折：轴向负荷若压缩性 / 屈曲性较大时，则产生爆裂骨折。

(3) 轴向屈曲性负荷损伤。

(4) 泪滴性骨折轴向屈曲负荷使椎体骨折，剪切力通过椎间盘，椎体后移进入椎管。

3. 伸展性损伤

(1) 单纯椎后韧带损伤。

(2) 前纵韧带破裂。

(3) 中央脊髓综合征：过伸暴力所致的椎管狭窄，或颈椎椎间关节强硬导致椎管容量的减少和后方椎间盘突出和韧带的内折，脊髓受压，中央脊髓缺血而形成中央脊髓综合征。

(4) 创伤性后移位。

三、治疗原则

颈椎损伤的治疗包括非手术治疗和手术治疗。非手术治疗的方法主要有：卧床休息及枕颌带牵引、颅骨牵引、颈围领外固定、药物治疗、高压氧疗法等，适合无神经脊髓功能障碍的稳定性颈椎损伤者；有神经脊髓功能障碍的不稳定性颈椎损伤的手术前准备也可进行非手术治疗。对于新鲜或陈旧性的颈椎骨折脱位者及无骨折脱位型颈脊髓损伤者，应针对其原因行手术治疗，一般说来，神经受压、不稳定性者一般均要求手术治疗。另外，手术后的康复治疗尤为重要。

第二节　胸腰椎骨折

胸腰椎是人体的中枢支柱，胸腰椎交界处活动较多，直接或间接暴力容易造成其骨折脱位，常造成脊髓和神经根的损伤。胸腰椎骨折在脊柱损伤中占首位，以 T_{11}～L_1 多见。

一、损伤机制

主要有轴向压缩力、轴向牵张力、轴向旋转力和水平剪切力。

(一) 轴向压缩力

对椎体产生压缩作用，表现为压缩性破坏，可导致椎体压缩、爆裂、劈裂和塌陷。除垂直压缩之外，还有屈曲压缩和侧屈压缩形式。

(二) 轴向牵张力

对脊柱产生分离性作用，表现为椎体的撕脱、水平性损伤和脊柱的半脱位，可致 Chance 骨折以及脊柱后凸、侧凸和过伸。包括屈曲牵张力和过伸力两种方式。

(三) 轴向旋转力和水平剪切力

1. 轴向旋转力　常合并脊柱的其他损伤，是脊柱骨折移位最常见的力学作用方式。

2. 水平剪切力　对脊柱产生经椎间盘损伤并向后或侧方移位，是屈曲牵张性损伤和过伸性骨折移位的主要力学基础。

3. 旋转水平剪切力　即轴向旋转力复合水平剪切力。

二、胸腰椎骨折的分类

1. Denis 分类　分为四类，分别为：压缩性骨折、爆裂性骨折、安全带骨折和骨折脱位。在爆裂性骨折中又分为五型：上下终板型（完全）；上终板型；下终板型；爆裂旋转型；爆裂侧屈型。安全带骨折根据椎后损伤情况分为骨折线单水平型和双水平型。骨折脱位则有三型：屈曲旋转骨折脱位，剪力型骨折脱位，屈曲牵张骨折脱位。

2. McAfee 分类　根据胸腰椎骨折的 CT 表现和中柱受力的情况将胸腰椎损伤分为六大类：楔形压缩骨折；稳定性爆裂性骨折；不稳定性爆裂性骨折；Chance 骨折；屈曲牵张性损伤；移位性损伤。其爆裂性骨折稳定与否视椎体后壁是否完整。在移位性损伤中又分为"切片"骨折，旋转性骨折脱位和单纯脱位。

三、治 疗 原 则

及早解除对脊髓的压迫是保证脊髓功能恢复的首要问题。对椎骨骨折或骨折脱位，应尽早予以复位。不完全性截瘫的伤员经正确治疗后，脊髓功能可有程度不等的恢复。推拿、按摩等理疗能促进神经恢复功能，使瘫肢肌肉被动收缩，促进血液和淋巴循环，对避免肌肉萎缩、肢体水肿和关节僵硬、畸形有所帮助。功能锻炼和截瘫后并发症的防治也应重视。

第三节　脊 髓 损 伤

外伤性脊髓损伤不论是完全性或不完全性损伤，急性期均可发生"脊髓休克"现象，临床表现为损伤节段以下的感觉、运动和反射功能完全或近乎完全丧失，脊髓损伤的病理变化是一个连续的病理过程。即使外力作用停止后，某些病理变化将继续下去，试验研究证实开始表现为脊髓灰质出血，并逐渐出现中心坏死，最后发展到脊髓软化。根据临床特征，脊髓损伤的临床病理分为原发性和继发性改变。

一、原发性病理改变

（一）脊髓休克

脊髓组织遭受严重损伤，失去高级中枢的调节或脊髓神经细胞发生超限抑制，组织学检查脊髓本身无明确组织学改变。脊髓休克是严重脊髓损伤后远端脊髓功能暂时性抑制状态，系指脊髓损伤平面以下脊髓功能暂时性完全丧失或大部分丧失，其临床特征为损伤脊髓平面下呈迟缓性瘫痪，损伤平面以下运动、感觉、反射以及大小便功能丧失，但肛周感觉及肛门反射、球海绵体反射可保留。

（二）脊髓震荡

是脊髓轻微损伤后发生的一种可逆性功能紊乱，病理改变为脊髓组织中央灰质中有少数小灶性出血，无片状出血，神经细胞与神经纤维绝大多数正常，少数神经细胞或轴索有退行性改变，数周后脊髓组织中出血吸收，恢复正常。

（三）脊髓损伤

1. 髓内出血、血肿，血管痉挛形成血栓。

2. 神经细胞肿胀，尼氏小体聚集，染色体溶解，核消失，胞浆无定形或呈空泡状。

3. 神经纤维轴索裸露，轴索间隙加大形成空泡，各卵磷脂间出现分离，脱髓鞘，髓鞘断裂，轴索断裂缩成球状，脊髓挫裂伤后外形连续，而内部发生退变坏死。上述病理改变在轻度损伤可见于脊髓表面，中度挫伤见于中央脊髓损伤，重者可见脊髓整个横断面。

（四）脊髓断裂

是脊髓最严重的损伤，断端常有间隙，神经元、胶质成分以及经过断裂区的轴索的损伤是永久性的，伤后 4 小时断端灰质中央片状出血、坏死，白质可无变化，24 小时后白质也出现坏死，72 小时后达到高峰。

（五）脊髓血管损伤

脊髓动脉、静脉、毛细血管断裂后致脊髓损伤区广泛出血，红细胞可从损伤的毛细血管壁渗出，毛细血管与小血管可发生血栓，损伤血管经一段时间后可见血管再生现象。

二、继发性脊髓损伤

（一）脊髓受压

脊髓损伤后移位的椎体或骨碎片、破裂的椎间盘组织使椎管狭窄，脊髓遭受机械性压迫而造成不同程度的瘫痪，由于脊髓本身没有受到直接损害，早期解除脊髓压迫后，脊髓功能可全部或大部分恢复，但脊髓受压时间太久或程度太重时可导致脊髓功能不能恢复。

（二）脊髓水肿

外力作用于脊髓发生创伤反应，脊髓缺氧或脊髓压迫突然解除等因素使脊髓发生不同程度的水肿，开始水肿较轻，以后逐渐加重，一般 7～14 天水肿逐渐消退，脊髓功能可以恢复。

（三）出血

硬脊膜内或硬脊膜外小血管破裂，少量出血可无影响，出血量增多时，硬脊膜内外压力增高压迫脊髓。如出血、血肿向上蔓延，脊髓损害程度加重，瘫痪平面逐渐升高。

（四）缺氧

微循环障碍、神经递质的改变、阿片类药物使用不当、氧自由基生成、内环境失衡等许多环节均可造成脊髓继发性的损害。

（五）脊髓软化

脊髓损伤得不到及时有效的治疗，较长时间的压迫、脊髓缺血缺氧加上内毒素的损害即发生脊髓变性坏死，最后出现软化。此时的脊髓损伤已不可逆。

三、临床表现

（一）脊髓休克期

损伤平面以下呈弛缓性瘫痪，肌张力低下或消失，深浅感觉完全丧失，腱反射消失。

（二）脊髓横断伤

脊髓休克期后脊髓反射活动逐渐恢复，损伤平面以下完全瘫痪，肌力 0 级，肢体运动功能完全丧失，患者呈痉挛性瘫痪，肌张力增高，腱反射亢进，出现病理反射，损伤平面以下深浅感觉完全消失，包括肛门周围与肛门感觉丧失，大小便功能障碍。

（三）脊髓不完全性损伤

临床上多为不完全性瘫痪，脊髓休克期后临床表现为感觉、运动、括约肌功能、自主神经功能部分丧失。运动障碍与脊髓损伤平面及范围有很大的差别，重者可仅有某些活动，轻度可完成日常工作或可以行走，损伤平面以下感觉减退，反射减弱或不对称丧失。

1. 急性中央型脊髓损伤 患者瘫痪症状呈上肢重于下肢，或上肢单侧瘫、双下肢无瘫痪，损伤平面以下触觉和深感觉障碍，亦可有感觉过敏或感觉减退。

2. 脊髓半侧横贯伤综合征 损伤平面同侧肢体上运动神经元损伤，呈痉挛性瘫痪，反射亢进，有病理反射，对侧肢体损伤平面1～2节段以下痛觉、温度觉消失，但触觉功能无影响，好发于胸段。

3. 脊髓前压迫综合征 损伤平面以下肢体立即瘫痪，浅感觉如痛觉、温度觉减退或丧失，深感觉正常，括约肌功能障碍。

4. 脊髓后方损伤综合征 感觉障碍，神经根刺激症状，损伤平面以下对称性颈部、上肢与躯干的疼痛及灼烧痛，少数病人可出现锥体束征。

5. 圆锥损伤 膀胱、直肠括约肌自主控制功能障碍，大小便失禁，损伤平面以下运动功能丧失，呈弛缓性瘫痪，痛、温觉功能丧失、触觉存在的感觉分离现象，肛门反射、提睾反射减弱或消失，跟腱反射减弱或消失。

6. 马尾神经损伤 支配区肌肉呈弛缓性瘫痪，损伤后所支配区域的感觉，包括痛、温和触觉功能丧失，跟腱反射消失。

7. 神经根损伤综合征 损伤节段神经根支配区感觉、运动障碍，也可能症状不典型，仅出现支配区麻木、感觉过敏。

8. 迟发性脊髓损伤 脊柱损伤早期无截瘫的症状、体征，随着时间的推移，数周、数月甚至数年后逐渐出现脊髓损害的症状、体征，相应的运动、感觉和反射功能障碍，重者出现瘫痪。

四、截瘫分类

根据脊髓损伤程度分类：

1. 脊髓完全性损伤 截瘫损伤平面以下感觉、运动和反射完全丧失。

2. 脊髓不完全性损伤 不全截瘫损伤平面以下存在非反射性神经功能和存在部分感觉、运动功能。

3. 颈脊髓损伤 高位截瘫四肢感觉、运动和反射完全丧失。

另外，临床上还常用截瘫指数法来评定截瘫程度。分级包括感觉、运动和括约肌功能，每项分0、1、2三级，正常者均设为0。深感觉完全丧失为2，部分丧失为1；肌肉运动功能完全丧失为2，部分丧失为1；括约肌功能完全丧失其控制为2，部分丧失为1。最后评定，相加6为完全性瘫痪，0为正常，1～5为不完全性瘫痪。

第四节 脊髓损伤的定位诊断

脊髓损伤是脊柱骨折引起的严重后果，依脊髓功能脊髓损伤后出现感觉、运动、括约肌功能障碍以及反射的改变，有些患者出现体温调节功能障碍以及自主神经功能紊乱。

一、颈脊髓损伤

（一）C_2～C_3节段损伤

C_2～C_3节段脊髓损伤除感觉消失的平面有所不同外，其共同特点是损伤平面以下的感觉、运动消失，括约肌功能丧失，自主呼吸消失，如无人工呼吸肌辅助呼吸，患者不能生存。

（二）C_4 节段损伤

除可以有自主呼吸和耸肩外，其他特点与 C_2～C_3 节段损伤相同，由于膈神经绝大多数从该脊髓节段发出，所以该节段以下损伤患者均可以有自主呼吸，但由于损伤平面的不同，影响到的辅助呼吸肌的数量不同，自主呼吸的力度也有所不同，一般来说，损伤平面越低，对呼吸的影响则越小。

（三）C_5～C_8 和 T_1 节段脊髓损伤

由于臂丛神经从该部位的脊髓发出，不同平面的损伤在上肢可以有不同的感觉运动障碍，自主呼吸存在。由于脊髓损伤的复杂性，临床上一般很难见到依损伤平面出现的典型的感觉及运动障碍，临床上可依据上肢运动功能情况初步判断脊髓损伤平面，如 C_5 节段脊髓损伤可有部分肩外展功能和程度不等的屈肘功能；C_6 节段脊髓损伤肩关节活动正常，可屈肘，前臂能旋后，可有部分伸腕功能；C_7 节段脊髓损伤后屈肘正常，手指可屈伸，但力量差；C_8 节段脊髓损伤后手内在肌肉瘫痪；T_1 节段脊髓损伤后手内在肌肉肌力减弱。

除上肢感觉和运动丧失有其特点之外，其损伤平面以下的感觉、运动和括约肌功能完全丧失。

由于脊髓损伤后损伤节段邻近的脊髓水肿或牵拉损伤，临床上不一定出现典型的节段效应，如有时可出现高于骨折部位脊髓节段的临床特征，即出现与影像诊断不符的临床表现。

脊髓休克期过后，则出现四肢肌张力增高，病理征阳性。

二、胸段脊髓损伤

胸段脊髓损伤根据损伤节段出现不同平面的感觉及运动丧失，由于胸段脊神经的节段分布明确，一般按感觉丧失的平面判断脊髓损伤节段简单明了，所以只介绍感觉丧失部位，如 T_2 节段脊髓节段损伤感觉障碍平面在胸骨角水平；T_4 节段脊髓节段损伤感觉障碍平面在乳头水平；T_6 节段脊髓节段损伤感觉障碍平面在剑突稍上的水平；T_8 节段脊髓节段损伤感觉障碍平面在肋缘水平；T_{10} 节段脊髓节段损伤感觉障碍平面在脐水平；T_{12} 节段脊髓节段损伤感觉障碍平面在腹股沟水平。

损伤平面以下感觉运动完全消失，括约肌功能障碍，后期出现痉挛性瘫痪。

三、腰、骶段脊髓损伤

1. L_1 节段脊髓损伤　腹股沟平面以下感觉完全消失，髋关节可有屈曲活动，下肢其他活动丧失，后期下肢痉挛。括约肌功能障碍。

2. L_2 节段脊髓损伤　大腿前侧中上 1/3 以下、会阴部、大腿后侧皮肤感觉丧失，髋关节可不同程度的屈曲并内收。括约肌功能障碍。

3. L_3 节段脊髓损伤　膝关节以下感觉丧失，除髂腰肌、内收肌和股四头肌肌力尚可外其他肌肉功能丧失。括约肌功能障碍。

4. L_4 节段脊髓损伤　小腿外侧、足外侧及足底感觉丧失；踝关节不能屈曲，髋膝关节肌力同 L_3 节段脊髓损伤，足趾活动丧失。括约肌功能丧失。

5. L_5 节段脊髓损伤　足外侧和足底感觉障碍，臀中肌、内收肌具有一定功能，股四头肌肌力正常，内侧屈膝肌有部分肌力，踝关节可背屈内翻。

6. 骶段脊髓损伤　小腿后侧、足底、大腿后侧、鞍区感觉障碍；小腿三头肌、屈趾肌、足内在肌瘫痪，括约肌功能障碍。如果损伤平面在 $S_{2、3}$ 节段，由于此部位属脊髓圆锥的损伤，下肢肌力正常。

第五节 脊柱骨折合并脊髓损伤的影像学检查

一、X 线 检 查

X 线检查对于脊柱骨折是非常重要的，根据前后位和侧位 X 线片可判断骨折以及脱位情况，X 线检查包括脊柱前后位和侧位 X 线片，胸腰段骨折易合并其他部位脊柱损伤应考虑到全脊柱的检查。70%～90% 的病人单纯侧位 X 线片可显示明显的脊柱损伤，前后位 X 线片上要观察有无椎弓根间隙增宽或根据棘突间隙变宽来发现后部组件损伤的证据。垂直的椎板骨折和横突骨折在前后位片上也能看到，如果椎弓根间隙增宽，临床医生应怀疑中柱损伤，棘突间隙显著增宽提示后柱损伤。

对于疑有脊髓损伤的小儿患者要高度重视，因为临床上具有 X 线没有骨折脱位征象而有脊髓损伤的病例，这种现象称没有 X 线异常征象的脊髓损伤。因此，对于儿童的此类损伤应进行综合评价，行 CT 或 MRI 检查是非常必要的。

临床医生对于患有强直性脊柱炎和弥漫性特发性肥大性骨病（DISH）的病人遭受脊柱损伤应高度怀疑脊髓损伤，因为患有这种病的病人较小的暴力就可导致显著的骨折，而且这种骨折在常规 X 线片上还很难发现，特别是强直性脊柱炎的病人创伤后背部痛要认真检查，行 CT 或 MR 检查是非常必要的。

二、CT 扫 描

CT 检查具有 X 线检查所不具备的特点，可以清楚地显示骨折状况和移位的情况，能观察骨质细微结构及椎管形变的程度。所有存在骨折证据的病人都应行 CT 检查，应特别注意相关椎小关节的关系，可以提供脱位程度的信息，椎板和椎弓根也很容易观察。冠状位和矢状位重建，但能补充提供骨折结构的细节，有助于制定手术方案。

三、MRI 检 查

MRI 可用作 CT 检查的补充但不能替代 CT 扫描。CT 扫描观察骨质解剖结构较优越，而 MRI 可以很好地显示椎间盘、潜在的韧带损伤、硬膜外血肿、脊髓水肿和脊髓受压情况。脊髓出血在 T_1 加权像上表现为信号减低区，脊髓水肿在 T_2 加权像上表现为高信号区。所有有神经系统症状的病人都应行 MRI 检查，脊髓和圆锥区域骨折不管有无神经系统症状都应行 MRI 检查以判断脊髓和圆锥受压程度。这些检查应包括从胸段向下至圆锥水平的范围。尤其是颈椎损伤 MRI 检查具有其他手段所不能替代的优点。

四、脊髓造影检查

由于脊髓造影检查需要往椎管内注入造影剂，具有潜在的风险。自 MR 问世后，脊髓造影已显著减少，但对于体内有金属植入体存在的患者可以行脊髓造影，此外脊柱术后有金属内置物需要再次检查时 CT 伪影影响判断，可以行脊髓造影。

第六节 脊柱骨折合并脊髓损伤治疗进展

脊柱骨折合并脊髓损伤的治疗（尤其是脊髓严重挫伤或脊髓断裂者的治疗）仍然是临床上有待攻克的难题之一。尽管有许多截瘫患者经过治疗得到了完全或不完全的恢复，这只是医师给损伤的脊髓（脊髓传导束无断裂、脊髓神经元无坏死，只是脊髓由于压迫、水肿导致功能障碍）创造了恢复的条件，使得脊髓免受继发性损害而恢复了功能。对脊髓实质性的损害仍然无有效的治疗方法，目前在实验室所见到的令人鼓舞的结果如脊髓移植、脊髓缝合、基因治疗等等距离临床使用并有效尚有相当长的时间，还有待更多的科学工作者继续探索。

近年来对脊髓损伤研究取得的研究成果对临床上帮助较大的莫过于对脊髓损伤后继发性病理损害有了比较深入的认识，早期采取措施终止或减轻这种继发性损害，对脊髓功能的恢复无疑有决定性的作用。

一、非手术治疗措施

非手术治疗措施包括稳定性骨折无脊髓损伤症状的脊柱骨折的卧床休息、支具治疗、牵引治疗、石膏背心固定等以及手术后的药物治疗和其他一些治疗手段。

根据脊髓损伤后的病理变化及继发性损害的病理特征，近年来相继出现了一些临床或实验室有效的药物和治疗手段。

（一）药物治疗

研究证明脊髓损伤早期合理选用某些药物治疗有利于增加脊髓血流量，降低脊髓脂质过氧化反应和组织退行性变，最大限度地保留脊髓功能。

1．甲泼尼龙　是一种有效的糖皮质激素合成剂，早期使用大剂量甲泼尼龙能促进脊髓功能恢复。早期短期大剂量甲泼尼龙冲击治疗可减少炎性介质的释放和创伤后脊髓的缺血，最大限度减轻脊髓组织损害的进展，有效的保护脊髓功能。如条件允许宜在抢救现场静脉推注 1.5g 甲泼尼龙作为现场抢救措施之一。正规应用剂量：甲泼尼龙 30mg/kg＋0.9% 氯化钠液 100ml，15 分钟内静滴，间隔 45 分钟后继续使用甲泼尼龙 5.4mg/（kg•h）× 23h＋0.9% 氯化钠液 500ml 维持，24 小时后停药。实验研究和临床应用证实伤后 8 小时内应用比伤后 8 小时后应用甲泼尼龙效果好。但是大剂量甲泼尼龙可能诱发应激性溃疡，增加应用胃黏膜保护剂可避免应激性溃疡的发生。

2．GM-1 注射液　GM-1（单唾液酸四己糖神经节苷脂）能通过血 - 脑屏障，保护细胞膜，维护细胞膜离子泵功能，促进神经组织损伤后突触的生长，改善神经传导，促进神经重构。应用剂量：40mg/d，肌注，10 天为 1 个疗程。

3．肾上腺皮质激素　减轻脊髓水肿，减少神经组织损害，减少溶解细胞的酶类释放，保持神经细胞的通透性，防止钾的丢失，抑制损伤组织内儿茶酚胺的代谢与积聚。对脊髓白质有显著稳定作用。氢化可的松 100mg 静滴，1 次 / 天；或地塞米松 20～30mg，1 次 / 天。

4．脱水疗法　改善脊髓水肿，减少神经元坏死，一般应用脱水剂 7～10 小时。20% 甘露醇 250ml，每 4～6 小时 1 次，静滴；或 50% 葡萄糖 60ml，每 4～6 小时 1 次，25% 山梨醇 200ml，静滴，4～6 小时 1 次。

5．利尿药物　应用高渗性药物治疗，增加排尿，排除脊髓损伤后组织细胞外液多于水分。呋苯胺酸20mg静滴，1次/6h。

6. 抗儿茶酚胺疗法　减少中枢神经系统及周围神经系统中儿茶酚胺的作用，阻止多巴胺向去甲肾上腺素转化。

（1）利血平：伤后4小时内给药，成人剂量1～2mg，24小时后再追加0.5mg。

（2）左旋多巴。

7. 改善脊髓微循环药物

（1）低分子右旋糖酐。

（2）纳洛酮。

（3）阿片受体拮抗剂：改善缺血症状。

8. 神经细胞活化剂　胞二磷胆碱。

9. 能量药物　ATP、肌苷等。

10 神经营养因子

11. 维持细胞膜稳定的药物　如二甲亚砜等。

（二）高压氧治疗

高压氧可防止脊髓水肿，增加组织内含氧量，对脊髓损伤后局部细胞缺氧有改善作用。早期突击治疗效果显著，伤后4～6小时以内使用，2～2.5个大气压，1次/h～2次/天。如出现耳鸣、恶心呕吐、头痛、嗜睡及四肢乏力等应停止高压氧治疗。

（三）低温治疗

脊髓损伤后局部低温治疗可推迟脊髓出血坏死，降低神经组织水肿和减少耗氧量及降低组织代谢。局部低温盐水灌注减轻脊髓损伤的病理过程，可改善受伤脊髓的血运循环，减少脊髓中央出血及坏死的进一步发展，灌注本身也可清除脊髓内毒性物质作用。

二、手术治疗措施

手术治疗是目前治疗脊髓损伤的唯一有效方法，手术的目的是对骨折脱位进行复位，解除脊髓压迫；内固定达到维持复位，防止骨折脱位进一步移位导致脊髓的再次损伤。

脊柱手术的内固定器材近年来发展很快，已经有适合各个部位的内固定材料问世，临床使用效果较好，应根据骨折部位、患者经济状况决定适当的内固定材料，任何内固定材料的作用都是临时的，脊柱永久的稳定性要靠骨折愈合、植骨愈合以及韧带和椎间盘的完全修复，否则最终都是内固定的断裂、脱钉等问题的出现。

脊柱骨折的手术入路繁杂，选择正确的入路对脊髓功能的恢复至关重要，手术入路的选择原则应以骨折对脊髓压迫的部位进行选择，如颈椎骨折对脊髓压迫是脊髓前方的骨块或椎间盘，就应选择前方入路；如果压迫来源于脊髓后方，则采用后方入路。胸椎骨折合并脊髓损伤者，由于胸椎的生理曲度是突向后方的，后路减压的作用受到影响，经胸切除椎体减压可以取得彻底减压的目的，腰椎骨折后路都可以达到减压的目的。

颈椎手术中，要求保护以避免损伤的重要结构包括椎动脉、颈动脉、喉返神经、交感链、胸导管及食管。椎动脉是颈髓和颈椎的主要供血动脉，椎动脉90%从C_6横突孔进入，但也有少数从C_5、C_4、C_7甚至C_3进入。椎动脉周围包裹一层静脉网，在横突孔内上升到寰椎，此处，椎动脉从后面绕过寰椎侧块，行于寰椎后弓上方。椎动脉行经寰椎水平的部分在寰椎和头部旋转活动中允许一定程度的拉伸，两侧椎动脉通过后寰枕膜进入枕骨大孔，汇合成脑基底动脉。

椎动脉在颈椎前路减压手术中可能遭到损伤，发生率不到1%。损伤后难以修复，术后将出现椎基底动脉缺血的症状和体征，由于动脉的解剖特点，临床上一侧椎动脉闭塞，可以很好地耐受。在左侧，椎动脉发育不良占5.7%，完全缺如占1.8%。右侧发育不全占8.8%，完全缺如占3.1%。

为了避免损伤颈动脉、颈内静脉或迷走神经，术者必须小心以免进入外侧颈动脉鞘，不要在气管和食管间解剖，因为这将会有损伤喉返神经的风险。喉返神经损伤可导致声带麻痹，颈椎前路融合手术中5%可出现声音嘶哑，常为一过性。左侧入路，很少伤及喉返神经，因为在左侧喉返神经行程长，且被气管食管间沟所保护。尽量避免使用尖锐的自动拉钩以防止发生食管穿孔，在颈椎前路融合术中食管穿孔很少发生。

从颈长肌侧方游离可伤及颈交感链。这种损伤可导致不恒久的霍纳征。在C_4上方可遇到甲状腺上动脉，而甲状腺下动脉位于C_6下方。当选择颈前左侧入路时，要时刻意识到C_7下方的胸导管，这个重要结构在左侧从脊柱和食管之间进入颈部，在颈总动脉后方从内向外汇入左锁骨下静脉。如果胸导管断裂，应结扎其远近两端，以防乳糜胸。

胸椎骨折后路手术的风险，在于使用内固定时的风险，由于胸椎的椎弓根薄弱，精准的定位非常重要，否则容易损伤脊髓或胸膜。此外钉的长度应严格掌握，过短固定不牢固，过长有损伤椎体前方血管的可能。经胸手术要保护好血管，所有操作应限制在脊髓和前纵韧带之间，对妨碍手术操作的节段血管可予以结扎。采用前侧方钢板固定时应注意钢板位置，防止螺钉过长突破对侧椎体皮质后损伤节段血管或胸膜，也要注意螺钉方向，以免进入椎管损伤脊髓。

腰椎后路手术相对安全，要求定位准确，角度正确，方可获得良好效果，后路手术要严格掌握钉的长度。腰椎前路手术应注意保护好输尿管和大血管。

总之，脊柱手术和其他手术一样，要求术者具有较丰富的临床手术经验和熟悉的解剖知识，否则容易出现如定位错误、脊髓损伤、固定不到位、减压不彻底等问题。

（王栓科）

【参考文献】

[1] 党耕町．颈椎损伤处理概念上的某些进展．中华创伤杂志，2001，17（8）：456.

[2] 贾连顺．枕颈部损伤诊断与治疗的基本概念．中华创伤杂志，2007，23（1）：3.

[3] Heary RF，Salas S，Bono CM，Kumar S. Complication avoidance：thoracolumbar and lumbar burst fractures. Neurosurg Clin N Am. 2006，17（3）：377.

[4] Bono CM，Vaccaro AR，Fehlings M.et al. Measurement techniques for lower cervical spine injuries：consensus statement of the Spine Trauma Study Group. Spine，2006，31（5）：603.

第三章

颈肩痛和腰腿痛

第一节 颈 椎 病

颈椎及其周围组织，从解剖学、力学来看，较为脆弱，因某些病变致使颈脊柱易出现结构上的失衡，导致神经、血管的损害，出现头、颈、肩部、上肢、躯干及下肢各种症状。

一、颈椎病的定义

颈椎间盘退变及其继发椎间关节退变致使其周围重要组织（脊髓、神经根、交感神经及椎动脉）受累，呈现相应的临床症状者称之为颈椎病。仅有颈椎的退变而无临床表现者则称之为颈椎退行性改变。据统计，其发病率约为3.8%～17.6%，男女之比约为6∶1，40岁至60岁为高发年龄。

二、颈椎病的发病机制

一般认为其发病是多种因素共同作用的结果。颈椎间盘退行性改变及继发性椎间关节退变是本病的发病基础。颈椎活动度较胸椎、腰椎大，易发生劳损，促使其退行性改变，改变以$C_{5、6}$、$C_{6、7}$及$C_{4、5}$多见。目前认为本病发病机制主要与以下因素有关。

1. 机械压迫

（1）静态性压迫因素：一般而言，30岁以后颈椎间盘出现退行性改变，累积性损伤可促使颈椎出现系列病变：间盘膨出和突出，纤维环的耐牵伸、压缩力减退，椎间隙变窄，周围韧带松弛致椎间活动异常以及椎体上、下缘韧带附着部发生牵伸性骨刺，间盘突入椎管及颈椎后纵韧带骨化块使脊髓腹侧受压等。

（2）动态性压迫因素：颈屈位脊髓被拉长，横断面积减少，脊髓变细；颈伸位脊髓被轴向压缩，横断面积增加。在骨刺特别严重的情况下，颈椎活动可造成反复微小创伤。

2. 颈椎不稳定　颈椎不稳定是颈椎病发病的因素之一。颈椎伸屈活动时，脊髓在椎体后缘骨赘上反复摩擦，引起脊髓微小创伤致使脊髓病理损害。其次，颈椎的不稳定和椎间关节松动可引起脊髓侧方动脉及其分支的痉挛，另外不稳定椎节区域交感神经受到刺激可反射性引起动脉的痉挛，导致脊髓局部血流量减少。脊髓受压、不稳定椎节反复活动，颈脊髓反复发生一过性缺血，如果频繁出现、持续时间长，则可导致脊髓损伤。血管反复痉挛，形成局部的缺血再灌注，此过程可造成自由基的大量产生，对脊髓造成损害。

三、临床表现

发病年龄一般在40岁以上，年龄较轻者少见。起病缓慢，开始时并不引起注意，仅为颈部不适，经过一段时间，逐渐表现出症状。上颈椎的病变可以引起枕后部痛、颈强直、头昏、耳鸣、恶心、听力障碍、视力障碍以及发作性昏迷及猝倒；中颈椎的骨赘可以产生颈3～5根性疼痛及颈后肌、椎旁肌萎缩，膈肌亦可受累；下颈椎的病变可产生颈后、上背、肩胛区及胸前区的疼痛以及颈5～胸1的神经根性疼痛。颈椎的病变还可压迫脊髓，产生瘫痪。根据受累组织和临床表现，颈椎病分为以下各型。

1. 神经根型　发病率最高，约占颈椎病的60%，是发生在颈椎后外方的突出物刺激或压迫颈脊神经根所致。颈枕部及颈肩部有阵发性或持续性隐痛或剧痛，沿受累颈脊神经的行走方向分布，或者有触电样或针刺样麻感，当颈部活动或腹压增加时，症状加重。同时上肢感到发沉及无力等。颈部有不同程度的僵硬或痛性斜颈畸形、肌肉紧张、活动受限。受累颈脊神经在其相应横突下方出口处及棘突旁有压痛。臂丛神经牵拉试验阳性，椎间孔挤压试验阳性。此外，受累神经支配区皮肤有感觉障碍，肌肉萎缩及肌腱反射改变。

2. 脊髓型　约占颈椎病的10%～15%，是突出物压迫脊髓所致。临床表现为脊髓受压，有不同程度的四肢瘫痪表现。主要症状表现为肢体麻木、酸胀、烧灼感、发僵、无力等，多发生于下肢，然后发展至上肢；但也有先发生于一侧上肢或下肢。还可有头痛、头昏或大小便异常等症状。

脊髓型颈椎病可表现为以下类型：①脊髓单侧受压：出现典型的脊髓半切综合征（Brown-séquard syndrme）。②脊髓双侧受压：早期症状有以感觉障碍为主者，也有以运动障碍为主者，以后者为多。后期则表现为不同程度的上运动神经元或神经束损害的痉挛性瘫痪，如肢体不灵活，步态笨拙，步态不稳，甚至卧床不起，小便不能自解。体格检查可发现四肢肌张力增高，肌力减弱，腱反射亢进，浅反射消失，病理反射如Hoffmann征，Babinski征等阳性，踝阵挛及髌阵挛阳性。感觉障碍平面往往与病变节段不相符并缺乏规律性。此外胸腰部束带感亦是常有的主诉。

3. 椎动脉型　这是突出物压迫了椎动脉所致，可因：①椎间盘侧方的骨赘；②小关节前方的骨赘；③后关节不稳定半脱位；④颈交感神经受刺激而发生反射性的动脉痉挛所致，约占颈椎病人的10%～15%。椎动脉供血不足的症状有发作性眩晕、恶心、呕吐等，症状于头后伸或转动头部到某一方位时出现。当转动头部时，病人突然感到肢体无力而摔倒，摔倒时神志多半清醒，病人常可以总结出发作的体位。脑干症状包括肢体麻木、感觉异常、持物落地，对侧肢体轻瘫等。此外尚有声嘶、失音、吞咽困难、眼肌瘫痪、视物不清、视野狭窄、复视及Horner综合征等。

4. 交感型　是颈脊神经根、脊膜、小关节囊上的交感神经纤维受到刺激所致。症状有头昏、游走性头痛、视物模糊、听力改变、吞咽困难、心律失常及出汗障碍等。也有人认为是由于椎动脉壁上的神经受刺激所致，也可能是椎动脉的间歇性血流改变，刺激了动脉周围的神经所致。

四、鉴别诊断

1. 与根型颈椎病鉴别的病症　由于根型颈椎病多见于下颈段，表现为臂丛神经痛，故须与胸廓出口处、肩、肘部的病症，以及神经根炎等鉴别。

（1）前斜角肌综合征或胸廓出口综合征：臂丛的远侧几根神经根，尤其胸1神经根，可在胸廓出口处被挤压在前斜角肌和中斜角肌与第一肋之间。如有颈肋或纤维束带从颈椎发出，则胸神经根和锁骨下动脉将被提起而受迫。病人有前臂内侧疼痛和感觉消失（颈8或胸1皮区），手部发凉、发白或发紫，桡动脉搏动减弱或消失等。从X线正位片可以见到颈7横突较长，或有颈肋。

（2）锁骨上肿物或Pancoast肿瘤：少见，多起源于锁骨上窝肺尖部肺癌。病人一侧上肢有根性病，以及颈5、颈6神经分布区的感觉异常或消失。颈8、胸1有时也累及，引起手的内在肌的萎缩和Horner综合征。从X线片上可见到肺尖部有一不透光的区域以及胸2的破坏。

（3）肩痛和肩部疾患：下颈段椎间盘突出征常有肩痛、肩部肌肉痉挛、肩的外展活动受限等征象，因此须与肩部疾患鉴别，如肩锁关节炎、肩峰下滑囊炎、肩周炎、冈上肌撕裂等。但肩部疾患并无颈痛和阳性X线征象。如仍难于鉴别，可作颈交感神经节阻滞。如"凝肩"由颈椎病引起，则神经节阻滞后，肩即可活动自如。

（4）神经根炎：在病毒性神经根炎，疼痛沿神经根的分布放射，发病后肌肉迅速萎缩，沿着肌肉和神经有严重压痛。另一情况为神经痛性肌萎缩症（Spillian病），上肢严重疼痛而无力，但在数月内即逐渐恢复。仔细检查常是某一特殊神经受累，尤其支配前锯肌的神经。

（5）心绞痛：颈椎病有左侧上肢尺侧疼痛和胸大肌区疼痛者，常可误为心绞痛，但在压痛区注射普鲁卡因后，疼痛即消失。心绞痛者胸廓无压痛点，心电图有改变。服用硝酸甘油脂可止痛。

（6）风湿病：常可有颈肩痛、颈部活动受限等症状，但为多发，无放射性疼痛，应用肾上腺皮质激素有明显疗效。

2. 与脊髓型颈椎病鉴别的病症　需要鉴别的病症很多，有的可从X线摄片上鉴别，例如颈椎或枕骨部的先天性畸形、颈椎骨折脱位、自发性寰枢关节半脱位、颈椎结核或肿瘤；有的可从腰穿蛛网膜下腔的畅通情况来鉴别，如原发性侧索硬化症、萎缩性侧索硬化症等均无蛛网膜下腔梗阻现象。

（1）脊髓肿瘤：可有颈、肩、枕、臂、手部疼痛或感觉障碍，同侧上肢为下运动神经元损害，下肢为上运动神经元损害。鉴别点：

1）从X线平片上可以看椎间孔增大，椎体或椎弓有破坏。

2）脊髓造影显示梗阻部呈倒杯状。

（2）粘连性脊髓蛛网膜炎：可有脊神经前根、后根或脊髓传导束症状。鉴别点：

1）腰椎穿刺检查中可有完全或不完全梗阻现象。

2）脊髓造影时，造影剂难于通过蛛网膜下腔，并呈蜡泪状。

（3）脊髓空洞症：鉴别点：

1）好发于年轻人，20～30岁。颈胸段多见。

2）有明显的、典型的痛觉和其他深浅感觉分离，温度觉的减退或消失尤为突出。

3）CT和磁共振成像可以清楚地看到脊髓病变。

3. 与椎动脉型颈椎病鉴别的病症　在各型颈椎病中，椎动脉型相当多见，其发病率仅次于根型。一侧或双侧椎动脉第一、二、三段都可扭曲、被压，并且受到颈交感神经的影响，发生痉挛，引起不同程度的椎动脉供血不足，而椎动脉所供应的组织有除额顶二叶以外的整个大脑，以及小脑、间脑、脑干、脊髓等中枢神经系统，又供给内耳和眼，因此它的症状和体征变化复杂，不能一概而论，它所需要鉴别的病症也很多。本节所述只是一些简单的病症。

（1）内耳疾患：可以是内听动脉栓塞，突发耳鸣、耳聋、眩晕，症状严重而不减。也可为美尼尔综合征，有头痛、眩晕、恶心、呕吐、耳鸣、耳聋、眼震、脉率减慢、血压下降。鉴别点：常与过度疲劳等因素有关，而非由颈的活动所诱发。

（2）眼源性眩晕：由屈光不正等所致。鉴别点：闭目时眩晕消失，有屈光不正，眼源性眼震阳性等。

（3）动脉硬化症：鉴别点：高血压病史；椎动脉造影。

（4）胸骨后甲状腺肿：压迫椎动脉第一段。鉴别点：椎动脉造影。

（5）其他：如贫血或长期卧床后引起的眩晕及神经官能症等。

五、辅助检查

1. 物理检查

（1）前屈旋颈试验：令患者颈部前屈、嘱其向左右旋转活动。如颈椎处出现疼痛，表明颈椎小关节有退行性变。

（2）椎间孔挤压试验（压顶试验）：令患者头偏向患侧，检查者左手掌放于患者头顶部、右手握拳轻叩左手背，则出现肢体放射性痛或麻木，表示有根性损害；对根性疼痛厉害者，检查者用双手重叠放于头顶、间下加压，即可诱发或加剧症状。当患者头部处于中立位或后伸位时出现加压试验阳性称之为Jackson压头试验阳性。

（3）臂丛牵拉试验：患者低头、检查者一手扶患者头颈部、另一手握患肢腕部，作相反方向推拉，看患者是否感到放射痛或麻木，这称为Eaten试验。如牵拉同时再迫使患肢作内旋动作，则称为Eaten加强试验。

（4）上肢后伸试验：检查者一手置于健侧肩部起固定作用、另一手握于患者腕部，并使其逐渐向后、外呈伸展状，以增加对颈神经根牵拉，若患肢出现放射痛，表明颈神经根或臂丛有受压或损伤。

2. X线检查　正常情况下，50岁以上的男性，60岁以上的女性约有90%存在颈椎椎体的骨刺，故有X线平片之改变，不一定有临床症状。

（1）正位：观察有无寰枢关节脱位、齿状突骨折或缺失，第7颈椎横突有无过长，有无颈肋，钩锥关节及椎间隙有无增宽或变窄。

（2）侧位：①曲度的改变：颈椎发直、生理前突消失或反弯曲。②异常活动度：在颈椎过伸过屈侧位X线片中，可以见到椎间盘的弹性有改变。③骨赘：椎体前后接近椎间盘的部位均可产生骨赘及韧带钙化。④椎间隙变窄：椎间盘可以因为髓核突出，椎间盘含水量减少发生纤维变性而变薄，表现在X线片上为椎间隙变窄。⑤半脱位及椎间孔变小：椎间盘变性以后，椎体间的稳定性低下，椎体往往发生半脱位，或者称之为滑椎。⑥项韧带钙化：项韧带钙化是颈椎病的典型病变之一。

（3）斜位：摄脊椎左右斜位片，主要用来观察椎间孔的大小以及钩椎关节骨质增生的情况。

3. 肌电图检查　颈椎病肌电图改变是由于神经根长期受压而发生变性，从而失去对所支配肌肉的抑制作用，这样，失去神经支配的肌纤维，由于体内少量乙酰胆碱的刺激，可产生自发性收缩。因此，在一侧或两侧上肢肌肉中出现纤维电位，偶尔出现少数束颤位。小用力收缩时，多相电位正常，不出现巨大电位。大用力收缩时，呈完全干扰相。运动单位电位的平均时限和平均电位正常。振幅为1～2mV。在病变的晚期和病程较长的患者，在主动自力收缩时，可以出现波数减少和波幅降低。

4. CT检查　CT可用于诊断椎弓闭合不全、骨质增生、椎体爆裂性骨折、后纵韧带骨化、椎管狭窄、脊髓肿瘤所致的椎管扩大或骨质破坏，测量骨质密度以估计骨质疏松的程度等。此外，由于横断层图像可以清晰地见到硬膜鞘内外的软组织和蛛网膜下腔，故能正确地诊断椎间盘突出症、神经纤维瘤，脊髓或延髓的空洞症，对于颈椎病的诊断及鉴别诊断具有一定的价值。

5. MRI检查　磁共振成像(MRI)检查，能够直接观察脊髓、脊椎椎体和椎间盘等结构，能够充分显示出脊柱的正常解剖、病变及其与周围组织的关系，可以从矢状位显示突出椎间盘的形态以及对硬膜囊压迫的程度。

六、治　疗

大部分颈椎病经非手术治疗效果优良，仅一小部分患者经非手术治疗无效而需手术治疗。颈椎病脊髓型及颈椎椎管狭窄症者不应推拿治疗，牵引治疗需慎用。

1. 非手术治疗　适应证为颈椎病神经根型、交感型、椎动脉型。治疗方法包括卧床休息、牵引、颈围领护颈、按摩推拿、针灸、穴位封闭和中西药物治疗等。

2. 手术治疗

适应证：①脊髓型颈椎病，宜早行手术治疗。②颈椎病其他各型，经非手术综合治疗无效或疗效不巩固而反复发作者。手术术式分颈前路和颈后路。颈椎前路术式包括前路椎间盘切除并自体骨移植椎间植骨融合术，以达减压和稳定颈椎的目的。人工颈椎间盘置换近年已在临床逐渐开展，短期疗效较为满意，长期疗效还有待于进一步观察。颈后路术式常用椎管扩大术(单、双开门术)。神经根型优良率为90%。脊髓型为80%，交感型为77%。

第二节　腰椎间盘突出症

腰椎间盘突出症是临床上较为常见的腰部疾患之一，是骨科的常见病和多发病。其发病主要是因为腰椎间盘各部分包括髓核、纤维环及软骨板不同程度的退行性改变后，在外界因素的作用下，椎间盘的纤维环破裂，髓核组织从破裂之处突出(或脱出)于后方或椎管内，导致相邻的组织，如脊神经根、脊髓等遭受刺激或压迫，从而产生腰部疼痛、同侧下肢或双下肢麻木、疼痛等一系列临床症状。

一、病　因

通常认为，腰椎间盘突出症的病因主要有以下几种：

1. 椎间盘的退行性变　随着年龄的增长，人椎间盘的水分逐渐丧失、弹性减低及结构变松弛。在正常情况下，椎间盘经常受体重的压迫，加上腰部又经常进行屈曲、后伸等活动，易造成椎间盘较大的挤压和磨损，尤其是下腰部的椎间盘。因椎间盘没有血液供应、修复能力较差，腰椎间盘受到来自不同方位的应力，最易发生萎缩、弹性减弱等退行性病变，容易导致腰椎间盘突出症。

2. 外伤　外伤及积累性劳损是引起腰椎间盘突出的重要原因。在日常生活和工作中，往往存在长期腰部用力不当、过度用力、姿势或体位的不正确等情况。例如装卸工作人员长期弯腰提举重物，驾驶员长期处于坐位和颠簸状态等。这些长期反复的外力造成的轻微损伤，日积月累地作用于椎间盘，加重了退变的程度。

3. 受寒受湿　寒冷或潮湿可引起小血管收缩、肌肉痉挛，使椎间盘的压力增加，也可能造成退变的椎间盘破裂。椎间盘受寒后使腰背部肌肉痉挛和小血管收缩，局部血液循环减少，进而影响椎间盘的营养。同时，肌肉的紧张、痉挛导致椎间盘的内升高，特别对于已经变性的椎间盘，更可造成进一步的损害，致使髓核突出。

二、病理分期和分型

1. 根据髓核的病理阶段　分为三期：

（1）突出前期：髓核因退变或损伤可变成碎块状物或瘢痕样的结缔组织，变形的纤维环可因反复的损伤而变薄变软或产生裂隙。此期病人有腰痛或腰部不适。

（2）突出期：当椎间盘压力增高时，髓核从纤维环薄弱处或裂隙处突出，突出物压迫或刺激神经根而产生放射性下肢痛。压迫马尾神经时可出现大小便障碍。

（3）突出晚期：腰椎间盘突出症病程较长时，椎间盘本身和邻近结缔组织发生一系列继发性病理改变，如：椎间盘突出物钙化，椎间隙变窄，椎体边缘骨质增生，神经根损害变性，继发性黄韧带肥厚，关节突间关节增生，继发性椎管狭窄等。

2. 根据髓核突出的形态　分为三型：

（1）隆起型：突出物多呈半球状隆起，表面光滑。

（2）破裂型：突出物不规则，呈碎片状或菜花样，常与周围组织粘连。

（3）游离型：常因纤维环完全破裂，髓核碎片经破裂处突出，游离到后纵韧带下并进入椎管。

3. 根据髓核突出的方向和部位　分五型（临床上根据髓核突出的方向和部位）：前方突出、后方突出、侧方突出、四周突出、椎体内突出等。以后方突出多见，后方突出又分为旁侧型和中央型。

三、临 床 表 现

1. 年龄　本病多发于25～50岁的人群，占整个发病人数的75%以上。

2. 性别　腰椎间盘突出多见于男性，这是由于男性在社会工作中从事体力劳动的比例大于女性，腰椎负荷亦长期大于女性，从而导致诱发腰椎间盘突出症的机会也较多。

3. 职业　本病为常见病多发病，广泛地存在于各行各业中，但仍以劳动强度较大的产业多见，此外，长期处于坐位工作的人员亦有相当大的比例患病。

4. 环境　长期工作或居住于潮湿及寒冷环境中的人，比较容易发生腰椎间盘突出症。

5. 其他　腰椎间盘突出症是否与遗传因素有关目前尚不清楚，但可以肯定的是某些腰椎先天性发育不良的人，如患脊椎侧弯、先天性脊椎裂等疾病的人，同时并发腰椎间盘突出症的机会也较多，此外，如孕期妇女，由于特殊的生理原因，导致体重突然增长，加之肌肉相对乏力及韧带松弛，亦是诱发本病的危险时期。

6. 病变好发部位　腰椎间盘突出症90%以上涉及最下两个椎间隙。这一方面是因下位两个间隙劳损重、退变多而易突出；另一方面是腰5及骶1神经在椎管内分别跨越下位两个椎间盘，当椎间盘突出时，压迫牵拉神经根产生典型的临床症状，易于被临床发现。

7. 常见临床表现

(1) 腰痛：90% 以上的患者有这种表现。疼痛范围主要分布在下腰部及腰骶部，以持久性的钝痛最为常见。平卧位时疼痛可减轻，站立位及坐位时，这种疼痛可以加重。

(2) 下肢放射痛：沿着下腰部、臀部、大腿后侧、小腿前或后外侧至足跟。疼痛性质以放射性刺痛为主。下肢放射痛可以先于腰痛发生，但也可能在腰痛症状出现后出现。

(3) 下肢感觉及运动功能减弱：由于神经根的损害，导致了其支配的体感区的感觉及运动功能减弱甚至消失。常见表现有：皮肤麻木、发凉、皮温下降等，严重时出现肌肉萎缩甚至肌肉瘫痪。

(4) 马尾神经症状：这类症状表现为会阴部麻木刺痛，排尿无力，排便失禁等。

(5) 脊柱侧弯畸形：主弯在下腰部，前屈时更为明显。侧弯的方向取决于突出髓核与神经根的关系：如突出位于神经根的前方，躯干一般向患侧弯。

8. 体征

(1) 脊柱运动受限：当椎间盘突出后，脊柱屈曲时，椎间盘前部受到挤压，后侧间隙加宽，髓核后移，使突出物的张力加大，同时髓核上移，牵拉神经根而引起疼痛。当腰部后伸时，突出物亦增大，且黄韧带皱褶向前突出，造成前后挤压神经根而引起疼痛。所以疼痛限制了脊柱的活动。

(2) 压痛点：腰椎间盘突出部相应椎旁有明显的压痛点，疼痛沿坐骨神经分布区向下肢放射。

(3) 腱反射改变：膝腱和跟腱反射出现减弱、消失。腰 3、4 椎间盘突出时，膝反射减弱或消失，足背伸、内翻力量减弱；腰 4、5 椎间盘突出时，膝腱及跟腱反射存在胫后肌腱反射改变，伸趾运动无力；腰 5 骶 1 椎间盘突出时跟腱反射减弱、消失，足外翻力量减弱。

(4) 直腿抬高试验：又称 Lasegue 试验，患者双下肢伸直仰卧，检查者一手扶住患者膝部使其膝关节伸直，另一手握住踝部并徐徐将之抬高，直至患者产生下肢放射痛为止，记录下此时下肢与床面的角度，即为直腿抬高角度。正常人一般可达 80 度左右，且无放射痛。在此基础上可以进行直腿抬高加强试验，即检查者将患者下肢抬高到最大限度后，放下约 10 度左右，将足背屈，若能引起下肢放射痛即为阳性。

(5) 健肢抬高试验：当健肢被动直腿抬高时，患肢坐骨神经分布区出现疼痛为阳性。

(6) 股神经牵拉试验：当髋关节处于过伸位时，大腿前侧沿肌神经分布区出现牵拉放射疼痛为阳性。

四、鉴别诊断

1. 腰椎后关节紊乱　相邻椎体的上下关节突构成腰椎后关节，为滑膜关节，有神经分布。当后关节上、下关节突的关系不正常时，急性期可因滑膜嵌顿产生疼痛，慢性病例可产生后关节创伤性关节炎，出现腰痛。该病的放射痛一般不超过膝关节，且不伴有感觉、肌力减退及反射消失等神经根受损之体征。对鉴别困难的病例，可在病变的小关节突附近注射 2% 普鲁卡因 5ml，如症状消失，则可排除腰椎间盘突出症。

2. 腰椎管狭窄症　主要表现为间歇性跛行，患者常步行一段距离后，下肢酸困、麻木、无力，被迫蹲下休息后方能继续行走。骑自行车可无症状。患者主诉多而体征少，也是重要鉴别点。少数患者有根性神经损伤的表现。严重的中央型狭窄可出现大小便失禁，MIR 和 CT 扫描等特殊检查可进一步确诊。

3. 腰椎结核　早期局限性腰椎结核可刺激邻近的神经根，造成腰痛及下肢放射痛。腰椎结核一般都有结核病的全身反应，腰痛也较剧烈，X 线片上可见椎体或椎弓根的破坏。CT 扫描可以发现 X 线片不能显示的椎体早期局限性结核病灶。

4. 椎体转移瘤　疼痛剧烈，夜间加重，患者体质衰弱，有些可查到原发肿瘤。X 线平片可见椎体溶骨性破坏。

5. 脊膜瘤及马尾神经瘤　为慢性进行性疾患，无间歇好转或自愈现象，常有大小便失禁。脑脊液蛋白增高，奎氏试验显示梗阻。脊髓造影检查可明确诊断。

6. 骨盆出口综合征　骨盆出口综合征是指坐骨神经经过盆腔出口时受到刺激或压迫所产生的症状群，其临床表现为坐骨神经刺激症状，起始于臀部沿坐骨神经行走的放射性疼痛，并伴有其支配区的运动、感觉或反射障碍。多有外伤、劳累、着凉或受潮史。病程长时可呈间隙性起伏发作。多为单侧发病，初为臀钝痛、酸胀或沉重感，有时也可表现剧烈锐痛。疼痛向大腿后方，小腿后外侧放射，但很少达跟部及足底部，而且多无明确的根性界限。走路可使疼痛加剧，或出现间隙性跛行。

7. 臀上皮神经卡压综合征　臀上皮神经在经过深筋膜孔处受到刺激或卡压可产生一系列症状。临床表现为腰痛及臀部疼痛，可扩散到大腿及腘窝，但极少涉及小腿；在髂后上棘外上方髂嵴缘下有明显压痛点，有时可扪及条索结节或小脂肪瘤；可伴有臀肌痉挛。局部封闭可立即消除疼痛。

8. 第三腰椎横突综合征　第三腰椎位于腰椎中部，横突最长，向后伸屈度大，多条腰背腹部的肌肉与筋膜附着其上，形成腰椎活动枢纽及应力中心。因此，容易受到肌肉筋膜的牵拉损伤。第三腰椎横突尖端后方紧贴着第二腰神经根的后支，当腰前屈及向对侧弯时，易受到牵拉与磨损而致其支配区产生疼痛、麻木等症状，并可牵涉到前支引发放射性疼痛，波及髋部及大腿前侧，少数放射至会阴部。第三腰椎横突综合征起病可缓可急，可有外伤史。

9. 臀肌劳损　急性臀肌损伤可引起肌肉痉挛，但其压痛点在髂后上棘外侧，局封可立即消除症状。

10. 棘间韧带劳损　是腰痛常见原因之一，一般表现为弯腰时下腰部酸疼无力，弯腰后伸直困难及局部疼痛等。

11. 骶髂关节劳损　临床表现为持续局部疼痛，不敢负重，活动时加重，翻身困难。

五、辅助检查与诊断

需拍腰骶椎的正、侧位片，必要时加照左右斜位片。常有脊柱侧弯，有时可见椎间隙变窄，椎体边缘唇状增生。X 线征象虽不能作为确诊腰椎间盘突出症的依据，但可借此排除一些疾患，如腰椎结核、骨性关节炎、骨折、肿瘤和脊椎滑脱等。重症患者或不典型的病例，可考虑作 CT 扫描和磁共振等特殊检查，以明确诊断及突出部位。

六、治 疗 原 则

腰椎间盘突出症的治疗分为非手术疗法和手术治疗。

1. 非手术治疗　非手术疗法的主要目的在于使椎间盘的突出部分和受刺激的神经根的炎性水肿加速消退，从而减轻或解除神经根的压迫，使疼痛减轻或消退。非手术疗法有卧床休息、牵引、按摩、理疗、消炎止痛药物及硬膜外注射类固醇药物。

绝大部分腰椎间盘突出症患者经非手术疗法后症状缓解或消失，然而仍有约 10% 的病员需手术治疗。

2. 手术治疗　手术适应证为：①非手术治疗无效或复发，症状较重影响工作和生活者。②神经损伤症状明显、广泛，甚至继续恶化，疑有椎间盘纤维环完全破裂髓核碎片突出至椎管者。③中央型腰椎间盘突出有大小便功能障碍者。④合并明显的腰椎管狭窄症者。

腰椎髓核摘除术的疗效是显著的。通过术前全面的查体，X 线片、CT 等必要的辅助检查，术中准确定位，熟练的手术操作，仔细探查，彻底减压，术后充分引流，正确的恢复期指导，可以大大地减少腰椎间盘突出症再手术的发生率，取得优良效果。

（周海宇）

【参考文献】

[1] 孙宇，李贵存. 第二届颈椎病专题座谈会纪要. 解放军医学杂志，1994(2)：156-158.

[2] 党耕町，孙宇，刘忠军. 无骨折脱位型颈脊髓损伤及外科治疗. 中国脊柱脊髓杂志，2003，13(10)：581-582.

[3] Sadiq S，Meir A，Hughes SP. Surgical management of spondylolisthesis overview of literature. Neurol India，2005，53(4)：506-511.

[4] Awad JN，Moskovich R. Lumbar disc herniations：surgical versus nonsurgical treatment. Clin Orthop Relat Res，2006，443(2)：183-197.

[5] 郭钧，陈仲强，齐强，郭昭庆. 腰椎间盘突出症术后复发的临床分析. 中国脊柱脊髓杂志，2004，14(6)：334-337：130.

第四章
关节外科

第一节 韧带损伤

膝关节的稳定性取决于许多因素，包括关节的力学轴线，骨的形态，关节内稳定因素及关节外稳定因素等。交叉韧带及半月板是维持关节内稳定的重要因素，而关节外结构中以关节囊、侧副韧带及膝关节周围肌腱等协调一致地发挥作用。通过膝关节囊，交叉韧带的压力感应器，肌腱本体刺激反射系统，协同关节静力性、动力性稳定结构维持膝关节功能。

一、病　　因

屈曲或者伸直过程中的扭转可造成膝关节韧带损伤，常见原因有竞技强度较大，冲撞活动性多的体育活动如冰球、足球及篮球等，体育运动特点是使膝关节在高速运动中突然作减速运动时发生的损伤最为严重，可伴发多种结构及韧带的损伤；机动车辆发生的意外事故所致的膝关节损伤称加速运动性损伤，膝关节在静止状态受到外力作用加速而引起的损伤较轻，合并损伤也相对较少。

二、诊　　断

（一）病史及物理检查

仔细询问病史及局部负重检查，通常能够明确膝关节韧带急性扭伤的部位、类型及损伤的范围等。了解病史，包括既往史。询问损伤时膝关节位置、负重情况，直接暴力或间接暴力，是减速运动或加速运动以及肢体损伤的部位均应了解。也应了解膝关节交锁、跳跃的位置，爆裂声响，疼痛的部位及严重性，疼痛发作的时间，以便对病史及体征作全面系统的掌握。已有关节肿胀，疼痛明显的患者，只能等待肿胀消退，关节活动没有明显疼痛或在麻醉下行物理检查。

膝关节检查时一定要双侧对照，以便对正常膝关节的肌肉张力，关节松紧程度有初步了解。另外，急性损伤时由于膝关节周围肌肉痉挛、疼痛，可能掩盖关节不稳定的假象。

（二）膝关节应力试验

1. ACL 损伤

（1）前抽屉试验：患者仰卧于检查台上，髋关节屈曲 45° 以便松弛，膝关节屈曲 90°，足放在检查台上，检查者坐在患者足背上以固定足。双手放在膝关节后面，触及腓肠肌是否松弛，轻柔地将小腿上端向前拉，并重复几次，注意股骨在胫骨上的移动情况（图 6-4-1）。

临床上对 ACL 前内侧束断裂诊断比较困难，可利用其他辅助方法如腘绳肌痉挛、关节积液及半月板撕裂等伴随症状来协助诊断。

（2）Lachman 试验：患者仰卧检查台上，患肢轻度外旋，膝关节轻度屈曲，检查者在患侧，在完全伸直到 15° 屈曲之间用一手稳定股骨，另一手放在胫骨近端的后面，检查者拇指放在前内侧关节缘，用手掌及四个手指直接向前用力提起胫骨，此时胫骨与股骨的关系被拇指感觉到，若胫骨前移说明阳性，若从侧面观察时，髌骨下极、髌韧带及胫骨的近端有一个轻微凹陷（图 6-4-2）。

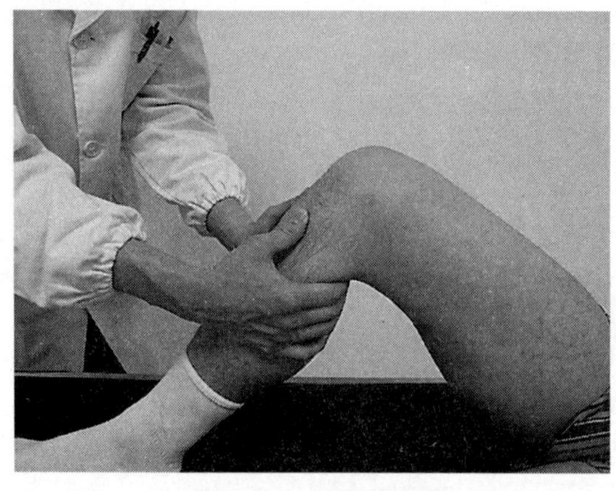

图 6-4-1 前抽屉试验

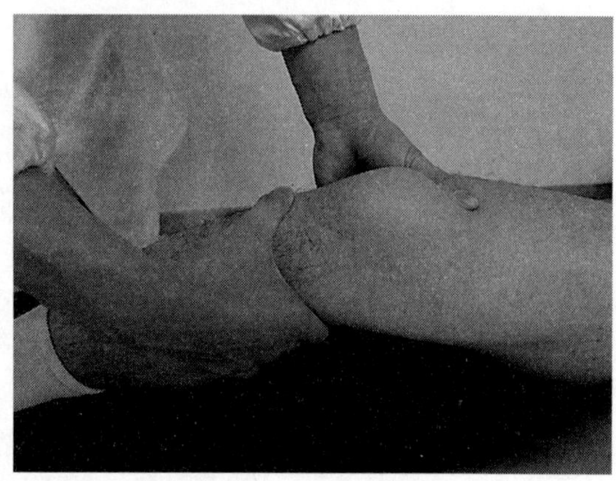

图 6-4-2 Lachman 试验

（3）屈曲旋转抽屉试验：患者仰卧位，膝关节 0° 位，抬起下肢时胫骨向后跌落并外旋，试验开始时出现胫骨前外侧半脱位，膝关节屈曲胫骨向后移位，股骨内旋在中等后外翻应力下，前面挤压小腿上部可能引起阳性结果。

2．PCL 损伤试验

（1）后抽屉试验：患者仰卧位，屈曲 90°，足固定在检查台上，检查者坐在足背上，胫骨前端施加向后力量使胫骨结节相对于股骨向后移动，检查后侧稳定性，并与对侧比较分析。有时很难判断胫骨异常前移还是过度向后移位，在进行后抽屉试验时应注意胫骨髁的异常旋转（图 6-4-3）。

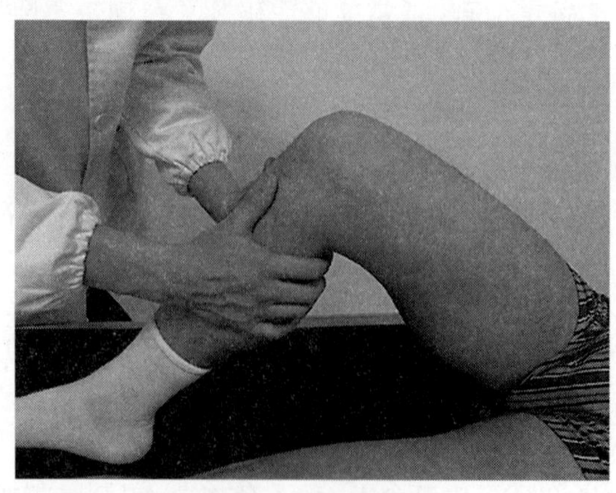

图 6-4-3 后抽屉试验

（2）改良后枢轴移动试验：PCL 撕裂新的检查方法将膝关节屈曲 45°，施加内翻应力、压缩应力和内旋应力，并逐渐伸直。当膝关节从屈曲到伸直位时，胫骨突然转变到原来的位置出现弹动感，有时股骨在膝关节伸直时突然向内旋转；从膝关节伸直逐渐到膝关节屈曲时出现弹动感。

（3）反向枢轴移动试验：患者仰卧于检查台上，用右手提起检查侧的足及踝部并将它靠在检查者的骨盆右侧部分，左手掌托起小腿近端外侧，最大幅度地活动膝关节数次，减少肌肉的痉挛及抗阻。屈曲膝关节到 70°～80°，在此位置上外旋足及小腿，从而引起胫骨外侧平台向后半脱位。此时胫骨近端向后下沉。随后使膝关节伸直，利用检查者的髂嵴作为支点，对膝关节施加外翻应力，当膝关节接近完全伸直不到 20° 时，检查者感觉并观察到胫骨外侧平台从向后半脱位和外旋位整复并回到中立位。在持续外翻应力及足外旋状态下，膝关节迅速弯曲，当屈曲约 10°，胫骨向后移位并出现向后半脱位时，有一个振动发生，这表明向后半脱位已整复，这两个现象在膝关节屈曲位到伸直位和伸直位到屈曲位时重复交替出现。

（4）膝关节内外侧副韧带试验

① 外展或外翻应力试验：患者仰卧位，将膝关节放置在检查台的一侧，屈曲膝关节于 30° 位，外展肢体使小腿远离检查台。检查者一手放置在膝关节外侧面，另一手放置在踝关节内侧，对膝关节施加轻柔的外展或外翻应力，同时握住踝关节使小腿处于轻微的外旋位，注意膝关节屈曲 30° 时的稳定性，并在该位置上重复几次测试，直至产生中等程度的疼痛。另一种检查是将患者踝关节置于检查者腋部，靠近关节线的两侧各放一手，轻柔地产生一个摇摆运动。用手触及内、外侧副韧带及关节间隙，帮助判断不稳定程度。

② 内收或内翻应力试验：首先进行正常膝关节的内收或内翻应力测试，然后再检查患肢，不同之处是手放置在膝关节内侧，并施加内收或内翻应力，在完全伸直及屈曲 30° 两种不同体位检查。患者髋关节外展、外旋，屈曲膝关节，患侧足跟部放置在对侧膝关节，一手摸外侧副韧带圆形韧带结构。当外侧副韧带撕裂时，摸不到与健侧一样隆起的韧带结构。

3. 放射学检查　X 线检查对膝关节周围韧带损伤有一定的帮助。常规应拍摄膝关节正侧位片，另外应拍摄髌骨轴位片以了解髌股关节的情况，在急性髌骨不稳定时常出现急性髌骨内侧韧带撕裂。

4. 关节镜检查　关节镜检查对交叉韧带损伤，特别是 ACL 的诊断中占特殊地位。关节镜下能准确了解前、后交叉韧带张力、结构，断裂的部位等，在诊断的同时可完成关节镜下手术重建。

三、治　　疗

轻度膝关节损伤通过休息、冷敷及压力绷带包扎等可缓解疼痛和肿胀。

（一）非手术治疗

单纯内侧副韧带损伤患者可以用非手术治疗，要求麻醉下进行应力试验或关节镜常规检查，排除任何伴随的关节面、半月板或交叉韧带损伤时可用石膏、支具或者运动限制性支具治疗获得非常满意的效果。

外侧副韧带损伤患者，也可用非手术治疗，方法是长腿前后石膏托，将膝关节固定于屈曲 20°，6 周后拆除石膏开始练习膝关节活动。石膏外固定期间，应加强股四头肌的收缩训练，以防止发生长期废用性肌肉萎缩。

单纯交叉韧带不全断裂者，可先用长腿石膏固定膝关节屈曲30°位，注意在石膏成形前对ACL不全断裂者将患侧胫骨上端向后推，PCL不全断裂时则将患肢胫骨上端向前拉。

（二）手术治疗

膝关节韧带修补是指膝关节急性损伤手术，而对损伤后几个月，对患者关节韧带损伤的手术治疗称为重建手术。治疗原则是尽可能恢复解剖学完整性和恢复撕裂韧带张力。早期手术修复的时间很难确定，需根据损伤程度、患者要求活动程度等因素决定。

固定韧带的方法有掀起骨瓣将韧带放在骨瓣下来固定。手术时应注意骨瓣应远离关节边缘，张力大的部位应该用不吸收缝线，可吸收缝线应放在没有张力的部位，应用正方形或长方形缝合的方法，也可以加用张力缝合。这种缝合方法使肌腱长度得到恢复，并能保护修补的区域，为了发挥修补韧带的预期功能，沿着韧带纤维走向进行张力缝合是重要的。

膝关节手术后常应在屈曲45°～60°下进行石膏固定。对新鲜修补或慢性韧带重建后患者，术后尽可能进行功能锻炼。

1．关节镜前交叉韧带重建手术　适应于胫骨向前不稳定、内旋不稳定、前外旋转不稳定及前内、前外复合旋转不稳定。沿胫骨结节内侧切开皮肤3cm，显露鹅足肌腱，在内侧结构内侧可以发现半腱肌腱和股薄肌腱，使用取腱器切取半腱肌腱和股薄肌腱，长度大约24cm，三折后长度大约8cm，符合前交叉韧带长度需要，直径大约7mm。卷成圆柱状，丝线缝合备用。

膝关节屈曲90°位，关节镜监视下放置定位导向器，沿导钻钻孔，钻孔由胫骨前侧向上进入关节，恰好通过前交叉韧带的胫骨和股骨附着点，自股骨外髁与股骨干分界处后外方穿出，退出钻头及定位器，于骨隧道内穿入空心导管，并沿此导管穿入带孔克氏针，将备用肌腱，自胫骨隧道口引入关节，由股骨隧道口引出，同时退出带孔克氏针，拉紧肌腱牵拉线，使韧带进入到股骨隧道内，使用挤压螺钉固定股骨和胫骨隧道内韧带（图6-4-4、图6-4-5）。

2．关节镜后交叉韧带重建手术　关节镜检查膝关节并纠正关节内疾病。移除关节镜，切取半腱肌腱和股薄肌腱，双折肌腱后移植肌腱长度在10cm。

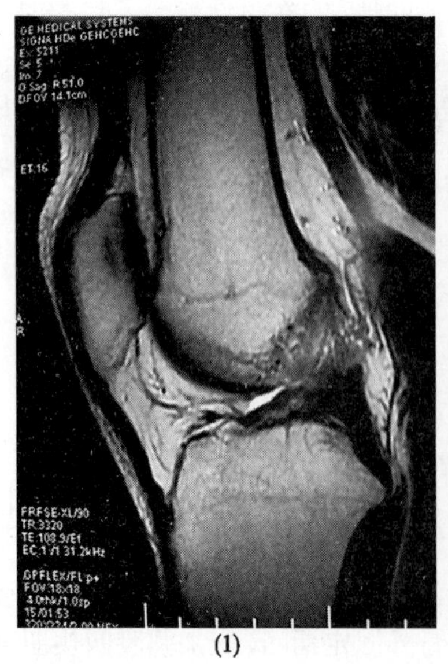

(1)

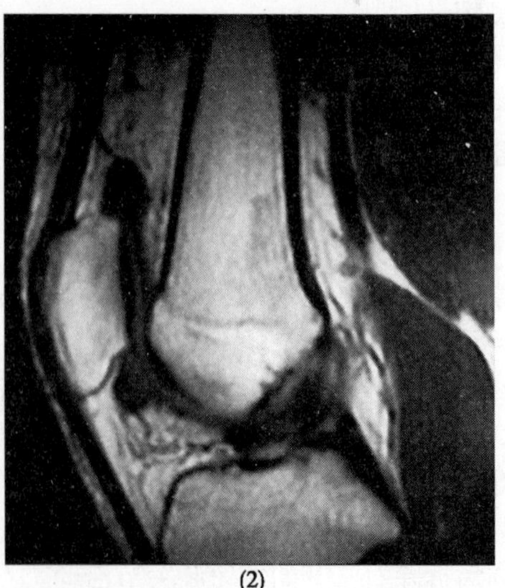

(2)

图6-4-4　MRI示前交叉韧带损伤

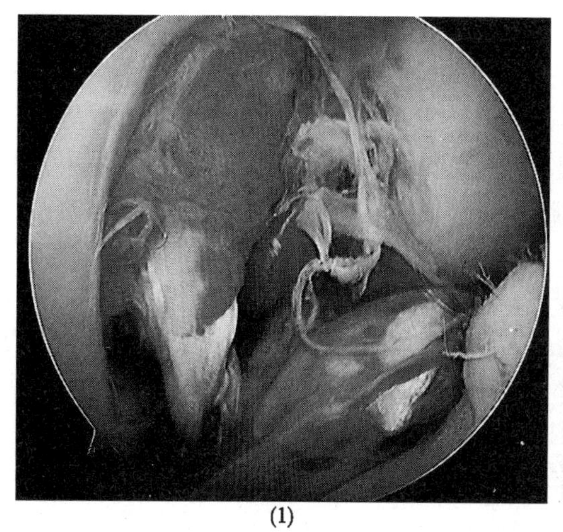
(1)

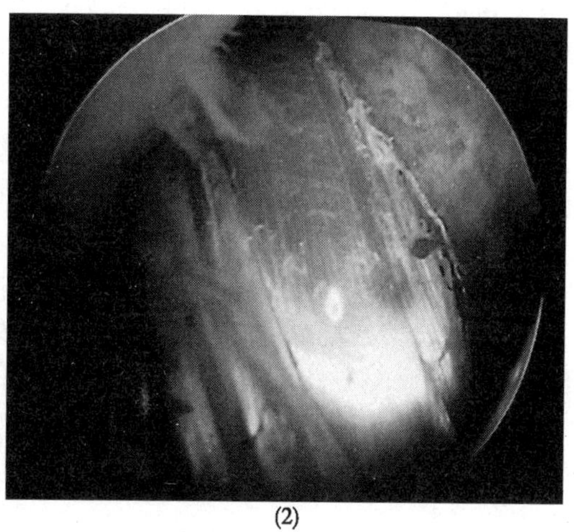
(2)

图 6-4-5 关节镜显示膝关节交叉韧带撕裂后重建前交叉韧带

使用关节镜，在胫骨后侧平台软骨下 10mm 部位，后交叉韧带附着点，使用定位器，从胫骨内侧钻孔到达胫骨后侧平台。后在股骨内侧髁内侧面后交叉韧带附着点部位钻孔。将移植韧带通过胫骨隧道拉出关节外，再从关节外将韧带拉入到股骨隧道内。使用挤压螺钉固定韧带。

3. 急性后内侧角损伤修复 患者仰卧于手术台上，大腿应用气囊止血带，髋关节屈曲 45°，膝关节屈曲 60°，髋关节外展外旋位。做内侧正中切口，切口长度应根据手术不同选择，切口上端起于内收肌结节上 2～3cm 处，弧形向下通过内收肌结节与髌骨和髌韧带内侧平行并相距 3cm，沿胫骨前内侧向远端延伸止于关节线下方 5～6cm 处，依次切开皮肤、皮下组织及浅筋膜，将此牵开。

手术分离时须仔细，避免大隐静脉损伤，另外隐神经的髌下支在本切口中不会暴露，但注意勿拉伤位于隐神经与股薄肌之间的隐神经缝匠肌支。沿缝匠肌前缘纵行切开支持带，牵开缝匠肌和鹅足肌及其他结构，检查内侧副韧带胫骨止点。如果需暴露膝关节后内侧结构，首先沿缝匠肌前缘切开，深肌支持带沿鹅足肌止点从胫骨止点切断，将肌腱翻向近端，膝关节后内侧韧带如内侧副韧带、腘斜韧带，半膜肌复合体全部被暴露。手术时应逐个检查这些韧带结构的完整性，内侧副韧带有无损伤，止点是否完整，并沿鹅足肌前缘，从股内侧远侧关节切开髌骨内侧滑膜，内侧纵向到髌骨支持带与前内侧关节囊和内侧副韧带之间间隙解剖。

暴露后关节囊方法是寻找腓肠肌内侧止点及半膜肌之间的间隔，此间隔由疏松组织组成，分离比较容易。切开半膜肌，分离出腓肠肌内侧头与关节囊之间间隙。在膝关节屈曲位时，很容易暴露后关节囊到中线，在暴露操作时注意牵开腘动脉。如果寻找到腘动脉位置后保护起来，用拉钩进一步暴露到内侧关节囊韧带。如果辨认清楚内侧结构后，可以逐层缝合撕裂的内侧结构。

解除空气止血带，充分止血，闭合创面，放置引流管，大腿石膏固定，膝关节屈曲 45°～60°，胫骨轻度内旋。

4. 后外侧角不稳定手术重建韧带 急性后外侧不稳定，合并有 ACL 或 PCL 撕裂时首先应考虑急诊手术，手术前进行关节镜检查，了解腘肌腱损伤的情况。通过皮肤切口，暴露后外侧角，外侧副韧带撕裂部分可直接缝合固定，理想手术应是修复、前置及缩短、移植或重建肌腱。如果腘肌腱正常，但胫腓附着处受到损伤，运用缝线固定在骨组织上恢复肌腱紧张性。

如果腘肌腱张力过大但结构完整，用肌腱前置附着点及用移动股骨附着点。如果腘肌腱不能直接修复时，应用加强肌腱方法。腘肌腱胫骨部分可以用髂胫束来加强。

股二头肌腱束加强腘肌腱韧带，当髂胫束及股二头肌腱都损伤时用松质骨块、髌韧带移植或松质骨块跟腱来修复腘肌腱在胫骨及腓骨的附着处。

当无法直接修复或不能行肌腱加强术时外侧副韧带可以用松质骨块髌韧带或同种异体韧带修复。

第二节 半月板损伤

半月板损伤可根据撕裂的位置、类型及病因等因素来分类。当半月板有退行性病变、囊肿形成或先天性异常存在时，半月板的撕裂较为常见。通常根据手术后发现来分类：纵形撕裂；水平样撕裂；斜形撕裂；放射状撕裂；半月板囊肿；盘状半月板伴撕裂。

最常见的类型是纵形撕裂，通常发生在内侧半月板及外侧半月板的后角。临床上内侧半月板撕裂较外侧半月板多5～7倍。

一、物理诊断

（一）关节交锁

当半月板反复损伤，损伤的范围加大并波及半月板中部时，损伤的半月板在膝关节运动时发生位置的移动，被夹在胫骨与股骨关节面之间，在膝关节伸直时才发生交锁，并能突然解锁，交锁是诊断半月板损伤的金标准。关节交锁也存在于关节液渗出、关节内出血及髌上囊脂肪垫的增生及出血；在膝关节游离体、骨折碎片或腘窝囊肿（popliteal cyst）时也可出现突然的交锁及消失症状。

能引起交锁的另外两种疾病是关节囊部分损伤及副韧带内出血、旋转扭伤及引起肌肉痉挛的疾病。上述这些疾病不管在伸直时还是屈曲时，都存在交锁症状。

间断性出现交锁常见于：

1. 半月板损伤（桶柄样撕裂、垂直片状撕裂）。
2. 游离体的软骨块，小的骨块。
3. 髌下脂肪垫绒毛增生肥大。
4. 骨性关节炎之骨赘。
5. ACL断裂之断端。
6. 髌骨半脱位。
7. 滑膜皱襞综合征（髌内侧皱襞肥大）。
8. 软骨软化。
9. 色素绒毛结节性滑膜炎。
10. 外侧半月板畸形（盘状半月板）。

（二）打软腿（giving-way）

行走于不平坦的路上或忽然转身时出现膝关节颤动（buckling）症状称为打软腿，它提示可能有半月板撕裂。患者经常感到关节发软无力，关节好似不安全感（instability），这种关节不稳定症常伴有关节囊损伤及韧带断裂，膝关节发软经常发生在关节处于原来损伤位置或者关节损伤后遗留一些疾病如扭转、外翻、内翻、过度伸直或屈曲时。

打软腿常见的原因：

1. 韧带损伤。
2. 半月板损伤。
3. 髌内侧滑膜皱襞综合征。
4. 髌骨脱位。
5. 软骨软化或者软骨损伤。
6. 髌股关节的骨关节炎。
7. 胫股关节的骨关节炎。
8. 关节内游离体。
9. 盘状半月板。
10. 髌下脂肪垫绒毛结节增大。
11. 股四头肌萎缩。

（三）关节渗出

关节损伤的初期会发生渗出，这不是因为半月板的撕裂，而是由于损伤波及滑膜及韧带。如果发生单纯的半月板损伤，渗出多在短时间内消失。外侧半月板损伤时渗出比内侧半月板少，这是因为外侧半月板的附着处较弱，滑膜及韧带很少受到影响。

（四）股四头肌萎缩

半月板损伤患者由于关节疼痛，容易发生股四头肌废用性萎缩，最明显的改变是股内侧肌萎缩，关节相对较大。测定股四头肌肉萎缩应双侧对照，一般在髌骨上极，向上10cm部位测定大腿周径，判断股四头肌肉萎缩程度。

（五）辅助支持结构

如发生关节交锁、渗出及打软腿症状，肯定有膝关节松弛症状。另外检查有无侧副韧带、ACL、PCL损伤、关节不稳定、股四头肌发生萎缩和退行性骨性关节炎存在。

（六）压痛

膝关节半月板损伤时会出现全关节压痛，这表明半月板撕裂及关节周围与半月板相连的结构合并有损伤或撕裂。

压痛通常在下列部位出现：

1. 后侧半月板附着处较为常见，前部很少见。
2. 侧副韧带处的压痛最为常见。这表明半月板损伤合并侧副韧带纤维撕裂。

（七）弹响

弹响（snapping）由股骨髁在一个不规则的关节表面滑动而引起，可以是自发性的也可能在检查时出现。这种弹响应与骨性关节炎髌骨弹响及腘肌腱发出的低沉声响相区别。腘肌腱弹响常由于腘肌肌腱在滑过股骨髁时如同弹拨弓弦发出的响声。检查时发生弹响常提示了半月板后部的损伤。

许多关节内病变可以引起弹响，比如盘状半月板、半月板病变、髌骨半脱位、关节内位置恒定的游离体，陈旧性ACL部分断裂、半月板囊肿、滑膜绒毛增大、罕见的交叉韧带囊肿等。引起弹响的关节外因素最常见为肌腱突然滑过骨赘如半腱肌、缝匠肌在胫骨内髁骨赘上滑动，股二头肌腱在腓骨小头滑动时均有可能发生弹响，特别引起注意的是有些髂胫束挛缩患者，髋关节屈曲活动时可能会产生一种弹响，容易误诊断为半月板损伤时的弹响声。

（八）McMurray试验

McMurray 试验（半月板麦氏征）是检查半月板损伤具有特异性的体征之一。方法是膝关节、髋关节极度屈曲，直到脚后跟接触臀部，一手握住踝关节，另一手放置在膝关节上，使下肢极度内旋时，能检查到外侧半月板的后部，外旋时检查内侧半月板的后部分。

在小腿极度旋转时，将膝关节逐渐伸直，在呈弧形运动时，如听到声响或感到弹响常能明确半月板损伤的部位。完全屈曲时半月板后侧部分受压，直角时半月板中间部分受压，超过这个角度时，无法对半月板施加压力。这种检查只对半月板后 1/3 损伤有价值，对半月板前角损伤诊断价值较小。半月板松弛时也可出现麦氏征阳性，但临床上没有症状。

（九）跛行

膝关节半月板损伤时也发生跛行，Smilie 推测跛行感觉来自于半月板后部撕裂，患者常注意到膝关节旋转运动时感到半脱位及关节跳跃离开原位。跛行对半月板撕裂的诊断价值不确定。因为膝关节的其他疾病也可能出现跛行，特别是关节内游离体、髌骨软化及韧带或肌肉损伤、无力（尤其是股四头肌）导致关节不稳。

（十）其他试验

Bragard 试验膝关节屈伸时，用力挤压关节间隙出现疼痛；British 试验为膝关节过伸时出现疼痛。Duck walk 试验模拟鸭子行走，主要检查半月板后角损伤情况。

二、关节造影检查

关节造影术是诊断膝关节紊乱中一个很有价值的辅助检查方法。但并不是对每一个损伤的膝关节都要进行关节造影。一般认为关节造影适用于对治疗无效，但症状持续存在，且体征较少的患者。膝关节造影的禁忌证是关节周围有感染、蜂窝组织炎、轻度关节疾病、出血性疾病，对碘过敏及关节内骨折患者。

正位像上，内外侧半月板均为三角形影像，对称附着于关节囊及内侧副韧带上，尖端指向胫骨嵴，在膝关节内外翻位最为明显。病理情况下，造影剂进入到半月板裂隙，因所选造影剂不同，可显示出密度增高或减低的不同影像，盘状半月板在前后位片上显示盘状软骨表面造影剂形成两条平行线。半月板囊肿在充气造影片上显示为一膨出的肿块，外侧半月板为常见。

关节造影注意事项：①严格遵守无菌操作技术，空气造影时，注入关节腔的空气必须是滤过后的空气；②当有感染存在时，应在造影结束后向关节内注射抗生素；③穿刺时避免损伤关节软骨，因此操作须轻柔；④检查后，膝部反应一般在 2～3 天内消退，因此在检查后 1 周内禁止剧烈活动。

三、MRI 检 查

MRI 能很好地显示膝关节内、外侧半月板形态，可通过额状面、矢状面对半月板进行全方位的观察。

在横截面上半月板呈三角形，因此半月板由三个面组成。表面稍呈凹形，以适应股骨髁的外形；下表面略扁平以适应胫骨平台外形，非关节面的外侧缘在关节囊附着处稍微凹进。MRI 上半月板表现为低密度信号的结构。在横截面上，半月板的形态很不一致，因截面水平的不同而不同。在内侧半月板的矢状截面上，最内侧呈四边形，在通过前后角的最外侧呈两个相反的三角形（图 6-4-6～图 6-4-8）。

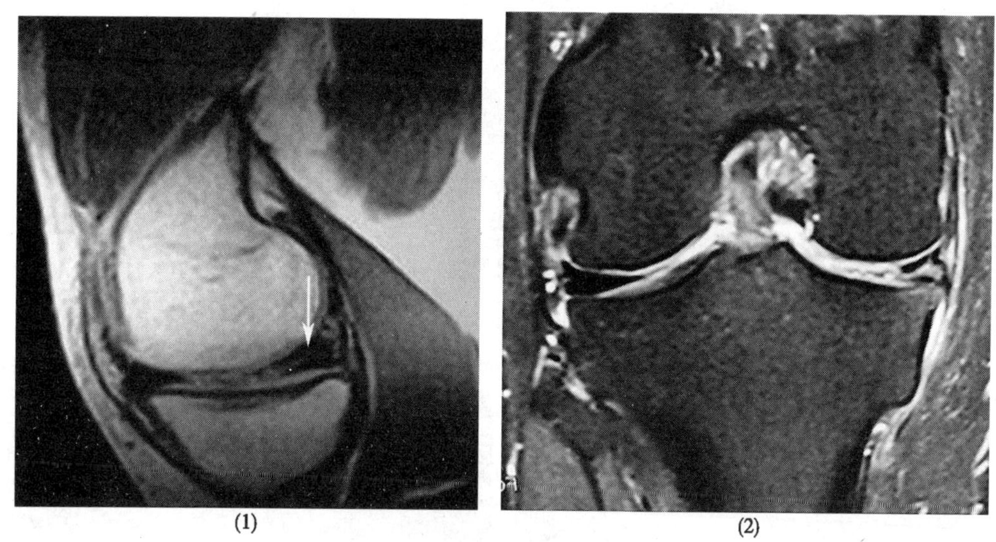

(1) (2)

图 6-4-6 MRI 显示内侧半月板后角损伤，半月板内有线状高信号出现

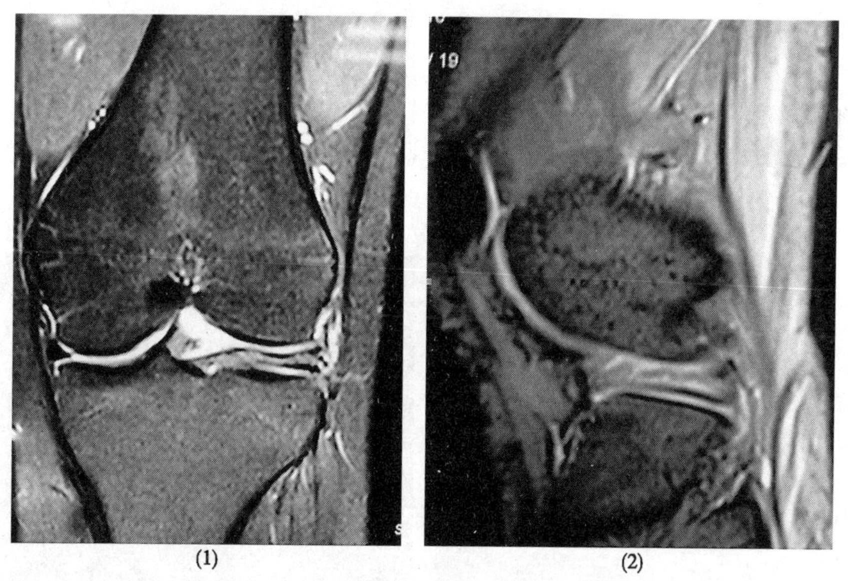

(1) (2)

图 6-4-7 MRI 显示外侧半月板桶柄状撕裂

四、关节镜诊断

关节镜诊断半月板损伤的准确率非常高，根据统计结果内侧半月板最为常见，其次外侧半月板损伤，内、外侧半月板损伤较少（图 6-4-9、图 6-4-10）。

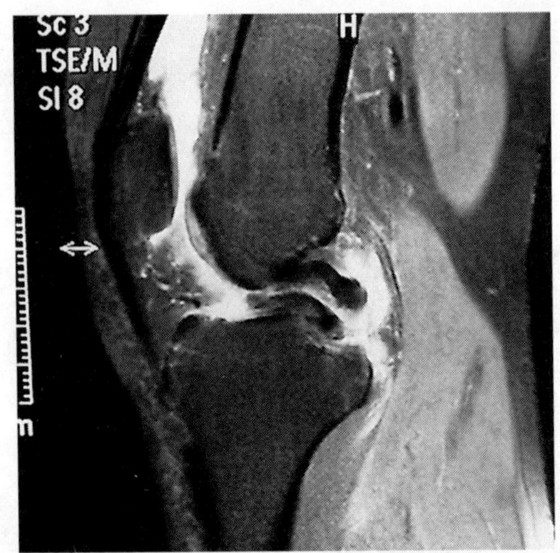

图 6-4-8 外侧半月板桶柄状撕裂显示双后交叉韧带征

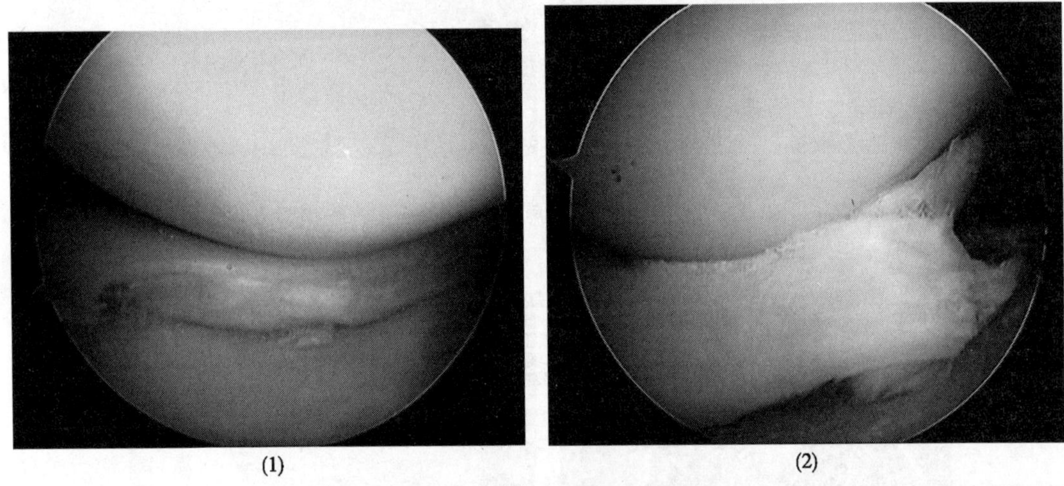

(1) (2)

图 6-4-9 关节镜下内侧半月板纵形撕裂，半月板向髁间窝移动

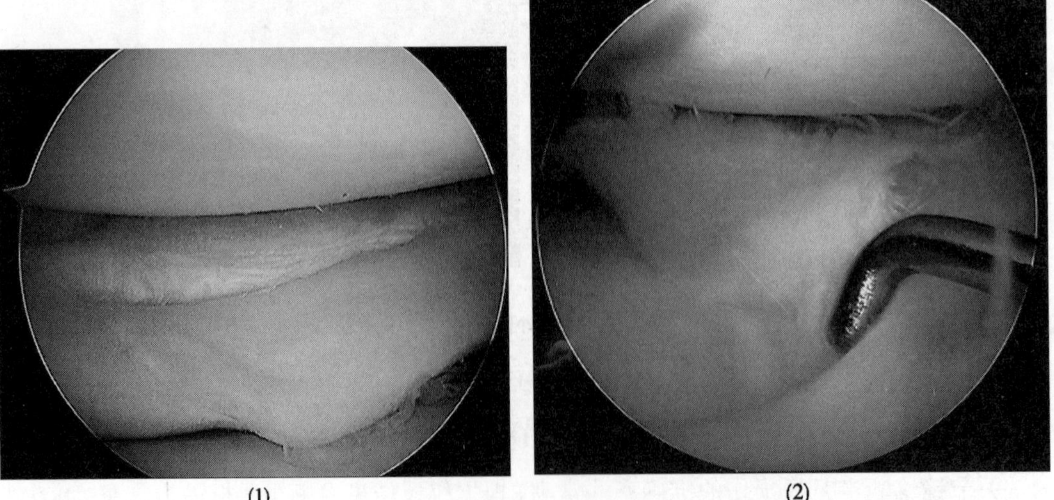

(1) (2)

图 6-4-10 关节镜显示腘肌腱部位外侧半月板纵形撕裂

五、治 疗

（一）半月板切除术

对无法彻底修复的半月板损伤应手术切除半月板，手术成功的关键在于熟练操作，术后护理及功能康复训练。半月板切除手术是一个择期手术，如果膝关节周围皮肤条件不好（水肿、淤血及擦伤等）应该延期手术。半月板切除分为部分切除及全部切除。

（二）关节镜治疗

关节镜治疗是半月板损伤的金标准治疗，对于各种类型的半月板损伤，关节镜都能得到满意的处理。如半月板部分切除、半月板缝合等，缝合技术有 Outside-in，Inside-out 技术，缝合铆钉等。对于半月板红区损伤，也就是半月板外 1/3 部位的纵形撕裂都可以在关节镜下得到满意缝合，根据撕裂大小选择缝合针数（图 6-4-11）。

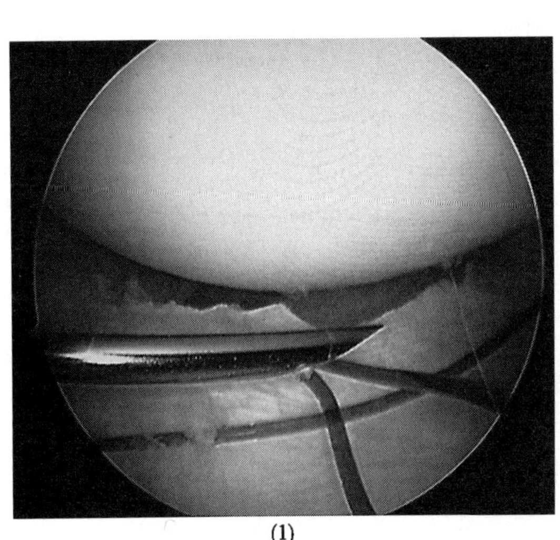
(1)

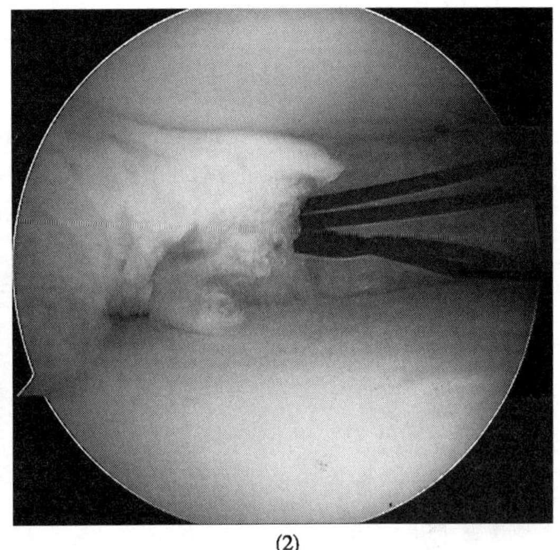
(2)

图 6-4-11 膝关节镜半月板缝合术（从外向内技术）

（三）异体半月板移植

对于青年患者，半月板需要全部切除时，可考虑行同种异体移植及合成半月板移植技术。

第三节 人工膝关节置换

20 世纪 50 年代，Walldius 首次研制出人工膝关节假体，并应用到临床，使严重膝关节骨性关节炎、类风湿性关节炎患者膝关节功能得到明显改善，为减轻疼痛提供了较为理想的途径。最早的人工膝关节假体可替换两个关节面，提供一个稳定的恢复肢体轴心线和带有髓腔的锁链式假体。由于生物力学方面的不足及假体材料等缺陷，失败率很高。随着膝关节生物力学研究的不断深入、假体设计的日益改进，逐渐使居高不下的失败率得到了明显下降。

一、假 体 分 类

（一）单间室假体

膝关节单髁置换（UKA）用于治疗单间室胫股关节炎已经有 30 年历史，适应证是一侧关节间室骨性关节炎，另外一侧间室正常，膝关节交叉韧带结构完整，内、外侧副韧带张力良好。这类手术适应于单间室骨性关节炎，骨坏死，年龄可选择50岁以上患者。

（二）双间室假体

膝关节内外侧病变的患者施行双间室假体手术，由于没有注意髌股关节问题，因此这种假体效果较差。

（三）三间室假体

三间室假体不仅考虑到股骨、胫骨内外两个间室关节面，而且提供了髌股关节的置换，现在被广泛应用于临床。

（四）非限制假体

由于这类假体包含一个或几个运动轴的限制，这种假体与膝关节软组织完整性有关，韧带功能良好，膝关节稳定时多选择使用非限制性假体。

（五）半限制假体

为主要的一类假体，主要适用于关节韧带功能不全，或者骨质部分缺损或者返修手术。

（六）全限制型假体

包括铰链式、旋转铰链或无铰链假体，这种假体在矢状面上产生屈伸活动，在冠状面上防止内收和外展，在横轴上可防止旋转。由于全制约型假体在几个平面上限制关节的活动，因此受到的应力很大，容易发生并发症如松动及磨损，主要用于肿瘤切除后使用。

二、手 术

（一）适应证

1. 膝关节骨性关节炎、创伤性关节炎及类风湿性关节炎患者关节疼痛，股骨及胫骨的关节面破坏轻，明显畸形合并关节破坏，韧带结构破坏导致膝关节不稳。

2. 股骨下端或胫骨上端破坏较广泛或合并病理骨折的良性骨巨细胞瘤及软骨病。

（二）禁忌证

1. 膝关节严重骨质疏松。
2. 膝关节屈曲60°畸形，经牵引治疗后未见改善。
3. 股四头肌肌力减弱。
4. 夏科关节。
5. 全身情况差并伴有内科疾病及生理活动障碍。
6. 关节周围有新近及反复的关节感染。

（三）手术方法

常用膝关节正中纵行切口暴露膝关节，切口从髌骨上极7.5cm处开始，向下到达髌骨前方，止于胫骨结节内侧缘。切开皮肤，皮下组织，深筋膜后进入关节腔。在股四头肌肌腱中线切开肌腱到髌骨上极，然后转移沿髌骨的内侧缘切开。沿髌韧带内侧缘分离，到胫骨结节内侧缘。向外翻转髌骨，从关节内侧面切除脂肪垫，完全暴露膝关节前面。

1. 手术器械　膝关节置换器械均由两个夹具和几个横棒组成，夹具上有不同的标记、刻度和不同大小的槽，这些槽有利于切除骨块时限制摆锯的上下、来回运动，力求达到切骨平面的平整和光滑，在进行膝关节置换时应对各种器械熟悉了解。

2. 屈曲和伸直空间　伸直空间形成是由于股骨及胫骨远端切除后构成的一个空间，在膝关节完全伸直时牵引膝关节，使内外侧副韧带处在紧张状况下以决定伸直空间的大小。

屈曲空间的形成是股骨后侧面切除后与胫骨近端形成的空间，它的形成使膝关节屈曲 90°，牵引膝关节，观察两个空间的大小来决定置入假体的大概形状和厚度。

3. 关节线位置 切除骨质前应准确确定关节力线的位置，这样使置入假体相互符合，在原来运动轨迹中运动，不致发生内外倾斜。正确的力线保证了内外侧副韧带张力一致。力学轴线异常可发生日后关节运动改变，最终导致假体失败。如果发生关节间线升高，置入假体后，在膝关节伸直和屈曲 90° 时膝关节比较稳定，但屈曲大于 90° 时，侧副韧带张力增大，并随着屈曲角度的增大而增大。关节间线降低伸直空间适合，膝关节在伸直时比较稳定，屈曲时松弛。

4. 韧带平衡 切除了股骨远端骨质后要检查韧带的张力情况，应用张力测量器，将金属棒放在与切骨线相垂直的方向，张力器两个臂将关节内外间隙撑开，并使两侧副韧带处在紧张状况。如果韧带紧张，两边且平衡，棒的远端位于胫骨平台的中点，在踝关节中线稍偏内侧，如果不位于这个位置时，应考虑进行韧带松解手术以获得内外韧带平衡。现在已设计出许多韧带张力测定器，但基本原理是将两个臂插入到关节间隙，测定器会显示不同的数据。应使内外侧之间的张力差在 1 个单位以内（图 6-4-12）。

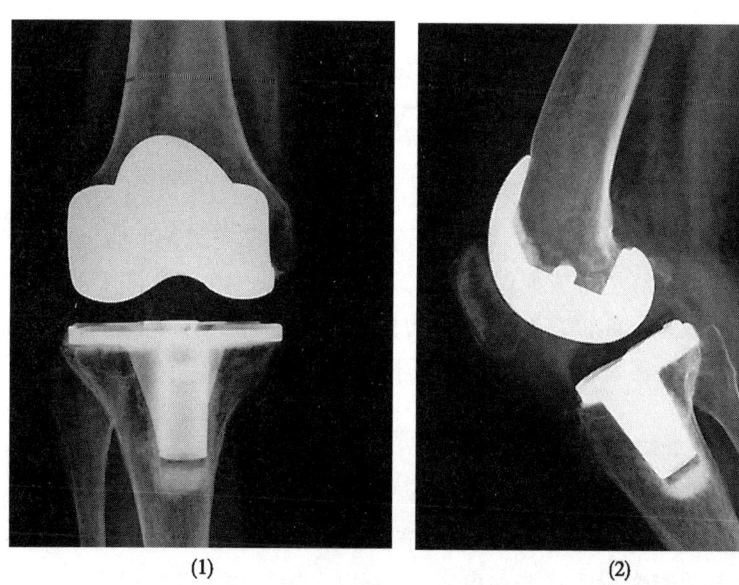

(1) (2)

图 6-4-12 膝关节三间室骨性关节炎，行膝关节表面置换术

5. 髌骨置换 髌骨置换手术有外部技术，将髌骨的关节软骨切成扁平的基底，髌骨假体固定在其上面；内部技术用钳将髌骨夹持不动，在钳上有一个柱状夹具，用这个柱状夹具在髌骨上做成一个隧道，这一过程有利于植入物和固定同时进行。

6. 屈伸空间的等同性原则 有时，在韧带张力平衡后，切除的骨表面出现了屈曲空间比伸直空间大的情况。这种现象常发生于内外翻畸形松解后。如果有这种现象存在，为了能在屈曲时获得稳定，必须选择比较厚的假体，这样才能保证膝关节稳定，但同时造成了膝关节不能完全伸直。为了纠正这种问题，在切除一定数量的股骨远端来使空间相同，不应以切除过多的胫骨近端骨质来增加伸直空间。胫骨近端切除过多增加了伸直空间，但同时造成关节间隙升高。因此，在选择手术方法时应根据患者的不同来决定。

如果屈曲空间比伸直空间小，通常发生于股骨远端切除骨质太多，纠正这种问题也应切除股骨后面的骨质，或增加骨移植或骨楔到股骨的远端以减少伸直空间。以上方法是一种补救手段，预防问题的出现才是最好的解决方法。股骨的截骨平面不能受韧带不平衡影响，注意截除股骨时应使股骨面与胫骨力学轴线垂直。

三、康 复

全膝人工关节置换术后传统的方法是将手术膝用 Jones 敷料加压包扎固定，手术后第 2 天开始进行股四头肌肉功能主动训练，膝关节伸直进行抬腿，结合踝关节背伸，可促进下肢静脉回流，防止下肢静脉血栓形成。手术后第 4 天开始进行膝关节屈曲活动，可控制在 0°～30° 范围内进行，到第 10 天关节屈曲可达到 100°～120°，主动功能训练应结合 CPM。如果关节功能达到 120° 后重点是膝关节周围肌肉的强度训练，以适应下地活动后关节的负重。出院后运动范围将继续增加，到术后 1 年，运动弧不再变化。

（夏亚一）

附：髋关节置换手术

髋关节置换能有效地缓解髋关节疼痛，恢复髋关节功能。随着我国老龄化人口增多，每年行髋关节置换者逐年增加。

一、历 史

John charnley 是全髋关节置换之父，以后有许多科学家在髋关节假体设计，摩擦学，生物材料和手术技术，手术环境等方面做出重大贡献。在最近 40 年有许多新技术应用到髋关节置换方面，手术后成绩不断提高。随着生物材料不断更新，假体的设计趋于合理，手术技术的完善，使关节置换后患者使用期限不断延长。

二、适 应 证

退行性骨关节炎，类风湿性关节炎，部分严重髋臼骨折，股骨颈骨折，髋关节创伤性关节炎，髋关节周围肿瘤。年龄因素不再是关节置换的禁忌证，年龄在 55～60 岁为宜，如果年龄比较小，但关节功能影响非常严重患者，也可以考虑行髋关节置换手术。

三、假体置换种类

（一）金属股骨头 - 超高分子聚乙烯假体

这是目前最流行的假体配伍选择。但由于高分子聚乙烯磨损后产生的磨屑诱发肌体发生一系列反应，导致骨溶解，大大降低了人工关节的使用寿命（附图 6-1、附图 6-2）。

（二）金属 - 金属假体

最早应用于人工关节假体的组合，早期由于其原料、制作工艺等方面的原因，松动、脱位、金属离子污染等并发症发生率高，因而被弃用。随着新的材料、设计、制作工艺、植入技术的提高，金属假体表面摩擦系数大大降低，重新表现出其优势。超过 10 年的随访结果显示其摩擦率低于 1～20μm/y，而 M-P 摩擦率为 70～600μm/y，显示了良好的耐磨效果。伴随低摩擦率而来的是骨溶解率大大降低。

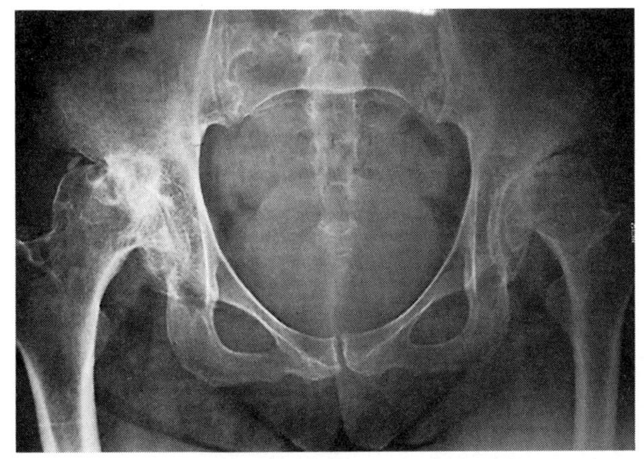

附图 6-1 双侧髋臼发育不良，出现股骨头坏死

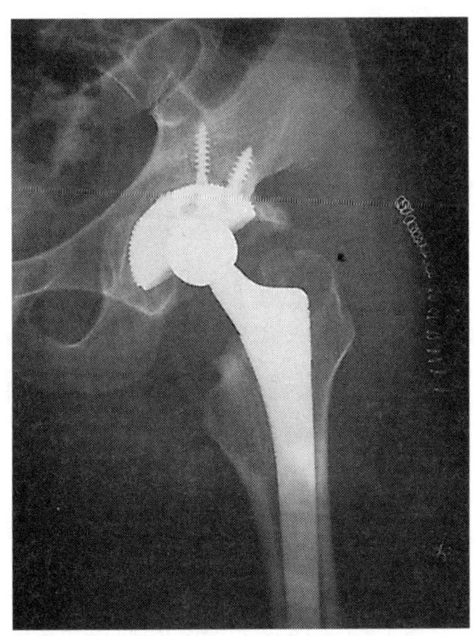

附图 6-2 金属股骨头 - 超高分子聚乙烯假体

（三）陶瓷 - 陶瓷假体

也能显著减少磨损率，但由于价格等方面的原因，应用相对较少。

（四）碳素材料假体

碳纤维复合材料在耐磨性方面的性能接近超高分子聚乙烯，其磨屑颗粒没有细胞毒性，不诱导单核细胞系统活化，分泌细胞因子，发生骨溶解较小。但由于液体渗透、低弹性模量、高界面剪切力、骨长入困难等因素，广泛的临床推广使用还存在一定的距离。

四、手 术 入 路

（一）外侧入路

在臀中肌和臀小肌于转子附着处前部松解达外展肌群，对髋臼和股骨近端的显露要优于前外侧入路，此入路用于前外侧入路难以完成的翻修手术。需要特别注意的是解剖位和牢固地修复被分离的肌腱并保证其能完全愈合。Siguier 等报道单切口前侧入路：患者骨盆固定平卧于 Judet 牵引床，在平行髂前上棘和腓骨头连线下方 2cm，以大粗隆顶点为参考，做长 6～8cm 切口，近端占顶点上方 2/3，远端占顶点下方 1/3。术中需借助 Lambotte-spoon 拉钩和 Judct 牵引床牵引完成操作。

（二）前外侧入路

Watson-Jones 最先描述前外侧入路，该入路不需要大转子截骨就可以清晰地显露股骨颈和髋臼。入路在臀中肌前面扩大显露，减少对髋部外展肌肉的损伤。切口从大粗隆尖端后下方近端 1cm 指向大粗隆前远端 1cm，约 7cm 长度；显露臀中肌止于大粗隆的肌纤维，在此切断臀中肌止点前近 1/3 部分，用可吸收缝线标记，以便缝回大粗隆上缘的腱袖；显露臀小肌，“L”形切开臀小肌及其下关节囊，可吸收线标记，用钻头在大粗隆中间形成骨性隧道，在关闭切口时缝回臀小肌和缝合关节囊。

（三）后外侧入路

后外侧入路经臀中肌后方和臀大肌间隙进入。是人工髋关节手术最常用的手术入路，因为它最大限度地保留了外展肌肉的功能，并允许最小限制的早期康复。后外侧入路微创 THA 切口以大粗隆后侧顶点为中心，轻度倾斜，方向从后上向前下，远近端比例为 2∶1，与传统手术相比，术中操作要求用缝线标记切断的外旋肌和关节囊边缘，以便手术结束时行关节囊修补，将外旋肌重新附着于臀中肌部位。该入路股骨侧显露和操作方便，学习曲线短。但髋臼暴露不充分、后脱位概率较高、坐骨神经损伤是主要问题。

（四）经大转子入路

全髋关节置换采用大转子截骨有以下几个优点：髋臼显露好，容易确定股骨假体方向，特别是翻修手术时，转子前移能改进髋关节生物力学和稳定性。在患肢延长和短缩时，通过截骨可帮助维持适当的外展肌肉张力。缺点是需要固定截下的大转子，有时出现骨折不愈合情况。

五、并 发 症

神经血管损伤：初次人工髋关节置换术神经血管损伤的发生率 0.7%～3.5%，翻修手术高达 7.6%。一般手术时间长，出血多时容易发生神经损伤，主要原因是直接损伤，挤压，挫伤等，有骨水泥或者电刀损伤。

（一）骨折

主要原因是患者骨质疏松或者先天性或者医源性骨质结构异常改变和手术医师操作失误等。骨水泥固定假体发生率在 0.1%～3.2%，非骨水泥固定假体发生率 4.1%～27.8%。常见部位髋臼骨折，股骨干骨折。为防止骨折的发生，术前应详细测量股骨髓腔的大小，选择合适的假体，术中不可使用暴力，在敲击髓腔锉时，如锉凿不再前进，应停止打击，寻找原因。

（二）应力遮挡

应力遮挡导致骨重建过程不全，常规拍片分析骨重建形成不完善。在骨丢失情况下，不同观察者之间对此结果判断相同的一致性为 73%。

（三）感染

感染是关节置换后的一个灾难性后果，以前没有使用预防性抗生素，感染率高达 11%，但术前和术后使用抗生素后，感染率下降到 1.3%，使用清洁手术室后感染率在 0.7%。感染原因包括术中污染，体内其他部位存在感染病灶，病人体质差（高龄、糖尿病、过度肥胖），长期服用激素（股骨头坏死、类风湿关节炎、强直性脊柱炎），髋关节既往手术史，手术时间过长等。感染的诊断非常困难，临床征象常难以与假体无菌松动区分开。除了临床症状和体征外，可根据血沉、C反应蛋白测定，放射学和核素检查等协助诊断。

（四）下沉

假体松动特别是远期松动是人工髋关节置换术后常见的并发症，直接影响假体的使用寿命，并成为翻修的主要原因。假体松动原因非常复杂，如果患者出现髋关节或者大腿部疼痛，并且逐渐加重，同时伴随有明显的假体下沉或者移位，固定螺钉断裂，股骨柄断裂，诊断假体松动并不困难，确立假体松动非常困难。

（五）深静脉血栓形成

静脉血栓形成因素有血流缓慢、静脉壁损伤和高凝状态。静脉血流过慢原因有年龄过大、肥胖、限制静脉曲张等；静脉壁损伤常是医源性因素如直接损伤、电凝刀切割等；血液高凝有手术期间失血过多，恶性肿瘤，长期服用激素和避孕药。临床诊断下肢肿胀、疼痛。实验室检查有静脉造影，血管多普勒、核素静脉造影。

（六）肺栓塞

肺栓塞被公认为是一种严重的围术期并发症，已备受关注。Stulberg等报道全髋关节置换术中发生深静脉血栓的比例为45%～84%，而致命性肺栓塞为1%～5%。全髋关节置换患者多属高龄，常并发有多器官生理性退变或器质性病变而使血液处于高凝状态。同时这些患者术前多因髋关节病损，下肢活动明显减少，甚至长期卧床。而术后因伤口疼痛、麻醉反应也使下肢活动明显受限。此外术中长时间的被动体位及骨水泥反应也使血管损伤的概率大大增加。以上这些均为全髋关节置换术后深静脉血栓形成发生的重要因素。大部分DVT患者症状轻微，少数会出现单侧小腿部水肿，皮肤红斑，局部皮温升高，伴下肢不适和疼痛等症状。但如未及时发现并积极治疗，栓子脱落则可能引发肺栓塞。肺栓塞是发生在围术期的严重并发症，死亡率高，必须引起高度重视。此外，扩髓和填充骨水泥时出现的脂肪栓塞、空气栓塞和骨水泥分解物质都是导致肺栓塞的重要因素。对于深静脉血栓和肺栓塞预防性治疗十分重要。除了做好术前高危人群评估，术后物理康复以促进静脉回流（如穿弹力袜）、早期积极活动、减少局部压迫等常规预防外，围术期使用预防性抗凝也是方法之一。

（七）呼吸系统并发症

全髋关节置换患者以老年人居多，心肺储备能力往往较差，且多并发有呼吸系统疾病，加之任何麻醉方法都会不同程度地抑制呼吸功能，所以全髋关节置换患者常于术中发生呼吸困难、缺氧、气道水肿等一系列呼吸系统并发症。为了防止呼吸系统并发症的发生，麻醉医生需要做好气道管理及呼吸监测，并在术前对患者呼吸功能进行充分评估。术前巡视时，要全面了解患者心肺情况和既往手术麻醉史。对有急慢性呼吸系统疾病的患者给予治疗，为气道管理困难者制订全面的麻醉方案以防止术中意外。

（八）出血和输血并发症

任何手术都伴有出血，而骨组织血运丰富，术中出血更多。尤其是全髋关节置换等复杂手术，创面大、解剖结构复杂、手术时间长，出血量很多，可达到1000ml以上。

失血过多或速度过快会导致严重的循环系统并发症，如心肌缺血、失血性休克。老年患者的心血管系统多存在结构与功能的衰老性减退，心输出量降低，心脏对循环血量改变的适应能力也大为降低。当出血过多时更容易发生低血压休克与心功能不全。及时准确地估计出血量迅速补充血容量，预防失血性休克及器官衰竭的发生，是骨科手术麻醉管理的关键之一。伴随椎管内麻醉的进行，患者血压通常会降低，这种降低被麻醉医生视为平面阻滞开始的标志。适当水平的局麻可达到麻醉性降压的效果，谨慎合理地运用麻醉性降压来控制性降低患者血压，对于减少失血有显著效果。控制性降压减少了患者术中失血量，也降低了异体输血所带来的风险，如过敏、发热、菌血症以及梅毒、巨细胞病毒感染等。近十年来，异体输血造成的病毒性肝炎、艾滋病的传播更是得到了国内外广泛重视。

（九）骨水泥并发症与猝死

骨水泥主要成分是聚甲基丙烯酸甲酯，其单体是一种有强烈刺激性及毒性的物质。骨水泥假体植入数分钟内出现的机体反应称为骨水泥综合征，表现为心动过缓、血压突然下降、低氧血症、心律不齐甚至猝死。国外早期报道发现 1/3 以上患者术中发生瞬时低血压，这可能是引起心衰、猝死的前奏。

为了减少和预防骨水泥综合征的发生，在配制骨水泥时，应将粉剂和液态单体严格按比例配制，以减少单体的产生。此外，在骨水泥植入时降低骨髓腔压力，减少进入静脉微粒也有重要意义。在骨水泥假体植入期间要加强对患者的监控，尤其是对中心静脉和肺动脉的监控。随着有创性监测仪器的发展，已经可以早期发现心血管异常并及时治疗。

（十）关节脱位

全髋关节置换术后关节再脱位的原因除了患者自身因素、假体选择、手术操作失误、术后因素外，现普遍认为使用硬膜外镇痛不当也可导致。术中注射局麻药以加强麻醉效果而致肌肉松弛的患者，更易发生。为了避免这种情况的发生，可以选择其他镇痛方法。

（十一）术后血肿

初次全髓关节置换和翻修术后的血肿发生率约为 1.1%～2.2%。若病人主诉有症状，伤口有穿透危险，血肿液化，或是伤口总有渗出，就要采用一次或反复穿刺或是再次手术切开引流。在早期感染中，5% 的病例与血肿处理是否恰当有关。以下措施有利于防止术后血肿：严格的止血；伤口各层间隙内引流；加压包扎（髋人字绷带）到术后第 2 天；慎用非甾体类抗炎药（NSAID），因为此类药可延长出血时间。

（十二）当术后血肿已经形成时可行如下处理

1. 穿刺引流，如果有明显的、可触及的液性血肿，且周围有蓝绿色环围绕，由于血肿压力导致的伤口区皮肤光滑发亮，或血肿有经过伤口穿出的危险时，都是穿刺引流的指征。通常在术后第 8 到第 15 天内进行。

2. 手术指征为 C 反应蛋白（cRP）和白细胞增加，发热并疼痛，怀疑出现感染性血肿；手术伤口在术后 6～8 天仍有渗出，可能成为病菌的浸入口，继发血红蛋白水平下降，感到大腿紧张并伴有疼痛。

（十三）异位骨化

全髋关节置换术后在髋关节软组织内可有新骨形成，早期表现为关节局部出现炎症反应，如红肿发热、皮温升高等，常与感染或深静脉栓塞等混淆。后期则主要表现为关节活动进行性受限，严重时可造成关节强直。异位骨化的病因既往有异位骨化史、肥大性骨关节炎、广泛性特发性骨质增生、强直性脊柱炎、Paget 病和创伤后关节炎。

（十四）跛行

初次全髋置换术和翻修术后发生明显跛行的患者分别为 6%，性别和年龄对发病率无任何影响，没有跛行的患者满意度更高。在初次手术后下列因素更可能伴有跛行，股骨和股骨颈的骨折，以前曾作过手术，术后的并发症和转子的固定。在翻修术的患者，二次和多次翻修术是手术后跛行的主要危险因素。跛行更可能发生在行走时间较短、屈曲减少和疼痛加重的患者。

以上并发症仅仅是全髋置换术常见的并发症，其他并发症尚有待在长期的临床工作中进行不断总结和完善。

【参考文献】

[1] Fanelli GC，Larson RV. Practical management of posterolateral instability of the knee. Arthroscopy，2002，18(2)：1-8.

[2] 孙强，赵德伟. 半腱肌腱转位联合内侧副韧带股骨止点上移治疗膝关节内侧副韧带松弛. 中华创伤杂志，2005，21(6)：414-416.

[3] Phisitkul P，James SL，Wolf BR，et al. MCL injuries of the knee：current concepts review. Iowa Orthop J，2006，26：77-90.

[4] Robinson JR，Bull AM，Amis AA. Structural properties of the medial collateral ligament complex of the human knee. J Biomech，2005，38(5)：1067-1074.

[5] Robinson JR，Bull AM，Thomas RR，et al. The role of the medial collateral ligament and posteromedial capsule in controlling knee laxity. Am J Sports Med，2006，34(7)：1134-1140.

[6] 夏亚一，孙正义，黑扳昌弘，等. 应用半腱肌、股薄肌和髌韧带在关节镜下重建前交叉韧带 65 例. 中华创伤杂志，2001，17：347-349.

[7] Halinen J，Lindahl J，Hirvensalo E，et al. Operative and nonoperative treatment of medial collateral ligament rupture with early anterior cruciate ligament reconstruction：a prospective randomized study. J Pediatr Orthop，2006，26(6)：733-736.

[8] Van de Velde SK，Defrate LE，Gill TJ，et al. The effect of anterior cruciate ligament deficiency on the in vivo elongation of the medial and lateral collateral ligament. Am J Sports Med，2006，34(11)：1815-1823.

[9] 夏亚一，吴萌. 应用自体半腱肌重建膝关节内侧副韧带损伤 12 例. 中国微创外科杂志，2007，7(11)：1087-1089.

[10] Sankar WN，Wells L，Sennett BJ，et al. Combined anterior cruciate ligament and medial collateral ligament injuries in adolescents. Arthroscopy，2006，22(5)：571-573.

[11] Whiteside LA，Saeki K，Mihalko WM. Functional medial ligament balancing in total knee arthroplasty. Clin Orthop，2000，380：45.

[12] Saeki K，Mihalko WM，Patel V，et al. Stability after medial collateral ligament release in total knee arthroplasty. Clin Orthop，2001，392：184.

[13] Whiteside LA. Selective ligament release in total knee arthroplasty of the knee in valgus. Clin Orthop，1999，367：130.

第五章

周围神经损伤

肢体周围神经的功能，是将发自大脑皮层的神经冲动传入肢体，产生主动运动。同时，还可以将肢体的各种感觉，传至大脑的相应部位。前者是传出神经纤维，又称运动神经纤维；后者是传入神经纤维，又称感觉神经纤维。肢体神经纤维多兼有两种神经纤维。此外，还含有自主神经纤维，它对肢体的营养有一定的作用。神经细胞在脊髓、神经干内只有神经纤维。神经的功能就是传导，任何创伤，导致神经传导功能障碍的，就称之为神经损伤。周围神经损伤，在骨科中占有相当重要的位置，因为神经损伤后，造成的感觉，运动障碍及营养改变，常常比骨、关节、肌腱等其他组织的损伤更为严重。本章将对周围神经损伤的总论进行详细的介绍，重点讲述上肢周围神经损伤的处理，下肢周围神经损伤作简单描述。

第一节　臂丛神经损伤

一、臂丛神经解剖

（一）臂丛的组成和位置

臂丛是由第颈5～颈8神经前支和第1胸神经前支的大部分组成，经斜角肌间隙走出，行于锁骨下动脉后上方，经锁骨后方进入腋窝。臂丛的支分布于胸上肢肌，上肢带肌、背浅部肌（斜方肌除外）以及臂，前臂、手的肌、关节、骨和皮肤。组成臂丛的神经根先合成上、中、下三个干，每个干在锁骨上方或后方又分为前、后两股，由上、中干的前股合成外侧束，下干前股自成内侧束，三干后股汇合成后束。三束分别从内、外、后三面包围腋动脉。臂丛神经的分段，臂丛神经是支配上肢的主要神经，由第5，6，7，8颈神经和第1胸神经的前支合并组成，可分为根、干、束3段。其中颈5，6合成上干，颈7延伸成中干，颈8、胸1合成下干。各段均有分支支配相应的肌肉。分支有腋神经、正中神经、肌皮神经、尺神经、桡神经，分别支配三角肌、旋前圆肌、肱二头肌、小鱼际肌、肱三头肌等。手部骨间肌分布尺神经，手背的皮神经分布尺神经、桡神经，手掌皮神经分布尺神经和正中神经。根据以上肌肉的瘫痪情况可间接判定臂丛神经麻痹的部位和程度。臂丛在锁骨中点后方比较集中，位置浅表，容易摸到，常作为臂丛阻滞麻醉的部位。

（二）臂丛的近段分支

臂丛的分支可依据其发出的局部位置分为锁骨上、下两部（图6-5-1）。

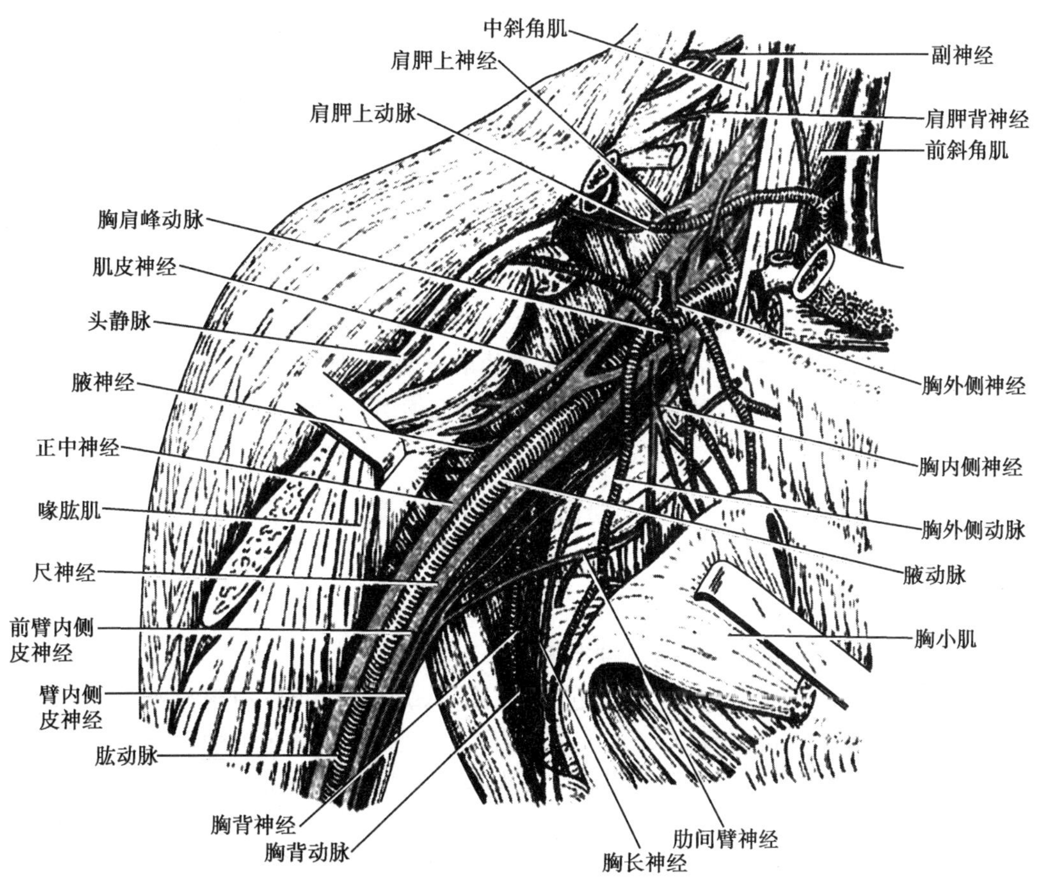

图 6-5-1 臂丛神经解剖图

1. 锁骨上部分支是一些短的肌支，发自臂丛的根和干，分布于颈深肌，背浅肌（斜方肌除外），部分胸上肢肌及上肢带肌等。主要的肌支有：

（1）胸长神经：起自颈 5～颈 7 神经根，经臂丛后方进入腋窝，沿前锯肌表面伴随胸外侧动脉下降，支配此肌。损伤此神经可导致前锯肌瘫痪，出现“翼状肩”。

（2）肩胛背神经：起自颈 4、颈 5 神经根，支配大、小菱形肌，肩胛提肌。

（3）膈神经：主要来自颈 4 神经根，支配膈肌。

2. 神经干分为前后股，一般没有分支。

3. 锁骨下部分支发自臂丛的三个束，多为长支，分肌支和皮支，分布于肩、胸、臂、前臂和手的肌与皮肤。

（1）肩胛下神经（颈 5～颈 7）发自后束，沿肩胛下肌前面下降支配肩胛下肌和大圆肌。

（2）胸内、外侧神经（颈 5～胸 1）起自内侧束和外侧束，穿锁胸筋膜，支配胸大肌、胸小肌。

（3）胸背神经（颈 6～颈 8）起自后束，循肩胛骨外侧缘伴肩胛下血管下降，支配背阔肌。在乳腺癌根治术中，清除腋淋巴结群时，应注意勿损伤此神经。

（4）腋神经（颈 5、颈 6）在腋窝发自臂丛后束，穿四边孔，绕肱骨外科颈至三角肌深方。肌支支配三角肌和小圆肌。皮支（臂外侧上皮神经）由三角肌后缘穿出，分布于肩部和臂外侧上部的皮肤。肱骨外科颈骨折，肩关节脱位或腋杖的压迫，都可能损伤腋神经而导致三角肌瘫痪，臂不能外展，三角肌区皮肤感觉丧失。由于三角肌萎缩，肩部骨突耸起，失去圆隆的外观。

(5) 肌皮神经（颈5～颈7）自外侧束发出后斜穿喙肱肌，经肱二头肌和肱肌间下降，发出肌支支配这三块肌肉。其终支（皮支）在肘关节稍下方穿出深筋膜延续为前臂外侧皮神经，分布于前臂外侧的皮肤。

二、病 因

臂丛神经损伤并不少见，上肢的过度牵拉、锁骨和第一肋骨骨折、肩关节脱位、锁骨上窝外伤、刀刺伤、颈部手术等，均可引起臂丛神经的全部或部分损伤。据国内统计，臂丛损伤的主要病因依次为牵拉伤、压砸伤、切割伤、医源性损伤（产伤、手术伤、药物性损伤）、火器伤、放射性损伤等。

三、损伤的类型和表现

根据损伤的部位可分为根性损伤、干性损伤、束性损伤和全臂丛损伤四类。

（一）神经根损伤

可分为上臂丛神经损伤和下臂丛神经损伤。

1．上臂丛神经损伤（颈5～颈7） 包括腋、肌皮、肩胛上神经、肩胛背神经、胸长神经麻痹，桡神经和正中神经部分麻痹。主要表现为肩不能上举，肘不能屈曲而能伸，屈腕力减弱，上肢伸面感觉大部分缺失。三角肌和肱二头肌萎缩明显，前臂旋前亦有障碍，手指活动尚正常。

2．下臂丛神经损伤（颈8～胸1） 包括前臂及臂内侧皮神经、尺神经麻痹，正中神经和桡神经部分麻痹。表现为手功能丧失或严重障碍，肩肘腕关节活动尚好。常出现患侧Horner征。检查时，可见手内部肌全部萎缩，尤以骨间肌为甚，有爪形手、扁平手畸形。前臂及手尺侧感觉缺失。

（二）神经干损伤

可分为神经上干（颈5，颈6）、中干（颈7）和下干（颈8，胸1）损伤。

1．上干损伤出现腋神经、肌皮神经、肩胛上神经麻痹，桡神经和正中神经部分麻痹，临床表现与上臂丛损伤相似。

2．中干独立损伤在临床上少见，除了短期内对伸肌群肌力有影响外，无明显的临床症状和体征。

3．下干损伤出现尺神经、正中神经内侧根、上臂和前臂内侧皮神经麻痹，表现与下臂丛损伤相似，即手功能全部丧失。

（三）神经束损伤

神经束损伤后所产生的症状体征十分规则，根据臂丛结构就可明确诊断。①外侧束损伤，出现肌皮、正中神经外侧根、胸前神经麻痹。②内侧束损伤，出现尺、正中神经内侧根、胸前内侧神经麻痹。③后束损伤，肩胛下神经、胸背神经、腋神经、桡神经麻痹。

（四）全臂丛神经损伤

全臂丛损伤的后果严重，在损伤早期，整个上肢呈弛缓性麻痹，各关节不能主动运动。由于斜方肌功能存在，有耸肩运动。上肢感觉除了臂内侧尚有部分区域存在外，其余全部丧失。上肢腱反射全部消失。肢体远端肿胀，并出现Horner征。

四、诊断和康复评定

可按以下步骤进行：首先确定有无臂丛损伤；进一步区分根、干、束、支的损伤；对根部损伤再区分节前节后损伤，因为节前损伤表明预后不良，无自发恢复的可能。若胸-肩胛肌肉（斜方肌）萎缩、耸肩受阻，提示上干节前损伤。若出现 Horner 征，提示下干节前损伤。肌电图和体感诱发电位有利于节前节后损伤的鉴别；确定损伤的范围和程度；功能状况评定。

在采集病史、详细体检、明确诊断、全面评定之后，制订一份完整的康复方案并不难，但应考虑到由于臂丛损伤常可伴有头部创伤、脊椎或肢体骨折，也常伴有血管或其他神经损伤，不应忽视这些伴随损伤。对于较复杂的损伤，有时诊断有困难或病情经常变化，康复计划也应及时随之改变。

五、治 疗 原 则

（一）开放性损伤

对锐器伤或清洁伤口，作一期神经吻合；对火器伤或污染伤口，待伤口愈合后 3～6 周后作二期神经修复。

（二）闭合性损伤

神经受压，牵拉或挫损，早期作骨折及关节复位，神经功能多能自行恢复；如 1～3 个月无恢复，则需手术检查。

（三）晚期神经损伤

争取三个月内修复，受伤后一年以上的病例，也应积极修复。

（四）其他

根据神经损伤的时间、性质、程度和范围，可分别行神经松解、减压，缝合修复或行神经移位或移植，或后期行功能重建术。

六、手 术 暴 露

从胸锁乳突肌中下 1/3 的前缘开始，至锁骨上 4cm 处，切口越过该肌与锁骨平行方向至锁骨中外 1/3，然后沿三角肌前缘，向远侧至腋部，上臂中部内侧，可以显露整个臂丛及其分支，各具需要采用锁骨上或锁骨下切口，必要时切断锁骨。

切开颈阔肌，切断肩胛舌骨肌，即显露深筋膜，横行切开深筋膜，将胸锁乳突肌牵向内侧，可见前斜角肌，其外侧可以见到臂丛的上、中、下干。损伤严重的病例解剖关系常常不清。

若需要向远端暴露，找出在三角肌和胸大肌之间的头静脉，自止点处切断胸大肌，牵向内侧。自喙突处切断胸小肌。

臂丛的组成错综复杂，损伤后又有瘢痕形成，因此，准确判断神经部位很困难，在腋部外侧束与内侧束形成正中神经处，两头之间夹有腋动脉，这是一个很好的标志。从这里开始，很容易判断其他神经，在内侧束，注意前臂内侧皮神经较粗，不要误认作尺神经。

七、康 复 治 疗

由于臂丛神经的组成复杂、分支多、行程长，损伤后的功能障碍严重，康复治疗是一项长期而艰苦的工作。

(一) 减轻局部炎症水肿,促进神经再生

可采用脉冲高频透热(短波、微波)、红外线、激光照射、低中频电疗、磁疗等物理治疗;神经营养因子(NGF、bFGF、神经节苷脂)、维生素、改善微循环等药物治疗。

(二) 止痛治疗

TENS、HVPC、干扰电疗、电针、超声波、半导体激光等物理治疗,臂丛神经封闭、颈交感神经节封闭也可选用。对某些顽固性疼痛需行脊髓电刺激疗法或手术治疗。

(三) 感觉重建

对感觉丧失尤其是手的感觉丧失,需进行感觉重建训练,如有感觉过敏,则应进行脱敏治疗。二者方法相似,可采用不同形状、不同材料的各种物体让病人触摸,体会不同的感觉,逐渐恢复分辨能力。

(四) 增强肌力

肌力在3级以下时,可用神经肌肉电刺激治疗瘫痪的肌肉,被动活动、主动助力运动减慢肌肉萎缩,增加肌力。肌力达3级以上时,应进行抗阻练习。如患肢功能不能恢复,应训练健肢代偿,或在行肌腱移位术、肌腱重建术后用功能性电刺激治疗。

(五) 防治软组织挛缩和关节僵硬

按摩患肢各肌群,被动活动各关节;超声波、温热治疗、中频电疗等物理治疗能消炎消肿,松解粘连;使用矫形器预防或矫正畸形,对上臂丛损伤,采用外展支架保护患肢,对下臂丛损伤,用腕手夹板使腕关节保持在功能位。如已经发生了挛缩,应进行关节松解术、被动牵拉、理疗等治疗。

(六) 治疗肿胀

臂丛损伤后肌肉失去了运动功能,也失去了对上肢静脉的挤压回流作用,特别是当肢体处于下垂位、关节屈曲挛缩、腋部有瘢痕挛缩时,易发生肿胀。治疗可采用肩吊带、三角巾悬吊患肢,主动、被动活动,按摩,顺序充气循环治疗,低中频电疗、高频透热、磁疗等,注意悬吊时间不能太长,否则因上肢缺少活动而加重水肿,每天应多次取下悬吊带进行运动。对腋部瘢痕挛缩可用音频电疗、超声波、热疗或手术切除。

(七) 心理治疗

由于臂丛损伤后,一侧肢体丧失了大部分功能,不仅严重影响劳动工作,病人的日常生活自理也十分困难,加上恢复慢,病程长,因此病人是极其痛苦的。应该同情病人的处境,鼓励病人战胜疾病,树立信心。

(八) 作业治疗和职业治疗

对严重的臂丛损伤病人,也是不可缺少的康复治疗项目。

八、桡神经(颈5~颈8,胸1)损伤

(一) 病因

臂丛后束分出腋神经后,即向下延续为桡神经,含下干纤维较少。在大圆肌平面分出肌支支配肱三头肌和肘肌,然后主干进入肱骨的桡神经沟。在肘关节上方发出分支到肱桡肌和桡侧腕长伸肌,在肱骨外上髁平面分为深支和浅支继续下行,支配前臂背侧肌群。

在上肢周围神经中,桡神经最易遭受外伤。其损伤多数是肱骨干骨折所引起。此外,腋杖压迫、上肢置于外展位的手术、桡骨颈骨折及大量骨痂生成等都可损伤桡神经。

（二）临床表现

桡神经损伤后，临床上出现垂腕、垂指、前臂旋前畸形、手背桡侧尤以虎口部皮肤有麻木感或感觉障碍。由肱骨干骨折或骨痂压迫所致的损伤一般均无肱三头肌麻痹。桡骨小头脱位可引起桡神经深支损伤，各伸指肌瘫痪，但桡侧腕长伸肌的功能存在，故无垂腕畸形，亦无虎口背侧皮肤感觉丧失。

（三）神经修复

在上臂的显露，切口从三角肌远端后缘，按桡神经的走行方向斜向外前方，切开深筋膜，将肱三头肌的长头与外侧头分开，可显露。

桡神经在上臂的损伤，多与肱骨干骨折有直接的关联，神经嵌入骨折段之间，骨痂的绞窄等原因，神经的连续性仍存在。减压后恢复多较好。如果缺损较长，可以就近切取桡神经皮支进行移植，对骨折不愈合者，可以短缩骨来弥补。在肘部损伤时，从肱肌和肱桡肌之间进入，于指总伸肌与桡侧屈腕肌之间进入，分支显露较为困难，但修复效果较好。

（四）康复治疗

桡神经损伤后感觉障碍不明显，但运动障碍很严重。康复的重点为恢复运动功能。应用支具使腕背伸30°、指关节伸展、拇指外展，并进行被动运动，以避免关节强直和肌腱挛缩。如已经发生了挛缩，则可进行被动牵伸、按摩、超声波治疗、中频电疗、温热治疗等。伸腕伸指肌的锻炼方法较简单，应鼓励病人回家后继续锻炼。

九、正中神经（颈6~颈8，胸1）损伤

（一）病因

正中神经由臂丛内外束的内外侧头组成。支配前臂屈侧尺侧腕屈肌，环、小指伸肌以外的所有肌肉。手内在肌中支配拇外展短肌、屈拇短肌浅头、拇对掌肌，第1、2蚓状肌。感觉方面，支配桡侧三个半手指皮肤，示指，中指末节是其单独支配区。

肱骨髁上骨折、肘关节脱位可引起正中神经挤压损伤，在前臂下部和腕部，正中神经比较浅表，易被锐器损伤。腕管综合征、月状骨脱位也可损伤正中神经。

（二）临床表现

正中神经在前臂上部损伤后，桡侧屈腕肌、屈拇指中指示指肌肉功能丧失，大鱼际肌萎缩，出现“猿手”畸形，拇指不能对掌和外展，桡侧三个半手指感觉障碍。若在腕部受伤，前臂肌肉功能良好，只有拇指外展和对掌功能障碍。

（三）神经修复

在上臂，切口在肱二头肌与肱三头肌之间，依肱动脉走行方向找。此切口也可以探查尺神经。在肘部，正中神经由肘窝前方进入前臂。在前臂，正中神经传出旋前圆肌以后，即在指深浅屈肌之间，显露容易。在腕部，位置表浅，更易寻找。正中神经缺损不多可以肘关节、腕关节屈曲直接缝合；否则可以行神经移植术。

（四）肌腱移位

前臂旋前——以尺侧屈伸腕肌为动力，移植于桡骨下端，固定前臂于旋前位。

屈指——屈指深肌尺侧部分由尺神经支配，可以将其高位编织于示、中指伸屈肌腱内。

屈拇——可以将桡侧屈腕肌移植到拇长屈肌。

（五）拇对掌功能的重建

1. 动力型拇对掌功能重建手术应遵循原则　动力肌有足够的肌力（≥Ⅳ级）；移位肌腱

的方向要符合力学原则，必要时增建滑车以改变方向，止点必须牢固。前臂的多数肌肉均可作为动力肌，现将常用的拇对掌功能重建手术介绍如下：

（1）适应证：拇对掌功能障碍且拇指腕掌关节被动活动基本良好者。

（2）禁忌证：①全身性疾病不能耐受手术者；②局部有感染灶，术后可能感染者。

2. 环指指浅屈肌腱移位术

（1）操作方法及程序

1）麻醉与体位：臂丛神经阻滞麻醉。仰卧位，患肢外展 90°，在止血带（有条件者可采用气囊止血带）控制下手术。

2）切口：环指掌指关节掌侧及前臂远端屈侧分别作小横切口；豌豆骨桡侧在远处作小纵切口；拇指掌指关节桡掌侧“S”形切口及尺侧纵切口（必要时）。

3）操作步骤：于手掌部切口抽出环指指浅屈肌腱并切断，由前臂切口抽出。在豌豆骨桡侧切口分离直至进入疏松脂肪层，于此间隙与前臂切口作皮下贯通，将移位肌腱断端经此隧道引入手掌（以疏松脂肪组织中的纤维间隔作为滑车），再通过皮下隧道从拇指桡侧切口引出。

于拇指近节指骨基底钻一骨孔，将移位肌腱断端经背侧拇长伸肌腱下方至尺侧，再由尺侧经骨孔由桡侧穿出，在腕关节掌屈 40°～50°、拇指对掌位作腱 - 骨固定；也可将移位肌腱缝接到拇短展肌止点。术中被动伸腕时拇指能充分对掌表示张力合适。

4）术后处理：于腕关节屈曲 60°、拇指充分对掌位制动 3～4 周，然后进行功能锻炼。

（2）注意事项：①拇指对掌功能重建时应注意掌指关节的稳定性。②移位肌腱可直接经鱼际部皮下隧道至拇指，无需另建滑车；亦可采用尺侧腕屈肌腱远侧 1/2 腱条形成滑车（Riordan 法）。

3. 尺侧腕伸肌移位术

（1）操作方法及程序

1）麻醉与体位：同指浅屈肌腱移位术。

2）切口：前臂远端 1/3 背尺侧纵切口；远侧腕掌纹中部短横切口；拇指掌指关节桡掌侧“S”形切口及尺侧纵切口（必要时）。

3）操作步骤：于前臂背侧切口内游离尺侧腕伸肌腱并作止点切断，作游离肌腱移植（可取掌长肌腱、跖肌腱或趾长伸肌腱）使尺侧腕伸肌腱延长；于前臂背尺侧切口及拇指切口作掌侧皮下隧道，将移植肌腱通过此隧道引入拇指切口，止点建立及张力调节同指浅屈肌腱移位术。术后处理同指浅屈肌腱移位术。

（2）注意事项：同指浅屈肌腱移位术。

4. 示指固有伸肌腱移位术

（1）操作方法及程序

1）麻醉与体位：同指浅屈肌腱移位术。

2）切口：示指掌指关节背侧弧形切口；手背中部小切口；前臂下端背尺侧纵切口；豌豆骨区域小切口；拇指掌指关节桡掌侧“S”形切口。

3）操作步骤：于示指掌指关节背侧切口显露示指固有伸肌腱止点及伸肌腱帽，切取该腱止点及部分腱帽组织，经手背中部切口由前臂下端抽出；将动力肌腱绕过前臂下端尺侧，经皮下隧道于豌豆骨区域切口抽出，再经手掌近端皮下隧道引入拇指切口，与拇短展肌止点缝合。张力调节及术后处理同指浅屈肌腱移位术。

（2）注意事项：示指固有伸肌腱止点处腱帽须作间断缝合修复。同指浅屈肌腱移位术。

5．小指固有伸肌腱移位术

（1）操作方法及程序

1）麻醉与体位：同指浅屈肌腱移位术。

2）切口：小指掌指关节背侧作弧形切口；手背中部尺侧小切口。余切口同示指固有伸肌腱移位术。

3）操作步骤；于小指掌指关节背侧切口显露位于小指伸指总肌尺侧的小指固有伸肌腱止点及伸肌腱帽（通常有两条小指固有伸肌腱），切取止点及部分腱帽组织，向近端游离并于前臂背尺侧切口抽出。余步骤同示指固有伸肌移位术。

（2）注意事项：①术前应证实动力肌有足够力量。②小指固有伸肌腱止点处腱帽须作间断缝合修复。③同指浅屈肌腱移位术。

6．掌长肌腱移位术

（1）操作方法及程序

1）麻醉与体位：同指浅屈肌腱移位术。

2）切口：沿手掌近侧横纹"S"形切口止于近侧腕横纹；另于拇指掌指关节桡掌侧作"S"形切口。

3）操作步骤：于手掌切口显露掌长肌腱及掌腱膜，剥离掀起示、中指方向的掌腱膜，于远侧掌横纹处切断并向近端游离，将掌腱膜卷成条状。将掌腱膜断端通过皮下隧道引入拇指切口，与拇短展肌止点作编织缝合。张力调节及术后处理同指浅屈肌腱移位术。

（2）该法尤适合于腕管综合征引起的正中神经部分麻痹，可与神经松解手术同时进行。

7．小指展肌移位术

（1）操作方法及程序

1）麻醉与体位：同指浅屈肌腱移位术。

2）切口：豌豆骨近端沿小指展肌腹桡侧缘突向桡侧的弧形切口；拇指掌指关节桡掌侧"S"形切口。

3）操作步骤：于手掌尺侧切口内游离并切断小指展肌在伸肌腱扩张部和近节指骨基底部的两个止点，向近端游离，注意保护在豌豆骨远端约1cm处进入该肌的血管神经蒂。游离切断该肌在豌豆骨的起点，但保留其在尺侧腕屈肌腱上的起点。如此，可使小指展肌有足够的长度移至拇指。将小指展肌翻转170°后通过宽大皮下隧道引入拇指切口，在拇指充分掌侧外展、腕微屈位作小指展肌止点与拇短展肌止点的编织缝合。术后处理：石膏托固定拇指于充分掌侧外展、腕微屈位，3周后进行功能锻炼。

（2）注意事项：①移位后应不使小指展肌肌腹及其血管神经蒂受压或过度的牵拉。②现有主张保留豌豆骨止点以保证肌肉血供。③若长度不够可作游离肌腱移植。

8．尺侧腕屈肌联合指浅屈肌腱移位术

（1）操作方法及程序

1）麻醉与体位：同指浅屈肌腱移位术。

2）切口：腕部沿尺侧屈腕肌和尺侧伸腕肌各作纵行切口；环指掌指关节掌侧横切口；拇指掌指关节桡掌侧"S"形切口及尺侧纵切口（必要时）。

3）操作步骤：在腕部掌侧切口显露环指指浅屈肌腱及尺侧腕屈肌腱，在背侧切口显露尺侧腕伸肌腱。将尺侧腕屈肌腱在距止点约4cm处切断，其远端与尺侧腕伸肌腱缝合以形成滑车。于环指掌指关节掌侧切口切断指浅屈肌腱，于腕部切口抽出，再通过建立的滑车及掌侧皮下隧道引入拇指切口。止点固定方法同指浅屈肌腱移位术。将尺侧腕屈肌腱近端与环指指浅屈肌腱作端侧编织缝合，张力调节及术后处理同指浅屈肌腱移位术。

（2）注意事项：①该法适用于同时有环指指浅屈肌腱麻痹，也可采用其他肌腱作游离移植。②同指浅屈肌腱移位术。

9. 拇长伸肌移位术

（1）操作方法及程序

1）麻醉与体位：同指浅屈肌腱移位术。

2）切口：拇指掌指关节背侧“S”形切口；前臂下端背侧弧形切口及屈尺侧纵切口。

3）操作步骤：于拇指掌指关节背侧切口显露拇长伸肌腱并于关节近端1cm处切断，将拇长伸肌腱断端从前臂背侧切口抽出并于前臂远侧充分游离该肌。于前臂屈尺侧切口内，在尺神经血管束和屈指肌腱之间显露骨间膜并开“窗”，其大小以能充分容纳远端拇长伸肌为宜。在前臂屈侧切口与拇指间作皮下隧道，将拇长伸肌腱由背侧向掌侧经骨间膜“窗”穿出，再经掌侧皮下隧道引入拇指切口，与其自身远端肌腱缝合。张力调节及术后处理同指浅屈肌腱移位术。

（2）注意事项：①也可将拇长伸肌腱绕过桡侧腕屈肌腱下端（滑车），再作自身缝合。②拇长伸肌腱远端切断时应充分保护腱帽组织，以免术后肌腱力线滑向拇指掌侧。

10. 拇短伸肌移位术

（1）操作方法及程序

1）麻醉与体位：同指浅屈肌腱移位术。

2）切口：拇指掌指关节背侧弧形切口；前臂下端桡侧纵切口。

3）操作步骤：于拇指掌指关节背侧切口显露拇短伸肌腱止点并于关节近端1cm处切断，于前臂桡侧切口抽出并于前臂远侧充分游离该肌。同切口内显露桡侧腕屈肌腱止点，将拇短伸肌腱绕过桡侧屈腕肌腱下端（滑车），再经拇指掌侧皮下隧道引入拇指切口，与自身肌腱远断端编织缝合。张力调节及术后处理同指浅屈肌腱移位术。

（2）注意事项：动力肌也可与拇短展肌止点缝合，或以腕横韧带为滑车，缝入拇短展肌止点。

11. 桡侧腕长伸肌移位术

（1）操作方法及程序

1）麻醉与体位：同指浅屈肌腱移位术。

2）切口：前臂背侧沿远端桡骨弧形切口；腕尺侧纵切口；拇指掌指关节桡掌侧“S”形切口。

3）操作步骤：在前臂背侧切口显露桡侧腕长伸肌腱并于止点切断，向近端充分游离后将近处断端经前臂背侧皮下隧道引入腕尺侧切口。将腕尺侧切口与拇指切口作掌侧皮下贯通，作游离肌腱移植（可取掌长肌腱、跖肌腱或趾长伸肌腱）使桡侧腕长伸肌腱延长，游离肌腱的另一端通过皮下隧道引入拇指切口。止点建立、张力调节及术后处理同指浅屈肌腱移位术。

（2）注意事项：①可采用拇长伸肌腱代替游离肌腱移植：在前臂背侧切口显露拇长伸肌腱，于肌腹、腱交界处切断并经拇指掌指关节背侧切口抽出，再通过掌侧皮下隧道引入腕尺侧切口，与桡侧腕长伸肌腱作编织缝合。②同指浅屈肌腱移位术。

12. 拇短屈肌深头移位术

(1) 操作方法及程序

1) 麻醉与体位：同指浅屈肌腱移位术。

2) 切口：拇指掌指关节背侧"S"切口。

3) 操作步骤：切开皮肤及皮下组织，显露拇短屈肌止点并将其连同部分骨膜切断，游离后向桡侧经拇长伸肌腱底部，在拇充分对掌位的张力下，缝合于尺侧的拇收肌止点。

4) 术后处理：同小指展肌移位。

(2) 动力肌止点也可绕过拇长伸肌腱与拇短展肌止点缝合。

13. 拇对掌位第一、二掌骨间植骨

(1) 适应证：拇指对掌功能丧失又无可供移位的肌肉（或肌肉将用作其他移位），或合并骨关节强直，但其他手指屈曲功能基本良好。

(2) 禁忌证：①全身性疾病不能耐受手术者；②局部有感染灶，术后可能感染者。

(3) 操作方法及程序

1) 麻醉与体位：同指浅屈肌腱移位术。

2) 切口：手背拇示指之间纵弧形切口。

3) 操作步骤：切开皮肤及皮下组织，显露第一、二掌骨相邻面，在被动外展位将上述两骨近 1/3 部分别凿一骨孔，或将两骨相邻面凿成粗糙面。取一带有皮质骨和松质骨的游离髂骨块，两端修尖后插入两骨孔，或直接将骨块嵌入有粗糙面的两骨并再辅以牢固的内固定。

4) 术后处理：石膏固定拇对掌位 8～12 周直至骨愈合，开始功能锻炼。

(4) 注意事项：①若合并拇指腕掌关节不稳定及创伤性关节炎应同时融合第一腕掌关节。②单纯融合第一腕掌关节不能有效维持拇指对掌位。

（六）康复治疗

要注意应用支具使受累关节处于功能位。由于正中神经损伤后不仅影响屈拇屈指及对掌功能，而且实体感丧失对手的功能有很大影响，因此恢复感觉功能是很重要的任务。对于感觉减退可以让病人触摸各种不同形状、大小、质地的物体，如绒布、硬币、钥匙等日常用品，先在直视下，然后在闭眼时练习，使病人逐渐能辨认不同的物体。对感觉过敏，需采用脱敏治疗，即要教育病人多使用敏感区，对敏感区自我按摩，用不同材料的物品刺激敏感区等。教育病人保护感觉障碍区，不要用患手去触摸危险的物体，防止发生烫伤、刺伤、压迫溃疡。当手指肌力恢复到 3 级时，应指导病人多做手的精细动作和 ADL 练习。

十、尺神经(颈 8，胸 1)损伤

（一）病因

尺神经来自臂丛内侧束。主要支配前臂和手掌尺侧的肌群及尺侧一个半手指的感觉（参见桡神经，正中神经）。其单独分布区是，小指远端两节半。尺神经在上臂位于肱动脉内侧，至肘部渐向尺侧，在肱三头肌内侧头前面，经尺神经沟，进入前臂后，尺侧屈腕肌之深层与指深屈肌表面；在前臂中部与尺动脉伴行，绕过豌豆骨桡侧与钩骨钩部，进入手掌。

尺神经损伤的原因有颈肋、肱骨髁上骨折、肘关节脱位、腕部切割伤，肱骨尺神经沟处骨质增生等造成创伤性尺神经炎，也是常见的损伤原因。手掌尺侧刺伤，多伤及其深支。

（二）临床表现

尺神经损伤后，尺侧腕屈肌、第四、五指深屈肌、小鱼际肌、骨间肌、第三、四蚓状肌功能丧失，呈爪形手。小指及环指尺侧半感觉消失。

（三）神经修复

在上臂，切口较正中神经稍靠内，在肘部则在此神经沟内显露。在前臂，为尺侧屈腕肌覆盖，较易显露。尺神经修复效果较差，特别是高位损伤。尤其是手内在肌的恢复。

（四）肌腱移位

尺神经损伤后，出现掌指关节过伸，指间关节屈曲畸形，即爪形手。如果在近节指骨的背面稍加压力控制，使掌指关节不至于过伸，则伸指总肌的力量还可以传到远端，使两指间关节伸直，利用这一现象，可以将屈指肌腱移位，以矫正畸形，并且恢复骨间肌的部分功能。骨间肌的功能关键在于其止点。伸指总肌功能不好的病例不要进行这种手术。术后，中指、无名指经常出现鹅颈畸形，即近节指间关节过伸，末节屈曲。

（五）康复治疗

应防止第四、五指掌指关节过伸畸形，可使用关节折曲板，使掌指关节屈曲到45°。亦可配带弹簧手夹板，使蚓状肌处于良好位置，屈曲的手指处于伸展位。训练手指分开、并拢和伸展运动，训练用手指夹物体，先夹较大较厚的物体，逐渐夹较薄的物体如扑克牌、纸张。作业治疗，训练手的精细动作，如第四、五指与拇指的对掌抓捏动作、球状抓握、圆柱状抓握与放松。

尺神经损伤后的感觉障碍也是一个主要康复问题，与正中神经损伤一样，往往很难完全恢复原来的感觉。应进行感觉重建训练或感觉过敏的脱敏治疗，应教育病人保护第四、五指的感觉障碍区。

十一、正中-尺神经损伤

同时损伤比较常见，伤后所有屈肌及内在肌都麻痹，全手的感觉几乎丧失，严重影响手的功能。拇指不能外展，呈旋后位，即拇指与手掌在同一平面，2～5指均有明显的爪形手，大小鱼际萎缩，手掌扁平，典型的铲状手畸形。

（一）神经修复

同一切口显露多无困难。两者均有大段缺损时，可以牺牲尺神经，做带蒂游离移植，修复正中神经。

（二）肌腱移位

高位损伤，可以利用的肌腱很少，要想恢复所有的功能是不可能的，如果融合腕关节，有三条伸腕肌腱可以移位，桡侧腕长伸肌移至拇长屈肌，尺侧腕长伸肌移至屈指伸肌，以四条游离肌腱延长桡侧腕短伸肌腱移至骨间肌。拇指对掌功能的重建，可行掌骨间植骨术。掌骨间植骨术可以考虑先作，骨愈合后，在肌腱移位时，可根据拇指的位置调整其张力。最后融合腕关节，因为在融合腕关节融合前作肌腱移位，便于调整肌腱的张力。

如果不融合腕关节，可以行肌腱固定术，即将指深屈肌腱及拇长屈肌腱自近段切开，在前臂远端桡骨，尺骨的掌面各做一个骨槽，将肌腱用不锈钢丝固定。愈合后，可以利用伸腕动作，产生手指的被动屈曲，伸腕肌放松后，腕因重力下垂，手指也随之伸展。其效果不及肌腱移位。

正中-尺神经在腕部损伤，常合并屈肌腱损伤，多是锐器伤，早期神经和肌腱较易修复，为减少粘连，可以只修复深屈肌腱。掌长肌腱可以修复以备后作肌腱移位。

这类损伤，晚期的肌腱移位，主要解决拇指对掌及骨间肌的功能，前者可用掌长肌、指浅屈肌；后者可用4条游离伸腕肌腱，经掌骨间和蚓状肌管固定于腱帽桡侧。

第二节 下肢神经损伤

一、坐骨神经损伤

(一) 病因

坐骨神经是全身最大的神经，来自腰骶丛神经（腰 4～腰 5 和骶 1～骶 3)，在坐骨切迹处出骨盆，进入臀部。下行至大腿下三分之一处分为胫神经和腓总神经。因此，坐骨神经总干的损伤远比其终支的损伤少见。腰椎间盘突出、脊椎骨折脱位等可压迫损伤坐骨神经根。臀部肌肉注射部位不当、髋关节脱位、股骨干骨折、骶骨及髂骨骨折等可损伤坐骨神经干。

(二) 临床表现

坐骨神经损伤部位高时，出现半腱肌、半膜肌、股二头肌及胫神经和腓总神经支配的肌肉瘫痪，小腿不能屈曲，足及足趾运动完全消失，呈“跨阈步态”。跟腱反射消失，小腿外侧感觉障碍或出现疼痛，足底感觉丧失常导致损伤和溃疡。

(三) 康复治疗

由于坐骨神经的行程很长，高位严重损伤后的恢复时间也很长，易出现并发症。应用踝足矫形器、膝踝足矫形器或矫形鞋，以防治膝、踝关节挛缩和足内、外翻畸形。脉冲高频电疗、低频脉冲电流、激光照射和神经营养因子促进神经再生，神经肌肉电刺激治疗小腿和大腿后面的肌肉、运动疗法增强肌力，感觉训练，以 TENS、经络导平、封闭等缓解疼痛。对下肢肿胀，可采用抬高患肢休息、顺序充气循环治疗、干扰电疗、高压低频脉冲电疗法等治疗。

二、腓总神经损伤

(一) 病因

腓总神经损伤在下肢神经损伤中最多见。可见于腓骨小头或腓骨颈骨折、小腿石膏固定太紧、腘窝后方切割伤、胫腓关节后脱位等情况。

(二) 临床表现

损伤后，胫骨前肌、趾长伸肌、趾短伸肌、腓骨长肌和腓骨短肌瘫痪，出现足和足趾不能背伸，足不能外展，足下垂并转向内侧而成为马蹄内翻足；足趾亦下垂，行走时呈“跨阈步态”。小腿前外侧及足背面感觉障碍，疼痛不多见。运动障碍比感觉障碍严重。

(三) 康复治疗

可用足托或穿矫形鞋使踝保持在 90° 位。物理治疗促进神经再生，运动治疗、神经肌肉电刺激增强足和足趾背伸肌力。因足下垂和内翻，行走时稍不慎就可扭伤外踝，应教育病人预防继发性损伤。如为神经断裂，应尽早手术缝合。对不能恢复者，可行肌腱移植术和功能性电刺激。

（万　麟）

第六章

周围血管损伤的救治原则

第一节 概　论

在临床上，四肢血管伤很常见。肢体大的动脉损伤，可以造成肢体缺血和坏死，甚至并发急性肾衰竭、危及生命。单纯的血管损伤以锐利物切割、穿刺伤为主，更多的则是与四肢的严重开放创伤、关节脱位或骨折等损伤合并发生；火器伤也常造成血管损伤；另外，手术时也偶有伤及血管者；肢体挤压伤多不直接损伤血管，但由于肿胀、骨筋膜室综合征等原因，常可造成伤肢缺血或继发血管栓塞等，其所发生的问题与血管损伤相似。

血管损伤的诊断及处理是否及时、得当，关系着伤肢的能否保留、功能好坏以及生命的安危，在临床工作中应该时刻有所警惕。周围血管损伤后，肢体存活、特别是肌肉丰富的大肢体受热缺血时间的限制，因此，此类患者不适宜长途转运，应就近处理。故而，即使是基层医院的医务工作者，也应该掌握周围血管损伤的诊断、血管损伤的基本知识和修复技术，并做好并发症的及时处理。

一、血管的组织结构

1. 四肢动脉　四肢动脉的管壁由内膜、中层和外膜三层组成。

（1）内膜：是一层光滑、薄而致密的半透明膜。弹性大、再生能力强，再植血管3周后即有一层内皮细胞覆盖管壁，形成光滑的内膜。

（2）中层：较厚，为平滑肌层，是中等动脉的显著特征。平滑肌之间有弹性纤维，构成动脉壁内的弹性支架。因平滑肌的收缩而保持一定的张力、回缩和延伸。中层的存在使管壁具有很强的弹性和收缩性。

（3）外膜：外膜厚度与中层相近，由纵形胶原纤维、弹性纤维和成纤维细胞等疏松结缔组织构成，使血管长度有一定的伸缩性。在外膜与中层交界处，弹性纤维较致密。形成外弹性膜。外膜中有支配平滑肌收缩的神经、血管壁的滋养血管和淋巴管。

2. 四肢静脉　四肢深静脉多与动脉伴行，皮下浅静脉系统汇入深静脉。与动脉相比，静脉壁较薄，弹性纤维少，管腔较大且不规则。四肢静脉有静脉瓣，由内膜向腔内突出而成。静脉瓣的存在利于血液向心回流，防止倒流。

二、四肢血管损伤的临床分类和病理类型

血管损伤有不同类型，大多数为切伤、刺伤、枪伤和炸伤等开放性损伤，闭合性损伤较少见，但不可忽视。钝性损伤可引起血管栓塞或痉挛，闭合性骨折或爆震伤等可引起血管损伤，造成内出血，故应予足够重视。高速投射物可产生冲击波损伤，造成血管栓塞或破裂。

1. 血管痉挛　血管因损伤、骨折端或弹片的压迫刺激，甚至较长时间的暴露，寒冷、干燥刺激或手术时干扰，均可引起血管痉挛，此时动脉呈细索状，血流受阻。痉挛主要发生于动脉，为动脉壁平滑肌持续收缩所致。血管痉挛时远侧动脉搏动减弱或消失，肢体出现麻木、发冷、苍白等缺血症状，而局部无大出血或张力性血肿。长时间血管痉挛常导致血栓形成，甚至造成肢体坏死，其后果与动脉完全断裂相似。血管痉挛也可呈间歇性发作。

2. 血管挫伤　血管遭受钝性伤后，内膜薄层内皮层遭到破坏，使内膜粗糙失其光滑，损伤处的基底组织暴露于管腔，易致血小板聚集而形成血栓；也可出现内膜和中层断裂分离，组织卷缩，血管组织内有出血。还因血管壁软弱可发生外伤性动脉瘤，动脉内血栓脱落而成栓子，阻塞末梢循环。对于动脉挫伤应根据局部和肢体循环情况作出正确判断，及时手术切除损伤部分，作对端吻合术或用自体静脉移植修复。

3. 血管裂伤　由锐器伤致血管壁裂伤或部分缺损，血管收缩使裂口增大，出血常较完全断裂为多。如果血管裂伤发生在大血管，未能及时采取有效的止血措施，常常导致患者发生失血性休克甚至死亡。

4. 血管断裂　四肢主要血管完全性断裂，多有大出血。动脉断裂可引起短时喷射样大出血，常伴有休克；由于血管壁平滑肌和弹力组织作用，血管收缩并回缩、卷曲和痉挛促成血栓形成，可减少出血或使之自行止血；同时因出血后血压下降甚至休克，较易发生血栓使管腔闭塞。因此，血管完全断裂即使发生在肢体的大血管后，由于血压下降、血流迟缓，也加速血管自身止血的机制，一般不会因出血造成死亡。

但动脉断裂仍是一种严重损伤，除引起大出血和休克外，还可导致肢体缺血。侧支循环可减轻肢体缺血程度，一般上肢侧支循环较下肢丰富，对动脉突然断裂后肢体缺血的耐受力较强。下肢侧支循环较差，故动脉断裂后发生坏死的机会较上肢为多。

5. 血管受压　可因骨折、关节脱位、血肿、异物、甚至夹板、包扎和止血带等引起。受压时间愈长，愈严重。动脉严重受压可使血流受阻，血管壁也因此受损伤，引起血栓形成及远端肢体坏死。这类压迫常见于膝部和肘部，由于该处血管在解剖上较固定并且邻近关节。

6. 血管穿通伤　枪弹、刀刺或骨折片刺伤血管，造成血管的血管裂口成为穿通性损伤。如果血管裂口小，血肿达到一定程度的压力，血液停止外流，裂口处形成血栓而自闭；如果血管裂口较大，则血肿内的血液与动脉内的血流相通，则血肿出现传导性搏动，形成搏动性血肿。4～6 周因机化而包裹，囊壁内面被新生的血管内膜所覆盖，成为假性动脉瘤。伴行的动、静脉同时部分损伤，其内腔发生直接交通，动脉血大部分不经毛细血管床直接流入静脉，即形成动静脉瘘。一般肢体循环受影响，脉搏减弱。

三、血管损伤的常见部位

四肢血管损伤常见于腕桡、尺动脉、肱动脉、腋动脉、股动脉、腘动脉及踝部胫前、后动脉。动脉损伤常合并伴行的神经损伤。

第二节 周围血管损伤的诊断与治疗

一、周围血管损伤的诊断

1. 病史 四肢血管伤的诊断主要根据受伤史、解剖位置、局部出血状态、肢体远端的血液循环障碍和局部血肿、血压下降等确诊。应做到诊断及时准确，防止漏诊，早期处理。

熟悉四肢血管解剖，掌握血管与骨、关节的关系，了解创伤的性质、部位和弹道方向等，对判断四肢血管损伤有很大的帮助。凡四肢主要血管径路的火器伤、切割伤、骨折、脱位及挫伤等，均应警惕血管伤的可能性。

2. 症状、体征

(1) 出血：开放性动脉出血呈鲜红色，多为喷射性或搏动性出血。闭合性血管损伤部位常因内出血而显著肿胀，有时形成张力性或搏动性大血肿。肢体主要血管断裂或裂伤都有较大量出血。

(2) 低血压及休克：出血量较多者可出现低血压甚至休克。

(3) 肢体远端血循环障碍

1) 肢体远端动脉搏动消失或微弱。检查时应注意两侧对比，在侧支循环丰富的部位，即使肢体主要血管损伤，远端有时仍可摸到脉搏。因此，绝不可因远端有血管搏动而排除主要动脉损伤的可能性。据报道四肢主要动脉伤病人中20%左右的远端动脉搏动仍存在。

2) 毛细血管充盈时间延长。正常肢体末梢的毛细血管充盈时间约1～2秒。周围血管损伤后由于供血严重不足或完全中断时，远端毛细血管充盈时间显著延长或充盈不明显。但应注意，在先发生静脉回流阻塞后再发生的动脉阻塞的特殊情况下，因毛细血管和小静脉床中有淤血留存，肢体虽无血液循环，毛细血管充盈时间仍可为正常或接近正常，但这类充盈呈暗红色，与正常充盈颜色不同，应注意区别。如经上述观察和检查仍不能确定肢体有无血循环，可在伤肢末端（指或趾腹）用粗针刺破，观察有无活动性出血和出血的颜色。无出血或仅有少量出血遂即中止者，均为血运丧失的表现。

3) 皮肤苍白。远端肢体完全缺血或血供严重不足时往往出现皮肤苍白。如果主要血管损伤而远端肢体仍有一定血供者或侧支循环丰富的部位，皮肤苍白可不明显。

4) 皮温下降。肢端血供减少或中断致皮温降低。双侧对比性触诊简便易行，但可能会有漏诊。用皮肤温度计测量，皮肤较健侧低3℃以上才有意义。

5) 疼痛和感觉障碍。是肢体神经对血管损伤后供血不足的早期反应。远端肢体疼痛严重时，应考虑缺血的可能性。当严重缺血时间较长、神经组织坏死后，疼痛反而减轻或消失。但感觉减退或丧失也可能是损伤血管伴行神经损伤的结果。其鉴别要点是：缺血引起的感觉障碍多呈套袖式分布，而神经损伤所致的感觉障碍则与神经支配区相一致。

6) 运动障碍。肌肉对缺血很敏感，缺血时间稍长，肌肉运动能力即减退或以至完全丧失。

3. 辅助检查

(1) 超声检查：伤肢血管的彩色多普勒（Doppler）检查是一种有价值的无创检查；袖珍型床旁多普勒仪也是急诊情况下使用方便的便携式超声仪。最好能备于科内或手术室，便于及时使用。

（2）动脉造影术：数字减影等血管造影可提供准确的客观依据。但实际上，血管伤的诊断主要依靠分析受伤史和细致体格检查，早期血管伤如诊断和定位明确，无论急诊或平诊均可不必做动脉造影。在诊断和定位困难的病例，有条件时可作动脉造影术。

4．手术探查　对可疑的四肢主要动脉伤可能性较大而不能确诊的病例，亦应早期手术探查。虽有阴性探查的可能，但漏诊或延误处理，则可导致丧失肢体和生命。在急性肢体缺血的情况下，不应消极等待观察或采取保守治疗。

二、周围血管损伤的治疗

在快速、准确地确定周围血管损伤或损伤可能的诊断后，首先及时止血、纠正休克，挽救伤者的生命；其次是做好创口清创术，完善处理损伤血管，力争尽早恢复肢体循环，保全肢体，减少残废。同时应认真处理好骨、关节损伤的制动或固定，减少继发性损伤及合并伤，以改善肢体功能。

1．急救止血

（1）加压包扎法。用较多无菌纱布或洁净布类覆盖伤口，对较深较大的出血伤口，宜用敷料充填，再用较多敷料环绕伤段的周径，外用绷带加压包扎。包扎后应抬高患肢，注意观察出血情况和肢体远侧循环，迅速送至有条件医院作终极手术处理。

（2）指压法。为止血的短暂应急措施。对判断为肢体主要动脉损伤、出血迅猛需立即控制者，可用手指或手掌压迫出血动脉的近侧端。应将血管压向深部骨骼，遂即用包扎法或其他方法止血。

（3）止血带法。止血带为有效的四肢止血工具，使用后注意应每1～2小时放松20分钟左右，避免其所引起的肢体坏死、肾衰竭，神经麻痹等并发症。

（4）钳夹止血法。如可能在伤口内用止血钳夹住出血的大血管断端，连止血钳一起包扎在伤口内，迅速送往医院。注意不可盲目钳夹，以免伤及邻近神经或整段血管，影响修复。

（5）血管结扎法。无修复血管条件者可作初步清创，结扎血管断端，缝合皮肤，迅速送往医院作有条件的进一步修复。对于前臂和小腿有两套血管者，如全身情况不允许或无条件作血管吻合者，也可直接结扎其中一套。

2．休克和多发伤的处理　处理四肢血管伤，应遵循先整体后局部的原则。应先止血，纠正休克和处理其他紧急情况，然后进行动脉伤的处理。应及时输血补液，恢复血容量和血压，纠正脱水或水电解质失调。在急救止血和纠正休克的同时，应迅速处理多发伤和危及生命的脏器伤，才能将血管伤的并发症降到最低限度。

3．四肢主要动脉损伤处理的时间因素　动脉伤处理时间与死亡率、截肢率、感染率和肢体缺血挛缩发生率均有密切关系。肢体对缺血的耐受性难以估计，因其组成细胞对缺血缺氧的敏感度不同。肌肉纤维和周围神经对缺血的耐受性比皮肤和皮下组织为低。通常认为4～6小时为缺血安全期，在此期间，骨骼肌和周围神经遭受永久性损伤的机会很小，缺血长达8～12小时，则血管重建的疗效锐减。故应力争在8～12小时内修复血管，恢复血流。

4．清创术　以血管夹等器械于手术中止血后进行清创。清创术是预防感染和成功地修复血管的基础性手术。应争取在伤后6～8小时内尽快做好清创。清创术应在止血带下进行，要求细致彻底。如清创不彻底，即使血管修复完善，亦可因血管床的感染或坏死，使血管外露、感染、出血而导致失败。

5．血管痉挛的处理　首先应注意预防血管痉挛，用温热盐水湿纱布覆盖创面，减少创伤、寒冷、干燥及暴露的刺激，及时清除骨折端及弹片的压迫。无伤口而疑有动脉痉挛者，可试行普鲁卡因交感神经阻滞，如无效，应及早探查动脉。发现动脉痉挛，常用的有效方法是血管内液压扩张法。对于血管断端痉挛，用无创伤性动脉夹夹住远端，将平头针置于断端内，捏住断端，向痉挛段推入等渗盐水进行扩张。也可将细小的止血钳插入血管断端，做轻柔的持续扩张。如血管挫伤栓塞并有血管痉挛，需切除该段血管作吻合或行自体静脉桥接移植。

6. 血管损伤的修复

（1）血管吻合的原则：缝合的血管必须是正常的血管，如内膜损伤，血管壁血肿、中层破裂等都应切除，不然即使缝合精确，亦会导致血栓形成。缝合血管的管腔通畅，不然即使吻合口通畅，血流仍不畅。缝合血管的口径最好是相似的。如果血管两个断端的口径仅有轻度不同，如小于直径的 1/5～1/4，一般仍可作对端缝合。如口径的不一致，小于其直径的 1/4～1/3，宜将口径较小的血管断端沿其纵轴方向作 45°斜向切断以增大其口径，再行对端缝合。如断端口径的不一致超过其直径的 1/2 则宜行端侧缝合。缝合的血管应有适当的张力，因为血管断裂后，往往向两侧回缩。注意无损伤血管缝合技术，在提捏血管时，只能用尖头镊轻轻提住血管外膜。并应避免将尖锐性器械进入管腔或将塑料管用力插入血管腔进行冲洗，这样容易损伤血管内膜。合适的针距与边距是提高血管修复质量的重要因素，应因血管的口径、管壁的厚薄与管腔内血压而异。如小动脉直径为 1mm，通常缝合 8 针即可，其针距约为 0.3mm，而边距约为 0.2mm。静脉的血压低，针距可以稍大，亦不致漏血。

（2）血管常用缝合技术

1）端 - 端吻合：端 - 端缝合适合血管口径相当的完全断裂血管。吻合前应先行外膜的修剪、管腔内血栓清除和扩张再通。外膜清除操作方法很像包皮环切。断端的血管腔如有血液或血块存在，可用肝素盐水（按每 100ml 生理盐水内含 12.5mg 肝素）经注射器的平头针或套管针塑料软针芯冲洗干净。

缝合血管时，每次进针必须透过半透明的血管壁看清楚针尖，勿使其带住对侧的血管壁。一旦发现缝针带住对侧血管壁，必须将缝针退出带住处，重新进针。血管的对端缝合一般先缝合前壁，然后后将血管夹翻转 180°，缝合后壁。缝合血管时，在管口相对位置的第一、二个结扣留两个反方向的牵引缝线后直接作接连的间断缝合，可使术者看清管腔，吻合均匀。这种缝合方法也可以使缝合侧血管壁与对侧血管壁分开，在缝合时不至于将后面血管壁带入。

2）端 - 侧吻合：端 - 侧缝合适合异口径血管的吻合。其一般技术与端 - 端缝合相似，其不同者为血管壁的开孔。大口径侧开孔宜选择在血管缝合后与血流方向呈锐角的部位，以免形成血流漩涡。如果口径大的血管其一端先行结扎，则其开口的部位应与结扎端有一定距离。选定开孔部位后，先将要开孔的那段血管的外膜旁膜予以剪除。用小镊子夹住要开孔处的血管壁轻轻提起，并依血管的纵轴方向剪去血管壁，剪去的大小应与将要缝合的血管端经 45°斜切后的口径相同。在端 - 侧吻合时，一般先缝合血管最远心端与最近心端的两针，以后依次缝合前壁中间的一针与上述三针间的两针。前壁缝合完成后，将血管翻转 180°，再缝合后壁。

3）套叠缝合：这是一种简化的异口径小血管吻合方法。首先在套入端的相应位置缝两针贯穿血管外中层，相距 180°，以后连续在套鞘的对应部位自内膜向外膜全层穿过血管壁的切端，打结，最后，再将套入端血管塞入另一端管腔，完成套叠缝合，由于只缝两针，故要求套入的血管长约其直径的一倍。缝合毕，依次放开吻合口远端的血管夹，一般无明显的漏血，若有漏血，以棉球或纱布轻压20～30秒即可止血。

4）自体静脉移植术：血管如有缺损或对端吻合处会有明显张力，即应采用自体静脉移植术，而不应勉强缝合使吻合部产生过大的张力。常取健侧近端大隐静脉，而不可取用伤侧静脉，以免影响伤侧静脉回流。自体静脉移植修复动脉时，因有静脉瓣存在，故应将静脉倒转。用静脉移植修复损伤的静脉，则应顺置，不可弄错方向。

5）渗漏的处理：动脉缝合完成后，应先放去远心侧的血管夹，而静脉缝合后则先放去近心侧的血管夹，使缝合口有血充盈，以后再放去另一个血管夹。良好的缝合不应有严重漏血。小量漏血用盐水棉球轻压1～2分钟即能停止。如因针距过大而漏血不止，应缝补一针。

6）血管通畅试验：也叫勒血试验，是测试吻合口是否通畅的最有效易行的方法。用血管镊在动脉吻合口的远侧或静脉吻合口的近侧，轻轻地夹瘪血管，再用另一把镊子向远侧或近侧移动，把管腔内的血液驱走。然后把靠近吻合口的镊子放去。观察吻合口后是否迅速充盈，如充盈缓慢则表示吻合口有部分阻塞。如驱去血液的那段血管迟迟得不到充盈，则提示吻合口已阻塞。

7. 筋膜减张术　血管损伤或合并软组织损伤后，肢体肿胀到一定程度可加重或继发血管损伤。由于筋膜弹性差，对肿胀肢体起到压迫绞窄作用。当怀疑骨筋膜室综合征时应及时作筋膜切开减张，适时手术可防止肢体缺血和肌肉坏死。对于肌肉比较丰富的小腿和前臂离断性血管损伤时间较长者，在肢体再植和血管吻合后，为防止血管再通后继发的骨筋膜室综合征和坏死肌肉组织等毒性物质吸收入血造成急性肾衰竭，也可在血管修复、肢体再植后作预防性筋膜切开减张。

8. 术后处理　血管修复术后伤肢应妥善固定，用石膏固定关节于半屈曲位3～4周，使缝合处无张力愈合。以后逐渐伸直关节，以免缝线崩开。患者保持伤肢稍高于心脏水平，不可过高或过低，如静脉回流不足，可稍抬高。术后，密切观察伤肢血循环，看脉搏、颜色、温度等是否正常，以利及时发现血管危象。术后如有动脉供血不足或静脉回流明显不畅，则应立即手术探查。上述循环危象如处理及时常获成功，拖延过久则可导致修复失败。术后常规防治感染，使用抗菌药，密切观察感染，特别是气性坏疽的可能。防止继发性大出血，伤口初期处理时止血不良，感染，吻合口张力过大致血管破裂，修复血管时无良好血管床或无健康组织覆盖，均可致术后再出血。出血时间多在伤后7～14天。对继发性出血应立即处理，清除血肿，止血，次要动脉宜加以结扎，重要动脉宜争取修复。伤口感染严重或肌肉广泛坏死者须截肢。术后应常规使用抗凝药，防止吻合口栓塞。还应注意保暖，病房和伤肢局部温度应保持在室温或以上为宜，必要时使用烤灯照射，防止局部因寒冷刺激致修复后的血管痉挛。

（赵　琳）

【参考文献】

[1] 王亦璁. 骨与关节损伤. 第3版. 北京：人民卫生出版社，2002.

[2] 吴在德. 外科学. 第5版. 北京：人民卫生出版社，2001.

[3] 韦加宁. 手外科手术图谱. 北京：人民卫生出版社，2003.

[4] 宋建榕，林佳俊，陈奋勇，等. 122例周围血管损伤的治疗体会. 中华创伤杂志，2000，16：599.

[5] 吴庆华. 血管吻合口局部条件的选择. 中国实用外科杂志，2000，20：331-332.

第七章

骨肿瘤的诊断及治疗进展

骨肿瘤是起源于骨骼的恶性肿瘤，其中骨肉瘤是最常见的恶性骨肿瘤，好发于青少年(10～25岁)的长骨干骺端，偶见于骨干，最多见于膝关节上下，发病率为2～3例/百万人口。其恶性程度高，不但局部侵袭性强，而且早期发生肺转移。传统治疗(截肢、化疗、放疗)5年生存率在20%左右，治疗效果很差。最近十几年以来，骨肿瘤的诊断和治疗理论及技术手段取得了很大进展。

骨肿瘤的诊断要坚持临床、影像和病理相结合的原则。围绕每一病例制定个体化治疗方案与有关医生要相互沟通，定期举行联合讨论，以确立诊断和治疗方案。要认真采集病史和进行体检。不同的年龄段有其好发的病变，自发的肢体疼痛或与外伤(常是轻度)有联系的疼痛、步态的改变、最近的感染史、体重减轻，均是重要信息。描述肿物的部位、大小要准确，并测量长、宽、厚度，包括X线表现。锐痛与压痛是炎症的表现，因此，感染有锐痛及强烈压痛，骨肿瘤能引起周围软组织的反应性炎症，可有轻、中度疼痛及压痛。但出现病理性骨折时即有剧痛。判断骨肿瘤的部位，要注意牵涉痛(异位痛)，例如髋部病变引起的疼痛，常沿闭孔神经分支牵涉到膝部，医生会误诊为膝部有病变。另外，对神经系统、关节运动、局部淋巴结都应该循序检查。

一、影像学诊断

(一) 常规X线片

这是影像诊断的基础，用以分析三个问题：

1. 病变的部位，包括骺端、干骺端、骨干骨膜下、皮质内、骨髓内。

2. 破坏的形状，如地图形(即一处或多处相连、边缘清晰的骨破坏)、虫蛀样、渗透浸润(即皮质有无数极小透明区，中心较多外围少)。

3. 正常组织的反应带，能提供组织学及组织发生学的参考资料。以骨质矿化状况为例，如钙化(软骨肉瘤)、骨化(骨肉瘤)、磨砂玻璃样(纤维异常增殖)。X线平片在早期诊断是有限度的，因为每单位体积骨质要有30%～40%破坏才能显示出来，同时躯干(中轴)骨显像不如肢体骨。通常X线平片不能发现的病变，核素扫描、CT、MRI能发现。

骨肿瘤侵入骨膜下，能引起反应，表现为单纯、层(葱皮)状、针状和袖套状(Condman三角)等反应。细长针状骨膜反应多见于恶性病变，而短钝针状骨膜反应多见于良性者。Condman三角多见于恶性及侵袭性病变。骨外肿物压迫骨质，其缺损边缘平滑且常有硬化；而肿瘤侵袭骨质，多产生不规则边缘。原发骨肿瘤好发在同类正常细胞与组织最大活动性的部位，如胫骨近端、股骨远端、肱骨近端的干骺端。起源于结缔组织或骨髓细胞的肿瘤，可见于骨骼的任何部位。血源性骨髓炎好发于干骺端是因为该部位有迂曲的血管襻。因此，发生部位，无论是骺端、干骺端或骨干，是诊断的重要参数。Johnson 强调骨骼是有代谢梯度的器官，即骨干最低，骺部较低，干骺端最高，此梯度与细胞的活动是相互联系的。

（二）计算机体层摄影（CT）

由于较 X 线平片有更高的分辨率和能展示横断面解剖两个特点，CT 对诊断骨骼病变，尤其是躯干骨极为有用。它能显示骨皮质及骨小梁、骨肿瘤对软组织侵犯范围和软组织肿瘤，虽然后者不如 MRI 准确。对比剂增强能判定骨肿瘤的血运和它与软组织肿块及主要血管的关系。CT 显示瘤内钙化比 MRI 好，特别是躯干骨的结构及钙化。CT 还能明确髓内侵犯的范围和骨肿瘤对化疗的反应也能测定组织的密度。髓内密度的减弱提示肿瘤的侵入或炎症。在有较复杂解剖的部位，如肩、脊柱、骨盆、髋，能解决 X 线平片中影像重叠、看不清或不能发现病变的问题。此外，利用 CT 的三维重建技术我们还可对骨肿瘤的体积进行精确量化，为临床治疗方案的选择提供重要参考。CT 的缺点是：

1. 评估软组织或骨髓病变不如 MRI。
2. 除非采用螺旋式 CT，不能摄肢体纵轴像。
3. 不能有效的扫描大的解剖区域。
4. 体层摄影会漏诊某些椎体压缩骨折。

（三）动脉造影

动脉造影用以确定血管的型式，明确需要切除及修复的血管，及其与肿瘤的关系和肿瘤的范围；也能有助于选择病理活检的部位和动脉化疗或栓塞治疗的动脉；评估化疗效果，因为化疗后肿瘤的血运有不同程度的减少。目前，儿童骨肿瘤患者中，大部分动脉造影被 MRI 取代。

（四）核磁共振成像（MRI）

MRI 是评估脊柱、骨髓及软组织肿瘤的首选方法，其不足之处是缺乏特异性和对钙化的病灶相对不敏感。MRI 有多种技术和脉冲序列可供选择，但各有其优缺点。临床常用三种不同脉冲序列，即可自旋回波、梯度回波及反转回波。其信号强度决定于质子密度（质子数量）、固有的组织弛豫时间（T_1 及 T_2 或 T_2^*）和血流。依赖于脉冲序列及所选择的参数，MRI 的组织信号强度能反映原有的质子密度和 T_1 或 T_2 弛豫时间。其成像可分为质子密度加权（PDW）、T_1 加权（T_1W）或 T_2 加权（T_2W）。

在 T_1W、PDW 及 T_2W 影像上，不同的组织有不同信号特点。T_1W 影像中，脂肪、蛋白质含量高的液体、亚急性出血信号强，其他组织信号中等或弱。T_2W 影像中，大部分细胞病理改变及液体信号强，脂肪信号弱。骨皮质、密厚的钙化及纤维组织、膝半月板、韧带、肌腱、空气在所有的影像上信号低弱。骨髓有五种信号强度（表 6-7-1）。

多平面成像是 MRI 的突出优点，只有螺旋式 CT 在一定程度上能与之相比，它在冠状面及矢状面的长轴成像能测定病变部位、范围和跳跃病灶。Mark 根据 MRI、术中冰冻切片、病理切片、随诊 3 年的病例证明 MRI 能判断恶性骨肿瘤髓内范围和截除平面（并考虑省去术中冰冻切片）。MRI 的横断面成像能明确肿瘤、骨、软组织、神经血管束的解剖关系，骨皮质破坏类型和骨膜新骨形成，其突出缺点是不能准确地显示钙化的量及类型。髓内范围最好用冠状或矢状面 T_1W 显示，而软组织侵犯用横 T_2W 显示。骨肿瘤易与正常肌肉分界，

表 6-7-1 骨髓的五种信号强度

骨髓种类	脂肪(%)	T_1W 像	T_2W 像
红骨髓	40	中等低	中度
黄骨髓	80	亮	暗
瘤组织代替	近 0	暗	亮
放疗后	近 100	很亮	暗
骨硬化	近 0	暗	暗

因为肌肉有中等信号强度。

(五) 超声检查

超声检查是可多次重复的非介入性方法，它能有效地确定软组织肿瘤(实体性或囊性)、原发骨肿瘤的骨外软组织肿块、骨膜反应骨及肿瘤与血管的关系。如增加一些装置，还可测定肿瘤的血流及化疗后血流减少的程度。

(六) 转移病变的诊断

1. 放射闪烁成像(核素扫描) 本法是扫描骨转移瘤及多发骨肿瘤的首选方法，特别是早期 X 线平片不能发现的病灶。它很敏感，能显示骨折、肿瘤和炎症，但特异性差，边缘不清晰。因此，它的诊断能力有限，必须结合其他检查所见。骨病变吸收核素基于两个因素，即骨对病变的反应和修复。如无反应或修复即无吸收。

骨扫描可用以评估化疗效果。在系列扫描中正性反应表现为核素吸收减少。然而，偶尔骨肿瘤坏死后，修复过程活跃吸收增多，可以误诊为反应不良，称为突发现象。

核素扫描呈三相：

(1) 动脉相，注射核素后即显像。

(2) 静脉相，注射后 1～3 分钟显像。

(3) 迟延相，提示注射后 2～3 小时骨吸收核素情况。

核素扫描主要为两个目的：

(1) 发现肺部有无骨性或骨化转移瘤。

(2) 化疗的随诊。

然而，核素吸收的类型不代表肿瘤范围，因其有假的延伸反应，后者可因骨髓充血、髓内或骨膜反应而导致。核素也可存在于滑膜液内。溶骨性骨肉瘤可出现冷点。有时活跃吸收区中出现冷点，这是由于该点的血供中断。肢体骨肿瘤以远的关节可有吸收增高，这是继发的废用性骨质疏松引起的。

近年来，采用 SPECT/CT 同机融合显像的方法，将 SPECT 的功能特异性和 CT 的解剖特异性有机结合起来，实现了影像信息的互补，明显提高了骨良恶性病灶诊断的准确性，有学者建议应将此方法作为肿瘤骨转移筛查的首选方法。

2. 胸部 X 线平片及 CT 检查 中、高度恶性骨肿瘤均能转移至肺部。X 线平片能发现直径大于 1cm 的病变。CT 能显示小至 2mm 的病变，是评估侵袭性骨肿瘤不可缺少的检查方法。

二、临 床 化 验

外周血液及免疫学化验对骨肿瘤的诊断价值有限。然而，血沉可帮助鉴别感染与肿瘤，因前者血沉升高，后者多为正常。必须注意，Ewing 肉瘤、白血病、淋巴瘤、组织细胞增生症，血沉也可升高。血清碱性磷酸酶（ALP）在半数的骨肉瘤患者中升高，正常儿童生长发育期也可升高。因此，评估时要加以分析。另有研究表明，血清Ⅰ型胶原吡啶交联终肽（ICTP）在原发性恶性骨肿瘤和原发性良性骨肿瘤中的临床诊断和鉴别诊断中具有一定的参考价值。

三、病 理 检 查

病理检查的标本包括活体组织标本和手术标本，在骨肿瘤学教材和医学期刊中反复强调活体组织标本采取的重要性，必须由经治医生进行。

（一）活体组织检查

活体组织检查包括穿刺活检和切开活检。针吸活体组织检查优点明显，但标本体积小、量少，也限制了它的应用。很多分化不良的胚胎性肿瘤，诊断需要做免疫组化、免疫电镜、细胞遗传学、分子生物学检查，针吸标本达不到要求。所以有些教学医院、研究机构常规用切开活检。有些局部有恶性改变的肿瘤，针吸法会漏取恶性部分而导致误诊，梭形肉瘤细胞排列紧密，有时难以吸出。主要方法有：

1. 针吸法，针径 0.6～0.8mm，确诊率可达 80%～90%。

2. 套针采取法，此针包括 14 号针管，针芯末端有缺口，抽出时可获取标本。成功率及诊断率达 96%，但也有报告确诊率为 84%，13% 不能确诊，3% 不能区分良、恶性。

3. 环钻法，现已为针吸法代替。

（二）骨肿瘤病理诊断的几个基本问题和一些进展

关于骨肿瘤的病理诊断，本文仅就几个基本问题和一些进展作一简介。

1. 病理组织学诊断　要分析下列问题：

（1）区分正常、反应性及瘤组织。

（2）观察细胞的亲和状态，黏聚的如上皮细胞肿瘤，非黏聚的有淋巴瘤。

（3）分析肿瘤细胞核特点以区分良、恶性。

（4）分析不同组织，观察肿瘤的行为与性质，如骨样组织、软骨样组织、梭形纤维细胞、血管、脂肪、上皮细胞以区分相应组织的良、恶性肿瘤，细胞无区分并均匀分布的有 Ewing 肉瘤、淋巴肉瘤。多向分化的有骨肉瘤、滑膜肉瘤。判断恶性程度要根据细胞构成、坏死范围、10 个高倍镜视野中核有丝分裂数目和核异形性。

2. 免疫过氧化物酶技术　通过单克隆或多克隆抗体与此酶结合可染出肿瘤细胞产物，而识别细胞类型。染色是成组的进行，因为一个肿瘤并非只有一个特异的标记物。波形蛋白、细胞角蛋白、白细胞共同抗原，被用于区分间充质、上皮或造血组织起源的肿瘤和判断它们在生长过程是否保存上述抗原。

3. 电镜诊断　电镜能显示细胞间的关系，包括细胞间连接（或缺少它们），如上皮细胞多有桥粒连接、细胞相互交错的突起、基底板，是发现细胞类型的线索。胞浆中的微管、神经分泌颗粒、突触小泡提示神经母细胞瘤或神经上皮瘤。粗及细纤维、Z 带或肌球蛋白 / 核糖复合物见于横纹肌肉瘤，Ewing 肉瘤有糖元颗粒。Birbeck 颗粒（特殊包膜包围的杆状或网球拍状包涵物），中心有线状纵纹是诊断 Langerhans 组织细胞增多症的重要依据。

4. 免疫金标记技术　用放射性金标记相关的抗体能将需要测定的抗原或细胞产物定位于某一细胞器内。虽然骨、软骨、纤维细胞有其各自的超微结构，但相应的肿瘤没有特异的诊断标准，需要结合光镜所见作出诊断。电镜所见主要是细胞增殖活跃的表现，如核型大、核膜凹陷褶皱，核仁大、数量多等。

5. 手术切除标本的病理学评估 现代医院病理科对骨肿瘤手术切除标本有严格的处理评估常规。手术医生必须将标本标明方向、边缘，并提出检查重点部分及边缘。大体标本照相后切取病检组织块，其重要边缘要用墨水染色，然后固定。骨肿瘤要在去除软组织后，摄普通像及X线片，按3～5mm间距系列切骨块、摄像及X线片，然后固定，做组织学检查。化疗患者要评估肿瘤细胞坏死率，病理科室应及时开展这项工作，以评价术前化疗效果。

外科分期 在临床评估、活体病理检查的基础上，治疗之前进行骨与软组织肿瘤的外科分期评估。外科分期系统是Enneking于1980年正式提出的，后为美国骨肌肉肿瘤学会所接受。分期系统的目的在于：

（1）按肿瘤局部复发、远处转移的危险性分出层次级别。

（2）将肿瘤分期与手术指征及辅助治疗联系起来。

（3）提供一种按分期比较不同的手术治疗或非手术治疗效果的方法。这一系统反映出肿瘤生物学行为及侵袭性程度，它结合临床、影像及组织学分级、解剖间室部位和有无远处转移进行分期。根据分期制定手术计划。这是骨肿瘤诊治重要进展之一。表6-7-2及表6-7-3概括了分期及手术治疗的内容。

表6-7-2 良性骨与软组织肿瘤的分期与手术种类

分期	分级	部位	转移	控制肿瘤手术
静止	G_0	T_0	M_0	囊内切除
活跃	G_0	T_0	M_0	边缘或囊内切除加有效辅助治疗
侵袭	G_0	$T_{1\sim2}$	$M_{0\sim1}$	广泛或边缘切除加有效辅助治疗

注：包含临床、影像及病理参数的分级：G_0良性，G_1低度恶性，G_2高度恶性；T_0囊内，T_1肿瘤及反应带在间室内，T_2肿瘤扩散至间室外；M_0无转移，M_1有肺或骨远处转移

表6-7-3 恶性骨与软组织肿瘤的分期与手术种类

分期	分级	部位	转移	控制肿瘤手术
I_A	G_1	T_1	M_0	广泛切除
I_B	G_2	T_2	M_0	广泛切除或截肢
II_A	G_1	T_1	M_0	根治切除或广泛切除加有效辅助治疗
II_B	G_2	T_2	M_0	根治切除
III_A	$G_{1\sim2}$	T_1	M_1	根治切除，开胸切除肺转移灶或姑息
III_B	$G_{1\sim2}$	T_2	M_1	根治切除，开胸切除肺转移灶或姑息

注：Ⅰ期为低度恶性，Ⅱ期为高度恶性，Ⅲ期为有转移；A为局限在间室内，B侵袭至间室外

四、骨肉瘤的治疗

骨肉瘤是一种起源于间叶组织的恶性肿瘤，以能产生骨样组织的梭形基质细胞为特征，是骨骼系统最常见的恶性肿瘤，骨肉瘤在恶性骨肿瘤中极具代表性，多发于青少年，好发于血运丰富的干骺端，其血行转移发生率高且早，进展迅速。既往骨肉瘤仅限于手术治疗，5年生存率仅为20%左右。近年来，新辅助化疗的应用使患者的5年生存率大为提高，保肢

手术逐渐取代截肢手术，免疫治疗和基因治疗等为骨肉瘤的发展开辟了新的道路。

进入 20 世纪 70 年代后，骨肉瘤的治疗发生了巨大变化，首先由于氨甲蝶呤、阿霉素、顺铂等的大剂量综合化疗，使治愈率大幅度提高。1980 年公布的美国有代表性的三家医院的总生存率分别已达 77%、79%、80%。这项治疗被认为是 70 年代恶性骨肿瘤治疗中的一项重大突破，化疗不再是一种辅助性的、姑息性的治疗，而是拯救生命的主要措施。

新辅助化疗不但使治愈率得到提高，也为保留患肢疗法提供了前提条件。1976 年以后肿瘤切除、人工假体置换术的报告逐渐增多，并在不断改良和完善。

在有效化疗的控制下，肺转移瘤已不再都是绝症。通过肺转移瘤清扫术，不但多数病人可以延长寿命，而且约有 1/4～1/3 的患者可获永久性治愈。

目前，规范治疗的大致原则是：

（1）大剂量综合化疗，包括新辅助化疗和术后化疗。

（2）保肢疗法。

（3）肺转移瘤清扫术。

我们称之为骨肉瘤的三项系列治疗，取得颇受鼓舞的疗效。

（一）大剂量综合化疗

骨科医生在面对每一位骨肉瘤患者时，首先必须想到的是，面前的患者已有 80% 以上，甚至 90% 以上的可能发生了肺转移。因而首先采取的治疗，最好是既能扑灭肺转移瘤、挽救患者的生命，又对原发瘤有效而挽救患者的肢体。这种能兼顾全身和局部的疗法目前只有一个，并已存在 20 余年，这就是骨肉瘤的大剂量综合化疗，此疗法已使骨肉瘤患者的五年生存率，由以前的 15% 左右提高到 80% 左右。在此前提下，保肢疗法替代了截肢术，成为主要疗法。由于种种原因，我国骨肉瘤化疗开展得较晚，不普及、不规范，因此我国骨肉瘤患者的生存率还更低，与世界水平相比还有较大的差距。

国外许多肿瘤中心对骨肉瘤化疗，各家有各家的化疗方案，其中著名的化疗方案有 Rosen 的 T_{10}、T_{12} 方案，意大利 Rizzoli 研究所的方案，Jaffe 的系列化疗方案，德奥化疗协作研究组（COSS）的系列化疗方案等。这些化疗方案在用药种类多少，用药先后次序，偏重用何种药，化疗次数等方面，虽然各不相同，但都获得很好的疗效。这是因为这些化疗方案除有更重要的相同之外，即都遵循骨肉瘤化疗的一些原则。归纳起来，这些原则是：

1. 多种药物联合化疗原则　从 20 世纪 70 年代初，由阿霉素（ADM）和大剂量氨甲蝶呤（HDMTX）开始，相继博来霉素、环磷酰胺、放线菌素 D（ECD）、顺铂（CDP）、异环磷酰胺（IFO）、足叶乙甙（VP16）等被用于治疗骨肉瘤，这些药物的不同配伍组合、形成了一系列联合化疗方案。在这些药物中，氨甲蝶呤、阿霉素和顺铂三种是主药，有报道这三种药若分别单一应用，其有效率分别为 40%、30%、30%。因此必须联合用药。近年来异环磷酰胺被认为可能成为第四种主药。

2. 剂量强度原则　剂量强度是指在一定的时间内输入足够的药量。

此原则包括：

（1）标准的药物剂量：三种主药的单次化疗剂量已经标准化，MTX 为 8g（成人）～12g（儿童）/m^2，ADM 为 60mg/m^2，CDP 为 120mg/m^2，（偶有 160mg/m^2 者）。所谓骨肉瘤大剂量化疗即是指此而言，明显低于此剂量者不能称之为大剂量化疗。上述剂量是以大量病例为基础，经 20 多年化疗经验总结出来的。公认这个剂量是高效的、药物毒性是可耐受的、严重化疗合并症的发生率是最低的。

（2）准确的化疗间隔：要求化疗按日排表，准时、规律地进行。化疗中剂量和间隔有时会被迫变动，尤其化疗后期，有时会发生严重的急性骨髓抑制、肝肾功能损害、皮肤和黏膜溃疡等，可能导致化疗间隔延长，剂量减小。此外，手术合并症和经济问题都可能延误治疗，使得在一定时间内接受治疗的药量减少，从而降低了剂量强度，影响疗效。

（3）恰当的给药途径：骨肉瘤化疗的主要途径是静脉给药全身化疗。这种给药方法已使骨肉瘤患者的五年生存率和死亡率几乎完全颠倒过来，近年来也开始了静脉化疗配合对原发瘤的动脉化疗，提高了肿瘤坏死率。动脉化疗以 CDP 疗效最好。

许多研究表明，化疗剂量强度对化疗效果至关重要。Delepine 总结世界上著名的研究报道，证明 MTX 的剂量强度是预后的主要因素。Bacci 研究表明 MTX 峰值浓度与肿瘤坏死率相关。Bramwell 对两种方案和剂量强度的随机研究结果表明，较高的 ADM 和 CDP 药物浓度比增加第三种药物 MTX 更加重要。影响药物剂量强度的主要因素是化疗药物导致的骨髓抑制，这影响化疗正常进行。近年来，粒细胞集落刺激因子、自体骨髓移植、外周血造血干细胞移植的应用，使药物剂量强度进一步增加，疗效有所提高。

3. 新辅助化疗的原则　此原则包括三部分内容。

（1）强调术前化疗的重要性。增加术前化疗次数，一般为 6 次或更多，术前化疗时间都在 8 周以上。其理由是：术前充分化疗可以尽快地、更有效地扑灭肺内微小转移瘤灶，提高生存率；化疗后原发瘤坏死、缩小、瘤周反应性水肿消退，可为保肢疗法提供一个更安全的切除缘、减少复发；对于保肢疗法，切除缘缩小，可保留更多的肌肉，术后患肢功能好；局部手术条件改善，可扩大保肢疗法的适应证，降低截肢率；化疗期间有充分时间准备假体等。增加术前化疗次数，推迟手术时间，这是治疗观念上的一个重大转变和更新。

（2）切除的肿瘤做坏死率检查。肿瘤坏死率在 90% 以上者为优，90% 以下者为差。这项检查是判断术前化疗效果的最可靠的依据，对预后和指导术后化疗有重要意义。

（3）根据肿瘤坏死率高低，决定术后化疗方案。坏死率在 90% 以上者，继续术前化疗方案，坏死率在 90% 以下者需更改术前化疗方案。方法是：增加药物品种，或加大药物剂量，或二者兼顾，或更改给药途径，并且增加化疗次数，再次努力争取提高疗效。这种努力是必须重视和采取的，尽管不一定都奏效，因为这是一项补救性措施，不能轻易放弃这个机会。

在术前化疗过程中，一般从如下五个方面，对疗效进行综合判断，多数患者化疗 1～2 次后常有：

1）疼痛减轻或完全缓解。

2）肿瘤体积不同程度缩小，肿瘤周围组织水肿消退。

3）邻近关节活动度增加。

4）影像学检查可见钙化或骨化增加，肿瘤边界变得清楚。

5）碱性磷酸酶下降。

这些变化虽然表明化疗有一定疗效，但不预示预后一定良好。如若这些观察指标变化不大，则预示预后多半不良。

骨肉瘤五年生存率的提高，主要是在 20 世纪 70 年代、80 年代不断改进化疗用药及化疗方案而取得的，至 90 年代则无大的进展，处于一个相对的平台期，尽管报道中五年生存率高达 80% 左右，但真正无瘤生存率只在 60% 左右，还有 40% 左右的患者最终死于骨肉瘤的转移。对患者而言，化疗方案相同，化疗效果却不尽相同，其原因可能与化疗的剂量强度、个体差异、肿瘤的生物学特性、原发性或继发性耐药等有关。目前阻碍化疗疗效进一步提高的主要因素，是化疗耐药问题。目前对化疗耐药的研究也在深入开展，现在的发现认为多种耐药与P-糖蛋白过度表达有关，临床上用维拉帕米和环孢素对造血系统肿瘤耐药的逆转取得一定疗效，但对实体瘤的效果尚不确切。Brac用维拉帕米和环孢素联合ADM、VP16化疗使一例骨肉瘤肺转移患者的肺转移瘤消失，观察26个月未见复发。

（二）保留患肢疗法

传统的高位截肢术历经百年未能提高骨肉瘤的生存率，原因是在做出骨肉瘤诊断时约80%以上的肿瘤已发生肺内微小转移瘤灶，而截肢术不能阻止这些微小瘤灶发展成可在X线片上看到的肺转移瘤。大剂量综合化疗对骨肉瘤取得突破性进展，大幅度提高了生存率，也在于化疗首先消灭了肺内微小转移瘤灶。化疗后患肢的原发瘤可缩小，可发生大面积坏死，但目前的化疗方法还不能将多数病例的原发瘤全部消灭，骨破坏也难以自行修复，因此还需要配合外科治疗。

自1976年Rosen报告15例骨肉瘤保肢疗法以后，这一疗法在世界上得到广泛开展，涌现大量报道。方法不断改善，疗效不断提高，适应证不断扩大，保肢疗法已逐渐成为骨肉瘤的主要疗法。1993年Ruggied报道144例骨肉瘤，其中保肢疗法131例，截肢13例（9%）。五年生存率77.5%，局部复发2例（1.5%）。

但截肢术仍是不能完全避免的，Ⅱ期患者在下列情况下应优先考虑：

（1）肿瘤并发病理性骨折。

（2）肿瘤侵犯血管神经。

（3）肿瘤巨大，软组织条件差。

（4）10岁以下儿童。

（5）肿瘤发生在腓骨、桡骨等较为细长骨上。

（6）化疗效果不佳。

保肢疗法和截肢术的适应证都是相对的、不是绝对的。这与医疗条件，技术水平，能否正规化疗及化疗的有效性等有关，在决定治疗方案时必须慎重考虑。骨科医生应该铭记，治疗的对象是患者，不是患肢，应将救命视为第一重要，在条件不具备时不能片面追求保留患肢。

采用保肢疗法必须重视以下三点：

1. 术前规范化疗　如前述。

2. 肿瘤外科分期　根据临床和各种影像学检查，术前需做出外科分期诊断，现在各国遵循Enneking外科分期法（表6-7-4）。分期诊断大致可表示肿瘤发展的阶段，在骨肉瘤保肢疗法中最佳适应证是ⅡA期，ⅡB期是相对适应证。

表6-7-4　Enneking肌肉骨骼肉瘤的外科分期

分期	恶性度	侵袭范围	转移
$Ⅰ_A$	G_1	T_1	M_0
$Ⅰ_B$	G_2	T_2	M_0
$Ⅱ_A$	G_1	T_1	M_0
$Ⅱ_B$	G_2	T_2	M_0
$Ⅲ_A$	$G_{1\sim2}$	T_1	M_1
$Ⅲ_B$	$G_{1\sim2}$	T_2	M_1

注：表中G_1低度恶性，G_2高度恶性；T_1间室内，T_2间室外；M_0无转移，M_1有转移

3. 肿瘤切除缘 Enneking 等对恶性骨肿瘤及软组织肉瘤提出切除缘的概念，所谓切除缘是指肿瘤的切除边界，这在一定程度上可表示肿瘤切除的彻底性，故切除缘的概念对保肢疗法是极为重要的。术前必须根据外科分期做出肿瘤切除缘判断，术中还可能做适当调整。切除缘为四种：根治性切除，广泛性切除，沿肿瘤边缘切除，经肿瘤内切除，实际上在保肢疗法很难做到根治性切除，一般多为广泛性切除，在血管神经部位又常变为沿肿瘤边缘切除。若术中切破肿瘤，则为经肿瘤内切除。不言而喻，后两种肿瘤切除缘的彻底性差，复发率高，在骨肉瘤的保肢疗法中应尽量避免。

（1）肿瘤切除范围：一般在长轴上，一端多是关节离断，另一端远距肿瘤截断，此截断平面距肿瘤分别有 5cm、7cm、10cm 者，骨干切除过多，将使人工假体稳定性降低，潜在腔隙增大。术前判断肿瘤在髓腔内蔓延的范围，MRI 最为准确。在横轴上，至少保留约 5mm 厚的肌肉或软组织在肿瘤上。如果肿瘤挤压血管神经，须剔除血管神经的外鞘。必要时可将血管切除一段，用自体大隐静脉或人造血管替代。肿瘤切除后尚需寻找术野中有无增大的淋巴结。若术前发现引流区淋巴结肿大，应同时施行淋巴结清扫术。随着现代医学数字化的发展，近年来有许多新的方法对临床骨肿瘤的切除亦起到一定的辅助作用，例如，利用计算机技术，可设计骨恶性肿瘤切除边界，准确切除肿瘤并对病变区域的骨关节结构进行重建，使骨肿瘤的手术治疗达到个性化外科手术的目的。

（2）骨缺损的替代：肿瘤切除后骨缺损的替代修复和患肢功能重建的方法较多，目前在世界范围内以人工假体置换术为最多。人工假体置换比其他方法合并症少，能早期负重，早期使用患肢，人工关节功能也相对较好。对于病变范围巨大，自体骨无法满足需求的患者，尤其是青少年患者，有学者选用纳米人工骨复合自体骨植入的治疗方法，不但具有良好的生物活性、生物相容性和机械性能，而且此种填充材料还可通过骨的传导诱导新骨形成，具有较好的临床疗效。此外尚有深低温冷冻异体骨移植；多种方法灭活后肿瘤段骨再植；游离的或带血管蒂的自体骨移植；残留骨延长术及肢体短缩术等方法。

（3）保肢疗法的合并症

1）局部复发：一旦复发，不仅患肢难以保留而且可能影响预后，文献报道最低者为 1.5%（2/131），一般在 10%～20.9%，近年报道多不超过 10%，复发原因考虑：一是化疗效果欠佳，二是肿瘤切除范围不够。

2）晚期感染：是晚期威胁患肢的一个重要合并症。如不能安全控制，最终可能导致截肢，感染原因可能与以下因素有关：人工假体或异体骨周围存在一个很大的潜在腔隙，随时都有发生积液可能，长期积液容易感染；化疗后一过性骨髓抑制，白细胞减少，抵抗力下降。

3）人工假体或异体骨的排异反应。

其他还有人工假体的机械故障如折断、松动，异体骨与宿主骨不愈合，骨折或关节不稳定等。

（三）肺转移瘤清扫术

任何恶性肿瘤发生远隔转移都是肿瘤发展至晚期的标志，预示死期将近，骨肉瘤转移也不例外。但是，随着化疗疗效提高，转移瘤的预后也发生了巨大变化。骨肉瘤的大剂量综合化疗的不断完善和提高，一方面大幅度减少了肺转移的发生率，另一方面即使出现肺转移，在多数患者发生晚，数量少，这给肺转移瘤清扫术提供了机会。

骨肉瘤主要通过血循环转移，在一定时期内，85% 以上的转移瘤只发生在肺内，这种转移部位的集中，给治疗提供了极为有利的条件。

1. 原发瘤已被彻底切除。

2. 术后经过一定时间的严密观察和周密的全身检查，肺以外其他脏器无转移。

3. 肺转移瘤已经全部萌发出来，至少肺片上数目不再增加。

4. 肺转移瘤的数量、大小、部位能用简单的局部切除术清扫干净。

5. 肺功能不受明显损害。

在这种情况下，肺转移瘤清扫干净、全身便无肿瘤残存。因而肺转移瘤清扫术，对某些患者来说，不应视为姑息性措施，而是一种根治性治疗，患者有治愈机会。

从骨科角度看，对肺转移瘤的治疗应看做是对原发瘤治疗的延续，不应轻易放弃挽救生命的机会。

骨肉瘤转移至肺，有两个突出的特点：①大多数转移瘤在肺表面，很少在肺实质内，肺门及贴近较大支气管和血管处，因此很易发现，又易切除；②大多数病例为双肺多发转移，单肺孤立性转移罕见。

这种特点决定肺转移瘤切除只能以局部的梭形或楔形肺切除术为基本术式，实践证明这种简单术式能将转移瘤切除干净，又不损失过多的正常肺组织。肺叶、肺段切除只在很少情况下需要。

由于肺转移瘤多在肺表面和分散的特点，在其发展至一定阶段时必定侵犯周围脏器，如胸膜、横膈、纵隔、心包、主动脉等，肿瘤发展至此阶段，难以期望清扫彻底。

肺转移瘤清扫术的适应证：

（1）原发瘤已根治。

（2）肺转移瘤对胸腔相邻脏器无侵犯。

（3）无其他脏器转移。

（4）每侧肺转移瘤最好不超过 5 个。

（5）经过正规化疗。

（6）肺功能正常。

（7）患者能耐受手术。

（四）疗效

肺转移瘤清扫术后复发者仍可再次手术，文献报道有开胸 6 次者。五年生存率 Spanos 28%、Edward 27%、Rosen 25%，梅田 23%，我国有医院报道 28%。

目前治愈率还不高，但是表明肺转移瘤已不全是绝症，至少 1/4～1/3 的患者可以获救。

（五）其他治疗新进展

1. 基因治疗　骨肉瘤的基因治疗主要涉及抑癌基因治疗、免疫相关基因治疗、反义基因治疗、自杀基因治疗、肿瘤血管基因治疗、联合基因治疗等。目前还处于研究阶段，真正应用于临床还需努力。抑癌基因的治疗目前研究最深入的是 *p53* 基因，突变型的 *p53* 基因失去原有的抑制生长的功能，获得增殖、转化和致癌的潜能。迄今已有不少学者将 *wtp53* 基因引入骨肉瘤细胞系或裸鼠骨肉瘤模型，证实能抑制肿瘤生长。Nakase 等将 *wtp53* 基因转染骨肉瘤细胞，在体外及动物模型中均有显示肿瘤增长受抑制。Ganjavi 等则用分别携带野生型、突变型 *p53* 基因的腺病毒载体，转染骨肉瘤细胞，发现转染野生型 *p53* 基因的肿瘤细胞均不同程度地出现增殖能力降低，同时转染野生型 *p53* 基因的肿瘤细胞对化疗药物的敏感性增加。但也有研究证明不同骨肉瘤细胞对 *p53* 基因的反应并非完全一致。

趋化因子可进一步激活其他的免疫细胞，显著提高骨肉瘤患者的总生存率和无瘤生存率。随着分子免疫学的发展及对肿瘤免疫认识的深入，人类针对肿瘤的免疫治疗主要包括两方面：一是增强免疫系统对肿瘤的识别能力。二是增强机体免疫系统的机能。在骨肉瘤的免疫基因治疗中研究较多的是细胞因子和免疫共刺激分子。IL12是介导众多免疫机能的重要中介分子，它能刺激NK细胞、T细胞分泌IFN-γ，同时能调节多种主要细胞分泌黏附分子的功能，故可以在针对骨肉瘤的基因治疗中广泛应用。免疫共刺激分子中研究最广泛的是B7-1，骨肉瘤不表达或低表达B7分子，因而能够逃避机体免疫监视。以*B7-1*为治疗策略的基因治疗已经在多项实验研究中得到肯定，Tsuji等将鼠*B7-1*基因转染骨肉瘤细胞发现肿瘤细胞中*B7-1*表达增高，激活局部淋巴结内CD_4 T细胞，在裸鼠体内能有效抑制骨肉瘤的增长及肺脏转移。

肿瘤自杀基因疗法又称作病毒导向酶解药物前体疗法。其原理是将某些病毒、细菌中特有的前药转换酶基因用基因工程技术导入肿瘤细胞中，通过其编码的酶类能将无毒药物前体代谢成毒性药物，达到杀死肿瘤的目的。目前针对骨肉瘤自杀基因研究最多的是HSV-TK/GCV系统。Seto等将*HSV-TK*基因转染入骨肉瘤细胞，发现导入*HSV-TK*的LM8细胞对GVC的敏感性增加，并在体内试验中观察到该法能明显抑制肿瘤细胞生长和肺转移能力，Zheng等则直接将核苷酸激酶蛋白转运到骨肉瘤细胞中，结果发现该法亦能增强骨肉瘤细胞株对GVC的敏感性，从而进一步证实转染自杀基因蛋白是一种有效可行的基因治疗方法。

基因联合治疗及基因联合其他疗法治疗骨肉瘤已成为今后基因治疗研究的重要方向之一。Tsuji等用腺病毒介导*B7-1*/*Fas*基因转染鼠骨肉瘤细胞，发现能激活T细胞的免疫效应，并能诱导肿瘤细胞的凋亡，在抑制骨肉瘤肺转移和提高生存率方面较单一的*B7-1*基因更为有效。已有将*B7*基因分别和*GM-CSF*、*IL-2*、*IL-7*、*IL-12*、*IL-18*等基因联合应用的报道。基因治疗与化疗结合也是一个很有前景的研究方向。基因治疗能提高化疗的疗效，减少肿瘤耐药性，化疗药物能增强肿瘤对基因的敏感性，两者产生协同作用。除以上疗法外，抗血管生成基因、反义基因治疗也有相应的研究。

2．免疫治疗　骨肉瘤的免疫治疗包括非特异免疫治疗、特异性免疫治疗、过继免疫治疗和导向治疗等。但对于骨肉瘤来讲，目前IL-2已用于骨肉瘤术后化疗，可以诱导自然杀伤细胞和淋巴激活杀伤细胞的产生，但效果不肯定。对骨肉瘤及其肺转移的基因治疗，研究较多的有细胞因子和B7分子系列。Nardin等通过Ⅲ期临床试验证明，静脉注射脂质体包裹胞壁三肽磷脂酰基氨基乙醇可以激活单核细胞和巨噬细胞的杀肿瘤活性，且激活的巨噬细胞释放的细胞因子认识到：肿瘤细胞的免疫原性低，不能给机体免疫系统提供足够的免疫信号，如果把免疫原相关分子导入肿瘤细胞并使其表达，增强瘤细胞的免疫原性，就可对机体免疫系统产生较强的免疫刺激，激活体内CTL细胞产生特异性抗肿瘤作用，从而达到肿瘤基因治疗的目的。

3．分子靶向治疗　分子靶向治疗是特异性地针对肿瘤发生、发展与转移等环节的一种新的治疗方法。分子靶向治疗具有较好的分子选择性，与靶分子结合时呈高亲和力，能高效并选择性地杀伤肿瘤细胞，不良反应轻微。近年来靶向治疗已成为肿瘤治疗的新的发展方向。肿瘤分子靶向治疗和临床应用使肿瘤水平的治疗提升到了一个新的高度。已有研究者在靶向治疗骨肉瘤中做出了有益的探索。抗肿瘤新药培美曲塞通过干扰细胞复制过程中的叶酸代谢途径而发挥抗肿瘤作用，能够明显抑制胸腺合成酶、二氢叶酸还原酶和甘氨酰胺核苷甲酰基转移酶的活性，培美曲塞的Ⅰ期临床实验对尤因肉瘤具有一定的疗效。培美曲塞在Ⅱ期临床实验中显示出广泛的抗瘤谱。在细胞系体外模型实验中的研究表明，培美曲塞对骨肉瘤显出良好的活性。

4. 此外还有经皮 CT 引导下射频消融（RFA）治疗，具有安全、可靠、有效、可重复等特点，能较好的改善骨肿瘤引起的顽固性疼痛，降低肿瘤复发，延长生命，疗效肯定，为选择治疗转移性骨肿瘤的微创介入方法之一。

现代医学的飞速发展，各种综合治疗手段的不断进步，尤其是基因治疗和分子靶向治疗的临床应用进展，为治疗骨肉瘤开辟了新的道路。为骨肉瘤治疗疗效的突破带来了新的希望。相信分子遗传学的发展及多学科的交叉整合会使骨肉瘤的治疗取得不断进步。

（董　平）

【参考文献】

[1] 徐万鹏. 骨与软组织肿瘤学. 北京：人民卫生出版社，2008.

[2] 马忠泰. 骨肉瘤的近代治疗. 骨科新进展. 北京：中华医学会北京分会骨科专业委员会，2002.

[3] 梁鹏. 骨肉瘤治疗进展. 国际骨科学杂志，2008，29（2）：91-93.

[4] 何能斌，董杨，殷诺. 骨肉瘤保肢手术治疗进展. 国际骨科学杂志，2008，29（2）：94-97.

[5] Piero Picci. Osteosarcoma. Orphanet J Rare Dis，2007，January 23.doi：10.1186/1750-1172-2-6.

第七篇 整 形 外 科

第一章 整形外科常用修复技术

一、整形外科手术与其他外科手术的区别

整形外科手术的目的、方法和所用器械与其他外科不完全相同，其目的是最大限度地恢复体表组织器官的功能和外形的完美，尽可能少留手术瘢痕，其手术方法在体表软组织创伤、先天畸形和肿瘤切除修复方面具有独特优势。在西方发达国家，整形外科医生参与皮肤撕脱伤和手外伤等外伤的急诊治疗，指导清创和即时或后期修复，可以减少或避免处理深部组织创伤（如固定骨折等）时破坏修复皮肤软组织缺损的最佳供区（通常是创伤邻近部位），如使用外固定架固定胫骨骨折时影响形成小腿的各类皮瓣、在皮瓣供区中央做手术切口等，提高修复的美容效果、大幅降低患者的伤残率并缩短治疗时间。在肿瘤外科，切除肿瘤时即已充分考虑切除后组织器官继发缺损的修复问题，不仅使部分因顾及继发缺损不能修复而无法切除的肿瘤可以根据需要彻底切除，还可通过切除后即时修复或再造保留器官的功能和外形，既减轻患者的心理负担，也提高生活质量（表 7-1-1）。

表 7-1-1 整形外科手术与其他外科手术的区别

	整形外科	其他外科
手术目的	功能和外形并重	功能为主，能缝闭切口即可
手术操作	非常精细	较粗糙
手术效果评价	患者和医生同时评价功能与外形	医生为主，患者较少参与
手术意义	兼顾心理与生理，医患均须满意，要求更高	治愈疾病，解除痛苦

整形外科手术操作基本原则包括：

（一）术前须精心设计

即制定全面治疗计划和每次手术的具体设计。全面治疗计划是指为需要多次手术或围术期需要配合其他治疗时制定各次手术的先后顺序以及手术与其他治疗间的先后顺序。对于外伤，包括不同部位外伤的治疗顺序和即时修复或延期修复等。对于肿瘤，包括各种肿瘤切除手术、修复手术、放疗、化疗的选择和先后顺序等。全面合理的治疗计划可用最少代价获取最佳的手术效果，不仅充分利用有限的组织供区，避免出现需要修复的部位多、面积

大而供区不能满足需要的两难境地，而且还可减少手术次数和经济负担。

每次手术的具体设计是保证每次手术成功的关键。具体设计包括手术方法选择和具体操作步骤（患者的体位、切口、切除范围和深度、供区选择和准备、切取供区组织和切除病灶的先后顺序、皮瓣转移修复时皮瓣转移方式选择和蒂部处理、选用皮肤扩张术时预扩张部位和一、二期手术的切口选择、估计扩张皮肤的量以及是否需要“接力”扩张、术后固定和制动的方式和时间、断蒂时间、要否延迟等）以及与下次手术的间隔时间等。

（二）术中精细操作

在熟悉应用解剖和手术目的基础上精细操作的重要性是不言而喻的，术中每一步操作技巧也是每位医生终生需要注意、学习和提高的。

当然，术中还必须坚持无菌、微创、无死腔、无张力和无创面外露的基本原则。

（三）术后处理

包括仔细观察和精心护理以及做好康复治疗三个方面。仔细观察和精心护理与其他外科没有明显区别。康复治疗涉及各种功能锻炼指导、实施和追踪随访，如有专业的康复医生，则需要做好与之的衔接。目前，大多数医院还没有专业的康复医生和设备，患者术后的功能锻炼须由手术医生或其助手指导或完成，必须予以高度重视，以期最大程度地恢复功能。实践证明，自己或家人致伤者，术后功能锻炼认真仔细，功能恢复佳，而他人致伤者则不愿忍受疼痛坚持锻炼，功能恢复往往较差，因此，还须做好伤者的思想工作，使其能主动完成功能锻炼。

此外，还必须始终牢记：手术是双刃剑，既可创造恢复的条件又是创伤，因此，精准的围术期处理和术中精细操作是达到手术目的的关键。

二、任意皮瓣与轴型皮瓣移植的设计原则和术后处理

整形外科最常用的修复技术是皮瓣转移术（任意皮瓣、轴型皮瓣）。限于篇幅，仅介绍皮瓣转移的原则，全身各部位皮瓣的具体设计和手术细节，请参阅相关书籍。

（一）设计原则

不论是任意皮瓣还是轴型皮瓣，其设计须共同遵守的原则包括：①缺损的判断：首先明确缺损的部位、形状、大小、有无瘢痕或伤口挛缩、周围皮肤和创基条件等。若有关节部位挛缩，瘢痕松解后的缺损区可能增加数倍，必须以健侧或相同身高的健康人相同部位的大小作预测。在设计皮瓣前还应通过将伤口四周向中央缝合等措施尽可能先缩小缺损；②供瓣区与皮瓣类型的选择：首选局部或邻近的轴型皮瓣，次选远位皮瓣，避免不必要的“延迟”及间接转移；但是，皮瓣吻合血管游离移植时例外；③皮瓣供区须为健康皮肤，无瘢痕、创伤和射线照射史；④皮瓣的面积应大于实际创面约 10%～20%；⑤血管的方向性：首选顺行皮瓣，其次是蒂在侧方，最后是逆行皮瓣；⑥逆行设计（试样）：必须进行。方法是：在供瓣区设计皮瓣及其蒂部后，用纸（布）按此图形剪成模拟皮瓣，试行转移模拟皮瓣，观察皮瓣能否无张力地转移并覆盖缺损，如能，即可按此设计皮瓣并转移之，否则，须修正设计（图 7-1-1）；⑦蒂部处理方式：须在皮瓣设计时同时计划！可用“铰链”（用皮瓣受区对应蒂部的翻转皮瓣覆盖蒂部）、蒂部缝合成管状和游离植皮等方法；⑧供区覆盖：对于较小缺损，可以直接拉拢缝合；对于不能直接缝合或不宜植皮的较小创面可用邻近皮瓣或双叶皮瓣修复：在供瓣区的邻近部位再形成一个约为缺损 1/2 的皮瓣，用该较小的皮瓣转移至皮瓣的供区消灭其创面，此小皮瓣的供区常可直接拉拢缝合。必要时，同法，再形成一个更小的皮瓣，修复第

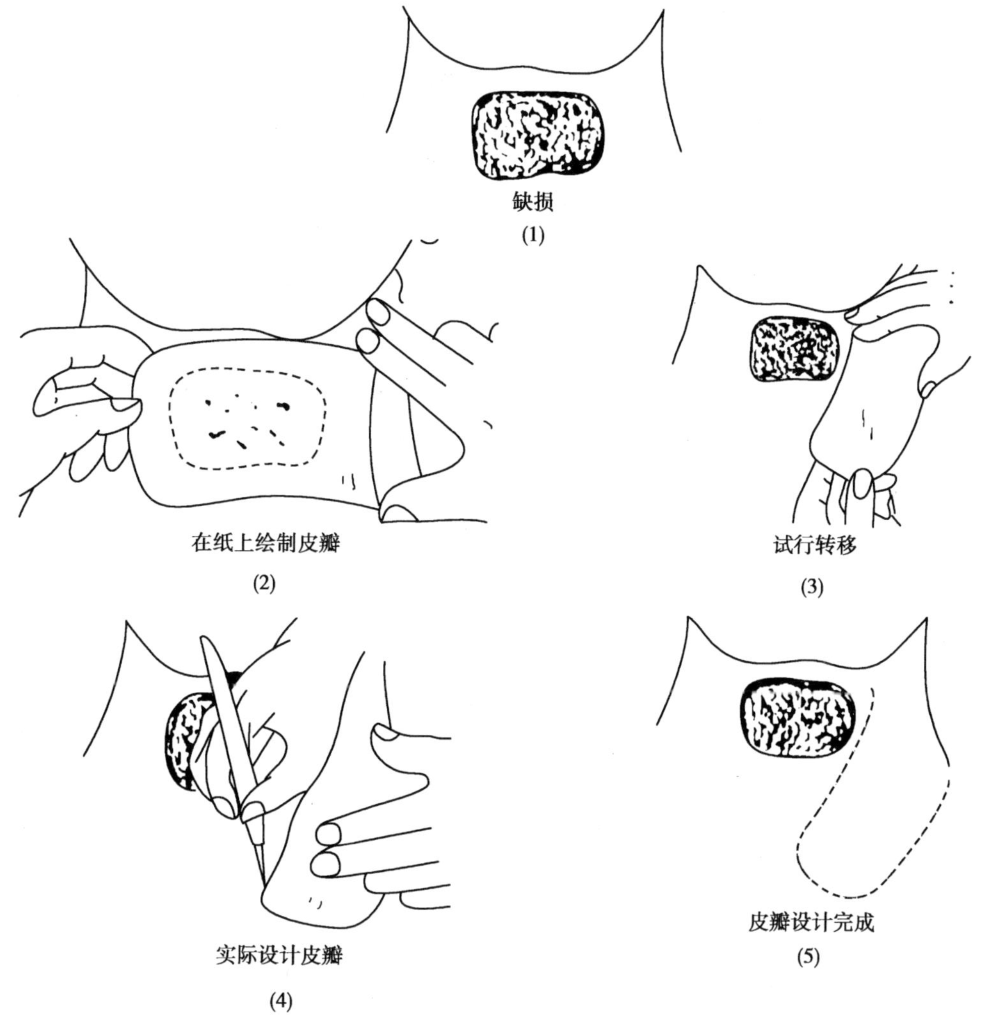

图 7-1-1　皮瓣逆行设计

二个皮瓣转移后的缺损（图 7-1-2）。对于较大缺损，可用中厚皮片移植修复。

任意皮瓣包括局部皮瓣、邻位皮瓣和远位皮瓣。局部皮瓣还分为推进皮瓣（矩形、三角形推进皮瓣即 V-Y 成形术或 Y-V 成形术和皮下组织蒂皮瓣）、易位皮瓣（包括“Z”成形术）和旋转皮瓣。任意皮瓣的血液供应来自其蒂部的皮下血管丛，其存活面积受此丛的有效灌注压和回流通道的限制，因此，其设计的特有原则有：①长宽比例不应超过 1～1.5∶1，因部位而不同，头面部可达 3∶1，下肢必须是 1∶1；②皮瓣的长度须随蒂部与血流的方向变化，顺行转移时可增大，逆行转移时须减小；③如皮瓣长度不够，延迟术可增加长度达 50%～100%；④皮瓣必须有足够厚度，从远端到蒂部逐渐变厚；⑤皮瓣蒂部须有足够的宽度和长度，使之无张力和无扭曲转移；⑥皮瓣的远端应较为钝圆；⑦皮瓣及其蒂部需无手术或放疗等损伤，如有则最好不用，否则须行延迟术。V-Y 成形术或 Y-V 成形术、皮下组织蒂皮瓣、“Z”成形术及其与其他随意皮瓣结合和旋转皮瓣各有其特殊的设计原则和方法，可参考有关专业书籍。

轴型皮瓣内含有与其长轴方向一致的知名血管，其大小由供血血管的分布决定。其设计除遵循共同原则外，必须按血管蒂的供血范围的大小设计，经过延迟（除切断皮瓣远端

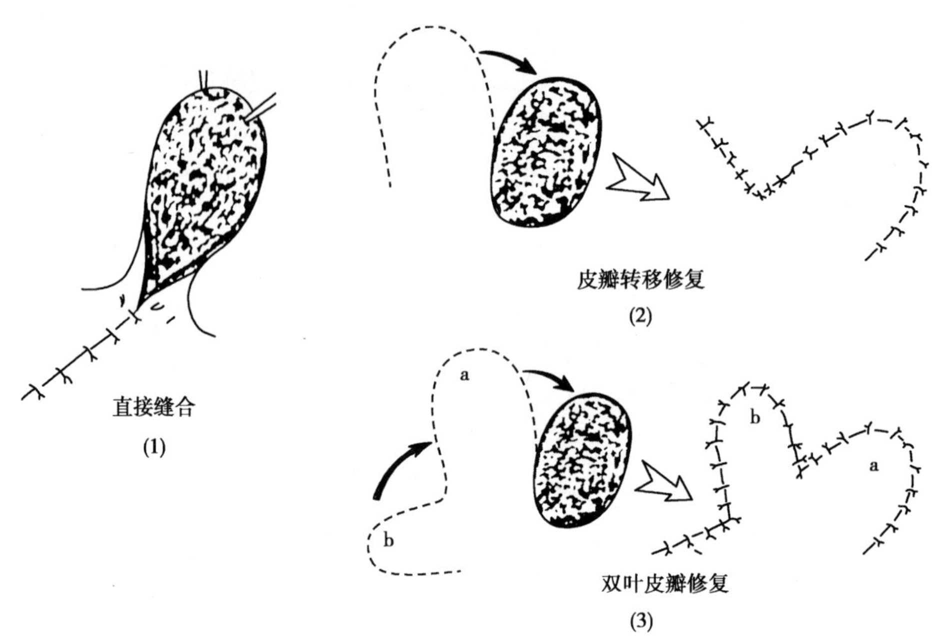

图 7-1-2 皮瓣供区修复

1/2 的血管网外，主要是结扎相邻的轴型血管）可以扩大到携带与其相邻的其他血管供血区。皮瓣的远端还可附带小块真皮下血管网供血的小块随意皮瓣（图 7-1-3）。

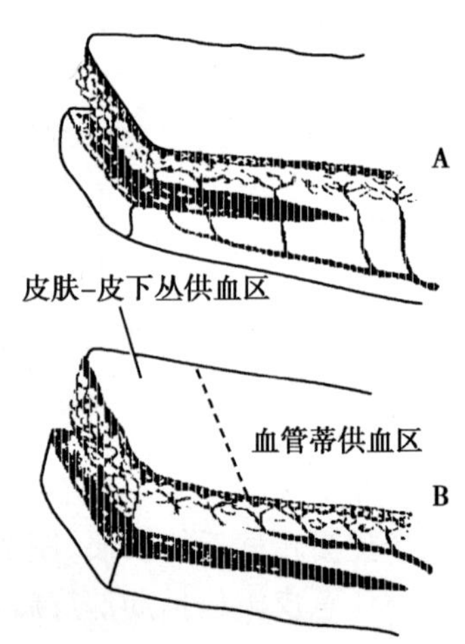

图 7-1-3 皮瓣的血供
A：随意皮瓣；B：轴型皮瓣

（二）皮瓣转移术后处理

1．包扎与固定 皮瓣瓣区包扎以促进静脉回流为度，在皮瓣远段留观察窗以观察皮瓣血运，蒂部必须松弛、无张力、无压迫、无扭转和无跨过蒂部或瓣区的张力线。包扎后尚须有良好的制动固定以保证皮瓣的正确位置，即皮瓣远端高于蒂部以促进静脉回流。

2．断蒂 一般皮瓣转移后 2～3 周断蒂，根据皮瓣类型、皮瓣与受区的接触面积、受区血循环情况和有无并发症如感染、继发性出血致血肿形成或血运障碍等因素综合决定。不论随意皮瓣或轴型皮瓣，瓣区与受区接触面积大、受区血运丰富时可提前断蒂，但提前断蒂须对皮瓣的血运重建情况进行训练和测试。一旦皮瓣及其蒂部肿胀消退，即可进行血运训练，多于拆线后 1～2 天开始。其方法是：用纱布衬垫蒂的根部或拟切断部位后，肠钳（需套软硅胶管）钳夹或橡皮筋结扎法阻断血液供应进行训练。从阻断 5 分钟开始，如皮瓣无颜色改变，则逐渐延长阻断时间，至皮瓣呈轻微紫红色或轻度肿胀时停止训练，恢复正常后，再行训练，而不必拘泥每天训练多少次。如此训练和间歇交替进行，使皮瓣经常处于缺血状态（颜色保持在轻微紫红色）可促进皮瓣的血管发生适应性变化（再生、扩张和方向变化），加速皮瓣与受区间尽快建立血液循环，并提高皮瓣耐受缺血的能力，以便提前断蒂。至阻断血供 1h 以上仍无肤色变化或肿胀时，即可断蒂。如果需要携带蒂部近端的正常皮肤，还可采用分次切断法训练，每次切开蒂部的 1/3～1/2，结扎切口内的血管（轴型皮瓣的主要动脉），5～7 天后再次延迟，此法安全可靠，可达到促进皮瓣受区端血管代偿性扩张，增加血液供应的目的。断蒂的方法：一般按预先设计确定断蒂切口，先切断蒂部一半，稍等片刻，观察皮瓣，若血运良好，即可完全切断，如有可疑，应中止断蒂，1～2 周后再切断剩余部分（相当于一次延迟手术）。缝合时不要作剥离和切除脂肪等修整，以免皮瓣坏死。

3．皮瓣后期修整术（去脂术）　皮瓣愈合后往往尚存在着臃肿和不够平整的问题，如需行深部组织修复，皮瓣本身的去脂修整应在深部组织修复后再施行。深部组织修复若需切开及掀起皮瓣，宜在皮瓣转移术后 2～3 个月进行，如只作切口，不作广泛剥离者，可酌情提前。

皮瓣转移时，虽初步修整，但仍过于臃肿，须切除过多的皮下脂肪，使其能合乎功能与外形的双重要求。先在皮瓣边缘的瘢痕两侧与正常组织交界处设计切口线，并在皮瓣上绘出拟去脂肪的范围（多为皮瓣的一半，但大型皮瓣去脂术常需分几次进行，每次只能切除一部分）。局麻后，在靠近皮瓣一侧切开，然后在皮瓣的脂肪层作水平方向锐性剥离，所留皮下脂肪的厚薄依具体情况而定，一般在皮下保留一薄层均匀的脂肪组织即可，剥离到预先拟定的范围为止。再作另一切口，在皮瓣下原创面上剥离，然后切除两层剥离区间的脂肪瘢痕。彻底止血后，将创口两侧沿深筋膜边缘作适当的修整，分层间断缝合皮肤（图 7-1-4）。必要时放置引流，并适当加压包扎。也可先自皮瓣深面剥离，然后切除皮瓣上的脂肪，但须在皮瓣下保留一薄层脂肪组织，使皮瓣的外形变薄、平坦。

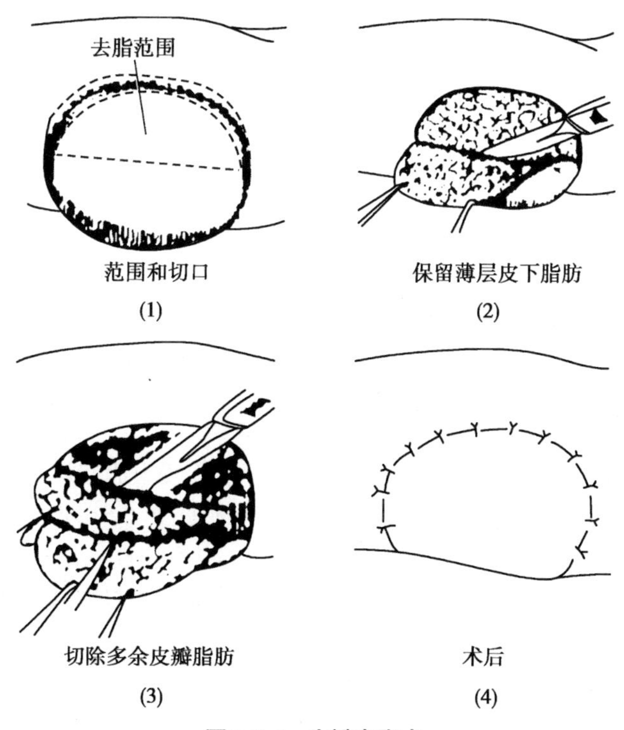

图 7-1-4　皮瓣去脂术

三、皮肤软组织扩张术

皮肤软组织扩张术已成为创伤和肿瘤整形修复常规治疗手段之一，是将扩张器植入正常皮肤软组织下，通过注射壶向扩张囊内注射液体增大扩张囊，对其表面皮肤软组织产生压力，促使其通过生长和弹性扩张来增加面积，利用新增加皮肤软组织转移进行组织修复和器官再造的手术方法。扩张皮瓣不仅在颜色、质地、结构和毛发数量与受区匹配，而且还具有血供丰富（相当于部分延迟术）、保存感觉神经、可直接缝合供区继发缺损和皮瓣薄（可避免皮瓣直接转移后臃肿）等整形外科传统的手术方法不可比拟的优点，因此，可显著提高许多用传统方法治疗效果不佳或难以治疗病人的修复效果，其发明具有里程碑的意义。

皮肤软组织可以扩张是一种自然现象，如孕妇腹部隆起、肥胖者增多的皮肤在快速大量减肥后出现的皮肤松垂过剩和肿瘤表面皮肤生长等。病灶分次切除术、牵引治疗、用模具压迫进行阴道再造等都是通过外力使皮肤软组织生长增加，其原理与皮肤扩张术是一样的。

（一）扩张器的类型

临床常用可控型扩张器，由扩张囊、注射壶和导水管组成，可根据需要控制扩张量和扩张时间。扩张囊有不同容量和形状，用于不同的部位。

（二）手术方法

1. 扩张器的选择与准备　扩张囊的形状根据病灶部位、形态、范围以及可供扩张的正常皮肤的大小和形态选择，容量根据需要修复的面积和可供扩张的正常皮肤的面积确定。使用前须通过将已注入 10～20ml 生理盐水的扩张器放入水中检查是否有渗漏。还应认真清洗并采用高压蒸汽、煮沸、钴源（^{60}CO）照射消毒，但不宜用浸泡和熏蒸法消毒，因难以杀灭囊内的细菌。煮沸或高压消毒前要抽空扩张囊内的空气，以防消毒中膨胀破裂。消毒与清洗时必须避免与锐器接触。

2. 扩张器植入术（一期手术）

供区选择：首选邻近病变部位，但也可远位扩张。扩张部位应离扩张皮瓣的主要血管穿出深筋膜的部位有一定的距离。

切口选择：切口与预测未来转移时必须增加的辅助切口之一共用并置于较隐蔽部位。邻近病变区域埋植扩张器时，切口应置于正常组织与病变组织交界处或距交界处 1～2cm 的病变组织内。远位埋植时，切口应置于较隐蔽部位或取二期手术切取皮瓣的切口。切口应避免损伤拟扩张区皮肤的主要供血血管的来源和走行方向，但应能够切断非主要供血血管，达到延迟的效果。切口应与扩张器长轴平行，长度以有利于剥离而又不超过病变范围为度。

埋植深度：躯干和四肢一般植于深筋膜下，面部位于皮下脂肪层，头皮在帽状腱膜下。

扩张腔隙剥离：设计切口线并于注射壶边缘和距扩张囊 0.5～1.0cm 的皮面上标出剥离范围。切开切口线到预定层次，用剥离剪或手指在直视下钝性剥离扩张区。光源可从切口或表面皮肤透射。剥离完成后彻底止血。注射壶的腔隙剥离可略浅，以利术后注液。也可将注射壶外置而不剥离其腔隙。

扩张器植入和切口关闭：植入前向扩张器内注入扩张器 10% 额定容量的生理盐水，再次检查扩张器合格后植入腔隙内并舒平。注射壶的注射面必须位于皮肤侧且远离扩张囊（亦可采取注射壶外置法），导管不能打折成锐角，固定注射壶以防术后移位。先在距切口边缘 0.5～1cm 处将真皮组织与深部组织缝合数针固定扩张囊，防止扩张囊移位，扩张囊下放置负压引流管，分层缝合切口。必须在直视下缝合，慎防刺破扩张器，亦可先缝合真皮组织与深部组织数针（先不打结），植入扩张囊后再打结并缝合切口。切口缝合后，可穿刺注射壶回抽或再注入 5～10ml 生理盐水，以证实注射壶无翻转，导管无打折，扩张囊无损伤。

3. 注液扩张

注射液选择：注射用生理盐水最常用，还可加入止痛剂（利多卡因）、抗生素、减轻纤维包膜形成和挛缩的药物（如地塞米松）和促进扩张（如茶碱）等药物。

注射时间：多于术后5～7天开始。每次注液的时间间隔，一般为2～3天注射一次。完成注液的时间因扩张的部位、扩张器的大小、需要修复的面积不同，多数需要1.5～2个月。

注射量：每次注射量以扩张囊表面皮肤产生一定的压力又不阻断表面皮肤的血流为度，一般为额定容量的5%～10%。如果注射后表面皮肤变白，充血反应消失，等待5～10分钟，血供仍不恢复，则必须回抽液体到表面皮肤的血供恢复为止。总量可达额定的容量的2倍以上。

注射方法：常规消毒注射壶表面皮肤及操作者左手示指和拇指，用左手示指和拇指固定注射壶，用41/2号注射针头，垂直刺入注射壶内，到有金属抵触感为止，注入液体。

4. 扩张器取出和扩张皮瓣转移术（二期手术）　扩张达到预期的容量后，即可取出扩张器，形成扩张皮瓣，保留足够的组织覆盖供区并用扩张产生的组织修复受区。如果扩张量不足以修复全部病变区，可在扩张皮瓣下再次植入扩张器（“接力”扩张），也可于半年后再植入扩张器扩张（二次扩张）。

扩张皮瓣设计：扩张皮瓣的转移方式取决于受区的要求和供区的条件。须遵循皮瓣设计的共同原则及其特有原则，还有其自身特点，包括：①充分舒展近似半球形的扩张组织，最大限度地利用扩张获得的“额外”组织；②尽可能地减少辅助切口并将其置于隐蔽部位，且尽可能顺皮纹走向；③尽可能顺行设计，轴型扩张皮瓣可略超出其血供范围，任意皮瓣的长宽比例可略大于未扩张皮瓣；④皮瓣远端携带的未扩张皮肤不宜超过1∶1的比例，皮瓣近端不能超过扩张囊的边缘。

与常规皮瓣一样，扩张皮瓣的转移方式有三种（图7-1-5～图7-1-7）：①滑行推进皮瓣：优点是设计和操作简单，缺点是仅能向前推进4～5cm；②旋转皮瓣：优点是辅助切口少，缺点是扩张组织常难以充分展平。旋转弧切口的长度应为缺损宽度的4倍，其旋转的半径（即皮瓣的长度）应超出缺损的外缘约10%～20%，否则旋转轴线上必然会产生张力。如转移过程中发现皮瓣尖端张力较大，可采用逆切或延长切口的方法减小张力。③易位皮瓣：优点是可充分利用扩张组织瓣，转移的距离比较远，缺点是切口较多。

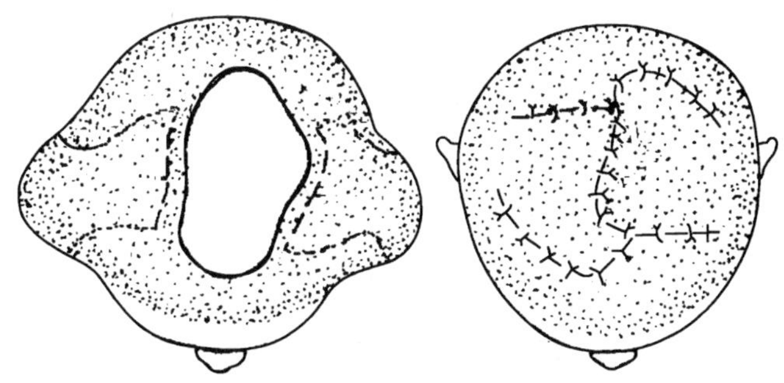

图7-1-5　滑行推进皮瓣

必须指出，实际设计时远比其复杂，多数需联用两种或两种以上的转移方式，需根据病人的具体情况术前灵活设计，取出扩张器后再根据皮肤的松紧度和血管走行调整。

手术方法：切开植入扩张器时的切口或设计皮瓣切口的表皮后，用电刀切开直到扩张

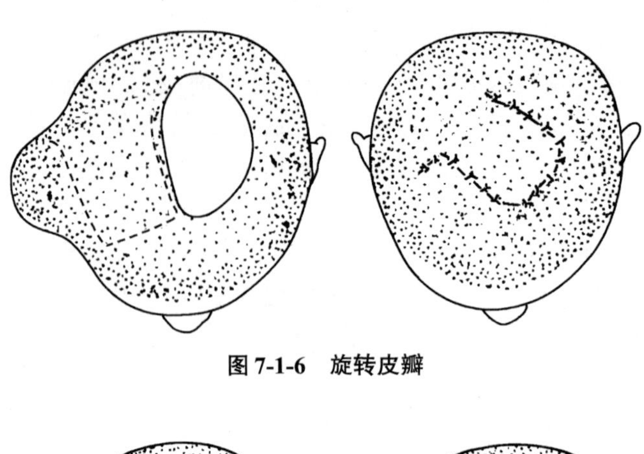

图 7-1-6 旋转皮瓣

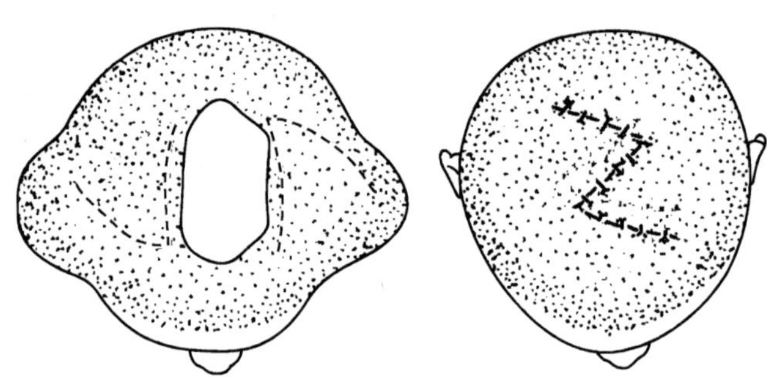

图 7-1-7 易位皮瓣

囊显露，取出扩张囊，顺导管钝性剥离取出注射壶。须特别注意防止锐器刺破扩张器，以免扩张囊内液体可能存在的污染造成术后感染。囊壁上的纤维包膜影响皮瓣展平时可多处顺血流方向切开，以增加皮瓣的血运。调整设计并形成扩张皮瓣，一定张力（扩张区皮肤正常张力）下转移到病变区，切除皮瓣覆盖的病变组织，缝合皮瓣边缘与受区（需将皮下组织或纤维包膜向受区皮下深层缝合固定即可减小瘢痕）。皮瓣下放置负压引流管，适当加压包扎。

5. 并发症及防治　皮肤扩张术需两次手术，疗程长达 2～3 个月，涉及的环节众多，稍有不慎，容易发生并发症，影响治疗过程，严重者不但无法治疗原有病变，还可造成供区的损伤，浪费宝贵的供区资源。

除与皮瓣转移手术共同存在的并发症（血肿、血清肿、感染和皮瓣坏死等）外，还包括：

(1) 扩张器外露：分从切口外露和从扩张囊表面皮肤外露两种，多数为扩张囊外露，注射壶外露少见。原因有：①切口位于不稳定瘢痕表面或扩张囊离切口太近或扩张囊移位到切口下，造成切口愈合不良；②剥离层次过浅或损伤表面主要血管引起皮肤缺血坏死；③扩张器或导管折叠成角，刺破皮肤；④注液量过多阻断表面皮肤的血液循环；⑤包扎过紧压迫注射壶或扩张囊表面皮肤；⑥感染和（或）血肿形成影响切口愈合或致表面皮肤继发坏死。

预防：①切口距扩张器边缘最少 1cm，避免暴力反复牵拉切口缘（尤其是瘢痕内切口）造成组织损伤；②剥离层次清楚，避免剥离层次忽浅忽深，尤其是不可过浅；③腔隙大于扩张囊 1cm；④彻底止血，但不宜过多钳夹组织，避免表面皮肤损伤；⑤展平扩张囊，注液中发现有成角现象，应加快注液的速度并轻轻按摩使其尽快展平；⑥关闭切口前，先固定扩张器，防止移位到切口下；⑦每次注液量不可过多，如发现表面皮肤颜色苍白，充血反应消失，5 分钟后不能恢复时，应立即回抽部分液体直到表面血循环恢复；⑧注液时，如发现切口张力较大时，应暂停注液，待其愈合后再注液；⑨术后保持引流通畅，密切观察，早期发现和处理血肿形成；⑩严格无菌操作，围术期使用有效的抗生素，预防发生感染。

处理：如果扩张器从切口外露，应尽快扩大剥离后将扩张器植入切口远处，或回抽部分液体，或更换较小扩张器，无张力下重新缝合切口。如果是注射壶外露，可采用注射壶外置法。如果是扩张囊从表面外露，应尽快二期手术，进一步注液和等待都将增加外露的面积。

（2）扩张器不扩张

原因：①术前扩张器已破裂，术中未检查或检查未发现；②术中刺破扩张器，特别是缝合关闭切口时误伤扩张器，但未发现；③注液过程中压力增加使其粘接部质量不佳处裂开；④导管折叠成锐角；⑤注射壶移位到扩张囊下或翻转或注射壶离扩张囊太近，穿刺时误伤扩张囊；⑥两个扩张器一起植入时，注液过程中一个扩张囊压迫另一个的导管。

预防：术前选用优质扩张器，并于消毒前、植入前均仔细检查；一切操作过程中均须避免锐利的器械接触扩张器；注射壶与扩张囊间应有一定的距离；导管不要打折成锐角；切口缝合后再次向扩张囊内注液检查导管是否通畅。

处理：如果因扩张器导管打折、注射壶移位或翻转等原因造成不能向扩张器内进一步注液，可局部切开针对有关问题进行矫正。如果扩张器已破裂，早期可再次手术更换，扩张后期应立即进行二期手术。

并发症发生还与下列因素有关：①术者操作的熟练程度。经验和教训积累越丰富，则操作越熟练，发生率越低；②患者的个体因素。包括患者的年龄、身体素质、扩张器植入的部位、层次、病变种类、扩张区组织健康程度等。不同部位并发症的发生率差别很大，与局部的解剖特点有关，面颈部和四肢并发症发生率最高，头皮最低，躯干居中；③扩张器的质量。质量不佳可致扩张器破裂，注射壶太厚也易造成局部皮肤坏死。

四、几项局部整形手术

（一）单次切除术与分次切除术

单次梭形切除的长宽比例应为2.5～3∶1，太短会产生两端的皱折（图7-1-8）。分次切除用于一次切除可能引起周围器官移位、导致切口张力大致瘢痕变宽和不能完全切除病灶时。前几次在病变范围内尽可能多地切除病变组织，缝合表皮前必须缝合真皮！最后一次必须保证干净切除病灶且切口能在无张力下缝合。每次切除手术的间隔时间一般为6个月，以便组织充分松动，减小切口张力。

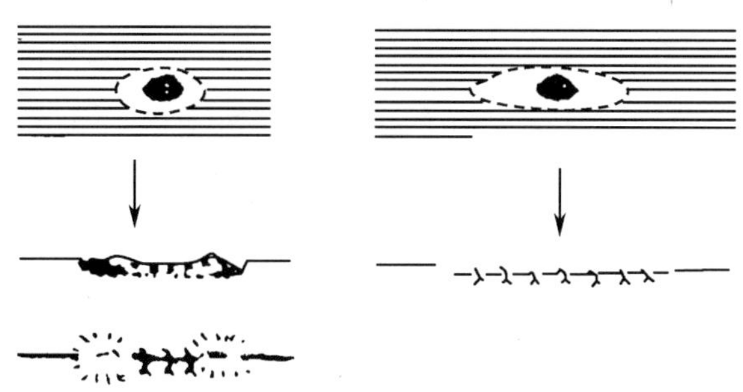

图7-1-8　切口长度与愈合效果的关系

（二）对偶三角皮瓣成形术（Z成形术）

主要用于条索状瘢痕及瘢痕挛缩、组织移位的复位。条索状瘢痕Z成形术矫正后，可改变张力线方向并延长挛缩方向的长度（但以牺牲与其垂直方向的长度和增加切口为代价)。手术以切除索状瘢痕并松解的挛缩线为轴线，两侧各做一附加切口，形成两个三角形皮瓣，互换位置后缝合(图 7-1-9)。

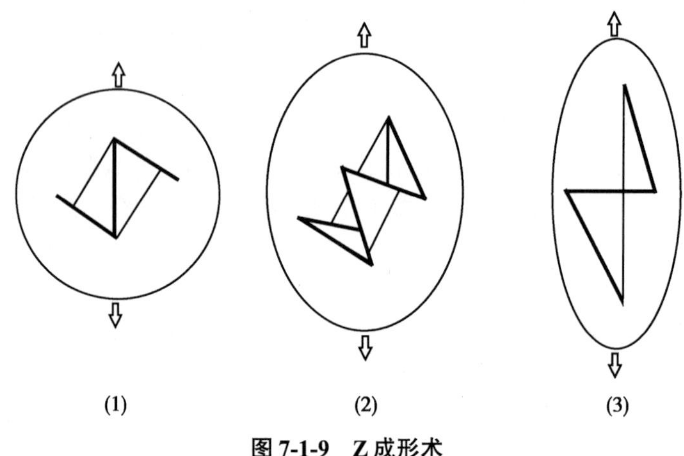

图 7-1-9 Z 成形术

理论上，三角皮瓣的角度愈大、附加切口越长，增加的长度愈长。但是，由于周围组织的松动性有限，一般以 45°～60° 为宜，90° 即不能转移(图 7-1-10)。

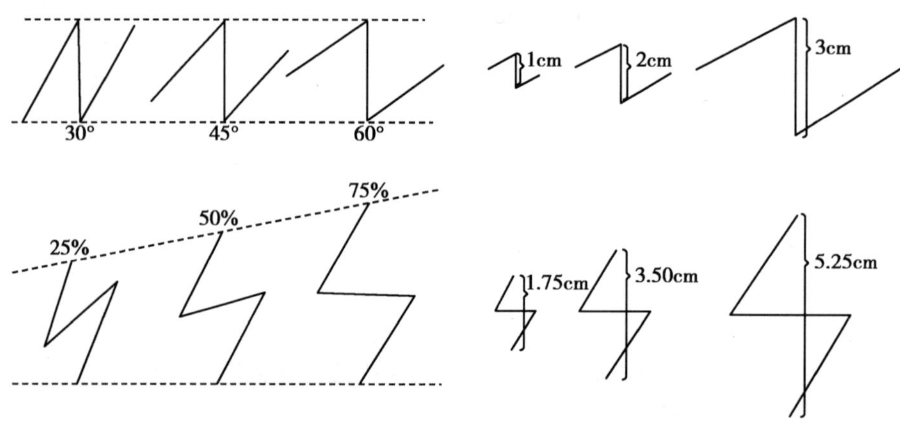

图 7-1-10 Z 成形术，皮瓣角度和附加切口长度的关系

单 Z 成形术、双 Z 成形术、多 Z 成形术(连续 Z 成形术)，以及由此衍生的三瓣成形术、四瓣成形术、五瓣成形术、七瓣成形术等，不等 Z 或单个三角瓣插入，以及 Z 成形术与 W 成形术结合都是很常用的(图 7-1-11)。

须特别注意，Z 成形术的两边附加切口，应与皮纹一致，亦可与皮纹成角，但不能与皮纹垂直。另外，单 Z 和多 Z 成形术的延长度是一样的，但单 Z 成形术需要更大的周围组织的移动性，并形成更长的切口瘢痕。

(三) W 成形术

W 成形术后伤口呈锯齿形，常用于修复直线瘢痕(特别切口瘢痕两侧同时有针眼瘢痕者)或肿瘤、病灶切除后的直线切口，由于将直线伤口改变为锯齿形，减少了伤口张力也就减少了瘢痕。但不是锯齿愈多愈好，需视周围皮肤松动性和组织的血供情况决定(图 7-1-12)。

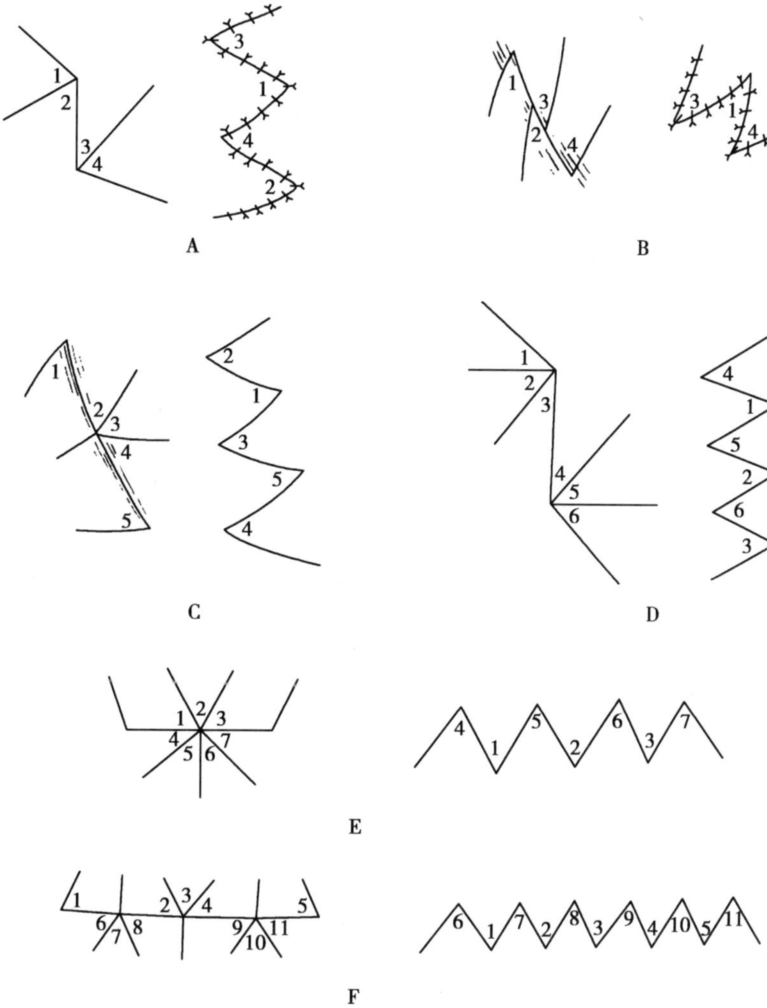

图 7-1-11　Z 成形术的多种应用

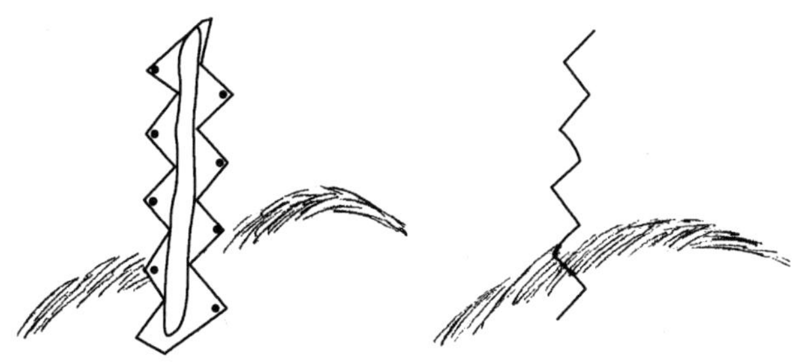

图 7-1-12　W 成形术

（四）V-Y 成形术和 Y-V 成形术

V-Y 成形术指 V 形切口使三角形组织松解，退回到需要的位置，Y 形缝合，可以解除外翻畸形使组织复位如眼睑、唇外翻及鼻小柱延长等（图 7-1-13）。Y-V 成形术与 V-Y 成形术相反，Y 形切开，三角形皮瓣组织向切口尖端移动，V 形缝合，最典型的例子是五瓣成形术中间一个三角瓣，实际上是 Y 形切开后三角瓣向前推进插入。

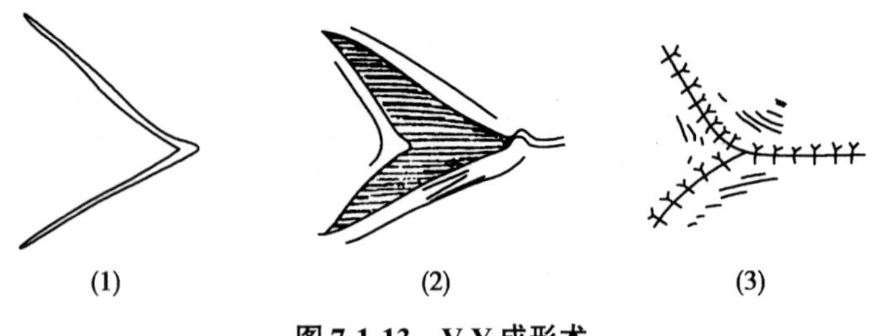

图 7-1-13 V-Y 成形术

（五）圆形、菱形缺损

圆形、菱形缺损的可用双叶易位皮瓣（图 7-1-14）、单侧和双侧旋转皮瓣、三方或四方旋转皮瓣、单侧和双侧皮下蒂皮瓣（斧头状——旋转、滑行推进）和环形缝合等方法修复（图 7-1-15）。

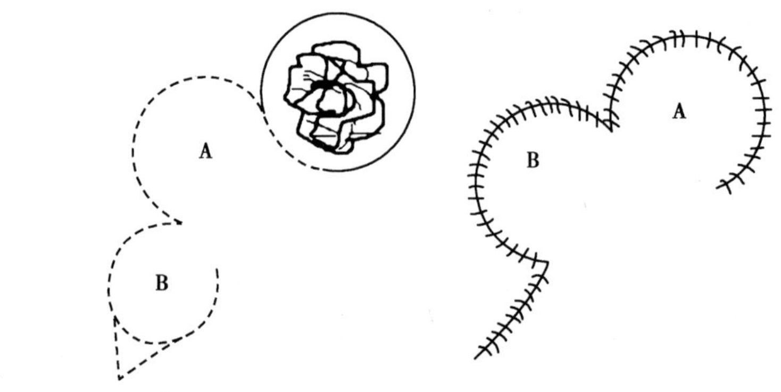

图 7-1-14 双叶易位皮瓣修复圆形缺损

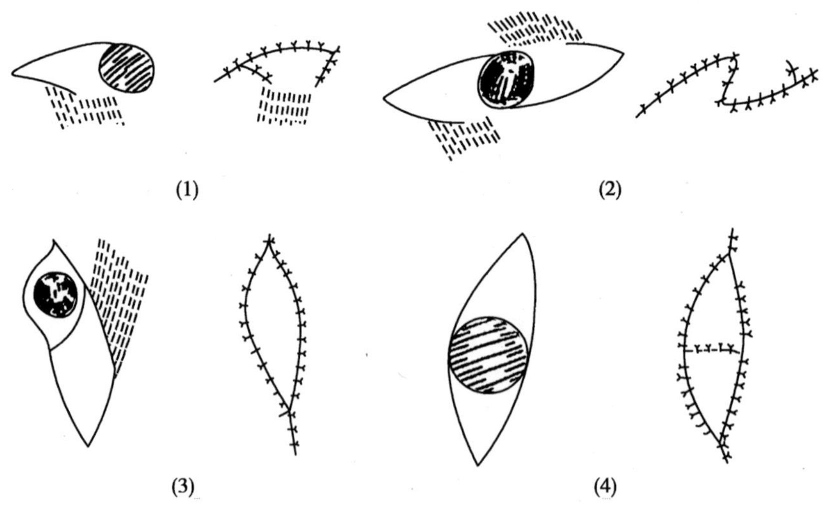

图 7-1-15 皮下蒂皮瓣修复方（菱）形缺损

（六）"猫耳朵"的修复

皮瓣旋转或易位转移和梭形切除的长宽比例低于 2.5∶1，即可形成"猫耳朵"，可用两边切除或向一边形成弧形切除法展平。当然，"猫耳朵"也可被用于某些结构如唇峰和唇珠的重建（图 7-1-16）。

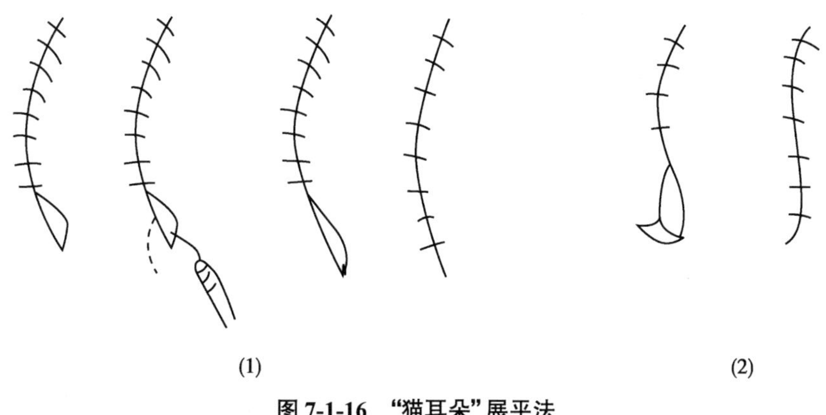

图 7-1-16 “猫耳朵”展平法

五、减小瘢痕形成的方法

术前精心设计（即必须制定全面治疗计划）、术中精心操作（即在非常熟悉应用解剖和手术原理的基础上精细施术）和术后精心护理（最重要的是要做好康复治疗）是整形外科手术的基本要求，也是实现无瘢痕或最小化瘢痕的美容目的并满意恢复功能双重效果的必要途径。无菌、微创、无死腔、无张力、无创面外露和无非皮纹方向的直线缝合是整形美容外科手术实现瘢痕最小化的主要手段。尽管手术大概步骤与其他外科手术完全相同，但整形外科手术时刻践行微创操作理念，有其独特之处。如果其他外科手术中能采用这些操作，必将减轻手术创伤，实现治疗和美容的双重目的。另外，大于直径 5mm 的创面或深达皮下组织的线状伤口，如通过换药等任其自然愈合，必将形成较大瘢痕，早期采用包括游离植皮、局部或远位皮瓣转移、皮肤软组织扩张术或清创缝合等具体手段修复，即可减轻瘢痕形成。

（一）无菌操作

无菌操作是所有手术的要求，整形美容外科手术的要求更高，也更有特殊性。例如对于凸凹不平的瘢痕和皱褶众多的阴囊和包皮，手术前先行徒手清洗并用消毒剂预消毒，然后常规使用手术器械消毒，可进一步减少术后感染。又如，传统的做法是术前须剃除手术野的所有毛发，然而，由于人们对美容的要求不断提高和卫生设施的不断改善，如果术前连续三日每日洗头或洗澡，不剃除头发或毛发，术后感染率与术前剃发相同，这已经是西方发达国家的常规做法。再如，包扎伤口前对整个手术区，包括已经缝合的所有剥离区使用盐水和（或）消毒剂冲洗，以排出破碎组织、细小线头、凝血块、可能散落于伤口中的灰尘或细菌等，既可减少感染机会，也有助于减轻瘢痕。当然，供区与受区严格分开（防止受区污染影响供区）、对植入材料（扩张器、鼻假体等）严格消毒和尽可能减少术中组织暴露也是无菌操作的内容。另外，手术次日洗头或清洗手术部位后立即更换敷料，也不会增加感染发生率，但可显著减轻患者的痛苦。

（二）微创操作

微创操作是整形美容外科手术的灵魂，也应是所有外科手术必须遵守的原则。要有“爱护组织像爱护眼睛一样”的意识，才能精细操作。术中夹持组织量要少，要做到精准；要时刻保持组织的湿润；避免用力擦拭组织（只能“蘸”）以减轻对组织的损伤。采用精细的手术器械与细小的缝合材料也是微创措施之一。当然，针线之间的结合也非常重要，最好针线直径等粗(即针带缝合线产品),以减轻针线穿过组织时对组织的损伤。

(三)无死腔形成

无死腔形成可减轻感染和血肿形成。消灭死腔的方法包括采用转移邻近部位组织充填、持续压迫和(或)持续确实负压吸引等。然而,术中从伤口或腔隙底逐层缝合是最有效的消灭死腔的方法。

(四)无张力缝合

无张力缝合是减轻瘢痕增生的重要手段。张力是伤口愈合延迟或不良及瘢痕增生的重要因素。解除张力常用的方法包括向切口两边游离、增加减张切口、皮瓣插入、皮片移植、皮肤软组织牵张或扩张等。特别需要注意的是,在伤口存在较大张力的情况下,尽管临床上较常采用向伤口两边游离的方法减小伤口张力,但其作用较为有限且增加组织的损伤并减少伤口缘的血供,常造成伤口愈合延迟,因此,仅用于伤口存在较小张力时。增加减张切口虽可使原伤口在无张力下缝合,但增加新的切口,多用于隐蔽部位如上腭。而一个或多个旋转或易位皮瓣插入、皮片移植、皮肤软组织牵张或扩张可以增加伤口处的组织量,是减小伤口张力的最主要手段。

(五)无创面外露

无创面外露是减少伤口感染的重要措施。由于整形美容外科手术常须采用包括皮瓣在内的多种组织瓣转移修复,如果不能即时转移,在皮瓣形成到最终转移修复的较长时间,不论受区与供区均须无创面外露。可采用皮片移植或皮瓣转移或形成"铰链"等方法实现之。

(六)具体操作方法

1. 切口选择　切口选择是减小或隐蔽切口瘢痕的最基本措施之一。切口应首选在隐蔽部位,否则,应沿皮肤皱折线(皮纹)、分区线或轮廓线(图 7-1-17)。通过关节部位时须呈"S"状、"Z"形或位于关节侧面。手部 2~4 指尽量在尺侧、小指在桡侧。另外,切口最好与神经或大血管走行方向平行,且切口长度以能顺利完成手术为宜。较长切口或皮片移植边缘应呈锯齿状,以避免直线切口瘢痕挛缩,影响功能和美观。

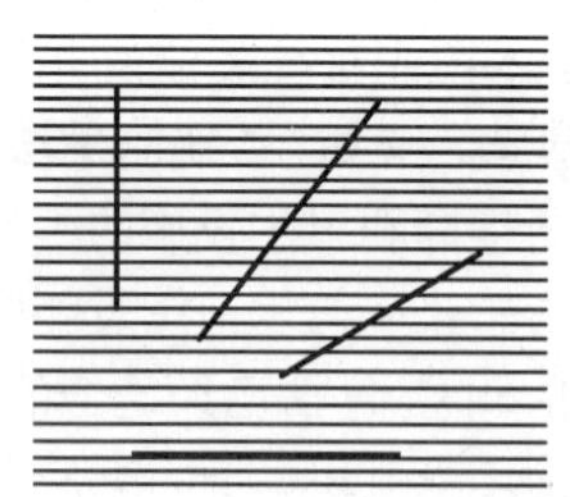
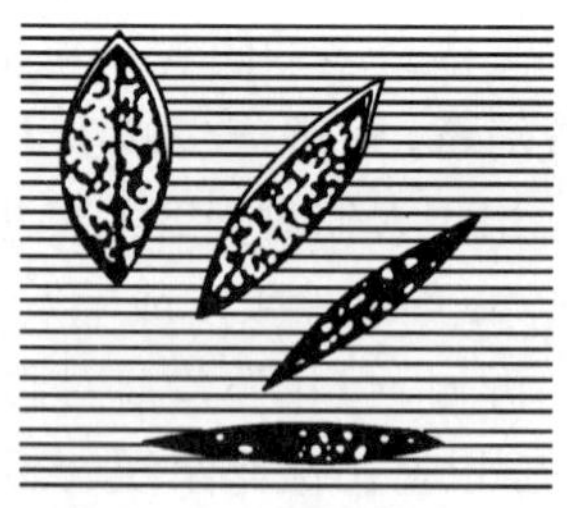

图 7-1-17　不同方向切口切开后的效果

切开方法:单纯作为入路的皮肤切口,刀与皮面呈 90° 切开表皮,然后以与皮面约 80° 向两侧切开真皮,切除两侧真皮切口间的少许真皮组织;而切除病损、切取皮片或皮瓣时,刀与需切除(取)组织皮面呈 80°(偏向切除 / 取组织侧)切开,使切口缘留有较多表皮,缝合真皮后切口缘即轻微外翻,表皮缘充分对合,减少瘢痕形成。

2. 剥离　剥离是外科手术最基本的操作技术。剥离时应先确定解剖层次,没有解剖层次就没有外科手术!然后采用锐钝结合法或轻推剥离法(即劈裂剥离法)剥离:刀与选定的剥离层次呈 70°~80° 向前推组织,遇到较韧组织时以较小角度切割之,此法剥离的速度快，损伤小，剥离平面和层次易于掌握（图 7-1-18）。当然，亦可根据需要选择锐性或钝性剥离。

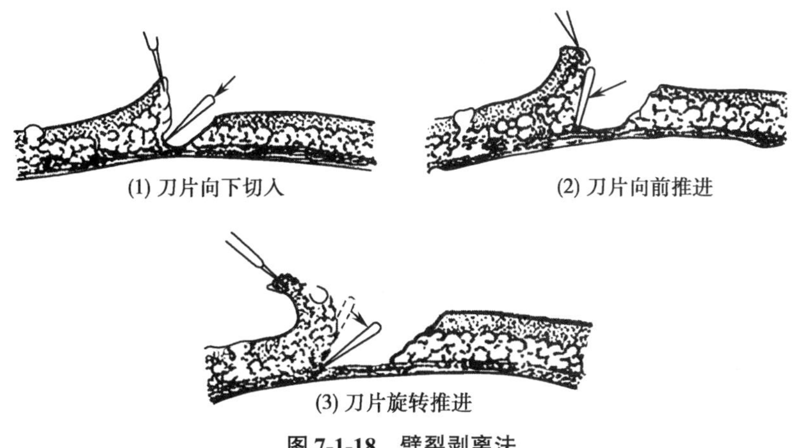

图 7-1-18　劈裂剥离法

3. 止血　彻底止血是各种手术的基本要求和重要步骤之一。止血要轻巧、微创。压迫止血、药物止血、电凝止血、结（缝）扎止血需视情况单独或联合使用。肢体可使用驱血带和（或）止血带。需要说明的是，压迫止血对广泛的弥漫性出血十分有效，且可显著减少组织损伤和瘢痕形成，但是，持续有效压迫的时间必须足够，常见的错误是压迫时间不够，而被误判为无效。当然，局麻药中加入 1∶(20 万～40 万）肾上腺素或采用其他麻醉时，切开或剥离区注射含 1∶(20 万～40 万）肾上腺素的生理盐水，有增加剥离层次的厚度、水压扩张和止血多重功效，既有利于剥离，也是减少常用的出血方法，已广泛用于各科手术。

4. 清洗与引流　为了减少术后瘢痕、清除手术区内的细小凝血块和可能存在的异物如缝合线头等，所有切口和创面均需在包扎前，使用生理盐水或甲硝唑或黏膜用聚维酮碘等冲洗。对创面大、渗血多或其他特殊需要（如塑形）时，还需放置引流，引流可选用橡皮片、半边导尿管、香烟管、负压管等。负压引流既可排出渗出物，还有利于消灭死腔和塑形（如耳廓再造术），但是，必须保持负压引流通畅，负压引流管有负压存在并不完全是引流通畅，还可能是引流管堵塞或折弯，须特别注意之。另外，放置负压引流管时可自切口一侧引出，不必另行作切口。

5. 缝合　缝合是重要且技术性很强的操作。良好的缝合应当平整、分层、表皮缘精确对位、无张力、无死腔。不缝合真皮层、打结过紧和边距过大是常见缝合错误。表皮可用带三角针（4 × 10～5 × 20）单股有色合成缝合线，深部及真皮原则上应用白色线或肉色线（国际标准标号：5/0、6/0，即国内标号：3/0）缝合。由于单股线光滑，没有编织线的凹陷，对组织的损伤较小，所以首选单股线；丝线和合成线或天然可吸收线系异种组织材料，尽管可吸收缝合线已广泛用于缝合包括真皮在内的深部组织，但是，其降解产物有一定的刺激组织增生作用且可吸收缝合线在组织中的张力不能维持 2 个月以上（需要真皮缝合线牵拉，减轻伤口张力，减轻瘢痕增生的最关键时期），而合成不可吸收缝线更加稳定，牵拉力维持时间更长，因此，应选用单股合成不可吸收缝线缝合真皮。

缝合方法：常用间断缝合、皮内缝合、褥式缝合（水平、垂直和双圈式）、连续缝合（一般连续、连续毡边）、减张缝合和三角形尖端缝合（图 7-1-19）。缝合完皮下脂肪层后需分真皮和表皮两层缝合是减轻瘢痕增生的主要措施。真皮较厚时，采用垂直褥式法缝合：自一侧切口深面进针、同侧真皮浅层出针，在对侧切口等厚度真皮处进针，穿过相同厚度真皮后自深面出针，即可将线结打在深面（图 7-1-20）。如果真皮较薄，可采用斜形或水平褥式法缝合。表皮完全对合是真皮缝合良好的标准。表皮可采用间断或连续皮内缝合法，但针线仅需穿过表皮以进一步对合表皮缘，而且，每针打一结后须按压伤口（可帮助充分对合表皮缘）。良好的缝合后表皮缘应当完全对合，因此，不需要再做对皮操作！所谓伤口缝合后还要做对合伤口，只能证明缝合不良！

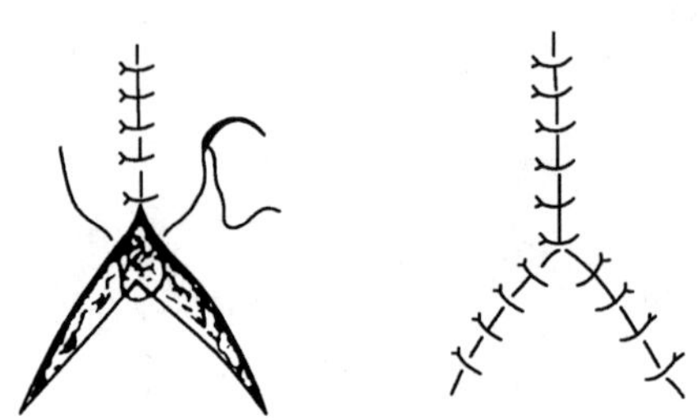

图 7-1-19　三角形皮瓣尖端缝合法

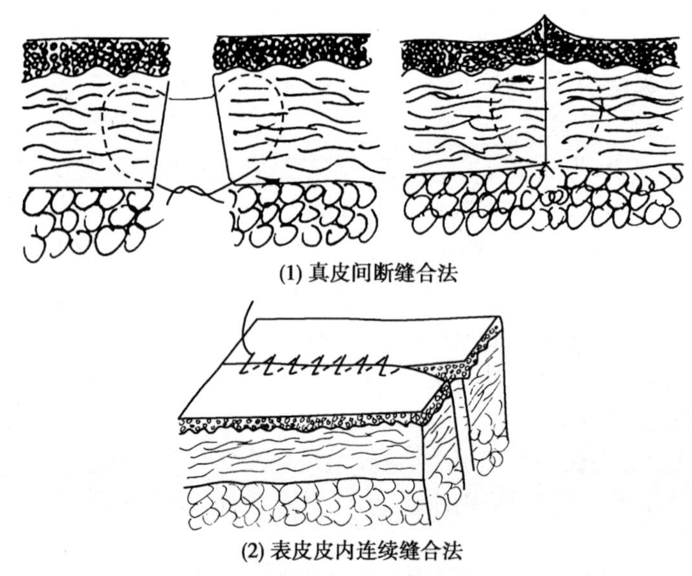

(1) 真皮间断缝合法

(2) 表皮皮内连续缝合法

图 7-1-20　真皮缝合法（间断）**和表皮缝合法**（连续）

6. 包扎与固定　包扎与固定是手术的重要组成部分。因兼有塑形作用，整形外科手术的包扎和规定更为重要，有时严重影响手术效果。不同部位颜面（眼、单眼、双眼、鼻、耳）、颈部、肩部、腕部、胸部、腹部、肢体、手足、会阴均有各自的要求和方法（参见有关书籍）。皮片移植、皮瓣转移、器官再造的包扎固定各有不同的要求：

皮片移植后包扎压力不超过 25～30mmHg，打包的目的是使皮片舒展与创基紧密贴附，防止移动。新近，皮片移植术后采用封闭式持续负压吸引技术（VSD）也是实用包扎固定方法。

皮瓣包扎，瓣区以促进静脉回流为度，在皮瓣远段留观察窗以观察皮瓣血运，蒂部必须松弛无张力、无压迫、无扭转。石膏固定有时是必须的。

六、组织缺损修复方法的个体化选择

由于组织缺损的情况十分复杂，而且修复方法众多，选择修复方法时，一般需根据组织缺损的程度、大小、范围（与周围组织的关系）、有无深部组织外露、患者及家属的要求、患者的职业、患者的年龄和全身健康情况、患者的经济能力等综合考虑决定。整形手术强调组织结构修复、功能完全恢复和美观三方面并重，而且，即使每个具体患者的修复多数是多种修复方法的综合，并非一般外科手术有相对固定的程式，因此，个性化修复方案对每个患者是必须的，实际上，对于每位患者来说，绝大多数都存在"最佳"的修复方法（即最个体化的方法），医生找出这个方法并准确实施，才能达到最佳的修复效果，下图介绍修复方法选择的一般思路（图 7-1-21）。

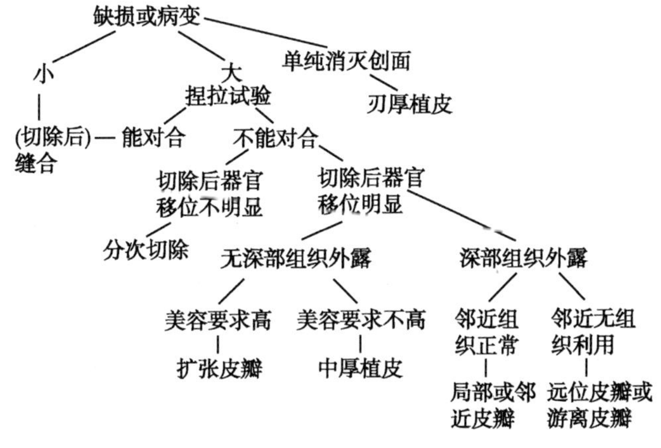

图 7-1-21 修复方法选择思路

（张选奋）

第二章

皮肤软组织缺损整形修复方法选择

一、皮肤软组织缺损整形修复方法选择

1. 不能直接拉拢缝合且有一定血运存在的全层皮肤软组织缺损，只要无深部组织结构（主要的知名血管、神经干、肌腱、骨或关节等）裸露，或有外露但可用周围有血运的软组织覆盖，可用皮片移植修复。

2. 上述深部组织结构外露超过 1cm 以上，既不能用周围软组织覆盖，也无法直接缝合的皮肤软组织缺损，只能转移皮瓣修复。

3. 为获得在皮肤色泽、质地等方面更加接近拟修复创面周围皮肤的美容效果，需在拟修复区邻近部位形成皮瓣或扩张后皮瓣转移修复。

4. 功能重要的活动范围较大的部位（如颈部和关节部位），为获得良好而稳定的功能效果，需用皮瓣修复。

5. 稳定的贴骨性瘢痕或合并溃疡形成，为增加局部软组织的厚度或为了后期进行肌腱、神经、骨、关节等深部组织结构的修复，需用皮瓣修复。

6. 对于慢性溃疡、压疮或放射性损伤等局部营养贫乏，难以愈合的伤口，或存在慢性骨髓炎，可通过（肌）皮瓣转移增加局部血液循环，改善营养状态，增强局部抵抗力。

7. 洞穿性缺损和各种瘘管的修复，需用皮瓣制作衬里，然后用有丰富血运的皮瓣覆盖。

8. 器官再造，如耳廓、鼻、阴茎和阴道等再造均须皮瓣转移。

如果皮瓣转移后供区不能直接缝合，皮肤扩张后可避免植皮，受区和供区同时用皮瓣覆盖，获得功能和外形改善的双重效果。

需要指出，选用皮瓣修复时，切取皮瓣前都应认真设计，包括皮瓣位置、切取的范围和面积、蒂的方向和宽窄等。如果皮瓣切取前不进行逆行设计而盲目切取皮瓣，就有可能发生皮瓣过小、蒂部过短和位置不合适（如皮瓣表皮面对受区创面或不能完全转移到位）等问题，术中再做调整往往相当困难。

二、各部位软组织缺损的修复方法选择

（一）头皮

头皮大面积缺损后尚无满意的修复材料可供进行再造，并且缺损所致的后遗畸形对患者身心造成很大创伤。修复方法包括皮片移植、撕脱头皮回植、局部皮瓣转移、头皮扩张术

和头发种植术等，须根据患者的美容要求和缺损的面积选择，一般原则如下。

患者无恢复头发分布要求，也无颅骨外露时，用中厚皮片移植修复。如果患者无恢复头发分布的要求，颅骨外露面积占头皮的一半以下，缺损周围为正常头皮或组织，首选局部头皮旋转瓣、或在相邻的正常头皮区域切取骨膜帽状腱膜瓣或颞肌瓣或颞肌筋膜瓣转移修复骨膜缺损，然后移植中厚皮片修复；也可采用带蒂的下位斜方肌皮瓣或吻合血管的远位游离皮瓣（如背阔肌皮瓣、下腹部皮瓣、股前外侧皮瓣等）修复。而颅骨外露面积很大时，则只能用双侧带蒂的下位斜方肌皮瓣或联合 2 个吻合血管远位游离皮瓣修复。不论颅骨外露面积大小，仅是为了简单覆盖外露的颅骨，可采用凿除颅骨外板，在板障层上移植刃厚皮片修复；以及颅骨外板钻孔长出肉芽后移植刃厚皮片修复，但疗程长，现均已少用。

患者有恢复头发分布的要求时，包括颅骨外露在内的头皮缺损或无发区面积小于头发分布区的 70% 以下时，首选扩张邻近正常头发分布区，形成扩张皮瓣修复，必要时，可采用“接力扩张”法或二次扩张法，完全可以达到恢复头发分布的目的，但修复后发布较术前稀疏；亦可采用头发种植术修复。头皮缺损面积大于 70% 时，则只能采用头发种植术修复。

对于离体的头皮撕脱伤，头皮组织离体时间较短（一般在 6 小时以内，冬季或采取冷藏等措施转送离体头皮组织时可延长到 12 小时）且组织碾挫伤不重，首选撕脱头皮瓣再植修复。须先剃去撕脱头皮上的头发，然后用稀释的黏膜用聚维酮碘溶液和盐水反复冲洗干净，聚维酮碘溶液浸泡消毒。手术可以分两组进行，一组清创并准备受区血管，另一组显露撕脱头皮上的血管，多数情况下需行静脉移植。熟练的显微外科技术，分工协作，缩短头皮缺血时间是手术成功的关键之一。如果头皮组织离体时间较长或头皮组织碾挫伤严重，则只能根据前述情况作出选择。而潜行撕脱形成撕脱皮瓣时，由于头皮血运丰富，加上头皮撕脱伤一般挫伤不重，即使撕脱皮瓣的蒂比较窄，原位缝合回植一般能够成活，但须在撕脱的头皮组织上顺血管走行适当打孔引流并适当加压包扎。

（二）面部

面部血供丰富，位于暴露部位，表情丰富，创伤或病灶切除后简单覆盖创面常导致器官变形或形成明显瘢痕，严重影响美观，对患者的心理打击极大，修复要求甚高，功能恢复和获得美容效果同等重要！修复后的切口瘢痕需顺皮纹方向，或隐藏于面部器官边缘、鼻翼沟、发际线、耳周，以减少瘢痕外露。面部病灶和缺损修复方法包括皮片移植、局部皮瓣转移、皮肤软组织扩张术和远位皮瓣游离移植等。

面部病灶和缺损的修复方法略有区别，分述如下：

小面积病灶首选分次切除术。稍大面积病灶分次切除的手术次数较多且周围组织量足够时可用局部皮瓣（各型额部皮瓣、带蒂或皮下蒂的鼻翼沟皮瓣或颧部旋转皮瓣）等修复；如果病灶面积较大且周围组织量不足时，可先扩张邻近正常皮肤，然后切除病灶，用扩张皮瓣修复继发缺损；如果面部无正常皮肤可用，则可扩张上胸部皮肤，采用扩张的胸三角皮瓣修复，一般不用远位皮瓣游离移植修复。

小面积缺损且周围组织量足够时须用局部皮瓣（各型额部皮瓣、带蒂或皮下蒂的鼻翼沟皮瓣或颧部旋转皮瓣）等修复；缺损面积较大，周围组织量形成局部皮瓣不足以修复时，则先用刃厚皮片移植修复，再扩张邻近正常皮肤后修复；如果面部无正常皮肤可用，可用扩张的胸三角皮瓣修复，以求修复后的颜色质地等接近面部皮肤。如果缺损处有深部组织外露如颧骨外露，还可用颈颊推进皮瓣修复；额骨外露时可采用邻近头皮瓣或颞筋膜瓣 + 刃厚皮片移植或远位游离皮瓣修复，但因色泽质地与面部相差较大，常需以后用扩张邻近正常皮肤替换之。

由于皮片移植成活后绝大多数有色素沉着，影响美容，面部缺损很少采用皮片移植修复，但也有例外，一是对于美容要求不高的老年人（尤其是恶性肿瘤患者），可按面部分区移植中厚皮片修复；二是眼睑，由于皮肤菲薄且有睁闭眼活动需要，而所有能够成活的皮瓣都很厚，不能适应眼睑活动需要，首选薄中厚皮片移植修复；三是邻近部位无正常皮肤可用，亦可按面部分区移植中厚皮片修复。

较小面部的洞穿性缺损，需用以缺损边缘为蒂的邻近部位的翻转瓣（正常皮肤组织或稳定瘢痕组织均可）作为衬里，再用局部皮瓣转移覆盖之。较大的洞穿性缺损，周围无足够的组织可用时，可采用颈阔肌皮瓣、颏下皮瓣或胸三角皮瓣带蒂转移 + 中厚皮片移植（衬里）修复，亦可用远位游离皮瓣远端折叠或远端移植中厚皮片作为衬里修复。

（三）面部器官

面部器官众多，其缺损的修复涉及美容和功能的双重需要，各自有较多的修复方法，还可能需要器官再造等复杂技术，限于篇幅，具体修复方法细节不再赘述，如果需要可参阅整形外科专业书籍。仅介绍眼睑缺损、耳廓缺损、鼻缺损、口唇缺损和唇裂术后继发畸形修复方法选择。

1. 眼睑缺损　上下睑在形态和功能上各具特点，因此其修复方法也不完全相同；另外，上下睑前层（皮肤和眼轮匝肌）和后层（睑板 - 提上睑肌和睑结膜）缺损的修复方法各异。根据后层缺损面积大小，可选用结膜推进瓣、硬腭粘骨膜或鼻中隔黏膜 - 软骨移植或口腔黏膜移植修复。前层缺损的修复较为复杂，分述如下。

上睑前层缺损：小于 1/3 的睑缘楔形缺损，可直接缝合。1/3～1/2 的近外眦缺损，可选用颞部旋转（或易位）皮瓣或局部皮下蒂皮瓣如斧头瓣修复；1/3～1/2 的近内眦缺损，可选用额部旋转（或易位）皮瓣或局部皮下蒂皮瓣如斧头瓣修复；1/3～1/2 的上睑中部缺损，可选用水平向、垂直向以及带有旋转性质的滑行皮瓣修复。大于 1/2 的缺损，可采用颞部旋转皮瓣和额部皮瓣或 Hughes 睑板结膜瓣修复。

下睑前层缺损：小于 1/3 的睑缘楔形缺损，可直接缝合。1/3～1/2 的近外眦缺损，用“级进”法选择：交叉拉拢睑板断端缝线确定直接缝合的可能性。无法缝合时，可用外眦切开缝合术或结合末端逆切或 Z 成形术，即可关闭约 1/2 的缺损（外侧结膜缺损需移植硬腭粘骨膜修复）；亦可用以外眦为蒂的上睑皮瓣修复。近内眦处缺损可用以内眦为蒂的上睑皮瓣修复。1/3～1/2 的下睑中央缺损，可采用 Hughes 睑板结膜瓣结合局部旋转或易位皮瓣如颧颊部旋转皮瓣和鼻唇沟皮瓣等修复。大于 1/2 的缺损，可采用颧颊部旋转皮瓣和鼻唇沟皮瓣修复。

眼睑全层缺损：对于任何原因造成的上、下睑全层缺损，只要缺损横径小于睑缘长度的 1/3，即可分层直接缝合修复。对于达到 1/3～1/2 睑长度的缺损，可以采用剪断外眦韧带（上睑缺损者剪断外眦韧带上支，下睑缺损者剪断外眦韧带下支），于眶缘处在睑板与眼轮匝肌之间分离，将皮瓣向鼻侧滑行（即各种滑行瓣），使缺损两侧创缘对合后分层缝合。大于 1/2 上睑的缺损，可采用额颞部旋转皮瓣或颧颊部旋转皮瓣和鼻唇沟皮瓣结合硬腭粘骨膜移植或口腔黏膜移植或鼻中隔黏膜 - 软骨移植修复。但是，上睑具有闭合功能，1/2 以上的上睑全层缺损必然导致上睑提肌缺损，修复后必然存在外伤性上睑下垂，因此，还须采用额肌瓣悬吊术矫正，但效果常不理想。

2. 耳廓缺损　耳廓解剖细节分明，各部位缺损的修复方法各异。

耳轮缺损：范围小于1/3时，可采用直接拉拢、在缺损边缘做三角形（或五角形）附加切口或适当切除部分组织后分层缝合。如缺损达耳轮全长的1/2或为耳轮边缘轻度而均匀的缺损，可选用耳后皮瓣修复或颈部沿胸锁乳突肌区形成皮管结合肋软骨移植修复。

耳垂缺损：耳垂小于1/2缺损时，可采用蒂在耳垂方向的半圆形局部皮瓣修复，皮瓣供区植厚中厚皮片修复。耳垂大部缺损修复，可以蒂在耳垂方向的双弧形皮瓣（双叶瓣）或蒂在颈部的矩形旋转皮瓣修复。

耳廓缺损：耳廓较小缺损，可选用健侧耳轮处切取楔形复合组织瓣（但瓣的宽度不宜超过1.5cm，且只保留耳轮缘的皮肤和软骨，潜行分离缺损区耳后皮肤，扩大创面与复合组织瓣后面的接触面积，以利于组织瓣的成活）游离移植修复；也可在耳前切取带有耳甲软骨的复合组织瓣游离移植，供区和组织瓣后面的创面移植全厚皮片。如果缺损大于1.5cm但小于耳廓一半时，可采用对侧耳软骨移植结合耳后乳突推进皮瓣修复。

大于1/2的耳廓缺损或小耳畸形只能采用耳廓再造术修复。耳廓再造术是整形外科学中难度最大的手术，目前可以做到接近80%～90%相似，因耳廓形态细节极为复杂。耳廓再造术宜在8岁以上的儿童期和少年期施行，此时耳廓大小已达到其成年时的80%以上且肋软骨量已足够，如果年龄过大，则其肋软骨发生钙化，耳廓支架雕刻较为困难且已经影响患儿的心理发育。

耳廓再造术由支架材料（自体肋软骨、硅橡胶、医用高分子材料等）加皮肤软组织（耳后乳突区皮瓣加耳廓筋膜瓣、扩张皮瓣）覆盖两部分。临床上常根据具体情况选择一期或分期手术方法。此外，义耳（假耳）修复也不失为一种耳廓再造的较好方法。

3．鼻缺损　鼻由鼻尖、鼻翼、鼻小柱和鼻梁组成，各部位缺损的修复各有不同方法，分述如下。

鼻尖缺损：鼻尖是颜面中部最突出的部分，其缺损将给病人容貌及心理产生严重影响。可根据缺损大小、深浅及鼻翼、鼻小柱是否缺损等选择游离皮片移植、鼻唇沟皮下蒂皮瓣、耳廓复合组织移植及远位皮瓣转移等方法修复。鼻尖表浅缺损，其形态正常者，可用全厚皮片移植修复。鼻尖部缺损范围不大，但有一定深度者，耳垂复合组织移植修复较为理想。轻度鼻尖缺损合并内侧鼻翼缘缺损者，适用鼻背推进皮瓣修复；皮瓣向鼻尖方向滑行，适当折叠形成鼻翼缘及鼻尖。鼻尖缺损较大，鼻背推进皮瓣不能修复时，可选用鼻唇沟皮下蒂皮瓣修复。如果前述方法均无法修复，则可选用上臂、颈部或前臂部作供区形成皮管或皮瓣转移修复。

鼻小柱缺损：鼻小柱缺损伴鼻尖畸形，但鼻中隔完整时，可选用耳轮下部或耳垂复合组织移植修复。鼻小柱缺损伴有鼻中隔缺损、畸形，甚至鼻尖鼻翼粘连时，应先松解瘢痕，再选择鼻唇沟皮管或耳轮下方或耳垂复合组织移植修复。上唇较宽的先天性鼻小柱过短或缺损，可应用上唇人中沟皮瓣或上唇唇弓缘皮瓣结合其上植皮修复，但此法可能破坏人中，宜慎用。鼻翼及鼻端较丰满的鼻小柱缺损患者可应用两侧鼻翼游离缘皮瓣修复。双侧完全性唇裂鼻小柱短缺者，可选用“叉形瓣”手术修复。鼻小柱短缩，鼻尖塌陷畸形，可选用鼻小柱下方的唇人中及其两侧鼻孔底复叶式皮瓣修复。鼻翼及上唇无可利用组织的鼻小柱缺损，且鼻唇沟部皮肤较松弛者、可选用鼻唇沟皮管即时转移修复。完全性鼻小柱缺损，局部无组织瓣可用，前述各种方法都无法采用者，可选用远位皮管转移修复。如在愈合后鼻尖塌陷，可3个月后再植入肋软骨或其他人工材料作为支撑。

鼻翼缺损：对全层部分缺损首选耳廓复合组织游离移植，晚期收缩小，供区也不产生新的畸形。鼻翼缺损组织不多，附近组织正常而没有明显瘢痕时，可用局部组织瓣或局部组织瓣结合游离皮片移植修复；如较小或裂隙型的缺损，可用缺损边缘皮肤内翻作为衬里其上覆盖鼻下端推进皮瓣修复。鼻翼纵向较窄小的线状缺损可用皮肤黏膜瓦合法修复：切开创缘使创口一侧皮肤多黏膜少，而另一侧黏膜多皮肤少，然后分层缝合。轻度鼻翼缘缺损可用鼻翼缘上方V-Y成形术修复。鼻翼上部条索状瘢痕挛缩所致鼻翼缘缺损可用Z成形术修复。鼻翼缺损较大，可用局部随意皮瓣翻转加中厚皮片移植修复。鼻翼缺损较大，局部随意皮瓣及单纯耳廓复合组织瓣无法修复者，可选用各种形式的鼻唇沟皮瓣修复，如游离植皮作鼻腔衬里或局部皮瓣作鼻腔衬里与鼻唇沟皮瓣复合修复、耳廓组织复合鼻唇沟皮瓣修复、鼻唇沟皮瓣折叠修复、岛状鼻唇沟皮瓣修复。

鼻半侧缺损，如鼻尖及鼻中隔基本完好，可以考虑行半侧鼻再造术：再造方法可用额部正中皮瓣（适应于前额较宽发际较高者）和额部镰刀状皮瓣修复（适用于前额发际低而鬓角较高者）；如缺损已超过中线或伴有鼻尖缺损，即使对侧有部分鼻残留，也应考虑全鼻再造术。

全鼻缺损修复首选用扩张后的前额皮瓣，亦可选用吻合血管游离移植耳后皮瓣、远位的皮管及皮瓣如上臂内侧皮瓣等行全鼻再造术修复。

唇裂术后鼻畸形或先天性唇裂伴有的鼻小柱短缩、偏斜，宜先行唇裂修补术，二期再行鼻小柱整形术：采用鼻小柱基底延及鼻翼的飞鸟形切口，游离皮肤与鼻翼内侧脚软骨，在近鼻尖处切开鼻翼内侧脚软骨，将两侧的鼻翼内侧脚与鼻中隔软骨缝合，即可矫正鼻小柱歪斜，如果鼻尖仍较低平，可移植肋软骨或植入鼻假体。唇裂术后继发鼻翼畸形多为患侧鼻翼塌陷、鼻孔过大且形状异常，可在鼻翼基底部填充自体组织或人工合成材料，并将鼻翼外侧脚向鼻小柱内移，结合鼻翼悬吊术（适用于鼻小柱歪斜和短缩较轻者）或鼻小柱整形术，必要时移植耳廓复合组织修复。

4. 唇缺损　上下唇的形态不同，其缺损的修复方法也不同。

上唇缺损：小于1/3的上唇缘楔形缺损，可直接缝合。如果唇红缘不齐系条索状瘢痕牵拉的所致，可用Z成形术或V-Y成形术或Y-V成形术修整。1/3～1/2的上唇中间缺损，下唇组织正常时，用单个下唇Abbe交叉唇瓣修复；但上唇人中两侧缺损时，由于保留人中的需要，可采用两个下唇交叉组织瓣修复；缺损位于口角一侧时，用以口角为蒂的下唇方形组织瓣修复或鼻翼旁新月状瓣修复。大于1/2的上唇缺损，如位于上唇中间，下唇组织正常时，可用下唇中间单个Abbe交叉唇瓣（再造人中）+缺损两侧上唇组织瓣向中间滑行推进修复或以两侧口角为蒂的扇形皮瓣修复，但术后口裂变小，后期需行口角开大术；当然，还可用双侧鼻唇沟皮瓣做衬里，用带蒂的额部皮瓣或远位游离皮瓣修复。

上唇浅表性缺损：邻近人中的不超过2cm的缺损，可用鼻翼旁新月状旋转推进瓣修复；邻近唇红的缺损可用沿着唇红线形成A-T滑行瓣修复。超过2cm的缺损，首选局部组织瓣如上蒂或下蒂的鼻唇沟瓣替代整个受损的亚单位修复。男性病人须用携带有毛发的皮肤到上唇缺损区。孤立的人中亚单位浅表性缺损最好用全厚皮片移植修复。

下唇缺损：缺损小于下唇全长的1/3时，可直接缝合。如果唇红缘不齐系条索状瘢痕牵拉的结果，亦可用Z成形术或V-Y成形术修整。缺损达1/3～1/2，上唇组织正常，缺损位于下唇中间时，用人中两侧对称性的两个上唇Abbe交叉唇瓣或两侧口角为蒂的扇形皮瓣或颊旋转推进瓣修复；缺损位于下唇口角一侧时，可用口角为蒂的上唇方形组织瓣修复。大于1/2的下唇缺损，可用双侧颊部全层组织推进瓣（需切除位于鼻唇沟的Burow三角）或旋转瓣（旋转 90°）修复；也可用双侧鼻唇沟皮瓣做衬里，用带蒂的额部皮瓣或远位游离皮瓣修复。

下唇浅表性皮肤缺损：可采用直接缝合、局部任意瓣、局部滑行瓣（V-Y 滑行瓣、A-T 滑行瓣）、局部旋转瓣和下蒂的鼻唇沟皮瓣修复。广泛性的浅表缺损，亦可用取自上臂内侧、锁骨上窝或耳后的游离全厚皮片移植修复。

全唇缺损：全唇缺损甚至范围扩展到须部或颊部时，单一局部组织瓣修复常造成严重的术后小口畸形和功能障碍，可采用多个局部组织瓣联合或局部组织瓣与远位组织瓣联合或单一的远位组织瓣重建。

唇裂术后继发唇畸形：上唇瘢痕明显，可按原唇裂修补术切口切除瘢痕，做必要的松解后采用整形外科技术分层缝合。唇红厚度不对称，可切除较厚侧或 V-Y 成形术将较厚侧移向较薄一侧或在较薄侧注射游离脂肪颗粒（胶原或透明质酸）。唇红缘切迹状裂口，首选 Z 成形术或 V-Y 成形术矫正。人中不显，可采用人中再造术。上唇过长，按上唇瘢痕修整法切开，以健侧鼻底到唇红缘的距离为标准，适当切除或移位部分组织修整。上唇过紧用下唇单个 Abbe 交叉唇瓣修复。然而，多数情况下，唇裂术后继发唇畸形表现复杂，需按原唇裂修补术切口瘢痕切开，综合修复口轮匝肌畸形、唇畸形和鼻畸形，方可获得最佳效果。

（四）上肢

腋窝和肘部活动范围大，外伤后瘢痕愈合或较大面积病灶切除后或创伤缺损简单缝合常限制关节运动。修复时以恢复功能为主，兼顾美容需要。一般根据缺损的大小、范围和形状以及局部情况确定修复方法。如果缺损较大，不论有无深部组织外露，只要周围有正常皮肤或已经成熟软化的瘢痕组织时，可用其形成局部皮瓣，蒂位于内侧或外侧（肘关节）或前后侧（腋窝），平行于肘关节屈伸或腋窝外展活动轴方向覆盖于肘部或腋窝中间，皮瓣上方和（或）下方以及皮瓣供区的继发缺损用中厚皮片移植修复，可以最大限度恢复关节功能，减少单纯游离植皮后挛缩和（或）因儿童生长逐渐发生的关节活动受限的发生率。腋前（后）皱襞或肘关节屈侧形成的蹼状瘢痕挛缩，除用上述单瓣插入法外，如果瘢痕已经成熟软化，还可用五瓣成形术或（连续）Z 成形术松解，此法可直接缝合，一般无需皮片移植，修复效果颇佳。如果缺损很大，没有深部组织外露，周围又无组织可用，也可采用中厚皮片移植修复，但是，由于移植皮片收缩和（或）儿童生长影响，多数需要再次甚至多次植皮修复。如果有深部组织外露或后期需要修复深部组织，腋窝缺损必须选用同侧胸背部带蒂皮瓣（随意皮瓣、侧胸皮瓣、胸肩峰皮瓣或肩胛皮瓣、背阔肌皮瓣等）转移修复。肘部缺损须选用同侧或对侧的胸腹部带蒂皮瓣（随意皮瓣、侧胸皮瓣、胸肩峰皮瓣、胸脐皮瓣、下腹部皮瓣或肩胛皮瓣、背阔肌皮瓣等）转移修复。需要指出，如果系烧伤后瘢痕挛缩畸形，常在腋窝顶部中央存在小块正常皮肤组织，不应切除之，可将皮瓣或中厚皮片与之缝合，对于恢复功能大有好处！

如果没有深部组织外露，上臂和前臂皮肤缺损首选中厚皮片移植修复。如果有深部组织外露或后期需要修复深部组织，前臂创面覆盖可选用同侧或对侧的胸脐皮瓣、下腹部皮瓣、腹股沟皮瓣或腹壁随意皮瓣，上臂用同侧背部、侧胸部或前胸部带蒂随意或轴型皮瓣覆盖。这些皮瓣修复的优点是术后固定容易，患者的体位较为舒服。

（五）手

手是劳动器官，各种外伤非常常见。创伤或瘢痕挛缩畸形不仅影响劳动，严重者还影响自理生活和美观，修复以恢复功能为主，兼顾美容需要。根据缺损部位、大小、范围和有无深部组织外露和(或)后期修复深部组织(包括手功能重建)需要选择修复方法，具体有：

手指背侧和掌背皮肤缺损：无深部组织外露时，一般可用中厚皮片移植修复，但植皮边缘须呈锯齿状。手指背侧骨骼或肌腱外露面积较小，可用邻指皮瓣或掌背血管蒂皮瓣修复；如果外露面积较大，则须用远位皮瓣如上臂内侧皮瓣、胸部或腹部的随意或轴型皮瓣修复。

手指腹侧和手掌皮肤缺损：无深部组织外露时，也可用中厚皮片移植修复。手掌可移植足跖内侧皮片(无毛、真皮与跖腱膜间有垂直纤维间隔，与手掌相似)或腹部皮片，手指末节掌侧缺损可用利刀(双面剃须刀片或宝石刀)切取足趾末节跖侧皮片移植，其他位置缺损，可用上臂内侧或腹部皮片移植覆盖。如果有深部组织外露，则情况更为复杂，修复方法众多。手指末节指骨外露，如患者对手指长度要求不高，环指和小指的缺损可作简单残端修整；而拇指、示指和中指的功能较为重要，应尽可能保留长度。可用缺损近端掌面或侧面(单或两侧)V-Y推进皮瓣或逆行指动脉岛状皮瓣或邻指皮瓣修复，拇指的缺损还可用拇指推进皮瓣修复；手指中节皮肤缺损可用邻指皮瓣修复；近节、手指全长和手掌缺损须用远位皮瓣如上臂内侧皮瓣、胸部或腹部的随意或轴型皮瓣修复。

拇指脱套伤：由于功能十分重要，而且多数伴有深部组织外露，一般不能用皮片移植修复，可用示指背皮瓣+虎口区随意皮瓣、中环指(中示指)血管神经蒂双叶岛状皮瓣、前臂逆行岛状皮瓣等带蒂皮瓣包裹指骨，也可用踇甲皮瓣或足背皮瓣等游离移植修复，还可用锁骨下或上臂内侧皮管修复。由于功能大约仅占10%，环指和小指的脱套伤可简单残修处理；而中指和示指的功能较为重要，可用两个掌背血管蒂皮瓣瓦合修复。然而，多个手指或全手指脱套伤处理比较困难，只能将手指并在一起，用两个瓦合皮瓣(腹部"S"状随意皮瓣、侧胸部皮瓣与上臂内侧皮瓣)覆盖，以后分次分指，尽管手指功能恢复欠佳，但仍比传统的螺旋形植皮或用皮管包裹手指要好。

实际操作中，手部创面的修复相当灵活，尤其是急性创伤时，还须结合医院的条件和医生的经验决定。皮瓣转移修复手部创面的最大缺点是外形臃肿，术后需要多次去脂。近年来，针对上述缺点，不少学者尝试将皮瓣修剪成真皮下血管网薄皮瓣，也有许多成功的报告，带蒂皮瓣修薄后断蒂的时间也可以缩短到术后10天左右，但皮瓣的成活率变化较大，尚需总结经验。

(六)膝部缺损

膝关节及其周围缺损的修复与肘部类似。除用局部皮瓣+中厚皮片移植、五瓣成形术或Z成形术以及单纯移植中厚皮片修复外，如果伴有膝关节骨骼外露或后期需要关节手术，还可选用膝上内侧(外侧)皮瓣、隐血管皮瓣和小腿后侧(内侧、外侧)皮瓣带蒂转移修复。

(七)小腿下1/3和踝部缺损

小腿中下1/3的软组织缺损常见，多数系撕脱伤或挤压伤所致，且常合并深部组织损伤如胫腓骨骨折等，伤口污染往往严重。对于潜行撕脱伤，如果早期潜行撕脱皮肤血运尚好，可以采取切开引流加压包扎等方法予以保留，术后采取扩血管、抗凝血和抬高患肢等措施以最大限度促其成活。如果早期处理不当，可造成皮肤坏死，胫腓骨外露，严重者出现胫腓骨骨不连或骨髓炎。

由于小腿中下1/3位于下肢远端，三面仅皮肤覆盖胫骨且皮肤移动度很小，因此，胫腓骨外露或骨不连的处理比较困难！胫腓骨外露面积较小且靠近小腿中段，可采用(延迟后)小腿后侧皮瓣转移修复；如果缺损位于内踝及其附近，而且小腿后外侧有正常皮肤可用，特别是腓血管确实未被损伤，则可用腓肠神经营养血管皮瓣修复；如果缺损位于外踝及其附近而小腿后内侧皮肤和胫后血管均正常，则可用逆行小腿内侧皮瓣（以胫后血管为蒂或保留胫后血管而以其穿支血管为蒂）修复；如果缺损位于近内外踝的小腿前面或缺损较大，可用肩胛区皮瓣、背阔肌肌皮瓣、股前外侧皮瓣和胸脐皮瓣等游离移植修复。骨折部分合并感染、骨不连或骨髓炎时，为了改善小腿血液循环，促进骨折愈合，最好选用肌皮瓣如背阔肌肌皮瓣、腹直肌肌皮瓣等游离移植或同侧腓肠肌皮瓣带蒂转移；还可用单纯肌瓣移植+刃厚皮片移植法修复。当然，为避免游离皮瓣全部坏死的风险，还可采用对侧腓肠肌皮瓣或带蒂腓肠神经营养血管皮瓣等交腿转移修复，尽管术后体位受限，但安全可靠是其优点。

（八）足底负重区

足底负重区修复的关键是既要耐磨，还要有良好感觉，因此，一般采用有感觉神经支配的皮瓣，争取术后足底感觉的恢复。足底负重区有三处最重要：足跟、第一跖骨头和第四五跖骨间。足跟缺损可用跖内侧皮瓣带蒂皮瓣转移修复，还可用逆行腓肠神经营养血管皮瓣或逆行小腿内侧皮瓣（以胫后血管为蒂或保留胫后血管而以其穿支血管为蒂）修复，但需吻接皮瓣远端的感觉神经。第一跖骨头和第四五跖骨间两个负重点缺损的修复较为困难，可用逆行跖内侧皮瓣带蒂皮瓣转移修复，必要时，还可用切除第二趾或第四趾趾骨形成组织瓣修复，但代价较大。足底负重区还可用肩胛区皮瓣、背阔肌肌皮瓣、股前外侧皮瓣和胸脐皮瓣等游离移植修复，最好吻接皮瓣远端（或近端）的感觉神经。

（九）会阴缺损

可因瘢痕切除或病灶切除或外伤所致，但撕脱伤多见于男性，阴茎和阴囊的皮肤撕脱造成阴茎海绵体和睾丸的外露，偶可发生肛门撕裂或撕脱，女性还可造成阴道撕裂。

阴茎脱套伤：可行全厚或中厚皮片移植，首选撕脱皮肤回植。移植时采用整张皮螺旋形覆盖阴茎海绵体，皮片交界处需呈锯齿状或“S”状以防术后瘢痕挛缩。术后需打洞引流，留置导尿管以防尿液浸湿污染敷料，口服己烯雌酚，防止阴茎勃起而影响皮片成活。由于阴茎常态和勃起时大小变化很大，常需多次植皮修复，方能达到其功能要求。

阴囊撕脱伤：缺损面积不大，剩余皮肤有血液循环，可以直接缝合。若皮肤大部缺损、睾丸外露，可埋植睾丸于腹股沟皮下，伤口愈合3～6个月后，行扩张腹股沟区皮肤后再造阴囊。

阴道或肛门的撕脱伤：如果条件允许，应争取早期清创、缝合，特别是恢复肛门括约肌的功能，术后早期用适当模具支持防止瘢痕挛缩造成阴道或肛门狭窄。

会阴部的蹼状瘢痕或拱形挛缩：可用多个Z成形术和五瓣成形术修复；缺损较大，周围有正常皮肤或软化瘢痕，可形成局部推进皮瓣、旋转皮瓣、S形皮瓣或“八”字形双叶皮瓣等修复；缺损面积巨大，可用中厚皮片移植修复；为防止复发或皮片挛缩，还可结合局部或游离皮瓣修复。

（张选奋）

第三章
皮肤软组织撕脱伤的处理

临床上有大量的皮肤撕脱伤需要救治，由于部分医师对致伤机制及病理生理认识不足，处置措施失当，使一些患者的治疗效果并不理想，甚至延误治疗时机，致不良后果，一些新的观点和行之有效的方法并未得到很好的普及，因此，皮肤撕脱伤的救治水平亟待提高。

一、致伤机制

由于致伤外力和受伤部位不同，皮肤撕脱伤致伤机制也不尽相同，但共同特点是皮肤软组织被暴力从深筋膜上撕脱，造成组织的挫伤，撕脱平面大量血管断裂或破裂，在撕脱腔隙中形成血肿或经皮肤裂口大量失血，甚至出现低血容量休克。血肿对其表面的皮肤软组织具有毒性作用；血管断端两侧的血管可因牵拉造成远离断端的血管内膜剥脱或螺旋状裂隙形成（与弹簧圈拉开后复位相似），极易继发血栓形成；二者均可造成撕脱皮肤继发坏死。

如果撕脱面积小，来自周围正常皮肤的侧支血管通过血管间的吻合支供应撕脱部位的皮肤时，仍可以成活。如果撕脱面积大，周围来的血供难以补偿，可造成撕脱部位特别是其远端或中心部位皮肤组织的缺血坏死。一些皮肤撕脱伤，伤后早期判断组织血液循环尚好，组织机械损伤（即碾挫伤）并不重，仍具有活力，但随着时间的推移，撕脱组织逐渐坏死，临床上称为继发坏死，是由于血管系统受伤后所引发的一系列病理变化所致。血管断裂造成的组织缺血、血管内膜的损伤和炎症反应不仅直接损伤组织，而且导致大量微血栓的形成，加重组织缺血；组织缺血后局部释放大量包括内皮素和肾上腺素在内的缩血管物质，使受伤部位的血管收缩，导致组织进一步缺血。组织缺血后由于局部代谢产物堆积使局部释放包括一氧化氮在内的扩血管物质，导致发生缺血 - 再灌注损伤；同时，受损伤的血管内有大量嗜中性白细胞的黏附和聚积，以及组织内和撕脱腔隙中出血后血红蛋白分解使受伤部位产生大量的氧自由基，造成细胞膜损害，使细胞内钙超载，导致细胞的变性坏死。

撕脱皮瓣从近向远血供逐渐减少，近端血流常在皮肤的耐缺血范围之内，一般能够成活，远端完全没有血液循环的部位必然坏死，处于其间的交界区（“间生态区”）血流量比较少，如果处理得当（即减轻或避免血管损伤后发生的一系列病理变化），还是有成活的希望。

二、分　类

撕脱伤分为完全性、不完全性和潜行三类，完全性是指撕脱皮肤与身体完全分离。不完全性是指皮肤撕脱后有蒂与身体保持相连。潜行撕脱伤是指深筋膜和肌膜间撕脱后形成潜在腔隙，可有小伤口或是闭合性的。但是，实际情况要复杂得多，常常是多种类型混合存在。

三、伤情判断

除了全身状况、合并伤、深部组织损伤检查外，还要搞清楚撕脱部位、范围、深度、面积和损伤的程度，特别是表皮挫伤的深度、伤口污染的程度和血管损伤情况。

完全性和不完全性撕脱伤，容易诊断。潜行撕脱伤的诊断有时比较困难，临床上漏诊的病例并不少见，应引起足够的重视，出现以下情况要高度怀疑：

1. 碾轧后表皮擦伤，局部肿胀明显。
2. 受伤部位有波动感或捻发音。
3. 皮肤容易捏起且有松动感或漂浮感，推动表面皮肤时与深部组织间有滑动感。
4. 受伤皮肤呈花斑样或紫色，充血反应加快或变慢。
5. 局部感觉减退，特别是痛觉减退，甚至出现麻木和感觉消失。
6. 从小伤口随出血涌出大量破碎的脂肪颗粒。

如果怀疑有潜行撕脱伤，也可用粗针头穿刺或行超声检查，必要时手术探查。

判断撕脱组织瓣的血液循环状态可具体指导治疗。用于判断皮瓣血液循环的所有方法都可采用，但常用的方法有：

(1) 观察撕脱组织皮肤颜色和充血反应、创缘渗血情况或用针头刺破皮肤观察出血情况以及触摸皮温，虽然不精确，但对于有经验的医生来说，其结果可能是最有参考价值的指标。

(2) 抬高患肢后近端上止血带，放平患肢，5 分钟后松止血带观察血液循环恢复的平面。

(3) 用徒手取皮刀在皮肤撕脱伤区域取刃厚皮或去表皮，观察创面渗血情况，创面渗血有利于改善撕脱皮瓣的静脉回流，而切取的刃厚皮片可供移植用。

(4) 皮肤荧光血流仪使判断变得更加客观，是一种比较好的方法。

(5) 用激光多普勒血流仪可定量测定皮肤微循环，敏感但易发生假阳性。

这些方法需结合使用，才能得出比较客观真实的结果。

四、治疗方法概述

除急救、清创外，清创后要对撕脱组织血液循环情况进行判断，切除无血运的撕脱组织，一般会出现皮肤软组织缺损。尽可能保留间生态区，但须采取强有力的措施促进成活。根据患者的伤情特点、创基和全身情况选择合适的创面修复方法。

1. 游离植皮术　如果没有深部组织外露或无后期修复深部组织的需要，首选撕脱皮肤反取皮片后回植。反取皮片前须清洗并用稀释的聚维酮碘浸泡整个撕脱组织 15 分钟。小面积的撕脱皮肤可用剪刀修剪，大面积的一般用取皮鼓反取。由于皮肤耐缺血能力较强，伤后 24 小时内回植的成活率一般不受影响，甚至寒冷季节伤后 36 小时，个别情况下伤后 48 小时回植也能成活，当然，随着皮片回植距受伤时间越长，皮片的成活率越低。轻度挫伤皮肤，如果反取皮片后真皮挫伤也不重，仍可以回植。皮片的厚度视创基血运而定，多数情况下为中厚皮片，创基条件太差，只能移植刃厚皮片。绝大部分皮肤撕脱面积有限，皮源比较充裕，应选用大张皮片移植；如果皮源较少，可选用网状植皮。由于后期瘢痕增生明显，后遗畸形严重，邮票状植皮和点状植皮尽量少用。大张或较厚植皮后，须打洞引流，洞宜密而小，并应与皮纹方向一致。

如果患者全身情况较差，难以耐受植皮手术，或创面污染比较重，一次清创难以彻底，或创面渗血活跃，止血比较困难，可以在清创之后先用亲水性无菌敷料或采取持续负压引流法覆盖创面，1～3 天后皮片移植修复（即延期植皮术）。实验表明，延期 1～3 天（最佳时间为 2 天）后植皮，不仅创基出血减少并形成大量毛细血管芽，而且还可以二次清创，可以大大提高皮片的成活率。统计资料显示，尽管清创后立即植皮的成活率比较高，但仍有约三分之二的病例因清创不够彻底等原因需要补充植皮，延期植皮可避免或减少补充植皮的次数，患者总的住院时间并未延长，创面的感染率也未增加。

对于伤后数天或更长时间，撕脱皮瓣坏死界限明显者，应积极清除坏死组织并植皮以减少创面感染的机会并减轻病人的消耗。尽管此类病人清创后的创面常表现为创面渗血不十分活跃，但植皮的成活率一般比较高，其原理与延期植皮相似。

伤口愈合后要加强功能和康复锻炼（在温开水中做各种关节活动锻炼，可减轻活动时的疼痛并加快锻炼进程），并外用预防瘢痕增生的药物或材料和弹力绷带压迫，以减轻瘢痕增生和挛缩，防止后遗畸形的发生。

2. 打孔引流、撕脱组织瓣回植术　对于潜行皮肤撕脱伤，经检查确认皮肤的血液循环尚好，可将撕脱组织瓣回植，尤其是手掌、足底和耳廓等部位，由于解剖结构的特点和功能的要求以及目前尚缺乏理想的修复材料和方法等原因，即使成活的希望较小，也应回植。除彻底清创和反复冲洗伤口外，还应修剪撕脱组织瓣的皮下脂肪，使之从远端到蒂端逐渐变厚，并顺皮纹打孔，瓣下放置负压引流，适当加压包扎。

撕脱皮瓣修成真皮下血管网薄皮瓣回植术：如果撕脱皮瓣的血液循环较差，为防止继发坏死，提高撕脱皮瓣的成活率，可考虑将其修成真皮下血管网薄皮瓣回植。一般用剪刀将皮瓣修薄到仅保留 1～3mm 的皮下脂肪，但一定要均匀一致。皮瓣修薄回植术后放置引流条或负压引流管，适当加压包扎并制动。动物实验和临床研究结果表明，撕脱皮瓣修薄后其成活面积较未修薄的对照组增加 20% 左右，如果适应证选择合适，是一种行之有效的方法。

吻合血管的撕脱皮瓣再植术：对于挫伤不太重的皮肤撕脱伤，且撕脱组织中有可供吻合的血管，可以行吻合血管的撕脱皮瓣再植术，特别是头皮、手、足底和耳廓等特殊部位。

撕脱组织再植成功的关键是对血管的处理。除少数为切割伤外，多数为牵拉致伤，血管撕脱后断端两侧内膜往往有损伤，甚至血管有缺损，吻合后容易发生吻合口血栓形成，常需行血管移植术并尽可能多的吻合血管。对于手指的撕脱伤，如果找不到动脉，也可考虑行静脉动脉化后建立动脉供血，再吻合静脉恢复血液回流。

3. 皮瓣转移术　如果创伤或清创后深部组织外露面积较大（1cm 以上），且无法用局部血供较好的组织覆盖，或将来有修复深部组织的需要，须根据伤口周围组织的健康情况，采用局部轴形或随意皮瓣、甚至远位皮瓣转移或远位组织瓣结合游离皮片移植修复。

皮肤撕脱伤（碾轧伤）术后立即全身或局部应用血管扩张药物如妥拉苏林和罂粟碱等，改善微循环的药物如已酮可可碱，清除自由基的药物如甘露醇和大剂量的维生素 C、维生素 E、维生素 A，增强组织耐缺血能力的药物如肾上腺皮质类固醇激素，防止微血栓形成的药物肝素和双嘧达莫等，以促进濒临坏死边缘的皮瓣的成活。另外，术后需制动，抬高患肢并保持伤处温暖。

（张选奋）

第四章

慢性伤口的处理

第一节　伤口愈合过程、分类及处理

伤口尤其是慢性伤口逐年增多，约1%～2%人类在其一生中会罹患腿部溃疡，而且病情更加复杂，已经成为医疗保健的难题之一。慢性伤口需要长期连续的治疗和护理以及各学科的相互配合，给每个患者制定个性化的诊疗计划，并且规范操作，还需要做好患者和家属的沟通和教育以取得良好的配合，方可获得加速愈合并提高愈合质量的最佳效果。近年来，除了相关学科诊治慢性伤口外，国内许多医院已经建立了专门从事伤口诊疗和护理的机构——伤口处理（治疗）中心，出现专门从事伤口诊疗和护理的造口治疗师，以期达到上述目的。

一、伤口愈合过程

伤口愈合过程分为凝血期、炎症期、修复期和成熟期四期。伤口愈合开始于创面周围的小血管反应性收缩、暴露的血管内膜和胶原纤维吸引血小板聚集启动的内源性、外源性凝血过程。此时，血凝块和黑色的坏死组织覆盖伤口，因此也被称为黑色期。随后，伤口内大量粒细胞和巨噬细胞等炎症细胞浸润。一方面，粒细胞吞噬入侵的细菌，巨噬细胞吞噬消化坏死的组织细胞碎片和异物，同时，巨噬细胞和组织破坏后释放出来的自身蛋白溶解酶也消化溶解坏死的组织细胞碎片，使创面清洁。另一方面，炎症细胞及其产生的各种细胞因子刺激成纤维细胞增殖并合成胶原蛋白，创面会反应性收缩，以期减少创面面积。此时坏死组织被清除，创面被一层薄薄的腐烂失活组织和分泌物覆盖，外观呈黄色，临床上常将此时的创面称为黄色期。

随着生长因子如血小板衍生生长因子（PDGF），转化生长因子β和α（TGF-β，TGF-α）、碱性成纤维细胞生长因子（FGF-2）和表皮细胞生长因子（EGF）等合成和释放增加，成纤维细胞增殖、合成胶原蛋白等细胞外基质和新血管形成，伤口出现肉芽组织，填补组织的缺损，保护创面，防止细菌感染，减少出血并机化血块和坏死组织。由于新生健康的肉芽组织外观呈鲜红色，因此，临床上又将此时的创面称之为红色期。随着肉芽组织的不断形成，创面组织的缺失被填充，上皮细胞便从创面周缘向中心移行，创面最终被上皮细胞完全覆盖。此时的单层上皮组织虽可防止细菌入侵及液体丢失，但对非常脆弱，特别容易被擦掉。

当创面被上皮细胞完全覆盖后，愈合过程转入成熟期（塑形期）。新形成的上皮细胞不断增殖，使表皮层增厚；肉芽组织中的胶原纤维排列和黏着发生改变，使新生的结缔组织力量增加，形成增生期瘢痕；同时，毛细血管数目减少，使创面局部颜色减退，瘢痕逐渐退去红色，接近于正常色。这一过程需要大约 1 年。在伤口未完全成熟前，虽然表面上创面已经完全愈合，但创面仍然容易被再次损伤，因此，这一时期常被患者和医务人员忽视，这也是慢性创面常常发生在同一部位的原因。

根据愈合方式分一期愈合、二期愈合及三期愈合三类。伤口边缘关闭、没有空腔或伤口内不留死腔的外科切口、清洁的撕裂伤，大约一周内愈合，即为一期愈合；伤口开放、组织遭破坏或者丢失，伤口通常需要很长时间才愈合，即为二期愈合；后期外科闭合的伤口和无组织丢失但感染的伤口，通常三期愈合。

二、伤口分类

根据伤口愈合时间分为急性伤口和慢性伤口。急性伤口：指突然形成且在创面形成后 4 周内愈合的伤口，如择期手术切口、浅Ⅱ°烧伤伤口、浅层皮肤外伤（擦伤、裂伤）、Ⅰ°皮肤急性放射性损伤、Ⅱ期压疮和供皮区伤口等创面。通常一期愈合，其特征是符合经典的伤口愈合过程、能自愈或快速愈合。慢性伤口：各种原因所致的皮肤伤口愈合过程大于 4 周，也无愈合倾向，如压疮（Ⅲ期、Ⅳ期）、糖尿病性溃疡、动脉性溃疡、静脉性溃疡、放射性溃疡（Ⅱ期、Ⅲ期）和创伤性溃疡（深Ⅱ°以上烧伤、深层外伤所形成的肉芽创面）等。通常二期或三期愈合，其特点是愈合时间长、需借助干预才能愈合、因血液供应匮乏缺少止血阶段、多因伤口感染形成。

然而，有关急性和慢性伤口的定义尚缺乏统一的标准。亦有认为愈合时间超过 8 周为慢性伤口者。取决于伤口大小、病因、个体的一般健康状况和处理是否恰当等。但是，慢性伤口的特征是伤口愈合过程部分或完全停止。由此可见，所有慢性创面都是由急性创面发展而来。

根据受伤累及皮肤的深度可分为部分皮层损伤伤口和全层伤口。部分皮层损伤伤口：创伤累及表皮层和真皮乳头层的伤口，如浅Ⅱ°烧伤、Ⅱ期压疮，此类伤口通常再生愈合。全层伤口：指创伤从表皮、真皮一直到皮下脂肪，有时深及筋膜、肌肉，甚至骨骼，如Ⅲ期、Ⅳ期压疮，Ⅱ°以上烧伤、脱套式皮肤撕脱伤等，还可形成穿透性伤口（也称贯穿伤伤口）（皮肤创伤累及皮下组织、肌肉，达到内部器官）和复合伤伤口（两种以上原因所致伤口）如大面积软组织损伤、开放性骨折伴脱套的严重挤压伤、撕脱伤等，常难以区分。其最重要问题是二次损伤，主要为局部缺血、再灌注现象或骨筋膜室间综合征引起的血管损伤所致。此类伤口通常瘢痕愈合，极易慢性化。

根据致伤原因，可分为机械性或创伤性伤口、热冷损伤（热力伤分Ⅰ°、浅Ⅱ°、深Ⅱ°和Ⅲ°，冻伤也可分为Ⅰ～Ⅳ级）、放射性损伤伤口和化学性损伤伤口、溃疡性伤口等。皮肤损伤情况取决于受伤持续的时间、致伤因子作用的强度和范围等。

根据伤口颜色可分为红色、黄色、黑色和混合伤口。红色伤口：指愈合中伤口新鲜或出现健康肉芽组织的伤口，处于创面愈合过程中的炎症期、增生期或成熟期。黄色伤口（感染伤口）：指伤口外观有坏死残留物，伤口基底多附有黄色分泌物和脱落坏死组织，无愈合准备。黑色伤口：指组织干性坏死形成干硬黑色痂皮的伤口，如糖尿病足干性坏疽、深度压疮表面的坏死痂皮。无愈合倾向。混合伤口：伤口中同时存在两种以上的红色、黑色和黄色伤口。

根据伤口被细菌污染程度伤口分为：清洁伤口、污染伤口和感染伤口 3 类。清洁伤口指未受细菌感染，可达Ⅰ期愈合；污染伤口指沾染了异物或细菌而未发生感染的伤口，早期处理得当，可达Ⅰ期愈合，否则，可转化为感染伤口；感染伤口包括继发性感染的手术切口，损伤后时间较长已发生化脓感染的伤口，需外科手术，如充分引流伤口分泌物，去除坏死组织，加强换药处理，减轻感染，促进伤口肉芽组织生长后愈合，属于Ⅱ期愈合。

三、影响伤口愈合的因素

多种内外因素影响伤口愈合，包括感染、皮质类固醇激素和抗肿瘤药物、伤口内异物、营养不良、伴发的内科疾病如糖尿病等减少局部血液供应的因素以及伤口处理方法和患者及其家属的配合程度等。

1. 感染　感染是影响伤口愈合最常见的原因。宿主对污染的反应及细菌生长量决定着干扰伤口愈合的程度。大量研究发现，细菌量大于 10^5 个时伤口难以愈合。伤口局部因素如坏死组织、局部血供减少、血肿或血清肿及存在死腔、异物等和全身性因素如贫血、休克、低血容量、低蛋白血症、低温及其他的感染性疾病等可导致伤口细菌污染发展为感染。感染的细菌多为金黄色葡萄球菌、链球菌、大肠埃希菌，还存在着绿脓杆菌、结核杆菌、厌氧菌及真菌等特殊细菌感染的可能。

2. 皮质类固醇激素和抗肿瘤药物治疗　皮质类固醇激素和抗肿瘤药物可抑制创伤初期的炎症性反应和后期的成纤维细胞增殖和合成细胞外基质以及毛细血管增生，延迟肉芽组织形成。因此，在伤口没有完全愈合前尽可能避免使用皮质类固醇激素类药物和抗肿瘤药物。

3. 伤口营养不良　营养不良影响伤口愈合。创伤或手术后，必须保持并增加伤员的热量、氨基酸（特别是必需氨基酸如赖氨酸和胶原合成必需的脯氨酸）、微量元素、维生素 C、维生素 B_1 以及微量元素的摄入量，以促进成纤维细胞和角质形成细胞等的生长和移动，增强愈合伤口的张力。

患有恶性肿瘤、糖尿病、结核和贫血等慢性消耗性全身疾病的患者，多数全身营养差，机体抵抗力弱，伤口愈合缓慢。特别是经化疗、放疗的肿瘤患者，伤口愈合更为困难。贫血导致血容量下降，组织低氧，动脉血氧分压下降进一步加重血管收缩反应。不良习惯如吸烟可减少伤口氧的利用，因香烟燃烧中生成的一氧化碳对血红蛋白分子的亲和力比氧大。脂肪组织本身血供不良，肥胖患者伤口内氧含量较低，这就是肥胖患者伤口裂开率比较高的原因。组织特点如小腿下 1/3 前面皮肤直接覆盖骨骼容易引起局部营养不良。

4. 伤口内异物存在　外伤后清创时（尤其在急诊包扎处理时）很可能有细小异物遗留于伤口内。血肿、血清肿和引流不畅致伤口内渗出液积存等都可影响伤口愈合。

5. 伤口的处理方法　伤口的处理方法是否恰当也严重影响伤口的愈合。伤口皮肤对合不良或伤口内形成死腔可影响愈合。伤口肉芽组织形成缓慢，呈黄色伤口和红色伤口相间的混合状态，传统做法是刮除不新鲜的肉芽组织和坏死组织，再行换药处理，一般急性伤口可以转变为红色伤口，而慢性伤口由于血液循环不良，常难以转变，多数持续保持此种混合状态，甚至因多次搔刮导致伤口逐渐扩大，如采取湿敷或负压吸引处理，则很快转为红色伤口。伤口结痂或焦痂形成，但痂下可能发生感染积脓，则痂皮不仅不能为二期愈合提供了保护，反而影响脓液和炎性渗出物的引流和局部使用药物的作用发挥。即使快速转向红色伤口的过程中，应小心截去敷料或使用不黏敷料，以免揭除敷料时撕去新形成的肉芽和

(或)上皮组织，如果反复多次的换药，特别是不正规的换药操作，每次换药损伤刚生长的肉芽或上皮组织，也影响伤口愈合。因此，伤口的处理方法严重影响伤口的愈合过程，应尽可能规范之。

6. 患者及其家属的配合程度　一般情况下，患者和(或)家属越配合，伤口愈合速度和质量越好，反之亦然。通常见到的情况是不太配合或配合过度。前者多数是他们没有记住或完全理解医师或护士交代的具体做法，比如手部伤口抬高上肢须使手高于心脏且上肢不能持续处于主动用力状态，但常见到手部低于心脏水平或患肢用力持续上举。配合过度见于他们认为多一些处理愈合更快，如强烈要求增加换药次数、要求对伤口保温则持续烘烤伤口、频繁使用多种外用药物等。

四、伤口评估和处理原则

(一) 伤口评估

伤口评估是有效处理伤口的基础。在对伤口处理前应对伤口进行全面评估，包括：①致伤原因；②伤口最初的表现：部位、大小、范围(即与周围组织器官的关系)、深度、有无渗出(如有，则须明确渗出物的性状)；③是否伴发症状：疼痛(性质、加重或减轻因素)、颜色(伤口基底和周边、周围皮肤)、瘙痒(加重或减轻因素)、肿胀及其程度等；④既往的诊断和治疗经过及其效果；⑤影响伤口愈合的全身性疾病、用药史、营养状况和伤口局部的营养状况；⑥手术史；⑦家族史；⑧目前伤口及全身的状态。须特别注意有无窦道或潜行腔隙。经过详细的伤口评估，方能明确伤口目前的状态和愈合不良的原因，才能有针对性地制定处理方案。

(二) 伤口处理的一般原则

伤口的良好修复有赖于合理的处理，如改善全身健康状况，做好伤口局部处理，以促进伤口局部的血液循环、增强组织修复能力，创造有利于伤口愈合的最佳环境，尽可能在短时间内闭合伤口，完成再上皮化，并减轻瘢痕形成，提高愈合质量。

1. 去除致伤源　包括可能发生的二次损伤因素。首先须远离致伤因素，其次须施行较为彻底的清创术、合理恰当的换药或清洁包扎等。

2. 查明并去除伤口愈合不佳的原因　伤口感染、缺损过大、伤口内有异物存在、不正规的换药操作或伤口局部营养不良、血肿、引流不畅、缝合口皮肤对合不良等都可能是延迟伤口愈合的原因，要仔细检查，正确分析其原因，然后进行针对性的处理，才能使其早日愈合。

3. 清除坏死组织、异物和渗出液　坏死组织和异物不仅引发炎症反应，导致伤口内渗出液增加，其富含蛋白质等营养物质的坏死组织和渗出液是细菌生长繁殖的良好培养基，易招致感染；坏死组织自溶后形成的毒素经创面吸收可引起机体中毒；另外，坏死组织、异物和渗出液附着于创面可影响毛细血管重建与生长，阻止肉芽和上皮生长，阻碍伤口愈合，因此，应尽早清除之。

不论清创手术时或换药时，都要仔细去除黏附于伤口表面的坏死组织、异物和渗出液。清除的方法有：①手术切除坏死组织和包裹异物的纤维组织，并清洗创面。②机械清创：用敷料擦拭或镊钳夹除坏死组织。③酶解清创：用水解酶、枯草杆菌酶等分解坏死组织。④自溶清创：用封闭敷料阻止伤口水分的流失和挥发以软化坏死组织，伤口渗出液中的各种酶类可溶解液化坏死组织，随更换敷料或负压吸引清除。⑤生物清创：利用蝇蛆仅啃食失活组织而不损伤活性组织的特性，使用无菌养殖的蝇蛆作生物清创可保留全部的活性组织。有时，由于清创当时，尚不能判断组织的活力，可采用延期清创、生物清创或酶解清创，以尽可能多地保留活性组织。但需注意，碘溶液可以灭活酶制剂，因此应避免共用。

4. 预防和控制感染　措施包括：①保持伤口引流通畅：常见的错误是，伤口基底尚未完全愈合而皮肤伤口已经愈合，致使伤口形成死腔，多见于口小底大的伤口。②清洁伤口：用无菌生理盐水和伤口用消毒剂如过氧化氢、黏膜型聚维酮碘等溶液在适当压力下清洗伤口以减少局部细菌数量。③更换敷料时戴无菌手套，专物专用，预防交叉感染；每周做一次伤口分泌物细菌培养，监测污（感）染情况等。④根据药敏实验结果，有针对性地全身或局部使用抗生素。⑤加强营养支持，纠正低蛋白血症，改善全身健康状况。

5. 改善伤口局部的血液循环　慢性伤口多数存在局部血供不足，导致伤口愈合所需营养物质、调控因子无法到达伤口，也是伤口慢性化的主要原因，因此，尽可能改善局部的血供如补液使组织保持良好灌注、抬高患肢、保暖、避免吸烟、局部按摩和使用血管扩张剂等都有助于伤口愈合。

6. 改善全身的健康状况、纠正影响伤口愈合的各种因素到正常水平　积极治疗影响伤口愈合的全身性疾病如恶性肿瘤、糖尿病、结核和贫血等，补充能量、蛋白质、维生素和微量元素，尽可能避免使用皮质类固醇激素类药物和抗肿瘤药物等，有助于伤口愈合。

7. 保护伤口及其周围组织　使用减压垫减除伤口及其周围组织的压力，保持伤口局部的密闭性，预防分泌物、排泄物污染；采取保护性体位或放置保护性支架等。

8. 为伤口愈合提供湿润环境　根据伤口大小、深度、颜色及渗液量等情况，选择恰当的封闭性水胶体敷料敷贴伤口，为伤口愈合提供湿润的愈合环境，以加速创面的愈合过程。

9. 控制液体渗出　对于渗液量较多（>20ml/24h），特别是感染性渗液伤口，应采用吸收渗液的敷料，如采用藻酸盐敷料（可吸收自身重量 20 倍的伤口渗液）或 VSD 技术或湿敷方法吸除流出的液体。

10. 使病人感到舒适　不管采用何种方式，伤口处理的全过程都不应给病人带来或加重疼痛，应尽可能采取减少躯体和心理痛苦的方法。

（三）不同伤口的处理原则

不同伤口的处理原则各有其特点。

1. 红色伤口（创面红色期）　保护伤口及其周围组织，保持伤口部位湿润清洁。随着肉芽组织的不断形成并填充组织缺损，上皮细胞从创面周缘向中心移行，最终完全以单层上皮组织覆盖创面，虽可防止细菌入侵及液体丢失时，但非常脆弱，对再损伤的耐受性很差，特别容易被擦掉，换药时，必须先用生理盐水等湿润后，在牵力存在时要特别小心去除敷料。

2. 黄色伤口（创面黄色期）　清洁伤口和消炎，清除脓性分泌物和控制局部感染。首选湿敷法或 VSD 技术。

3. 黑色伤口（创面坏死期）　尽早清除坏死组织。清创的方法因人而异，高龄患者、营养不良者和慢性病患者宜采用自溶清创；干性黑色伤口如界限清楚，亦可手术清创；湿性黑色伤口需采用湿敷法。

4. 混合伤口　25% 红色伤口 + 75% 黑色伤口以清除黑色坏死组织为主兼顾保护红色伤口为处理原则；25% 黄色伤口 +75% 黑色伤口以清除黑色坏死组织为主，兼顾去除黄色分泌物，控制局部感染为处理原则；50% 红色伤口 +50% 黄色伤口或 50% 黑色伤口以清除黄色分泌物及失活组织为主，兼顾保护红色肉芽组织为处理原则；75% 红色伤口 +25% 黄色伤口或 25% 黑色伤口以保护红色伤口为主兼顾清除黄色分泌物或黑色坏死组织为处理原则。

5. 急性伤口　主要目的是尽快恢复机体的功能和修复受损的组织。首先估计伤情和伤口情况，然后快速清创。浅表急性伤口先用软毛刷蘸肥皂水和消毒剂刷洗以彻底去除附在伤口的异物，然后用封闭敷料封闭伤口，待其津贴伤口的敷料自然脱落，同时，尽可能保留残存的表皮组织（既可作为“生物敷料”，又是生长诱导源）。全层伤口在彻底清创后分层缝合伤口，以求Ⅰ期愈合；对无法缝合的全层伤口，可选用皮片移植和皮瓣转移等方法修复。如果伤者全身情况不能耐受手术或无条件手术，可用先行清创，然后用恰当的敷料封闭伤口或保湿敷料或采用 VSD 技术调理伤口，以求快速Ⅱ期愈合或为二期手术修复创造条件。

6. 慢性伤口　正确估计慢性伤口的形成原因、伤口深度及范围、患者的主观愿望等，采用病人能够接受的方式有效清创，使用合适的敷料和伤口调理措施，以促进伤口愈合或为二期手术修复创造条件。

五、伤口处理方法及其进展

覆盖伤口、防止表面脱水和提供构架组织并促进上皮再生是伤口处理的主要目的。

（一）伤口处理方法

已经缝合的急性伤口，采取常规方法每 3 天更换一次敷料即可，敷料可采取纱布或新型敷料如不黏敷料、抗菌敷料或抑制瘢痕增生敷料等。

判定为将二期愈合的清洁伤口，首选采取皮片移植和皮瓣转移等方法修复。如果采取换药促其愈合时，第一层应使用细眼纱布（被认为肉芽组织不能长入纱布间隙内），以免在拆除敷料时损伤肉芽组织。然后在细眼纱布上放置数层随意抖乱的粗纱布，以利于吸收引流物并防止伤口再受创伤。然后用胶布或绷带卷固定以确保安全。亦可直接在伤口上使用不黏敷料或抗菌敷料。

需要清创但不适宜外科手术快速清创的伤口如判定为将二期愈合的污（感）染伤口或表现为除红色伤口外的其他各色伤口，必须采取下列长期换药的方法以达到清创和培育肉芽组织，为伤口自行二期愈合或手术修复创造条件。①干性技术换药：伤口表面应使用粗眼纱布以期吸附并清除坏死组织，然后放置数层随意抖乱的粗纱布，以利于吸收引流物。当然，使用不黏敷料或抗菌敷料也可获得良好效果。②湿性技术换药（湿敷）：更有利于清除坏死组织并保持伤口湿润：用无菌生理盐水或抗生素溶液或黏膜用消毒剂如聚维酮碘浸湿纱布并挤干多余的液体（以不滴水为度），随意抖乱并以多层紧贴于伤口表面，外层置以干纱布包扎。外层敷料湿透后即需更换纱布。③近年来发现，VSD 技术可快速清除坏死组织和分泌物，负压产生的低氧和湿性环境加速肉芽组织形成，还可采用抗生素溶液或黏膜用消毒剂如聚维酮碘等持续冲洗，可用于感（污）染创面或清创后培育新鲜肉芽组织的创面。

如果伤口本身为窦道、瘘管或脓腔，或其浅层先期闭合形成死腔，则极容易形成脓（血）肿，均须保持切口或引流口开放（以能方便在腔内放置敷料为度），然后用抗生素溶液或黏膜用消毒剂如聚维酮碘浸湿的纱布并挤干多余的液体（以不滴水为度），随意抖乱后填塞于腔内，纱布应与所有腔内表面接触（包括潜行裂缝），以利于吸收引流，但填塞不宜过紧，以免阻止肉芽组织生长。还需注意，伤口愈合必须自腔底或最远端到表皮伤口，因此，须在表皮伤口处放置纱布以阻止闭合。此类伤口亦可采取 VSD 技术处理，但必须保证各处腔隙均须在负压的吸引下且引流必须通畅。

需要说明的是，手术切口和已缝合的伤口 6 小时内就被纤维蛋白封闭，因此，6 小时后可以不用敷料，只需每天消毒 2～3 次即可。伤口缝合后 5～7 天，尤其是缝合真皮者，如果伤口无过大张力，即可拆除缝线及无菌胶带，但是，用激光切开皮肤的切口，需延长约 2～4 天才能拆除缝线及无菌胶带。

此外，评价各种伤口处理方法的标准应是愈合时间与愈合质量的统一。

（二）伤口处理方法进展——伤口调理

近年来，随着各种功能敷料和伤口处理方法的发展，出现了一个新概念——伤口调理，指使用合适的敷料或方法保持伤口长期湿润，并产生有利于细胞增殖活动的微环境，以促进肉芽组织生长，直到缺损被填至周围皮肤水平并且肉芽表面新鲜健康、清洁，为自发性上皮形成、皮片移植术或皮瓣转移术修复提供良好的伤口床条件。实际上，可以理解为伤口的综合处理措施。

伤口调理方法包括：使用伤口用药物如去腐生肌散（膏）和熊氏再生膏等，生长因子、高压氧治疗、VSD 技术或湿敷，选用各种新型敷料、各类理疗措施（脉冲电刺激、远红外线、激光散射、离子透入和等离子治疗等），纠正全身状态如补充营养（能量、微量元素、多种维生素、氨基酸）和治疗影响伤口愈合的全身性疾病等。

1．湿润环境　湿润环境形成的方法有湿敷、VSD 技术、使用保湿敷料和水溶性药物等，其中湿敷最经济且有效，最适合基层使用。湿润环境比传统的创面处理方法（干性换药技术）促进伤口愈合的效果更好，机制包括：①有利于坏死组织的溶解。湿性环境有利于坏死组织水合、释放组织细胞自身的蛋白溶解酶并挥发其酶解作用，达到清创效果；另外，蛋白降解产物还是趋化因子和生长诱导因子。②维持创面局部微环境的低氧状态。由于湿性环境常常是在闭合性敷料下面形成，其创面局部的微环境常存在低氧张力；而相对低氧可刺激成纤维细胞增殖和多种生长因子释放，加速新血管和肉芽组织形成。③有利于细胞增殖分化和移行。湿润环境能保持细胞和酶的活性，更有利于修复细胞快速移行。④保留渗出液内的活性物质（多种生长因子、细胞因子、趋化因子和其他活性物质）并促进的释放和弥散。⑤降低感染的机会。由于建立湿性环境的闭合性敷料固有的特点，其对外界环境的微生物具有阻隔作用，从而显著降低创面感染率。⑥避免形成干痂和敷料更换时对创面的机械性损伤。湿润环境可避免形成干痂，且保持创面的神经末梢不能外露，从而感觉疼痛，增加患者的舒适度。

2．高压氧治疗　高压氧治疗有助于伤口愈合，对暴露的慢性伤口和表浅伤口疗效更加明显。高压氧治疗可增加血中氧的溶解量，而后者比血红蛋白携带氧更适宜表浅组织的需要。另外，伤口内一定程度的低氧也是促进伤口愈合的重要因素，因此，间断高压氧治疗（实际上是低氧和高氧的交替）有助于伤口愈合。深部组织愈合需要内部有充足的血液供应。临床上常见的错误是使用扩血管药物治疗慢性伤口，但是，只要伤口血供良好，采用扩血管药物治疗的效果不佳，因为扩血管药不影响伤口愈合；即使伤口血供不良，全身使用扩血管药物在扩张其他部位血管的同时分流了伤口内的血液，且低氧伤口组织区中的血管已被组织代谢产物刺激扩张，实际上降低了伤口内的血液量。因此，慢性伤口不宜使用扩血管药。

3．VSD 技术

方法：在清创、去除明确的坏死组织后，将泡沫材料按伤口形状和大小裁剪，使其能与包括潜在腔隙在内的所有创面充分接触，然后在距创面 4～5cm 的正常皮肤使用生物透性薄膜覆盖密封，引流管连接负压源（维持负压在80～450mmHg）。持续引流5～7天后，揭去敷料，多数创面肉芽新鲜，即可手术修复。如果创面肉芽不够新鲜，可再次行VSD治疗。必要时，可经三通注入药物或行持续冲洗。

优点：与传统的局部换药治疗相比，VSD技术的优点更加明显：①引流更及时更有效：泡沫与整个创面的接触，可大了引流面。引流物经泡沫的吸附和分割后，以及引流管粗大，不容易堵塞引流管。负压彻底消灭创面和腔隙内的积液。②可改善局部血液循环，减少毒素吸收。③减少创面感染：生物膜在透气透湿的同时又防水隔菌。④对于较大较深的潜在腔隙，通过多次、逐步缩小填塞泡沫的方法逐步缩小腔隙，直至腔隙被肉芽组织填平或直接愈合。⑤减少调控和医务人员的工作量。⑥缩短治疗时间。

4. 敷料　不同的伤口需要使用不同的敷料，在选择敷料前必须仔细考虑应用敷料的目的：①防止外界环境污染伤口；②防止伤口进一步创伤，减轻痛苦；③压迫止血及减轻肿胀；④方便局部使用药物；⑤吸附引流液及清除坏死组织；⑥维持伤口的生理性并促进开放性伤口愈合，如伤口结痂或焦痂形成，很自然地为二期愈合提供了保护，但须注意痂下有无感染存在。

纱布比较，一些新型敷料更有利于伤口愈合。由多尿烷组成的半渗透性薄膜可使水蒸气及氧交换，防止液体丢失及细菌进入。泡沫吸附材料可防止暴露神经末梢于空气中和减少换敷料次数而减少疼痛并通过防止硬痂形成而加速上皮移行。藻酸盐敷料具有很强的吸水性，有利于排出渗出物和保持伤口的湿性环境。不黏敷料便于从创面揭去。其他如抗菌敷料、抗瘢痕增生敷料等各有一定效果，可根据情况选用。

第二节　糖尿病足溃疡

一、概　　述

糖尿病足溃疡是最常见的糖尿病并发症，约15%的糖尿病患者会发生下肢溃疡；而且溃疡发生后多迁延不愈，并伴发感染。临床处理较为困难，严重者需截肢及截趾。外周神经病变（达55%，致足部循环不良和屏蔽足部痛感）、末梢小血管病变（多达50%以上，基底膜增厚，血糖越高软组织缺血越严重）、足部畸形、过高足底压力、关节活动受限、血糖长期控制不良（高血糖减少氧的组织利用）、糖尿病病程长、未做好足的保健是足溃疡常见诱因。手术、刺伤、擦伤甚至洗澡水温度稍高等轻微损伤即形成溃疡，甚至反复感染，最终形成糖尿病足溃疡。

溃疡最常发生于趾甲缘或趾蹼间隙（60%）和甲缘（30%）。严重的足部慢性溃疡常导致骨髓炎，如果神经营养性溃疡并发深部腔隙的窦道发展，就可发生深部腔隙感染，从溃疡中可压出脓性恶臭味液体。必要时可借助足部X线平片、CT、MR及放射性核素扫描等方法了解病变的程度。

二、治　　疗

糖尿病足溃疡的治疗目的是挽救病人生命，保全肢（趾）体，细致处理伤口，促进伤口治愈。最关键措施是在降低血糖的基础上，根据溃疡评估结果，采取个性化的伤口调理措施，促进伤口尽快愈合。

治疗措施包括：

1. 严格控制血糖　血糖增高是伤口感染、多发性周围神经炎及血管病变的主要因素，血糖得到控制是促进伤口愈合的基础因素。因此，须尽可能降低血糖到正常或接近正常水平。如果血糖无法降低，可在伤口局部使用胰岛素以降低局部组织中糖的含量。

2. 必须对伤口坏死组织和分泌物进行清创，创造伤口愈合的良好环境。常用盐水或等渗肥皂水仔细清洗伤口，然后用含抗生素水溶性敷料闭合，促进肉芽组织生长。伤口过多渗出时，采用 VSD 技术或持续湿敷等方法。多数情况下，由于伤口水肿致血液供给减少，要断定局部组织的存活力很困难。因此，常需要经常性地改变伤口的清创方法进行周期性清创，以避免牺牲有活力的组织。

3. 减轻足底承重力、使用神经营养药物和生长因子等有助于溃疡愈合。

4. 其他措施　包括：抬高患足（高于心脏位置约 10cm 以利于下肢静脉回流，促进足部的血液循环），绝对卧床休息，减少或避免患足运动。

5. 伤口调理与控制血糖等措施并重，医患密切配合是加快溃疡愈合的关键。

预防强调："避免下肢疾病和截肢的关键在于自我监控"。糖尿病科医生对患者须重复强调的原则包括持续性的对足部和肢体远端部位的关注以及对血糖水平及视力变化的监测。

第三节　皮肤放射性溃疡

皮肤放射性损伤是由于电离辐射对皮肤直接作用所引起的生物效应。随着放射线和原子能已在工农业生产和医学上的广泛应用，放射性皮肤损伤的病人及需要外科进行修复的放射性创面已屡见不鲜。慢性放射性皮炎多由小剂量反复多次照射所引起，或系急性皮肤放射性损伤的晚期症状。由于局部组织再生能力很差和抗感染能力的下降，局部病变皮肤常因受外界刺激或轻度外伤即破溃、坏死并导致经久不愈的放射性溃疡。

一、病理生理

核辐射使组织内的水分子发生电离和激发，改变细胞内各种酶的功能，影响机体正常的物质代谢、染色体的功能和形态等。在皮肤表现为：表皮细胞出现空泡变性，角化层变薄，真皮弹力纤维变性，胶原纤维玻璃样变性。皮脂腺、汗腺和毛囊萎缩，毛根与毛乳头分离，毛发脱落。如照射剂量较大时，毛囊全部萎缩，发生永久性脱毛。在血管表现为：放射性损伤数分钟后，毛细血管反应性扩张，形成充血反应，数小时后消退。然后逐渐出现程度不同的（动）静脉内膜炎，小血管内皮细胞混浊肿胀、变性，内膜增厚，管腔变窄甚至闭塞，引起血供障碍以致组织的再生修复能力受到严重影响。剂量较大可致小动脉坏死。

二、临床表现

一次或多次大剂量电离辐射引起的急性放射性皮肤损伤常很快形成溃疡。溃疡边缘整齐而锐利，底部深凹不平，多因绿脓杆菌感染呈污秽黄绿色，脓性分泌物少而稠厚；基底覆盖一层纤维素物质，或肉芽组织枯萎；愈合极为缓慢或不愈合，愈合后也极易复发。溃疡周围皮肤极度萎缩变薄、色素减退，苍白、干燥、发亮；再外周皮肤萎缩，色素沉着，呈深褐色，或有黑色"煤点"样改变，部分呈毛细血管扩张，皮肤角化增殖或软组织纤维化；局部组织再生能力很差和抗感染能力低下，常因轻微刺激或轻度外伤致破溃、坏死，而形成经久不愈的放射性溃疡。然后逐渐移行到正常皮肤。小剂量反复多次照射引起慢性放射性皮炎与急性放射性溃疡周围皮肤的表现相同。

三、治　疗

放射性损伤是一种潜在的呈进行性血供障碍的永久性损伤，修复能力因局部纤维化日趋严重而日益低下，并易招致发生各种并发症，因此，放射性溃疡的治疗困难。全身治疗包括改善全身情况和提高愈合能力，如加强营养、安静休息。根据需要也可小量多次输血，应用镇静止痛和抗组织胺药物，抗感染等。局部处理原则是清除坏死组织，净化创面，培养和保护肉芽组织，但溃疡往往难以愈合，手术切除严重病变组织并用血供丰富组织修复通常是治疗放射性溃疡创面的主要手段，配合积极正确的综合处理，还是可以获得较好疗效的。

（一）手术适应证与时机

急性损伤早期，因损伤局部深度及面积边界不清，一般不宜手术治疗。可采用局部湿敷或VSD技术，以帮助清创和培育肉芽组织。深度与界限基本清楚的局限性皮肤坏死，伴有剧痛时，可考虑早期较大范围切除受射线照射区的不健康组织和植皮。

慢性放射性皮炎因皮肤过度角化，有血管栓塞的“煤点”样改变，或出现乳头样瘤，或反复发生皲裂，或已形成溃疡经久不愈，或发生癌变，或发生瘢痕挛缩畸形影响功能、形态者，均需手术治疗。

（二）创面切除范围及深度

1．切除范围　应将病损皮肤连同溃疡一并切除。切除的范围宜广，一般应切除至血供良好的部位为止，以免术后病损皮肤再次破溃。

2．切除深度　原则上也应切除到伤口基底露出正常质地和有血液供应的组织。若病损的深层有重要组织或脏器，如大血管、神经干、胸膜或心包膜时，应避免损伤。

（三）创面修复方法

1．皮肤移植　适用于病损组织切除后无重要脏器及血管、神经等外露的表浅创面，创基血供良好，或以暂时消灭创面，为皮瓣修复创造有利的条件。皮片厚度根据创面出血情况而定，以偏薄为稳妥。

2．局部肌皮瓣或肌瓣转移　适用于较深的溃疡创面或波及重要组织脏器的创面，宜根据创面部位选择邻近的健康血运丰富组织瓣尤其是肌（皮）瓣修复，以改善局部的血供。颈部放射性创面可采用胸大肌肌皮瓣，胸部创面可采用背阔肌肌皮瓣、胸大肌肌皮瓣、对侧胸部筋膜皮瓣、腹直肌肌皮瓣等转移修复，腰部放射性创面则可采用逆行背阔肌肌皮瓣修复，会阴部的腔穴性创面可用臀大肌肌皮瓣或股薄肌肌皮瓣转移填充，小腿的放射性创面则采用腓肠肌肌皮瓣转移修复。

3．交腿（肌）皮瓣或远位游离（肌）皮瓣转移　适用于病损广泛而无邻近局部皮瓣、肌皮瓣可用，又不适于皮片移植修复者。主要用于四肢创面，一般采用交臂、交腿或腹部（肌）皮瓣。亦可远位游离（肌）皮瓣转移修复。

4．大网膜转移结合皮片移植　主要用于颈部或胸部放射性溃疡创面。大网膜活动度大，可塑性强，且具有丰富的血供，抗感染力强，对伴有感染的创面效果尤佳。一般开腹或在腔镜下切取，带蒂或吻合血管的游离转移均可。

5．截肢　适用于肢体远端部位严重的放射性损伤或溃疡创面伴有恶变者。应尽早行截肢术以减轻病人的痛苦。

第四节 静脉性溃疡

一、病理生理变化

静脉性溃疡占下肢慢性伤口的 50% 以上。发生机制是静脉血瘀滞而非静脉曲张。下肢深静脉瓣功能不全或深静脉血栓形成造成下肢静脉血回流不畅，静脉压力增高，血液淤积，导致组织水肿和缺氧并存；长期可引起淋巴管炎、淋巴管阻塞和淋巴性水肿，加重局部血供障碍和抵抗力下降。皮肤受到轻微损伤或感染，即可发生溃疡。溃疡周围组织中小血管周围常形成纤维鞘，阻碍血液与组织间的营养成分交换，导致溃疡难以愈合。

二、临 床 表 现

静脉性溃疡多发生在小腿下 1/3，尤其在内踝上方 5～10cm 处。常与静脉曲张并存。溃疡一般单个存在，大小不一，表面不规则、基底不平，多为苍白或淡红色；四周皮肤萎缩、硬化、色素沉着或色素减退，常伴发淤积性皮炎、瘢痕形成和轻度凹陷性水肿。静脉曲张继发感染造成者比纯因静脉瓣功能不全引起的溃疡较易愈合，而深静脉栓塞引起的溃疡下肢水肿严重，溃疡大而深，愈合最困难。

三、治 疗

所有治疗都须以改善患肢的血液循环、促进溃疡修复为目的。因此，凡是能达到此目的的各种手段都可用于静脉淤血性溃疡的治疗。

1. 病因治疗 病因治疗是促进溃疡愈合的基础。深静脉瓣功能良好且深浅静脉之间的穿静脉通畅，可穿戴弹力绷带、手术或血管内激光处理曲张的浅层静脉；穿静脉功能不全需结扎之；深静脉瓣膜功能不全或深静脉栓塞者，应给予积极治疗，以改善局部血液供应条件。

2. 一般治疗 包括抬高患肢、卧床休息结合反复抬高患肢功能锻炼、压迫治疗和中药治疗。

3. 创面处理 原则是在清除坏死组织、脓性分泌物的基础上，采取各种综合措施如使用保湿或水凝胶敷料、局部湿敷或 VSD 技术持续引流等调理伤口，伴有感染创面者给予抗生素局部湿敷或 VSD 技术持续冲洗，伤口红色化后采用下列方法修复，是静脉性溃疡处理的主要措施。

（1）游离植皮：表浅溃疡反复发作，保守治疗无效者，在切除溃疡创面及周围瘢痕后，结扎其基底及四周的穿支静脉，尽可能保留深筋膜的完整性，在新鲜创面上移植中厚皮片。术后宜长期加压包扎或穿着弹力袜，以免溃疡复发。

（2）组织瓣移位：适用于溃疡深，深部组织外露或游离植皮术后溃疡复发者，可用足背岛状皮瓣和小腿筋膜皮瓣等对侧皮瓣交腿修复。由于同侧肢体邻近组织也存在一定程度上的血供不全，故使用同侧肢体皮瓣应慎用。

第五节 压 疮

压疮（又名压迫性溃疡）是长期压迫后引起组织血供障碍、组织坏死的终末期结果。

一、病理生理和临床表现

压疮是多种因素相互作用的结果，可分为外源性、内源性及继发性等类型。外源性因素产生于软组织之上的机械应力，包括压迫、剪切力及摩擦力、温度、湿度；内源因素决定于软组织的压力耐受性，包括营养不良、运动障碍、感觉障碍、急性病、高龄、血管病变和贫血等。诱发因素包括体位、运动患者的技术、大小便失禁、个体的社会状态和吸烟等。

皮肤压疮多发生于长期不变换体位而受压迫的部位，尤其在骶骨、股骨大转子、坐骨粗隆、足跟及外踝，因此，这些部位是预防压疮产生的重点部位。

压疮的临床表现可视为皮肤的一系列变化。特征是红斑变化强烈，从粉红色变为亮红色，再逐渐转变为黑红色、青紫色，压迫时无颜色改变，皮温下降，局部柔软或硬化。色斑体现出血管状态变化的严重性。此后，色斑部位出现表皮破裂、表皮下水疱、结痂和鳞屑等皮炎表现。随后，出现压疮溃疡的早期表现：色斑或压迫性皮炎糜烂，水疱破裂或者被擦掉，真皮暴露，形成早期溃疡，边界不清，底部反光。进一步发展成慢性压疮。压疮慢性化表现为其周边皮肤出现红斑变硬，呈花斑状。基底呈暗红色或黑红色，触之不易出血。

压疮可造成从表皮到皮下组织、肌肉甚至骨和关节的破坏，严重可继发感染，引起败血症而导致病人死亡。须特别注意，小溃疡之下可以有大的坏死腔隙。

普遍接受 2007 年美国国家压疮顾问小组（NPUAP）提出的分级：Ⅰ期：皮肤完整但出现发红区（压之不出现苍白现象）；Ⅱ期：皮肤损伤达真皮层，溃疡呈浅表性，可见表皮损伤、水疱和浅的火山口状伤口；Ⅲ期：溃疡侵犯皮下组织但未侵犯筋膜层，表现为深的火山口状伤口，且已侵蚀周围邻近组织；Ⅳ期：组织破坏达肌肉甚至骨骼及支持型结构（如肌腱、关节囊等）。

二、预　　防

预防压疮的关键在于了解其病理学的变化，对病人进行早期及不间断的护理观察，高度认识到引起压疮的易感因素并积极防治。去除发生压疮的病因往往被忽视，必须根据病人具体情况进行全身及受压局部综合预防。采取定时翻身、补充营养、防止氮负平衡，使用保护用具等方法。

1. 积极纠正营养不良。在低血清白蛋白、低氨基酸、低维生素类及矿物质供给时，即使很轻微的压迫，组织很容易发生坏死。因此，压疮的预防中强调营养非常重要，因为能够容易地得到纠正。

2. 避免潮湿并保护周围组织。潮湿可软化的表皮组织，压迫后容易浸软和受摩擦侵蚀，降低皮肤的抵抗力，导致溃烂、感染而发生压疮。过度潮湿可见于出汗、伤口引流、大小便失禁。必须保护皮肤清洁干燥但须润滑。对失禁患者可用油膏、薄膜保护，并垫以具有吸湿性的垫子等。

3. 体温升高是压疮发生的诱因之一。处于压迫缺血危险软组织的温度升高时，更容易发生坏死。因此，严禁用发热的灯泡等照射或理疗。

4. 心理学因素如情绪紧张也可诱发压疮。文献报道，四肢麻痹病人的压疮与自身概念有关。情绪紧张增加肾上腺合成糖皮质激素但抑制胶原蛋白合成，组织易于被分解。

5. 尽可能地帮助患者活动和及时改变体位（如 2 小时翻身一次），可变换受压部位，促进溃疡痊愈。辅助性装置如手杖、步行支架及手扶横杆等可以提高卧床病人的可动性。

三、治 疗

总的原则是改变受压部位、改善伤口局部的血供、促进压疮愈合，必须进行术前术后的综合处理。

1．手术前处理 通过改变体位和（或）加强主（被）动运动解除缺血部位的压迫，促进局部的血液循环，是所有治疗和预防的基础。

2．综合处理 必须检查病人总的健康状态。补充营养如蛋白质、维生素和微量元素，尤其是恶性肿瘤、高龄、体弱患者。肥胖病人应限制高脂饮食，贫血者，补充铁剂或输全血，提高血红蛋白到 12g/dl 以上。

3．治疗合并症 压疮应视为污染性伤口。大的伤口要隔离，小的伤口要严密监护，确保引流通畅可靠。所有伤口操作必须无菌。术前不用抗生素，因压疮的坏死组织无血流，全身应用抗生素时药物很难进入伤口。

4．伤口处理 必须清除坏死组织，清创后的伤口须清洁干净，其方法有多种。持续湿敷或 VSD 技术是清除坏死组织和分泌物的有效方法。但应注意对潜行腔隙的充分填塞，不留死腔或引流确实可靠，必要时，可用抗生素溶液或黏膜用消毒剂湿敷或冲洗。大而深的溃疡常要用漩流器清创，漩流器的水泡软化并松解焦痂，并冲洗掉伤口中的细菌。也可用酶制剂湿敷法清创，但正常组织禁用，因即刻产生烧灼痛。连续采用这些联合疗法，直至溃疡变清洁干净和肉芽组织健康，以便自行愈合或为手术创造条件。

5．手术修复 压疮愈合是一个缓慢的过程，几小时内发生的压疮，自行愈合需要数周，而且为二期愈合，期间还可产生新的压疮损害。因此，能承受手术的患者，直径大于 2cm 的全层皮肤溃疡，应手术修复。

压疮存在组织丢失和周围组织的损伤，简单缝合常因伤口张力大而裂开。压疮也不适合采用皮肤移植法修复，因为修复压疮需转移健康的组织到伤口，提供缺失的肌肉、皮肤及皮下组织，新组织血供丰富也可以使感染性伤口得到修复。

外科治疗的方法有多种，无肌肉坏死或肌肉坏死程度轻微，无组织损失的压疮（即Ⅰ、Ⅱ期压疮），除了可采用上述持续湿敷或 VSD 技术外，还可用 CO_2 激光和 Nd：YAG 激光汽化切割溃疡面，使溃疡面形成保护性痂壳，约 2～3 周脱落，痂壳脱落时，其下的组织即修复缺损。其优点在于，激光能逐层将坏死组织全部清除，损伤轻微；而且，激光有较强的杀菌力，能将感染性伤口变为清洁伤口。术后每天用 30mW 的 He-Ne 激光（无热刺激作用，对局部受损伤的组织无加重破坏作用），散焦照射 15～20 分钟可促进血液循环，提高局部的免疫力，使创面聚积大量的白细胞、巨噬细胞等增强抗炎作用和巨噬细胞刺激肉芽组织增生。当然，此法也适用于多种类型压疮如Ⅲ期压疮和没有骨骼等重要深部结构外露的Ⅳ期压疮的保守治疗或手术前创面准备。

Ⅱ期、Ⅲ期和Ⅳ期压疮经创面处理或激光治疗准备后，如果没有大量的皮下组织、肌肉等组织缺损，可用带血管肌蒂皮瓣转移法修复压疮。不论是随意或轴形皮瓣，均需有良好的血液供应并能无张力缝合。随意皮瓣多采用旋转皮瓣，其血供良好。

Ⅲ期和Ⅳ期较深或者较大的压疮常有肌肉缺损，甚至骨骼受到感染，常须采用肌皮瓣修复，将带血管的肌肉或部分肌肉及皮肤转移植入缺损的伤口内以闭合病灶，此法很奏效，因肌肉能提供有良好血供的组织，帮助治疗受感染的骨组织，产生支持垫作用，减少再溃烂的机会。

游离（肌）皮瓣移植也可完全修复缺损，经显微手术把动脉、静脉、神经吻合于受区，亦可增加局部的血供，但手术较为复杂。

另外，各部位解剖特点决定发生压疮后的表现不尽相同，治疗也有其特点，介绍如下。

骶尾部压疮：骶尾仅有皮肤覆盖，缺乏肌肉组织，容易发生且一旦发生，常深达骶骨，造成骶骨外露。由于压疮邻近肛门，创面污染通常较为严重。较小范围的骶尾压疮可切除坏死组织后用邻近随意皮瓣修复，而巨大骶尾部压疮则治疗困难，需用筋膜皮瓣、轴型皮瓣或肌皮瓣移位修复。其中最常用的是臀大肌肌皮瓣，其次为腰臀皮瓣、腰背皮瓣、腰骶皮瓣、逆行背阔肌肌皮瓣、肋间血管神经蒂岛状皮瓣等。

坐骨结节压疮：人在坐位时的负重功能主要由坐骨结节承担，该处皮肤厚，皮下组织致密、耐磨。坐骨结节压疮一旦发生，常波及坐骨结节滑液囊，引起滑液囊感染。溃疡口小底大，引流不畅，使感染反复发作，形成管壁很厚的瘘管，压疮常经久不愈。严重者可导致坐骨结节骨髓炎。一般治疗很难奏效。治疗坐骨结节压疮应在彻底切除压疮创面、周围瘢痕组织和窦道的基础上，用邻近健康且血供丰富的组织瓣填塞死腔，闭合创面。常用臀大肌下部肌皮瓣、股薄肌肌皮瓣、股二头肌长头肌皮瓣、半腱肌半膜肌肌皮瓣、阔筋膜张肌肌皮瓣等。

股骨大粗隆压疮：此处亦为皮肤覆盖骨骼，压疮基底通常有骨组织外露，可用臀大肌下部肌皮瓣、股直肌肌皮瓣、股外侧肌肌皮瓣、缝匠肌肌皮瓣、下腹部皮瓣、腹直肌皮瓣、阔筋膜张肌肌皮瓣及股后筋膜皮瓣转移修复。

第六节　生长因子与创面愈合

生长因子是一种对细胞生长以及分化具有显著调节作用的多肽。在创伤组织修复的不同阶段都会受到生长因子的直接或间接的调节作用。本节简单介绍生长因子在创伤愈合治疗中的应用。

生长因子通过直接作用于靶细胞受体和（或）促进血管管道的形成，刺激巨噬细胞、单核细胞和淋巴细胞等产生与分泌如IL-1、IL-2和干扰素等方式参与各种炎性细胞和成纤维细胞的趋化作用，促进炎性反应、加速创面愈合；多种生长因子通过单独与协同效应增加细胞有丝分裂活性；促进核酸、蛋白质等大分子的合成，从而发挥对组织修复的调控作用；促进小分子物质的跨膜运动；生长因子之间相互拮抗作用也参与创伤修复。

大多数生长因子对创伤修复的作用都有一个最佳的浓度和用量。由于实验条件、临床应用方法和手段的不同，因而目前尚难确定每一种生长因子的最佳用量。综合不同的报道，几种主要生长因子用量的大致范围为：TGF 0.01～10ng，TNF 0.5～500ng、FGF 50～500μg。

由于大多数生长因子活性的半衰期非常短，仅几个小时，因此，要使它达到一定的促组织修复所需要的浓度，就必须设法不断地增加外源性生长因子的用量，延长与组织接触时间。

生长因子可促进某些病理状态下的创面的愈合速度和质量，一些久治不愈的创面经过PDGF处理后可以奇迹般地修复，如糖尿病足科研、慢性溃疡、压疮以及辐射损伤等创面。

FGF被认为对结缔组织修复有重要影响。对慢性创面，当组织修复处于“休眠”状态时，外源性应用FGF有明显的促“苏醒”作用，具有明显的促创面愈合作用。在严重创伤后应用EGF，可显著减少糖皮质激素类物质抑制组织修复的作用，恢复组织修复能力，临床应用EGF治疗烧伤等创面，愈合时间明显缩短。

（张选奋）

【参考文献】

[1] 阿斯滕. 格-斯整形外科学. 第5版. 郭树忠，译. 西安：世界图书出版西安公司，2004.

[2] 王炜. 整形外科学. 杭州：浙江科学技术出版社，1999.

[3] 张选奋，徐春茂. 性器官疾病的整形外科治疗. 兰州：甘肃科学技术出版社，2004.

[4] 李荟元，鲁开化，郭树忠. 新编瘢痕学. 西安：第四军医大学出版社，2003.

[5] 鲁开化，汪良能，徐明达. 下肢大面积皮肤撕脱伤的特点及处理. 中华外科杂志，1979，17：270.

[6] 郭树忠，鲁开化. 大面积皮肤撕脱伤的特点及处理. 中华创伤外科杂志，1995，11：385.

[7] 郭树忠，鲁开化. 皮肤撕脱伤的损伤机制、分类与治疗. 中国修复重建外科杂志，1993，10：209.

[8] McGrouther DA and Sully L. Degloving injuries of the limbs：long-term review and management based on whole-body fluorescence. Br J Plast Surg，1980，33：9.

[9] 侯春林. 压疮治疗和预防. 上海：上海科学技术出版社，1995.

[10] 侯春林. 压迫性压疮的外科治疗. 解放军医学杂志，1992，7（5）：376.

[11] 中华医学会创伤学分会组织修复专业委员会（组）. 慢性伤口诊疗指导意见. 北京：人民卫生出版社，2011.

第八篇　麻　醉　科

麻醉的目的是消除手术和某些诊疗操作的疼痛和不适，减轻应激反应，保障病人生命安全，为手术操作提供良好的条件，并对患者的生理功能进行监测，及时纠正异常情况或进行调控。然而，麻醉在保障手术无痛的同时，也会对机体生理功能造成不同程度的影响，甚至危及生命。因此，在手术麻醉期间如何维持和调控病人的生理功能比单纯消除手术疼痛更为复杂和困难。

近年来，随着基础医学的迅速发展及麻醉学基础研究的不断深入，出现了很多新的理论和新的观点，推动了临床麻醉向更高水平的发展。从某种意义上说，麻醉学的发展影响着其他学科发展的步伐。临床麻醉已在其长期的实践中汲取了基础、临床、生物医学工程及多种边缘学科中与麻醉学有关的理论与技术，发展形成了麻醉学自身的理论与技术体系。临床麻醉工作现已扩展到急救复苏、重症监测及疼痛诊疗等诸多方面。本章主要阐述临床麻醉技术和麻醉监测、术中管理的近年来最新进展。

第一章

术前禁食、禁水的新标准

为保障手术病人在麻醉期间的安全，增强病人对手术麻醉的耐受能力，避免或减少围术期的并发症，应认真做好术前准备工作。误吸危险性的标准为胃液残留量＞0.4ml/kg，胃液 pH≤2.5。

择期手术前应常规排空胃，以避免围术期发生胃内容物反流、呕吐、误吸。成人择期手术前应禁食 12 小时，禁水 4 小时，以保证胃排空。对于末餐进食虽脂肪含量较低，也至少应禁食 8 小时，禁水 2 小时。由于产妇、急腹症、严重创伤病人胃排空延迟，虽禁食超过 8 小时，仍应视为“饱胃”病人（表 8-1-1）。

表 8-1-1　美国麻醉医师学会（ASA）**术前禁食指南**（1998 年）

食物	最少禁食时间 （适合所有年龄段病人）
油炸食物或肉类	8 小时
清淡食物	6 小时
非母乳	6 小时
婴儿食品	6 小时
母乳	4 小时
透明液体（包括清水、无果肉果汁、清茶、纯咖啡）	2 小时

注：液体不包括含酒精饮料。限制摄入液体的种类比限制摄入量更为重要。对于有误吸高风险病人，可考虑使用抗胆碱能药、止吐药、抗酸药、胃肠道动力药等药物来促使胃排空、降低胃液量及胃酸度等

有研究结果显示，缩短禁食、禁饮时间，尤其是透明液体的时间，不会增加病人发生误吸的危险，可降低术前不适反应的发生。然而，医护人员仍应根据病人具体情况，灵活应用传统与新指南的术前禁食、禁饮原则，恰当的给予病人以指导，提高病人术前的舒适度、提高对手术的耐受力以及围术期的安全性。

第二章 麻醉技术与方法的新进展

第一节 靶控输注

靶控输注(target controlled infusion，TCI)也称为目标控制输注，是以药代动力学理论与计算机技术相结合而产生的静脉麻醉方法，是相对方便和精确的麻醉给药系统。静脉麻醉是指麻醉药物经过静脉途径进入机体，通过血液循环作用于中枢神经系统，从而产生镇痛、镇静、肌松、抑制机体应激反应。药代动力学是根据动力学原理，定量地研究药物通过各种途径进入机体后的吸收、分布、代谢、和排泄的过程。通过数学模型的方法，预报在某一时刻、某一作用靶点的药物浓度及其效应。药代学参数与病人病理生理状态结合，用于掌握和调整药物作用靶部位的浓度、效应。使静脉麻醉更加的可控。

“靶”是指血浆药物浓度或效应室药物浓度。效应室是经典模型中除了中央室和外周室外的另一个假象模型，是指药物发挥作用的部位。麻醉药物的效应取决于效应室浓度而非血浆浓度。

靶控输注原理：通过计算机来模拟某种药物注射后血浆或效应室浓度变化规律，从而控制动力系统给药速度，来维持血浆或效应室药物浓度的稳定，使手术病人在术中可迅速达到和维持预期设定的麻醉深度。麻醉医师可以比较准确的预测某一时刻的血浆或效应室药物浓度，可以轻松地像转动吸入麻醉药挥发罐那样来控制病人的麻醉深度。以血浆靶浓度输注时，药物的血药浓度很快上升至设定值，而效应室浓度上升速度滞后于血药浓度，使麻醉起效时间稍长，麻醉诱导平稳。以效应室靶浓度输注时，药物的效应室浓度迅速上升至设定值，麻醉诱导迅速。但为迅速提高效应室浓度，有一过性血药浓度峰值显著高于效应室浓度设定值(即“超射”)，血药浓度变化大，使循环系统不稳定。

一、靶控输注系统

1. 人群药代动力学资料。
2. 不同药物的药代模式。
3. 微型计算机硬件和输液泵。
4. 微型计算机程序和模拟程序(来自药代模式)转换至输注控制系统。
5. 选择药代模式和模拟以决定靶控输注系统进行工作。

目前所用的靶控输注系统都属于“open-loop”开环方式，药物按照固定的模式给予病人，除非麻醉医生在输注过程中想改变预先设定的计算机程序。另一种方式是“closed-loop”闭环方式，它可以将监测得到的血浆药物浓度或脑电、心电及心率变异性等指标反馈回计算机程序模块，计算机自动做出调整、输注系统改变给药的速度，真正实现给药方案的个体化及自动化。然而由于麻醉深度的药效学指标可靠性差、还不完善，真正实现个性化给药方式受到很大限制。

二、目前TCI技术除应用于异丙酚，尚用于阿片类、巴比妥类等药物的诱导和维持

TCI临床应用发展方向：

1. 效应室TCI 效应室TCI比血浆TCI能更精确的产生随时间变化的药物效应。目前有在诱发电位（evoked potential，EP）、双频指数（bispectral index，BIS）、脑电图（electroencephalogram，EEG）等分析的基础上，用于测定麻醉药物在血浆和效应室达到平衡时间的研究。

2. TCI与镇静、镇痛 将TCI与病人自控镇静/镇痛系统联合，进一步完善自控镇静/镇痛系统的安全性和灵活性。

3. TCI在老年、儿童病人中的合理应用。

4. 反馈控制系统 有研究利用闭环系统将效应信息反馈给靶控系统，靶控系统自动完成对靶浓度的调节。真正实现麻醉用药方案的个体化及自动化。

5. 吸入麻醉TCI的应用 有研究将吸入麻醉药通过计算机控制的输注泵直接注入呼吸回路中，以达到维持麻醉深度的吸入麻醉作用。

三、靶控输注需要设定的内容

1. 负荷剂量 使计算机输注控制系统在短时间内快速静脉推注麻醉诱导药物，形成血浆药物峰浓度。

2. 背景输注量 根据麻醉深度和药物代谢规律的要求，让计算机输注控制系统以较慢的速度持续地给予麻醉药物，以维持稳定状态的麻醉药物血浆药物浓度。

3. Bolus剂量 由麻醉医师发出指令，由计算机程序控制以增加单次药物剂量，用于防止麻醉深度突然减浅或需要短时间加深麻醉的状况。

第二节 外周神经阻滞

随着社会的进步，科学的发展，人民生活水平的提高，出现了日益增多的重危、高龄手术患者。“短、平、快”的节奏，都要求临床麻醉工作要做到术前准备简捷，麻醉方法迅速、有效、更安全，对全身各系统影响小，术后恢复快、功能锻炼早等特点。而麻醉方法中外周神经阻滞（peripheral nerve block，PNB）对机体病理生理影响小、血流动力学稳定，呼吸循环干扰轻，并可减少围术期病人对阿片类药物的需求量及其相关副作用，还可进行有效的术后镇痛，有利于病人术后恢复及功能早期锻炼的实施，提高满意度，缩短住院时间，有效降低病人的费用。

一、神经刺激器定位技术

近年来外周神经刺激器定位技术的出现使得神经阻滞有了客观指标，提高了临床定位

的准确性和阻滞效果，尤其适用于肥胖及解剖标志不明显的患者。用于不适宜全身麻醉及椎管内麻醉的病例，如高龄、伴有严重心脑肺疾病、糖尿病的病人，尤其适用于曾行抗凝治疗或因凝血功能障碍而不能进行椎管内阻滞的病人。

以往的神经阻滞需要临床经验和正确定位，有赖于病人的配合、针刺异感的出现，可引起病人的不适，并易发生术后神经损伤、出血、血肿等并发症，而对部分不能充分合作或无法表达异感的病人则往往导致阻滞麻醉失败。由于缺乏客观指标而影响外周神经阻滞成功率。

神经刺激器的出现改变了这一现象。神经刺激器是将电刺激器产生的单个脉冲电流传送至穿刺针，当穿刺针接近神经干或神经丛时可刺激引起神经纤维去极化，诱发该神经的运动分支所支配的肌肉纤维收缩，帮助进行准确的神经定位。因此，可根据肌肉收缩的强度和刺激电流强度的大小来判断穿刺针和神经干或神经丛的相对位置，而在穿刺时无须再寻找异感。通过调节电流强度和穿刺针位置可精确阻滞目标神经，神经损伤率低。成套设施包括电刺激器、神经穿刺针、电极及连接导线。神经刺激器可以发出频率 1Hz 或 2Hz 的电流，强度变化幅度为 0～5.0mA；神经穿刺针根据其长度分为 25mm、50mm、100mm 和 150mm 四个型号，不同部位的神经阻滞可依据其穿刺深度选择不同型号的穿刺针；当针尖靠近神经时，对于一定的电流而言，其需要触发肌肉收缩的电流强度和针尖与神经的距离相关，针尖与神经的距离越近，需要引起肌肉收缩的电流越低；除针尖斜面外，针体通过特殊材料包裹成绝缘体，以避免针体对穿刺径路上组织不必要的电流刺激。目前神经刺激器已发展到了第 2 代，它不仅能刺激运动神经纤维，使之产生运动，还可以对感觉神经纤维进行刺激，使患者感觉到神经的分布区域出现相应的异感。

需要强调的是不能过分依赖神经刺激器。麻醉医师仍需充分掌握局部解剖及操作技巧，明确穿刺部位、方向。只有在穿刺针接近神经时神经刺激器才能帮助定位。

二、连续外周神经阻滞和患者自控区域镇痛技术（patient- controlled regional analgesia，PCRA）

随着神经刺激器和外周神经置管技术的出现，新型局麻药品的研发应用，使得 CPNB 和 PCRA 技术日臻完善，并逐步应用于临床。外周神经阻滞定位技术的进展推动了 CPNB 技术的临床应用。

超声波显像引导外周神经阻滞以其方便、直观、患者满意度高、并发症少、成功率高等优点，在临床麻醉中应用逐渐增多。

外周神经阻滞麻醉由传统的异感定位法，发展到神经刺激器定位技术，再到现在的超声定位外周神经阻滞麻醉方法。

连续外周神经阻滞（continous peripheral nreve blocks，CPNB）主要用于长时间四肢矫形手术。连续外周神经阻滞技术可用于上、下肢的各种神经阻滞，其优点是：延长麻醉阻滞时间；因单位时间用药量减少，降低了局麻药中毒的风险。连续外周神经阻滞方法，可于手术后连接病人自控镇痛泵，也可以连接持续性输注泵，用于病人的术后镇痛。可使日间手术的病人术后回家接受外周神经阻滞镇痛成为现实。

疼痛是不愉快的情感体验，尤其是术后疼痛会可对病人产生不利的影响。国际上已将疼痛作为第五生命体征，与体温、呼吸、脉搏、血压具有同样重要意义。理想局麻药是镇痛有效，副作用少。罗哌卡因为一种新型长效酰胺类纯 S 型对映异构体局麻药，其心脏毒副作用和中枢神经系统毒性较低；具有较长时间的感觉神经阻滞和较弱的运动神经阻滞效果。低浓度下有运动阻滞和感觉阻滞分离的现象。可给术后功能锻炼提供有效的感觉阻滞，满足术后镇痛及早期活动的需要。PCRA 技术可用于臂丛神经阻滞、股神经阻滞和坐骨神经阻滞、腰丛阻滞和腰大肌间隙阻滞及术后镇痛。有研究表明就术后镇痛途径而言，四肢手术的病人外周神经阻滞镇痛比静脉镇痛更可取，可减少阿片类药物的副作用，提高患者术后康复质量。

近年来新的臂丛阻滞径路——肱骨中段臂丛神经阻滞（humeral block，HB）方法。肱骨中段臂丛神经阻滞其解剖学基础是在肱骨中段水平，有 4 支主要神经（正中神经、桡神经、尺神经及肌皮神经）分布在动脉周围。应用神经刺激器通过皮肤一点穿刺，即可分别阻滞这 4 支神经。肱骨中段臂丛神经阻滞可用于传统方法难以操作或 4 支神经均需阻滞的手术，可满足肘部、前臂和手的手术。

第三节 超 前 镇 痛

伤害性刺激信号传向中枢神经系统是一个可触发躯体感受连锁反应的过程，可导致神经系统的反应性增高，出现感觉信号放大与痛觉过敏现象。近年来，随着急性疼痛机制和神经生理学的研究进展，提出了“超前镇痛（preemptive analgesia）”的概念。超前镇痛是指在手术等伤害性刺激作用于机体引起的疼痛出现之前，就采取镇痛措施，以阻止伤害性感受的传入及中枢神经系统敏感化，达到消除或减轻术后疼痛、镇痛时间延长及减少镇痛药使用的目的。有研究发现，组织损伤后可引起末梢神经和中枢神经可塑性变化，痛阈下降，正常不致痛的刺激却能引起疼痛，或对正常致痛刺激引起异常反应，疼痛强度增加、持续时间延长，这是导致术后疼痛的原因。在伤害性刺激出现之前，采取措施消除疼痛刺激传入，就是超前镇痛。即为一种阻止外周损伤冲动向中枢的传递及传导建立的一种镇痛治疗方法，而不是在“切皮前”所给予的镇痛。是指在术前、术中和术后通过减少有害刺激传入所导致的外周和中枢敏感化，从而减少术后疼痛和镇痛药用量的方法。目前有关超前镇痛的方法和结论不尽相同。外周敏感化，指组织损伤直接导致炎性因子从受损细胞中释放，炎性因子在受损伤组织中起着增加痛觉感受器敏感性、神经源性水肿和组织的痛敏状态，即外周敏感化。外周敏感化降低了传入神经末梢的痛阈，增加疼痛敏感性。通过降低外周神经敏感化来降低中枢神经敏感化的程度，进行有效的超前镇痛。阿片类药物作用于多个位点产生镇痛效果，阿片受体的 δ、μ、κ 三个亚型在不同炎性痛中所起的作用不尽相同。非甾体类药物（NSAIDs）通过降低外周环氧化酶（COX）和前列腺素合成酶活性，而减少痛觉神经对内源性炎性因子的反应，抑制外周敏感化，从而达到超前镇痛的目的。

第四节 喉罩的使用

喉罩（laryngeal mask airway，LMA）于 1983 年由英国的麻醉医生 Archie Brain 博士发明。喉罩是一种介于气管插管和呼吸面罩之间的气道处理装置。已成为除气管导管外最重要的气道装置。主要由套囊、喉罩插管、指示球囊、充气管、机器端接头和充气阀组成。可以选择性用于麻醉，还可在复苏、困难气道、有合并症患者、重症监护及儿科应用。国内已日益广泛应用。

与气管插管相比较，喉部刺激小，呼吸道机械性梗阻少，病人更易于接受；与面罩相比较，有更好的通气效果，可闲置双手、减少疲劳。

目前已发展到第三代喉罩。第一代：普通喉罩，第二代：插管喉罩，第三代：双管喉罩。设计有不同使用途径的各种喉罩，如普通喉罩，用于普通手术；可弯曲喉罩，用于头颈外科、耳鼻喉科和口腔科手术；插管喉罩，用于气管插管；一次性喉罩，用于急救复苏和传染病人；双管喉罩，用于需要正压通气和气道保护的病人。还有便于医疗装置进入呼吸道、胃肠道的喉罩，如短管、可拆装、变形喉罩等等。

（一）喉罩插入方法

1. 徒手插入法
2. 使用插入工具插入法
3. 使用喉镜在软插管探条引导下插入法

（二）喉罩放置原则

喉罩尽可能大，标准的放置技术；潮气量为：6～8ml/kg；气道压力：15～20cmH_2O；套囊压力不超过60cmH_2O；确切的颈部听诊。

（三）喉罩位置判断

观察胸廓起伏、听诊双侧呼吸音、听诊颈前区是否有漏气音；纤维光导喉镜检查可见会厌和声门。

（四）喉罩插管禁忌

1. 饱食，腹内压过高，有反流误吸危险的病人。
2. 咽喉部存在感染或其他病理改变的病人。
3. 必须保持持续正压通气的手术病人。
4. 通气压力需大于25cmH_2O的慢性呼吸道疾病病人。
5. 呼吸道出血的病人。
6. 扁桃腺异常肿大的病人。
7. 有潜在呼吸道梗阻的病人，如气管受压、气管软化、咽喉部肿瘤、脓肿、血肿等。

（五）喉罩使用方法

麻醉前准备和术前用药同气管内插管。虽然不使用肌松剂，麻醉深度仍需略深于使用口咽通气道的程度，以使下颌松弛并消除咽反射，避免患者咳嗽或喉痉挛。放置前选择合适类型和适当大小的喉罩，并润滑喉罩背面，气囊完全放空。可用手指对喉罩进行塑形，也可通过塑形装置塑形。可分为四个步骤置入喉罩：

1. 调整头部和颈部位置，病人头轻微后仰，操作者左手分开其上下颌。
2. 右手示指顶住喉罩的根部，贴着硬腭向下将喉罩放入口腔，调整口腔内喉罩位置。
3. 推进喉罩至下咽部。
4. 套囊适当充气，随着套囊内气体的增加，喉罩就位并固定。

（六）喉罩的充气量

初步可按（喉罩号码）×5（ml）计算。套囊内气体过低易漏气，过高易致咽喉痛。理想的喉罩位置是：末端的中心腔室罩在喉的入口处，同时套囊的尖型末端塞住食管上端的开口，而套囊的其余部分位于下咽部与两侧的梨状隐窝和会厌的喉面接触，围绕喉的入口产生一个不漏气的密封圈，起到密闭喉部的作用。通过监测呼气末二氧化碳、听诊和观察导管内气体的运动，确定喉罩放置是否正确、是否会厌下压脱位引起气道梗阻。

（七）麻醉诱导

可在预充氧后静脉给予辅助诱导药芬太尼、咪达唑仑或表面麻醉，静推丙泊酚或硫喷妥钠，同时吸入氧化亚氮或挥发性吸入麻醉药。

（八）喉罩置入的临床体征

下颌松弛、推动下颌无反应、呼吸暂停。置入时机是：丙泊酚注射 2 分钟后，挥发性麻醉药吸入 2～4 分钟后。

喉罩的置入易学易操作，不需喉镜，不需要肌松药，不需颈部运动，置入迅速。对病人刺激小、反应轻。没有气管内插管误入食管或主支气管的问题。引起喉部机械性损伤可能性很小，几乎没有术后咽痛、咳嗽症状。在恢复期病人易耐受。当面罩通气和气管内插管困难时，喉罩成为一种主要的气道支持设备。

（九）喉罩的缺点

由于套囊的密封性不如气管内插管，因而有误吸危险；气道内压力较高时可发生漏气；肺顺应性差的病人不宜用；麻醉过浅可致喉痉挛；由于需要一定的麻醉深度，故通常不适用于急诊室内有意识的病人；当有声门上部或下咽部损伤、肥大的扁桃体、喉或气管偏移均不宜使用喉罩。

（高瑞萍　石翊飒）

第三章

围术期麻醉管理新进展

第一节 血液保护

血液保护指采用适宜措施保护和保存病人自己的血液，防止其丢失、破坏和污染，并有计划地管好、用好这一宝贵的天然资源，预防输血性传播疾病及并发症。随着输血传播性疾病的威胁及异体血源的短缺，血液保护越来越受到重视。

目前血液保护的措施如下。

一、减少术中失血的方法

减少术中失血是血液保护的基本措施。合理应用麻醉技术可有效减少术中失血。

（一）控制性降压

指采用方法和药物使血管扩张，主动地降低手术区域内的血管张力，从而减少出血的方法。

（二）动脉阻断法

手术期间采用的动脉阻断法有使用止血带、直视下动脉阻断法和动脉内球囊阻断术。

（三）止凝血药物的使用

1. 抑肽酶　是一种非特异性丝氨酸蛋白酶抑制剂，可保护并提高血小板功能。术前应用可有效减少心内直视手术、肝移植手术的失血量。

2. 氨基己酸或氨甲环酸　这两种药都是抗纤溶药，作用是抑制纤溶酶。术中使用可减少某些手术（如骨科）出血量。

3. 去氨加压素　可促使Ⅷ因子释放，有加强凝血的作用。

4. 重组活化凝血因子Ⅶ　是一种人工合成的功能等同于凝血因子Ⅶ的生化制剂，可有效减少手术失血量。

二、自体输血

（一）术前自体血储备

指手术病人在术前的一段时间内（通常 2～4 周），分次采集一定数量的自体血储存。手术当天将这些血液回输体内，以满足术中用血需要。对稀有血型和异体蛋白过敏者最为适用。进行自体血储备的病人要一般状况良好、无贫血（HB＞110g/L、Hct＞33%）、无严重心肺疾病。缺点是易污染，储备血有发生溶血反应可能。

（二）血液稀释

血液稀释使血管内血容量中的细胞成分相对或绝对减少。术中利用稀释的血液维持循环功能，最大限度地降低血液浓度而减少血液红细胞的丢失，因而减少了术中失血。

1. 血液稀释的适应证

（1）预计手术失血量>800ml。

（2）稀有血型者需要进行重大手术。

（3）红细胞增多症。

（4）因宗教信仰而拒绝输入异体血者。

2. 血液稀释的禁忌证

（1）贫血，Hct<30%。

（2）低蛋白血症，血浆白蛋白<25g/L。

（3）凝血功能障碍。

（4）老年人或小儿。

（5）颅内压增高者。

（6）重要脏器功能不全者。

3. 等容血液稀释有以下几种代偿机制　增加心排血量和心脏指数，降低血液黏稠度能增加组织灌注和氧合，氧离曲线右移使血红蛋白与氧的亲和力下降，使组织从微循环中能提取更多的氧。因此在血液稀释过程中只要容量保持不变，血压和心率仍较稳定。术前血液稀释是血液保护的主要方法之一，血液稀释有两种形式：

（1）急性等容量血液稀释（acute isovolumetric hemodilution，ANH）：ANH 是在麻醉诱导后手术前或体外循环前采集病人血液，采集血量 = 估计血容量 ×{术前 Hct/ 要求达到的 Hct}，同时补充适量的晶体液和胶体液以保持病人总的血容量基本不变，根据术中失血情况将采集的血液回输给病人。ANH 的稀释程度一般以大血管内 Hct 来表示，Hct 在 0.35～0.3 为轻度稀释，0.3～0.2 为中度稀释，0.2～0.1 为重度稀释。Hct 究竟稀释到何种程度才不危及组织氧合，仍是研究争议的问题之一。临床应用中血液稀释界值是 Hct 20%，HB 6～7g/dl，一般将 Hct 控制在 0.25～0.30 之间，即中度血液稀释。

（2）急性高容量血液稀释（acute hyper volumetric hemodilution，AHH）：ANH 需要放血、储血，实施过程较为复杂、费时，可能增加血液污染的机会。有学者提出了 AHH 技术，即术前不采集自体血，仅快速输注一定量的胶体液或（和）晶体液，使循环血容量轻度超过正常生理水平，术中的出血量以等量胶体液补充，而尿液及术野蒸发的水分以等量晶体液来补充。与 ANH 相比，AHH 操作简便、省时，而且由于术前不放血，不降低机体的最大输氧能力，机体对血氧含量减少的代偿能力比 ANH 好。为避免实施 AHH 时一过性的循环超负荷，临床上采用的方法有：麻醉诱导后实施，AHH 与控制性降压联合应用等。

总之，血液稀释作为术中节约用血的有效方法之一，虽已明晰了它的基本原理和血液稀释病人的麻醉原则，但对 ANH 能否真正减少围术期的异体输血量及 AHH 在临床中能否取代 ANH 等问题尚无统一认识。因此，进一步研究应致力于在临床实践中不断发展和完善血液稀释的理论基础和科学依据，对于不同病人选择不同的血液稀释方法，探索和发展更有效、更安全的血液保护方法，以达到更完善节约用血的目的。

（三）血液回收

血液回收技术是指用血液回收装置，将患者体腔积血、手术失血及术后引流血液进行回收、抗凝、滤过、洗涤等处理，然后回输给患者。这项技术具有部分缓解血源紧张、防止交叉感染和排斥反应、抢救迅速有效等优点，但对于明显有污染的血源不应再回收利用。

血液回收有多种技术方法，其质量高低取决于对回收血的处理好坏，处理不当的回收血输入体内会造成严重的后果。目前先进的血液回收装置已达到全自动化程度，按程序自动过滤、分离、洗涤红细胞。可得到 Hct 30%～40% 的红细胞。潜在问题是回收的血液不能保留功能性血小板或凝血因子，废弃了血液中的血浆成分。在大量失血病人中，需要额外输血小板或新鲜血浆。

血液回收禁忌证：

（1）血液可能受肿瘤细胞污染者。

（2）有脓毒血症或菌血症者。

（3）原有贫血、凝血因子缺乏。

（4）合并心、肺、肝、肾功能不全者。

（5）血液受胃肠道内容物、消化液、尿液污染者。

（6）胸腔、腹腔开放性损伤超过 4 小时以上者。

第二节 围术期体温的维持

哺乳动物的共同特点是体温保持于 37℃左右，才能保证机体代谢功能正常。人体的体温调节功能主要由三部分组成：外周和中枢的温度感受器、下丘脑体温调节中枢、外周和中枢体温调节效应器。

在无御寒反应的前提下，人体温度每下降 1℃，耗氧量降低 5%，基础代谢率下降约 6.7%。虽各器官组织功能下降程度和耗氧量降低程度不一，但各器官组织的耗氧量、血流量、心肺做功、内分泌均相应减少，耐受缺氧的时间延长，有利于阻断循环，便于手术操作而不导致不可逆损害。同时伴有血液酸化、肝肾功能减退、肺循环阻力和外周血管阻力增加。

低温在临床麻醉中主要用于：

（一）心血管手术

主要适用于需要阻断循环的复杂的心内直视手术和大血管手术。

（二）神经外科手术

主要适用于需要暂时阻断局部循环，控制出血的病人，如脑动脉手术、血管畸形手术、颅内一些血运丰富的肿瘤切除术。

（三）其他

1. 肝和肾的手术　肝和肾耐受缺氧、缺血能力差，在肝、肾功能异常时耐受缺氧、缺血能力更差。在常温下阻断肝血流时间不得超过 20 分钟，阻断肾血流时间不得超过 40 分钟。要延长阻断时间就需要采取低温。

2. 脑复苏　在心脏停搏后采用低温（30～34℃），特别是头部重点降温，可降低颅内压、降低脑氧耗、减轻脑水肿，有利于脑复苏。

3. 控制高温　适用于麻醉期间各种因素引起的体温升高，如甲亢危象、恶性高热、创伤及环境或药物引起的高热。体温降低可保护重要器官的功能。

麻醉中应用低温时要做到：

（1）避免御寒反应。

（2）肌肉完全松弛。

（3）末梢血管扩张良好。

对于不需低温麻醉的全麻病人，虽研究证明局部低温对大脑有良好的保护作用。但对于非开颅病人，全麻后中心温度的严重下降，可给机体带来不良影响，如心律失常、凝血功能障碍、术中出血和渗血增加、全麻苏醒延迟、氧离曲线左移不利于氧向组织释放、低温寒战可使机体氧耗增加等。防止全麻病人低温的问题已引起临床麻醉管理的重视。

目前除积极采取保温措施，如应用电热毯、循环热水毯、强力空气加热器保温措施外，将术中输注的液体进行加温，也是非常有效的方法。研究表明，液体预热至生理温度，不会改变其中的晶体成分。临床研究表明，儿童和老人的体温调节中枢极易受到麻醉药的抑制，使其对低温的应激能力下降，提示围术期对儿童和老年人的体温应认真监测、积极维护。术中和术后常规监测中心体温和采取必要的保温措施是应重视的课题。

第三节 麻醉深度监测进展

麻醉深度是富有情感色彩和最具主观性的一个科题。理想的麻醉深度是保证术中无疼痛、无意识活动，血流动力学稳定，术中无知晓，术后苏醒完善。组成麻醉的三个要素是意识、肌松、抑制应激反应。所谓麻醉深度，主要是指抑制伤害性刺激所产生的麻醉程度。然而判断麻醉深度受许多因素影响，目前仍无一种准确、有效的判断麻醉深度的方法。对麻醉深度的监测是一项需要不断探索和研究的课题。应用现有的一些监测参数，结合血流动力学、药物浓度及临床体征，无疑会给临床判断麻醉深度带来极大的帮助。

临床工作中我们知道，当麻醉药物使患者意识消失时，即已进入麻醉状态。而再增加的吸入麻醉药的浓度或静脉麻醉药的剂量，主要是为了抑制伤害性刺激引起的机体过度应激反应。根据麻醉组成要素，可以将麻醉深度监测分为意识、肌松、抑制应激（包括镇痛、抑制交感 - 内分泌反应）三方面的监测。随着电脑技术的广泛应用，麻醉深度监测有了快速发展，许多仪器可以通过数字化来间接显示麻醉深度状态。

一、脑电双频谱指数

是在脑电功率谱分析的基础上，通过测定脑电图的线性部分（包括频率和功率）和非线性部分（包括位相和谐波）得出的参数。

脑电双频谱指数（bispectral index，BIS）的范围是 0～100。100～85 表示清醒，85～65 为镇静，65～40 为合适的全身麻醉深度，40～30 表示深度睡眠，30～0 为脑电爆发性抑制。数值越小，麻醉越深；数值越大，麻醉越浅。同时也可监测病人镇静水平和苏醒程度。脑电双频谱指数是预测意识水平的有效方法，可减少麻醉时镇静不足或过度镇静的发生，有助于减少术中知晓的发生。

二、体感诱发电位

脑的电活动有自发脑电活动和诱发脑电活动。若在外周神经或脑神经受到外界刺激后，在神经通路上任何一点所记录到的电位变化，即为诱发电位。分为体感诱发电位（somatosensory evoked potential，SEP）、脑干听觉诱发电位（brainstem auditory evoked potential，BAEP）和视觉诱发电位（visual evoked potential，VEP）。多数吸入和静脉麻醉药对这三种诱发电位都有剂量相关的影响。这些都是目前临床研究的热点。

三、食管下段收缩性

食管下段由平滑肌组成，主要受迷走神经支配，其控制中心在脑干的迷走神经背核。在没有脑干控制的情况下，局部肌间神经丛也能协调某些食管运动。食管运动有三种：

1. 原发性蠕动，由吞咽活动引起。
2. 诱发性蠕动或继发性蠕动。
3. 自发性蠕动。

食管下段收缩性（low esophageal contraction，LEC）与麻醉深度的关系主要是研究上述后两者运动。

多数静脉或吸入麻醉药能抑制自发性食管下段收缩，而继发性食管下段收缩的波幅随麻醉深度加深而逐渐降低。对 LEC 能否监测麻醉深度临床有争议，多数学者认为 LEC 能监测吸入麻醉深度，尤适于肌松下麻醉深度监测。部分学者认为 LEC 是内脏自主蠕动，麻醉深度增加后必然受到抑制，其准确性和可靠性有待于进一步研究。

四、心率变异性（heart rate variability，HRV）

心率变异性，指逐次心搏间期之间的微小差异，它产生于自主神经系统对心脏窦房结自律性的调制。是监测心脏自主神经张力的一种敏感的无创监测技术，反映心血管系统对机体内外环境干扰的反应性。全身麻醉可显著抑制 HRV，可将其用作监测麻醉深度的指标。影响 HRV 的因素很多，脑的高级神经活动、中枢神经系统的自发性节律活动、心血管反射活动等各种因素均可通过对心交感神经、迷走神经的控制作用而导致心率变化。手术中许多因素影响自主神经系统而引起交感神经 - 迷走神经失衡，导致心率变异性变化。心率变异性分析给临床增加了一个有效的监测心脏自主神经功能状态的无创监测技术，作为麻醉深度的监测指标可靠性差。

第四节 围术期监测进展

一、经食管超声心动图

围术期应用经食管超声心动图（transesophageal echocardiography，TEE）连续监测室壁运动，可以早期发现心肌缺血，其诊断心肌缺血的敏感性超过心电图，缺血 1 分钟内即可出现阳性变化。心肌缺血时 TEE 表现为节段性室壁运动异常。另外 TEE 可以定量分析左室收缩功能，计算射血分数、心排量，测定左室舒张末容积。在瓣膜、主动脉、先天性心脏病、冠脉搭桥等手术中均能提供重要的影像学资料，有助于手术的顺利进行。

二、脉搏轮廓心排血量法

脉搏轮廓心排血量法（pulse-induced contour cardiac output，PiCCO）是一项全新的微创心排血量监测方法，根据脉搏曲线持续测定心排血量（CO），通过经肺温度稀释法（TPTD）

监测胸内血容量（ITBV）、全心舒张末期容积（GEDV）及血管外肺水（EVLW）等。可以监测常规血流动力学参数，也可检测容量变化反映的心脏前负荷以及肺血管通透性的参数变化，可有效地指导临床工作。

三、凝血功能监测

凝血功能监测的临床进展主要有Sonoclot分析仪、血栓弹力描记图（thromboelastography，TEG）。Sonoclot分析仪和TEG都可以动态地监测凝血过程，其检测的结果与传统的凝血功能监测指标有良好的相关性，并且比传统的凝血功能监测方法更敏感、更迅速、更准确。它们已广泛应用于肝脏和心血管手术、重症监护病房、急症和创伤医疗中心、血液科与临床实验室和产科等，用于监测凝血及血小板功能，鉴别出血原因，指导输血治疗。

（高瑞萍　石翊飒）

第四章

麻醉后监测治疗室

手术的结束并不意味着麻醉作用的完全消失和主要生理功能的完全恢复。麻醉和手术对病人的创伤、对正常生理状态的干扰并没有完全消除，病人的保护性反射未完全恢复，病人的呼吸循环等生命重要体征仍处于一个不稳定状态，各种生理反射也未完全恢复，其潜在的危险并不亚于麻醉诱导期。麻醉和重大手术后的早期恢复阶段是一个具有相当危险因素的特殊阶段。如何安全渡过麻醉和手术后的早期恢复期就显得格外重要。而普通病房缺少相应的设施和经过训练的医护人员，麻醉后监测治疗室（PACU）的建立可高效的处理麻醉苏醒期发生的并发症，还可加快手术台周转率。

现代医学观点认为施行全身麻醉、重大手术的病人，应在麻醉及手术结束后由专业医护人员给予特殊的监护和管理，以促使病人早日安全康复。这就是PACU成立的初衷和功能。也成为现代麻醉科室的重要组成部分。它的建立和完善与否，是衡量现代化医院先进的标志之一。

病人进入PACU后，严密监测生命体征、意识状态、肌张力状态。如需进一步加强监测和治疗，应及时送入重症监护室。

在PACU应使病人神志完全恢复清醒、保护性反射恢复、定向力恢复、呼吸道通畅、通气功能正常、生命体征稳定至少1小时以上、脱氧下脉搏氧饱和度在正常范围。全身麻醉病人应确定肌松作用完全消失、肌张力恢复正常（表8-4-1）。

表8-4-1　麻醉后恢复评分（改良Aldrete评分）

指标	评分（分）	标准
活动	2	四肢活动
	1	两肢活动
	0	不活动
呼吸	2	能深呼吸、咳嗽
	1	呼吸浅、而通气足够
	0	窒息或气道梗阻
循环	2	血压变化为术前20%左右，无ECG变化
	1	血压变化为术前20%～50%，ECG轻微变化
	0	血压变化为术前50%左右，ECG明显变化

指标	评分(分)	标准
清醒	2	完全清醒
	1	能唤醒
	0	无反应
皮肤颜色	2	红润
	1	苍白或灰暗
	0	紫绀
	0～10	评分≥9分,病人可离开PACU

麻醉后监测治疗室(PACU)在基层医院还很不完善。通过学习应充分认识到PACU在围术期病人管理中所发挥的重要作用,从而提高手术的成功率,保证医疗安全。

(高瑞萍　石翊飒)

第五章

病人自控镇痛

病人自控镇痛(patient controlled analgesia，PCA)是一种经医护人员根据病人疼痛程度和身体情况，预先设置镇痛药物的浓度、剂量，交由病人“自我管理”的一种疼痛处理技术。PCA 是一种新型镇痛药给药装置。病人配带输液控制装置，当意识到疼痛时，通过控制器将一次镇痛药物注入体内，从而达到止痛的目的。PCA 是术后疼痛治疗的重要手段。

一、PCA 的优点

与传统的肌内注射镇痛药相比，PCA 的优点在于：

1. 在镇痛治疗期间镇痛药物的血药峰浓度较低、血药浓度波动小、呼吸抑制发生率低，减少镇痛治疗时过度镇静的副作用。

2. 镇痛效果好。

3. 做到按需给药。

4. 减少病人疼痛时等待医护人员处理的时间。

5. 减少术后并发症的发生率。

6. 提高病人及其家属对医疗服务的满意率。

7. 减轻医护人员的工作负担。

二、PCA 给药的模式

1. 单纯 PCA　病人完全自控，疼痛时病人按压 PCA 控制装置，给予一次单次剂量。

2. 背景输注 + 单次剂量　在连续输注一定药物的基础上，感觉疼痛时病人增加一次单次剂量。

3. 负荷量 + 背景输注 + 单次剂量　在病人疼痛时首先给一个负荷量让病人快速消除疼痛，再连续输注一定药物，当疼痛时由病人增加一次单次剂量。

4. 连续输注(continuous infusion rate)　以一恒定的速度输注药物，不是真正意义上的 PCA，只能认为是一种镇痛药给药方式。

三、PCA 的临床分类

根据 PCA 给药途径的不同，将其分为：硬膜外病人自控镇痛(PCEA)、静脉病人自控镇痛(PCIA)、外周神经阻滞自控镇痛(PCNA)和皮下病人自控镇痛(PCSA)等。

四、PCA的临床应用

PCA是一种较理想的镇痛药药物使用方式，可做到镇痛药用药个体化。临床应用范围较广，主要包括以下几个方面：

1. 术后急性疼痛的治疗

2. 分娩镇痛　产科镇痛所用药物和方法要求对母体无害、不影响子宫的血流和收缩，对胎儿和新生儿呼吸循环无影响，故分娩镇痛一般采用硬膜外病人自控镇痛且药物浓度低。根据镇痛效果调节药物用量，一般能够取得良好的镇痛效果。

3. 癌性疼痛的治疗　一般按照WHO三阶梯止痛方案治疗癌性疼痛。PCA用于癌性疼痛的治疗是属于后三阶梯治疗方法之一，适用于口服吗啡无效的癌性疼痛患者。具体的方案应根据病人疼痛的程度、病人对麻醉性镇痛药的耐受情况和病人身体的一般状态确定，难以制定统一的用药方案。

4. 烧伤性疼痛的治疗　烧伤病人多采用静脉病人自控镇痛。烧伤创面的处理及换药等操作会增加疼痛程度，应在进行操作前增加一次负荷剂量，减轻疼痛。大面积烧伤病人一般病情复杂，变化较快，静脉病人自控镇痛方案应及时调整。

5. 内科疼痛病人的治疗　常用于内科治疗无效的心绞痛、心肌梗死引起的胸痛及镰状细胞危象等的治疗。

6. 创伤性疼痛的治疗　车祸、外伤等创伤往往导致病人处于极度痛苦之中，在明确病人诊断的情况下应积极控制病人的疼痛。可减轻创伤导致的应激反应，促使病人与医护人员合作，便于检查和治疗工作的开展。

7. 儿童病人的疼痛治疗

8. 其他急性疼痛的治疗　典型的特发性或继发性神经痛（如带状疱疹后神经痛、肌肉神经损伤引起的锐痛），急性发作的腰、下肢疼痛、神经痛等亦可应用PCA进行治疗。

（高瑞萍　石翊飒）

第六章

监测下的麻醉处理

随着社会的发展、生活节奏的加快，随着麻醉技术的进步和新型麻醉药物的研发与临床应用，随着医学和光纤、激光、微创技术的发展，手术室以外手术操作的数量和复杂程度也在不断扩大与提高。麻醉医生走出手术室，到放射科、胃肠镜室、超声科、心脑导管室等部门进行麻醉工作。这部分病人一般无需住院治疗，或仅留观很短时间。如何为这些病人提供一个良好的手术操作条件，术后病人能很快高质量清醒、活动，确保病人生命安全，并使病人舒适地度过围术期的问题摆在了医生面前。1986 年 ASA 提出了监测下的麻醉处理技术（monitored anesthesia care，MAC）。监测下的麻醉处理是指病人接受局部、区域阻滞麻醉或未用麻醉时，由麻醉医师提供监测、镇静和（或）镇痛的技术。MAC 是通过监测生命体征，不影响呼吸、循环的前提下，应用抗焦虑、镇静、镇痛药物使接受 MAC 病人术前轻松、手术过程平稳、迅速而满意的恢复。

MAC 一般限用于短小、浅表手术和特需的诊疗技术，除外需呼吸支持、中枢神经系统和心血管系统要密切监护的病人。

手术室外麻醉条件不够完善，特殊检查使得室内能见度低，特殊体位可严重干扰呼吸和循环系统的稳定，造影剂的过敏和中毒反应问题，检查和治疗过程中的意外等严重并发症的出现与急救复苏问题。这些都要求麻醉医生必须具有过硬的麻醉基本功、娴熟的麻醉技术、良好的心理素质、判断和处理突发事件的能力。

对于手术室外麻醉病人，一旦检查或治疗的适应证确定后，麻醉医生即需对病人能否耐受麻醉、可能出现的并发症有哪些、麻醉风险性如何做出正确判断。这些工作凸显出麻醉门诊的重要地位。麻醉门诊医生要访视病人、全面了解病情、评估风险、告之病人 MAC 技术的利与弊、做好麻醉前的解释工作、消除病人焦虑、制定麻醉计划、签署病人和（或）家属的知情同意书。对于 MAC，麻醉恢复质量是麻醉工作重中之重。

监测下的麻醉处理技术的主要内容包括：

1. 必要的抢救设备与药物。
2. 术前评估与准备　要求同住院手术病人内容一样。
3. 切实可行的麻醉计划。
4. 简单、有效的监护。
5. 理想的镇静和（或）镇痛剂。

MAC 中镇静和（或）镇痛剂的选择是建立在预知手术操作引起的疼痛程度和医疗操作

所需条件的基础上。

（高瑞萍 石翊飒）

【参考文献】

[1] 姚尚龙，王俊科. 临床麻醉学. 北京：人民卫生出版社，2004：101-102，137-138，614-616.
[2] 岳云，田鸣，译. 喉罩麻醉原理与实践. 第2版. 北京：人民卫生出版社，2006：60.
[3] 徐启明. 临床麻醉学. 第2版. 北京：人民卫生出版社，2005：195-196.
[4] 谭冠先. 疼痛诊疗学. 第2版. 北京：人民卫生出版社，2006：70-74.

第九篇 妇 产 科

第一章 异位妊娠

一、概　　念

受精卵于子宫体腔以外着床，称异位妊娠，习称宫外孕。异位妊娠包括输卵管妊娠、卵巢妊娠、腹腔妊娠、阔韧带妊娠及宫颈妊娠等（图 9-1-1）。异位妊娠多数在早期发生流产和破裂，是妇产科常见的急腹症之一，发生率约为 1/100，若不及时诊断和积极抢救，可危及生命。本节主要讲述输卵管妊娠。

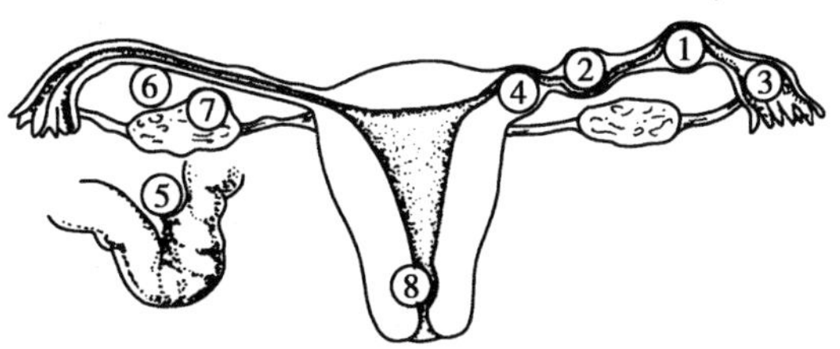

图 9-1-1　异位妊娠的部位

①输卵管壶腹部妊娠；②输卵管峡部妊娠；③输卵管伞部妊娠；④输卵管间质部妊娠；⑤腹腔妊娠；⑥阔韧带妊娠；⑦卵巢妊娠；⑧宫颈妊娠。

输卵管妊娠占异位妊娠的 95% 左右，其中壶腹部妊娠最多见，约占 78%，其次为峡部、伞部，间质部妊娠少见。

二、病因及病理生理

（一）病因

1. 输卵管炎症　包括输卵管黏膜炎和输卵管周围炎。输卵管黏膜炎可引起管腔通而不畅，影响受精卵在输卵管内正常运行；输卵管周围炎常造成输卵管周围粘连，输卵管扭曲，管腔狭窄，管壁肌蠕动减弱，影响受精卵的运行，使其中途受阻而着床于输卵管。常见于淋菌、沙眼衣原体感染及流产后或分娩后感染，结核性输卵管炎约 1/3 发生输卵管妊娠。

2. 输卵管手术　如输卵管绝育术后形成输卵管瘘管或再通、输卵管分离粘连术及输卵管成形术后等。曾患过输卵管妊娠的妇女，再次发生输卵管妊娠的可能性较大。由于原有的输卵管病变或手术操作的影响，不论何种手术（输卵管切除或保守性手术）后再次输卵管妊娠的发生率约为10%～20%。输卵管因周围肿瘤如子宫肌瘤或卵巢肿瘤的压迫，可影响输卵管管腔通畅，使受精卵运行受阻而着床于输卵管。

3. 宫内节育器（IUD） 宫内节育器与异位妊娠发生的关系，已引起国内外重视。随着IUD的广泛应用，异位妊娠发生率增高，可能是由于使用IUD后的输卵管炎所致。但流行病学调查研究表明，宫内节育器本身并不增加异位妊娠的发生率，但避孕失败而受孕时，则发生异位妊娠的机会较大。

4. 输卵管发育不良或功能异常 如输卵管过长、肌层发育差、黏膜纤毛缺乏、双输卵管、输卵管憩室或有副伞等输卵管发育异常；影响受精卵运行的输卵管蠕动、纤毛活动以及上皮细胞的分泌等功能异常，均为输卵管妊娠的原因。

5. 受精卵游走 卵子在一侧输卵管受精，受精卵经宫腔或腹腔进入对侧输卵管称受精卵游走，受精卵在对侧输卵管内着床可形成输卵管妊娠。

（二）病理生理

1. 输卵管妊娠的变化与结局 输卵管管腔狭小，肌层薄且缺乏黏膜下组织，妊娠时形成的蜕膜不能适应正常胚胎的生长发育，因此，当输卵管妊娠发展到一定时期，将发生以下结局：

（1）输卵管妊娠流产：多见于妊娠8～12周输卵管壶腹部妊娠。由于输卵管妊娠时管壁蜕膜形成不完整，发育中的胚胎常向管腔突出，当突破包膜时，胚胎可与管壁分离，若整个胚胎剥离落入管腔并经输卵管逆蠕动经伞端排到腹腔，即为输卵管完全流产，出血一般不多；若胚胎剥离不完整，妊娠产物部分排出到腹腔，部分尚附着于输卵管壁，形成输卵管不全流产，滋养细胞可继续侵蚀输卵管壁，导致反复出血，形成输卵管血肿或输卵管周围血肿（图9-1-2）。

（2）输卵管妊娠破裂：多见于妊娠6周输卵管峡部妊娠。当胚囊生长发育时，绒毛向管壁方向侵蚀肌层及浆膜，最后穿破浆膜，形成输卵管妊娠破裂（图9-1-3）。输卵管肌层血管丰富，输卵管妊娠破裂所致的出血远较输卵管妊娠流产剧烈，短期内即可发生大量腹腔内出血使患者陷于休克，亦可反复出血，在盆腔内与腹腔内形成血肿。

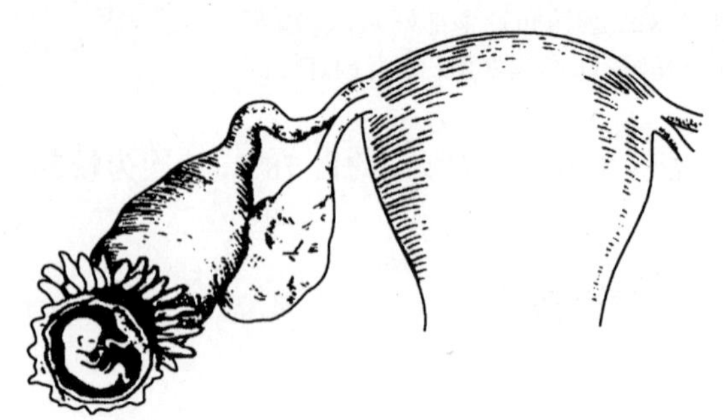

图9-1-2 输卵管妊娠流产示意图

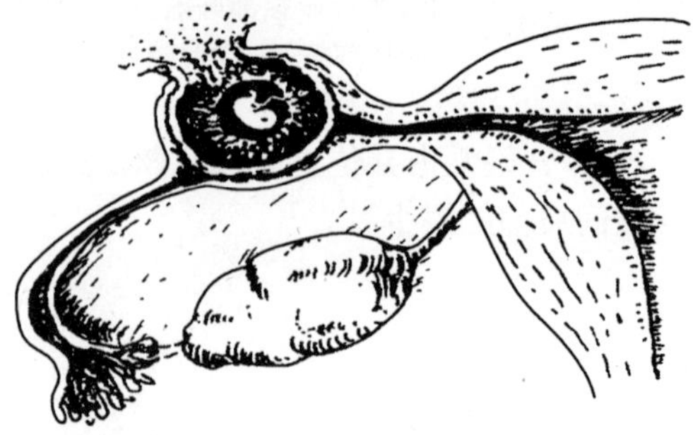

图9-1-3 输卵管妊娠破裂示意图

输卵管间质部为通入子宫角的肌壁内部分，管腔周围肌层较厚，因此破裂常发生于妊娠12～16周，由于此处血运丰富，其破裂尤如子宫破裂，症状极为严重，往往在短时期内发生大量的腹腔内出血致低血容量性休克。

（3）陈旧性宫外孕：输卵管妊娠流产或破裂，长期反复的内出血所形成的盆腔血肿不消散，血肿机化变硬并与周围组织粘连，临床上称为陈旧性宫外孕。

（4）继发性腹腔妊娠：通常胚胎从输卵管排出到腹腔内或阔韧带内，多数死亡，不会再生长发育，但偶尔有存活者，若存活胚胎的绒毛组织仍附着于原位或排至腹腔后重新种植而获得营养，可继续生长发育形成继发性腹腔妊娠；若破裂口在阔韧带内，可发展为阔韧带妊娠。

2. 子宫的变化 输卵管妊娠时，由于 HCG 的作用，子宫增大变软，子宫内膜出现蜕膜反应。若胚胎死亡，滋养细胞活力消失，蜕膜可自宫壁剥离而发生阴道流血。有时蜕膜完整剥离，有时呈碎片排出，排出的组织见不到绒毛，组织学检查无滋养细胞。子宫内膜的形态学改变呈多样性，除内膜呈蜕膜改变外，若胚胎死亡已久，内膜可呈增生期改变，有时可见 Arias-Stella（A-S）反应，这种子宫内膜过度增生和分泌的反应可能为甾体激素过度刺激所引起，虽对诊断有一定价值，但并非输卵管妊娠时所特有的改变。

三、临床表现

与受精卵着床部位、有无流产或破裂以及出血量多少及时间长短等有关。

（一）症状

1. 停经 除输卵管间质部妊娠停经时间较长外，多有 6～8 周停经史，约有 20%～30% 患者无明显停经史，将异位妊娠时的不规则阴道流血误认为月经，或由于月经仅过期几日，不认为是停经。

2. 腹痛 是输卵管妊娠患者的主要症状。输卵管妊娠发生流产或破裂之前，由于胚胎在输卵管内逐渐增大，输卵管膨胀而常表现为一侧下腹部隐痛或酸胀感。当发生输卵管流产或破裂时，患者突感一侧下腹部撕裂样疼痛，常伴有恶心、呕吐。若血液局限于病变区，主要表现为下腹部疼痛，当血液积聚于直肠子宫陷凹处时，出现肛门坠胀感。随着血液由下腹部流向全腹，疼痛可向全腹部扩散，血液刺激膈肌时，可引起肩胛部放射性疼痛及胸部疼痛。

3. 阴道流血 胚胎死亡后，常有不规则阴道流血，色暗红或深褐，量少呈点滴状，一般不超过月经量，少数患者阴道流血量较多，类似月经。阴道流血可伴有蜕膜管型或蜕膜碎片排出，系子宫蜕膜剥离所致。

4. 晕厥与休克 由于腹腔急性内出血及剧烈腹痛，轻者出现晕厥，严重者出现失血性休克。症状的严重程度与出血量多少和速度成正比，但与阴道流血量不成正比。

5. 腹部包块 当输卵管妊娠流产或破裂所形成的血肿时间较久者，因血液凝固与周围组织或器官发生粘连形成包块。

（二）体征

1. 一般情况 出血量多时呈贫血貌。大量出血时，患者可出现面色苍白、脉快而细弱、血压下降等休克表现，体温一般正常。

2. 腹部检查 下腹有明显压痛及反跳痛，尤以患侧为着，但腹肌紧张轻微。出血较多时，叩诊有移动性浊音，有些患者下腹部可触及包块，并可因反复出血包块不断增大变硬。

3. 盆腔检查 阴道内常有来自宫腔的少量血液。输卵管妊娠未发生流产或破裂前，除子宫略大较软外，可能触及胀大的输卵管及轻度压痛。输卵管妊娠流产或破裂者，阴道后穹隆饱满，有触痛，宫颈举痛或摇摆痛明显。内出血较多时，检查子宫有漂浮感，子宫一侧或其后方可触及肿块，其大小、形状、质地常有变化，边界多不清楚，触痛明显。

四、诊断及鉴别诊断

（一）诊断

输卵管妊娠未发生流产或破裂时，临床表现不明显，诊断较困难，需采用辅助检查方能确诊。临床表现典型者，诊断多无困难。如诊断有困难可采用以下检查方法协助诊断。

1. HCG 测定　HCG 测定是早期诊断异位妊娠的重要方法。由于异位妊娠患者体内 HCG 水平较宫内妊娠低，尿酶联妊娠试验阴性者，不能完全排除异位妊娠，需采用灵敏度高的放射免疫法定量测定 HCG 水平，并可评价保守治疗效果。

2. 超声诊断　B 型超声显像有助于诊断异位妊娠，且阴道 B 型超声检查较腹部 B 型超声检查准确性高。异位妊娠的声像特点：宫腔内空虚，宫旁出现低回声区，该区可探及胚芽及原始心管搏动。输卵管妊娠流产或破裂后，腹腔内可探及无回声暗区或直肠子宫陷凹处积液暗区，对诊断异位妊娠有价值。结合 β-HCG 测定和 B 型超声显像，可确诊早期异位妊娠。

3. 阴道后穹隆穿刺　是一种简单可靠的诊断方法，适用于疑有腹腔内出血的患者。腹腔内出血最易积聚在直肠子宫陷凹，经阴道后穹隆穿刺可抽出暗红色不凝固血液，说明有血腹症存在；陈旧性宫外孕时，可以抽出小血块或不凝固的陈旧血液；若穿刺针头误入静脉，则血液较红并凝结；无内出血、内出血量很少、血肿位置较高或直肠子宫陷凹有粘连时，可能抽不出血液，因而后穹隆穿刺阴性亦不能排除异位妊娠。

4. 腹腔镜检查　该检查为异位妊娠诊断的金标准，而且在确诊的同时进行治疗。尤其适用于输卵管妊娠尚未破裂或流产的早期患者及原因不明的急腹症的鉴别。大量腹腔内出血或伴有休克者，禁作腹腔镜检查。在早期异位妊娠患者，可见一侧输卵管肿大，表面紫蓝色，腹腔内无出血或有少量出血。

5. 子宫内膜病理检查　诊刮仅适用于阴道流血量较多的患者，目的在于排除宫内妊娠流产。将宫腔排出物或刮出物做病理检查，切片中见到绒毛，可诊断为宫内妊娠，仅见蜕膜未见绒毛有助于诊断异位妊娠。

（二）鉴别诊断

输卵管妊娠应与流产、急性输卵管炎、急性阑尾炎、黄体破裂及卵巢囊肿蒂扭转鉴别。

五、治　　疗

异位妊娠的治疗方法有：手术治疗、药物保守治疗和期待治疗，主要方法是手术治疗。近年来结合 β-hCG 的测定、B 超和腹腔镜的开展，异位妊娠早期诊断显著提高，因此药物保守治疗更多的应于临床。

1. 手术治疗　是主要治疗手段，手术方式：根治性手术即切除患侧输卵管和保守性手术即保留患侧输卵管。手术适应证：生命体征不稳定或有腹腔内出血征象者；诊断不明确者；病情逐渐加重者；随诊不可靠者；禁忌药物治疗者。

（1）输卵管切除术：适用于患者输卵管病变严重、无生育要求者或内出血并发休克的急症患者。

（2）保守性手术：适用于有生育要求的年轻妇女，特别是对侧输卵管已切除或有明显病变者。应根据受精卵着床部位及输卵管病变情况选择术式，若为伞部妊娠可挤压排出胚胎组织；壶腹部妊娠切开输卵管取出胚胎组织，再缝合边缘；峡部妊娠切除病变节段，行端端吻合；峡部近子宫角处可行输卵管子宫角植入术。手术若采用显微外科技术可提高以后的妊娠率。

（3）腹腔镜手术：是近年来治疗异位妊娠的主要方法。多数输卵管妊娠可在腹腔镜直视下穿刺妊娠囊，吸出囊液后注入药物。

2．药物治疗　有化学药物治疗和中医治疗。药物治疗适应证：输卵管妊娠未发生破裂或流产者；输卵管妊娠囊小于4cm者；血β-HCG小于2000U/L者；无明显内出血者；无药物治疗禁忌证者。

（1）化学药物治疗：主要适用于早期异位妊娠，生命体征稳定、要求保存生育能力的年轻患者。化疗一般采用全身用药，亦可采用局部用药。全身用药常用甲氨蝶呤（MTX），常用剂量为0.4mg/kg·d，肌注，5日为一疗程。

（2）中医治疗：仍是我国目前治疗输卵管妊娠方法之一，以活血化瘀、消癥为治疗原则。但应严格掌握指征，凡输卵管间质部妊娠、严重腹腔内出血、保守治疗效果不佳或胚胎继续生长者，均应及早手术治疗。

3．期待疗法　少数输卵管妊娠可能发生自然流产，或被吸收而不需要药物和手术治疗。期待疗法适应证：疼痛轻微，出血少；随诊可靠；无输卵管妊娠破裂；无明显内出血；血β-HCG小于1000U/L，且继续下降；输卵管妊娠包块小于3cm。在期待疗法的过程中应严密观察生命体征的变化，并进行B超和β-HCG的监测。

（何荣霞）

【参考文献】

[1] 欧俊，吴效科．异位妊娠的治疗现状．中国实用妇科与产科杂志，2005，21（1）：59-60.

[2] 曹泽毅．中华妇产科学．北京：人民卫生出版社，1999：1314-1327.

[3] 石一复．异位妊娠的诊断和鉴别诊断．实用妇产科杂志，1992，8：61.

[4] 乐杰．妇产科学．第7版．北京：人民卫生出版社，2008：105-112.

[5] 丰有吉．妇产科学．北京：人民卫生出版社，2003：313.

第二章 妇科恶性肿瘤的诊治

第一节 宫颈肿瘤诊治新进展

一、宫颈上皮内瘤变

(一) 概念

宫颈病变是一个尚未限定的比较泛化的概念，系指在宫颈区域发生的各种病变，包括炎症、损伤、肿瘤(以及癌前病变)、畸形和子宫内膜异位症等。此处限定在宫颈上皮内瘤变(cervical intraepithelial neoplasia，CIN)，即包括宫颈非典型增生和宫颈原位癌，是与宫颈浸润癌密切相关的一组癌前病变，反映宫颈癌发生发展中的连续过程，也是宫颈癌防治的重要阶段。有效合理的干预宫颈上皮内瘤变可以有效阻断子宫颈癌的发生和发展。

(二) CIN 病理学诊断与分级

CIN 分 3 级：Ⅰ级：即轻度不典型增生，上皮下 1/3 层细胞核增大，核质比例略增大，核染色稍加深，核分裂象较少，细胞极性保存。Ⅱ级即中度不典型增生，上皮下 1/3～2/3 层细胞核明显增大，核质比例增大，核深染，核分裂象较多，细胞数量明显增多，细胞极性尚存。Ⅲ级即重度不典型增生和原位癌，病变细胞几乎或全部占据上皮全层，细胞核异常增大，核质比例显著增大，核形不规则，染色较深，核分裂象增多，细胞拥挤，排列紊乱，无极性。

(三) 危险因素

CIN 与人乳头瘤病毒(HPV)感染、性活跃、性传播疾病(STD)、吸烟、低社会经济阶层、口服避孕药和免疫抑制相关。

(四) 关于 HPV 感染

接近 90% CIN 患者有 HPV 感染。约 20% 有性生活的妇女感染 HPV，但 HPV 感染多不持久，常可自然消退而无临床症状。HPV 持续性感染是宫颈癌的元凶，目前人类所有癌症中唯一一个病因明确的癌症。HPV 感染是宫颈癌发生的必要因素，没有持续 HPV 感染，妇女发生宫颈癌的可能性几乎为零，宫颈癌可以说是一个非常常见的病毒感染后的一个非常少见的并发症，2% 持续的 HPV 感染才会发生 CIN 或宫颈癌，一般平均 8～24 个月可发生 CIN，再平均 8～12 年可发生宫颈癌。

（五）临床表现

一般无特殊症状；偶有阴道排液增多，伴或不伴臭味；可有接触性出血，发生在性生活或妇科检查后。体征可无明显病灶，宫颈光滑或仅见红斑、白色上皮，或宫颈糜烂表现。

（六）关于诊断

应用三阶梯技术（“three-step” technique）诊治管理子宫颈癌前期病变是国际公认的准则。组织学诊断是宫颈病变诊断的金标准。

Step 1-Cytology：Screening Tool：用专用的细胞刷获得宫颈管、移行带及阴道组织的细胞学评价样本，然后行细胞学制片、巴式染色的技术。

Step 2-Colposcopy Diagnosis Technique：用 3% 或 5% 的醋酸湿敷宫颈、阴道、外阴后，在阴道镜的指引下对下生殖道的所有可疑癌前期病变提供活检标本的检查技术。

Step 3-Pathology Diagnosis Technique：用宫颈多点活检或宫颈锥切标本做出的组织病理学诊断。若想了解宫颈管得病变情况，应刮取宫颈管内组织（endocervical curettage，ECC）作病理学检查。

TBS（the Bethesda System）细胞学分类为意义不明的不典型鳞状细胞者，可进行高危型 HPV-DNA 检测。

（七）关于治疗

根据病人的年龄、婚育状况、病变程度、范围，以及随访依存性等综合考虑，明确治疗原则，使治疗规范化，做到治疗个体化；避免治疗不足、治疗过度。

1. CIN 的治疗原则

（1）CINⅠ反映 HPV 感染，大部分将表现为病变自然消退和逆转，主要以随访监测为主。

（2）CINⅡ和 CINⅢ是真正的癌前病变，应积极干预治疗。①保留生育功能：LEEP 大环锥切、CKC（冷刀锥切）；②不保留生育功能：LEEP 除外宫颈浸润癌；③孕期 CIN：保守观察、延迟治疗。

2. CIN 治疗方法

（1）破坏宫颈表面组织的消融方法，如电灼、激光、冷冻、微波等。适应证：低度鳞状上皮内病变（包括 HPV 感染和 CINⅠ）和范围不大并局限在宫颈表面且年龄较轻的 CINⅡ。

（2）切除宫颈组织的方法，包括了利用不同的手段进行的宫颈锥切术，如冷刀锥切、宫颈电环切除（LEEP）、激光锥切和电针锥切。宫颈锥切中可分为切除性锥切和诊断性锥切。适应证：高度鳞状上皮内病变包括 CINⅡ、Ⅲ，若阴道镜满意，应行切除性治疗。

（3）药物治疗，干扰素、中药等。

（4）即诊即治（see and treat），通常是指肉眼及阴道镜观察后直接行宫颈电环锥切后冷刀锥切治疗，或者是细胞学及阴道镜检查后不经组织活检便行治疗。无疑这将带来治疗过度或治疗不足的可能，操作者应慎而行之。

3. 原位癌的治疗　原位癌妇女的理想锥切范围：应在病灶外缘以外 3～5mm，切除深度应在 15～25mm。

4. CINⅠ～Ⅲ随访　治疗后均需随访，随访内容：宫颈刮片、HPV 检测、阴道镜 + 活检、病理学检查；随访时间：应进行长达 10 年的随访，手术 2 年以内随访时间 3～6 个月不等，2 年后每年随访一次。

二、LEEP的基本概念

高频电波用于妇科宫颈病变，宫颈环状电切刀，即电圈切除，简称 LEEP，20 世纪 90 年代开始广泛应用于临床，旋转式锥切用电极、挖式锥切用电极。

（一）适应证

1. 慢性宫颈炎症。

2. CINⅠ～Ⅱ。

3. CINⅢ尚存争议，多主张用 CKC。

（二）优点

简单、易行、不影响将来妊娠、并发症少、标本可送病理并同时具有诊断及治疗双重作用。

（三）缺点

1. 切除范围不够，切缘阳性率高。

2. 标本组织学和细胞学检查，影响切缘病理评价。不推荐用于早期宫颈癌。

三、宫颈锥形切除术（冷刀锥切，CKC）

（一）适应证

1. 检查为目的　活检为宫颈原位癌或微灶间质浸润癌，不能完全除外浸润癌，需进一步明确诊断；阴道镜无法看到病变的边界，主要的病灶位于子宫颈管内，CINⅡ、CINⅢ超出阴道镜能检查到的范围；临床疑为早期子宫颈腺癌，细胞学（-），阴道镜检查（-）。

2. 治疗为目的　保留生育功能，CINⅢ、宫颈原位鳞癌、Ⅰa 期宫颈癌。

（二）锥切的并发症

发生率 15%～30%。

1. 手术后出血，发生率 5%～10%。

2. 子宫穿孔或子宫颈穿孔，极为少见，必要时需子宫切除。

3. 手术后盆腔感染及宫颈硬化狭窄发生率 3%～31%，需用抗生素治疗。

4. 子宫颈狭窄及组织粘连约有 7%～71% 的发生率，宫颈粘连的患者可采用子宫颈扩张器扩张宫颈。

四、宫 颈 癌

（一）宫颈癌的现状

发病率为女性恶性肿瘤的第二位；发展中国家发病率和死亡率均高于发达国家；我国每年新发病例约 10 万～13 万，占世界新发病例的 1/5～1/3；20 世纪 50 年代末，宫颈癌防治工作的开展大幅度降低了发病率和死亡率，但每年有 2 万～5 万多的妇女死于宫颈癌；中西部地区发病率和死亡率仍高居不下；呈年轻化趋势。

（二）预防措施

普查、发现、处理。关键是筛查：早发现、早治疗，治愈几率达 100%；人群的健康教育：同等重要，性卫生，减少宫颈癌的风险、减少其他 STD。

（三）WHO 全球子宫颈癌防治指南——宫颈癌的筛查

筛查的主要目的是筛查出癌前病变，并对癌前病变予以合理的干预；筛查的对象为患宫颈癌的高危妇女早期宫颈癌常无明显症状和体征；筛查中发现异常，需进行有效合理的干预，把病变阻断在癌前期或癌早期。

五、子宫颈癌保留功能的手术治疗

针对子宫颈癌发病率增加，年轻化的趋势，如何保留早期年轻患者功能，包括生育功能成为子宫颈癌治疗中的一个重要问题。

（一）保留功能的治疗原则

满足宫颈癌的治疗要求，手术彻底不出现复发和转移，做到人性化，达到提高生活质量的目的。

（二）子宫颈癌保留功能的治疗引起关注的几个主要问题

1. 保留子宫　年轻早期宫颈癌患者保留生育功能；

2. 保留卵巢　生育年龄患者保留女性内分泌的正常功能；

3. 保留（延长）阴道长度　行子宫颈癌根治术的同时使阴道有足够的长度，以使患者术后仍可以具有正常的性生活。

（三）子宫颈癌保留生育功能手术

锥切（CIN、CIS、IA1）、宫颈广泛切除术（RT）和盆腔淋巴切除术。

（四）子宫颈癌保留功能手术

卵巢异位术、阴道成形术、腹膜代阴道术。

（李惠新）

【参考文献】

[1] 乐杰. 妇产科学. 第 7 版. 北京：人民卫生出版社.

[2] 沈铿，郎景和. 妇科肿瘤 - 面临的问题和挑战. 北京：人民卫生出版社.

[3] 石敏，沈铿. 子宫颈椎切术的临床应用及发展. 中华妇产科杂志，2001，5：316-317.

[4] 钱德英. 子宫颈上皮内瘤变治疗过度与不足得失分析. 中国实用妇科与产科杂志，2011，7：515-519.

第二节　子宫内膜癌

一、概　念

子宫内膜癌是指子宫内膜发生的癌，又称子宫体癌，绝大多数为腺癌。为女性生殖器三大恶性肿瘤之一，占女性生殖道恶性肿瘤 20%～30%，近年发病率仍持续上升，40 岁以下患者有增多趋势，高发年龄为 60～65 岁。

二、病　因

确切病因仍不清楚，可能与下列因素有关：

1. 长期持续的雌激素刺激　子宫内膜长期受无孕激素拮抗的雌激素刺激可能是主要的发病因素，可引起子宫内膜由增生症到内膜癌的演变。临床上常见于无排卵性功血、多囊卵巢综合征、分泌雌激素的卵巢肿瘤（颗粒细胞瘤、卵泡膜细胞瘤），长期接受外源性雌激素的妇女及长期服用他莫昔芬的乳腺癌患者。

2. 体质因素 内膜癌易发生在肥胖、高血压、糖尿病、不孕或不育及绝经延迟(52岁以后)的妇女。肥胖者体内雌酮增高，长期过多的雌酮刺激子宫内膜导致癌变。不孕或不育及绝经延迟主要与长期无排卵有关，长期无排卵意味着子宫内膜仅受雌激素刺激而无孕激素作用，从而发生癌变。

3. 遗传因素 约20%内膜癌患者有家族史。内膜癌患者近亲有家族肿瘤史比宫颈癌患者高2倍。

目前认为子宫内膜癌的发生机制可分两类：雌激素依赖型和非雌激素依赖型。前者多为子宫内膜样癌，分化好，预后良，多见于年轻妇女；后者与雌激素无关，内膜多萎缩，为内膜自身恶变，多为特殊类型，分化差，恶性程度高，预后差，多与基因突变相关，多见于老年妇女。

三、病 理

1. 巨检 病变多见于宫底部内膜，以子宫两角附近居多。依病变形态和范围分为：

(1) 局限型：肿瘤形成结节、息肉状局限于宫腔某部，多位于子宫底部或宫角部。极早期病灶很小，诊刮可能将其刮净。局限型癌灶易侵犯肌层，有时病变虽小，但却已浸润深肌层。

(2) 弥漫型：肿瘤呈多发性息肉或片状累及大部或全部子宫内膜，并突向宫腔内，充满宫腔甚至脱出于宫口外。癌组织灰白或淡黄色，表面有出血坏死，常伴感染。较少浸润肌层，晚期侵犯肌壁全层并扩展至宫颈管，一旦癌灶阻塞宫颈管将导致宫腔积脓。

2. 镜检

(1) 内膜样腺癌：约占80%。腺体增多，大小不一，排列紊乱，癌细胞异型明显，核大、不规则、深染，核分裂活跃，分化差的腺癌腺体少，腺结构消失，成实性癌灶。国际妇产科联盟(FIGO，1988)提出内膜样癌组织3级分类法：Ⅰ级(高分化腺癌)；Ⅱ级(中分化腺癌)；Ⅲ级(低分化腺癌)。分级愈高，恶性程度愈高。

(2) 腺角化癌：又称腺棘皮癌。腺癌组织中含有良性鳞状上皮成分。

(3) 腺鳞癌：腺癌组织中含有恶性鳞状上皮成分。

(4) 浆液性腺癌：约占10%。恶性程度很高，易广泛累及肌层，脉管及淋巴转移；无明显肌层浸润时，也可能发生腹膜播散。常见于年老的晚期患者。

(5) 透明细胞癌：约占4%。恶性程度较高，易早期转移。

四、转移途径

子宫内膜癌生长缓慢，局限在内膜时间较长，也有极少数发展较快。转移途径主要为直接蔓延，淋巴转移，晚期有血行转移。

1. 直接蔓延 沿子宫内膜蔓延生长，向上经宫角至输卵管，向下可累及子宫颈管及阴道。也可经肌层浸润至子宫浆膜面而延至输卵管、卵巢。并可广泛种植在盆腔腹膜，直肠陷凹及大网膜。

2. 淋巴转移 当癌肿浸润至深肌层，或宫颈管受累，或癌组织分化不良时，易发生淋巴转移。转移途径与癌灶生长部位有关。宫底部癌灶沿阔韧带上部淋巴管网，经骨盆漏斗韧带至卵巢，或再向上至腹主动脉旁淋巴结。宫角部或前壁上部癌灶可沿圆韧带至腹股沟淋巴结。子宫下段及宫颈管癌灶与宫颈癌淋巴转移途径相同。子宫后壁癌灶可沿宫骶韧带扩散到直肠淋巴结。

3. 血行转移　少见。晚期经血行转移至肺、肝、骨等处。

五、临床分期

至今仍用国际妇产科联盟1971年的临床分期（表9-2-1），对手术治疗者采用手术-病理分期（表9-2-2）。

表9-2-1　子宫内膜癌临床分期（FIGO，1971）

分期	肿瘤范围
0期	腺瘤样增生或原位癌（不列入治疗效果统计）
Ⅰ期	癌局限于宫体
Ⅰa期	宫腔长度≤8cm
Ⅰb期	宫腔长度＞8cm 根据组织学分类：Ⅰa及Ⅰb期又分为3个亚期 G_1：高分化腺癌；G_2：中分化腺癌；G_3：低分化腺癌（大部分或全部为未分化癌）
Ⅱ期	癌已侵犯宫颈，但局限于子宫，无子宫外病变
Ⅲ期	癌扩散于子宫外，局限于盆腔内（阴道、宫旁组织可能受累，但未累及膀胱、直肠）
Ⅳ期	癌瘤播散于盆腔内，累及膀胱或直肠（黏膜明显受累），或有盆腔外远处转移。
Ⅳa期	膀胱、直肠受累
Ⅳb期	远处转移

表9-2-2　子宫内膜癌手术-病理分期（FIGO，2000）

分期	肿瘤范围
Ⅰ期	癌局限于宫体
Ⅰa	癌局限在子宫内膜
Ⅰb	侵犯肌层≤1/2
Ⅰc	侵犯肌层＞1/2
Ⅱ期	癌扩散至宫颈，但未超越子宫
Ⅱa	仅累及宫颈管腺体
Ⅱb	浸润宫颈间质
Ⅲ期	癌局部或（和）区域转移
Ⅲa	癌浸润至浆膜和（或）附件，或腹水含癌细胞，或腹腔冲洗液阳性
Ⅲb	癌扩散至阴道
Ⅲc	癌转移至盆腔和（或）腹主动脉旁淋巴结
Ⅳa期	癌浸润膀胱黏膜和（或）直肠黏膜
Ⅳb期	远处转移（不包括阴道、盆腔黏膜，附件以及腹主动脉旁淋巴结转移，但包括腹腔内其他淋巴结转移）

（一）临床表现

1. 症状　极早期无明显症状，一旦出现症状则多表现为：

（1）阴道流血：主要表现绝经后阴道流血，量一般不多，大量出血者少见，或为持续性或为间歇性流血，围绝经期及生育年龄妇女出现月经紊乱或经量增多。

（2）阴道排液：为癌瘤渗出液或感染坏死之表现，多为浆液性或浆血性分泌物，晚期合并感染则呈脓性，伴恶臭。

（3）疼痛：癌瘤扩散到子宫外浸润周围组织或压迫神经引起下腹及腰骶部疼痛，并向下肢及足部放射。癌灶侵犯宫颈，堵塞宫颈管导致宫腔积脓时，出现下腹胀痛及痉挛样疼痛。

（4）全身症状：晚期患者常伴有贫血、消瘦、恶病质，发热及全身衰竭等。

2. 体征　早期时妇科检查无明显异常，子宫正常大。随病情发展，子宫增大（或未萎缩），稍软。于晚期可在附件或盆腔扪及不规则结节状块物。偶见癌组织自宫口脱出。

（二）诊断

主要根据病史、症状和体征，最后确诊需根据分段诊刮病理检查结果。

1. 病史　注意本病的高危因素如老年、肥胖、高血压、糖尿病、绝经延迟、不孕或不育发病史，并需询问家族肿瘤史。

2. 临床表现　根据上述症状、体征，即可疑为子宫内膜癌。围绝经期妇女月经紊乱或绝经后再现不规则阴道流血，均应检查排除内膜癌后，再按良性疾病处理。

3. B型超声诊断，首选辅助检查方法。可指导选用采集标本方法及对病变程度的估计。可了解子宫大小、内膜厚度、宫腔内有无赘生物、肌层有无浸润，附件肿物大小及性质等。

4. 分段刮宫　是确诊内膜癌最常用最可靠的方法。并可作为子宫内膜癌临床分期的依据。先用小刮匙刮宫颈管，再探宫腔深度，然后进宫腔搔刮内膜，要特别注意宫底部及两侧宫角部。应将宫颈管刮出物及宫腔刮出物分别送病理检查。操作要小心，以免穿孔，尤其当刮出多量糟脆组织疑为内膜癌时，即应停止操作。

5. 其他辅助诊断方法

（1）细胞学检查：阴道脱落细胞学涂片，阳性率不高。用特制的宫腔吸管或宫腔刷进入宫腔获得标本找癌细胞，阳性率达90%。此法只作为筛查。

（2）宫腔镜检查：可直视宫腔，若有癌灶生长，能直接观察病灶大小，生长部位、形态，并可取活组织送病理检查。可提高活检确诊率，避免常规诊刮漏诊。但在行宫腔镜检查时多要注入膨宫液，有可能导致癌细胞扩散，影响预后，此点应引起注意。

（3）CA125、CT、MRI等检查：有条件可选用MRI、CT及血清CA125检测。CT及MRI对淋巴结转移诊断价值相同，MRI对宫颈受累及肌层浸润深度的预测准确度优于CT。

（三）鉴别诊断

1. 绝经过渡期功能失调性子宫出血　可有阴道不规则出血；妇科检查无异常发现，易与内膜癌相混淆，分段刮宫有助于鉴别。

2. 子宫黏膜下肌瘤或内膜息肉　表现为阴道不规则出血，经量过多及经期延长。分段诊刮，宫腔镜检查及B型超声检查等有助鉴别。

3. 老年性阴道炎　主要表现为血性白带，阴道壁充血或黏膜下散在出血点，经消炎治疗即愈。老年妇女还须注意两种情况并存的可能，必要时作诊刮进行鉴别。

4. 宫颈管癌、子宫肉瘤　均表现为不规则阴道流血及排液增多。宫颈管癌病灶位于宫颈管内，宫颈段膨大如桶状。子宫肉瘤一般多在宫腔内导致子宫增大。分段刮宫及宫颈活检即能鉴别。

5. 老年性子宫内膜炎合并宫腔积脓　常表现为阴道排液增多，浆液性，脓性或脓血性。子宫正常大或增大变软，扩张宫颈管及诊刮即可明确诊断。要注意两者并存的可能。

6. 原发性输卵管癌　主要表现为间歇性阴道排液，下腹疼痛和盆腔包块。B型超声检查及分段刮宫有助于鉴别。

（四）治疗

对内膜癌患者进行个体化的治疗已成为当前总趋势。应根据子宫大小、肌层浸润程度，宫颈管是否累及、细胞分级、年龄及患者全身情况而定。主要治疗以手术为主，辅以放疗、化疗和激素等，可单用或综合应用。

1. 手术治疗　手术目的一是进行手术 - 病理分期，确定病变范围及与预后相关因素，二是切除癌变的子宫及其他可能存在的转移病灶，是内膜癌的主要治疗方法。Ⅰ期患者应行全子宫切除及双侧附件切除术。

具有以下情况之一者，应行盆腔及腹主动脉旁淋巴结取样和（或）清扫术

（1）病理类型为透明细胞癌、浆液性癌、鳞形细胞癌或 G_3 的内膜样癌。

（2）侵犯肌层深度 > 1/2。

（3）肿瘤 > 2cm 和（或）癌灶累及宫腔面积超过 50%。

（4）任何影像学检查可疑转移淋巴结。Ⅱ期手术同子宫颈癌术式。Ⅲ期Ⅳ期的手术范围与卵巢癌相同，进行肿瘤细胞减灭手术。

2. 手术加放射治疗　术前放疗主要为控制缩小瘤灶。创造手术机会或缩小手术范围。术后放疗主要是对具有高危因素患者重要的辅助治疗或作为手术范围不足的补充。

（1）术后放疗：Ⅰ期患者腹水中找到癌细胞或深肌层受侵，淋巴结可疑或已有转移，细胞分化 G_3，术后均需辅助放疗。

（2）术前放疗：Ⅱ、Ⅲ期患者根据病灶大小，可在术前加用腔内照射或外照射。放疗结束后 1～2 周内进行手术。体外照射结束 4 周后进行手术。

（3）放射治疗：单纯放疗主要用于高龄、有严重内科疾病无法手术或Ⅲ、Ⅳ期患者，仍有一定效果。

（4）孕激素治疗：对晚期或复发癌患者，不能手术切除或年轻、早期、要求保留生育功能者，均可考虑孕激素治疗。其作用机制是使内膜转化为分泌期并使之衰竭，最后促使癌肿萎缩。对分化好、生长缓慢、雌孕激素受体含量高的内膜癌，孕激素治疗效果较好。常用药物如甲羟孕酮 200～400mg/d；己酸孕酮 500mg，每周 2 次，至少用 10～12 周才能评价有无效果。副反应较轻，但可引起水钠潴留，水肿、药物性肝炎等，停药后逐渐好转。

（5）抗雌激素制剂治疗：三苯氧胺为一种非甾体类抗雌激素药物，并有微弱雌激素作用。有促使孕激素受体水平升高的作用，受体水平低的患者可先服三苯氧胺使孕激素受体含量上升后，再用孕激素治疗或两者同时应用以提高疗效。一般剂量 10～20mg，每日口服 2 次，长期或分疗程应用。

（6）化疗：晚期不能手术或治疗后复发者可考虑使用化疗；对于特殊病理类型，癌分化差，雌孕激素受体阴性者可作为辅助治疗。常用药物有顺铂、紫杉醇、阿霉素、氟尿嘧啶、环磷酰胺、丝裂霉素等。可以单独应用，也可几种药物联合应用，也可与孕激素合并应用。子宫乳头状浆液性腺癌术后应给予化疗，方案同卵巢上皮性癌。

（五）随访

完成治疗后应定期随访，随访时间：术后 2 年内每 3 个月 1 次；术后 3～5 年，每 6 个月 1 次，五年后每年一次。随访内容包括：①盆腔检查（三合诊）；②阴道细胞学涂片检查；③胸片（6 个月至 1 年）；④期别晚者，可进行血清 CA125 检查，根据不同情况，可选用 CT、MRI 等。

（六）预防

1. 普及防癌知识，定期行防癌检查。
2. 正确掌握使用雌激素的指征。
3. 绝经过渡期妇女月经紊乱或不规则阴道流血者应先除外内膜癌。
4. 绝经后妇女出现阴道流血警惕内膜癌可能。
5. 注意高危因素，重视高危患者。

（高云荷）

【参考文献】

[1] 乐杰. 妇产科学. 第7版. 北京：人民卫生出版社，2008：272-275.

[2] 曹泽毅. 中华妇产科学. 第2版. 北京：人民卫生出版社，2004：2120.

[3] 沈铿，郎景和. 妇科肿瘤面临的问题和挑战. 北京：人民卫生出版社，2002：56-76.

[4] 曹泽毅. 妇科常见肿瘤诊治指南. 第2版. 北京：人民卫生出版社，2007.

[5] 郄明蓉，侯敏敏，曹泽毅，等. 卵巢恶性肿瘤年轻患者保留生育功能手术的效果评价. 中华妇产科杂志，2006，41(4)：233-236.

[6] 赵敬，薛凤霞. 子宫内膜癌患者保留生理功能的治疗. 中国实用妇科与产科杂志，2006，22(4)：245-247.

第三节 输卵管肿瘤

输卵管肿瘤临床少见，良性肿瘤更属罕见。凡是子宫或宫颈发生的肿瘤，在输卵管也可发生，故种类繁多。其中腺瘤样瘤相对多见，其他如乳头状瘤、血管瘤、平滑肌瘤、脂肪瘤、畸胎瘤等均极罕见。由于肿瘤体积小，无症状，术前难以诊断，预后良好。

输卵管恶性肿瘤有原发和继发两种。绝大多数为继发性癌，占输卵管恶性肿瘤80%～90%，原发灶多位于宫体和卵巢。少数由宫颈癌、直肠癌或乳癌转移而来。转移途经主要有直接蔓延及淋巴转移，预后不良。

原发性输卵管癌是女性生殖道少见的恶性肿瘤，其发病率约占妇科恶性肿瘤的0.5%，发病年龄平均为52岁，2/3为绝经后发病。

一、病　　因

病因不明。70%患者有慢性输卵管炎，50%有不孕史，推断慢性炎症刺激可能是发病诱因。慢性输卵管炎虽多见，但输卵管癌患者却罕见，炎症即使与发病有关，并非是唯一诱因。

二、病　　理

原发性输卵管癌绝大多数是乳头状腺癌，占90%。单侧居多，好发于输卵管壶腹部。病灶起自黏膜层。早期呈结节状增大，病程逐渐进展，输卵管增粗形如腊肠。伞端常与周围粘连封闭引起管腔积液，积血，外观类似输卵管积水。切面见输卵管腔扩大，壁薄，呈乳头状或菜花状赘生物。镜下为腺癌，根据癌细胞分化程度及组织结构分三级：Ⅰ级为乳头型，恶性程度低；Ⅱ级为乳头腺泡型，恶性程度高；Ⅲ级为腺泡髓样型，恶性程度最高。

三、转 移 途 径

转移途径类似于卵巢癌，通常有三条转移途径。主要是直接种植和蔓延，其次是淋巴及血循环转移。

四、临 床 分 期

采用 FIGO（2000 年）制定的标准，输卵管癌分期是根据肿瘤细胞减灭术前与病理所见（表 9-2-3）。

表 9-2-3　输卵管癌手术 - 病理分期

期别	肿瘤范围
0 期	原位癌（浸润前期）
Ⅰ期	癌局限于输卵管
Ⅰa	癌局限于一侧输卵管，未穿破浆膜；无腹水
Ⅰb	癌局限于双侧输卵管，未穿破浆膜，无腹水
Ⅰc	Ⅰa 或Ⅰb 伴癌达到或穿破浆膜面；或腹水或腹腔冲洗液含癌细胞
Ⅱ期	一侧或双侧输卵管癌伴盆腔内扩散
Ⅱa	癌扩散和（或）转移至子宫和（或）卵巢
Ⅱb	癌扩散至盆腔其他组织
Ⅱc	盆腔内扩散（ⅡA 或ⅡB）伴腹水或腹腔冲洗液含癌细胞
Ⅲ期	一侧或双侧输卵管癌伴盆腔外转移和（或）区域转移。或癌局限于盆腔但镜下见小肠或大网膜转移
Ⅲa	显微镜下见腹腔转移
Ⅲb	肉眼可见腹腔转移病灶最大直径≤2cm
Ⅲc	腹腔癌灶直径＞2cm 和（或）区域淋巴结转移
Ⅳ期	远处转移，不包括腹腔转移

注：肝表面转移与腹股沟淋巴结转移均为Ⅲ期

五、临 床 表 现

早期无症状，体征常不典型，易被忽视或延误诊断。临床上常表现为阴道排液、腹痛、盆腔肿块，称输卵管癌“三联症”。

1. 阴道排液　约有 50% 以上的患者有阴道排液，是输卵管癌的重要临床症状。多为浆液性或浆血性。量或多或少，呈间歇性，一般无臭味。当癌灶坏死或浸润血管时，可出现阴道流血。

2. 腹痛　多发生于患侧，为不适或隐痛。若输卵管扭转或外溢性输卵管积水，则发生剧痛或绞痛，当阴道排出水样或血样液体后，疼痛可随之暂时缓解。

3. 盆腔包块　附件块物是输卵管癌的重要体征。较大的肿块患者自己也可触及，大小不一，表面光滑。妇科检查可扪及子宫一侧或后方有肿块，活动受限或固定不动。

4. 腹水　较少见，呈淡黄色，有时呈血性。

六、诊　断

术前诊断率极低，因少见易被忽视或误诊为卵巢肿瘤或其他疾病。若有阴道大量排液和盆腔包块两者同时存在时应认真排除输卵管癌。常用的辅助检查方法有：

1. B 型超声检查　可确定肿块部位，大小、性状及有无腹水等。阴道彩超可明显提高术前诊断率。

2. 阴道细胞学检查　涂片中见不典型腺上皮纤毛细胞，提示有输卵管癌可能。

3. 分段诊刮　排除宫颈癌和子宫内膜癌后，应高度怀疑为输卵管癌。

4. 内镜检查　宫腔镜及腹腔镜检查可以作为对可疑输卵管癌患者的术前检查。

5. 血清 CA125 测定　输卵管癌时 CA125 值升高，因此 CA125 的测定有利于早期诊断，并可作为观察疗效及预后的重要参考指标。

6. CT、MRI 检查　CT 和 MRI 检查比超声检查更清晰，对分期、腹膜后淋巴结是否增大以及治疗的判断更有价值。

七、鉴别诊断

输卵管癌与卵巢肿瘤、输卵管卵巢囊肿不易鉴别。若不能排除输卵管癌，宜及早剖腹探查确诊。

八、治　疗

治疗原则以手术为主，辅以化疗、放疗的综合治疗，应强调首次治疗的彻底性和计划性。手术范围应包括全子宫，双附件及大网膜切除术。若癌肿已扩散至盆腔或腹腔，则应按卵巢上皮性癌的处理原则，应争取大块切除肿瘤，行肿瘤减灭术及盆腔淋巴结清扫术。术后辅以化疗和放疗。化学治疗与卵巢癌相似。

九、预　后

随着诊断水平的逐步提高及治疗措施的进一步完善，其疗效不断提高，5 年存活率由不足 2% 提高到约 40%。预后与临床期别，初次手术后残余病灶大小及输卵管浸润深度密切相关。

（高云荷）

【参考文献】

[1] 乐杰. 妇产科学. 第 7 版. 北京：人民卫生出版社，2008：288-290.

[2] 曹泽毅. 中华妇产科学. 第 2 版. 北京：人民卫生出版社，2004：2147.

[3] 沈铿，郎景和. 妇科肿瘤面临的问题和挑战. 北京：人民卫生出版社，2002.

[4] 曹泽毅. 妇科常见肿瘤诊治指南. 第 2 版. 北京：人民卫生出版社，2007.

第四节　卵巢恶性生殖细胞肿瘤的治疗进展

一、概　况

卵巢恶性生殖细胞肿瘤（OGCT）是指来源于胚胎性腺的原始生殖细胞而具有不同组织

学特征的一组肿瘤，占所有卵巢恶性肿瘤的5%。

二、临床特点

1. 多发生于年轻的妇女及幼女。
2. 多数生殖细胞肿瘤是单侧的。
3. 即使复发也很少累及对侧卵巢和子宫。
4. 有很好的肿瘤标记物（甲胎蛋白AFP、人绒毛促性腺激素HCG）。
5. 对化疗十分敏感。
6. 未成熟畸胎瘤可向良性逆转。

近年来，由于找到了有效的化疗方案，使其预后大为改观。卵巢恶性生殖细胞肿瘤的5年存活率分别由过去的10%提高到目前的90%。化疗为卵巢恶性生殖细胞肿瘤患者保留生育功能提供了有效保证，大部分患者可行保留生育功能的治疗。

三、病理分类

基于对卵巢肿瘤的进一步认识，1994年世界卫生组织制定的卵巢组织学分类对组织学类型的命名有所变更，并增加了一些新的亚型。

主要的组织病理分类如下：

1. 未成熟畸胎瘤。
2. 无性细胞瘤。
3. 卵黄囊瘤。
4. 胚胎癌。
5. 原发性绒癌。
6. 混合性恶性生殖细胞肿瘤。

四、诊　断

根据临床特点、特异的肿瘤标记物及影像学检查即可作出诊断，但最后确诊还是依靠组织病理学的诊断。

五、治　疗

（一）治疗的目标：治愈

（二）疗的原则：保留生育功能

（三）主要的治疗方式：手术（剖腹探查进行手术分期、保守性单侧卵巢切除、切除容易切除的转移灶）和化疗（I_A期的无性细胞瘤和I_A期Ⅰ级的未成熟畸胎瘤除外）。

1. 手术治疗　首选手术治疗。由于绝大部分恶性生殖细胞肿瘤患者是希望生育的年轻妇女，常为单侧卵巢发病，即使复发也很少累及对侧卵巢和子宫，更为重要的是该肿瘤对化疗十分敏感。因此，手术的基本原则是无论期别早晚，只要对侧卵巢和子宫未受肿瘤累及，均应行保留生育功能的手术，既切除患侧附件，又同时行全面分期探查术。

（1）保留生育功能手术的可行性：绝大多数仅侵犯一侧卵巢；肿瘤的转移及复发不易累及对侧卵巢和子宫；对化疗十分敏感；联合化疗对卵巢恶性生殖细胞肿瘤患者的月经和生殖功能无明显的不良影响。

（2）保留生育功能的术式：Ⅰ期：只切除患侧附件，大网膜切除。淋巴是否清扫，尚有争议。Ⅱ、Ⅲ、Ⅳ期：如子宫和对侧附件正常，可行患侧附件切除，转移灶切除，大网膜及腹膜后淋巴结切除，保留子宫及对侧卵巢。对于复发的卵巢生殖细胞肿瘤仍然主张积极手术。对于是否需要作二次探查术尚存争议，一般认为价值不大，肿瘤标记物AFP、HCG等监测。

2. 化学治疗　为卵巢恶性生殖细胞肿瘤重要的辅助治疗手段。

恶性生殖细胞肿瘤对化疗十分敏感，根据肿瘤分期，类型和肿瘤标记物的水平，术后可采用4～6疗程的联合化疗。

（1）化疗方案：常用化疗方案见表9-2-4。

表9-2-4　卵巢恶性生殖细胞肿瘤的常用化疗方案

方案	药物	剂量及方法	疗程间隔
BEP	博莱霉素（B）	$15mg/m^2$，第2日，每周一次，静滴或肌注	3周
	依托泊苷（E）	$100mg/(m^2·d)×3d$，静滴	
	顺铂（P）	$30～35mg/(m^2·d)×3d$，静滴	
BVP	博来霉素（B）	$15mg/m^2$，第2日，每周一次，深部肌注	3周
	长春新碱（V）	$1～1.5mg/m^2×2d$，静注	
	顺铂（P）	$20mg/(m^2·d)×5d$，静滴	
VAC	长春新碱（V）	$1.5mg/m^2$，第1天，静注	4周
	放线菌素D（A）	$200μg/(m^2·d)×5d$，静滴	
	环磷酰胺（C）	$200mg/(m^2·d)×5d$，静注	

注：博莱霉素终生剂量为300mg（协和医院$250mg/m^2$）单次剂量不可超过30mg，目前国内外一致认为生殖细胞肿瘤最有效的化疗方案是BEP和BVP，尤其是BEP方案，此两方案应作为卵巢恶性生殖细胞肿瘤一线化疗方案首选，又称为金标准方案。BEP和BVP方案疗效无显著差异，但BEP方案毒副作用明显减少

（2）规范化疗：强调正规、足量、及时是化疗最基本的原则。“及时”是要求术后尽早化疗。多在术后7天内（3～5天）；“足量”是抗癌效果与药物浓度成正比，应按患者体表面积用量，不能轻易减量；“正规”是每21天一周期，不能随便拖延。

（3）疗程：取决于以下几个因素：分期，组织学分类，分化程度、残余瘤大小、肿瘤标记物的水平等。

$Ⅰ_A$期Ⅰ级未成熟畸胎瘤术后不需要进一步化疗；Ⅰ期的未成熟畸胎瘤、无性细胞瘤BEP和BVP方案，4疗程，晚期病例则需要6疗程；内胚窦瘤、混合型生殖细胞肿瘤、胚胎癌、原发性绒癌、Ⅲ～Ⅳ期、分化差的未成熟畸胎瘤等均应选择BEP和BVP等方案6疗程。治疗后又复发的病人，术后再次化疗疗程数应增至8个疗程。有肿瘤标记物升高的患者，化疗应持续至肿瘤标记物降至正常后2个疗程。

（4）化疗毒性反应防治：化疗时，不但要观察疗效，而且还要注意化疗的毒性反应，只有高效低毒的化疗才是理想的化疗方案。胃肠道反应和骨髓抑制是化疗药物最常见的毒性反应，应重视，及时给予对症处理。

重视一些化疗药物特有的毒性作用，如：顺铂：肾、耳及神经毒性；博莱霉素或平阳霉素：肺纤维化；阿霉素和表阿霉素：心脏毒性。

对于有终生剂量的化疗药物如博莱霉素、阿霉素、表阿霉素、长春新碱等，每次化疗时都应精确计算药物的累计剂量，避免超过剂量。

3. 放疗治疗　为手术和化疗的辅助治疗。

无性细胞瘤对放疗最敏感，且放疗可治愈的肿瘤。由于放疗可能影响儿童的骨骼发育，可能造成卵巢早衰，且无性细胞瘤的患者多年轻，要求保留生育功能，故其在治疗上受到一定的局限，目前认为化疗与放疗对无性细胞瘤同样有效，放疗已较少应用，已被联合化疗所取代。对复发的无性细胞瘤，放疗仍能取得较好疗效。

4．随访和监测　与卵巢上皮性肿瘤类似，内容包括盆腔检查，肿瘤标记物检查和影像学检查（CT、MRI、PET）。术后1年，每个月1次；术后2年，每3个月1次；术后3年，每6个月1次；3年以上者，每年1次。

5．预后情况　5年存活率：Ⅰ期95%，Ⅱ期70%，Ⅲ期60%，Ⅳ期30%。

六、总　结

以手术为主，辅以化疗、放疗相结合的综合治疗使OGCT成为目前疗效最佳的卵巢恶性肿瘤；切除单侧附件保留生育功能几乎成为幼年、青年及有生育愿望患者的常规术式，不受期别限制；化疗在此类肿瘤的治疗中起着举足轻重的作用，常用化疗方案有BEP、BVP及VAC方案。BEP及BVP方案应作为一线化疗方案首选；无性细胞瘤对放疗高度敏感，其他对放疗均不敏感，目前放疗已较少应用于无性细胞瘤，而被联合化疗所取代；强调正规、足量、及时的化疗。

（高云荷）

【参考文献】

[1] 乐杰．妇产科学．第7版．北京：人民卫生出版社，2008：284-285.

[2] 曹泽毅．中华妇产科学．第2版．北京：人民卫生出版社，2004：2199.

[3] 沈铿，郎景和．妇科肿瘤面临的问题和挑战．北京：人民卫生出版社，2002：124-133.

[4] 曹泽毅．妇科常见肿瘤诊治指南．第2版．北京：人民卫生出版社，2007.

[5] 郄明蓉，侯敏敏，曹泽毅，等．卵巢恶性肿瘤年轻患者保留生育功能手术的效果评价．中华妇产科杂志，2006，41（4）：233-236.

[6] 马晓欣，张忠福．卵巢恶性生殖细胞肿瘤患者保留生理功能的治疗．中国实用妇科与产科杂志，2006，22（4）：248-251.

第三章
月经失调的诊断与治疗

第一节 闭 经

一、概 念

闭经是妇科常见的症状，表现为无月经或月经停止。根据既往有无月经来潮将闭经分为原发性和继发性两类。原发性闭经指年龄超过16岁、女性第二性征已发育、月经还未来潮，或年龄超过14岁尚无女性第二性征发育者，约占闭经总数的5%。继发性闭经指正常月经建立后月经停止6个月，或按自身原来月经周期计算停经3个周期以上者，约占95%。闭经又分为生理性和病理性。青春期前、妊娠期、哺乳期及绝经后月经不来潮属生理现象，不属本节讨论范畴。

二、病因和发病机制

正常月经的建立和维持，有赖于下丘脑-垂体-卵巢轴的神经内分泌调节，以及靶器官子宫内膜对性激素的周期性反应和下生殖道通畅性，其中任何一个环节发生障碍均可导致闭经。

1. 下生殖道性闭经　因下生殖道先天发育异常造成经血排出受阻，使经血潴留在阴道内或宫腔内，不见经血外流，又称隐经。常见原因有无孔处女膜，阴道闭锁或横膈，宫颈管闭锁等。

2. 子宫性闭经　指无子宫或子宫内膜受破坏或对卵巢激素不能产生正常的反应出现闭经。一般月经调节功能以及第二性征正常。

（1）米勒管发育不全综合征：由米勒管发育障碍引起的先天性畸形，约占原发性闭经20%。主要异常表现为始基子宫或无子宫、无阴道，约30%伴肾畸形，约12%伴骨骼畸形。染色体核型正常，为46，XX，外生殖器、输卵管、卵巢及女性第二性征正常，促性腺激素正常。

（2）Asherman综合征：为子宫性闭经中最常见原因。因人工流产刮宫过度或产后、流产后出血刮宫损伤，导致宫腔粘连而闭经。仅颈管粘连者可有月经产生，但不能流出，宫腔完全粘连者无月经。

（3）子宫内膜炎：子宫内膜结核使内膜遭受破坏而导致闭经。流产或产褥感染所致的子宫内膜炎，严重时也可造成闭经。

（4）子宫切除后或宫腔放射治疗后：手术切除子宫或放疗破坏子宫内膜而闭经。

3. 卵巢性闭经　卵巢分泌的性激素水平低下，子宫内膜不发生周期性变化而导致闭经。

（1）性腺发育不全

1）特纳综合征：属于性腺先天性发育不全。性染色体异常，核型为 X 染色体单体（45，XO）或嵌合体（45，XO/46，XX 或 45，XO/47，XXX）。表现为原发性闭经，卵巢不发育，患者身材矮小，女性第二性征发育不良，常有蹼颈、盾胸、后发际低、肘外翻、腭高耳低、鱼样嘴等临床特征，可伴主动脉缩窄及肾、骨骼畸形。

2）46，XX 单纯性腺发育不全：体格发育无异常，卵巢呈条索状无功能实体，子宫发育不良，女性第二性征发育差，但外生殖器为女型。

3）46，XY 单纯性腺发育不全：又称 Swyer 综合征。主要表现为条索状性腺及原发性闭经。具有女性生殖系统，但无青春期性发育，女性第二性征发育不良。由于存在 Y 染色体，患者在 10～20 岁时易发生性腺母细胞瘤或无性细胞瘤，故诊断确定后应切除条索状性腺。

（2）卵巢早衰：女性 40 岁前出现绝经称卵巢早衰。病因尚不清楚。可能与遗传因素、自身免疫性疾病、医源性损伤如放疗、化疗或手术所致的卵巢组织破坏或血供受影响，或与某些特发性因素有关。以低雌激素及高促性腺激素为特征，表现为继发性闭经，常伴有围绝经期症状。

（3）卵巢肿瘤：卵巢组织被肿瘤所破坏，扰乱卵巢功能。功能性肿瘤如睾丸母细胞瘤分泌过量的雄激素抑制下丘脑 - 垂体 - 卵巢轴功能而闭经。分泌雌激素的颗粒细胞瘤，卵泡膜细胞瘤，持续分泌雌激素抑制了排卵，子宫内膜持续增生过长而闭经。

（4）多囊卵巢综合征：以 LH/FSH 比值高于正常，持续无排卵及高雄激素为特征。临床表现为闭经、不孕、多毛和肥胖，且双侧卵巢增大。

4. 垂体性闭经　主要病变在垂体。腺垂体器质性病变或功能失调可影响促性腺激素的分泌，继而影响卵巢功能而引起闭经。

（1）垂体梗死：由于产后大出血休克，导致垂体前叶缺血坏死，引起腺垂体多种激素尤其是腺垂体促性腺激素分泌减少或缺乏而出现一系列症状，称为希恩综合征。最先出现闭经、产后无乳、性欲减退、毛发脱落等，女性第二性征衰退，生殖器官萎缩，出现如畏寒、嗜睡、低血压以及肾上腺皮质、甲状腺功能减退等症状及基础代谢率降低。

（2）垂体肿瘤：当位于蝶鞍内的腺垂体各种肿瘤压迫分泌细胞，使促性腺激素分泌减少可出现闭经及相应症状。如常见的催乳激素细胞肿瘤引起闭经溢乳综合征，表现为闭经、泌乳、不育等。

（3）空蝶鞍综合征：蝶鞍隔因先天性发育不全、肿瘤或手术破坏，使脑脊液流入蝶鞍的垂体窝，使蝶鞍扩大，垂体受压缩小，称空蝶鞍。当垂体柄因受脑脊液压迫而使下丘脑与垂体间的门脉循环受阻时，出现闭经和高催乳激素血症。X 线检查仅见蝶鞍稍增大，CT 或 MRI 检查可精确显示在扩大的垂体窝中可见萎缩的垂体和低密度的脑脊液。

5. 下丘脑性闭经　最常见的一类闭经，以功能性原因为主。由于下丘脑功能失调影响卵巢功能，进而抑制卵巢内分泌功能导致闭经，原因很复杂。

（1）精神、神经因素：突然或长期的精神创伤、过度紧张、忧虑、劳累以及环境改变，下丘脑 - 垂体 - 卵巢轴障碍而导致闭经，多见于年轻未婚妇女。

（2）体脂下降和运动性闭经：初潮发生和月经的维持有赖于一定比例（17%～20%）的

机体脂肪，若肌肉 / 脂肪比率增加或总体脂肪减少可使月经异常。中枢神经对体重急剧下降极为敏感。当体重下降到正常体重的 85% 以下时，即可出现闭经。严重的神经性厌食，长期剧烈运动或芭蕾舞、现代舞等训练易致闭经。运动剧增后 GnRH 的释放受抑制也可引起闭经。目前认为，体脂下降和营养不良引起瘦素（leptin）下降是生殖轴功能受抑制的机制之一。

（3）药物性闭经：长期应用甾体类避孕药、抗高血压及抗精神失常药物如奋乃静、氯丙嗪、利血平等，可引起继发性闭经，其机制是由于药物抑制下丘脑分泌 GnRH 或通过抑制下丘脑多巴胺使垂体分泌催乳激素增加。药物性闭经通常是可逆的，一般在停药后 3～6 个月月经可自然恢复。

（4）颅咽管瘤：较为罕见。发生于蝶鞍上的垂体柄漏斗部前方的颅咽管瘤，因瘤体增大可压迫下丘脑和垂体柄引起闭经、生殖器萎缩、肥胖、颅内压增高、视力障碍等症状，也称肥胖生殖无能营养不良症。

（5）其他内分泌功能异常：甲状腺、肾上腺、胰腺等功能紊乱也可引起闭经。常见的疾病为甲状腺功能减退或亢进、肾上腺皮质功能亢进、肾上腺皮质肿瘤等。

三、诊　　断

闭经的病因复杂，寻找闭经原因是明确诊断和治疗的关键。

1. 病史　详细询问月经史，包括初潮年龄、月经周期、经期、经量和闭经期限及伴随症状等。已婚妇女需询问其生育史及产后并发症史。发病前有无任何导致闭经的诱因如精神因素、环境改变、体重增减、剧烈运动、各种疾病及用药情况等。原发性闭经应询问第二性征发育情况，了解生长发育史，有无先天性缺陷或其他疾病及家族遗传病史。

2. 体格检查　全身检查：智力发育、营养状况，有无畸形。测量体重、身高，五官生长特征。女性第二性征如毛发分布、乳房发育是否正常，乳房有无乳汁分泌。妇科检查应注意内、外生殖器的发育，有无阴蒂肥大、先天性缺陷、畸形、肿瘤等，注意排外下生殖道性闭经等器质性病变。

3. 辅助检查　已婚妇女闭经须首先排除妊娠，通过病史及体格检查对闭经的病因及病变部位有初步了解，在此基础上再通过有选择的辅助检查以明确诊断。

（1）药物撤退试验：用于评估体内雌激素水平以及子宫内膜对性激素的反应性。

1）孕激素试验：黄体酮每日肌注 20mg，连续 5 日；或口服甲羟孕酮，每日 10mg，连用 5 日。停药后 3～7 日出现撤药性出血（阳性），提示子宫内膜已受一定水平的雌激素影响，对孕激素反应正常。若停药后无撤药性出血（阴性），应进一步行雌、孕激素序贯试验。

2）雌、孕激素序贯试验：适用于孕激素试验阴性的闭经患者。每晚睡前服己烯雌酚 1mg 或结合雌激素 0.625mg，连续 20 日，最后 10 日加用甲羟孕酮，每日口服 10mg，停药后 3～7 日发生撤药性出血者为阳性，提示子宫内膜功能正常，可排除子宫性闭经，引起闭经的原因是患者体内雌激素水平低落，应进一步寻找原因。无撤药性出血者为阴性，提示子宫内膜有缺陷或被破坏，可诊断为子宫性闭经。

（2）子宫功能的检查

1）诊断性刮宫：适用于已婚妇女，用于了解颈管和宫腔有无粘连，宫腔的形态，并刮取子宫内膜活检，了解内膜对卵巢激素的反应，排除子宫内膜结核等。

2）宫腔镜检查：能直视下观察宫腔，内膜有无异常以及是否存在粘连。

3）子宫碘油造影：了解宫腔的大小，形态，输卵管形态及通畅情况。有助于诊断子宫输卵管畸形，生殖器结核等病变。

（3）卵巢功能的检查

1）基础体温测定：双相型基础体温，提示卵巢有排卵和黄体形成。

2）阴道B超检查：从周期第10天开始观察子宫内膜情况，卵巢大小、形态、卵泡数目、发育及排卵情况等。

3）甾体激素测定：包括雌二醇、孕酮及睾酮测定。血孕酮≥15.9nmol/L或尿孕二醇≥6.24μmol/24h提示排卵。若雌激素浓度低，提示卵巢功能不正常或衰竭；若睾酮值高，提示有多囊卵巢综合征或睾丸母细胞瘤等疾病可能。

4）宫颈黏液结晶检查：若在镜下见到羊齿状结晶，表示体内存在较高的雌激素水平。若涂片见到成排的椭圆体，提示在雌激素作用的基础上已受孕激素影响。

5）阴道脱落细胞检查：观察阴道表中底层细胞的百分比，表层细胞越多表明雌激素水平越高。

（4）垂体功能检查

1）催乳激素及垂体促性腺激素测定：PRL升高时称高催乳激素血症。应进一步行头颅MRI或CT检查，以排除垂体肿瘤。月经周期中FSH正常值为5～20U/L，LH为5～25U/L。若FSH＞40U/L提示卵巢功能衰竭；若LH＞25U/L或LH/FSH比例≥2～3时，应高度怀疑为多囊卵巢；若FSH、LH均＜5U/L，提示垂体功能减退，病变可能在垂体或下丘脑。

2）垂体兴奋试验：又称GnRH刺激试验，了解垂体对GnRH的反应性，鉴别病变在垂体还是下丘脑。典型方法：将LHRH 100μg溶于生理盐水5ml中，30秒内静脉注射完毕。于注射前及注射后15、30、60、120分钟分别采血测定LH含量。若注射后15～60分钟LH高峰值较注射前升高2～4倍，说明垂体功能正常，病变在下丘脑；若经多次重复试验，LH值无升高或升高不显著，说明垂体功能减退，如希恩综合征。

3）影像学检查：怀疑有垂体瘤、空蝶鞍行头部蝶鞍区CT或磁共振显像（MRI），有助于诊断。

（5）腹腔镜检查：能直视下观察卵巢、子宫大小、形态，对诊断子宫卵巢发育异常，多囊卵巢综合征等有价值。

（6）染色体检查：可确定性腺发育不全及两性畸形等病因。

（7）其他检查：主要甲状腺，肾上腺功能检查。对存在肥胖、多毛、痤疮体征的患者尚须测定胰岛素、雄激素（血睾酮、硫酸脱氢表雄酮、尿17-酮等），以确定是否存在胰岛素抵抗、高雄激素血症或先天性21-羟化酶缺陷。

4. 闭经的诊断步骤（图9-3-1）

四、治　疗

1. 全身治疗　积极治疗全身性疾病，提高身体素质，加强营养，保持标准体重。运动性闭经者应适当减少运动量。对有过度精神紧张和焦虑等精神因素者应进行耐心的心理治疗。

2. 激素治疗

（1）性激素替代治疗：维持性征和月经。主要治疗方法有：

1）雌激素替代治疗：适用于无子宫者。戊酸雌二醇1～2mg/d或微粒化17-β雌二醇1mg/d，连用21日，停药1周后重复给药。

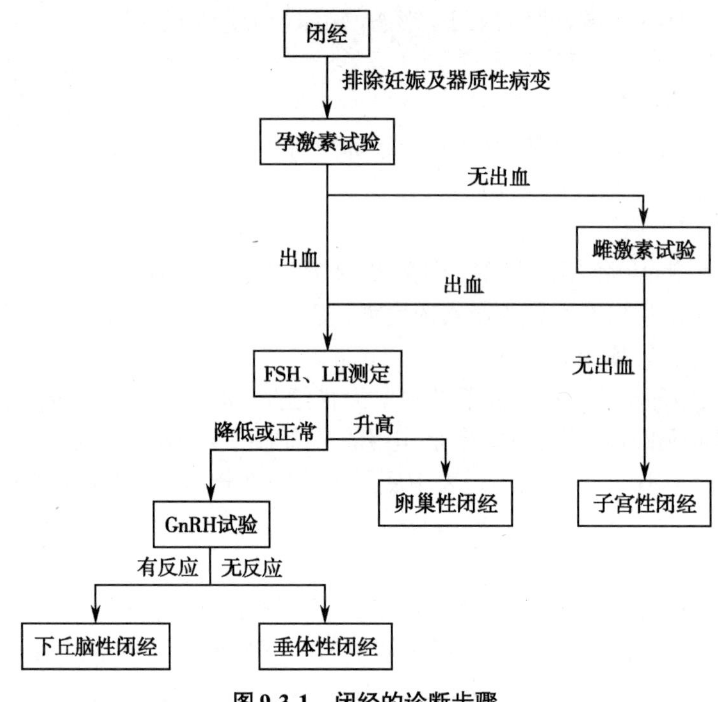

图 9-3-1 闭经的诊断步骤

2）雌、孕激素人工周期疗法：适用于低雌激素性腺功能减退患者，上述雌激素连服 21 日，最后 10～12 日同时给予甲羟孕酮 6～10mg/d。

3）孕激素疗法：适合于体内有一定内源性雌激素水平的 I 度闭经患者，可于月经周期后半期口服甲羟孕酮 10mg，每日 1 次，共 12 日。

（2）促排卵：适用于有生育要求患者。

1）氯米芬：是最常用的促排卵药物。适用于有一定内源性雌激素水平的无排卵者。作用机制是通过竞争性结合下丘脑细胞内的雌激素受体，以阻断内源性雌激素对下丘脑的负反馈作用，促使下丘脑分泌更多的 GnRH 及垂体促性腺激素。给药方法为月经第 5 日始，每日 50～100mg，连用 5 日。

2）促性腺激素：适用于低促性腺激素闭经及氯米芬排卵失败者，促卵泡发育的制剂：①尿促性素（HMG）；②卵泡刺激素，包括尿提取 FSH、纯化 FSH、基因重组 FSH。促成熟卵泡排卵的制剂为绒促性素（HCG）。常用 HMG 或 FSH/HCG 联合用药促排卵。HMG 或 FSH 一般每日剂量 75～150U，于撤药性出血第 3～5 日开始，连续 7～12 日，待优势卵泡达成熟标准时，再使用 HCG 5000～10 000U 促排卵。

3）促性腺激素释放激素（GnRH）：GnRH 是天然十肽，脉冲皮下注射或静脉给药，适用于下丘脑性闭经。

（3）溴隐亭：为多巴胺受体激动剂。通过与垂体多巴胺受体结合，直接抑制垂体 PRL 分泌，恢复排卵；单纯高 PRL 血症患者，每日 2.5～5mg，一般在服药的第 5～6 周能使月经恢复。垂体瘤患者，每日 5～7.5mg，一般在服药 3 个月后肿瘤明显缩小，较少采用手术。

（4）其他激素治疗

1）肾上腺皮质激素：适用于先天性肾上腺皮质增殖症所致的闭经，一般用泼尼松或地塞米松。

2）甲状腺素：适用于甲状腺功能减退引起的闭经。

3．辅助生育技术　见辅助生育技术。

4．手术治疗　针对各种器质性病因，采用相应的手术治疗。

（1）生殖器畸形：如处女膜闭锁、阴道横隔或阴道闭锁，均可手术切开或成形术，使经血流畅。

（2）Asherman 综合征：多采用宫腔粘连分离术，最好在宫腔镜直视下分离粘连，后加用大剂量雌激素和放置宫腔内支撑的治疗方法。术后每日口服妊马雌酮 2.5mg，第 3 周始用甲羟孕酮每日 10mg，共 7 日，3～6 个疗程。

（3）肿瘤：卵巢肿瘤一经确诊应予手术治疗。垂体肿瘤患者，应根据肿瘤部位、大小及性质确定治疗方案。高促性腺激素闭经、含 Y 染色体性腺者易发生恶变，宜手术切除性腺。

（郭钰珍）

第二节　功能失调性子宫出血

功能失调性子宫出血简称功血，是由于下丘脑 - 垂体 - 卵巢轴功能失调引起的异常子宫出血，而全身及生殖器官未发现明显器质性病变。分为无排卵性和排卵性功血两大类，无排卵性功血占 70%～80%，多见于青春期及绝经过渡期妇女。排卵性功血占 20%～30%，多见于育龄期妇女。

一、无排卵性功能失调性子宫出血

（一）病因和发病机制

正常月经的发生是下丘脑 - 垂体 - 卵巢轴生理调节控制下的周期性的子宫内膜剥脱性出血。正常月经的周期、持续时间、月经量呈现明显的规律性和自限性。当机体受到内部和外部各种因素诸如精神过度紧张、情绪变化、环境气候改变、营养不良、贫血、代谢紊乱、甲状腺、肾上腺功能异常等疾病影响时，均可通过中枢神经系统引起下丘脑 - 垂体 - 卵巢轴功能调节异常，从而导致月经失调。

无排卵性功血常见于卵巢功能初现期和衰退期，主要包括青春期功血和绝经过渡期功血，育龄期少见。各期无排卵性功血发病机制不同。

青春期功血患者下丘脑 - 垂体 - 卵巢轴尚未成熟，不能建立稳定的周期性调控机制，尤其对雌激素的正反馈作用不完善，FSH 呈持续低水平，月经中期无 LH 高峰形成，虽有大量卵泡生长，但不能形成成熟卵泡并且排卵。此外，青春期少女正处于生理与心理的急剧变化期，情绪多变，感情脆弱，发育不健全的下丘脑 - 垂体 - 卵巢轴更易受到内外环境的影响。

绝经过渡期卵巢功能逐渐衰退，卵泡逐渐耗尽，剩余卵泡又对垂体促性腺激素的反应性降低，雌激素分泌量波动不能形成排卵前高峰，故不排卵，也可因肥胖、多囊卵巢综合征、高泌乳素血症等引起持续无排卵。各种原因引起的无排卵均可导致子宫内膜受单纯雌激素影响，达到或超过雌激素的内膜出血阈值，而无孕激素对抗，从而发生雌激素突破性出血。雌激素突破性出血分为阈值雌激素水平和高雌激素水平突破性出血两种类型。雌激素水平过低可无子宫出血；雌激素达到阈值水平可发生间断性少量出血，内膜修复慢，出血时间延长，临床上表现为出血淋漓不尽；雌激素超过阈值水平并维持较长时期，可引起一定时期的闭经，因无孕激素参与，内膜高度增厚但不牢固，易发生急性突破出血，血量大犹如“血崩”。

无排卵性功血的子宫出血尚与子宫内膜出血的自限机制缺陷有关。子宫内膜组织脆性增加，易自发破溃出血；子宫内膜脱落不全，而难以有效刺激内膜的再生和修复；血管结构与功能异常，小动脉螺旋化缺乏，造成流血时间延长、流血量增多；凝血与纤溶异常：多次组织破损激活纤溶酶，纤维蛋白裂解，引起子宫内膜纤溶亢进，凝血功能异常；血管舒缩因子异常：增殖期子宫内膜 PGE2 含量高于 PGF2α，而在无排卵性功血中，PGE2 含量更高，血管易于扩张，出血增加。

（二）子宫内膜病理改变

无排卵性功血患者子宫内膜由于受雌激素持续作用而无孕激素拮抗，可发生不同程度的增殖性改变，少数可成萎缩性改变。

1. 子宫内膜增生症　根据国际妇科病理协会分型如下

（1）单纯型增生：即腺囊型增生过长。镜下特点是腺上皮为单层或假复层，细胞呈高柱状，但无异型性；腺体数量增加，腺腔囊性扩大，大小不一。癌变率约 1%。

（2）复杂型增生：即腺瘤型增生过长。腺体高度增生，腺体数量增多，拥挤出现“背靠背”现象，间质减少。腺上皮增生呈复层或假复层排列，但无异型性。癌变率约 3%。

（3）不典型增生：即癌前病变。表现为在单纯型增生和复杂型增生基础上，腺上皮出现异型性改变，细胞增生明显，细胞极性紊乱，核大深染，核分裂象增多。约 1/3 可发展转化为子宫内膜癌。不典型增生不属于功血范畴。

2. 增生期子宫内膜　在月经周期后半期和月经期仍表现为增生形态子宫内膜，与月经周期中增生期子宫内膜无区别。

3. 萎缩期子宫内膜　子宫内膜萎缩菲薄，腺体少而小，腺管狭而直，腺上皮为单层立方型或低柱状，间质少而密，胶原增多。

（三）临床表现

主要的症状是子宫不规则出血。特点是周期不规则，长短不一，经期不等，出血量时多时少，出血量少者只是点滴出血，多者大量出血，不能自止，导致贫血甚至休克。一般不伴腹痛。

（四）诊断

功血的诊断需排除引起异常出血的器质性原因，如妊娠相关出血，生殖器官肿瘤、感染、内科血液系统及肝肾重要脏器疾病，甲状腺疾病，生殖系统发育畸形，外源性激素及异物引起的异常子宫出血等。主要依据病史、体格检查及辅助检查作出诊断。

1. 病史　应询问患者的年龄、月经史、婚育史、避孕措施、激素类药物使用史。详细了解异常子宫出血的表现如经期长短、经量多少、经血的性质、发病时间、病程经过、目前出血情况、发病前有无停经史、以往治疗经过。全身疾病如肝病、血液病、代谢性疾病如甲状腺功能亢进或减退、肾上腺或垂体疾病等。

2. 体格检查　包括全身检查和妇科检查，以排除全身性及生殖系统器质性病变。

3. 辅助检查　在排除器质性病变后，主要了解卵巢是否有排卵功能和黄体是否健全。

（1）诊断性刮宫：简称诊刮。其目的包括止血和明确子宫内膜病理诊断。对于生育期和绝经过渡期妇女、药物治疗无效或存在子宫内膜癌高危因素的异常子宫出血患者，应通过诊刮术排除恶性病变。对未婚患者，若激素治疗失败或疑有器质性病变，也应经患者或家属知情同意后考虑诊刮。为确定排卵和黄体功能，应在经前期或月经来潮后 6 小时内刮宫；不规则流血或大量出血者可随时刮宫。刮宫要全面，特别注意两侧宫角处；注意宫腔大小、形态、宫壁是否光滑、刮出物性质和量。应将刮出物全部送病理学检查。

(2) 超声检查：可了解子宫大小、形状，宫腔内有无赘生物，子宫内膜厚度等。

(3) 宫腔镜检查：在宫腔镜直视下选择病变区进行活检，较盲取内膜的诊断价值高，尤其可排除各种宫腔病变如子宫内膜息肉、子宫黏膜下肌瘤、子宫内膜癌等。

(4) 基础体温测定(BBT)：基础体温成单相型，提示无排卵。

(5) 性激素测定：FSH、LH、E2。为确定有无排卵，可测定血清 P。疑高催乳激素血症者查 PRL。

(6) 妊娠试验：有性生活史者应行妊娠试验，以排除妊娠及妊娠相关疾病。

(7) 宫颈细胞学检查：用于排除宫颈癌及其癌前病变。

(8) 宫颈黏液结晶检查：经前检查出现羊齿植物叶状结晶提示无排卵。

(9) 阴道脱落细胞涂片检查：一般表现为中低度雌激素影响。

(10) 血常规：了解患者贫血情况，必要时进行骨髓穿刺以排外血液病。

(11) 凝血功能检查：血小板计数，出、凝血时间，凝血酶原时间，活化部分凝血酶原时间等。

(五) 鉴别诊断

必须排除以下病理原因的子宫出血后才可诊断功血。

1. 异常妊娠或妊娠并发症　如流产、异位妊娠、葡萄胎、子宫复旧不良、胎盘残留、胎盘息肉或滋养细胞病变等。常可通过仔细询问病史及血或尿 hCG 测定，B 型超声检查等协助鉴别。

2. 生殖器官肿瘤　如子宫内膜癌、宫颈癌、滋养细胞肿瘤、子宫肌瘤、卵巢肿瘤等。一般通过盆腔检查、B 超及诊刮相关特殊检查等可助鉴别。

3. 生殖器官感染　如急性阴道或急慢性子宫内膜炎，子宫肌炎等。妇科检查可有宫体压痛等。

4. 生殖道损伤　如阴道裂伤出血。

5. 性激素类药物使用不当及宫内节育器或异物引起的子宫不规则出血。

6. 全身性疾病　如血液病、肝肾衰竭、甲状腺功能亢进或减退等。可以通过查血常规、肝功能，以及根据甲状腺病变的临床表现和甲状腺激素的测定来作出鉴别诊断。

(六) 治疗

1. 一般治疗　贫血者应补充铁剂、维生素 C 和蛋白质，严重贫血需输血。流血时间长者给予抗生素预防感染。出血期间应加强营养，避免过度劳累和剧烈运动，保证充分休息。

2. 药物治疗　功血的一线治疗是药物治疗。治疗原则：青春期及生育期无排卵性功血以止血、调整周期、促排卵为主；绝经过渡期功血以止血、调整周期、减少经量、防止子宫内膜病变为治疗原则。常采用性激素药物止血和调整月经周期。出血期可辅以促进凝血和抗纤溶药物，促进止血。

(1) 止血：需根据出血量采用合适的制剂和使用方法。对少量出血患者，使用最低有效量性激素，减少药物副反应。对大量出血患者，要求在性激素治疗 8 小时内见效，24～48 小时内出血基本停止。若 96 小时以上仍不止血，应考虑有器质性病变存在的可能，进行进一步检查。

1) 雌激素：应用大剂量雌激素可迅速促使子宫内膜生长，短期内修复创面而止血，适用于血红蛋白低于 80g/L 者，主要用于青春期功血。止血有效剂量与患者内源性雌激素水平有关，具体用量按出血量多少而决定。急性大量出血时宜使用大剂量雌激素止血法，可选用结合雌激素 1.25～2.5mg 口服，止血后每 3 日递减 1/3 量直至维持量 0.625～1.25mg/d，从血止日算起第 20 日停药；也可用戊酸雌二醇或苯甲酸雌二醇肌注。血止后，待血红蛋白上升至 70g/L 以上，应用雌激素最后 7～10 日开始加用孕激素，甲羟孕酮 6～10mg，每日一次，共 10 日停药；或黄体酮 20mg/d，连续 3 天。一般在停药后 3～7 日发生撤药性出血。大剂量雌激素止血对存在血液高凝状态或有血栓性疾病史的患者应禁用。

2）孕激素：孕激素止血的机制是使雌激素作用下持续增生的子宫内膜转化为分泌期，并有对抗雌激素作用，使内膜不再增厚。停药后子宫内膜脱落较完全，可起到药物性刮宫作用，从而达到止血效果。适用于血红蛋白大于 80g/L 的功血患者。合成孕激素分为两类，常用的为 17- 羟孕酮衍生物（甲羟孕酮、甲地孕酮）和 19- 去甲基睾酮衍生物（炔诺酮等）。围绝经期妇女急性出血者可选用对内膜作用效价高的炔诺酮（妇康片）5～7.5mg 口服，每 6 小时一次，一般用药 4 次后出血量明显减少或停止，改为 8 小时一次，2～3 日止血后每隔 3 日递减 1/3 量，直至维持量每日 2.5～5.0mg，持续用到止血后 20 日停药，停药后 3～7 日发生撤药性出血。此外通过在宫腔内放置含孕酮或 18- 甲基炔诺酮的宫内节育器，可使孕激素在局部直接作用于子宫内膜，有减少经量的作用。在放置 12 个月后，可使月经量减少 96%。

3）雄激素：雄激素有拮抗雌激素、增强子宫平滑肌及子宫血管张力的作用，减轻盆腔充血而减少出血量，但无止血作用。适用于绝经过渡期功血。丙酸睾丸酮 25mg/d，大量出血时单独应用效果不佳。

4）联合用药：性激素联合用药的止血效果优于单一药物。

青春期功血在使用孕激素的同时配伍小剂量雌激素，以克服单一孕激素治疗的不足，可减少孕激素用量，并防止突破性出血。口服避孕药 1 片，每 6 小时一次，血止后递减至维持量，每日 1 片，共 20 日停药。

绝经过渡期功血　在孕激素止血基础上可配伍雌、雄激素，以往常用三合激素（黄体酮 12.5mg，雌二醇 1.25mg，睾酮 25mg）2ml 肌注，每 12 小时一次，血止后递减至每 3 日一次，共 20 日停药。避孕药也可，如达因 -35。

5）GnRHa：也可用于止血。但如果长期应用 GnRHa 治疗，性腺会被抑制，推荐应用反向添加治疗，即每日应用结合雌激素 0.625mg 或戊酸雌二醇 1mg 以减轻副作用和骨质丢失。

6）其他：①抗前列腺素药物：出血期间服用前列腺素合成抑制剂如氟芬那酸 200mg，每日 3 次，可使子宫内膜剥脱时出血减少；②抗纤溶药物和促凝药物，如氨甲苯酸 0.1g 静脉注射；氨甲环酸每日 1～2g，静脉注射或静脉滴注；氨基己酸 4～6g 静脉滴注。这些药物有减少出血量的辅助作用，但不能赖以止血。

（2）调整月经周期：使用性激素止血后必须调整月经周期。青春期和生育期无排卵性功血患者，需恢复正常的内分泌功能，以建立正常月经周期；对绝经过渡期患者起到控制出血，预防子宫内膜增生症的发生。一般一个疗程连续用药 3 个周期。若子宫病理为复杂性增生，应连续治疗 6 个周期以上。常用方法有：

1）雌、孕激素序贯法：即人工周期。通过模拟自然月经周期中卵巢的内分泌变化，将雌、孕激素序贯应用，使子宫内膜发生相应变化，引起周期性脱落。适用于青春期功血或生育期功血内源性雌激素较低者。戊酸雌二醇 2mg 或结合雌激素 1.25mg，于出血第 5 日起，每晚一次，连服 21 日，至服药第 11 日起，每日加用黄体酮注射液 10mg 肌注（或甲羟孕酮 8～10mg 口服），连用 10 日，两药同时用完，停药后 3～7 日出血。于出血第五日重复用药，连续 3 个周期为一个疗程。用药 2～3 个周期后，部分患者能自发排卵。若正常月经仍未建立，应重复上述序贯疗法。

2）雌孕激素联合疗法：此法开始即用孕激素以限制雌激素的促内膜生长作用，使撤药性出血逐步减少，其中雌激素可预防治疗过程中孕激素的突破性出血。适用于生育期功血内源性雌激素水平较高者，或绝经过渡期功血。可用口服避孕药自血止周期撤药性出血的第 5 日起，每晚一片，连服 3 周。对停药后仍未建立正常月经周期者，可重复上述联合疗法。

3）孕激素后半期疗法：适用于青春期或绝经过渡期功血。于月经周期后半期（撤药性出血的第 16～25 日）服用甲羟孕酮 8～10mg/d 或肌注黄体酮 20mg/d，连用 10 日为一周期，共 3 个周期为一个疗程。

（3）促排卵：青春期功血患者经上述调整周期药物治疗几个疗程后，通过雌、孕激素对中枢的反馈调节作用，部分患者可恢复自发排卵。青春期一般不提倡使用促排卵药物，有生育要求的无排卵患者，可针对病因促排卵。具体方法已在闭经（第一节）中介绍。

3．手术治疗

（1）刮宫术：适用于急性大出血或存在子宫内膜癌高危因素的功血患者。

（2）子宫内膜切除术：利用宫腔镜下金属套环、激光、滚动球电凝或热疗等方法，使子宫内膜组织凝固或坏死。适用于经量多的绝经过渡期功血和经激素治疗无效且无生育要求的生育期功血或对施行子宫切除术有禁忌证者。术前一个月可服达那唑 600mg，每日一次，以减少所切除的组织量，增加手术安全性。患者可达到闭经效果；缺点是组织受热效应破坏影响病理诊断。

（3）子宫切除术：患者经药物治疗效果不佳，并了解了所有治疗功血的可行方法后，可由患者和家属知情选择接受子宫切除。

二、排卵性功能失调性子宫出血

排卵性功能失调性子宫出血较无排卵性功血少见，多发生在育龄妇女。患者有排卵，但黄体功能异常。常见有两种类型：黄体功能不足和子宫内膜不规则脱落。

（一）发病机制

足够水平的 FSH 和 LH 及卵巢对 LH 良好的反应是黄体健全发育的前提。

1．黄体功能不足有很多原因。神经内分泌调节功能紊乱可致卵泡期 FSH 缺乏，使卵泡发育缓慢，雌激素分泌减少，对下丘脑和垂体正反馈不足；LH 脉冲峰值低及排卵后 LH 峰不足，致使排卵后黄体发育不全，孕激素分泌量不足；或卵巢先天发育不良，卵泡期颗粒细胞 LH 受体缺陷，也可使排卵后颗粒细胞黄素化不良，孕激素分泌量不足，致内膜分泌反应不良。此外，生理性因素如初潮、分娩后及绝经过渡期，也可因下丘脑 - 垂体 - 卵巢轴功能紊乱，致黄体功能不足。

2．子宫内膜不规则脱落，由于下丘脑 - 垂体 - 卵巢轴功能紊乱或溶黄体机制异常，致黄体萎缩不全内膜持续受孕激素刺激，不能如期完整脱落。月经周期中，患者有排卵，黄体发育良好，萎缩持续过久，致子宫内膜不规则脱落。

（二）病理

1．黄体功能不足子宫内膜形态表现为分泌期内膜腺体分泌不良，间质水肿不明显或腺体与间质发育不同步。内膜活检显示分泌反应落后 2 日。

2. 子宫内膜不规则脱落，表现为混合性子宫内膜，残留的分泌期内膜与出血坏死组织及新生内膜混存。

（三）临床表现

1. 黄体功能不足，一般为月经周期缩短；有时月经周期不变，卵泡期延长，分泌期缩短，致患者不易怀孕或在孕早期流产。

2. 子宫内膜不规则脱落，月经周期正常，经期延长，达9～10日，出血量多。

（四）诊断

根据周期缩短、不孕、孕早期流产，妇科检查无引起功血的生殖器官器质性病变。基础体温双相型，但高温相<11日。子宫内膜活检显示分泌反应落后2日，可考虑黄体功能不足。

临床表现为经期延长，基础体温双相型，但下降缓慢。月经第5、6天取内膜，仍见有分泌反应，且与出血期及增生期并存，可诊断子宫内膜不规则脱落。

（五）治疗

1. 黄体功能不足

（1）促进卵泡发育

1）卵泡期使用低剂量雌激素：它能协同FSH促进优势卵泡发育，于月经第5天开始，每晚口服妊马雌酮0.625mg或17β-雌二醇1mg，连服5～7天；

2）氯米芬：可与内源性雌激素受体竞争性结合而促使垂体释放FSH、LH，可促卵泡发育。于月经第5天开始每日口服氯米芬50mg，连服5天。

（2）促月经中期LH峰形成：B超监测和性激素测定提示卵泡成熟时，绒毛膜促性腺激素5000～10 000U一次或分两次肌注，加强月经中期LH峰形成。

（3）黄体功能刺激疗法：基础体温上升后开始，隔日肌注hCG 1000～2000U，共5次。可使血浆孕酮明显上升，延长黄体期。

（4）黄体功能替代疗法：自排卵后每天肌注黄体酮10mg，共10～14天。补充黄体分泌孕酮不足。

（5）黄体功能不足合并高催乳激素血症治疗：溴隐停每日2.5～5.0mg。

2. 子宫内膜不规则脱落

（1）孕激素：激素可调节下丘脑-垂体-卵巢轴的反馈功能，使黄体及时萎缩，内膜按时脱落。自排卵后第1～2日或下次经前10～14日开始，口服甲羟孕酮10mg，连服10天。有生育要求肌注黄体酮。有生育要求可口服单相口服避孕药，于月经周期第5天开始，每日1片，连服22天为一周期。

（2）绒毛膜促性腺激素：用法同黄体功能不足，HCG有促进黄体功能作用。

（郭钰珍）

【参考文献】

[1] 乐杰. 妇产科学. 第7版. 北京：人民卫生出版社，2008.

[2] 曹泽毅. 中华妇产科学. 第2版. 北京：人民卫生出版社，2004.

第四章

妊娠期高血压疾病的诊治进展

妊娠期高血压疾病(hypertensive disorder complicating pregnancy)是妊娠期所见的一组高血压疾病，该病严重影响母婴健康，是孕产妇和围产儿病率及死亡率的主要原因之一。我国发病率为9.4%，国外报道约为7%～12%。多年来，我国一直采用的是1983年由第二届全国妊娠高血压综合征防治科研协作组建议统一命名的“妊娠高血压综合征”(pregnancy-induced hypertension syndrome，PIH，简称妊高征)。随着对疾病认识的深入和防治经验的累积，根据循证医学对妊娠期高血压疾病的临床表现与妊娠结果做出的大量分析，美国国家高血压教育大纲(NHBPEP)推出新的妊娠期高血压疾病的命名、分类和治疗方案。我国现采用该命名(即妊娠期高血压疾病)及分类方法，以求与国际接轨。本命名强调生育年龄妇女发生高血压、蛋白尿等症状与妊娠之间的因果关系，多数病例可能在妊娠期出现一过性的高血压和蛋白尿，分娩后随即消失。

一、病因及发病机制

妊娠期高血压疾病的病因和发病机制至今尚未定论。目前主要有以下几种学说：免疫学说，胎盘浅着床学说，血管内皮细胞受损学说，遗传因素，营养缺乏，胰岛素抵抗等。另外，流行病学研究发现，初产妇、孕妇年龄小于18岁或大于40岁、多胎妊娠、妊娠期高血压疾病史及家族史、慢性高血压、慢性肾炎、抗磷脂综合征、糖尿病、血管紧张素基因*T235*阳性、营养不良、低社会经济状况等与妊娠期高血压疾病的发病风险密切相关。

二、病理生理变化

妊娠期高血压疾病的基本病生变化为全身小血管痉挛，由于小血管痉挛，造成管腔狭窄，周围血管阻力增加，血压升高；血管内皮细胞受损，通透性增加，体液和蛋白质渗漏，出现蛋白尿、水肿及血液浓缩等。全身各脏器器官灌注减少，缺血缺氧组织受损，引起一系列病理组织学变化及功能障碍。脑、心、肝、肾及胎盘的病理组织学变化可引起抽搐、昏迷、脑出血、心肾衰竭、肺水肿、肝细胞坏死及被膜下出血、胎盘绒毛退行性变、出血和梗死、胎盘早剥以及凝血功能障碍等。

三、分类及诊断标准

我国既往采用的妊高征的分类标准为：轻、中和重。

此种分类标准存在着较大的局限性，与当今国外采用的分类标准差别较大，国际分类与我国既往分类标准的差别在于：①水肿不作为诊断标准；②血压＜140/90mmHg，虽较基础压升高≥30/15mmHg，或舒张压升高≥15mmHg，但不作为诊断标准；③尿蛋白诊断标准为≥300mg/24h；④增加脑、心脏、肾脏、肝脏、视力和微血管变化等孕妇多脏器功能损害的表现以及胎儿宫内状况监测情况作为诊断依据（表 9-4-1）。

表 9-4-1　妊娠期高血压疾病的分类及临床表现

分类	临床表现
妊娠期高血压 （gestational hypertension）	妊娠期首次出现，BP≥140/90mmHg，并于产后 12 周恢复正常；尿蛋白（−）；少数患者可伴有上腹部不适或血小板减少，产后方可确诊
子痫前期（pre-eclampsia）	
轻度	孕 20 周以后出现，BP≥140/90mmHg，尿蛋白≥300mg/24h 或（+）。可伴有上腹部不适、头痛等症状
重度	BP≥160/110mmHg，尿蛋白≥2.0g/24h 或（++）；血肌酐＞106μmol/L；血小板＜100×10^9/L；血 LDH 升高；血清 ALT 或 AST 升高；持续性头痛或脑神经或视觉障碍；持续性上腹部不适
子痫（eclampsia）	子痫前期孕妇抽搐不能用其他原因解释的
慢性高血压并发子痫前期 （pre-Eclampsia superimposed upon chronic hypertension）	高血压孕妇孕 20 周以前无蛋白尿，若出现尿蛋白≥300mg/24h；高血压孕妇孕 20 周后突然尿蛋白增加，血压进一步升高或血小板＜100×10^9/L
妊娠合并慢性高血压 （chronic hypertension）	BP≥140/90mmHg，孕前或孕 20 周以前或孕 20 周后首次诊断高血压并持续到产后 12 周后

四、妊娠期高血压疾病的治疗

治疗妊娠期高血压疾病的目的和原则：争取母体完全恢复健康，胎儿生后可存活，以对母体 - 胎儿影响最小的方式终止妊娠。

1. 妊娠期高血压和轻度子痫前期的处理　可住院也可在家治疗。

（1）休息：保证充足的睡眠，适当减少体力活动，休息不少于 10 小时，取左侧卧位。但不主张绝对卧床休息。

（2）饮食：充足的蛋白质、热量，不限制盐和液体，但对于全身水肿者应适当限制盐的摄入。

（3）镇静与吸氧：对于精神紧张、焦虑者可给予地西泮 2.5～5mg，每日 3 次，或 5mg 睡前服。间断吸氧。

（4）密切监护母胎状况：提倡对此类孕妇每周检查两次，了解有无自觉症状，如头痛、视力改变、上腹不适、恶心或呕吐、尿量减少等。测体重及血压、尿蛋白、血红蛋白与血小板、肝功能、血清肌酐等。若血小板计数和肝酶异常应该考虑进行凝血功能检测。应每周对胎儿进行 1～2 次胎心监测（NST）及生物物理评分并且计数胎动。每 3～4 周进行一次 B 超检查，监测胎儿发育及羊水量。

多项研究表明对轻症患者不必应用降压药和硫酸镁。

2. 重度子痫前期的处理　应住院治疗，防止子痫及并发症的发生。治疗原则为：休息、镇静、解痉、降压、合理扩容、必要时利尿、严密监测母儿状态，适时终止妊娠。

（1）休息：同前。

（2）镇静

1）地西泮：2.5～5mg，每日3次，或10mg肌内注射或静脉缓慢推入（>2分钟）必要时间隔15分钟重复给药，抽搐过程中不可用药；1小时用药超过30mg可能发生呼吸抑制，24小时总量不超过100mg。

2）冬眠药物：常用哌替啶50mg及异丙嗪25mg肌内注射，间隔12小时可以重复。如果估计在6小时内分娩者应禁用。

3）哌替啶100mg，氯丙嗪50mg，异丙嗪50mg，加入10%的葡萄糖500ml中静脉滴注；紧急情况下可先把1/3量加入25%的葡萄糖200ml中缓慢静脉推入（时间大于5分钟），然后将剩余的2/3量加入10%的葡萄糖250ml中静脉滴注。值得注意的是由于氯丙嗪降压急骤，可能引起子宫胎盘血供减少而导致胎儿缺氧，加之其对母儿的肝脏均有一定的损害，所以建议此项治疗仅仅用于硫酸镁治疗效果不佳的患者。

4）苯巴比妥、异戊苯巴比妥、吗啡等也可用于控制子痫抽搐、产后预防或控制子痫等方面，分娩前6小时慎用。

（3）解痉：硫酸镁仍是目前防治子痫用药的最佳选择，在国内外普遍推广应用。

1）主要适用于：控制子痫抽搐及再抽搐；防止重度子痫前期进展成子痫；防止重度子痫前期临产后抽搐。

2）硫酸镁的作用机制：①镁离子抑制了运动神经末梢乙酰胆碱的释放，阻断神经和肌肉接头间的传导，从而使骨骼肌松弛；②镁离子能够刺激血管内皮合成前列环素增加，缓解血管痉挛，使得血管扩张，血压下降。③使镁依赖的三磷酸腺苷恢复功能，从而有利于钠泵的运转，抑制神经冲动，使血管扩张；④可以提高孕妇和胎儿血红蛋白对氧的亲和力，改善氧代谢。

3）用药方案：静脉给药结合肌内注射。总量为每日25～30g。具体用法如下：首次负荷量25%的硫酸镁20ml加于10%的葡萄糖液20ml中缓慢推注（时间5～10分钟），随之以25%的硫酸镁60ml加入5%的葡萄糖液500ml中静脉滴注，滴注速度应控制在1～2g/h。是否加用肌内注射视血压情况而定。使用方法为25%的硫酸镁20ml加2%的利多卡因2ml臀肌深部肌注，每日1～2次。

4）注意事项：正常妊娠妇女血清中镁离子的浓度为0.75～1mmol/L；治疗有效浓度应为2～3.5mmol/L，超过5mmol/L时将出现镁中毒现象。若发生中毒首先为膝反射消失，随着浓度的增加，相继出现全身肌张力减退及呼吸抑制等，超过7.5mmol/L时，将出现心跳停搏。故用药时应注意：

1）用药期间定时检查膝反射，并保证反射必须存在。

2）呼吸每分钟不少于16次。

3）尿量每小时不少于25ml，或24小时不少于600ml。

4）应备解毒的钙剂，10%葡萄糖酸钙10ml，一旦出现镁中毒现象立即静脉缓慢推注。另外还要注意的是：如果肾功能不全应该减量或停药；有条件的情况下监测血镁浓度；产后24～48小时停药。

目前硫酸镁虽然是治疗子痫前期-子痫的首选药，但仍存在许多困惑和问题，如有些孕妇不耐受，即用硫酸镁以后出现恶心、呕吐、心慌等，不能坚持用药；而有些孕妇用后不敏感，即应用硫酸镁后不能缓解病情；虽然使用了硫酸镁，大约有1%～3%孕妇仍然会发生子痫。另外，对于子痫前期 - 子痫心衰的孕妇，是否需要应用硫酸镁也存在争论，至少是慎用硫酸镁。

(4) 降压治疗：

1) 适用于：①血压≥160/110mmHg，或舒张压≥110mmHg，或平均动脉压≥140mmHg者。②原有慢性高血压，孕前已用降压药者则继续使用。应用原则为：对胎儿没有毒副作用；不影响心排出量、肾血流量及胎盘灌注；不造成血压骤降或使血压下降过低。理想降压至收缩压 140～155mmHg，舒张压 90～105mmHg。

2) 可供选择的药物及其作用

肼苯达嗪(hydralazine)：为周围血管扩张剂，可使外周血管扩张，心排出量、脑、肾血流量增加，并有益于子宫胎盘血流灌注。常用：5～10mg 静推，每 15～20 分钟可重复，直到出现满意的反应，最大剂量不超过 30mg；或口服，每次 10～20mg，每日 2～3 次；也可以 40mg 加入 5% 的葡萄糖 500ml 静脉滴注。妊娠高血压心脏病心力衰竭者禁用。

拉贝洛尔(labetalol)：又名柳胺苄心定，对 α、β 肾上腺素能受体有竞争性拮抗作用。降压效果好不影响肾及胎盘血流量；可促胎肺成熟；降低血小板消耗及对抗血小板凝集。用法：20～40mg，10～15 分钟静脉推注，24 小时总量不超过 240mg；或 50～100mg 加 5% 的葡萄糖 250～500ml 静脉滴注，血压稳定后改为 100mg，每日 3 次，口服。

硝苯地平(nifedipine)：钙离子通道阻滞剂。用法：10mg，每日 3 次，口服，总量每日不超过 60mg，由于其降压作用迅速，目前不主张舌下含化。与硫酸镁有协同作用，并有助于防治先兆早产。

尼莫地平(nimoldipine)：亦为钙离子通道阻滞剂，可选择性的扩张脑血管。20～60mg，每日 2～3 次口服，或 20～40mg 加入 5% 的葡萄糖 250ml 静脉滴注，每日总量不超过 360mg。

甲基多巴(methyldope)：250mg，每日 3 次，口服。

硝普钠(sodium nitroprusside)：为速效血管扩张剂，其代谢产物氰化物对胎儿有毒副作用，不宜在妊娠期使用，仅用于产后或分娩期血压过高，其他降压药效果不佳时。具体用法：50mg 加入 5% 的葡萄糖 1000ml 中缓慢静脉滴注，用药时间不超过 72 小时。

血管紧张素转换酶抑制剂：此类药物已证明可导致胎儿生长受限、羊水过少、胎儿畸形、新生儿呼吸窘迫综合征、新生儿早发性高血压等，孕期禁用。

(5) 扩容与利尿：一般不主张应用扩容剂，扩容仅用于有严重的低蛋白血症及贫血，或产时、产后大出血者，常用人血白蛋白、血浆、全血等；由于利尿可加重血液浓缩，减少胎盘灌注，故一般不主张应用，仅用于有全身性水肿、肺水肿、脑水肿或者出现急性心力衰竭、血容量过多伴有潜在性肺水肿的患者。常用药物为呋塞米、甘露醇，注意潜在性肺水肿时不用甘露醇。

(6) 终止妊娠：是治疗妊娠期高血压疾病重要而有效的措施之一。

1) 终止妊娠的时机：①子痫前期患者孕周超过 34 周；②子痫前期患者经积极治疗 24～48 小时仍无明显好转者；③妊娠 34 周前，胎盘功能减退，胎儿成熟者；④孕龄 <34 周，检查发现胎盘功能减退，但胎儿未成熟者，可应用地塞米松促胎肺成熟后终止妊娠；⑤针对无并发症的早发型重度子痫前期患者可谨慎选择期待疗法，旨在延长孕龄，需在有母儿监护条件的三级医院，进行个体化治疗，严密监测母儿情况，若病情好转，则在 34 周终止妊娠；若病情变化不允许，应随时终止妊娠；⑥子痫控制后 2 小时。

2) 分娩方式：①引产：如病情控制，宫颈条件成熟者，应选择阴道分娩。各产程中均应严密监测母儿安危情况，监测血压。若出现头痛、眼花、恶心、呕吐等症状，应立即转为剖宫产结束分娩。②剖宫产：适用于有产科指征者，如宫颈条件不成熟，估计短时间内不能经阴道分娩者，胎盘功能减退者或已有胎儿窘迫等。

3）延长孕龄的指征：①孕龄不足32周，无器官功能障碍及胎儿情况恶化，经治疗症状有所好转；②孕龄32～34周，24小时尿蛋白定量小于5g；仅有轻度的胎儿生长受限且胎儿监测的各项指标良好；羊水减少不明显；重度子痫前期患者治疗效果满意，血压下降。

产后子痫多发生于产后24小时至产后10日内，故应警惕。

（7）子痫的处理：原则控制抽搐，纠正缺氧和酸中毒，控制血压，抽搐控制后终止妊娠。

1）控制抽搐：首选硫酸镁。25%的硫酸镁20ml加于25%的葡萄糖20ml中缓慢推注（5～10分钟），继之用2g/h的速度静滴；20%的甘露醇250ml快速静滴降颅压。

2）血压过高时应用降压药。

3）吸氧、碳酸氢钠纠正酸中毒。

4）抽搐控制后2小时终止妊娠。

5）护理：避免声光刺激、防止口舌咬伤、防止窒息、坠地受伤等，密切观察体温、血压、脉搏、呼吸、神志、尿量等。并及早发现脑水肿、肺水肿、凝血功能障碍、急性肾衰竭、HELLP综合征等并发症并及早处理。

五、预防及预测

1．预防

（1）妊娠中晚期每日补充钙剂1～2g，可有效预防妊娠期高血压疾病。

（2）孕期对高危妊娠的孕妇补充一定量的维生素E可能预防重度妊娠期高血压疾病的发生。

（3）小剂量阿司匹林预防妊娠期高血压疾病的发生率有待进一步研究。

（4）天然油在预防妊娠期高血压疾病时的使用有待进一步研究。

2．预测 预测的方法很多，均在妊娠中期进行，预测为阳性者应密切随诊。

（1）平均动脉压（MAP）测定：计算公式MAP=（收缩压+2×舒张压）/3。当MAP≥85mmHg，表示有子痫前期的倾向，当MAP≥140mmHg时，易发生脑血管意外，导致孕妇昏迷或死亡。

（2）体重指标：[体重（kg）/身高（cm）^{2}×100]>0.24者，有发生子痫前期的倾向。

（3）翻身试验：方法：孕妇左侧卧位测血压直至稳定后，翻身仰卧5分钟再测血压，若仰卧位舒张压较左侧卧位≥20mmHg（2.7kPa），表示有子痫前期的倾向。一般在妊娠26～30周进行。

（4）血液流变学试验：低血容量（血细胞比容≥0.35），血液黏度高（全血黏度≥3.6，血浆黏度≥1.6）是发生子痫前期的基础。

（5）尿钙测定：尿Ca/Cr比值的降低早于子痫前期发生，若≤0.04有预测子痫前期的价值。妊娠24～34周进行。

（6）其他预测方法：血胰岛素样生长因子结合蛋白-1，纤维结合蛋白，氧化剂应激（脂质过氧化物、抗氧化剂），自身免疫（抗心磷脂抗体），血栓形成倾向（同型半胱氨酸）等，可能具有一定的预测意义。

（李丽萍）

附：HELLP综合征的诊治

妊娠期高血压疾病患者如并发溶血、肝酶升高、血小板减少称HELLP综合征。这是妊娠期高血压疾病的严重并发症之一。孕妇常可发生肺水肿、胎盘早剥、体腔积液、产后出血、弥散性血管内凝血（DIC）、肾衰竭及肝破裂等；而胎儿则可能出现胎儿生长受限、死胎、死产和早产。常危及母儿生命。其发病率国外为4%～16%，国内大约为2.7%。而患者的死亡率约为28.6%。多见于25岁以上者及经产妇。

一、临床表现

典型的临床表现为乏力、右上腹或上腹部疼痛，恶心、呕吐等，可有轻度黄疸，多数有重度子痫前期的基本特征。患者常因子痫抽搐、牙龈出血、右上腹部疼痛、消化道出血及血尿等就诊。查体可发现右上腹或上腹肌紧张以及体重显著增加、水肿等。

二、诊断指标（化验室指标）

1．血管内溶血　Hb 60～90g/L，网织红细胞增多≥0.015，外周血涂片可见到红细胞变形、破碎或三角形和头盔形红细胞，血清总胆红素＞20.5μmol/L，以间接胆红素为主。血细胞比容＜0.30。

2．肝酶升高　乳酸脱氢酶（LDH）＞600U/L，且出现早，其他如丙氨酸转氨酶等均升高。

3．血小板减少　血小板＜100×10^9/L。分三级：Ⅰ级：血小板≤50×10^9/L；Ⅱ级：100×10^9/L＞血小板＞50×10^9/L；Ⅲ级：150×10^9/L＞血小板＞100×10^9/L。

三、治　　疗

原则：积极治疗妊娠期高血压疾病，即解痉、镇静、降压及合理扩容、利尿；纠正凝血因子不足；尽快终止妊娠。

1．硫酸镁及镇静、降压药等的联合应用。

2．肾上腺皮质激素的应用：地塞米松10mg静脉滴注，每12小时一次，产后继续应用。还可以促胎肺成熟，应为首选。

3．血制品　血小板＜20×10^9/L，或有出血时应用新鲜冻干血浆输注浓缩的血小板。产后持续性HELLP综合征时可用新鲜的冰冻血浆置换患者的血浆。

4．终止妊娠

（1）时机：孕龄≥32周或胎肺已成熟、胎儿窘迫、先兆肝破裂及病情恶化者应立即终止妊娠。孕龄＜32周、病情平稳、胎肺不成熟、胎儿情况良好者可期待治疗4日终止妊娠。

（2）分娩方式：根据产科因素决定。

（3）麻醉：阴道分娩采用局部麻醉；剖宫产可用全身麻醉或局部麻醉。

【参考文献】

[1] 乐杰．妇产科学．7版．北京：人民卫生出版社，2008：92.

第五章 妊娠晚期出血的诊断、鉴别诊断及处理

第一节 胎 盘 早 剥

一、概　　念

妊娠20周以后或分娩期，正常位置的胎盘在胎儿娩出前，部分或全部从子宫壁剥离，称为胎盘早剥。胎盘早剥是妊娠晚期的一种严重并发症，起病急、进展快，若处理不及时，可危及母儿生命。国内报道的发生率为0.46%～2.1%，国外的发生率为1%～2%。发生率高低与分娩后是否仔细检查胎盘有关。有些轻型胎盘早剥于临产前可无明显症状，只在产后检查胎盘时，发现早剥处有凝血块压迹，此类患者易被忽略。

二、病　　因

胎盘早剥的发生主要病因不清楚可能与以下几种因素有关。

1. 血管病变　胎盘早期剥离的病人中并发妊娠期高血压疾病、慢性高血压及慢性肾脏疾病，尤其已发生全身血管病变者居多。

2. 宫腔压力骤降　羊水过多，破膜后大量羊水突然流出，或双胎妊娠第一胎儿娩出过快，均可使宫腔压力骤降、宫腔体积突然缩小而引起胎盘早剥。

3. 机械性因素　腹部直接接受撞击，或粗暴的外倒转术纠正胎位时，亦可造成胎盘早剥。

4. 脐带因素　脐带过短、绕颈、绕肢体，胎儿下降时牵拉而致胎盘早剥。

5. 其他　高龄孕妇，经产妇，吸烟，吸食可卡因，前次胎盘早剥病史，子宫静脉压突然升高等。

三、病理及分类

胎盘早剥的主要病理变化是底蜕膜出血，形成血肿，使胎盘自附着处剥离。按病理类型，胎盘早剥分为显性剥离、隐性剥离及混合性剥离3种类型。若剥离面小，血液很快凝固，临床多无症状；若剥离面大，继续出血，形成胎盘后血肿，使胎盘的剥离部分不断扩大，出血逐渐增多，当血液冲开胎盘边缘，沿胎膜与子宫壁之间经宫颈管向外流出，即为显性剥离或外出血。若胎盘边缘仍附着于子宫壁上，或胎膜与子宫壁未分离，或胎头已固定于骨盆入口，均能使胎盘后血液不能外流，而积聚于胎盘与子宫壁之间，即为隐性剥离或内出

血。由于血液不能外流，胎盘后积血越积越多，宫底随之升高。当内出血过多时，血液仍可冲开胎盘边缘与胎膜，经宫颈管外流，形成混合性出血。偶有出血穿破羊膜而溢入羊水中，使羊水成为血性羊水。

胎盘早剥发生内出血时，血液积聚于胎盘与子宫壁之间，由于局部压力逐渐增大，使血液侵入子宫肌层，引起肌纤维分离，甚至断裂、变性。当血液浸及子宫浆膜层时，子宫表面呈紫蓝色瘀斑，尤其在胎盘附着处更明显，称为子宫胎盘卒中。此时，由于肌纤维受血液浸渍，收缩力减弱。有时血液渗入阔韧带以及输卵管系膜，甚至可能经输卵管流入腹腔。

严重的胎盘早剥可能发生凝血功能障碍，主要是由于从剥离处的胎盘绒毛和蜕膜中释放大量的组织凝血活酶（Ⅲ因子）进入母体循环内，激活凝血系统，导致弥漫性血管内凝血（DIC），肺、肾等脏器的毛细血管内也可有微血栓形成，造成脏器的损害。胎盘早剥持续时间越久，促凝物质不断进入母体循环内，DIC 继续发展，激活纤维蛋白溶解系统，产生大量的纤维蛋白原降解产物（FDP），大量 FDP 具有复杂的抗凝作用，如干扰凝血酶 / 纤维蛋白原反应、纤维蛋白多聚作用及抑制血小板功能等。由于发生胎盘早剥，使凝血因子大量消耗（包括纤维蛋白原、血小板及Ⅴ、Ⅷ因子等）及产生高浓度的 FDP，最终导致凝血功能障碍。

四、临床表现

（一）症状

由于胎盘早剥后出血情况的不同，患者的局部与全身表现亦有轻重差异。

1. 轻型　以外出血为主，一般胎盘剥离面不超过胎盘的 1/3，多见于分娩期。主要症状为阴道流血，出血量较多，色暗红，可伴有轻度腹痛或无明显腹痛，患者的贫血不显著。

2. 重型　以隐性出血为主，胎盘剥离面超过 1/3，同时有较大的胎盘后血肿，多见于重度妊高征。主要症状为突然发生的持续性腹痛或（和）腰酸、腰痛，其程度因剥离面大小及胎盘后积血多少而不同，积血越多疼痛越剧烈。严重时可恶心、呕吐，冷汗、面色苍白、脉弱、血压下降等休克征象。可无阴道出血或只有少量的阴道出血，贫血程度与外出血量不相符。

（二）体征

1. 轻型　腹部检查，子宫软，压痛不明显或仅有轻度局限性压痛（胎盘早剥处）。其大小与妊娠月份相符，胎位、胎心音清楚，但如出血量较多，则胎心率可有改变。短时间内结束分娩，产后检查胎盘，可见胎盘面上有凝血块及压迹。

2. 重型　腹部检查，子宫触诊硬如板状，有压痛，尤以胎盘附着处最为明显，但如胎盘附着于子宫后壁，则子宫压痛多不明显。子宫比妊娠月份大，而且随着病情的发展，胎盘后血肿不断的增大，宫底也随之相应升高，压痛也更加明显。偶见宫缩，但子宫于间歇期不能很好放松而处高张状态，因此胎位摸不清楚。如胎盘剥离面超过 1/2 以上，胎儿多因严重宫内窘迫而死亡。

五、实验室和其他检查

（一）超声检查

超声声像图有下列表现：

1. 胎盘后血肿形成时，胎盘与子宫壁间出现液性暗区，暗区常不止一处，界限不太清楚。

2. 胎盘增厚。

3. 绒毛板向羊膜腔凸出。

4. 超声检查有无胎动及胎心搏动还可以了解胎儿的存活情况。

但超声对胎盘早剥诊断不是必需的，尤其是后壁胎盘，超声的漏诊率较高。

（二）化验检查

血常规、血小板、出凝血时间及血纤维蛋白原等有关凝血功能的化验；尿常规，在重型胎盘早剥病人，尿蛋白常为(+)、(++)或更多。

六、并发症及对母儿的影响

（一）并发症

1. 产后出血　子宫胎盘卒中引起产后宫缩乏力致产后出血。若并发 DIC，产后出血的可能性更大且难以纠正。

2. 凝血障碍（DIC）　胎盘早剥是产科引起急性 DIC 最常见的疾病。宫腔积血越多，宫内压力越大。发生早剥距分娩时间越长则越容易发生 DIC。一旦发生 DIC，病死率较高。

3. 急性肾衰竭　急性 DIC、失血性休克是急性肾衰的主要原因，肾衰多为急性肾前性。

4. 羊水栓塞　胎盘早剥时，羊水可经剥离面开放的子宫血管进入母血循环，羊水中有形成分形成栓子，引起羊水栓塞。

（二）对母儿影响

胎盘早剥对母婴的预后影响极大。贫血、剖宫产率、产后出血率、DIC 发生率均高。胎盘早剥出血可引起胎儿急性缺氧、新生儿窒息、死胎、死产及早产率明显升高。胎盘早剥是围产儿死亡的重要原因，围产儿死亡率约为 11.9%。

七、诊断与鉴别诊断

（一）诊断依据

主要根据病史、症状及体征，再结合辅助检查即可做出诊断。轻型胎盘早剥由于症状与体征不够典型，诊断往往有一定困难，应仔细观察与分析，并通过胎心监测、B 型超声检查来辅助诊断。重型胎盘早剥的症状与体征比较典型，诊断多无困难。确诊重型胎盘早剥的同时，尚应判断其严重程度，必要时进行上述的实验室检查，确定有无凝血功能障碍及肾衰竭等并发症，以便制定合理的处理方案。

（二）鉴别诊断

1. 前置胎盘　阴道流血，流血量与贫血程度相符、腹软、子宫无激惹，胎儿大小与停经月份相符，胎位、胎心清楚，B 超检查可发现胎盘位置低。

2. 子宫破裂　常发生在产程中，在强烈宫缩后患者休克、胎心消失、子宫轮廓消失、胎体在腹壁下扪诊很清楚，满腹压痛、反跳痛，肉眼血尿，常有梗阻性难产病史。

八、治疗与预防

（一）治疗

1. 纠正休克　入院时，情况危重、处于休克状态者，应积极补充血容量，纠正休克，尽快改善患者状况。输血必须及时，尽量输新鲜血，既能补充血容量，又可补充凝血因子。

2. 及时终止妊娠　胎盘早剥危及母儿的生命安全。母儿的预后与处理是否及时有密切关系。胎儿未娩出前，胎盘可能继续剥离，难以控制出血，持续时间越长，病情越严重，并发凝血功能障碍等并发症的可能性也越大。因此，一旦确诊，应立即终止妊娠。终止妊娠的方法根据胎产次、早剥的严重程度，胎儿宫内状况及宫口开大等情况而定。

（1）经阴道分娩：经产妇一般情况较好，出血以显性为主，宫口已开大，估计短时间内能迅速分娩者，可经阴道分娩，先行破膜，使羊水缓慢流出，缩减子宫容积。破膜后用腹带包裹腹部，压迫胎盘使之不再继续剥离，并可促进子宫收缩，必要时配合静脉滴注催产素缩短产程。分娩过程中，密切观察血压、脉搏、宫底高度、阴道流血量、宫缩情况及胎心等的变化，一旦发现病情加重或出现胎儿窘迫征象，应行剖宫产结束分娩。

（2）剖宫产：重型胎盘早剥，特别是初产妇不能在短时间内结束分娩者；胎盘早剥虽属轻型，但有胎儿窘迫征象，需抢救胎儿者；重型胎盘早剥，胎儿已死，产妇病情恶化，不能立即分娩者；破膜引产后，产程无进展者，均应及时行剖宫产术。术中取出胎儿、胎盘后，应立即行宫体肌注宫缩剂、按摩子宫，一般均可使子宫收缩良好，控制出血。若发现为子宫胎盘卒中，配以按摩子宫和热盐水纱垫湿热敷子宫，宫缩多可好转，出血亦可得到控制。若子宫仍不收缩，出血多且血液不凝，出血不能控制时，则应在输入新鲜血的同时行子宫切除术。

3. 凝血功能障碍的处理　胎盘早剥患者 DIC 的处理主要是终止妊娠以中断凝血活酶继续进入血内。

（1）输新鲜血：及时、足量输入新鲜血液是补充血容量及凝血因子的有效措施。库存血若超过 4 小时，血小板功能即受破坏，效果差。为纠正血小板减少，有条件可输血小板浓缩液。

（2）输纤维蛋白原：若血纤维蛋白原低，同时伴有活动出血，且血不凝，经输入新鲜血等效果不佳时，可输纤维蛋白原 3g，将纤维蛋白原溶于注射用水 100ml 中静脉滴注。通常给予 3～6g 纤维蛋白原即可收到较好效果。每 4g 纤维蛋白原可提高血纤维蛋白原 1g/L。

（3）输新鲜血浆：新鲜冰冻血浆疗效仅次于新鲜血，尽管缺少红细胞，但含有凝血因子，一般每升新鲜冰冻血浆中含纤维蛋白原 3g，且可将Ⅴ、Ⅷ因子提高到最低有效水平。因此，在无法及时得到新鲜血时，可选用新鲜冰冻血浆作应急措施。

（4）肝素：肝素有较强的抗凝作用，适用于 DIC 高凝阶段及不能直接去除病因者。对于处于凝血障碍的活动性出血阶段或纤溶亢进阶段应禁用肝素。

（5）抗纤溶剂：6- 氨基已酸等能抑制纤溶系统的活动，若仍有进行性血管内凝血时，用此类药物可加重血管内凝血，故不宜使用。若病因已去除，DIC 处于纤溶亢进阶段，出血不止时则可用 6- 氨基已酸 4～6g、止血环酸 0.25～0.5g 或对羧基苄胺 0.1～0.2g 溶于 5% 葡萄糖液 100ml 内静脉滴注。

4. 预防肾衰竭　在处理过程中，应随时注意尿量，若每小时尿量少于 30ml，应及时补充血容量；少于 17ml 或无尿时，应考虑有肾衰竭的可能，可用 20% 甘露醇 250ml 快速静脉滴注，或呋塞米 40mg 静脉推注，必要时可重复使用，一般多能于 1～2 日内恢复。经处理尿量在短期内不见增加，血尿素氮、肌酐、血钾等明显增高，CO_2 结合力下降，提示肾衰竭情况严重，出现尿毒症，此时应进行透析疗法，以抢救产妇生命。

（二）预防

加强产前检查，积极预防与治疗妊娠期高血压疾病；对合并高血压病、慢性肾炎等高危妊娠应加强管理；妊娠晚期避免仰卧位及腹部外伤；胎位异常行外倒转术纠正胎位时，操作必须轻柔；处理羊水过多或双胎分娩时，避免宫腔内压骤然降低。

第二节 前置胎盘

一、概 念

妊娠 28 周后，胎盘附着于子宫下段，甚至胎盘下缘达到或覆盖宫颈内口处，其位置低于胎儿先露部，称为前置胎盘。前置胎盘是妊娠晚期出血的主要原因之一，是妊娠晚期的严重并发症，处理不当能危及母儿生命安全。其发生率国内报道为 0.24%～1.57%，国外报道为 0.5%。前置胎盘患者中 85%～90% 为经产妇，尤其是多产妇，其发生率高达 5%。

二、病因及分类

（一）病因

目前尚不清楚，可能与以下因素有关。

1. 子宫内膜病变　如产褥感染、多产、多次刮宫及剖宫产等，引起子宫内膜炎或子宫内膜受损，使子宫蜕膜血管生长不全，当受精卵植入时，血液供给不足，为了摄取足够营养而扩大胎盘面积，伸展到子宫下段。

2. 胎盘面积过大　如双胎的胎盘面积较单胎为大而达到子宫下段。双胎的前置胎盘发生率较单胎高一倍。

3. 胎盘异常　如副胎盘，主要胎盘在子宫体部，而副胎盘则可达子宫下段近宫颈内口处。

4. 受精卵滋养层发育迟缓　当受精卵达子宫腔时，尚未发育到能着床的阶段而继续下移植入子宫下段，并在该处生长发育形成前置胎盘。

5. 其他　孕妇的高龄、吸烟、吸毒等为高危因素。

（二）前置胎盘

分为三类：

1. 完全性前置胎盘，或称中央性前置胎盘，宫颈内口全部为胎盘组织所覆盖。
2. 部分性前置胎盘，宫颈内口部分为胎盘组织所覆盖。
3. 边缘性前置胎盘，胎盘边缘附着于子宫下段，不超越宫颈内口。

三、临 床 表 现

（一）症状

妊娠晚期或临产时，发生无诱因的无痛性反复阴道流血是前置胎盘的主要症状。偶有发生于妊娠 20 周左右者。出血是由于妊娠晚期或临产后子宫下段逐渐伸展，宫颈管消失，或宫颈扩张时，而附着于子宫下段或宫颈内口的胎盘不能相应地伸展，导致前置部分的胎盘自其附着处剥离，使血窦破裂而出血。初次流血量一般不多，剥离处血液凝固后，出血可暂时停止，偶尔亦有第一次出血量多的病例。随着子宫下段不断伸展，出血往往反复发生，且出血量亦越来越多。阴道流血发生时间的早晚、反复发生的次数、出血量的多少与前置胎盘的类型有很大关系。完全性前置胎盘往往初次出血的时间早，在妊娠 28 周左右，反复出血的次数频繁，量较多，有时一次大量出血即可使患者陷入休克状态；边缘性前置胎盘初次出血发生较晚，多在妊娠 37～40 周或临产后，量也较少；部分性前置胎盘初次出血时间和出血量介于上述两者之间。由于反复多次或大量阴道流血，患者可出现贫血，贫血程度与出血量成正比，出血严重者可发生休克，胎儿发生缺氧、窘迫，甚至死亡。

（二）体征

患者一般情况与出血量有关，大量出血时可有面色苍白、脉搏微弱、血压下降等休克现象。腹部检查：子宫大小与妊娠周数相符，子宫软、无压痛，因子宫下段有胎盘占据，影响胎先露入盆，故先露部高浮，约有15%并发胎位异常，尤其为臀位。临产时检查：宫缩为阵发性，间歇期子宫可以完全放松。有时可在耻骨联合上方听到胎盘杂音。

四、诊　　断

1. 病史　既往有多次刮宫、分娩史，子宫手术史，吸烟或滥用麻醉药物史，或高龄孕妇、双胎等病史。妊娠晚期或临产时突然发生无诱因的无痛性反复阴道流血，应考虑为前置胎盘，若出血早、量多，则完全性前置胎盘的可能性大。

2. 体征　根据失血量不同而不同，多次出血，呈贫血貌，急性大量出血，可发生休克。除胎先露有时高浮外，腹部检查与正常妊娠相同。失血过多可出现胎儿宫内缺氧，严重者胎死宫内。有时于耻骨联合上方可听到胎盘杂音，但当胎盘附着在子宫下段后壁时则听不到。

3. 阴道检查　一般只作阴道窥诊及穹隆部扪诊，不应行颈管内指诊，以免使附着该处的胎盘剥离引起大出血。若为完全性前置胎盘，甚至危及生命。阴道检查适用于终止妊娠前为明确诊断并决定分娩方式。必须在有输液、输血及手术的条件下方可进行。若诊断已明确或流血过多不应再作阴道检查。近年广泛采用B型超声检查，已很少再作阴道检查。

4. 超声检查　B型超声断层显像可清楚看到子宫壁、胎先露部、胎盘和宫颈的位置，并根据胎盘边缘与宫颈内口的关系进一步明确前置胎盘的类型。

5. 产后检查胎盘及胎膜　对产前出血患者，于产后应仔细检查娩出的胎盘，以便核实诊断。前置部位的胎盘有黑紫色陈旧血块附着。若胎膜破口距胎盘边缘距离 <7cm 则为前置胎盘。

五、鉴别诊断

妊娠晚期出血主要应与胎盘早剥鉴别；其他原因发生的产前出血，如帆状胎盘前置血管破裂、胎盘边缘血窦破裂及宫颈病变如息肉、糜烂、宫颈癌等，结合病史通过阴道检查、B型超声检查及分娩后胎盘检查可以确诊。

六、并发症及对母儿的影响

1. 产时产后出血　附着前壁前置胎盘剖宫产时出血较多。胎儿娩出后，子宫下段收缩差，附着胎盘不易剥离，剥离面开放血窦不易关闭引起产后出血。

2. 植入性胎盘　偶有同时合并胎盘植入。易发生大出血，严重时需要切除子宫以挽救产妇生命。

3. 贫血及感染　产时产后出血导致贫血，胎盘剥离面近宫口，容易发生感染。

4. 围生儿预后不良　因大出血等原因，需要提前终止妊娠，早产是造成围生儿死亡的主要原因，并可出现胎儿宫内生长受限，出血多时还可导致胎儿窘迫甚至死胎。

七、治　　疗

处理原则是抑制宫缩、止血、输血。应根据阴道流血量多少、有无休克、妊娠周数、产次、胎位、胎儿是否存活、是否临产等情况做出决定。

（一）期待疗法

期待疗法的目的是在保证孕妇安全的前提下尽可能延长胎龄，促使胎儿达到或更接近足月，从而提高围生儿的存活率。适用于妊娠＜34周或胎儿体重估计＜2000g，阴道出血不多，患者一般情况好，胎儿存活者。患者应住院治疗，绝对卧床休息，强调左侧卧位，尽量不予干扰，以减少出血机会。定时间断吸氧，每日3次，每次1小时，提高胎儿血氧供应。等待胎儿生长，尽量维持妊娠达36周。在等待过程中，应严密注意阴道出血量，配血备用，并可给予镇静剂及纠正贫血，必要时可给予宫缩抑制剂，如硫酸舒喘灵、硫酸镁等。在期待治疗过程中，还应根据预产期及B型超声双顶径测量估计胎儿成熟情况。若妊娠已达36周、胎儿已成熟者，可适时终止妊娠。若胎龄＜34周，估计孕妇近日需终止妊娠者，应促胎肺成熟。若在观察期间发生大量阴道流血或反复流血，则必须终止妊娠。

（二）终止妊娠

1. 剖宫产术　剖宫产可以迅速结束分娩，于短时间内娩出胎儿，达到迅速止血的目的，对母儿相对安全，是处理前置胎盘的主要手段。完全性前置胎盘必须以剖宫产结束分娩，部分性或初产妇边缘性前置胎盘出血量较多，先露高浮，短时间内不能结束分娩，近年也倾向行剖宫产。术前应积极纠正休克，输液、输血补充血容量，这些措施不但为抢救患者，而且也改善胎儿在宫内的缺氧状态。剖宫产多选择子宫下段切口，原则上应避开胎盘，手术应根据胎盘附着位置确定。术前行B型超声检查确定胎盘附着位置。若胎盘附着于后壁，做下段横切口；胎盘附着于前壁，可做下段纵切口。若胎盘附着于子宫切口部位，可在胎盘上界附近作子宫下段横切口，推开胎盘边缘破膜。由于子宫下段的收缩力差，胎儿娩出后，胎盘未娩出，需及时徒手剥离，同时子宫肌壁内注射麦角新碱0.2～0.4mg或缩宫素10～20U增强子宫下段收缩，配以按摩子宫，可减少产后出血量。

2. 阴道分娩　仅适用于边缘性前置胎盘、枕先露、流血不多、估计在短时间内可结束分娩者可予试产。行人工破膜，破膜后胎头下降压迫胎盘达到止血，并可促进子宫收缩，加速分娩。若破膜后先露下降不理想，仍有出血，或分娩进展不顺利，应立即改行剖宫产术。

3. 紧急情况转送时的处理　若患者阴道大量流血，而当地无条件处理，可静脉输液、输血，并在消毒下进行阴道填塞，腹部加压包扎以暂时压迫止血，并迅速护送转院治疗。不论剖宫产术后或阴道分娩后，均应注意纠正贫血及预防感染。

八、预　　防

推广避孕，避免多次刮宫或宫内感染，以免发生子宫内膜损伤或子宫内膜炎。加强产前检查及宣教，对妊娠期出血，无论出血量多少均须及时就医，以做到早期诊断，正确处理。

（高　峻）

【参考文献】

[1] 乐杰. 妇产科学. 第7版. 北京：人民卫生出版社，2008.

[2] 曹泽毅. 中华妇产科学. 第2版. 北京：人民卫生出版社，2004.

第十篇　眼　外　科

第一章
眼外伤的处理原则

第一节　概　　述

（一）定义

外环境中的机械性、物理性和化学性等因素直接作用于眼部，引起眼的结构和功能损害，统称为眼外伤。

（二）分类

1. 受伤原因

（1）机械性眼外伤：挫伤、穿通伤、异物伤。

（2）非机械性眼外伤：化学伤、热烧伤、辐射伤。国际眼外伤学会分为开放性和闭合性眼外伤。

2. 受伤程度

（1）轻伤：结构和功能不受影响。

（2）中度伤：结构和功能有一定影响。

（3）重伤：结构和功能严重受损。

（三）眼外伤的检查

1. 询问病史　怎样受伤、致伤力大小、受伤前眼状态、经何处置等。

2. 全身检查　注意全身状况、有无复合伤等。

3. 眼部检查　避免造成眼部进一步损伤。初诊注意以下顺序，避免遗漏。

（1）结膜：伤口、血斑、异物。

（2）角膜：伤口及虹膜脱出的程度。

（3）虹膜：伤口及前房积血，提示球内异物可能。

（4）瞳孔：大小及反射，排除外伤性瞳孔散大或视神经损伤。

（5）眼压：偏低可能存在睫状体休克或隐匿性巩膜破裂。

（6）散瞳检查：以发现球内异物、晶状体半脱位、晶状体前、后囊膜的破裂、前房内晶状体皮质、悬韧带断裂和前房内玻璃体。

（7）间接检眼镜检查眼底和玻璃体：以发现玻璃体出血、视网膜水肿、视网膜裂孔及视盘损伤。

4. 特殊检查 B超、X线、CT、MRI、视觉电生理等。

第二节 眼球顿挫伤

原因：砖、拳头、球类、交通事故、爆炸冲击波等。分直接和间接损伤。

（一）角膜挫伤

1. 角膜上皮擦伤 患者出现明显的疼痛、畏光、流泪。治疗：营养角膜眼膏包扎，1～2天愈合。

2. 角膜水肿、混浊 视力下降。治疗：局部使用皮质类固醇激素。

3. 角膜破裂 眼球内容物脱出、流失。治疗：清创缝合术。

（二）虹膜睫状体挫伤

1. 挫伤性虹睫炎 有虹睫炎的表现，按一般虹睫炎的治疗原则处理。

2. 外伤性瞳孔散大 无需特殊处理。

3. 瞳孔括约肌断裂及虹膜根部离断 前者虹膜出现不规则裂口无需特殊处理；后者呈"D"形瞳孔，出现单眼复视时手术治疗。

4. 前房积血

（1）制动，半卧位休息。

（2）止血剂：如止血芳酸，可联合应用激素。

（3）出现虹膜刺激症状时及时散瞳。

（4）测眼压：眼压高时降眼压处理。

（5）每日观察积血吸收情况：积血多，吸收慢，尤其出现暗红色血块时，伴眼压升高，药物治疗眼压仍不能控制，应行前房冲洗术。

5. 房角后退 大范围的房角后退，要定期观察眼压。发生房角后退性青光眼按开角型青光眼处理。

（三）晶状体挫伤

1. 晶状体脱位或半脱位

（1）晶状体半脱位时，可试用眼镜矫正散光，但效果差。

（2）晶状体嵌顿于瞳孔或脱入前房，需急诊手术摘除。

（3）晶状体脱入玻璃体，可行玻璃体切割手术。

2. 挫伤性白内障 根据视力需要决定是否行白内障手术。

（四）玻璃体积血

1. 原因 挫伤引起睫状体、脉络膜和视网膜血管破裂。

2. 处理 少量积血可应用止血药和促血液吸收药物。伤后2～3个月积血仍不能吸收的可考虑作玻璃体切割术。

（五）脉络膜破裂

眼底荧光血管造影（FFA）可以明确诊断。应警惕视网膜下新生血管的出现，尤其在伤后1个月内应多次随访。若有新生血管发生，可观察一定时间，看是否能够自发消退。危及中心视力时，可考虑激光光凝治疗或光动力治疗。

（六）视网膜震荡与挫伤

1. 视网膜震荡　后极部水肿范围较小，水肿较轻，不伴有视网膜出血或其他明显挫伤性改变者，可初诊为视网膜震荡。

2. 视网膜挫伤　眼底水肿范围大，程度严重，黄斑部类似樱桃红样改变，视力严重下降，伴视网膜出血或其他明显挫伤性改变者，可初诊为视网膜挫伤。

3. 处理　无论轻度或重度挫伤，都应在伤后1～2周内密切随访观察，尤其在一周内，每日检查视力和眼底水肿的恢复情况。一周内行FFA和电生理检查对鉴别诊断和判定预后有较大价值。

4. 药物治疗

（1）视网膜震荡不需要用药。

（2）视网膜挫伤：药物有效性尚未肯定。常用皮质类固醇激素、脱水剂、维生素类药、血管活性药、活血化瘀制剂等。

（七）视网膜裂孔与脱离

外伤性黄斑裂孔、视网膜裂孔、锯齿缘截离会引起视网膜脱离，应行视网膜修复术。

（八）视神经撕脱

眼底检查可见视盘处呈坑状凹陷，后部出血，挫伤样坏死。无有效治疗方法。

（九）眼球破裂

1. 常见部位　角巩膜缘，巩膜破裂可在直肌下。

2. 临床表现

（1）眼压多降低，但可正常或升高。

（2）前房及玻璃体积血。

（3）球结膜出血水肿。

（4）视力多在光感以下。

（5）直肌下或后部巩膜的破裂，外部检查不易发现，称“隐匿性巩膜破裂”。

3. 处理原则　先初期缝合，2周左右行玻璃体切割手术。除非眼球不能缝合，一般不做一期眼球摘除。

第三节　眼球穿通伤

（一）按伤口部位分类

1. 角膜穿通伤。

2. 角巩膜穿通伤。

3. 巩膜穿通伤。

（二）治疗

1. <2～3mm的整齐角膜伤口，无眼内组织嵌顿，前房存在可不缝合。

2. >3mm以上的角膜伤口，显微镜下缝合。

3. 虹膜脱出并嵌顿，脱出的虹膜组织无明显污染，脱出时间<24h可用抗生素液冲洗后送还眼内。

4. 睫状体脱出应复位，破裂无法复位者应剪除。

5. 晶状体混浊但完整的可以行择期白内障手术，晶状体破裂时在伤口缝合后按白内障手术处理。

6. 对于复杂的病例行二期白内障手术。

（三）并发症的处理

1. 外伤性眼内炎　充分散瞳，局部和全身应用大剂量抗生素和激素。玻璃体腔注药术是提供有效药物浓度的可靠方法。必要时做玻璃体切割手术。

2. 交感性眼炎　伤后尽早缝合伤口，切除或还纳脱出的葡萄膜组织，预防感染，对预防本病有作用。一旦发现本病，应按葡萄膜炎治疗。对不显效的病例可选用免疫抑制剂。

3. 外伤性 PVR　玻璃体切割手术。

第四节　眼 异 物 伤

分类

1. 根据异物的性质

(1) 金属性：磁性、非磁性。

(2) 非金属性：石头、玻璃；动物性；自主。

2. 根据异物存留的部位分为球外异物、球内异物。

(1) 眼球外异物：结膜、角膜异物最常见。

治疗：1% 地卡因滴眼表麻后，将异物取出，滴抗生素眼药水。

(2) 眼睑异物：多见于爆炸伤。

治疗：异物较小的可自行排出，较大的要切开皮肤取出。

(3) 眶内异物：常见的有金属弹片、气枪弹片或木、竹碎片。

治疗：

1) 金属性异物被软组织包裹，异物较深可不取。

2) 非金属异物伴有慢性化脓性炎症时应尽早取出。

(4) 眼内异物

1) 前房及虹膜异物：经靠近异物的方向或相对方向作角膜缘切口取出，磁性异物可用电磁铁吸出，非磁性异物用镊子夹出。

2) 晶状体异物：若晶体大部分透明，可不必立即手术。若晶体已混浊，可连同异物摘除。

3) 玻璃体内或球壁异物小、未包裹、可见的玻璃体内铁异物，没包埋的异物，无视网膜并发症，可用磁铁吸出。异物大、包裹、粘连、非磁性，行玻璃体切割手术。异物较小且完全包裹于球壁内，不一定要勉强取出。

第五节　眼附属器外伤

（一）眼睑外伤

1. 挫伤　主要表现为眼睑肿胀、皮下淤血，一般在伤后 1～2 周内完全吸收。

治疗：伤后先内冷敷，48 小时后热敷。

2. 裂伤　由于严重挫伤或锐器切割造成。

治疗：尽早清创缝合，尽量保留可存活组织，不可切去皮肤，仔细对位。

（二）眼眶外伤

1. 闭合性眶骨骨折　一般不需特殊处理。

2. 视神经管骨折　大剂量糖皮质激素或视神经管减压术。

第六节　酸碱化学伤

（一）致伤原因和特点

1. 酸→蛋白质凝固→凝固层阻止酸性物质继续向深层渗透。

2. 碱→溶解脂肪和蛋白质→碱性物质继续向眼内渗透→细胞分解坏死。

（二）临床表现与并发症

1. 轻度　多由弱酸或稀释的弱碱引起。愈后不留瘢痕，无明显并发症，视力不受影响。

2. 中度　可由强酸或较稀的碱类物质引起。治愈后可遗留角膜斑翳，对视力有一定影响。

3. 重度　大多是强碱引起。可引起一系列并发症，如：睑球粘连、假性翼状胬肉、角膜白斑、角膜葡萄肿、眼球萎缩。

（三）处理

争分夺秒、就地取材、彻底冲洗。

1. 冲洗　碱性烧伤用3%硼酸液，酸性烧伤用3%碳酸氢钠液。

2. 酸性烧伤在结膜下注射5%磺胺嘧啶钠1～2ml。

3. 碱性烧伤用大剂量维生素C，用于全身或局部。可球结膜下注射，每次2ml，Bid。也可口服或静脉点滴维生素C；0.5% EDTA可用于石灰烧伤。

4. 切除坏死组织，防止睑球粘连。

5. 应用胶原酶抑制剂。

6. 应用抗生素控制感染。

7. 扩瞳　1%阿托品眼药水。

8. 应用皮质类固醇激素减轻瘢痕的形成。

9. 晚期针对并发症治疗。

第七节　其他类型的眼外伤

（一）眼部热烧伤及冻伤

防止感染，促进创面愈合，预防睑球粘连等并发症。

1. 轻度热烧伤　散瞳剂和抗生素眼液。

2. 严重热烧伤　除去坏死组织，处理大致同严重睑烧伤。

3. 角膜坏死　角膜移植或羊膜移植。

（二）辐射性眼损伤

最常见的是电光性眼炎。

1. 临床表现

（1）潜伏期3～8小时，有强烈的异物感、刺痛、畏光、流泪及眼睑痉挛。

（2）角膜上皮点状脱落，24小时后症状缓解。

2. 治疗　1%地卡因滴眼一次，涂抗生素眼膏包扎。

第二章 致盲眼病的诊疗新进展

第一节 概　述

视力残疾的分级见表10-2-1。

表10-2-1　视力残疾的分级

类别	级别	最佳矫正视力
盲	一级	无光感～<0.02或视野半径<5度
	二级	0.02～<0.05或视野半径<10度
低视力	三级	0.05～<0.1
	四级	0.1～<0.3

注：盲或低视力均指双眼而言，若双眼视力不同，则以视力较好一眼为准。若仅有单眼为盲或低视力，而另一眼的视力达到或优于0.3则不属于视力残疾范畴；

最佳矫正视力是指以适当镜片矫正所能达到的最好视力，或针孔视力；

以注视点为中心，视野半径小于10度者，不论其视力如何均属于盲

第二节 白　内　障

白内障是致盲主要原因，估计目前全世界有2千万人因此而失明。我国目前盲人中约有半数是白内障引起的，估计积存的急需手术治疗的白内障盲人有300多万人。

（一）年龄相关性白内障

1．概述　又称老年性白内障，是中老年人发生的晶状体混浊，随着年龄增加患病率明显增高。分为皮质性、核性和后囊膜下三类。病因较为复杂，可能是环境、营养、代谢和遗传等多种因素对晶状体长期综合作用的结果。一般认为氧化作用是导致白内障的最早期变化。

2．临床表现

（1）双眼患病，发病有先后，严重程度也不一致。

（2）主要症状为随眼球转动的眼前阴影、渐进性无痛性视力减退、单眼复视或多视、虹视、畏光和眩光。

（3）皮质性白内障按其发展过程分为4期：初发期、膨胀期、成熟期、过熟期。

（4）核性白内障：发病年龄较早，进展缓慢；混浊开始于胎儿核或成人核，逐渐发展到成人核完全混浊；初期晶体核呈黄色混浊；可发生近视。

（5）后囊膜下白内障：后囊膜下浅层皮质出现棕黄色混浊，为许多致密小点组成，其中有小空泡和结晶样颗粒，外观似锅巴状；混浊位于视轴，早期出现明显视力障碍；进展缓慢，后期合并皮质和核混浊，最后发展为成熟期白内障。

3．诊断　散瞳后裂隙灯下检查晶体，根据晶体混浊的形态和视力情况可明确诊断。

4．治疗

（1）目前尚无疗效肯定的药物用于治疗白内障。

（2）白内障超声乳化联合人工晶体植入。

（二）先天性白内障

1．临床表现

（1）单眼或双眼发生。

（2）多数为静止性的。

（3）少数出生后继续发展。

（4）根据晶体混浊部位、形态和程度进行分类，常见的有前极白内障、后极白内障、冠状白内障、点状白内障、绕核性白内障、核性白内障、全白内障、膜性白内障、缝性白内障、纺锤形白内障和珊瑚状白内障等。

（5）一些患者合并其他眼病如斜视、眼球震颤、先天性小眼球等。

2．治疗

（1）治疗目标是恢复视力，减少弱视和盲的发生。

（2）对视力影响不大者，一般不需治疗，随诊观察。

（3）明显影响视力者，尽早选择晶体切除术、晶体吸出术、白内障囊外摘除术进行手术治疗。

（4）因风疹病毒引起的先天性白内障不宜过早手术。

（5）无晶体眼需进行屈光矫正和视力训练，如眼镜矫正、人工晶体植入等。一般最早在2岁时植入人工晶体。

（三）外伤性白内障

1．临床表现为顿挫伤、穿通伤、爆炸伤、电击伤所致白内障。视力障碍与伤害程度和部位有关。

2．治疗

（1）晶体局限混浊，视力影响不大可随诊观察。

（2）当晶体皮质突入前房，可用激素、非甾体抗炎药及降眼压药物治疗，待前节炎症反应消退后手术摘除白内障。

（3）经治疗后炎症反应不减轻，或眼压升高不能控制，或晶体皮质与角膜内皮接触时，应及时摘除白内障。

（4）当晶体完全混浊，但光觉和色觉仍正常时，应行白内障摘除术。

（5）因多为单眼，白内障摘除后应尽可能同时植入人工晶体。

（四）后发性白内障

1．概述　后发性白内障是指白内障囊外摘除术后或外伤性白内障部分皮质吸收后所形成的晶体后囊膜混浊。

2. 临床表现

（1）视物变形和视力下降。

（2）晶体后囊膜出现厚薄不均的折色机化组织和Elschnig珠样小体。常伴有虹膜后粘连。

（3）影响视力的程度与晶体后囊膜混浊程度和厚度有关。

3. 治疗

（1）影响视力时应以Nd: YAG激光将瞳孔区的晶体后囊膜切开。

（2）无激光时，可行手术将瞳孔区的晶体后囊膜刺开或剪开。

（3）术后滴消炎和激素眼液、降眼压等对症治疗。

第三节 沙 眼

沙眼是世界上缺少住房、水和卫生设施等生活基本需要差的社会经济不发达地区的常见病。它是世界上最常见的可预防的致盲原因。沙眼曾是我国致盲的最主要原因，经半个世纪的努力，我国沙眼的患病率和严重程度明显下降。但在农村和边远地区，沙眼仍是严重的致盲眼病。

（一）临床表现

1. 急性发作期

（1）眼红、眼痛、异物感、流泪及黏液脓性分泌物，伴耳前淋巴结肿大。

（2）睑结膜乳头增生，上下穹隆部结膜布满滤泡。

（3）急性期经1～2个月进入慢性期。

2. 慢性期

（1）结膜充血减轻，结膜肥厚，乳头增生，滤泡形成。滤泡大小不等，于上睑结膜和结膜上穹隆部最为显著。

（2）滤泡可发生坏死，愈合后留下明显瘢痕，呈线状或星状，逐渐发展成网状，最后可至白色腱状。

（3）角膜缘滤泡发生瘢痕化改变，称为Herbert小凹。

（4）可发生角膜上皮炎、局灶性或多灶性基质浅层浸润。

（5）早期可出现角膜血管翳，常发生于角膜上方1/3，可向中央瞳孔区发展成垂帘状而影响视力。其尖端常见浸润且形成溃疡。

（二）治疗

1. 抗生素治疗

（1）全身治疗：急性期或严重的沙眼应全身应用抗生素。目前阿奇霉素为治疗沙眼的特效药，首次口服500mg，以后每日250mg，共4日为一疗程。

（2）抗生素滴眼液或眼膏，如0.1%利福平、0.3%氧氟沙星、红霉素眼膏等。

2. 主要针对并发症治疗，如睑内翻矫正术治疗内翻倒睫，角膜移植术治疗角膜混浊等。

3. 注意个人卫生，特别要经常洗脸。

第四节 角 膜 病

各种角膜病引起的角膜混浊也是我国致盲的主要原因，其中以感染所致的角膜炎症为多见。因此积极预防和治疗细菌性、病毒性和真菌性等角膜炎是减少角膜病致盲的重要手段。

(一) 细菌性角膜炎

1. 匐行性角膜溃疡

(1) 临床表现

1) 多在角膜损伤后 24～48 小时内发生，病变发展迅速。

2) 有畏光，流泪，异物感等症状。

3) 角膜受损部位首先出现灰白色或黄白色浓密浸润点，随之坏死脱落，形成溃疡。

4) 角膜溃疡周围组织呈暗灰色水肿，溃疡可以向周围及深部进展，其进行缘多潜于角膜基质中，呈匐行性，其相对一侧呈现修复状态。

5) 随病变发展，角膜基质层变薄，可发生角膜穿孔，甚至发生化脓性眼内炎。

6) 多数伴发前房积脓。

7) 可伴有虹睫炎的表现。

(2) 诊断

1) 根据起病急、进展快，常有角膜损伤史及角膜病变，可以诊断。

2) 结膜囊内分泌物涂片、角膜刮片和细菌培养可确定致病菌。

(3) 治疗

1) 有条件的可进行细菌培养及药敏实验。在等待结果期间可选用氧氟沙星、妥布霉素等滴眼液频繁点眼。

2) 根据药敏实验选用敏感的抗生素。

3) 根据前房反应，选用散瞳药。

4) 前房积脓明显的可行前房穿刺术。

5) 口服大量维生素 B、C 有助于溃疡愈合。

6) 药物治疗无效，临近角膜溃疡发生穿孔时，试行穿透性角膜移植术。

2. 绿脓杆菌角膜溃疡

(1) 临床表现

1) 潜伏期短，起病急，病情发展迅速。

2) 剧烈疼痛、畏光、流泪、眼睑痉挛、视力锐减。

3) 角膜病变处呈灰白色或黄白色浸润，周围有较宽水肿带，后弹力层皱褶。

4) 角膜浸润区很快形成圆形或半环状溃疡，坏死组织上附有大量黄绿色分泌物，不易擦去。

5) 前房内可有黄绿色积脓。

6) 若治疗不及时，可发生角膜穿孔甚至全眼球炎。

(2) 诊断方法和治疗：同匐行性角膜溃疡。

(二) 病毒性角膜炎

1. 单纯疱疹性角膜炎

(1) 临床表现

1) 原发感染：多见于幼儿。发热，耳前淋巴结肿痛，唇、鼻翼处皮肤疱疹。眼部可表现为急性滤泡性结膜炎、眼睑皮肤疱疹，此时有 2/3 出现点状或树枝状角膜炎，少数有角膜基质炎和葡萄膜炎。

2) 复发感染：机体抵抗力降低时易发生。角膜病变可为点状、树枝状、地图状溃疡；严重者发生角膜基质炎、角膜溶解、穿孔；病变区角膜知觉减退；角膜后沉着物，结膜睫状充血较明显。

3）发生角膜炎时，有畏光、流泪、异物感等症状。

（2）诊断

1）根据病史及临床表现。

2）组织培养、PCR 等手段检测病毒可助于诊断。

（3）治疗

1）0.1% 阿昔洛韦、0.1% 疱疹净等。必要时口服阿昔洛韦。

2）使用干扰素滴眼液。

3）使用抗生素滴眼液。

4）发生角膜基质炎时，使用糖皮质激素滴眼液。

5）口服维生素 B_2、C，促进溃疡愈合。

6）并发虹睫炎时按虹睫炎处理。

2. 带状疱疹病毒性角膜炎

（1）临床表现

1）眼睑皮肤出现串珠状疱疹，分布在鼻睫神经支配区域，一般不超过中线。疼痛明显。

2）眼部症状多在皮疹出现之后发生，时间长短不一。

3）角膜浅层小疱或类似单纯疱疹性树枝状角膜炎；角膜深层可有水肿、浸润，有新生血管长入；角膜知觉降低或消失。

4）严重者合并虹膜炎、巩膜炎，可继发青光眼，或有眼外肌麻痹发生。

（2）诊断

1）根据眼睑和额部皮肤的带状疱疹性病变和角膜改变可以诊断。

2）结膜角膜刮片。

（3）治疗：同单纯疱疹性角膜炎。

第五节 青 光 眼

（一）原发性闭角型青光眼

1. 概述　指无眼部继发因素的情况下，周边部虹膜机械性堵塞前房角，房水外流受阻而引起眼压升高的一类青光眼。

2. 临床表现

（1）多见于 40 岁以上的中老年人，女性多见，情绪激动者易发病。

（2）患眼一般有眼轴短、角膜小、前房浅、前房角窄、晶体厚等解剖特征。

（3）患眼常为远视眼。

（4）有一定遗传倾向。

（5）双眼可先后发病。

（6）分为 6 期：临床前期、前驱期、急性期、缓解期、慢性期、绝对期。

3. 诊断　根据病史及临床表现。

4. 治疗

（1）临床前期和前驱期：激光或手术周边虹膜切除，手术之前点缩瞳剂，防止房角关闭和急性发作。

（2）急性期和缓解期：主要是降眼压，保护视功能。可以使用止吐、镇静剂等。当急性期得以控制或进入缓解期时，根据眼压和房角情况决定手术方式。若眼压＜21mmHg，房角开放范围＞1/2 周时，应激光或手术周边虹膜切除。否则行小梁切除术等眼外滤过性手术。

（3）慢性期：药物治疗可选择缩瞳剂、碳酸酐酶抑制剂等。手术治疗同急性期和缓解期。

（4）绝对期：以解除痛苦为主，可睫状体冷冻。

（5）定期复查，了解眼压、视盘、视野状况。

（二）原发性开角型青光眼

1. 概述　指不伴有眼部或全身引起的其他眼部改变、前房角始终开放的情况下，眼压升高引起视盘损害和视野缺损的一种眼病。本病有遗传因素。

2. 临床表现

（1）常双眼患病，发病时间不一。

（2）发病隐匿，进展缓慢，不易察觉。少数患者有轻度眼胀、雾视、头痛，多数无任何症状。

（3）眼压升高，眼压波动幅度大。

（4）视盘青光眼性损害：盘沿局限性变窄或缺失；视盘凹陷扩大；视盘或盘沿浅层出血；视网膜神经纤维层缺损。

（5）视野损害：相对性或绝对性旁中心暗点；与生理盲点相连的弧形暗点；环形暗点；鼻侧阶梯；管状视野和颞侧视岛。

（6）房角为开角，大多为宽角，部分为窄角。

3. 治疗

（1）药物控制眼压。

（2）激光治疗：氩激光小梁成形术；选择性小梁成形术。

（3）手术治疗：小梁切除术；非穿透性小梁手术。

第六节　视网膜脱离

（一）概述

分为孔源性（原发性）、牵拉性及渗出性（又称继发性）三类。渗出性视网膜脱离见于原田病、葡萄膜炎、后巩膜炎、Coats 病等。牵拉性视网膜脱离见于糖尿病视网膜病变、视网膜静脉阻塞等视网膜缺血引起的新生血管膜的牵拉，或眼球穿通伤引起的眼内纤维组织增生的牵拉，牵拉性视网膜脱离可以继发视网膜裂孔。

（二）临床表现

1. 初发时有“飞蚊症”或眼前漂浮物，某一方位有“闪光”感，眼前阴影遮挡，与脱离区相对应。累及黄斑区视力明显减退。

2. 眼压多偏低。

3. 检查见脱离的视网膜呈蓝灰色，不透明，隆起，有凸的表面和凸的边界，其上有暗红色的视网膜血管。

4. 玻璃体有后脱离和液化，含有烟尘样棕色颗粒。

5. 散瞳后用三面镜检查多可见裂孔。裂孔最多见于颞上象限，呈红色。裂孔形成时致视网膜血管破裂，引起玻璃体积血，应作超声检查。

（三）治疗

1. 原则是手术封闭裂孔。
2. 在裂孔对应的巩膜外做垫压术。
3. 激光光凝，使裂孔周围产生炎症反应以闭合裂孔。
4. 复杂病例行玻璃体切除术＋硅油注入术，或玻璃体腔注气术等。

第七节 糖尿病视网膜病变

（一）概述

糖尿病视网膜病变（DR）是糖尿病全身小血管病变的一部分。其严重程度主要取决于病程长短和血糖控制情况。临床表现及分类见表 10-2-2。

表 10-2-2 DR 的国际临床分类法

分期	疾病严重程度	眼底检查
1 期	无明显视网膜病变	无异常
2 期	轻度非增生性 DR	仅有微动脉瘤
3 期	中度非增生性 DR	比仅有微动脉瘤重，但比重度者轻
4 期	重度非增生性 DR	有以下任一项，但无增生性病变的体征： （1）4 个象限每个都有 20 个以上的视网膜内出血 （2）2 个以上象限有确定的静脉串珠状改变 （3）1 个以上象限有明显的视网膜内微循环异常
5 期	增生性 DR	出现新生血管，玻璃体出血，视网膜前出血

（二）诊断

1. 根据糖尿病病史和眼底改变，可以诊断。
2. 荧光素眼底血管造影有助于诊断和了解病变的严重程度。

（三）治疗

1. 药物治疗

（1）全身：控制高血糖，同时治疗合并症。

（2）眼部：营养视神经、活血化瘀等。

2. 激光治疗

（1）非增生期作局部激光光凝，主要封闭渗漏的微血管瘤、视网膜内微血管异常及黄斑病变。

（2）增生前及增生期作全视网膜光凝。

3. 手术治疗 当严重的玻璃体积血、增生性玻璃体视网膜病变引起牵拉性网脱等需要行玻璃体切割手术。

第八节 系统性疾病的眼部表现

随着现代医学的发展，专业分科愈来愈细，但人体是一个整体的统一体，许多疾病都可在全身各系统的许多器官有所表现，一些局部器官的疾病经常可同时引起系统性的症状和体征。在大型的综合医院，每一位专业医师在日常工作中必然会遇到受本专业技术限制而需要请求其他专业医师协助检查、诊断和治疗的问题。

（一）眼科学特点

组织有不同的组织胚胎来源和细胞代谢，侵犯相应胚胎组织的病变常连带有眼部的变化，如畸形和缺陷等。

1. 结膜和视网膜血管是活体上观察到的血管，可反映全身血循环状态。

（1）视网膜是脑组织的一部分；瞳孔、视野和眼外肌的异常常是神经系统障碍的表现。

（2）一些系统性疾病在眼部有特殊的表现，常首诊于眼科，要求眼科医师掌握系统性疾病的基础知识，以便提出更好的处理意见。

2. 系统性疾病眼部常出现以下异常：

（1）眼外观：常需要超声、X 光拍片、CT 等检查。常见于：

1）母斑病：血管瘤病、神经纤维瘤病。

2）眼睑水肿：肾脏疾病、眼外伤、眶蜂窝织炎。

3）眼窝塌陷：脱水（多见于婴儿，为对称性）、眼球萎缩或无眼球、眼部手术。

4）颅底骨折：眼睑皮下淤血、结膜下出血、鼻衄、耳道流血、脑脊液鼻漏。

5）颅顶骨折：帽状腱膜下出血常致典型的眼镜样淤斑。

6）眼面部外伤：血肿、皮下气肿、复视、眶骨骨折。

7）眼球突出：外伤、肿瘤、内分泌疾病。

（2）结膜和巩膜

1）巩膜黄染（黄疸）、蓝色巩膜。

2）结膜血管异常：迂曲、扩张呈串珠状、结膜水肿等，见于高血压、糖尿病、高粘血症等。

3）三叉神经麻痹：带状疱疹、颅底骨折、颅内占位性病变、鼻咽癌颅底转移、麻风侵犯等引起的神经营养性角膜溃疡。

4）肝 - 豆状核变性：铜代谢异常形成的 K-F 环。

5）维生素 A 缺乏：角膜软化症。

（3）虹膜及瞳孔：除外伤和少数眼局部发生的虹膜炎症外，绝大多数的虹膜炎症都是由系统性疾病引起的，并伴有免疫反应异常，在眼部出现葡萄膜炎的症状和体征。

瞳孔异常：排除虹膜炎症所致的粘连、青光眼发作后、外伤、药物中毒（阿托品、有机磷中毒）等。观察瞳孔的大小、形态、直接间接对光反应，结合视野、眼底及影像学检查判断。

注意昏迷的病人应尽量不用散瞳剂以保持瞳孔的自然状态，因为此时眼底变化的意义远不如瞳孔提供的信息重要。深睡和昏迷的病人的瞳孔一般都显著缩小，如脑干或脑皮质存在刺激性病灶，可出现瞳孔震颤或两侧瞳孔不对称活动。昏迷病人缩小的瞳孔扩大，提示生命中枢受累及，病情险恶。闭合性颅脑外伤所致的昏迷，观察瞳孔大小和对光反应尤为重要，如一侧瞳孔扩大提示该侧硬脑膜外血肿向中线推移，大脑额叶压迫脑干，不及时抢救开颅减压消除血肿，随时发生天幕疝致双侧瞳孔散大，呼吸停止。

（4）晶体

1）晶体混浊：长期使用激素、长期工作在三硝基甲苯（TNT）、微波和 X 线环境的人员检查晶体混浊。

2）糖尿病患者发生屈光性近视，老年人晨读困难。

3）无外伤原因的晶体脱位或半脱位多为马方综合征。

（5）眼底检查

1）视盘水肿：颅内高压、颅内肿瘤。

2）视网膜血管：动脉硬化（老年性、高血压性）。

3）糖尿病、白血病、药物中毒、妊娠期高血压综合征等。

（6）眼球活动异常

1）重症肌无力：眼睑下垂及其他散在性眼外肌不全麻痹或麻痹，难以用神经分布的规律来解释，但不累及瞳孔。症状为间歇性、晨起轻，傍晚加重，并可伴有面部肌肉、咀嚼肌群肌力减弱或麻痹的表现。使用新斯的明可改善症状。

2）内分泌性突眼症：常累及眼外肌，致使眼外肌肥厚和变性，激素可减轻症状和体征。

3）动眼神经麻痹：糖尿病性的瞳孔一般不发生改变。

4）展神经麻痹：血管性疾病、桥脑胶质瘤、鼻咽癌；儿童应警惕脑瘤的早期体征。

5）滑车神经麻痹：较少见，外伤、血管性疾病、糖尿病、带状疱疹等。

（张文芳）

【参考文献】

[1] 惠延年. 眼科学. 第6版. 北京：人民卫生出版社，2005.

[2] 李凤鸣. 中华眼科学. 第2版. 北京：人民卫生出版社，2005.

[3] 赵家良. 眼科诊疗常规. 北京：人民卫生出版社，2005.

第十一篇　口　腔　科

第一章　口腔颌面部损伤的紧急救治

第一节　概　　论

一、发病情况

统计表明口腔颌面部损伤在和平时期约占全身损伤的11%～34%，主要以青壮年多见，发病高峰为10～39岁，40岁以后所占比例呈明显下降。因为一般来说男性较女性好动，且从事驾驶或高危作业者的比例较大，所以男性发生率高于女性，男女比例约为2.11∶1～6.11∶1。致伤原因主要有交通事故、斗殴、高处坠落、运动损伤等，其中最常见的原因是交通事故。随着我国现代化建设进程的不断加快，颌面部损伤也呈现出增加的趋势。

二、解剖位置与损伤间的关系

众所周知，口腔颌面部是人体的重要组成部分，且由于其所处位置突出的关系，在和平时期或战争时期都容易遭受到创伤。其左右毗邻之间功能关系密切，损伤时常有相互影响。这一部位血液循环非常丰富，上有颅脑相连，下被颈椎支撑着，是呼吸道和消化道的起始端。这里腔窦较多容易发生感染，位于该部位的其他解剖结构如唾液腺、运动及感觉神经等受到损伤后，往往会出现相应症状。另外，损伤痊愈后遗留的不同程度的面部畸形，也成为对患者心理影响较大的问题之一。

第二节　颌面部损伤伤员的急救

一、对危及生命的并发症的处理

此时的首要任务是抢救伤员生命，并尽一切可能为以后的初期外科处理或确定性治疗创造条件。要特别注意伴发的其他部位损伤和危及生命的并发症。严重的颌面部损伤伤员大多会有多发伤，如有脑干、高位脊髓损伤或心脏、大血管的破裂，将会导致这类伤员在数分钟内死亡；如有颅内血肿、血胸、肝脾破裂及四肢多处伤者，则可因大量失血、休克或窒息死亡。此时若得到及时有效的抢救，可明显降低死亡率。严重损伤后还要防止由于败血症及重要器官的功能衰竭所致的死亡。救治这类重伤员常需要多个相关临床科室协作，共同诊治，才能提高伤员的存活率。

（一）窒息

窒息是威胁颌面部损伤伤员生命的主要并发症，是紧急救治中首要考虑的重点内容。

1．原因　可分为阻塞性和吸入性两类。阻塞性窒息主要由异物、组织移位、肿胀与血肿等造成；吸入性窒息主要由于吸入了血液、唾液、呕吐物或其他异物等造成。

2．临床表现　早期表现为烦躁不安、出汗、口唇发绀、鼻翼翕动、呼吸困难。如继续发展则会出现“三凹”征，即锁骨上窝、胸骨上窝、肋间隙明显凹陷。如仍未能及时抢救，则会随即出现脉搏减弱、加快、血压下降及瞳孔散大等危象甚至死亡。

3．救治要点　及早发现、辨明原因、正确处理是防治窒息的关键。对于阻塞原因所致的窒息要根据具体情况立即清除口、鼻及咽喉部异物；将后坠的舌体牵出口外；将下坠的上颌骨块向上悬吊；必要时插入通气导管以保持呼吸道通畅。在紧急情况下可用15号以上粗注射针头1～2根做环甲膜穿刺，以争取时间做随后的气管切开术。对于吸入原因所致的窒息则应立即行气管切开术，通过气管导管充分吸出进入呼吸道内的血液、分泌物和其他异物，解除窒息。

（二）出血

1．原因　口腔颌面部血运丰富，损伤后出血较为凶猛。

2．救治要点　根据伤情因地制宜地采用相应的止血方法。要注意颌面部腔窦多的特点，排除腔窦内积血的可能，特别注意有无出血被咽下进入消化道的情况，要能够及时发现并作出正确估计。对于可见到的出血应采取压迫止血、结扎止血和药物止血等方法，分述如下：

（1）压迫止血：是一种临时的止血方法，存在不确切性。有指压法、包扎法和填塞法。如遇出血较多的紧急情况，可用手指压迫出血部位供应动脉的近心端以暂时止血，然后再改用其他确定性方法进一步止血。可压迫的动脉有咬肌止端前缘与下颌骨下缘交界处的面动脉；耳屏前的颞浅动脉；胸锁乳突肌前缘、甲状软骨平面的颈总动脉等。如遇毛细血管、小静脉及小动脉的出血，可先将移位组织复位，然后局部置多层敷料，用绷带适度加压包扎。如遇开放性和洞穿性伤口出血，可将敷料块填塞于内，再用绷带加压包扎。特别注意在实施止血的过程中保持呼吸道通畅，在颈部和口底伤口进行填塞时尤其要谨慎，防止因加压不当造成窒息。

（2）结扎止血：是一种常用而可靠的止血方法。紧急情况下可先用止血钳夹住活跃出血的血管断端，连同止血钳一同妥善包扎再运送伤员；在条件允许的情况下，可对血管断端作结扎或缝扎止血；对于严重出血者可进行颈外动脉结扎。

（3）药物止血：对于组织渗血、小动静脉的出血等，可采取局部或全身应用止血药物的方法进行止血。常用的有局部使用的各种中药止血粉、止血纱布、止血海绵；全身应用的各种止血药物等。

（4）其他：除上述主要止血方法外，在止血时还可以配合局部降温如冰敷使小血管收缩、改变体位如头颈部抬高减轻血管充盈程度并有助于静脉回流等方法。

（三）休克

1．原因　口腔颌面部损伤伤员发生休克，主要是由伴发了身体其他部位的严重损伤所致。遭受严重创伤后、组织破坏分解的产物被机体吸收，大量失血和失液造成组织灌注不足，同时肌体若处于疲劳、受寒、中暑及感染等状况时将会雪上加霜。

2. 救治要点 此时的休克主要为创伤性和失血性两种。对前者主要以镇静、镇痛、止血、补液、适当使用升压药物为治疗原则，后者以快速扩容、输血，作为根本的抗休克措施。应该尽快地建立起两条甚至更多静脉输液通道。随输液通道的建立，立即给予大量快速补液，恢复有效循环，同时准备手术，及时纠正各种并发症。在休克早期，首先应快速滴注等渗盐水或平衡盐溶液，45 分钟内输入 1000～2000ml，并严密观察血压和其他各项生命体征的变化。若伤员血压恢复正常，并能继续维持时，表明失血量较小，且已停止出血。对失血量较大，引起严重的低容量性休克的伤员，则以输全血为主，开始 1 小时可输血 1000ml，然后根据伤员的临床表现，对失血量的估计和血细胞比容变化等，适当补充其他液体。对此类伤员应该考虑放置中心静脉导管，进行有创血流动力学的监测。观察心排出血量、静脉血氧饱和度等指标的变化。在针对大量失血进行复苏之后，再补给一定量的晶体液和胶体液，以防由于代谢性酸中毒诱发的多器官功能不全，甚至造成死亡。

（四）感染

1. 原因 口腔颌面部的开放性伤口，多与面部及 / 或口腔相通，常被细菌、尘土或异物等污染而引起。

2. 救治要点 应及早采取各种防治感染的措施。在处理时应注意：无菌操作技术；实行适当的彻底清创；尽早应用广谱抗生素，并注意抗厌氧菌感染的治疗；对泥土污染的伤口，应注射破伤风抗毒素。

二、对伤员的包扎和运送

在实际抢救工作中，往往需要对伤员进行暂时的包扎，然后送往治疗场所。不得当的包扎和运送反而不利于伤者的救治。包扎主要是为了压迫止血；暂时固定骨折，减少活动性出血，防止骨折段进一步移位；保护并缩小创口，减少进一步污染。

常用的包扎方法：四尾带包扎法、十字绷带包扎法、三角巾包扎法等。目前还有一些新型创面敷料和包扎材料也可选用。特别注意在包扎颌面部伤口时要避开颈部以免造成窒息。包扎后要将伤员运送到合适的抢救地点进行救治，运送伤员时的体位很重要，应根据伤情以及意识丧失与否来放置。

1. 昏迷伤员要采用俯卧位，将额部垫高，使其口鼻悬空，这样有利于唾液外流和防止舌后坠。

2. 意识清醒的伤员采取侧卧位或头偏向一侧，避免血凝块及分泌物的堆积而影响呼吸。运送途中要随时观察伤情变化，防止窒息和休克的发生。

3. 搬运有颈部损伤或可疑颈部损伤的伤员时，应多人同时协调用力，稳定头部并加以牵引，共同完成伤员的整体移动。运送时颈部放置小垫枕以维持正常曲度，头部两侧固定或戴用特制的颈托以防止摆动。

三、对全身多部位损伤的处理

了解颌面部毗邻关系以及遭受外力时易伴发的周围重要器官的损伤规律，对于快速评估病情和确定治疗方案非常重要。对于伴有重要生命器官损伤时，要遵循“先全身，后局部”的处理原则，分清轻重缓急，进行有条不紊的救治。在检查处理中要始终注意伤员的生命体征变化和全身情况，避免因误诊造成不应有的损失。当合并颅脑损伤、胸腹腔损伤出现血气胸、脏器破裂或四肢骨折出血时，应会同相关科室的医生共同诊治，先处理这些部位的损伤。如伴颅脑损伤有脑水肿、颅压增高情况时，应先给予脱水降颅压治疗，控制继发出血，甚至实施开颅手术，待生命体征平稳后再行颌面部损伤处理。如合并严重胸、腹腔损伤者则应先行开胸、剖腹探查等处理，后行颌面部损伤处理。如局部伤势影响患者生命体征时，可根据病情，或与全身损伤同时处理，或先行处理颌面部损伤。

四、对颌面部软组织伤的处理

口腔颌面部伤员经以上急救处理，伤情稳定后，应及时进行损伤的初期外科处理。除按照一般创伤外科手术原则外，尚有其特殊要求和内容。在处理顺序上应遵循“由内至外，由下至上”的顺序，即先作骨折的复位固定（先下颌后上颌），而后缝合软组织；先缝合口腔黏膜，最后缝合口腔外的面部皮肤。

（一）清创术的时机

与其他部位软组织处理不同的是，即使伤口开放时间较长，只要组织没有明显化脓感染或坏死，在充分清创后仍可以做一期缝合，但要视情况放置引流管。

（二）对各类软组织的处理

1. 舌损伤　舌组织较脆，活动度大，血运丰富，损伤后肿胀明显，缝合处易撕裂。所以在缝合时应采用大针和较粗丝线（4 号），进针距创缘远，针距不宜过密，深度要够，力争多带组织。当损伤伴有组织缺损时，缝合伤口要尽量保持舌的长度，防止因舌体缩短影响舌的功能；当舌与邻近组织都有创面时，应分别缝合各自的伤口，如不能关闭所有创面时要先缝合舌的伤口，其他创面用转瓣或植皮的方法处理，防止由于粘连影响舌的活动。

2. 颊部贯通伤　应尽量关闭伤口消灭创面。缺损较少时可行皮瓣转移或游离植皮修复，或作定向拉拢缝合，遗留缺损待后期修复。缺损较大时，可直接将创缘的口腔黏膜与皮肤相对缝合，消灭创面。遗留的洞穿缺损待后期进行修复。但条件允许时，也可在清创后即刻用带蒂皮瓣、吻合血管的游离皮瓣及植皮术修复洞穿性缺损。

3. 腭损伤　硬腭软组织撕裂作粘骨膜缝合即可。软腭贯通伤要分别缝合鼻腔侧黏膜、肌层和口腔黏膜。如硬腭有组织缺损或与鼻腔、上颌窦相通，可于邻近转瓣，或在硬腭缺损两侧做松弛切口，分离粘骨膜瓣后向缺损处拉拢缝合。如创面过大不能立即修复者，可暂作腭护板，使口鼻腔隔离，以后行二期修复。

4. 唇、舌、耳、鼻、眼睑断裂伤　一般认为只要伤后时间不超过 6 小时，离体组织较完整，就应尽量设法缝回原处，以减轻因组织缺损给后期修复带来的困难。对离体组织缝合前的处理要非常仔细，用生理盐水反复冲洗、并用抗生素溶液浸泡。创面要进行彻底清创、修剪，形成新鲜创面。缝合时要用细针细线细致缝合，特别注意正常解剖对位。术后要妥善固定，注意保温。全身应用抗生素。如修复失败，则在 6～8 个月瘢痕软化之后采用其他技术修复。

5. 腮腺、腮腺导管损伤　腮腺切割伤或撕裂伤后，往往造成腺体暴露、导管断裂。因此，该部位损伤时要认真检查、甄别。对单纯腺体的暴露要进行缝扎，并将腮腺咬肌筋膜做严密缝合，术后应行绷带加压包扎 2 周左右，还可以服用阿托品以抑制唾液分泌。如在清创中发现有导管断裂，应行端端直接吻合术。如有导管断裂而未发现或未吻合，则将形成涎瘘。

6. 面神经损伤　常发生于腮腺损伤时。原则上应早期处理，后期处理疗效不佳。如探查时发现有面神经断裂，应立即行面神经端端吻合术。如果神经缺损较长，直接吻合张力过大或无法吻合者，则应进行神经游离移植术，对于手术失败者可采用整形手术。

第三节　颌面部骨折举例

颌面部损伤发生率可占全身损伤的11%～34%，而颌骨骨折的发生率约占颌面部损伤的35%。颌面部由于解剖生理上的特殊性，对颌骨骨折的治疗效果要求不仅要恢复骨折的连续性，同时对涉及容貌外形及生理功能的恢复，特别是咬合功能的恢复则要求更高。

一、下颌骨骨折

下颌骨构成面部下1/3，是颅面骨中唯一可活动的骨骼，其解剖形态特殊，生理功能复杂，居于颌面部的突出部位，体积较大，无论平时或战时，下颌骨骨折的发生率都居颌面骨骨折的首位。据资料统计，下颌骨骨折占平时颌面骨骨折的72%，占战时颌面骨损伤的20.5%。下颌骨骨折的发生部位与解剖结构有关，以颏部和体部的发生率最高，其次是下颌角部，髁状突颈部骨折也多有发生，且多数情况都属于与颏部或体部同时发生的间接性骨折。平时下颌骨骨折的最常见原因为交通事故，其次为跌打损伤或运动意外伤。战时则多由枪弹伤或弹片伤引起。

（一）分类

一般分类：闭合性、开放性、粉碎性。

按部位分类：正中骨折、体部骨折、下颌角部骨折、下颌升支部骨折、髁状突骨折、喙突骨折。

（二）临床表现与诊断

下颌骨骨折后可表现为骨折段移位及咬合错乱、牙龈撕裂及牙齿损伤、异常活动和骨摩擦音、功能障碍、下唇麻木等。经过对伤因的了解，结合临床表现，再经视诊和触诊、X线摄片及CT扫描检查等，一般不难做出初步诊断。但对未完全折断的青枝骨折或移位很小的线状骨折，常会因局部肿胀而掩盖骨折的表现，应细心检查观察，以免漏诊。

（三）治疗原则

使骨折端正确复位和固定，使之能在正常解剖位置上愈合，并恢复原有的咬合关系。

治疗时机应掌握在3～5天内。有严重多发损伤的伤员应待全身情况好转或稳定后尽早施行。

方法：复位方法有手法复位、牵引复位和切开复位等，复位后还需要固定。目前固定方法很多，而坚强内固定法（rigid internal fixation，RIF）是国内外专家一致认为的最有效方法，也是目前临床实践中普遍使用的方法。坚强内固定是近40年发展起来的颌骨骨折内固定技术。除了因生物性材料的不断改进外，更重要的是它具有重要的理论基础。因为骨折在稳定的环境中才能愈合，固定物要能维持骨折在正确位置上，并能有效地抵抗影响愈合的各种不良应力，直到愈合。只有坚强内固定后才能达到此要求。这种固定方法还可以避免传统颌间固定带来的许多弊病，如：口腔卫生不良，继发或加重龋病及牙周病、进食及语言障碍、颞颌关节及涎腺退行性改变、体重下降过快、影响社交活动等。许多实践已证明，坚强内固定技术比以往许多固定方法使用方便且效果好。由于可以不用或少用颌间固定，术后口腔功能及全身情况均在较短时间内得以恢复。

二、上颌骨骨折

上颌骨为构成面部中份的主要骨骼，因骨壁结构较薄，骨体中空，故受伤时易骨折。但由于其四周有突出的骨骼保护，位置较隐蔽，因此骨折的发生率较下颌骨为低。据资料统计，在平时损伤中，上颌骨骨折约占颌面骨损伤的 20.0%。在战时火器伤中，上颌骨损伤约占颌面骨战伤的 15.0%～27.3%。上颌骨骨折虽较下颌骨骨折少见，但由于上颌骨上接颅脑，参与面中部多个器官的构成，因此受伤后影响眼、鼻、咬合与容貌，甚至并发颅脑损伤与颅底骨折，伤情常较严重。

（一）分类

上颌骨与鼻骨、颧骨等多个面颅骨相连，骨折线易发生在骨缝和薄弱的骨壁处，临床上最常见的是横断形骨折。临床上统一应用 Lefort 分类法，将上颌骨骨折按骨折线的高、中、低位分为三型。

Lefort Ⅰ型骨折——又称上颌骨低位骨折或水平骨折。骨折线从梨状孔水平、牙槽突上方向两侧水平延伸到上颌翼突缝。

Lefort Ⅱ型骨折——又称上颌骨中位骨折或锥形骨折。骨折线自鼻额缝向两侧横过鼻梁、眶内侧壁、眶底和颧上颌缝，再沿上颌骨侧壁至翼突。有时可波及筛窦达颅前窝，出现脑脊液鼻漏。

Lefort Ⅲ型骨折——又称上颌骨高位骨折或颅面分离骨折。骨折线自鼻额缝向两侧横过鼻梁、眶部、经颧额缝向后达翼突，形成颅面分离，常导致面中部拉长和凹陷。此型骨折多伴有颅底骨折或颅脑损伤，出现耳、鼻出血或脑脊液漏。

（二）临床表现与诊断

上颌骨骨折除具有颌骨骨折的一般症状外，应注意以下临床表现：骨折段移位及面部畸形、眼的症状、耳、鼻的症状、神经症状等。通过对受伤史和伤因的询问，视诊和触诊检查，结合临床表现，再通过 X 线摄片及 CT 扫描检查，确定上颌骨骨折的初步诊断，一般并不困难。

（三）治疗

上颌骨骨折的治疗原则与下颌骨相同。但由于它们在生理和解剖结构上的差别，如上颌骨骨缝连接多、壁薄、腔窦多、血运丰富、与面部诸骨及眼眶和颅脑关系密切；上颌骨还维持着面中部的高度、突度和弧度，所以在复位时机、顺序、切口部位、固定物的放置位置、数目等方面与下颌骨又有着不同之处。

此外，颌面骨骨折中还有牙槽突骨折、颧骨颧弓骨折、鼻骨骨折、眼眶骨折、全面部骨折等类型。口腔颌面部在战时的损伤还有火器伤、烧伤、核武器伤、贫铀弹伤、化学武器伤等不在此一一举例。

（杨　兰）

【参考文献】

[1] 邱蔚六. 口腔颌面外科学. 第 5 版. 北京：人民卫生出版社，2003.

[2] Iida S，Kogo M，Sugiura T，et al. Retrospective analysis of 1502 patients with facial fractures. Int J Oral Maxillofac Surg，2001，30(4)：286-290.

[3] Hachl O，Tuli T，Schwabegger A，et al. Maxillofacial trauma due to work- related accidents. Int J Oral

Maxillofac Surg，2002，31（1）：90-93.

[4] 薄斌，顾晓明，周树夏，等. 1693 名颌面创伤患者临床病例回顾性研究. 华西口腔医学杂志，1998，16（1）：56-58.

[5] 朱形好，高磊明，丁熙，等. 896 例颌面部骨折住院患者回顾性分析. 中华急诊医学杂志，2005，14（3）：256-257.

[6] Kontio R，Suuronen R，Ponkkonen H，et al. Have the causes ofmaxillofacial fractures changed over the last 16 years in Finland? An epidemiological study of 725 fractures. Dent Traumatol，2005，21（1）：14-19.

[7] Gassner R，Tuli T，Hachl O，et al. Cranio- maxillofacial trauma：a 10 year review of 9543 cases with 21 067 injuries. JCraniomaxillofac Surg，2003，31（1）：51-61.

[8] 彭勇，田卫东，李逸松，等. 885 例颌面部损伤回顾分析. 中国口腔颌面外科杂志，2004，2（3）：195-198.

[9] Cheema SA，Amin F. Incidence and causes of maxillofacial skeletalinjuries at the Mayo Hospital in Lahore，Pakistan. Br J Oral Maxillofac Surg，2006，44（3）：232-234.

[10] Erol B，Tanrikulu R，Gorgun B. Maxillofacial fractures. Analysisof demographic distribution and treatment in 2901 patients（25-year experience）. J Craniomaxillofac Surg，2004，32（5）：308-313.

[11] 邹立东，张益，何冬梅，等. 1084 例颌骨骨折的临床回顾性研究. 中国口腔颌面外科杂志，2003，1（3）：131-134.

[12] Ribeiro MF，Marcenes W，Croucher R，et al. The prevalence and causes of maxillofacial fractures in patients attending Accidentand Emergency Departments in Recife- Brazil. Int Dent J，2004，54（1）：47-51.

[13] Hackl W，Hausberger K，Sailer R，et al. Prevalence of cervical spine injuries in patients with facial trauma. Oral Surg OralMed Oral Pathol Oral Radiol Endod，2001，92（4）：370-376.

[14] Alvi A，Doherty T，Lewen G. Facial fractures and concomitant injuries in trauma patients. Laryngoscope，2003，113（1）：102-106.

第二章

口腔颌面部软组织囊肿、良性肿瘤及瘤样病变

第一节　口腔颌面部软组织囊肿

口腔颌面部囊肿是一种病理性囊腔，内容物为成分各异的液体或半流体，来源多为分泌性和渗出性（如血外出性囊肿）。囊肿形成的原因多为发育异常所致，但也有潴留性、外伤性（血外出性囊肿）。口腔颌面部软组织囊肿可分为：涎腺囊肿、皮脂腺囊肿、皮样囊肿、甲状腺囊肿及腮裂囊肿等。

一、皮脂腺囊肿

（一）来源

皮脂腺囊肿是由皮脂腺排泄管阻塞，皮脂腺囊状上皮被逐渐增多的内容物膨胀而形成的潴留性囊肿。俗称“粉瘤”。

（二）临床表现

常见于面颊及额部皮肤。囊肿位于皮内且与皮肤粘连，质地软，中央可有一小色素点。继发感染后疼痛、化脓。甚至可能发生恶变为皮脂腺癌。内容物为白色凝乳状皮脂腺分泌物。

（三）治疗

手术切除。局麻下沿面部皮纹方向做梭形切口，应切除包括与囊壁粘连的皮肤。如囊肿并发感染时，应切开排出脓液和豆渣样物质，待炎症消除后再将囊壁和粘连的皮下组织一并切除。

二、皮样囊肿、表皮样囊肿

（一）来源

为胚胎发育时遗留于组织中的残余上皮细胞发展而来。皮样囊肿和表皮样囊肿的区别在于皮样囊肿囊壁上有皮肤附件（如上皮细胞、皮脂腺、毛发等）。

（二）临床表现

多见于儿童及青少年，生长缓慢。皮样囊肿好发于口底及颏下。表皮样囊肿好发于眼睑、额、鼻、耳下等部位。囊肿多为单发，表面光滑有张力，触诊时坚韧而有弹性，呈面团状，周界清楚，与皮肤无粘连。位于口底颏舌骨肌、下颌舌骨肌以上的囊肿增大到一定程度

时影响语言、吞咽和呼吸功能。囊肿内容物为乳白色豆渣样分泌物。皮样囊肿可有皮肤附件（如毛发、毛囊等）。

（三）诊断与鉴别诊断

主要靠病史和临床表现，穿刺检查可抽出乳白色豆渣样分泌物。有时大体标本可见毛发。要与舌下腺囊肿以及甲状舌管囊肿鉴别。

（四）治疗

手术摘除。根据具体情况选择口内、口外切口，可完整切除。

三、甲状舌管囊肿

（一）来源

胚胎发育的过程中，由于甲状舌管退化不完全，由残余上皮及其分泌物聚积所致。

（二）临床表现

多见于儿童。囊肿多发生于颈正中线，自舌盲孔到胸骨切迹的任何部位。但以舌骨上下部最常见。良性肿瘤的表现，如生长缓慢、质软、周界清楚、与周围组织无粘连等。位于舌骨以下的囊肿触诊时囊肿与舌骨之间有条索状粘连，让患者做吞咽及伸舌等动作时可上下移动。囊肿感染自行破溃或切开后形成甲状舌管瘘，亦可见出生后即存在的原发瘘。可恶变。内容物多为透明、微混浊的黄色稀薄或黏稠液体。

（三）诊断与鉴别诊断

可根据其部位和随吞咽移动等做出诊断。有时需要穿刺、B超、造影辅助做出诊断。要与舌异位甲状腺鉴别。舌异位甲状腺：可简称“舌甲状腺”，有时正常甲状腺可完全缺如（称迷走甲状腺）。故如果将异位的甲状腺当甲状舌管囊肿切除，会影响甲状腺的功能。鉴别诊断要点：舌异位甲状腺常在舌根部或舌盲孔的咽部，而甲状舌管囊肿常见于舌骨上下；舌异位甲状腺呈紫蓝色的瘤样突起，质软、周界清楚。因在舌根部所以影响语言功能，有“含橄榄”语言。影响吞咽、呼吸等。易出血。检查可做核素^{131}I扫描，可见同位素浓聚。治疗为手术治疗。首先要判断正常甲状腺是否存在，若无正常甲状腺就要部分切除或移植。

（四）治疗

手术切除囊肿或瘘管，手术要彻底，否则容易复发。手术的关键是应将囊肿、囊壁以及舌骨中份约1cm一并切除，并向舌盲孔间软组织作柱状切除。

四、鳃 裂 囊 肿

（一）来源

鳃裂囊肿的起源尚有不同观点，多数认为是胚胎发育时由胚胎残余组织所形成。

（二）临床表现

1. 部位　临床上常见第二鳃裂来源的囊肿，故常见于颈上部。大多位于舌骨水平胸锁乳突肌上1/3前沿附近。生长缓慢、无痛性的深部囊性包块，大小不定。有时发生上呼吸道感染后可伴疼痛（因为鳃裂囊肿有管道通向咽侧壁直接与上呼吸道相通）。

2. 良性肿瘤表现　触诊时肿块质地软、有波动感，但无搏动，这可与颈动脉体瘤相鉴别。

3. 鳃裂瘘　鳃裂囊肿破裂后或切开破裂后可形成鳃裂瘘。先天未闭合者称原发瘘。原发性第二鳃裂囊肿瘘的外口多位于颈外侧，胸锁乳突肌前缘中下1/3处。造影检查可以明确其瘘管的走向，协助诊断。

4. 内容物　多为黄色或棕色、清亮、含或不含胆固醇的液体。可恶变，或在囊壁上查到原位癌。

(三) 鉴别诊断

1. 颈动脉体瘤　为颈动脉分叉处的实质性肿瘤，触诊有搏动感、抽出血性液体、听诊有吹风样杂音。

2. 颈部淋巴源性包块。

3. 颈部神经源性肿瘤　质地较硬、非囊性。

(四) 治疗

外科手术彻底切除，残留有残存组织可导致复发。对鳃裂瘘需连同瘘道一并切除。

第二节　口腔颌面部软组织肿瘤及瘤样病变

一、色　素　痣

(一) 病因、病理

来源于表皮基底层的黑色素细胞。在临床上很常见，几乎每个人均有，其大小、数目、形态、部位均不一样。组织病理分为皮内痣、交界痣、复合痣。

1. 皮内痣　多见于成人，为丘状或乳突状突起，有的有毛。很少恶变。

2. 交界痣　多见于婴幼儿及成人手掌、足底、会阴。为淡棕色或深棕色斑疹、丘疹或结节。一般表面光滑、平坦，可恶变。当色素痣出现迅速增长、局部发痒、灼热或疼痛，色素加深、表面出现感染、出血时就要警惕恶变的可能。

3. 复合痣　是上述二型痣的复合形式。

(二) 治疗

手术治疗，面部较大的痣影响美观者可一次或分次切除；怀疑有恶性变者应按恶性黑色素瘤扩大范围在正常皮肤上做根治性切除；避免冷冻、腐蚀等措施以免恶变。其他方法如激光治疗、高频电刀等也用于色素痣的治疗，原则上应先做病理学检查，以免误诊。

二、牙　龈　瘤

来源于牙周膜及颌骨牙槽突的结缔组织，多为机械刺激或慢性炎症刺激所致。妊娠性牙龈瘤与内分泌有关。

(一) 临床表现

牙龈瘤女性多见。多见于前牙唇侧及前磨牙区，检查可见肿瘤是从牙乳头开始的瘤状突起，呈圆形或椭圆形，有时呈分叶状，有蒂或无蒂。当牙周膜及牙槽骨受累时可出现牙松动、移位。X线检查可见牙周膜间隙加宽。

(二) 诊断与鉴别诊断

临床诊断并不难，根据病理组织结构不同分为：

1. 肉芽肿型　主要由肉芽组织，带蒂、肿块表面呈红色或粉红色，易出血。

2. 纤维型　为愈合性肉芽肿型龈瘤，色泽基本正常，表面光滑、不易出血。

3. 血管型　瘤体表面有很多血管，损伤后极易出血(妊娠性龈瘤多属此类)。

（三）治疗

由于牙龈瘤来源于牙周膜及颌骨牙槽突的结缔组织，故手术时应将肿瘤所波及的牙同时拔除，并去除牙周膜、骨膜及邻近的骨组织。否则容易复发。创面较大不能缝合时，可用碘仿纱条覆盖后反包扎缝合。

三、神经纤维瘤

来源于神经鞘细胞及纤维母细胞组成的良性肿瘤。口腔颌面部好发第5、7对脑神经。位于面、颞部、眼、颈、舌、腭等处。

（一）临床表现

临床上多见于青年人，生长缓慢，可单发或多发。单发者皮肤表面呈大小不一的棕色斑，或呈灰黑小点状病损（皮肤受累）。触诊时皮肤内有多发性瘤结节，质硬、有压痛，沿皮下神经分布，呈念珠状。病程长，有1%～2%可恶变。神经纤维瘤病：多发性神经纤维瘤又称神经纤维瘤病。是一种常染色体显性遗传病。特点：皮肤上咖啡色斑、皮肤弥漫性肥厚、增生悬垂如肉屏。触诊皮下呈结节状或念珠状，质地软。可累及骨及关节，伴先天性颅骨的枕骨缺损。

（二）诊断与鉴别诊断

根据临床表现诊断。需要和颌面部血管畸形鉴别。神经纤维瘤可恶变。

（三）治疗

治疗为手术切除。较小的病例可一次性切除。较大者部分切除。由于肿瘤有边界但无包膜，皮下不能判断神经来源，加上神经纤维瘤血运丰富，手术时出血多，要有充分的准备。

四、神 经 鞘 瘤

来源于神经鞘膜细胞的良性肿瘤。主要发生于颅神经（听神经、面神经、舌神经、舌下神经、迷走神经干），颈交感干少见。

（一）临床表现

好发于青壮年，颈部和舌部多见。病程长、生长慢，可长达20年。为深在的包块，触诊质地中等偏硬、周界清楚，肿瘤可沿神经轴侧向左右移动，但不能上下移动。可囊性变，穿刺可抽出褐色血性液体，但不凝固。少数有压迫神经的症状，如来自颈交感神经者可出现颈交感神经综合征。

（二）诊断与鉴别诊断

临床表现可诊断，可借助B超或穿刺诊断。颈部神经鞘瘤需要和颈动脉体瘤、腮腺肿瘤、鳃裂囊肿等鉴别，可借助B超、CT、MRI等进行鉴别。

（三）治疗

手术切除。术中要注意神经干的保护，行包膜内剥离术。

第三节 颌骨囊肿、良性肿瘤及瘤样病变

颌骨囊肿指上皮源性骨囊肿。由成牙组织或牙演变而来者，称牙源性颌骨囊：包括根尖周囊肿、始基囊肿、含牙囊肿、角化囊肿等；由胚胎时期面突融合线内的残余上皮所致的

面裂囊肿称为非牙源性囊肿：包括球上颌囊肿、鼻腭囊肿、正中囊肿、鼻唇囊肿等；另外还有外伤或手术所致的血外渗性囊肿。

一、牙源性颌骨囊肿

（一）根端囊肿（又叫根尖囊肿、残余囊肿）

是由于根尖肉芽肿、慢性炎症的刺激，引起牙周膜的上皮细胞残余增生。

1. 临床表现　上颌多于下颌，以前牙多见。患牙可有慢性炎症史。检查可有龋齿、残根、根尖瘘道等。X线牙片可见牙根尖有体积较小的囊肿阴影。

2. 治疗　患牙做根管治疗、根尖切除术、拔除；囊肿手术刮除。

（二）始基囊肿及含牙囊肿

始基囊肿发生于牙形成之前，成釉器的星形网状层发生变性，并有液体渗出，蓄积其中而形成囊肿。牙形成之后，在缩余釉上皮与牙冠之间出现液体渗出而形成含牙囊肿（一个有牙，一个无牙）。

1. 临床表现　多发于青壮年，部位以下颌角区多见。含牙囊肿在上颌尖牙区亦多见。主诉为无痛渐进性肿物。长大后可形成颌骨膨大导致面部畸形，甚至病理性骨折。检查时因有骨质吸收，触诊时有“乒乓感”，甚至波动感，推挤邻近组织造成咬合关系错位等。上颌骨囊肿会使眼球移位，影响视力。口内检查可有牙移位、牙松动、缺牙、病变区牙龈有瘘口等。

2. 诊断　可根据病史及临床表现。穿刺可抽出草黄色囊液，显微镜检查有胆固醇晶体。X线检查：囊肿在X线片上为边缘整齐的圆形或卵圆形囊性透光区，周围常有白色骨质反应线，含牙囊肿囊腔内常有牙齿。

3. 治疗　手术刮除。对囊肿内的牙根应在根管治疗后做根尖切除术，囊壁与骨膜粘连时要将粘连的骨膜一并切除。开窗术多用于儿童颌骨囊肿。

（三）角化囊肿

来源于原始的牙胚或牙板残余上皮。在病理上角化囊肿其囊壁的上皮及纤维包膜较薄，在囊壁的结缔组织纤维包膜内有时含有子囊或上皮岛。

1. 临床表现　部位好发于下颌角及下颌支。临床表现和含牙囊肿相似。由于角化囊肿囊壁上有子囊或上皮岛，故易复发、可恶变，也可多发。“痣样基底细胞癌综合征”　指多发性角化囊肿、皮肤基底细胞痣（癌）、分叉肋、颅骨异常等症状。

2. 诊断与鉴别诊断　可根据病史及临床表现诊断和鉴别诊断。穿刺液为白色或黄色的角化物或油脂样物质，可做角蛋白染色检查有助诊断。X线检查为单囊或多囊、边缘不整齐、可含牙。与囊性造釉细胞瘤在临床上很难鉴别，有时只有靠病理检查。

3. 治疗　治疗以外科手术摘除。由于角化囊肿容易复发（5%～62.5%），也可发生恶变，因此手术刮除要求更彻底，刮除囊壁后应加骨创面烧灼（苯酚）或冷冻，以消灭子囊，防止复发。较大者须做囊肿外颌骨部分切除术。对病变范围太大或多次复发的病例，可考虑将颌骨连同病变的软组织一起切除，立即植骨。有报道对角化囊肿开窗术后使囊肿缩小的病例，但需严密观察。颌骨囊肿摘除后所遗留的死腔，可根据患者及医师本人的经验采用血块充填、囊腔植骨、植入生物材料等。

二、非牙源性囊肿

包括球上颌囊肿、鼻腭囊肿、正中囊肿、鼻唇囊肿。均由于胚胎发育过程中残余的上皮发展而来。

1. 临床表现　球上颌囊肿：上颌侧切牙与尖牙之间。鼻腭囊肿：鼻腭管内。正中囊肿：腭中缝的任何部位。鼻唇囊肿：上唇底和鼻前庭内。

临床表现均在正中的相应部位的无痛性颌骨膨大，X线检查为囊性阴影。

2. 治疗　手术刮除。预后良好。

三、血外渗性囊肿

由损伤后骨髓内出血、机化、渗出而形成。临床上少见。口内牙正常，X线为边缘不清楚的透明区。治疗为手术刮除。预后好。

四、成釉细胞瘤

成釉细胞瘤是颌骨中心性上皮肿瘤，又称造釉细胞瘤，为牙源性肿瘤中最常见的肿瘤，占整个颌面部良性肿瘤的60%～80%左右。

（一）来源

对其组织来源有以下观点，大多数认为由成釉器或牙板上皮发生而来。也有认为牙周膜由上皮残余发生而来。还有认为是牙源性囊肿转变而来。

（二）病理特点

1. 肉眼剖面呈实质性或囊性，囊腔内含黄色囊液。

2. 镜下观察肿瘤细胞成大小不同的团状或条索，分散于结缔组织的间质内。有的肿瘤细胞分化程度较低、上皮成分少。

3. 近年来发现成釉细胞瘤具有高度的局部侵袭性，易复发、易恶变，属临界瘤。

（三）临床表现

好发于青壮年，下颌骨比上颌骨多见（4∶1～5∶1），并以下颌体及下颌角部位常见。早期为无痛性颌骨膨大畸形，缓慢增大可导致相应部位损伤，出现牙松动、移位、脱落。膨大的瘤体影响张口、吞咽等口腔功能。压迫下牙槽神经时可致下唇麻木。口内检查可见咬合紊乱，肿瘤表面有咬合压迹甚至溃疡。口外检查可见颌骨由于肿瘤膨胀性增大可致骨外板变薄（扪及乒乓感）、吸收（肿瘤突入软组织）甚至发生病理性骨折。成釉细胞瘤常继发感染，导致瘤区红肿、化脓、疼痛。上颌骨造釉细胞瘤较少，瘤体可波及鼻腔，发生鼻阻塞。侵入上颌窦及眼眶时可使眼球移位、突出及流泪等。

（四）诊断与鉴别诊断

根据病史、临床表现、X线特点，可做出诊断。X线表现：早期呈蜂房状，以后形成多房性囊肿样阴影，囊壁边缘不整齐、呈半月形切迹；囊内的牙根尖可有不规则吸收。穿刺检查：囊性造釉细胞瘤可抽出褐色液体。

应与牙源性角化囊肿、黏液瘤等鉴别。

（五）治疗

外科手术切除。由于成釉细胞瘤有局部浸润周围骨质的特点，手术范围应在肿瘤周围骨质至少0.5cm处切除。对较小的肿瘤可行下颌骨方块切除，以保存下颌骨的连续性。对较大的肿瘤应将病变的颌骨整块切除，以保证手术后不再复发，下颌骨缺损可考虑血管化或非血管化的同期植骨，在植骨的基础上也可以进行牙种植。上颌骨缺损可考虑钛网支架骨移植术或赝复体修复。

五、骨化性纤维瘤

为颌骨内常见的良性肿瘤，来源于颌骨内成骨性结缔组织。其由大量的纤维组织和骨小梁、钙化团块等骨样组织构成。

（一）临床表现

多见于儿童和青年人，下颌多于上颌。早期无自觉症状，以后逐渐发展为颌骨膨大畸形、推挤邻近器官引起牙移位和面部畸形。可导致咬合紊乱、继发感染、伴发骨髓炎等。上颌骨可波及上颌窦及腭部，导致眼眶畸形、眼球突出等。

X线表现：颌骨局限性膨大、界线清楚的密度减低区，有不规则的钙化影，呈毛玻璃状。

（二）诊断与鉴别诊断

根据病史、临床表现、X线特点，可做出诊断。要与骨纤维异样增殖症鉴别。骨纤维异样增殖症又称骨纤维结构不良，一般认为是发育畸形，不是真性肿瘤，与骨化纤维瘤很难鉴别，应结合临床、病理和X线表现确诊。骨纤维异样增殖症发病年龄较早、病程较长、以上颌骨多见，常为多发性。X线表现为颌骨弥散性膨大，病变组织与正常骨组织之间无明显界限。少数表现为多房性囊状阴影。组织病理鉴别。

（三）治疗

对局限、发展迅速的骨化纤维瘤，应早期手术彻底切除。对大的弥散性的或多发性的骨纤维异样增殖症，一般在青春期后手术。如肿块发展较快，影响功能者可提前手术。

六、骨巨细胞瘤

骨巨细胞瘤又称破骨细胞瘤。主要由多核巨细胞和较小的间质细胞组成。是骨中央性间叶组织来源的肿瘤。病理上将此瘤分成三级：一级骨巨细胞瘤：属良性，巨细胞多、间质细胞疏松；二级骨巨细胞瘤：属潜在恶性，巨细胞减少、间质细胞多且致密；三级骨巨细胞瘤：属恶性，巨细胞数量大为减少，常在10个以下，间质细胞极多。

（一）临床特点

20～40岁成人多见，下颌骨多见，好发于前磨牙区和颏部。常为无痛性渐进性颌骨膨大畸形，有时伴有疼痛。骨巨细胞瘤由易出血的肉芽组织构成，无包膜，口内检查有牙移位、拔牙创伤、易出血的肉芽组织等。晚期可发生病理性骨折。

（二）诊断与鉴别诊断

X线片可见病变区呈蜂房样囊性阴影伴骨质膨胀，肿瘤周围骨壁界限清楚。

1．巨细胞修复性肉芽肿　多见于下颌第一磨牙。主要靠病理诊断。

2．甲状旁腺功能亢进症　全身性内分泌紊乱的疾病，除颌骨外还有长骨病变。如骨多发性囊肿、尿路结石、血碱性磷酸酶升高等。

3．治疗　手术切除。术中可行冰冻切片病理检查，排除恶性：病理属一级者：局部彻底刮除加基底部烧灼，或在健康骨组织内切除肿瘤；属二级者在健康骨组织内行颌骨方块或部分切除；属三级者按恶性肿瘤原则切除。

第四节　脉管良性肿瘤及畸形

一、血　管　瘤

血管瘤是婴幼儿最常见的良性肿瘤，由中胚叶的正常血管组织过度增殖所致。好发于头、面、颈部皮肤、皮下及口腔黏膜，约占全身血管瘤的60%。深部及颌骨内的血管瘤属血管畸形，起源于残余的胚胎成血管细胞。

（一）临床表现与诊断

血管瘤的临床表现取决于病变发生的部位、大小和病变所持续的时期。按病程分为：

1. 增生期　较表浅的增生期血管瘤表现为鲜红色的斑或结节状病损，较深在的病变表面为青紫色或无颜色改变。随着毛细血管扩张，突出皮肤的红斑，高低不平似杨梅、有时多个；形成面部畸形，影响运动功能。持续时间为1年左右。

2. 消退期　病损由鲜红变为暗紫、棕色，皮肤可呈花斑状。质地变软。

3. 消退完成期（10～12岁）　大面积血管瘤消退后可遗留色素沉着、浅瘢痕皮肤萎缩下垂。

（二）治疗

婴儿期可观察，有的可自行消退，应作详细的记录，进行定期随访观察，5年随访无消退迹象或影响生命、有活动性出血、发展迅速时可考虑手术、激光、激素等治疗。另外还有放疗、浅层X线放疗、冷冻、硬化剂等治疗方法。

二、脉 管 畸 形

与血管瘤不同的是，大多数脉管畸形在出生后即存在，无明显的增生期和消退期，随年龄增大而增大。脉管畸形是由于病变内原有的血管或淋巴管进行性扩张而引起。

（一）静脉畸形（以前称海绵状血管瘤）

1. 临床表现与诊断　临床上最为常见。由大小不等的扩张静脉构成，衬有内皮细胞的无数血窦。窦腔内血液凝固而成血栓，钙化后的为静脉石。常见于面颊、唇、舌、口底等部位。

表浅的静脉畸形：突起的呈蓝色或紫色的形状不规则的肿物。质地柔软、可压缩。易出血，出血量大、不易止血。继发感染时可引起疼痛、溃疡、瘢痕。

深部的静脉畸形：色泽正常、质软可被压缩、可扪及静脉石，周界不清。典型临床表现是体位移动试验阳性：当头低位时，病变区域充血增大，恢复正常位置后，肿胀又慢慢缩小恢复原状。穿刺可抽出全血。

X线检查常发现静脉石。B超、CT、MRI可辅助诊断。

2. 治疗　静脉畸形的治疗应根据病变部位、大小和回流速度选择不同的治疗方法。表浅的病变可选用激光、硬化剂瘤腔内注射等方法；深部局限的低回流行病变可选择硬化剂瘤腔内注射治疗；深部高回流或大范围的畸形应选用手术、微波、瘤内结扎、硬化剂等综合治疗。目前常用的硬化剂有无水乙醇、5%鱼肝油酸钠、平阳霉素、奎宁乌拉坦等。硬化剂可使病损组织纤维化、闭锁、致病损缩小或消失。但硬化剂有过敏反应、中毒反应、皮肤黏膜坏死等并发症，使用时要格外小心。

（二）微静脉畸形（过去称“毛细血管畸形”）

1. 临床表现　又称鲜红斑痣、葡萄酒色斑。多发于颜面部皮肤，与皮肤一样平，呈粉红色或紫红色片状不规则病损、周界清楚、有时多个。可伴有结节或瘤样突起，创伤后易出血。用手指挤压可退色，解除压力后恢复色泽。

2. 治疗　激光治疗是目前有效的方法。另外还有低温、硬化剂等治疗方法。

（三）动静脉畸形（过去称“蔓状血管瘤”）

1. 临床表现　由血管壁显著扩张的动静脉吻合而成。是一种高流速血管畸形，多见于成人的颞部或头皮下组织。患者可有搏动性轰鸣、影响心情及休息。病变区局部皮肤明显扩张增大隆起呈念珠状、皮温高。触诊有持续的震颤和搏动。听诊有连续的吹风样杂音。病变可侵蚀浅部皮肤及深部骨质。B 超、CT、MRI 可协助诊断。

2. 治疗　手术切除；血管栓塞：选择性动脉栓塞术；硬化剂。

（四）淋巴管畸形（过去称“淋巴管瘤”）

是淋巴管扩张所形成的，常见于儿童和青少年、好发于舌、唇、颊部和颈部。比血管瘤少见但很难自愈。根据其结构分为微囊型（毛细管型及海绵型）、大囊型（囊性水瘤）。

1. 微囊型淋巴管畸形　过去称毛细管型及海绵型淋巴管瘤，由衬有内皮细胞的淋巴管扩张而成。

（1）毛细管型临床特点：皮肤或黏膜上孤立而散在成群分布的小圆形，米粒大小的无色或淡黄色透明状囊性点状病损。检查呈青蛙卵状小水泡状损伤，柔软，边界不清楚，一般无压缩性。颊舌多见，不易破裂。口腔黏膜的淋巴管畸形有时和微静脉畸形同时存在，出现黄红色小疱状突起，称为淋巴管 - 微静脉畸形。

（2）海绵型临床特点：多见于唇颊及颌下区的深部，故表浅皮肤黏膜组织色泽正常，深部可形成似海面状的囊肿。主要表现是巨舌症及巨唇症。

（3）治疗：硬化剂注射、手术。也有激光、微波、治疗的报道。

2. 大囊型淋巴管畸形　老分类中称囊性水瘤。

（1）临床表现：多见于婴幼儿颈部的多房性囊腔，彼此间隔。表面色泽正常，触诊极度柔软、有波动、边界清楚。体位移动试验阴性。内容物：淡黄色透明的水样液体。可从颈部的薄弱环节到纵隔、胸腔、咽旁、颅底、颌下发展。常继发感染加重症状。

（2）治疗：手术切除。颈部淋巴管瘤常包绕重要血管、神经，术前要有心理准备。手术要求彻底。也可以选择介入放射、栓塞等治疗。

（谢富强）

第三章

口腔颌面部恶性肿瘤

口腔颌面部恶性肿瘤以癌（鳞状细胞癌占80%以上、其次为腺性上皮癌及未分化癌）多见，肉瘤较少。鳞癌在病理上一般分为三级：一级分化较好，三级分化最差；未分化癌的恶性程度最高。

第一节　癌

一、舌　　癌

分为舌体癌（舌前2/3）与舌根癌（舌后1/3）。舌体癌属于口腔癌，而舌根癌属于口咽癌。

（一）发病情况

舌癌是最常见口腔癌。其构成比居第一位，好发于舌中1/3侧缘，占70%、舌腹（20%）、舌背（7%）。病因：局部创伤（残根、残冠、锐利牙嵴）和烟酒嗜好。癌前病变，如白斑。

（二）临床表现

多数患者早期无明显症状，但舌癌发展快、病程短、转移早，多为溃疡型或浸润型，常伴有自发痛及触痛。癌灶侵犯舌肌使舌运动受限、进食困难、语言不清、流涎等功能障碍。检查发现舌部硬结、糜烂、溃疡，可并发感染出血和恶臭。转移早，早期发生局部和淋巴结转移（40%），局部常侵入舌肌、口底、下颌骨。淋巴转移部位以颈深上淋巴结群多见。晚期向肺部、胸膜、肋骨转移。

舌癌发生早期转移的原因：舌的血供及淋巴丰富，舌的活动频繁，转移部位以颈深上淋巴结多见。

（三）诊断及鉴别

舌癌应与创伤性溃疡及结核性溃疡鉴别，触诊是必要的手段，凡是舌表面溃疡或新生物周围触及硬结者，应及时进行活组织检查，以明确诊断。

（四）治疗

舌癌的治疗有化疗、放射治疗、手术治疗、免疫治疗等，应根据患者情况以及医疗条件选择。

1. 原发灶切除　对于较小的病例（直径小于2厘米），距病灶外1.5cm以上楔状切除，直接缝合。对波及口底及下颌骨，舌颌颈联合根治术。对于较大的病例（直径大于2厘米），根据局部情况行舌大部或半舌甚至全舌体切除，包括口底黏膜，肌肉，舌下腺。下颌骨已累及者应行下颌骨局部或一侧切除术，再行舌重建术（前臂皮瓣，胸大肌等），手术中应注意维持舌的长度。

2. 颈淋巴清扫术　因舌癌有 40% 转移率，故应根据病变情况进行功能性颈清扫、根治性颈清扫、双侧颈清扫术（原发灶超过中线者）。

二、牙 龈 癌

（一）发病情况

在口腔中仅次于舌癌而居第二位，下颌牙龈癌多于上颌，男多于女，多见于 40～60 岁的中年人。

（二）临床表现

牙龈癌多为分化程度较高的鳞状细胞癌，生长较慢，溃疡型多见，也有外生型。溃疡呈表浅、淡红、以后可出现增生。早期侵犯牙槽突骨膜及骨质，引起牙疼痛、多数牙松动、脱落、颌骨破坏，病理性骨折。下颌牙龈癌可累及口底和颊部，磨牙区侵及时出现张口受限。上颌牙龈癌可累及上颌窦和腭部。可伴感染和坏死。

X 线颌骨破坏者可见虫蚀状不规则吸收的恶性肿瘤骨质破坏特征。转移：35% 发生颌下淋巴结、颈深上淋巴结转移。前牙区牙龈癌可向颏下、颌下、双侧颈深上淋巴结转移。

（三）诊断与鉴别诊断

诊断不困难，活检确诊方便。常被误诊为牙龈炎、结核。鉴别诊断：原发性上颌窦癌、原发性颌骨内癌。

（四）治疗

由于牙龈癌早期侵犯牙槽骨，分化程度高，故以外科手术为主，化疗、放疗可作为辅助措施。早期可行牙槽突切除术、下颌骨矩形切除术，上颌骨次全切除术，下颌骨一侧切除术、上颌骨扩大切除术。下颌骨缺损可考虑血管化或非血管化的同期植骨，在植骨的基础上也可以进行牙种植。上颌骨缺损可考虑钛网支架骨移植术或赝复体修复。

转移癌处理：同期功能性或根治性颈淋巴清扫术。

三、颊 癌

指发生于颊黏膜的癌，颊部皮肤癌属皮肤癌。

（一）发病情况

在口腔中居第二位或第三位，男多于女，多为分化中等的鳞癌，少数为腺癌。

（二）临床表现

临床上患者有明显的癌前病变，如白斑、扁平苔癣等。多见于磨牙后区，呈溃疡型或外生型。以后向周围及深层浸润蔓延，穿过颊部皮肤时可发生溃破。晚期颊癌可累及牙龈和颌骨。转移：30%～50% 向颌下、颈深上淋巴结转移。

（三）治疗

以手术为主的综合治疗。早期病例可手术，也可考虑放疗或冷冻。手术安全缘在 1.5～2.0cm 以上，手术创面用各种皮瓣或肌皮瓣修复。对中晚期颊癌，术前化疗、手术、放疗。转移癌的处理：选择性颈清扫术、颊颌颈联合根治术。

四、口 底 癌

指原发生于口底黏膜的癌，不包括来自舌下腺的癌。

(一) 发病情况

在西方国家多见，近年来在我国逐年增多，多见于40～60岁的中年人。

(二) 临床表现

口底癌以发生在舌系带的一侧或中线两侧的前口底区，多为中等分化的鳞状细胞癌。早期鳞癌表现为局部溃疡或肿块，很快侵及深层周围组织蔓延，侵犯到舌体、下颌骨、牙龈、口底肌群、舌下腺及颌下腺。出现自发性疼痛、流涎、语言障碍及吞咽困难等症状。

转移：早期发生淋巴结转移，仅次于舌癌。以颌下、颈深上、双侧颈深上淋巴结转移多见。

(三) 诊断与鉴别诊断

早期口底癌应与创伤性溃疡鉴别，可做活检病理诊断。浸润性口底癌要与舌下腺癌、下颌骨隆突鉴别。可根据双手合诊、X线片（下颌骨有无波及）等鉴别。

(四) 治疗

手术治疗为主，晚期患者可术前化疗、手术、术后放疗。

1. 原发灶　切除原发灶的同时要切除一部分下颌骨。若原发灶已侵及口底肌群，需要同时切除口底肌群和舌下腺。舌腹浸润者需要切除部分舌体组织。

2. 因口底癌转移率高，应做选择性颈部清扫术。预后：预后差，比舌癌差，5年生存率约为50%。

五、腭　　癌

指发生于硬腭的原发性癌，以来自唾液腺者为多，鳞癌少见。

(一) 临床表现

发生于硬腭的鳞癌多为高分化，生长缓慢、多呈外生型，边缘外翻。常侵及腭部骨质，引起腭穿孔。晚期向鼻腔、上颌窦、牙龈蔓延。转移：颈深上淋巴结。

(二) 治疗

手术切除，手术包括腭骨在内。较大的病变应行上颌骨次全切除术。

六、唇　　癌

指发生于唇红黏膜的原发癌。

(一) 发病情况

好发于男性，男女比为4∶1，40岁以上占90%。唇癌好发于下唇，几乎100%为分化良好的鳞癌。

(二) 临床表现

常发生于下唇中外1/3的唇红缘部黏膜，早期为疱疹状结痂的肿块，随后出现火山口状溃疡或菜花状肿块。唇癌生长缓慢、转移率低且转移时间晚。向颏下及颌下淋巴结转移。

(三) 治疗

外科手术、放疗、激光、热疗均有明显疗效。晚期可选择性颈淋巴清扫术。

七、上 颌 窦 癌

（一）发病概况

上颌窦位于上颌骨内，呈锥形，锥尖向颧突，与口腔、鼻腔、眶底相比邻。上颌窦内膜为柱状上皮，并含有小黏液腺。鳞癌占90%，少量为腺癌。

（二）临床表现

因位于上颌窦内，早期无症状，症状出现时已到属晚期。根据肿瘤发生的部位不同出现的症状不同：内壁：鼻腔（鼻阻塞、鼻分泌物增多等）；上壁：眼球（眼球突出、复视等）；外壁：面颊部（肿胀、麻木、破溃等）。后壁：侵入翼腭窝出现张口受限；下壁：牙的疼痛、松动、拔牙创不愈合等。晚期向邻近组织扩散向筛窦、颅内。转移：上颌窦癌较少且较少发生转移（10%～20%），晚期向颌下、颈深上淋巴结转移。

（三）诊断与鉴别诊断

早期诊断是治疗成功的关键。原因不明的牙痛、松动、鼻阻塞、张口受限，应注意鉴别。CT检查、鼻内镜、X线检查可辅助诊断。必要时可做活检。

（四）治疗

早期手术治疗，上颌骨全切术。较晚期可做术前放疗或化疗加手术，术后放疗或化疗。如发生颈部淋巴结转移可做颈清扫术。

第二节 软组织肉瘤

由间叶组织分化而来的恶性肿瘤。口腔颌面部以纤维肉瘤、恶性纤维组织细胞瘤、横纹肌肉瘤多见。

一、临 床 特 点

肉瘤多见于年轻人及儿童，老年人少见。早期表现为无痛性肿块，随着肿瘤的发展可出现疼痛。病程发展较快、多呈实质性肿块，表皮或黏膜血管扩张充血，局部皮温高。晚期出现溃疡、出血，侵犯周围组织后出现相应的功能障碍。转移：常发生血循转移、少见淋巴结转移。大多数需病理切片或组织检查后方能明确诊断。晚期肿瘤可呈巨大肿块，全身恶病质。

二、诊断与鉴别诊断

临床症状、体征、肿块的生长部位及速度均可作为诊断参考。X线检查、B超、CT、MRI、活检有助诊断。也可做术中冰冻切片检查明确诊断。

三、治 疗

手术治疗为主，行局部根治性广泛切除加术后放疗及化疗。预后较差。

第三节 骨源性肉瘤

起源于骨间质的恶性肿瘤。口腔颌面部以骨肉瘤、软骨肉瘤以及恶性纤维组织细胞瘤多见。

一、临 床 特 点

发病年龄轻，多见于10～20岁的年轻人，以下颌骨为最常见。病程发展快、呈进行性的颌面骨膨胀性生长，常伴有局部疼痛，皮肤表面血管扩张充血。可出现病理性骨折。随肿瘤的发展可出现多数牙松动、张口受限等。影像学检查出现由内向外的破坏，无新生骨形成。晚期肿块破溃、出血、恶病质。转移：骨肉瘤常发生血循转移，转移到肺、脑。软骨肉瘤少见转移。

二、诊断与鉴别诊断

主要靠X线、CT检查诊断。X线检查可发现软组织阴影伴不规则的骨破坏，有时有骨质反应性增生及钙化斑块出现。X线检查又分为成骨性骨肉瘤和溶骨性骨肉瘤。

鉴别诊断：骨髓炎、中央性颌骨癌。

三、治　　疗

以手术为主的综合治疗。手术需大块根治性切除，化疗。

第四节　恶性淋巴瘤

是原发于淋巴组织的恶性肿瘤，病理上一般分为霍奇金淋巴瘤和非霍奇金淋巴瘤。我国以非霍奇金淋巴瘤多见。

一、发 病 情 况

好发于儿童及青壮年，以颈部淋巴结好发。口腔颌面部恶性淋巴瘤可发生于牙龈、腭、颊、口咽、颌骨等部位。

二、临 床 特 点

恶性淋巴瘤发生于淋巴结者称“结内型”，发生于淋巴结外者称“结外型”。“结内型”常为多发性的淋巴结肿大、大小不等，触诊质地中等，有弹性，无压痛，晚期互相融合成团，失去移动性。“结外型”常常是单发病灶，可发生于牙龈、腭部、舌根部等，临床表现呈多样性，有炎症、坏死、肿块等各型。肿瘤生长迅速可引起相应的症状。常沿淋巴管扩散，侵入血液，可成为淋巴性白血病。

三、诊断与鉴别诊断

（一）临床表现

呈多样性，故主要靠活组织检查方能确诊，尤其是肿瘤的病理分类。

（二）X线

CT及B超检查对侵犯骨质者可作为辅助诊断。

（三）鉴别诊断

慢性淋巴结炎、淋巴结核、朗格汉斯细胞病。

四、治　　疗

恶性淋巴瘤对放疗和化疗都比较敏感。

(一) 霍奇金淋巴瘤

早期治疗以放疗为主，晚期化疗。目前常以放疗和化疗联合治疗。

(二) 非霍奇金淋巴瘤

以化疗为主，放疗为辅。

第五节　恶性黑色素瘤

来源于成黑色素细胞，好发于皮肤，但我国以口腔黏膜多见。主要是由交界痣或复合痣中的交界痣恶变而来。

一、临 床 特 点

早期表现为皮肤痣及黏膜黑斑，发生恶变时则迅速增长，色素增多，为黑色或深褐色，呈放射状扩展。肿瘤周围出现色素沉着加剧的增生浸润现象，病变内或周围出现结节，表面出现溃疡、易出血和疼痛，所属区域淋巴结突然增大。口腔内的恶性黑色素瘤，恶性程度高，生长迅速，浸润周围组织。转移：早期淋巴结转移(70%)，血液转移(40%)。

二、诊断与鉴别诊断

主要根据临床表现，不宜活组织检查，因活组织检查可促使其加速生长，并使肿瘤播散发生远处转移。临床上若不能区别是否为恶性淋巴瘤时可作原发灶冷冻活检。不能确诊时术中冰冻活检。

三、治　　疗

以外科手术切除为主的综合治疗。手术要求比其他肿瘤范围更广、更深。选择性颈淋巴清扫术。化疗：如二甲三氮唑酰胺、卡氮芥、长春新碱等。免疫治疗：卡介苗注射。低温治疗。

（谢富强）

【参考文献】

[1] 张志愿. 口腔颌面肿瘤学. 济南：山东科学技术出版社，2004.

[2] 邱蔚六. 口腔颌面外科学. 第6版. 北京：人民卫生出版社，2008.

第十二篇　耳鼻咽喉科

第一章
慢性鼻-鼻窦炎

一、概　　念

鼻炎与鼻窦炎均是以发生于鼻和鼻窦黏膜的炎症为主要特征的一组疾病，两者常常共同发生和存在，故目前确定其命名为鼻-鼻窦炎。鼻-鼻窦炎的临床定义为：鼻和鼻窦的炎症有以下2个或更多的症状：鼻塞、前后鼻孔流涕、面部疼痛/压迫感、嗅觉减退或丧失；慢性/持续性鼻-鼻窦炎的定义为：病程超过12周，以上症状未完全消退者。

二、病因和发病机制

鼻窦健康的维持主要取决于通畅的鼻窦引流、健全的纤毛功能和合理的黏液组分，凡是影响这三方面的因素皆可引起鼻窦炎。鼻及鼻窦炎（CRS）发病因素主要可以归纳为三大类：宿主的系统性因素、局部性因素和环境性因素。

（一）宿主的系统性因素

1. 变态反应　研究表明不足一半的CRS与变态反应相关。变态反应可使鼻腔黏膜或鼻窦腔内黏膜水肿，引起窦口阻塞，鼻窦腔内形成负压、缺氧、分泌物聚积，继发细菌侵袭感染。反复暴露于变应原也使黏膜对其他变应原、污染物和刺激物的反应阈值下降，继而加剧黏膜水肿。

2. 免疫缺陷　有不超过10%的CRS患者伴有免疫缺陷。免疫缺陷性鼻窦炎患者常有持续性感染，对足量的抗生素治疗反应不佳，常伴有其他部位的感染。此类鼻窦炎可反复发作，常规药物和手术治疗效果均不满意。

（二）宿主的局部因素

1. 鼻内解剖畸形　鼻内常见的解剖畸形有鼻窦道复合体异常、鼻中隔偏曲、泡性鼻甲、上颌窦副窦口、钩突外翻或气化、反向中鼻甲、Haller气房增大等。解剖畸形可致鼻窦腔引流障碍，使感染机会增加。

2. 中鼻道微环境　中鼻道间隙狭窄或有裂隙、隐窝、凸凹不平，吸入气流在此极易形成紊流，使气流中的微粒在此易沉降在黏膜表面，而中鼻道纤毛短疏，黏液纤毛传输功能低于总鼻道。此外，与鼻腔其他部位相比，中鼻道血流最少。中鼻道的上述特点，有助于局部炎症的发生。

（三）环境因素

1. 病毒　鼻及鼻窦炎最常见的诱因是社区获得性病毒感染导致的自限性上呼吸道疾病。擤鼻时，含有病毒、细菌的分泌物可进入鼻窦，导致窦内炎症的发生。鼻内引流不畅也可使炎症持续存在，导致慢性炎症。

2. 细菌　有研究证实鼻和鼻窦腔内有细菌的存在，但细菌在 CRS 发病机制中的作用尚有争论。

3. 真菌　真菌性鼻及鼻窦炎可分为侵袭性和非侵袭性。真菌可通过多种机制诱发机体对真菌克隆过敏，导致局部嗜酸性粒细胞趋化、炎症和组织损伤。这种情况占 CRS 患者的大多数，90% 以上 CRS 患者都能找到与窦腔内黏液嗜酸性粒细胞脱颗粒相关的真菌菌丝。

三、发病机制

鼻 - 鼻窦炎不论是变应性还是感染性，其基本病理学改变均是炎性改变。炎症反应在窦腔内形成，导致黏膜增厚、炎症细胞浸润和上皮损伤，使窦腔呼吸和引流障碍、黏液纤毛清除功能障碍，为病原菌入侵提供了条件（图 12-1-1）。鼻 - 鼻窦炎的发病与上下呼吸道炎症反应密切相关。支气管哮喘患者的鼻窦影像学检查常发现鼻窦有炎性改变；鼻 - 鼻窦炎与支气管哮喘并发时，若鼻 - 鼻窦炎得到正确治疗，随着鼻窦炎症状的减轻，哮喘症状也会明显得以改善。

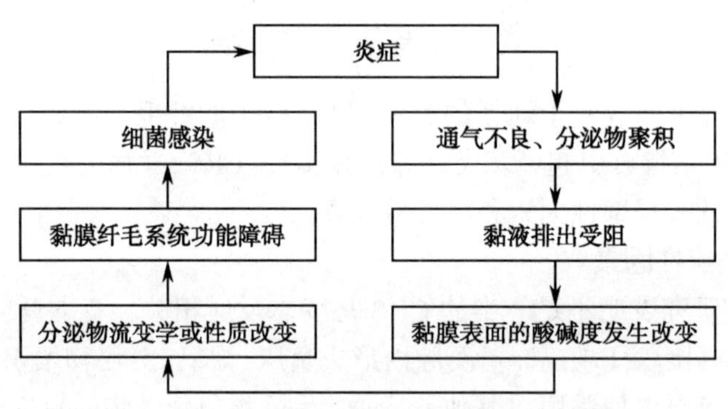

图 12-1-1　鼻窦炎发病机制中炎症的恶性循环

四、临床表现

（一）全身症状轻重不等

较常见为精神不振、头痛头昏、记忆力减退、注意力不集中等。

（二）局部症状

1. 流脓涕　涕多为黏脓性或脓性。前组鼻窦炎者，鼻涕易从前鼻孔擤出；后组鼻窦炎者，鼻涕多经后鼻孔流入咽部。牙源性上颌窦炎的鼻涕常有腐臭味。

2. 鼻塞　由于鼻黏膜肿胀、鼻甲黏膜息肉样变、息肉形成、鼻内分泌物较多或稠厚所致。

3. 头痛　头痛常表现为钝痛和闷痛。因细菌毒素吸收所致的脓毒性头痛，或因窦口阻塞、窦内空气被吸收而引起真空性头痛常有下列特点：伴随鼻塞、流脓涕或嗅觉减退等症状。头痛有固定部位，多为白天重、夜间轻，且常为一侧；若为双侧者必有一侧较重。前组鼻窦炎者多在前额部痛，后组鼻窦炎者多在枕部痛。在鼻内用减充血剂、蒸汽吸入等治疗后头痛缓解。

4. 嗅觉减退或消失　因鼻黏膜肿胀、肥厚等原因所致。多数为暂时性，少数为永久性。

5. 视觉功能障碍　是本病的眶内并发症之一。主要表现为视力减退或失明，也可表现为其他症状，如眼球移位、复视和眶尖综合征等。多与后组筛窦炎和蝶窦炎有关，是炎症累及管段视神经和眶内所致。近年发现患病率增多。

五、临床分型

鼻-鼻窦炎（1997，USA）有5个较为常用的临床分型：

1. 急性鼻-鼻窦炎　临床症状持续时间不超过4周。

2. 亚急性鼻-鼻窦炎　临床症状持续时间大于4周，小于12周。

3. 慢性鼻-鼻窦炎　临床症状持续时间大于12周。

4. 急性复发性鼻-鼻窦炎　每年鼻窦炎发作4次或4次以上，每次发作持续7～10天，最长可达4周，间歇期无慢性鼻-鼻窦炎的症状和体征。

5. 慢性鼻-鼻窦炎急性发作　慢性鼻-鼻窦炎突然恶化，经过治疗以后可以恢复到基线。

上述临床分型以鼻-鼻窦炎的持续时间为分型依据，也有人根据诱发CRS的病原微生物的不同，将CRS分为病毒性鼻-鼻窦炎、细菌性鼻-鼻窦炎、真菌性鼻-鼻窦炎、变应性鼻窦炎、变应性真菌性鼻窦炎等。

六、检　　查

（一）详细了解病史

既往有急性鼻窦炎发作史、鼻源性头痛、流脓涕为本病之重要病史和症状。

（二）鼻腔检查

前鼻镜或鼻内镜检查可见鼻黏膜充血、肿胀或肥厚；中鼻甲肥大或息肉样变；中鼻道变窄、黏膜水肿或息肉。前组鼻窦炎可见脓液位于中鼻道；后组鼻窦炎可见脓液位于嗅裂、或下流积蓄于鼻腔后段，或引流入鼻咽部。怀疑鼻窦炎但未见鼻道有脓液者，可用1%麻黄碱收缩鼻黏膜，作体位引流后，再作上述检查，常有助于诊断。

（三）口咽和咽部检查

牙源性上颌窦炎者同侧上列第2双尖牙或第1、2磨牙可能存在病变；后组鼻窦炎者咽后壁可见到脓液或干痂附着。

（四）影像学检查

鼻窦CT扫描可显示窦腔大小、形态以及窦内黏膜情况，具有重要的诊断价值。鼻-鼻窦炎患者行CT扫描时，常可发现鼻窦黏膜不同程度增厚、窦腔密度增高、液平面或息肉影等。冠状位鼻窦CT扫描是主要的扫描体位。鼻窦X线平片对本病诊断亦有参考价值。

（五）上颌窦穿刺冲洗

通过穿刺冲洗确定窦内脓液性质、量、有无恶臭等，并行脓液细菌培养和药物敏感试验，据此了解病变性质并选择有效抗生素。

七、诊　　断

一般器械检查和鼻窦X摄片会漏诊一些CRS病例，鼻内镜结合影像学检查使几乎所有的病例均可得到确诊。CT扫描能提供各鼻窦软组织和骨组织的详细情况，是诊断鼻-鼻窦炎的“金标准”，对需要行内镜鼻窦手术的CRS患者更为重要。2～3mm骨床CT扫描及冠状位扫描能提供窦口鼻道复合体的详细情况，因而最具临床价值，在临床工作中得到极广泛应用。

八、治　　疗

慢性鼻-鼻窦炎可采取药物治疗、抗变态反应治疗和手术等治疗方式。药物治疗时，常选用以下几大类药物：抗生素、减充血剂（经鼻或口服）、类固醇激素（经鼻或口服）、分泌物化解或稀化药和盐水冲洗。

（一）药物治疗

1. 抗生素　常用的药物为阿莫西林（阿莫西林）、克拉维酸。也可使用头孢类、大环内酯类以及新一代喹诺酮类药物。

2. 减充血剂　目前主要为0.5%～2%麻黄碱和盐酸羟甲唑啉鼻腔喷雾剂。

3. 局部类固醇激素　鼻腔局部应用的类固醇激素主要有以下几种：布地奈德鼻喷雾剂、糠酸莫米松鼻喷雾剂、丙酸氟替卡松鼻喷雾剂和丙酸倍氯米松喷雾剂。局部应用类固醇激素可以减轻黏膜炎症和（或）水肿，手术后应用可以防止或延缓鼻息肉复发。

4. 黏液溶解剂　这类药物主要有仙璐贝、标准桃金娘油肠溶胶囊、盐酸氨溴索等。仙璐贝可化解分泌物、抗病毒、免疫调节以及抗炎抗水肿，有利于恢复纤毛的正常摆动、有助于分泌物的稀化和排出，从而促进病变的恢复。

5. 盐水冲洗　应用高渗盐水（2%～2.8%）冲洗鼻腔，对缓解慢性鼻-鼻窦炎症状有良好的辅助作用。

（二）抗变态反应治疗

如明确变态反应是慢性鼻-鼻窦炎的致病因素时，即可选择抗变态反应的治疗方式。

1. 抗组胺药　抗组胺药可分为口服剂型和鼻用剂型。根据药物对中枢神经系统的影响，可以大致分为第1代抗组胺药（氯苯那敏、苯海拉明等）、第2代抗组胺药（氯雷他定、氮䓬司丁、酮替芬等）和第3代抗组胺药（乙氟利嗪、地氯雷他定等）。

2. 肥大细胞稳定剂　主要有色甘酸钠（咽泰）、色羟丙钠、酮替芬等。

3. 抗白三烯类药物　有扎鲁司特、普鲁司特、孟鲁司特等。上述药物使用方便，不含激素，副作用小，有较好的抗炎作用。

4. 免疫治疗　主要有环磷酰胺、硫唑嘌呤等。这类药物对机体免疫功能具有非特异性的抑制作用，一般不作为常规用药。

（三）手术治疗

对于药物治疗2周以上无明显症状改善的患者，或就诊时即发现有结构畸形和不可逆病变的CRS患者，应及时予以手术治疗。功能性鼻内镜为手术提供了便利；鼻窦CT可提供骨性解剖标志和黏膜情况，利于手术方案的制定，而且是术中应用导航系统的基础。术后继续的辅助性药物治疗，对于鼻腔鼻窦黏膜转归、上皮化及降低复发率等，均具有重要意义，因此应切实贯彻执行。

（袁逸铭）

【参考文献】

[1] 张罗，周兵. 鼻窦疾病命名、分期和治疗的初步规范化. 耳鼻咽喉头颈外科杂志，1997，4(1)：58-61.

[2] 王向东. 国外鼻-鼻窦炎的概念和分型方案. 国际耳鼻咽喉头颈外科杂志，2006，30(2)：144-146.

[3] 于睿莉，董震. 细菌生物膜在慢性鼻-鼻窦炎发病机制中的作用. 中华耳鼻咽喉头颈外科杂志，2006，41(3)：228-231.

[4] 董震，佘秋萍. 金黄色葡萄球菌超抗原和慢性鼻黏膜炎症. 中华耳鼻咽喉头颈外科杂志，2005，40(3)：223-235.

[5] 李向东，吕瑁，闫欣荣，等. 鼻内窥镜手术治疗高原人群慢性鼻-鼻窦炎的疗效分析. 西部医学，2011，6(23)：1119-1120.

[6] Govindaraj S，Adappa ND，Kennedy DW. Endoscopic sinus surgery：evolution and technical innovations. J Laryngol，2010，124(3)：242-250.

[7] Close LG，Stewart MG. Looking around the corner：a review of the past 100 years of frontal sinusitis treatment. Laryngoscope，2009，119(12)：2293-2298.

第二章

阻塞性睡眠呼吸暂停低通气综合征

一、概　　念

阻塞性睡眠暂停低通气综合征（obstructive sleep apnea hypopnea syndrome，OSAHS）是一种由多因素诱发、具有潜在危险的常见临床病症。OSAHS 指成人于 7 小时的夜间睡眠时间内，至少有 30 次呼吸暂停，每次呼吸暂停口鼻气流停止至少 10 秒以上，而胸腹呼吸运动存在。除阻塞性睡眠呼吸暂停外，临床还有中枢性睡眠呼吸暂停（CSA）和混合性睡眠呼吸暂停（MSA）。

二、病因和发病机制

（一）上气道狭窄或堵塞

呼吸时气流能否畅通地进入支气管，上气道起关键的调控作用。上气道包括鼻腔、咽腔、喉腔等。上气道任何部位的狭窄或堵塞，都可导致阻塞性睡眠呼吸暂停。容易发生堵塞部位有鼻和鼻咽、口咽和软腭、舌根部，三者中常以咽部阻塞为主。鼻中隔偏曲、肥厚性鼻炎、鼻息肉、鼻腔及鼻咽肿瘤、悬雍垂及软腭肥大、咽侧壁肥厚、松弛、塌陷，舌体肥大、扁桃体、腺样体增生、舌根淋巴组织增生、会厌囊肿、声门水肿等都可导致 OSAHS。

（二）肥胖

肥胖者易发生 OSAHS 的可能原因为：

1. 脂肪组织在咽部软组织中堆积，侵占气道空间，导致上气道狭窄。

2. 肺的体积减少，从而产生肥胖性肺换气不足。

（三）内分泌疾病

如甲状腺功能减退引起上气道软组织黏液性水肿；肢端肥大症引起舌体肥大；糖尿病引起周围神经病变可导致神经肌肉功能下降，导致上气道塌陷等。

（四）颅面发育畸形

颅面发育畸形包括小下颌畸形、下颌后缩畸形、舌骨位置异常等。这是发生 OSAHS 的独立危险因素。

（五）其他

OSAHS 有家族聚集现象；大多数病人有脂代谢紊乱，其程度与 OSAHS 分度（AHI）呈正相关。

三、病理生理

阻塞性睡眠呼吸暂停低通气综合征的主要病理生理改变是睡眠结构紊乱，在睡眠时反复出现不同程度的低氧血症和高碳酸血症，引起机体多系统、多器官的功能损害。OSAHS是许多疾病的源头性疾病，可引起肺心病、心律失常、高血压、心绞痛等，其中心律失常是睡眠中猝死的主要原因。缺氧引起的脑损害可致病人记忆力减退、性格改变、性功能下降等。

四、症　状

睡眠打鼾是就诊者最主要的临床症状。常影响他人休息，呼吸暂停往往先被他人观察到。打鼾与呼吸暂停交替出现，憋醒后病人可有心慌、胸闷等。由于夜间睡眠质量不好，患者可出现晨起口干、头痛、白天过度嗜睡（与人交谈或开会时不自觉地入睡）、注意力不集中，工作效率低等，是交通意外发生的重要隐患。

五、检　查

多导睡眠监测（polysomnograph，PSG）对 OSAHS 具有诊断价值。呼吸暂停低通气指数和睡眠状态脑电图波形变化，构成了多导睡眠监测最基本的诊断框架。此外该设备还可自动记录心电图、眼电图、肌电图（颏舌肌、咽肌、二腹肌、膈肌等）、血氧饱和度。通过分析以上各项检查的记录结果，可以了解睡眠期机体的变化，确定睡眠呼吸暂停的性质（分型）和程度。常规耳鼻咽喉 - 头颈外科检查、纤维鼻咽镜及上气道相关结构的影像学检查，对查明病因、判断阻塞平面均具有一定意义。

六、诊　断

（一）症状

患者通常有白天嗜睡、睡眠时严重打鼾和反复的呼吸暂停现象。

（二）体征

检查有上气道狭窄等发现。

（三）多导睡眠监测（polysomnography，PSG）检查

每夜 7 小时睡眠过程中呼吸暂停及低通气反复发作 30 次以上，或睡眠呼吸暂停和低通气指数≥5。呼吸暂停以堵塞性为主。

七、治　疗

在查明病因、明确诊断的基础上，可进行非手术治疗或手术治疗。

（一）非手术治疗

1. 由于 OSAHS 病人有白天嗜睡、注意力难以集中，故不宜从事驾驶、高空作业等有潜在危险的工作。

2. 调整睡眠姿势　尽量采用侧卧，可减少舌根后坠，减轻呼吸暂停症状。

3. 减肥　控制饮食，适量运动，减轻体重，可缓解 OSAHS 的症状。

4. 鼻腔持续正压通气（NCPAP）　通过改善睡眠时气道通气从而改善血氧水平、增加代谢、减轻体重，同时可增加呼吸调节中枢对缺氧及高碳酸血症的敏感性，改善通气功能，因此可单独用来治疗 OSAHS；对多因素存在的 OSAHS 患者，在手术解除上气道器质性结构

狭窄的基础上，应用NCPAP，对治愈疾病、预防复发有重要作用。

（二）手术治疗

病因明确，原则上应手术去除病因，如行鼻息肉摘除、鼻中隔偏曲黏膜下矫正、扁桃体切除、腺样体刮除等。悬雍垂腭咽成形术是治疗口咽平面气道狭窄引起OSAHS的有效手术方法，可采取单纯悬雍垂、软腭部分切除术，也可扩大到扁桃体、咽腭弓、舌腭弓、软腭与悬雍垂切除术。近来韩德民等研究发现，悬雍垂具有关闭鼻咽腔、防止误咽、湿化空气及保持气道通畅等功能，并首次提出了腭帆间隙的概念，强调了结构、功能、症状三者之间的关系。韩德民等亦对传统术式进行改进，其特点是完整保留咽腔的基本生理结构，如悬雍垂、软腭部重要肌肉和黏膜组织等；解剖腭帆间隙，切除扁桃体、脂肪及肥厚黏膜组织，依靠术后悬雍垂肌、腭帆张肌、腭帆提肌及两侧软腭瘢痕收缩，使咽腔形态接近正常生理状态，不仅可以有效地扩大咽腔，消除阻塞症状，提高手术疗效，而且可极大降低术后并发症的发生率，因而受到学术界的广泛重视并迅速推广。手术治疗OSAHS还有下列方法。

1．软腭前移术　通过截短硬腭后缘部分骨组织，使软腭重新固定在新形成之硬腭后缘，继而软腭前移，扩大鼻咽腔及软腭后气道。手术以扩大鼻咽矢状径为主，手术创伤小，不损伤软腭结构及功能，不改变患者颌面外形。

2．颏前移术　这是正颌外科经典手术术式之一，是在水平截骨颏成形术的基础上发展起来的，其治疗的原理是通过颏部骨的前移，引起颏舌肌附着点前移，进而牵引舌根前移，使舌根与咽后壁间距增大，达到扩大上气道口径的目的。

3．激光手术　用CO_2激光刀弧形切除软腭和悬雍垂边缘，术后软腭和悬雍垂缩短，愈合后的瘢痕使软腭游离缘变得较为坚硬，减少震动，从而改善通气，减轻或消除鼾声。手术的优点是可在局麻下进行，时间短、出血少、术后反应轻；若症状无明显改善，可在间隔一段时间后进行第二次手术。但不能同时切除扁桃体，对扁桃体肥大或严重OSAHS病人不宜采用。

4．小柱软腭置入术　是近几年才开展起来的一项治疗鼾症的新方法，采用的置入物为聚酯纤维，聚酯纤维具有良好的生物稳定性及兼容性，极少发生排斥。手术可在门诊局麻下进行，具有操作容易、手术时间短、创伤小、并发症少、不影响工作和学习等优点。适用于因软腭过长而导致的习惯性打鼾及轻中度OSAHS患者。接受治疗的患者尚须满足下述条件：

（1）年龄>18岁。

（2）呼吸暂停低通气指数≤30。

（3）体块指数≤30kg/m^2。

（4）软腭长度>25mm。

（5）扁桃体占据气道<50%。

（6）无明显的鼻腔狭窄。

（7）以往无咽部手术史。

5．舌体、舌根减容术　下咽腔阻塞造成的睡眠呼吸障碍患者可通过舌减容手术获得治疗，各种舌减容/成形术是通过重塑舌体、舌根外形和使舌容积下降而获得舌后气道阻塞解除。目前临床常用的方法有：激光舌中线部分切除术、舌体舌根中线部分切除术等。

6．气管切开术　对一些重症OSAHS患者，特别是心肺功能差、血氧饱和度低的患者，当上述治疗方法均不能奏效时，气管切开术是一种有效的治疗方法。

（袁逸铭）

附：OSAHS 病情程度判断依据及疗效评定标准

OSAHS 病情程度判断依据及疗效评定标准（2002 年 4 月 OSAHS 杭州会议）见附表 12-1、附表 12-2。

附表 12-1 OSAHS 病情程度判断依据

程度	AHI（次/h）	最低 SaO_2（%）
轻度	5～20	≥85
中度	21～40	65～84
重度	>40	<65

附表 12-2 OSAHS 疗效评定标准

疗效评定	AHI（次/h）	SaO_2（%）	症状
治愈	<5	>90	基本消失
显效	<20 和降低≥50%		明显消失
有效	降低≥25%		减轻
无效	降低<25%		无明显变化

【参考文献】

[1] 黄选兆，汪吉宝. 实用耳鼻咽喉科学. 北京：人民卫生出版社，1998：348-349.

[2] 田勇泉. 耳鼻咽喉头颈外科学. 北京：人民卫生出版社，2008：179.

[3] 中华医学会耳鼻咽喉科学分会，中华耳鼻咽喉科杂志编辑部. 阻塞性睡眠呼吸暂停低通气综合征诊断依据和治疗评定标准及悬雍垂腭咽成形术适应症（杭州）. 中华耳鼻咽喉科杂志，2002，37：403-404.

[4] Li HY，Wang PC，Chen YP，et al. Critical appraisal and meta-analysis of nasal surgery for obstructive sleep apnea. Am J Rhinol Allergy，2011，25（1）：45-49.

[5] Hedner J，White DP，Malhotra A，et al. Sleep staging based on autonomic signals：a multi-center validation study. J Clin Sleep Med，2011，7（3）：301-316.

第三章

中　耳　炎

中耳炎（otitis media）是较常见的疾病，特别是小儿更易罹患。国内外关于中耳炎的分类多有不同，按照中华医学会耳鼻咽喉头颈外科分会2004年西安会议制定的标准，将中耳炎分为急性中耳炎、慢性中耳炎、中耳胆脂瘤和中耳炎后遗症四种不同的类型，其中急性中耳炎分为急性非化脓性、化脓性、坏死性中耳炎及乳突炎；慢性中耳炎分为慢性非化脓性和化脓性中耳炎（含乳突炎）；中耳胆脂瘤（不含先天性中耳胆脂瘤）包括后天原发性胆脂瘤和后天继发性胆脂瘤；中耳炎后遗症包括鼓膜穿孔、粘连性中耳炎及鼓室硬化。

第一节　非化脓性中耳炎

非化脓性中耳炎（non-suppurative otitis media）是以中耳积液及听力下降为主要特征的中耳非化脓性炎性疾病，该病在小儿尤为多见，是引起小儿听力下降的重要原因。在临床上还有卡他性、分泌性、浆液性、黏液性、渗出性中耳炎以及胶耳等名称，这些同义词均从不同侧面反映了该病的特点。多数医生更愿意以分泌性中耳炎（secretory otitis media）谓之。

在临床上，通常以3～6个月病程时长将分泌性中耳炎分为急性和慢性两类，急性分泌性中耳炎如果得不到及时和恰当的治疗，常可以迁延为慢性炎症，二者在治疗方面有许多共同之处。

一、病　　因

分泌性中耳炎的发生可能与咽鼓管功能障碍、感染以及免疫等因素有关，其中咽鼓管功能不良是最重要的原因，特别是腺体样肥大、慢性鼻窦炎、鼻咽部淋巴组织增生以及鼻咽部肿瘤，这些病变均可能直接造成咽鼓管咽口的机械性压迫或造成咽鼓管咽口周围的感染。由于小儿咽鼓管具有平、直及较之于成人相对较宽的结构特点，所以更易罹患分泌性中耳炎。从功能的角度考虑，仅仅咽鼓管的清洁和防御功能障碍，也可以导致鼓室分泌物的积聚和感染。

二、病　　理

分泌性中耳炎有漏出、渗出、分泌和吸收的病理过程。早期主要表现为中耳黏膜水肿，毛细血管增生以及通透性增加，继之黏膜增厚，上皮化生，具有分泌功能的细胞明显增多，黏膜固有层出现圆形细胞浸润，至疾病恢复期腺体逐渐退化，分泌物减少，黏膜逐步恢复正常。所以中耳积液常为漏出液、渗出液和分泌黏液的混合液体，在病程的不同阶段常以某一成分为主。

三、临床表现

多数患者在发病前有上呼吸道感染病史，随后出现听力下降，伴有自听过响，典型者可以有随体位改变的听力变化，即头前倾或偏患侧时听力改善。在小儿听力下降可能被忽视，仅仅表现为对别人的呼唤缺乏及时反应、看电视需要调大音量、学习成绩下降等，如果仅有一耳患病，由于另一正常耳的掩盖可能使小儿患者长期不被察觉。在发病初期常有明显的耳痛，慢性者在炎症急性发作时耳痛明显，成人常觉明显的耳内闭塞感或闷胀感，在按压耳屏后这种不适可明显缓解。部分患者可以有间歇的“噼啪”声或隆隆样耳鸣。

在临床检查时急性期可见鼓膜松弛部或鼓膜弥漫性充血发红，光锥变形或消失，锤骨柄向后上移位，锤骨短突明显向外突出，鼓室积液时可见鼓膜呈淡黄、橙红或琥珀色，部分患者中耳积液稀薄而未充满中耳，可以在检查时看到典型的发状线以及气泡影。积液过多时可见鼓膜向外突出，活动受限。音叉检查林纳试验可疑或阴性，韦伯试验偏向患侧。纯音听阈测试通常显示传导性聋，听力损失可随着鼓室积液量的多寡和疏密而有所变化，一般以低频听力损失为多见。声导抗检查对于该病具有重要的价值，鼓室积液可检测到典型的平坦型（B 型）曲线，鼓室负压及咽鼓管功能不良则为负压型（C 型）曲线。

四、诊　断

经过详细询问病史及临床专科检查，多数患者可以明确诊断，部分症状隐匿及慢性病患者需要借助纯音测听和声导抗检查才能确定诊断。对于部分感冒后出现对声音反应不敏感、学习成绩下降以及语言不清的小儿，一定不要忘记对于听力的关注。对于鼓室积液患者，进行鼓膜穿刺即可确诊。该病在诊断中不能忽视病因学的探究，在小儿要了解是否有腺样体肥大，在成人则要注意进行鼻咽镜检查以排除鼻咽癌的可能，对于原发病的诊断同样重要。

五、治　疗

分泌性中耳炎治疗的基本原则是清除中耳积液、控制感染、改善中耳引流，同时重视原发病的治疗。

（一）非手术治疗

对于病史较短的轻型患者，特别是单耳患病者，首选非手术治疗，治疗措施包括：

1. 使用青霉素、红霉素以及头孢菌素类抗生素，口服或静滴以控制或预防感染，包括中耳以及鼻部和鼻咽部炎症的治疗；

2. 适当使用糖皮质激素短期治疗，目的是控制和减少中耳积液，促进炎症的消退。

3. 用 1% 麻黄碱滴鼻以保持鼻腔通气，维护咽鼓管功能，这一点尤为重要。

4. 急性期过后采用咽鼓管吹张保证咽鼓管通畅，促进通气引流。早期就诊的患者多数可以通过这些治疗得以痊愈。

（二）手术治疗

对于部分病程较长、药物治疗无效以及反复发作的患者可以选择手术干预。手术治疗的目的是清除积液，改善中耳通气引流。手术方法包括：

1. 鼓膜穿刺　既可以用做诊断，也是有效的治疗措施，在坚持无菌操作原则下可反复进行鼓膜穿刺并可以注入糖皮质激素和糜蛋白酶等药物促进恢复。

2. 鼓膜切开　适用于积液黏稠以及反复穿刺效果不明显者，鼓膜切开后可以充分引流。

3. 鼓膜置管　适用于病情反复迁延或反复发作者，以及咽鼓管功能短期内不能恢复者，是为引流液体，促进通气。引流管的放置时间通常以6～12周为宜，部分患者可以适当延长。

4. 对于少部分慢性分泌性中耳炎患者，经过各种药物及鼓膜引流等疗效不显，而颞骨CT提示鼓室及乳突气房有积液，或者怀疑有胆固醇肉芽肿者，可以进行鼓室探查或单纯乳突开放术以彻底清除病灶。同时对于原发病的治疗同样是重要的，如腺样体摘除、鼻息肉摘除、下鼻甲部分切除、鼻中隔偏曲矫正等手术。

第二节　急性化脓性中耳炎

急性化脓性中耳炎（acute suppurative otitis media）是细菌感染引起的中耳黏膜的急性化脓性炎症，病变主要位于鼓室，多见于儿童，临床上主要表现为耳痛、鼓膜充血或穿孔以及耳道流脓。随着抗生素的广泛使用，该病的发生有减少的趋势。

一、病　　因

主要是肺炎链球菌、流感嗜血杆菌、乙型溶血型链球菌及葡萄球菌等细菌侵入中耳引起的化脓性炎症，这些细菌侵入中耳的方式有：咽鼓管逆行感染途径、外耳道 - 鼓膜途径以及血行途径，其中急性上呼吸道感染或游泳时不洁水进入鼓室以及呼吸道传染病（猩红热、麻疹、白喉及流感等）是主要的病因，感染沿咽鼓管逆行进入中耳是主要的致病途径。

二、病　　理

本病的病理变化表现为非特异性化脓性炎，病变累及鼓室、鼓窦以及乳突的中耳粘骨膜，鼓室脓液增多时鼓膜受压缺血进而形成血栓性静脉炎，最终鼓膜局部坏死穿孔脓液外泄，炎症得到控制后可能遗留鼓膜穿孔。

三、临床表现

患者自觉症状在穿孔前后完全不同，穿孔前有畏寒、发热、倦怠等全身毒血症表现，在小儿全身症状尤为明显；可有明显的耳深部痛，呈波动性，并可能有同侧头部或牙齿放射痛，在小儿表现为搔耳、摇头及哭闹不安；自觉耳闷胀并有不同程度的听力下降。一旦鼓膜穿孔后，耳道开始有血水样物及脓液流出，随着鼓室压力的降低，全身症状及耳痛明显减轻，而此时听力下降成为最主要的症状。专科检查在该病不同阶段有不同表现，穿孔前可有耳周乳突及鼓窦区轻微压痛，可见鼓膜松弛部充血，紧张部周边及锤骨柄周围见放射状的血管扩张。随着脓液的增多和积聚，整个鼓膜弥漫性充血，向外膨出，正常标志消失。穿孔初始鼓膜紧张部可见闪烁波动的亮点，有分泌物或脓液溢出。需要注意的是婴幼儿的鼓膜相对较厚，不易穿孔，所以感染可能向深部扩展。听力学检查显示为传导性听力损失，听力损失可达40～50dB。

四、治 疗

急性化脓性中耳炎的治疗原则是控制感染及通畅引流。在早期应用足量青霉素类及头孢菌素类抗生素以求彻底控制感染。一旦鼓室炎性物化脓后，引流则成为关键，鼓膜穿孔后，脓液外溢有利于病情的恢复。行脓液细菌培养以指导药物的选择，一般药物使用至症状完全消失后继续巩固治疗数日。期间注意应用减充血剂促进咽鼓管功能恢复，全身症状较重者需注意全身一般状况的变化，小儿患者注意支持治疗并维持水电解质平衡。

局部治疗：鼓膜穿孔前使用 2% 苯酚甘油滴耳，可以明显减轻疼痛，一旦鼓膜穿孔后则停止使用该药，因为该药在接触血水或脓液时会释放苯酚并腐蚀正常组织。如果发现全身及局部症状较重经药物治疗效果不显，鼓膜膨出明显，或虽有鼓膜穿孔而引流不畅，估计有发生并发症可能者，需要行鼓膜切开术。鼓膜穿孔后要保证脓液的充分引流，先用 3% 过氧化氢或硼酸水彻底清洗外耳道脓液，然后滴入 0.3% 的氧氟沙星或利福平滴耳液，炎症完全消退后，部分患者穿孔可以自行愈合，长期不愈者可以考虑行鼓室成形术。

第三节 慢性化脓性中耳炎

慢性化脓性中耳炎（chronic suppurative otitis media）是中耳黏膜、骨膜或深及骨质的慢性化脓性炎症，病变发生在鼓室、鼓窦、乳突和咽鼓管，临床上表现为长期间断或持续性流脓，鼓膜穿孔和听力下降，部分患者可以发生颅内外并发症。

一、病 因

慢性化脓性中耳炎的病因有：急性化脓性中耳炎未获彻底治愈常转化为慢性炎症；腺样体肥大、慢性扁桃体炎、化脓性鼻窦炎导致中耳炎反复发作；部分如营养不良、慢性贫血和糖尿病等全身抵抗力低下者患急性中耳炎常变为慢性；咽鼓管长期阻塞或功能不良以及急性坏死性中耳炎均可导致炎症的迁延。慢性化脓性中耳炎致病菌以金黄色葡萄球菌、绿脓杆菌以及变形杆菌多见，病程较长者可能合并有两种以上的细菌感染。

二、病 理

慢性化脓性中耳炎主要病理变化为黏膜充血、增厚，有圆形细胞浸润，杯状细胞及腺体分泌活跃。病变主要位于鼓室，亦可侵犯鼓窦及乳突，随着黏膜上皮的破坏，炎症向骨质侵犯并形成慢性骨疡，局部形成肉芽和息肉，少数有硬化灶或组织粘连，部分患者发生鳞状上皮化生，或继发胆脂瘤。

三、临 床 表 现

耳流脓为慢性化脓性中耳炎的主要表现，间断性或持续不停，上呼吸道感染时流脓可以增加，鼓室内有肉芽或息肉者，分泌物中常混有血性物；另外可有不同程度的听力下降，部分患者伴有耳鸣。临床检查可见鼓膜穿孔，依据鼓膜穿孔的位置可以初步判断中耳炎的类型。中央型穿孔（穿孔四周均有残余鼓膜环绕）提示多为表浅的鼓室黏膜炎症，边缘性穿孔（穿孔一侧边缘已达鼓沟）多见于累及骨质的炎症，如果鼓室内有肉芽及息肉则提示炎症时间较长，病变累及范围广。纯音测听通常显示为传导性或混合性听力下降。颞骨 CT 检查常提示鼓室内黏膜增厚，乳突气房模糊，中耳内有软组织影。

四、诊　断

慢性化脓性中耳炎的诊断相对容易，同时需要注意与慢性鼓膜炎、中耳癌以及结核性中耳炎进行鉴别。对于中耳炎病变程度的判断有助于治疗方法的选择。通常认为听力损失程度与病变程度具有密切关系，听力损失反映鼓膜、听骨链等的病变程度以及病变对于内耳的影响。局限性病变在中耳的不同部位可以有不同的表现。

五、治　疗

原则为控制感染，通畅引流，清除病灶，恢复听力，消除病因。

引流通畅者，以局部药物治疗为主，急性发作期注意全身使用抗生素，参考细菌培养结果可以有针对性地选择药物。先用 3% 过氧化氢或生理盐水彻底清洗外耳道及鼓室脓液，然后滴入 0.3% 氧氟沙星或 0.25% 氯霉素滴耳液，急性期可以在滴耳液中加入糖皮质激素类药物尽快缓解病情，部分脓液较少，鼓室潮湿患者可以选择 4% 硼酸甘油滴耳液或 3% 氯霉素滴耳液。严格禁止使用氨基糖甙类抗生素（庆大霉素、阿米卡星及链霉素等）滴耳以防止该类药物对于听觉及前庭功能的损害。一般不用粉剂，以避免引流受阻。

手术治疗：中耳有肉芽及息肉者，经 CT 检查发现乳突病变明显者，需要行乳突开放及鼓室成形术，仅有鼓膜穿孔者，可以考虑行单纯鼓膜修补术。

第四节　中耳胆脂瘤

中耳胆脂瘤（cholesteatoma of middle ear）是位于中耳的囊性结构，而非真性肿瘤，胆脂瘤可继发于慢性化脓性中耳炎，同时胆脂瘤继发感染也可引起化脓性中耳炎，所以二者互为因果。由于胆脂瘤破坏周围骨质，容易引起颅内外并发症，所以这一疾病需要引起足够的重视。

一、病　因

胆脂瘤可分为原发性和继发性两类，原发性无化脓性中耳炎病史，胆脂瘤合并感染后可出现化脓性炎症，继发性胆脂瘤则发生在化脓性中耳炎或非化脓性中耳炎之后。关于中耳胆脂瘤形成的确切机制不明，为多数人认可的学说有：

1. 袋状内陷学说　由于咽鼓管功能不良或上鼓室局部负压使鼓膜松弛部向内凹入，形成的内陷囊袋内逐步形成上皮及角化物以及炎性成分的堆积，最终形成后天原发性胆脂瘤。

2. 上皮移行学说　中耳炎鼓膜穿孔时，外耳道及鼓膜上皮可以沿着穿孔的残缘进入鼓室，并逐渐延伸达鼓室窦、鼓窦及乳突，其脱落上皮及角化物堆积成团，形成继发性胆脂瘤。

3. 鳞状上皮化生学说　中耳黏膜由于炎症刺激，可化生为角化性鳞状上皮，继而发生胆脂瘤。

4. 基底细胞增殖学说　鼓膜松弛部的上皮细胞增殖后可以形成上皮小柱，后者破坏基底膜后伸入上皮下组织，在此基础上形成胆脂瘤。

二、病　　理

病理学上胆脂瘤是一种特殊的囊性结构，囊的内壁为复层鳞状上皮，囊内充满脱落的鳞状上皮和角化组织。胆脂瘤可以破坏周围骨质，还可能合并骨疡，伴肉芽生长及胆固醇肉芽肿。

三、临 床 表 现

症状包括耳流脓、听力下降及耳鸣，原发性胆脂瘤早期无耳流脓，只有当合并感染及鼓膜穿孔后才会有流脓，继发性胆脂瘤有耳内反复长期流脓，由于腐败菌感染，脓液有特征的恶臭味。听力损失视胆脂瘤所在位置不同而异，影响鼓膜振动及听骨链传动者将出现传导性听力损失，部分患者可以出现混合性听力损失。

在进行耳科检查时可见鼓膜松弛部或紧张部边缘性穿孔，部分患者可以从穿孔处窥见鼓室内灰白色鳞片状或豆渣样物，奇臭，穿孔处可伴有肉芽组织，部分上鼓室胆脂瘤可致上鼓室外侧壁及外耳道后上骨壁塌陷。纯音测听可表现为传导性或混合性听力损失，少数为感音神经性听力损失。在颞骨高分辨力 CT 下可以显示上鼓室、鼓窦以及乳突有骨质破坏区，边缘可有死骨形成。

四、治　　疗

原则为一旦确诊则早期手术。手术治疗的目的是彻底清除病变组织，求得一干耳，预防并发症发生，保留或重建传音结构。对于中耳胆脂瘤的手术方式，多数人均主张行乳突根治术，这种手术目的是彻底清除病灶，通常不能兼顾听力的提高和中耳传音结构的保留。随着耳显微技术的成熟和手术设备的改良，也有些耳科医生尝试在充分清除病变的基础上同时保留或重建传音结构，进而实现改善听力的愿望。

（郭玉芬　徐百成）

【参考文献】

[1] 黄选兆，汪吉宝．实用耳鼻咽喉科学学．北京：人民卫生出版社，1998.

[2] 田勇华．耳鼻咽喉头颈外科学．第 7 版．北京：人民卫生出版社，2008.

第四章

小儿急性喉炎

小儿急性喉炎（acute laryngitis in children）是小儿耳鼻咽喉科的一种急危重疾病，此病可因患儿发生喉梗阻而致呼吸、循环衰竭，如诊断、治疗不及时，可引起患儿死亡，故应引起耳鼻咽喉科医师的高度重视。

小儿急性喉炎好发于6个月～3岁的儿童，其表现与成人不同，成人急性喉炎极少引起呼吸困难，而小儿因喉部黏膜下组织较疏松，喉腔和声门又狭小，因此，小儿急性喉炎时容易发生喉阻塞。另外，小儿咳嗽力量不强，下呼吸道和喉部的分泌物不易咳出，可使呼吸困难加重。

【病因】 此病多继发于上呼吸道感染，如感冒或一些可致上呼吸道感染的急性传染病，如流行性感冒、麻疹、百日咳等。

【临床表现】 起病较急，初起时多有发热、声嘶、咳嗽等症状。随着病情发展，声嘶加重，咳嗽声变为“空、空”样或犬吠样，并出现呼吸困难，主要表现为吸气性呼吸困难。可伴有吸气性喉喘鸣，严重时可出现三凹征（患儿吸气时出现胸骨上窝、锁骨上窝、肋间隙及上腹部显著凹陷）。进一步患儿可出现面色苍白、发绀、烦躁不安、呼吸变慢甚至昏迷、抽搐、死亡。

【诊断】 根据病史及临床表现，诊断一般不难。起病时有发热、声嘶、咳嗽等，如进一步出现“空、空”样咳嗽应立即想到本病并做出诊断。由于患儿一般病情较重，且检查不易合作，一般不予做喉镜检查。

本病诊断时尚需排除以下疾病：

1. 气管、支气管异物　此病发病突然，多有明显的异物吸入史，发病时可出现剧烈咳嗽，呼吸困难等，呼吸困难不为单纯的吸气性呼吸困难，而是吸、呼气时均存在呼吸困难。发病前期多无上呼吸道感染史，另外通过肺部听诊、X线检查等可进一步鉴别。

2. 喉痉挛　起病急，有吸气性喉喘鸣及吸气性呼吸困难，但无声嘶和“空、空”样咳嗽，痉挛发作时间短，发病后可完全恢复。

【治疗】 本病可因喉梗阻危及患儿生命，故一经诊断，应立即采取措施解除喉梗阻：

1. 及早使用足量糖皮质激素及有效抗生素以消除喉部水肿并预防控制感染，抗生素可使用青霉素及头孢类，糖皮质激素可使用地塞米松静点0.2～0.4mg/（kg•d）。

2. 吸氧、雾化吸入。

3. 加强监护，并予一定的支持治疗，注意纠正水、电解质平衡紊乱，对心衰患儿应协同小儿科给予强心剂等措施予以纠正。

4. 对于重度喉梗阻或经药物治疗后梗阻症状无缓解的患儿，应及时行气管切开术。

（刘增平）

附：喉梗阻的临床分度

1 度：安静时无呼吸困难表现，活动或哭闹时，有轻度呼吸困难，稍有吸气时喘鸣及吸气性胸廓周围软组织凹陷。

2 度：安静时也有轻度吸气性呼吸困难，吸气性喘鸣和吸气性胸廓周围组织凹陷，活动时上述症状加重，但饮食、睡眠好，无烦躁不安表现，脉搏尚正常。

3 度：吸气性呼吸困难明显，喘鸣声较响，胸骨上窝、锁骨上窝等处软组织凹陷显著。出现烦躁不安、不易入睡、不愿进食等现象。

4 度：患者有更为严重的三度呼吸困难各症状，出现坐卧不安，手足乱动，出冷汗，面色苍白或发绀等明显缺氧征象。最后昏迷，大小便失禁，窒息以至心跳呼吸停止。

【参考文献】

[1] 田勇泉. 耳鼻咽喉头颈外科学. 北京：人民卫生出版社，2008.

[2] 黄选兆，汪吉宝. 实用耳鼻咽喉科学. 北京：人民卫生出版社，1998.

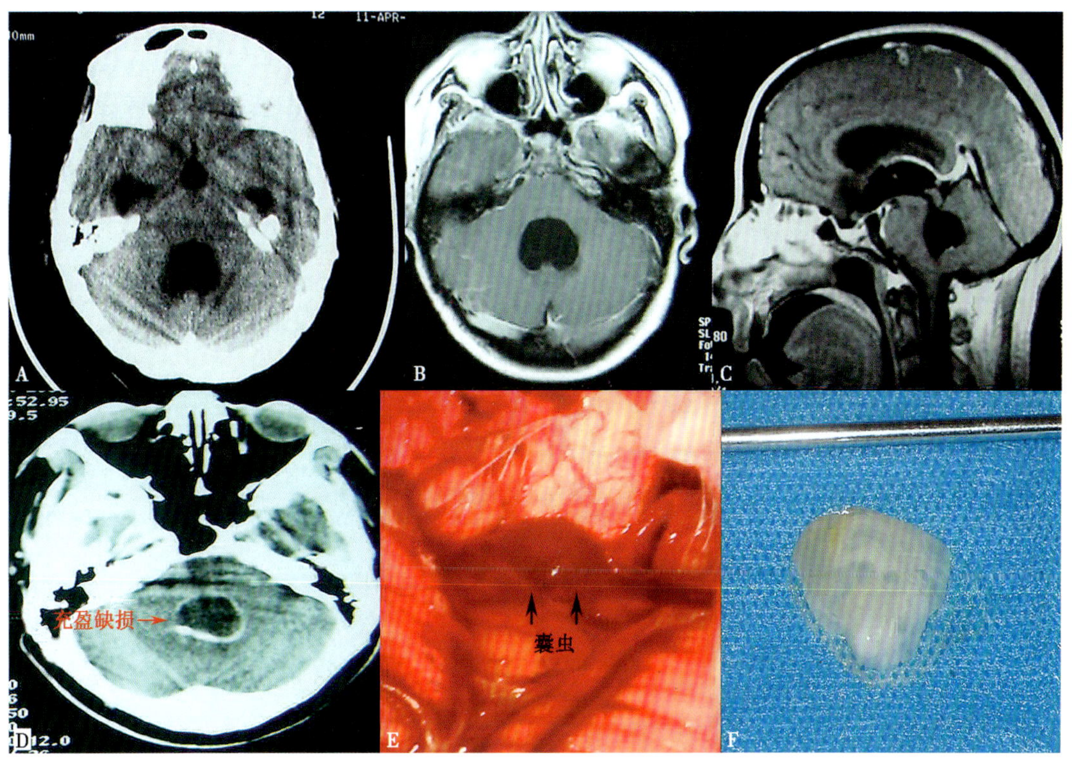

图 5-5-3　四脑室囊虫病——活囊期

A：CT 示四脑室囊性膨胀；B、C：MR T_1 像增强所见，未显示虫体；D：CT 脑室造影，显示四脑室内充盈缺损，为虫体；E：术中所见；F：囊虫囊肿破裂后的囊膜形态

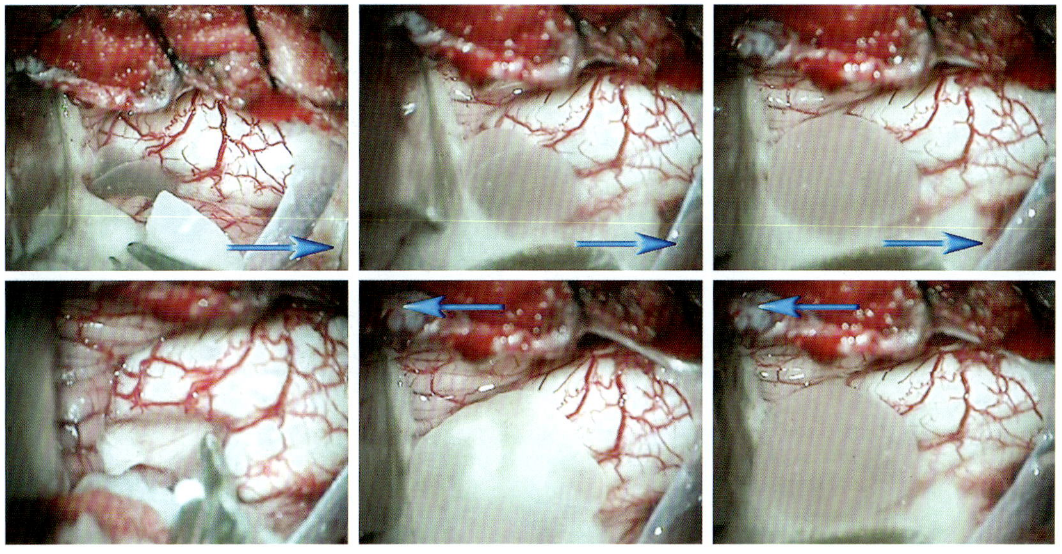

图 5-5-4　四脑室囊虫摘除术箭头方向显示虫体"娩出"过程

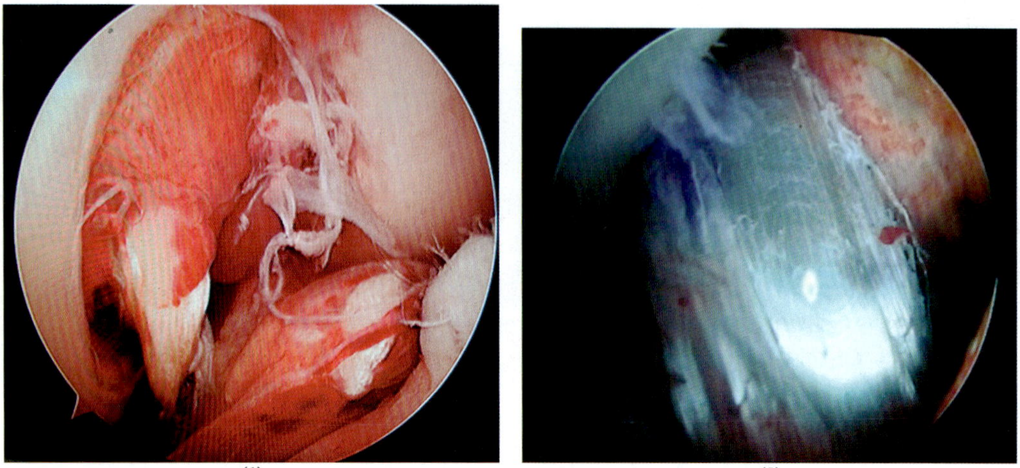

(1)　　(2)

图 6-4-5　关节镜显示膝关节交叉韧带撕裂后重建前交叉韧带

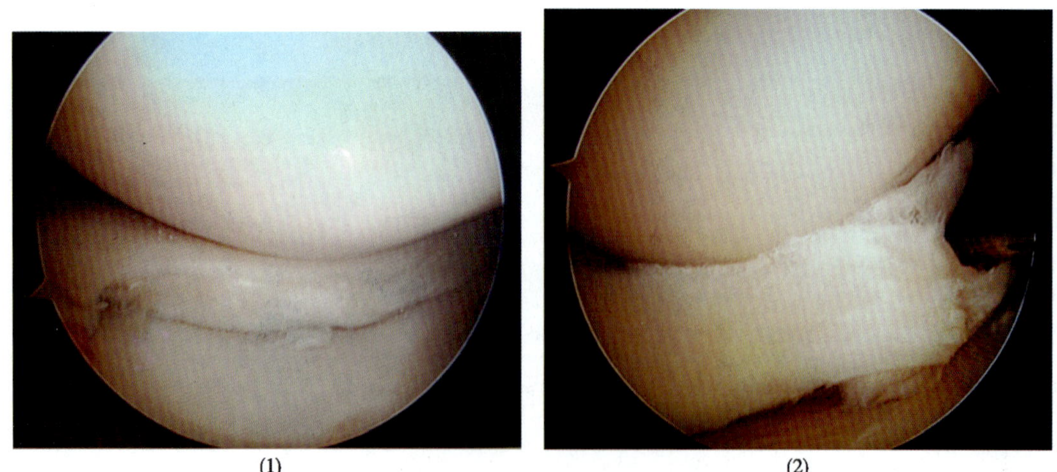

(1)　　(2)

图 6-4-9　关节镜下内侧半月板纵形撕裂，半月板向髁间窝移动

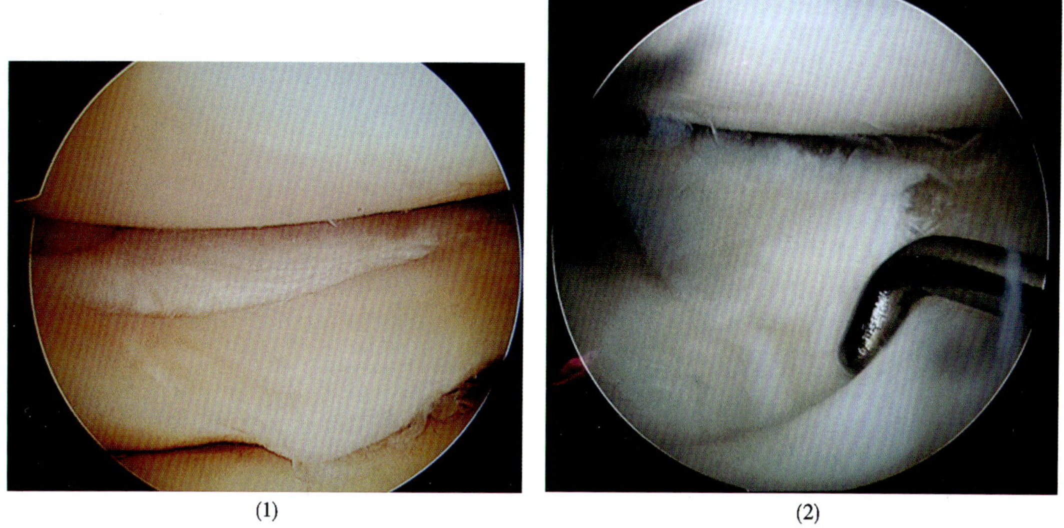

(1) (2)

图 6-4-10　关节镜显示腘肌腱部位外侧半月板纵形撕裂

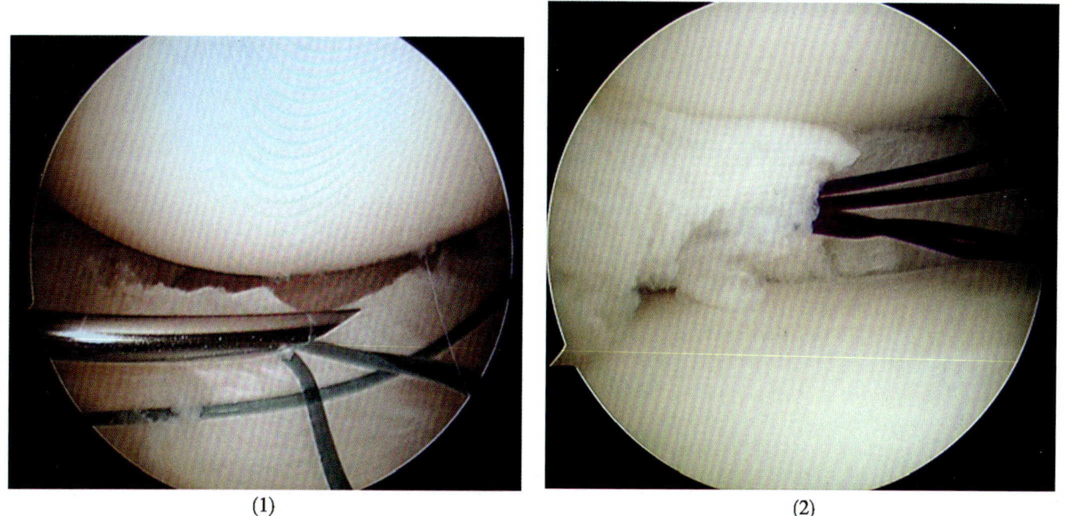

(1) (2)

图 6-4-11　膝关节镜半月板缝合术（从外向内技术）